THE KOREAN DYSPHAGIA SOCIETY

SWALLOWING DISORDERS

연하장애

Second Edition

대한연하장애학회
The Korean Dysphagia Society

연하장애 *Second Edition*

첫째판 1쇄 인쇄 | 2025년 4월 30일
첫째판 1쇄 발행 | 2025년 5월 16일

지 은 이 대한연하장애학회
발 행 인 장주연
출판기획 이성재
책임편집 배진수
마 케 팅 박예진
표지디자인 김재욱
편집디자인 김민정
일러스트 유학영
발 행 처 군자출판사
등록 제4-139호(1991. 6. 24)
본사 (10881) **파주출판단지** 경기도 파주시 회동길 338(서패동 474-1)
전화 (031) 943-1888 팩스 (031) 955-9545
홈페이지 | www.koonja.co.kr

ISBN 979-11-7068-254-7(93510)

정가 90,000원

발간사

대한연하장애학회의 오랜 노력과 헌신이 결실을 맺어, 〈연하장애〉 제2판을 발간하게 된 것을 매우 기쁘게 생각합니다.

본 학회는 2009년 창립 이래 연하장애에 대한 학문적 연구와 임상 진료, 교육 및 정책 개발 등 다양한 분야에서 꾸준한 성장을 이뤄왔습니다.

특히 2017년에 출간된 제1판 교과서는 국내 연하장애 분야에서 체계적인 지식과 임상 경험을 아우른 첫 종합 교과서로서 큰 반향을 일으켰으며, 다양한 전문 직역의 종사자뿐만 아니라 관련 학문을 공부하는 학생들에게도 훌륭한 길잡이 역할을 해왔습니다.

이번 제2판은 제1판의 기본 구조와 취지를 계승하면서도, 그간 축적된 최신 과학적 지식과 임상 지침, 진단 및 치료기술의 발전을 폭넓게 반영하여 내용을 전면적으로 보완하고 재정비하였습니다.

특히 최근 국내외에서 변화하는 연하장애의 진단 및 치료 패러다임에 발맞춰, 각 분야 전문가들의 최신 견해와 임상 경험이 충실히 담기도록 노력하였습니다.

새롭게 추가된 '연하장애 평가 최신기법' 장에서는 컴퓨터단층촬영(CT), 자기공명영상(MRI), 초음파(US) 등을 활용한 진단법을 소개하였고, '호흡기 질환과 연하장애' 장에서는 내과적 호흡기 질환 및 중환자실에서의 연하장애 진단과 치료에 대해 상세히 다루었습니다.

이번 교과서가 다시금 발간되기까지는 수많은 전문가들의 헌신적인 노력과 협력이 있었습니다. 바쁜 일정 속에서도 기꺼이 집필에 참여해 주신 모든 저자 분들께 깊이 감사드리며, 특히 집필 과정을 총괄하고 조율해 주신 권택균 편찬위원장님, 서한길 부위원장님, 송창면 간사님을 비롯한 모든 편찬위원 여러분께 진심으로 감사의 마음을 전합니다.

이 책이 연하장애를 연구하고 치료하는 모든 분들께 더욱 유용한 지침서로 자리매김하길 바라며, 앞으로도 본 학회가 연하장애 분야의 학문적 · 임상적 발전을 이끄는 중심축이 되도록 최선을 다하겠습니다. 감사합니다.

2025년 5월

대한연하장애학회 회장 **김민욱**

서문

전 세계적으로 고령화가 가속화됨에 따라 연하장애 환자의 수가 증가하고 있습니다. 연하장애는 노년층에서 흔히 나타나는 건강 문제 중 하나로, 적절한 치료와 관리가 이루어지지 않을 경우 음식의 섭취가 제한될 수 있으며, 영양결핍, 폐렴, 삶의 질 저하 등의 심각한 결과를 초래할 수 있습니다. 한 연구에 따르면 국내에서 65세 이상 노인 중 20%가 연하장애를 경험하고, 재가노인의 경우 50-65%가 연하장애 위험성이 있으며, 연하 장애 노인의 90% 이상이 영양불량의 위험이 있습니다. 또한 연하 기능의 저하 증상을 보인 노인에서 1년 후 폐렴 발생률이 40%에 달했습니다. 비단 노인에서뿐만 아니라 중장년층에서도 연하장애 환자의 수가 늘어나고 있습니다. 이에 따라 의료계와 학계는 연하장애에 대한 관심을 더욱 기울이고 있으며, 효과적인 진단과 치료법 개발이 절실히 요구되고 있습니다.

대한연하장애학회는 연하장애의 예방, 진단, 치료, 재활에 관한 연구와 교육을 선도하며, 관련 의료진과 연구자들에게 학문적 발전의 토대를 제공해 왔습니다. 특히 다학제적 접근을 통해 연하장애 치료의 새로운 패러다임을 제시하고 있으며, 국내외 학술 교류와 협력을 통해 연하장애 분야의 발전을 도모하고 있습니다. 연하장애는 단순히 한 개별 진료과의 문제가 아니라 재활의학과, 이비인후과, 신경과, 내과, 치과, 작업치료 및 언어치료 전문가, 간호사, 영양사 등이 협력하여 다학제적으로 접근해야 하는 질환입니다. 이에 따라 각 분야의 전문가들은 연하장애의 병태생리 및 치료 방법을 지속적으로 연구하고, 환자들에게 최상의 치료를 제공할 수 있도록 협력하고 있습니다. 또한 환자와 보호자들에게 올바른 정보를 제공하고 적극적인 관리가 이루어질 수 있도록 교육하는 역할도 중요합니다.

이번 대한연하장애학회 교과서 2판에서는 최신 연구 결과와 임상 경험을 바탕으로 연하장애의 진단 및 치료법을 보다 심도 있게 다루었습니다. 연하장애학회 전문가 교육 과정을 운영하면서 이를 바탕으로 교과서를 구성하였으며, 각 단원은 주제와 관련된 분야에서 가장 저명하신 전문가들이 집필하였습니다. 1판은 국내에서 처음으로 발간되는 연하장애 관련 교과서로 학생과 임상 전문가 교육에 큰 도움을 주었고, 연하장애에 관심이 많은 환자와 보호자, 일반인 등의 넓은 독자층을 확보하였습니다. 1판의 내용을 최신화하고 새로운 임상 정보를 기반으로 업데이트하였습니다.

2판 교과서는 서론, 연하장애의 평가, 연하장애과 관련된 임상질환, 연하장애의 치료, 소아에서 평가와 치료로 총 5 개의 섹션으로 이루어져 있습니다. 1부 '서론'에서는 연하재활에 대한 개요, 정상 연하와 관련된 해부학,

생리학, 노화에 대해서 다루었습니다. 2부 '연하장애의 평가' 섹션에서는 연하장애를 평가하고 진단하는 비디오 투시 연하검사, 내시경 연하검사, 식도내압 측정검사, 영양평가에 대해서 설명하였습니다. 2판에 새로 '연하장애 평가 최신기법' 단원이 추가되어 최근에 이용되고 있는 컴퓨터 단층 촬영, 자기공명영상, 초음파 등을 이용한 연하장애 진단법에 대해서 소개했습니다. 3부 '연하장애와 관련된 임상질환'에서는 연하장애와 관련된 여러 질환-뇌손상, 신경근육질환, 구강질환, 인후두, 식도 질환, 두경부암에 대해서 심도 있게 다루었으며, 기도관리에 대한 내용도 다루었습니다. 2판에는 특히 '호흡기 질환과 연하장애' 단원을 추가하여 내과적인 호흡기 질환과 중환자실에서의 연하장애 진단과 치료에 대해서 집중적으로 다루었습니다. 4부 '연하장애의 치료' 단원에서는 치료원칙의 개요, 구강 관리, 재활 치료, 영양치료, 수술적 치료, 치과적 치료에 대해서 설명하였습니다. 5부 '소아에서 연하장애의 평가와 치료' 단원에서는 성인에서의 연하장애와 다를 수 있는 소아 환자군에서의 연하장애의 진단과 치료에 대해서 상세히 다루었습니다.

이번 교과서 2판이 출간될 수 있도록 힘써주신 집필진 및 편집진 여러분께 깊은 감사의 말씀을 드립니다. 또한 연하장애 연구와 치료 발전을 위해 헌신적으로 노력해주신 모든 의료진과 연구자들의 노고에 경의를 표합니다. 본 교과서가 연하장애 환자의 치료 및 연구에 기여하는 중요한 지침서가 되기를 바라며, 독자 여러분께서도 이 책을 통해 보다 심도 있는 지식을 습득하고 실무에 적용하시기를 기대합니다.

2025년 5월

연하장애 교과서 편찬위원장 **권택균**

편찬 위원

편찬 위원장

권택균　서울대학교 보라매병원 이비인후과

편찬 부위원장

서한길　서울대학교병원 재활의학과

편찬 간사

송창면　한양대학교병원 이비인후과

편찬위원

김돈규　중앙대병원 재활의학과

김민욱　인천성모병원 재활의학과

박연환　서울대학교 간호학과

송영진　서울아산병원 작업치료실

신원선　한양대학교 식품영양학과

안강민　서울아산병원 구강악안면외과

양승남　고려대학교 구로병원 재활의학과

오병모　서울대학교병원 재활의학과

이윤세　서울아산병원 이비인후과

임　선　부천성모병원 재활의학과

주영훈　부천성모병원 이비인후과

집필진

고성화 양산부산대학교병원 재활의학과
권정이 삼성서울병원 재활의학과
권택균 서울대학교 보라매병원 이비인후과
김나영 용인세브란스병원 재활의학과
김덕용 세브란스병원 재활의학과
김돈규 중앙대병원 재활의학과
김두영 가톨릭관동대학교 국제성모병원 재활의학과
김민욱 인천성모병원 재활의학과
김성우 국민건강보험 일산병원 재활의학과
김은선 고려대학교 안암병원 소화기내과
김재원 인천성모병원 재활의학과
김한수 이대목동병원 이비인후과
남인철 인천성모병원 이비인후과
류주석 분당서울대병원 재활의학과
문현임 분당재생병원 재활의학과
민경철 서울시립아동병원 작업치료실
박명숙 건국대학교 간호학과
박상균 삼성서울병원 재활의학과 작업치료실
박성준 중앙대학교 광명병원 이비인후과
박연환 서울대학교 간호학과
박영학 제주한라병원 이비인후과
박윤길 강남세브란스병원 재활의학과
박은영 차의과학대학교 분당차병원 작업치료실
박은정 경복대학교 작업치료학과
박정윤 울산대학교 임상전문간호학과
박주현 차의과학대학교 분당차병원 작업치료실
박지혜 은평성모병원 재활의학과
박진우 동국대 일산병원 재활의학과
백남종 분당서울대병원 재활의학과
백지영 동신대학교 작업치료학과
서상민 세명대학교 작업치료학과
서지현 분당서울대병원 재활의학과
서한길 서울대병원 재활의학과
선동일 서울성모병원 이비인후과
송영진 서울아산병원 작업치료실
송창면 한양대병원 이비인후과
신원선 한양대학교 식품영양학과
신진용 서울대학교 어린이병원 작업치료실
신철민 분당서울대병원 소화기내과
신현이 중앙대병원 재활의학과
안강민 서울아산병원 구강외과
안태준 여의도성모병원 호흡기내과
양서연 이대서울병원 재활의학과
오병모 서울대병원 재활의학과
오종치 청주대학교 작업치료학과
오혜원 우석대학교 작업치료학과
우희순 원광대학교 작업치료학과
유 미 경상대학교 간호학과
윤서연 세브란스병원 재활의학과
윤인진 서울아산병원 작업치료실
이경희 백석대학교 작업치료학과
이동호 분당서울대병원 소화기내과
이세광 고려대학교 안암병원 재활의학과
이승원 순천향대학교 부천병원 이비인후과
이유경 이대서울병원 재활의학과
이윤세 서울아산병원 이비인후과
이종호 서울대병원 구강악안면외과
이주강 가천대학교 길병원 재활의학과
이지인 대구 수성아동병원 재활의학과
이혜연 세브란스병원 소아작업치료실
이호선 강남세브란스병원 영양실
임상희 세브란스병원 재활의학과
임 선 부천성모병원 재활의학과
장대현 인천성모병원 재활의학과
정세희 서울특별시보라매병원 재활의학과
정아라 노원을지대병원 이비인후과
정은재 서울대병원 이비인후과
정한영 인하대병원 재활의학과
조정해 성빈센트병원 이비인후과
주영훈 부천성모병원 이비인후과
최경효 서울아산병원 재활의학과
최승호 서울아산병원 이비인후과
최용훈 분당서울대병원 소화기내과
팽준영 서울삼성병원 구강악안면외과
편성범 고려대학교 안암병원 재활의학과
한태륜 청담병원 재활의학과
홍승빈 국민건강보험 일산병원 재활의학과
홍호진 동국대학교 일산병원 작업치료실

목차

1부 · 서론

2부 • 연하장애의 평가

4부 • 연하장애의 치료

5부 • 소아에서 연하장애의 평가와 치료

1부 서론

DIFFICULTY OF SWALLOWING

Chapter 1

연하 장애 재활의 이해

| 한태륜, 오병모 |

I. 서론

음식을 삼킨다는 뜻의 '연하(嚥下)'는 비의료인들에게는 낯선 용어다. 많은 의학용어들이 그렇듯이 '연하'도 서양 문헌을 번역한 일본 의학 용어에서 가져 왔으리라 생각한다. 대한연하장애학회를 창립할 때 회원들이 모여서 학회의 이름을 두고 여러 가지 의견을 나누었다. '삼킴'이라고 쉽게 표현하는 것을 선호하는 회원들도 있었다. 비록 '연하'라는 용어가 비의료인에게는 낯선 것이 사실이지만 의학 용어로는 국내에서도 오랫동안 사용해 왔다는 점, 그리고 한자를 사용하는 다른 아시아 국가들에서도 '연하'라는 용어를 사용하기 때문에 국제적인 교류에도 유리하다는 점을 고려하여, 학회 명칭에 '연하'라는 용어를 사용하기로 결정했다.

연하 장애를 뜻하는 영어 단어 dysphagia는 그리스어 어원을 가지고 있으며, 삼키는 것(phagia; 먹다' 라는 뜻의 그리스어 동사 φαγεῖν에서 유래)을 잘 못하는(dys−; 나쁜' 또는 어려운'이라는 뜻의 그리스어 접두사 δυσ−에서 유래) 상태를 의미한다. 연하 장애는 '삼키는 과정의 문제 때문에 입으로 음식을 먹기 어려운 상태'라고 정의할 수 있다. 그러나 어디까지가 정상이고 어디서부터 연하 장애라고 해야 하는지 그 경계가 명확하지 않은 경우도 있다. 건강한 사람도 음식을 먹다가 종종 사레 들리는 경우가 있다. 이런 현상은 노화와 함께 점점 더 빈번히 일어나는데 이 경우 어디서부터 연하 장애라고 해야 하는지에 대해 널리 받아들여진 정의는 아직 없다. 일본에서는 음식을 인식하는 인지기능, 그리고 저작과정을 포함한 선행기와 구강 준비기를 모두 포함하는 '섭식연하장애'라는 용어도 '연하장애'와 함께 널리 사용되고 있다.

연하 장애 때문에 발생할 수 있는 심각한 합병증에는 영양실조, 흡인(吸引; aspiration)으로 인한 폐렴과 질식이 있다. 흡인은 '먹은 것이 후두나 기관으로 잘못 들어가는 것'을 일컫는데, '빨아들인다'는 의미를 지닌 '흡인'은 삼키는 과정의 병태생리를 시사하지 않는 일반적인 용어다. 일본에서는 '잘못된 삼킴'이라는 의미의 '오연(誤嚥)'이라는 용어를 사용하여 '삼키는 과정에서 발생한 병태생리'라는 뜻을 분명히 전달하고 있으나 국내에서는 잘 사용하지 않는 표현이다. 그러나, 연하장애는 단지 신체 기능의 문제를 넘어서 심대한 심리사회적 결과를 초래할 수도 있다. 친한 사람들끼리 나누는 "우리 밥 한 번 같이 먹자."라는 흔한 인사도, 연하장애 환자들에게는 괴로움을 더할 수 있다. 이와 같은 이유로 연하장애 환자의 사회 참여가 심각하게 위축될 수 있다.

연하장애에 대한 평가와 치료가 정립된 것은 의학의 다른 분야와 비교할 때 비교적 최근의 일이다. 그러나 삶의 질을 중시하는 현대 의학의 흐름 속에서 음식을 먹는 것의 중요성은 더 크게 주목을 받고 있다. 폐렴 등의 합병증을 막고 충분한 영양을 공급한다는 일차적인 목표를 넘어 이제는 환자에게 음식을 먹는 즐거움을 되돌려주는 '삶의 질' 차원의 목표가 더욱 강조되고 있다.

II. 연하 장애 치료의 역사

지금으로부터 200년 전인 1825년에 Magendie (1753 - 1855)가 연하 운동의 3 단계를 기술한 것이 연하장애에 대한 근대 연구의 시초로 알려져 있는데, 그는 연하 과정을 구강기, 인두기, 식도기로 처음으로 구분하였다. 그 후 Cannon과 Moser가 X 선을 이용하여 실험 동물에서 삼킴 과정을 연구했으며, 20세기에 들어와 Miller 등에 의해 연하 운동 중추에 대한 생리학 연구가 시작되었다.

치료 분야에서 진보는 더욱 더뎌서, 1951년 Kaplan이 실시한 윤상인두근 절제술(cricopharyngeal myotomy)이 연하장애에 대한 최초의 치료라고 알려져 있다. 그 전까지는 연하 장애를 치료할 수 없는 병으로 생각하여 특별한 치료를 하지 않았다고 한다. 이후에 연하장애에 대해서 다양한 치료가 시도되었으며, 재활 훈련에 대한 최초의 논문은 1972년에 Larsen에 의해 기술되었다.

그러나 본격적으로 연하 장애에 대한 재활 치료가 시작된 것은 1970년대에 Logemann을 필두로 하여 Dodds, Donners, Doty 등의 학자들이 비디오투시연하검사(videofluoroscopic swallowing study 또는 modified barium swallow, VFS)를 정립했을 때부터로 볼 수 있다. 왜냐하면 VFS가 도입되기 전까지는 연하 장애를 의심하더라도 객관적으로 진단을 내리거나 치료 효과를 과학적으로 검증할 방법이 없었기 때문이다. VFS와 함께 연하장애에 대한 표준적 평가 방법으로 인정받고 있는 내시경연하검사(fiberoptic endoscopic examination of swallowing, FEES)는 1988년 Langmore 등에 의해 처음 발표되었다. 1983년에는 연하 장애 재활에 대한 두 권의 교과서가 Logemann 및 Groher에 의해 각각 발간되었고, 그 후 연하 장애에 대한 최초의 의학 학술지인 Dysphagia가 1986년에 창간호를 선보이게 된다.

학술단체로는 미국에서는 1992년에 Dysphagia Research Society가, 일본에서는 1995년에 Japanese Society of Dysphagia Rehabilitation가 창립되었다. 국내에서는 2009년에 연하 장애에 관심 있는 모든 분야의 사람들이 모여 대한연하장애학회(Korean Dysphagia Society)를 창설하였다. 대한연하장애학회는 미국이나 일본에 비해 늦게 출발하였으나 학술 활동은 다른 나라들 못지 않게 매우 왕성하게 활동하고 있다.

인구 고령화 현상이 이어지면서 앞으로 연하장애에 대한 관심은 폭발적으로 늘어날 것으로 예상된다. 이는 연하장애에 대한 연구를 먼저 시작한 미국보다 오히려 후발 주자라고 할 수 있는 일본에서 연하장애 재활에 대한 관심이 더 뜨겁다는 점에서 알 수 있다. 연하장애는 많은 질환을 그 원인으로 하지만 자연적인 노화 현상으로 발생할 수 있다. 따라서 노인인구의 폭발적인 증가가 진행되고 있는 우리나라에서는 반드시 이에 대한 연구와 대비가 필요하다.

III. 연하 장애의 원인

연하장애는 매우 다양한 질환에 의해서 발생할 수 있다. 이 원인 질환들도 다양한 방식으로 분류할 수 있지만, 부위에 따라서 구인두(oropharyngeal) 연하장애와 식도 연하장애로 나누기도 하며, 신경계 침범 유무로 원인을 나누기도 한다. 신경계를 침범한 원인질환은 다시 중추 신경계와 말초 신경계/신경근접합부/근육 원인으로 나눌 수 있다. 신경계를 침범하지 않은 질환으로는 해부학적 구조 변화를 동반한 것이 가장 많은데 후두암이나 구강암, 설암, 인두암 등의 두경부 종양이 대표적이며 그 밖에 식도 연동 운동 소실과 하부 식도 괄약근의 이완 부전을 특징으로 하는 식도이완 불능증(achalasia)이나 식도 벽의 섬유화를 초래하는 경피증(scleroderma) 등이 이 범주에 들어간다(표 1-1). 기질적 원인이 불분명한 연하장애를 기능적(functional) 연하장애라고 표현하기도 하지만, 이는 전형적인 배제 진단(diagnosis of exclusion)이므로 병태생리에 대한 이해가 깊어지면서 '기능적 연하장애'라고 진단을 내리는 일은 점점 감소할 것이다.

정신 질환에 의해 음식을 삼키는 것이 어려워 병원을 찾는 경우도 있다. '식이장애' 또는 '먹기장애'라고도 번역되는 섭식장애(eating disorder)는 비정상적인 음식섭취와 관련된 정신과적 질환을 일컫는 광범위한 용어인데, 대표적인 질환이 바로 신경성 식욕 부진증(anorexia nervosa)과 신경성폭식증(bulimia nervosa)이다. 신경성식욕부진증은 섭식을 거부하거나 구토를 하지만, 연하 기능 자체에는 문제가 없다. 매우 드물지만 '먹기공포증(phagophobia)' 등의 심인성(psychogenic) 연하장애도 학계에 보고되어 있는데, 이 경우 임상적으로는 그 구별이 쉽지 않으므로 비디오투시검사 등의 객관적 검사를 통해 연하 장애의 유무를 확인하여야 한다.

표 1-1. 연하장애의 원인 분류

구분	질환
중추신경계 질환	뇌졸중 외상성 뇌손상 뇌종양 뇌염 파킨슨병 다발성 경화증 치매, 알츠하이머병 등
말초신경계, 신경근접합부, 근육 질환	뇌신경 손상 길랑-바레 증후군 중증근무력증 램버트-이튼 근무력증후군 염증성 근육병증 근디스트로피 등
국소적, 구조적 병변	구강, 인두, 식도의 종양 수술 후 해부학적 변형 전방경추부 골극 식도막, 식도폐쇄증 젠커 게실 등

IV. 연하 장애의 역학

연하장애의 발생률과 유병률은 연령 집단 및 임상 환경에 따라서 다르게 보고되고 있다. 지역사회에 거주하는 노인들에서 연하 장애의 유병률도 여러 연구에서 8–72%까지 다양하게 보고하고 있다. 주로 노인들이 거주하는 요양시설에서는 이보다 조금 더 높아서 국내와 스페인, 포르투갈 등에서 모두 50%를 조금 넘는 것으로 보고되었다. 급성기 종합병원 전체 환자의 12–13%가, 급성기 재활병원 입원 환자 중 약 1/3

이 연하장애를 보인다.

질환별 유병률은 연하장애의 가장 흔한 원인 질환인 뇌졸중에서 다수의 대규모 연구가 이루어졌다. 급성기 뇌졸중 환자에서 물마시기 검사(water swallow test) 등 임상적인 선별검사를 사용한 연구들에서는 37-45%의 유병률을 보고하고 있다. 그러나 비디오투시 연하검사를 이용한 객관적 검사를 사용하여 평가하면 유병률이 더욱 높아져 64-78%에 이른다. 임상 증상에 바탕을 둔 선별검사와 객관적인 검사 결과 사이에 이렇게 큰 차이가 있는 것은 뇌졸중 환자에서 무증상 흡인(silent aspiration)이 매우 빈번하다는 것을 보여준다. 따라서 뇌졸중과 같이 신경계 질환이 있는 환자들에서 연하 장애를 정확하게 평가하기 위해서는 VFS, FEES 등의 객관적 검사를 사용하는 것이 중요하다. 그 밖에 파킨슨 환자의 20-40%에서, 그리고 전방 경추부 수술 환자에서 많게는 50% 정도의 연하 장애 유병률을 보고하고 있다.

이뿐만 아니라, 노화에 따라 발생하는 연하장애도 의학적으로나 사회적으로 그 중요성이 부각되고 있다. 일본에서 수행된 연구에 따르면 재가 노인의 13.8%가 연하장애 위험군으로 보고되었고, 지역사회 공공복지 서비스를 이용하는 노인의 약 35%가 연하장애를 보인다고 한다. 미국에서 65세 이상 노인의 15%, 그리고 요양원 입소자에서는 50% 이상에서 연하장애가 있다고 보고하고 있다. 국내 지역 보고에 의하면 65세 이상 노인 인구의 33.7%가 연하장애가 있다고 보고하고 있다.

2023년 우리나라 통계청 자료에 의하면 폐렴은 암과 심장질환에 이어 우리나라 사망 원인 중 3위를 달리고 있다. 폐렴은 2004년 이전에는 우리나라에서 10대 사망원인에도 들지 못하였으나 지난 20년간 크게 증가하여 3위로 올라섰는데, 일본에서도 폐렴이 세 번째로 중요한 사망원인인 것을 고려하면 이러한 변화가 인구 고령화와 무관하지 않은 것으로 보인다. 국내 연구에 따르면 지역사회획득 폐렴(community-acquired pneumonia)으로 입원한 환자의 14.2%가 흡인성 폐렴이다. 따라서 사망에 이르는 심각한 폐렴 중 상당수가 흡인성 폐렴일 것으로 추정되며, 연하장애가 있을 때 흡인성 폐렴의 위험이 크게 증가한다는 점을 고려하면 고령층의 연하장애가 국가 전체의 건강 지표에도 큰 영향을 미치고 있는 셈이다. 실제로 건강보험 자료를 바탕으로 국내 연하장애의 발생률을 조사한 결과, 2006년에는 인구 10만 명당 7.14명에서 2016년에는 인구 10만 명당 15.64명으로 2 배 이상 증가하였다.

V. 연하 장애 환자의 치료 전략

1. 연하장애 치료의 특징

연하 장애는 완치 가능한 단일 질환이 아니라 다양한 질환군에서 발생할 수 있는 기능 장애이기 때문에, 일반적인 질환 치료와는 다른 점이 있다. 연하 장애 치료는 기능의 스펙트럼 위에서 좋은 방향으로 개선하는 것을 목적으로 한다. 따라서 각 환자의 초기 장애 상태를 평가하여 각자의 상황에 맞게 장기 및 단기 목표를 수립하여 이를 추구하는 목표지향적 접근 방법(goal-oriented approach)이 필요하다. 연하장애 치료가 지니는 또 하나의 특징은 여러 직종이 힘을 합쳐서 목표를 성취하는 다학제적 팀 접근 방법(multidisciplinary team approach)이다. 환자를 중심으로 의사가 팀 리더가 되어 목표를 설정 후 치과의

사, 언어재활사, 작업치료사 등 직접 연하 장애의 치료에 참가하는 인원 이외에도 연하 장애 음식을 담당하는 영양사나 조리사, 환자의 전신 상태를 향상시키는 물리치료사, 병실에서 실제로 식사를 제공하는 가족이나 간병인과 이를 지도하는 간호사에 이르기까지 여러 직종이 공통의 목표 아래에 일사분란하게 움직여야 한다. 최근에는 다양한 직종 간의 역동적인 상호협력을 강조하는 학제 간 접근(inter-disciplinary approach) 및 더 나아가서 목표를 성취하기 위해 더욱 능동적으로 학제 간 경계를 넘나드는 초학제 접근(trans-disciplinary approach)까지 강조되고 있다.

이러한 치료 흐름은 한 번의 시도로 끝나지 않는다. 단기적 치료 목표와 치료 방법을 치료 팀 내에서 공유한 후 치료를 개시하면 그 이후 일정한 기간마다 이를 재평가하는 평가회의를 반복하면서 목표와 치료방법을 조정한다. 따라서, 연하장애의 치료는 단숨에 마

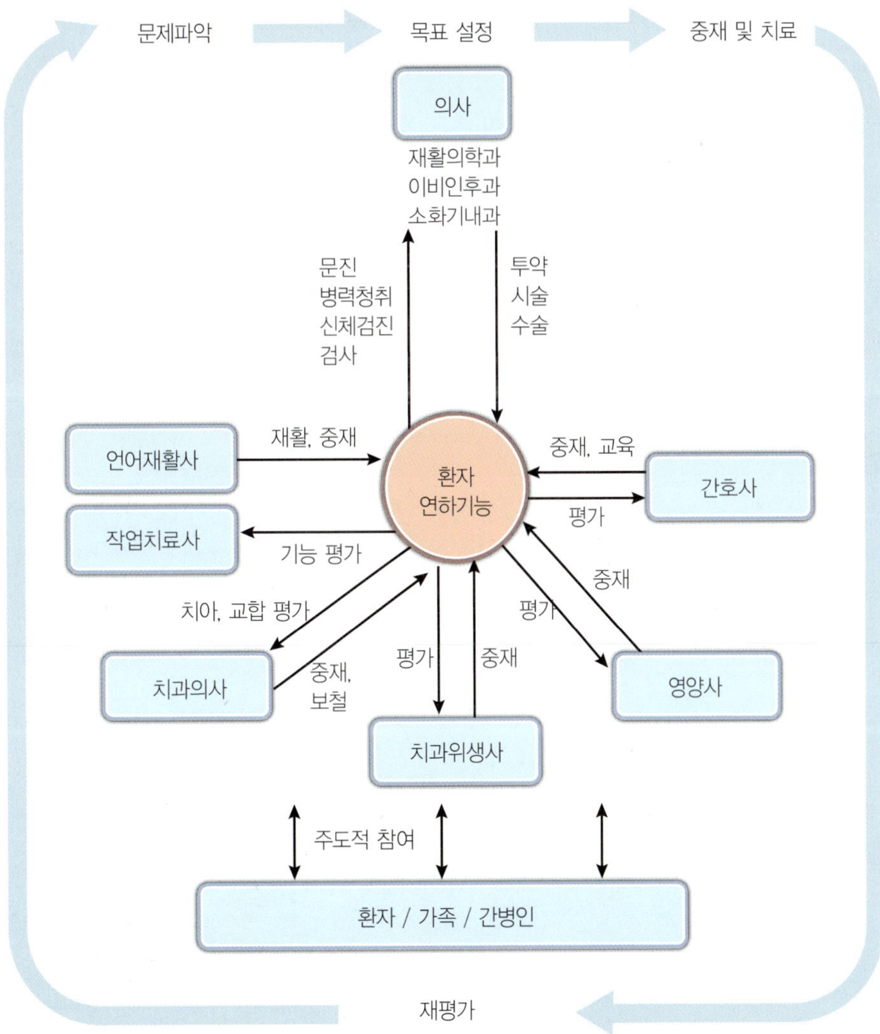

그림 1-1. 연하 곤란 치료의 흐름도. 다학제적 접근을 통해서 계속 목표를 향해 나가간다.

음대로 먹을 수 있도록 해주는 '완치'의 개념이 아닌 각 환자의 연하 기능이 허용하는 범위 내에서 최선의 영양 공급의 방법을 찾아가는 과정이라고 할 수 있다(그림 1-1).

2. 연하장애 치료의 목표

연하장애 치료의 기본 목표는 충분한 영양을 공급하는 것과 폐렴이나 질식 등의 합병증이 없도록 안전을 확보하는 것이라고 할 수 있다. 이와 같은 목표를 만족시킨 후에는 가능한 최대로 '음식을 먹는 즐거움'을 다시 누릴 수 있게 하는 것이 그 다음 단계의 과제이다. 영양 공급과 안전 확보는 연하장애 치료의 기본이며 필요조건이지만, 삶의 질을 중시하는 현대 의학의 흐름 속에서 후자의 중요성이 더욱 강조되고 있다.

연하장애는 다양한 질환에 의해서 초래될 수 있는 기능 장애이며, 모든 기능장애는 다층위적 성격을 가진다. 세계보건기구가 제안한 '기능, 장애, 건강에 대한 국제 분류(International Classification of Functioning, Disability and Health)'에 따르면 인간의 신체 기능은 세 가지 즉, 신체의 구조와 기능, 활동, 참여라는 측면에서 바라볼 수 있다. 따라서, 연하장애에 대한 치료 목표도 다층위적으로 수립할 수 있다(그림 1-2). 즉, 합병증을 예방하고 재활 훈련을 통해 신체의 기능을 회복시키는 일을 일차적으로 추구하면서, 안전한 섭식을 위해서 보다 안전한 식이로 구성된 식사를 찾는 것

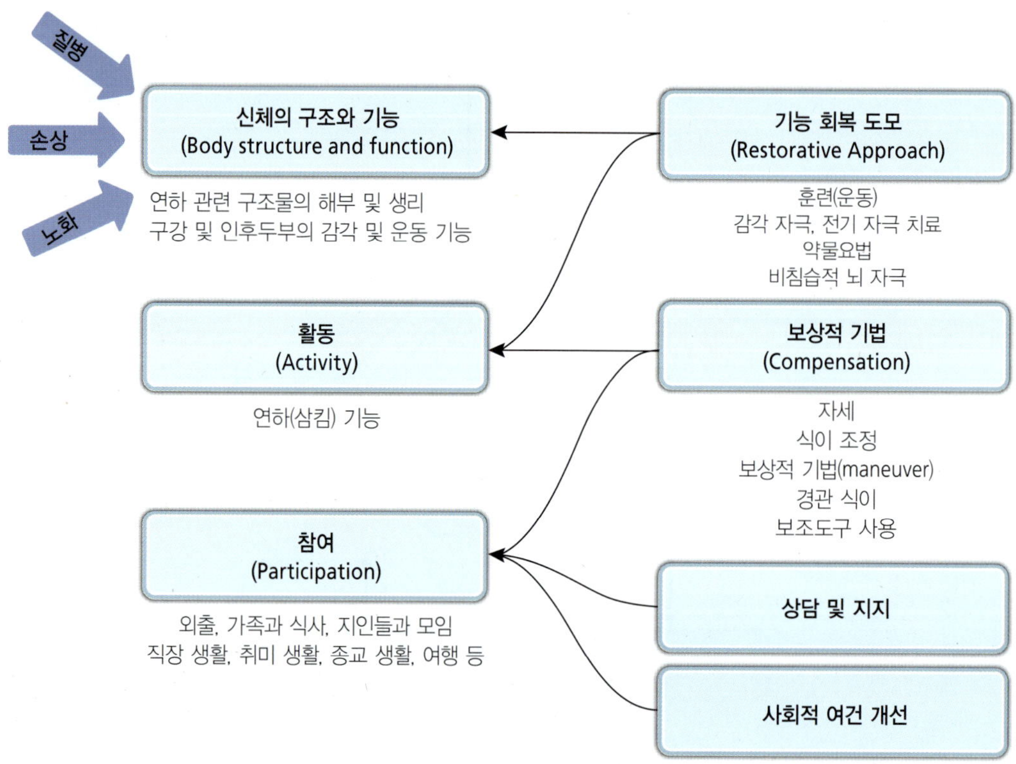

그림 1-2. 기능, 장애, 건강에 대한 국제 분류(International Classification of Functioning, Disability and Health)에서 제안한 기능의 세 측면에 따른 연하장애 치료 전략

도 다른 측면에서의 목표가 될 수 있다. 때로는 연하 장애로 인해 생긴 심리적 좌절감과 사회생활의 위축을 최소화하는 것을 목표로 설정할 수도 있다.

3. 연하장애 치료의 구성

목표 설정이 다층적인 것과 마찬가지로, 연하장애의 치료도 다면적인 접근으로 이루어진다. 신체의 구조와 기능을 회복시키기 위한 촉진 및 운동기법, 잔존한 장애에 대한 보상적 기법, 마지막으로 심리적, 사회문화적 접근까지 포괄한다. 이는 보행장애 등 다른 장애에 대한 접근법과 크게 다르지 않다. 예를 들어, 보행 장애가 있을 때 다시 잘 걸을 수 있도록 재활 훈련과 운동을 시행하고, 한편으로는 남아 있는 장애를 보상(compensation)하기 위해 보조기를 사용할 수 있으며, 보행 장애인의 사회 참여를 위축시키는 사회문화적 제반 환경을 개선하기 위한 정책적인 노력과 사회운동이 필요하다. 이와 마찬가지로 연하장애가 있을 때 연하 훈련을 통한 신체 기능 회복을 도모하고 보다 안전하게 식사를 할 수 있도록 자세나 보상기법을 교육해야 하며 경관 식이(tube feeding)를 시행할 수도 있다. 또한 연하 장애로 인해 초래되는 가정에서의 역할 변화나 사회적 참여 위축에도 관심을 기울여야 할 것이다.

VI. 현황과 과제

연하장애가 의학계의 주목을 받기 시작한 것은 비교적 최근의 일이다. 역사가 짧기 때문에 축적된 지식과 노하우도 의학의 다른 분야와 비교할 때 부족해 보이는 것이 사실이다. VFS 검사법이 도입된 후 지난 40여 년 동안 진단과 치료에 있어서 큰 진보가 있었지만 아직 극복해야 할 과제가 매우 많다. 현재 표준 검사인 VFS는 여전히 방사선을 사용해야 하며 2차원 영상만 얻을 수 있고, 부피가 큰 고가의 장비가 필요하며, 침상 곁에서 바로 시행할 수 없다. 내시경을 사용하는 FEES는 방사선을 사용하지 않으며 점막과 성대를 관찰하고 평가할 수 있다는 장점이 있으나 연하과정의 핵심인 중간 인두기를 관찰할 수 없다는 점이 매우 아쉽다. 이와 같이 연하장애의 진단법에 있어서도 기존 검사의 단점을 극복한 획기적인 전기가 마련되어야 할 것이다. 이뿐만 아니라 치료법에도 지난 20년간 큰 진보가 있었지만, 여전히 많은 난치성 연하장애 환자들이 치료에 돌파구가 생겨나기를 여전히 기다리고 있다.

이와 같은 학문적인 과제 외에도 우리에겐 많은 숙제가 남아있다. 앞에서 기술한 대로 대한연하장애학회는 2009년에 창립총회를 거쳐 2010년 374명의 회원으로 출발하여 2024년 현재 1,093명의 회원들이 활동하고 있다. 회원들은 의사(40%), 작업치료사(45%), 영양사(2.7%), 간호사(1.6%), 언어재활사(2.9%)로 다양하게 구성되어 있지만, 규모와 다양성이라는 측면에서 볼 때 가까운 일본과는 비교할 수 없을 정도로 초라하다. 일본 연하장애재활학회(Japanese Society of Dysphagia Rehabilitation)에는 2024년 현재 15,000명이 넘는 회원이 있으며 회원들의 분포에 있어서도 의사는 7%에 지나지 않고, 치과의사(19%), 언어재활사(32%), 영양사(15%), 간호사(12%) 등 다양한 전문가들이 적극적으로 활동하고 있다. 연하장애에 대한 사회적 인식을 높이기 위해 학회 차원에서 노력하는 동시에, 의료 각 분야의 전문가들이 더욱 관심을 가지고 활발한 토론할 기회를 다양한 방식으로 만들어 나가야 할 것이다.

연하 장애의 치료는 병원 안에서만 일어나는 일이 아니라 환자의 집이나 요양 병원을 포함한 요양 시설 모두에서 지속적으로 일어나는 것이 당연한 일이다. 이를 위해서는 각 환자의 연하 기능 재활을 담당하고 있는 의료 기관과 환자의 집, 요양 시설 간의 유기적 관계가 반드시 필요하다. 또한, 환자를 돌보는 환자의 가족이나 장애인활동보조인, 요양보호사들을 대상으로 연하 장애에 대한 교육이 반드시 필요하지만, 아직 제도적으로 부족한 실정이다. 하루 빨리 연하 장애 환자들에게 국가적으로 체계적인 치료와 관리 시스템이 제공되길 희망한다.

참고문헌

1. Bülow M. Psychogenic Dysphagia. In: Shaker R, ed. Principles of deglutition: a multidisciplinary text for swallowing and its disorders. New York: Springer; 2013:772-76.
2. Cannon WB. The mechanical factors of digestion. New York, Longmans, Green & co.; etc.,1911.
3. Chen P-H, Golub J, Hapner E, Johns M. Prevalence of Perceived Dysphagia and Quality-of-Life Impairment in a Geriatric Population. Dysphagia. 2009;24(1):1-6.
4. Cherney LR, Cherney LR. Clinical management of dysphagia in adults and children. 2nd ed. Gaithersburg, Md.: Aspen Publishers, 1994.
5. Dictionary OE. "dysphagia, n.": Oxford University Press.
6. Galmiche JP, Clouse RE, Balint A, et al. Functional esophageal disorders. Gastroenterology. 2006;130(5):1459-65.
7. Groher ME, Bukatman R. The prevalence of swallowing disorders in two teaching hospitals. Dysphagia. 1986;1(1):3-6.
8. Howden CW. Management of acid-related disorders in patients with dysphagia. Am J Med. 2004;117 Suppl 5A:44S-48S.
9. Jeon I, Jung GP, Seo HG, Ryu JS, Han TR, Oh BM. Proportion of Aspiration Pneumonia Cases Among Patients With Community-Acquired Pneumonia: A Single-Center Study in Korea. Ann Rehabil Med. 2019;43(2):121-128.
10. Kaplan S. Paralysis of deglutition, a post-poliomyelitis complication treated by section of the crico pharyngeus muscle. Ann Surg. 1951;133(4):572-3. (http://www.ncbi.nlm.nih.gov/ pubmed/14819998).
11. Kwon S, Cha S, Kim J, Han K, Paik NJ, Kim WS. Trends in the incidence and prevalence of dysphagia requiring medical attention among adults in South Korea, 2006-2016: A nationwide population study. PLoS One. 2023;18(6):e0287512.
12. Langmore SE, Schatz K, Olsen N. Fiberoptic endoscopic examination of swallowing safety: a new procedure. Dysphagia. 1988;2(4):216-9. (http://www.ncbi.nlm.nih.gov/pubmed/3251697).
13. Larsen GL. Rehabilitation for dysphagia paralytica. J Speech Hear Disord. 1972;37(2):187-94. (http://www. ncbi.nlm.nih.gov/pubmed/5027357).
14. Logemann JA, Bytell DE. Swallowing disorders in three types of head and neck surgical patients. Cancer. 1979;44(3):1095-105. (http://www.ncbi.nlm.nih.gov/pubmed/476587).
15. Logemann JA. Evaluation and treatment of swallowing disorders. San Diego, CA: College-Hill Press, 1983.
16. Magendie F. Memoire sur l'usage de l'epiglotte dans la deglutition Paris: Meguigon-Marvis, 1813.
17. Martin RE, Neary MA, Diamant NE. Dysphagia following Anterior Cervical Spine Surgery. Dysphagia. 1997;12(2):2-8.
18. Martino R, Foley N, Bhogal S, Diamant N, Speechley M, Teasell R. Dysphagia after stroke: incidence,

diagnosis, and pulmonary complications. Stroke. 2005;36(12):2756-63.

19. Miller FR. The cortical paths for mastication and deglutition. J Physiol. 1920;53(6):473-8. (http://www. ncbi.nlm.nih.gov/pubmed/16993431).
20. Miura H, Kariyasu M, Yamasaki K, Arai Y. Evaluation of chewing and swallowing disorders among frail community-dwelling elderly individuals. J Oral Rehabil. 2007;34(6):422-7.
21. Sue Eisenstadt E. Dysphagia and aspiration pneumonia in older adults. J Am Acad Nurse Pract. 2010;22(1):17-22.
22. Volonte MA, Porta M, Comi G. Clinical assessment of dysphagia in early phases of Parkinson's disease. Neurol Sci. 2002;23 Suppl 2:S121-2.
23. Yang EJ, Kim MH, Lim JY, Paik NJ. Oropharyngeal Dysphagia in a community-based elderly cohort: the korean longitudinal study on health and aging. J Korean Med Sci. 2013;28(10):1534-9.

Chapter 2

연하와 관련된 해부학적 구조에 대한 이해

| 주영훈, 임선, 서한길 |

연하와 관련된 해부학적 구조는 구강, 인두, 후두, 식도와 연하의 전체 과정을 조절하는 중추신경계 및 말초신경계를 포함한다. 구강, 인두 및 식도는 음식물을 적절히 처리하여 이동시키는 역할을 하며, 그 과정에서 후두의 구조가 음식물의 기도 흡인을 방지하게 된다. 연하 시에 발생하는 복잡하지만 정형화된 일련의 근육활동은 뇌간에 위치한 중추패턴생성기(central pattern generator)로부터 여러 뇌신경을 통해 조절되며, 최근에는 대뇌피질뿐 아니라 기저핵과 시상 등의 피질하 구조물, 소뇌 및 변연계, 그리고 다양한 감각, 인지, 정서적 자극의 중요성도 확인되고 있다.

음식물을 안전하고 효과적으로 전달하기 위해서는 모든 구조물의 협응이 필요하며, 이들 구조물 중 하나라도 제 기능을 하지 못할 경우 연하장애가 발생할 수 있다. 그러므로 연하와 관련된 해부학적 구조를 이해하는 것은 다양한 질환에 의한 연하장애의 진단과 치료에 필수적이다.

I. 구강 및 인후두부

1. 구강의 구조와 기능

1) 구강의 구조

구강은 구순(lip)에서 구인두(oropharynx)에 연결되는 상부소화관의 기시부로, 입을 벌리면 구조물들을 어느 정도 관찰할 수 있어 우리에게 익숙한 기관이지만, 부위별로 다소 다른 구조 및 부속기관을 가지고 있으며, 호발하는 병변도 차이가 있다(그림 2-1).

(1) **구순**(lips)

구강의 입구부위로 피부와 점막의 경계를 이루고 있다. 구강점막 중 멜라닌 색소를 가장 많이 함유하고 있으며, 햇볕이나 외계의 자극에 대하여 쉽게 손상을 받는 부위이다.

(2) **구강전정**(oral vestibule)

구순과 치은 사이를 말하며 음식물을 저작할 때 효율적인 공간을 제공한다.

(3) **협부**(cheek)

구강의 외벽으로, 저작할 때 상하 치아에 의한 손

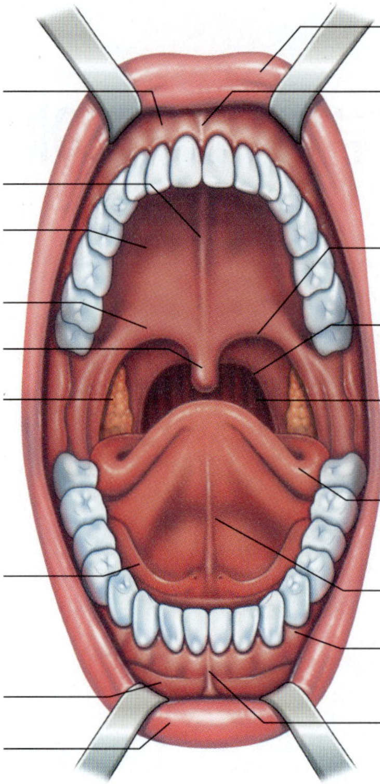

그림 2-1. 구강의 구조

상을 방지하기 위하여 얇은 점막이 항상 젖은 상태로 있고, 점막의 외측으로는 협근(buccinators)과 구륜근(orbicularis oris)이 위치하고 있다. 상악의 제 2대구치 측방에 이하선의 유출관이 개구하여 유두를 형성하고 있으며, 점막 하부에는 수많은 소타액선이 있어 협부 점막의 수분을 공급한다.

(4) **구개**(palate)

경구개와 연구개로 구분되며 경구개는 저작, 연구개는 연하 및 구음을 담당하기 때문에 점막의 구조에 차이가 있다. 경부개의 점막은 구개골막에 밀착되어 있으나, 후방 2/3 부위의 측방으로는 점막이 골막으로부터 분리되어 있으며, 이 부위에는 400개의 소타액선과 분비선들이 가장 많이 분포되어 있다. 연구개는 경구개와의 경계부위가 구강과 인두를 구분하는 부위이며 해부학적으로는 구인두에 속하고 점막 하부에 분비선, 혈관, 지방조직, 림프조직 등이 경구개에 비하여 풍부하지만 점막이 얇은 것이 특징이다.

(5) **구강저**(floor of the mouth)

구강의 하부에 위치하며 'U'자 모양을 하고 있다. 바깥쪽으로는 하부의 치조돌기와 치은, 후방으로는 양측 구개설궁까지 뻗어 있다. 구강저의 얇은 점막과 하악설골근(mylohyoid) 사이에는 결체조직이 풍부하고, 앞쪽으로 수많은 점액선이 모여 설하선을 형성하고 있으며, 뒤쪽으로는 소타액선이 많이 분포되어 있고, 정중부에는 설소대(lingual frenulum)가 위치하고 있다. 설소대의 양측으로 악하선 유출관이 유두를 형성하면서 개구하고 있다.

(6) **혀**(tongue)

음식물의 저작, 운반, 인두반사를 통한 식괴의 이동, 미각과 구음을 담당하는 부위로, 가동부인 전 2/3는 구강에 속하고, 고정부인 후 1/3 부위는 인두에 속하며, 그 경계부위에는 성곽유두(circumvallate papillae)가 'V'자 모양으로 위치하고 있다. 첨부, 측부, 배부(dorsum) 그리고 하부 표면의 네 가지 해부학적 부분으로 구성되어 있으며, 혀의 대부분을 차지하는 배부의 점막은 거칠고 두꺼우며 수많은 유두가 존재하고 있고, 대부분의 유두에는 미각신경의 말초기관인 미뢰가 함유되어 있다. 미뢰는 마각을 감지하는 곳으로 40가지의 변형된 상피세포로 구성되어 있으며, 미각수용세포, 지지세포, 신경말초세포로 구성되어 있다.

혀의 신경분포는 설하신경(hypoglossal nerve)이 혀의 운동을 관장하며, 전 2/3의 감각은 설신경(lingual nerve), 미각은 고삭신경(chorda tympani nerve)이 담당하고, 후 1/3 부위의 감각과 미각은 설인신경(glossopharyngeal nerve)과 상후두신경(superior laryngeal nerve)이 담당하고 있다.

2) 구강의 기능

구강은 기능적으로 소화, 미각 및 구음작용을 담당한다. 소화작용은 음식물을 잘게 부수고 혼합하는 저작과, 타액에 들어 있는 프티알린(ptyalin)에 의한 전분의 소화작용 및 음식물을 인두강에 들어가게 하는 연하작용을 하게 된다. 미각작용은 대부분 혀의 유두에 존재하는 주 미각신경(고삭신경 및 설인신경)의 말초기관인 미뢰에서 담당한다. 이러한 미뢰는 혀 이외에도 연구개, 인두후벽, 후두개 및 상부식도에도 존재하는 것으로 알려져 있으며, 구강점막에 조그만 구멍으로 미세융모를 내어 미각을 감지하고 있다. 미각은 혀의 부위별로 맛을 감지하는 곳이 차이가 있는데, 첨부는 단맛, 측면은 신맛, 배부는 짠맛, 유곽유두가 위치한 뒷부분은 쓴맛을 감지한다. 구음작용은 구강이 공명을 할 수 있는 하나의 공간으로 모음을 만들며, 구순, 혀 및 구개 등의 모양을 변형하여 자음을 만들어 낸다.

2. 타액선의 구조와 기능

1) 타액선의 구조(그림 2-2)

(1) **이하선**(parotid gland)

하악지(ramus of mandible)와 이복근의 후복(posterior belly muscle)에 의해 형성되는 협부(isthmus)를 기점으로 천엽(superficial lobe)과 심엽(deep lobe)으로 구분하며, 이 사이로 안면신경이 지나간다. 이하선관(Stensen's duct)은 길이 6 cm, 굵기 2 mm로 3개의 분지가 있으며 관골궁(zygomatic arch) 하방 1 cm을 주행하여 협근을 뚫고 상악대구치 부위에 개구한다.

(2) **악하선**(submandibular gland)

하악설골근과 설골설근(hyoglossus) 하방에 위치하고 악설골근의 직하방을 천엽, 후방을 심엽이라 하며, 천엽은 외측에서 촉지되나 심엽은 구강저에서만 촉지된다. 주위 조직은 변연하악신경(marginal mandibular nerve), 설신경(lingual nerve), 설하신경과 전안면혈관(anterior facial vessel)이 있고, 경상하악인대(stylomandibular ligament)에 의해 이하선과 분리된다. 악하선관(Wharton's duct)은 심엽으로부터 나와 악설골근과 이설골근(geniohyoid) 사이를 거쳐 설골설근과 이하선 사이로 주행한 후 구강저로 개구한다.

(3) **설하선**(sublingual gland)

악하선관의 원위부 상부, 구강저 점막의 하부에 위치한다.

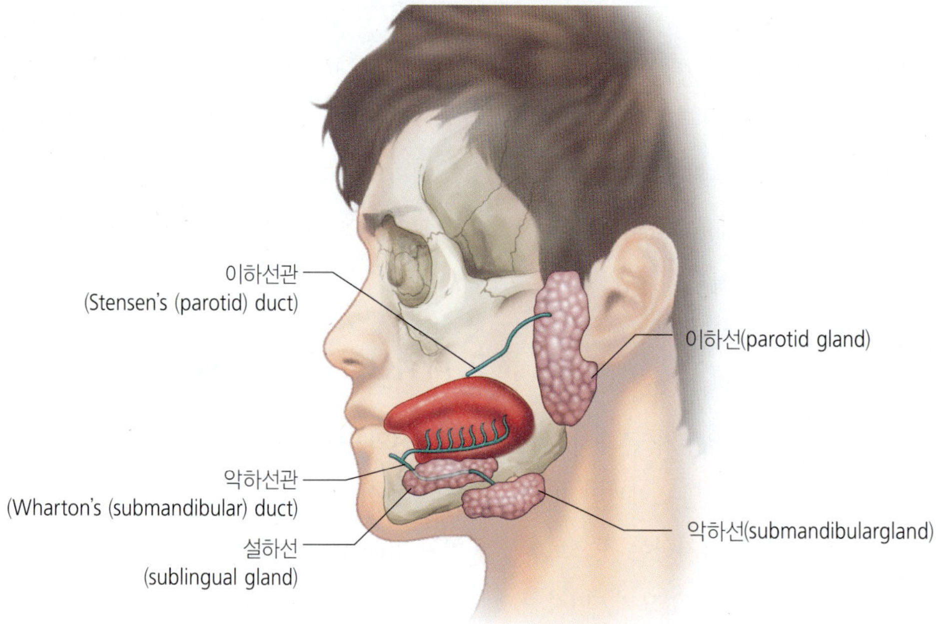

그림 2-2. 타액선의 구조

(4) 소타액(minor salivary gland)

구강내 약 800개의 소타액선이 있고 구개에 400개로 가장 많고 연구개에 150개, 그 외에도 구강, 인두, 비강, 부비동, 후두 등에도 존재한다.

2) 타액선의 생리 및 기능(표 2-1)

타액은 정상인에서 1분에 1 cc 정도, 하루에 1.5 L 정도 분비된다. 악하선에서 가장 많이 분비되어 전체 타액분비의 70%를 차지하고, 그 다음은 이하선으로 25%를 차지한다. 주로 부교감신경의 지배를 받고, 자극 없이는 분비되지 않아 수면 중에는 타액분비가 없다. 타액의 기능은 윤활작용, 소화작용, 산 중화작용, 내분비기능, 보호작용, 혈액형반응, 미각중개작용이 있다.

표 2-1. 타액선의 해부학적 특징

특징	대타액선			소타액선
	이하선	악하선	설하선	
부위	이하선와	악하삼각	구강저	구강, 상기도
무게	20gm	10gm	2gm	-
타액	장액선	장액 > 점액	점액 > 장액	점액
타액량	++	++++	+	-
도관	Stensen	Wharton	Rivini(8~20)	단일
점성도	1.5cP	3.4cP	13.4cP	-

3. 인두의 구조와 기능

1) 인두의 구조와 기능

인두는 두개저부터 식도입구까지 이르는 불규칙적인 관상 구조물로, 후외벽은 인두수축근(pharyngeal constrictor muscle)에 의하여 구성되고 전벽은 비강과 구강으로 개구되며 하부는 후두와 식도로 구분된다. 인두는 비인두(nasopharynx), 구인두(oropharynx), 하인두(hypopharynx)로 구분된다(그림 2-3).

비인두는 비강의 말단부에서 경구개 하측 경계의 가상 수평선상까지의 공간을 말하며(표 2-2), 아데노이드와 이관의 개구부가 위치하고 있다. 구인두는 비인두와 하인두 사이의 공간으로, 연구개의 하측 경계에서 후두개의 상측 경계 사이를 말하고, 설기저부, 연구개, 편도 및 편도와, 후인두벽 등의 4개의 부속기로 구성되어 있다(표 2-3). 구인두의 하부 경계는 설골 대각의 높이에 해당되는데 대개 설근부로 인정된다. 전방부의 구강으로 통하는 부위는 좁아져서 구협(fauces)이라 한다. 구협의 양측으로 연구개가 전후로 분리되어 전 · 후구개궁을 만들며, 그 사이의 함몰부는 편도와로서 이곳에 구개편도가 위치한다. 설근부에는 설편도가 존재하고 인두후벽은 경추에 경근막과 소성조직으로 부착되어 있으며, 척추전근막과 내장막, 협인두근막 사이에 만들어지는 잠재적 공간이 후인두 공간이다. 하인두는 구인두 하부, 즉 후두개 상측 경계에서부터 윤상연골부 또는 식도입구까지의 공간을 말

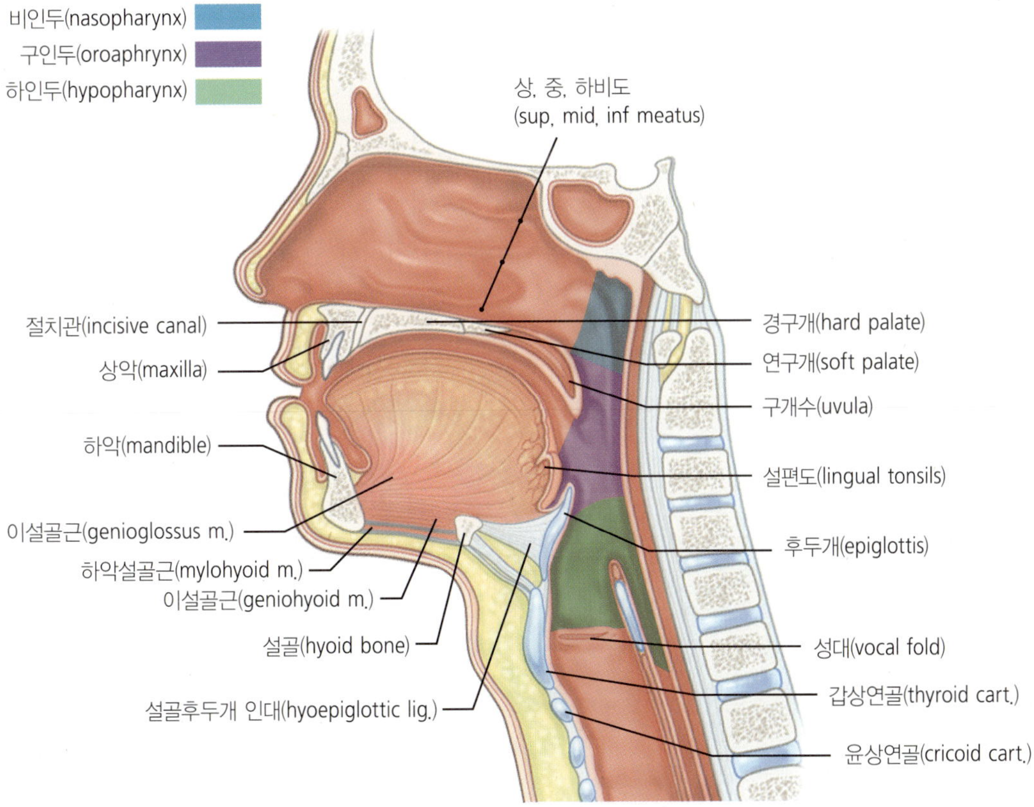

그림 2-3. 인두의 구조

표 2-2. **비인두의 경계 및 구조물**

경 계	구 조 물
외 벽	이관편도, 이관입구부, 측비인강와(Rosenmüller fossa), 이관융기(torus tubarius)
전 벽	후비공
상 벽	접형골
내하벽	가동부 연구개의 수평선상에 이르는 가상선
후 벽	아데노이드 상부 경부 제 1, 2 경추

표 2-3. **구인두의 경계**

경 계	구 조 물
전 방	설근편도, 유곽유두
상 방	연구개와 경구개 경계의 가상선
후 방	후인두벽, 림프조직측대
측 방	구개편도

하며, 인두의 세 부분 중 가장 길이가 길고후윤상부, 이상와(pyriform sinus), 후인두벽으로 구성되어 있다(표 2-4). 외경동맥의 분지인 설동맥, 안면동맥, 상악동맥의 분지에서 혈류를 공급받으며, 상악신경은 혀의

표 2-4. **하인두의 경계**

경계	구조물
후윤상부	상방 : 피열연골
	하방 : 윤상연골의 하부
이상와	상방 : 측설후두갑개주름(lateral glossoepiglottic fold)
	하방 : 이상와첨부, 식도 상측 경계
	측방 : 갑상연골
	내방 : 피열연골 및 윤상연골
후인두벽	상방 : 곡부저(floor of vallecula)
	하방 : 윤상피열관절
	측방 : 갑상연골의 외측 경계

지각을 담당하고, 운동신경은 설인신경, 미주신경, 부신경이 담당한다. 인두는 호흡기의 일부로 작용하고 발성 시 공명작용, 편도조직에 의한 항체생성으로 감염에 대한 방어기능, 그리고 소화관의 일부로서 연하작용을 한다. 정상 연하는 상부 소화호흡기 각 부위의 약 스물다섯쌍의 근육이 시간을 정확히 조절하여 상호 협조적으로 작용하여 하부 호흡기를 안전하게 보호하면서 섭취한 고형식이나 유동식을 구강으로부터

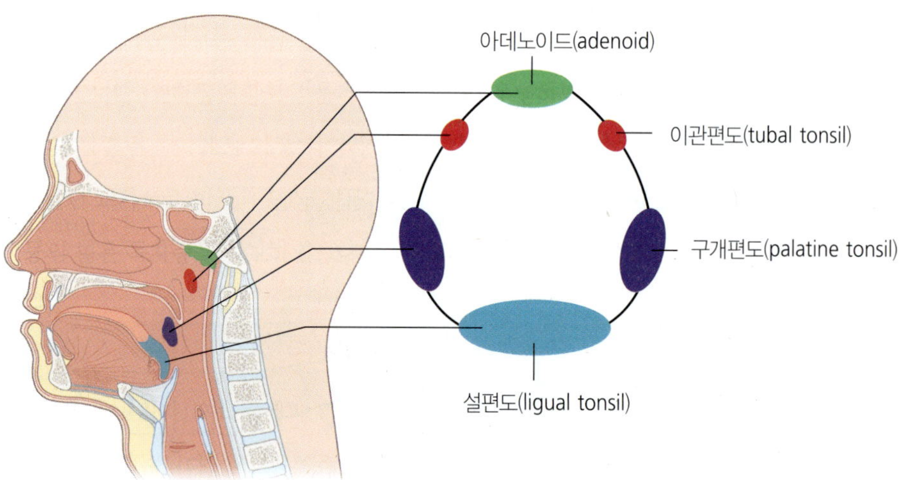

그림 2-4. 편도의 구조

인두를 거쳐 식도로 진행시키는 일련의 생리적 과정이다.

2) 편도의 구조와 기능(그림 2-4)

인두의 림프조직 분포를 보면, 인두편도, 구개편도, 설편도, 이관편도 등이 인두를 고리 모양으로 둘러싸고 있어 Waldeyer 편도환(Waldeyer's ring)이라 한다. 편도는 연령에 따라 비대해지는데 인두편도(아데노이드)는 5세, 구개편도는 7세에 가장 커진다. 림프관은 유입 림프관이 없이 유출 림프관만 있고 주로 안면동맥의 편도 분지가 혈류를 담당한다. 편도는 면역글로불린을 생산할 뿐만 아니라 인체의 다른 장소로 이동하는 B 림프구도 생산하여 감염에 대한 방어기능과 항체 생산에 참여한다.

4. 후두의 구조와 기능

1) 후두의 구조

후두는 경부의 중앙에 위치하는 구조물로 기도의 역할뿐 아니라 이물질이 기도로 들어가는 것을 방지하여 기도를 보호하며 발성기관으로서 의사소통을 가능하게 한다. 후두는 설골(hyoid bone)과 6개의 연골 즉, 후두개연골(epiglottis), 갑상연골(thyroid cartilage), 윤상연골(cricoid cartilage), 피열연골(arytenoid cartilage), 소각연골(corniculate cartilage), 설상연골(cuneiform cartilage)과 여러 개의 근육 및 인대로 이루어져 있다. 이러한 연골 중 윤상연골은 완전한 원형으로 후두관강을 유지하는 데 중요한 역할을 한다(그림 2-5).

후두는 성문상부(surpraglottis), 성문부(glottis), 성문하부(subglottis)로 나누어지는데 성문상부는 후두개와

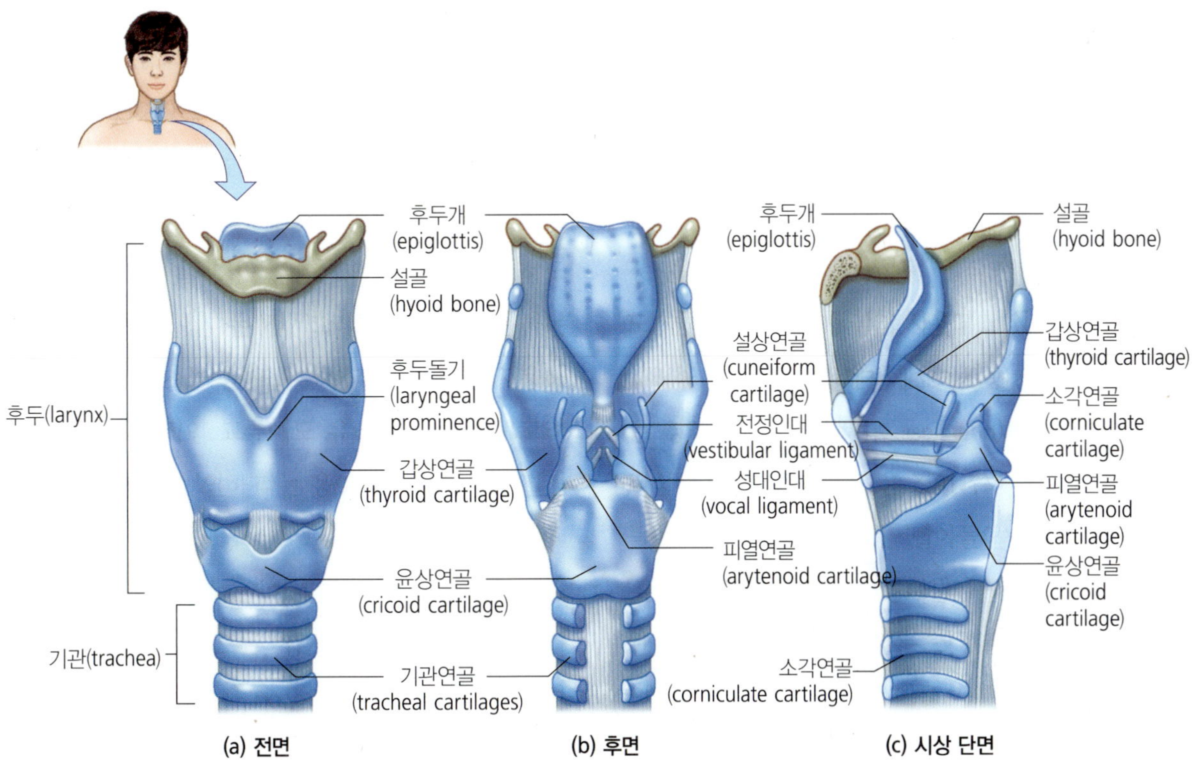

그림 2-5. 후두의 연골

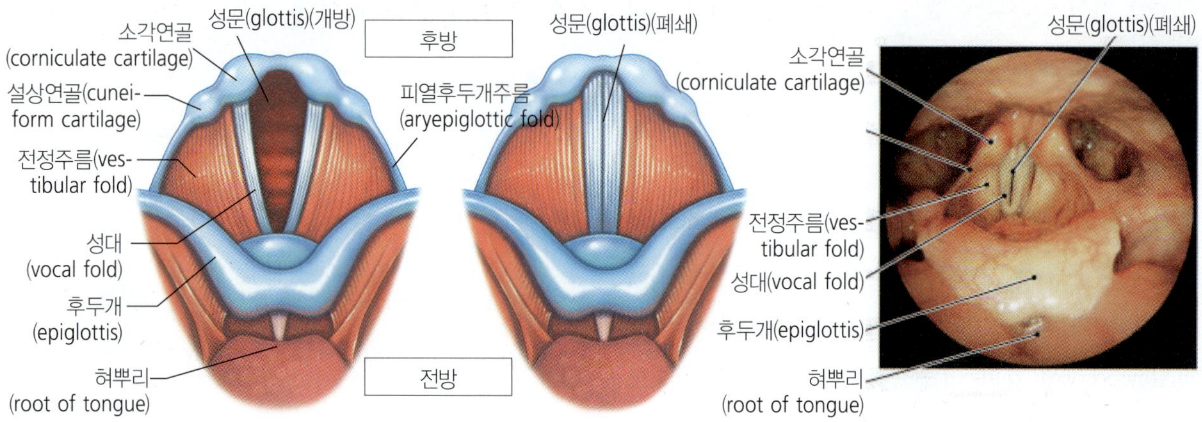

그림 2-6. 후두의 구조

피열후두개 주름, 가성대를 포함하며 후두개 상단에서 후두실의 외측 경계까지이다. 후두전정과 진성대 사이의 공간을 후두실(ventricle)이라 하며, 성문부는 성대, 전·후교련을 포함하여 후두실의 외측 경계에서 1 cm 아래까지를 말한다. 성문하부는 성문부의 최하단에서 윤상연골의 하측 경계까지이다(그림 2-6).

후두의 근육은 후두외근과 윤상갑상근(cricothyroid), 후윤상피열근(posterior cricoarytenoid), 외측윤상피열근(lateral cricothroid), 횡피열근(interarytenoid), 경사피열근(oblique arytenoid), 갑상피열근(thyroarytenoid) 등의 후두내근으로 구성된다. 후윤상피열근은 후두내근 중 유일한 외전근(abductor)으로 진성대를 외전시켜

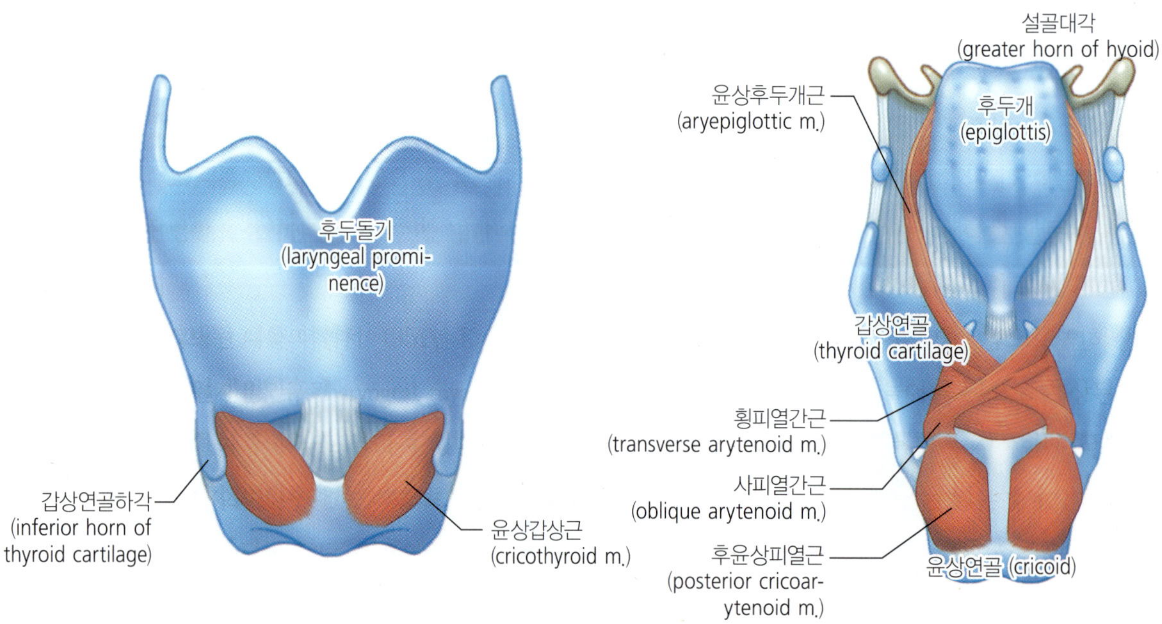

그림 2-7. 후두의 근육

흡기시에 성문을 연다(그림 2-7).

후두의 지각신경은 상후두신경의 내지(internal branch)이며 운동신경은 윤상갑상근을 지배하는 상후두신경의 외지(external branch)와 나머지 후두내근에 분포하는 반회후두신경(recurrent laryngeal nerve)이다. 후두의 혈관은 외경동맥에서 처음으로 분지되는 상갑상동맥(superior thyroid artery)과 갑상경동맥간(thyrocervical trunk)에서 분지한 하갑상동맥(inferior thyroid artery)에 의하여 분포된다.

2) 성대의 구조

성대는 성문부에 속하며 점막상피와 천층(Reinke's space), 중간층, 심층으로 이루어진 점막 고유층, 그리고 성대근(갑상피열근의 내측)으로 구성되어 있다. 점막 고유층은 염증이나 기타 자극으로 쉽게 부종이 생겨서 후두폴립 등이 생길 수 있다. 성대의 진동부분인 유리연은 편평상피 세포로 덮여 있으며, 상피 및 점막 고유층으로 된 덮개(cover)와 성대근을 주체로 하는 본체(body)의 각각 물리적 성질이 상이한 이중구조로 되어 있어 후두근의 조절에 의하여 여러 가지 진동양상을 나타낼 수 있다. 발성 시 성대는 정중위로 되어 성문이 폐쇄되고, 흡기에는 성대가 개대위로 되어 성문이 열린다. 성대의 이중구조로 진동중의 성대연은 복잡하게 변형되며 발성 시 성대의 하순부터 상순으로 폐쇄된다.

3) 후두의 기능

후두의 기능으로는 기도 보호기능, 호흡기능, 발성기능, 연하기능 등이 있다. 기도 보호기능은 음식물 등이 기도로 들어가는 것을 방지하여 기도를 보호하는 기능으로서 연하 시 무의식적으로 작동하는 여러 반사기능에 의하여 이루어지는데, 음식물이 후두개나 피열후두개주름(aryepiglottic fold)에 닿아 흡기운동의 억제가 시작되며 진성대가 닫히고 이차적으로 가성대가 닫힌 후, 피열후두개주름이 내측으로 당겨지면서 후두개가 뒤쪽으로 밀려 후두입구를 막게 된다. 발성은 근탄력-공기역학설로 호기 시 성대가 닫혀 기도 내 압력이 상승하게 되고 성대를 닫히게 하는 압력보다 높아지면 성대가 열리며, 이어 베르누이 효과(Bernoulli's effect)에 의하여 압력이 떨어져 성대가 다시 닫히게 되고 이러한 운동을 반복하게 된다. 연하작용은 연하 시 설기저부는 후하방으로 움직이고 후두는 전상방으로 움직이며 음식물은 양측 이상와를 거쳐 식도로 들어가게 된다.

II. 중추신경계

뇌간에 위치한 중추패턴생성기가 연하의 중추로서 가장 핵심적인 역할을 하지만, 대뇌 피질과 뇌신경으로부터 전달되는 정보 또한 연하의 발생과 조절에 중요한 역할을 한다. 또한, 대뇌 피질뿐 아니라 기저핵과 시상 등의 피질하 구조물, 소뇌 및 변연계, 그리고 이에 영향을 주는 다양한 감각, 인지, 정서적 자극을 포함한 연하의 중추신경계 모델이 제안되었다(그림 2-8).

1. 대뇌피질 및 피질하 구조물

대뇌피질 및 피질하 구조물이 연하의 조절에 깊이 관여한다는 사실이 여러 연구를 통해 보고되었다. 양과 유인원에서 대뇌피질의 자극으로 전체의 연하 과정을 유발할 수 있음이 보고되었고, 피질로부터 뇌간의 연하 중추에 이르는 명확한 해부학적 경로가 밝혀

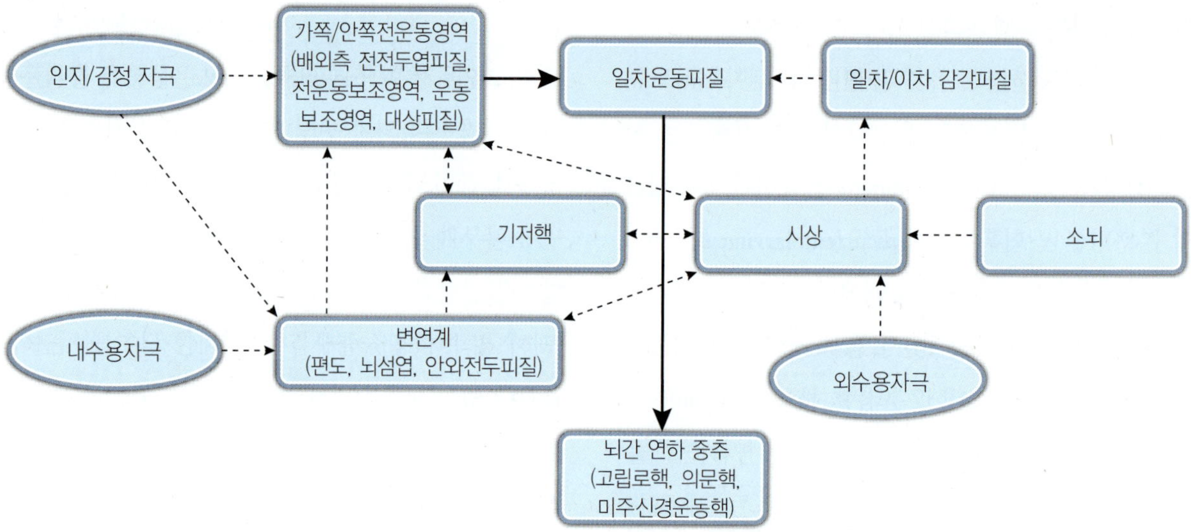

그림 2-8. 연하에 관여하는 감각과 운동신경계를 포함한 중추신경계 모델의 개념적 모식도

졌으며, 이 경로의 손상은 저명한 연하장애를 유발할 수 있다. 또한, 기능적 뇌영상검사를 통해 인간에서 연하 시 활성화되는 여러 대뇌피질 및 피질하 구조물이 보고된 바 있다(표 2-5). 아직까지 연하 시 활성화되는 각 부위의 기능이 명확하게 규명되지 않아 기존에 알려진 각 부위의 기능으로부터 그 역할을 유추하여 설명하고 있다.

표 2-5. 기능적 뇌영상검사로 확인된 연하시 활성화되는 구조물

대뇌피질 구조물	피질하 구조물	기타
체성감각피질		
일차운동피질		
전운동피질		
보조운동피질	피각	
뇌섬엽	미상핵	소뇌
전두덮개	창백핵	뇌간
전방 대상회	시상	
후방 대상회		
쐐기(cuneus)		
쐐기앞소엽(precuneus)		
측두피질		

1) 대뇌피질 구조물

연하에 관여하는 주요 대뇌피질 구조물은 아래와 같으며, 그림 2-9는 각 부위의 해부학적 위치를 보여준다.

(1) 외측 중심전회(lateral precentral gyrus)

외측 감각운동피질은 연하의 개시에 중요하다. 이 부위는 감각운동피질 중에서 혀와 얼굴을 담당하는 부위이며, 같은 구조물을 활용하는 발화의 중추와도 밀접하게 연관되어 있다. 유인원 실험에서 외측 일차운동피질을 자극하면 연하를 유발할 수 있으며, 이 부위를 불활성화시키면 연하 실행이 손상됨이 보고되었다. 그러므로, 이 부위는 전체 연하과정의 유발에 관여하는 최상위 중추로 여겨진다.

(2) 보조운동영역(supplementary motor area)

보조운동영역은 상전두회 및 중전두회에 위치하고 있으며 운동 계획(motor planning), 특히 순차적 움직임의 계획에 관여한다. 연하에 있어서도 보조운동영역은 서로 다른 연하 과제에서 동적인 역할을 수행할 것으로 생각되며, 과제의 난이도에 따라 그 활성이 변할 것으로 여겨진다.

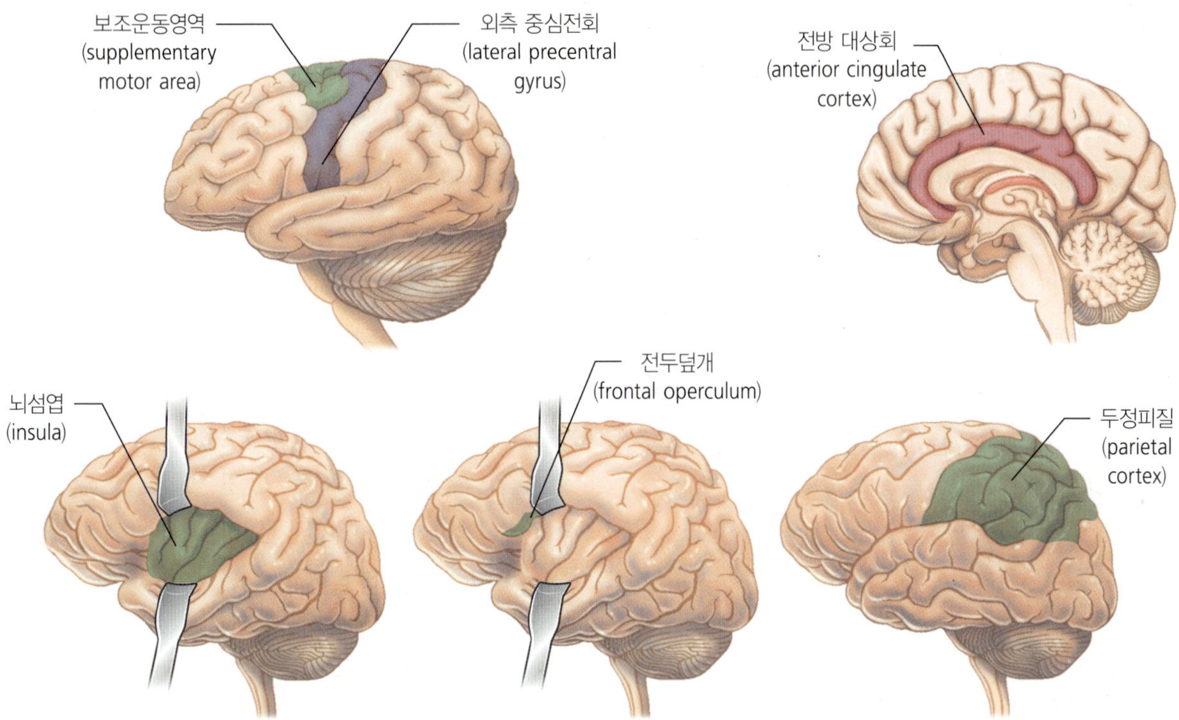

그림 2-9. 연하에 관여하는 주요 대뇌피질 부위의 해부학적 위치

(3) **전방 대상회**(anterior cingulate gyrus)

능동적 연하 시 나타나는 전방 대상회 부위의 활성화는 연하과제에 대한 인지적인 집중 혹은 감정적인 요소를 반영할 것으로 추정된다. 또한, 이 부위는 소화 기능과 같은 내장운동활동의 조정에 역할을 한다고 알려져 있어 연하 시 관찰되는 활성화는 이 역할을 반영하는 것일 수 있다.

(4) **뇌섬엽**(insula) **및 전두덮개**(frontal operculum)

뇌섬엽은 중심고랑을 기준으로 전방과 후방 뇌섬엽으로 나뉘어지는데, 전방 뇌섭엽은 미각, 후각, 인두와 식도의 내장감각 등 연하와 연관된 감각정보를 포함한 여러 감각 및 감정의 처리에 관여한다. 유인원에서 뇌섬엽의 자극은 연하를 유발하며, 전두덮개의 자극은 주로 저작을 유발하지만 자극을 높이면 연하를 유발할 수 있음이 보고되었다. 인간에서 미각에 의해 전두덮개/뇌섬엽 및 안와전두피질(orbitofrontal cortex)이 활성화되는 것이 뇌영상검사를 통해 확인되었다. 특히, 뇌섬엽의 병변은 연하장애를 유발할 수 있으며 폐렴의 위험을 높이는 것으로 보고된 바 있다.

(5) **두정피질**(parietal cortex)

연하와 관련한 중심후회(postcentral gyrus)의 활성은 다양한 구인두 감각 처리를 반영하는 것으로, 연하의 조절에 있어 구심성 정보의 중요성을 강조하는 소견이다. 체성감각 및 두정엽 부위는 식도의 기계적, 화학적 자극뿐 아니라 연하 충동을 유발하는 감각에 의해서도 활성화된다. 그러므로 이 부위는 구인두와 식도로부터의 감각의 수용 및 고위 처리에 활용되며 중심전회와 뇌섬엽과의 연결을 통해 연하 운동의 조절에 관여할 것이다.

2) 피질하 구조물

(1) 기저핵(basal ganglia)과 시상(thalamus)

기저핵은 운동의 조절에 관여하는 여러 피질하 핵으로 구성되어 있다. 기저핵은 대뇌피질 및 시상과 밀접하게 연결되어 있으며, 직접경로와 간접경로로 구성된 운동루프(motor loop)를 통해 운동 조절에 관여하여 모든 종류의 운동에서 활성을 나타낸다. 기저핵은 근육 수축력의 조정, 보조운동영역과 함께 운동 피질 내 세포 기둥(cell column)의 필수적인 활성 순서를 조직하는데 관여하는 것으로 알려져 있다. 연하과정 역시 일련의 근육 활동으로 이루어져 있으므로 기저핵이 관여할 것으로 추정된다. 기능적 뇌영상에서 연하 시 관찰되는 피각(putamen)과 미상핵(caudate nucleus) 혹은 창백핵(globus pallidus)의 활성은 이를 뒷받침하는 소견이다. 전형적인 기저핵 질환인 파킨슨병 환자는 주로 연하의 능동적인 요소인 구강 준비기와 구강기의 이상을 보인다. 시상은 기저핵과 함께 운동루프를 구성하고 있으며, 감각피질로 체성감각을 전달하는 역할을 한다. 연하 시 관찰되는 시상의 활성은 시상피질 및 시상선조체 연결을 통한 감각 및 운동 신호의 처리와 고위 피질로의 감각 정보 전달을 매개하는 것으로 제시된다. 급성기의 시상출혈 환자에서 높은 연하장애 유병률이 보고된 바 있다.

(2) 소뇌(cerebellum)

자발적인 연하 시 소뇌의 활성이 관찰되며 특히, 좌측 소뇌의 활성은 혀가 움직일 때보다 연하 시 더 큰 활성을 보인다. 그러므로 소뇌는 연하와 관련된 특정한 기능이 있을 것으로 추정되며, 연하 시 각 움직임의 조화, 순서 및 타이밍 등의 조절을 도울 것으로 제시된다. 소뇌에 경두개자기자극을 가하면 인두의 운동반응이 유발되는 현상이나 소뇌에 대한 반복적 경두개자기자극 후 대뇌 인두운동피질 활성의 변화가 유발되는 현상은 연하에 관여하는 소뇌의 역할을 시사한다. 소뇌의 병변과 연관된 연하장애가 보고된 바 있지만 순수한 소뇌의 이상이 연하장애를 유발할 수 있는지는 분명치 않다.

(3) 내포(internal capsule) 및 백질 구조물

내포 및 뇌실주위 백질(periventricular white matter)은 상행성 감각신경 및 하행성 운동신경 경로로 구성되어 있다. 이 부위의 병변은 피질의 연하 중추와 뇌간에 위치한 연하 중추패턴생성기를 연결하는 피질연수로를 손상시켜 연하장애를 유발할 수 있다. 피질하 뇌졸중 환자에서 좌측 뇌실주위 백색질의 병변이 우측 병변보다 연하에 더 큰 손상을 유발한다고 보고된 바 있다.

3) 연하의 피질 조절과 우세(dominance)

연하는 양쪽 대뇌반구의 영향 하에 있다는 점에서 다른 운동기능과는 달리 독특하다. 최근의 뇌기능영상을 이용한 연구는 양쪽 대뇌피질이 연하에 어떻게 관여하는지에 대한 상세한 지식을 제공하였다. 경두개자기자극을 이용한 연구는 인두와 식도의 운동 피질이 양측에 위치하며 우세손과 무관한 기능적 피질 우세가 나타나는 대뇌반구간의 비대칭성(interhemispheric asymmetry)이 있음을 제시하였다. 이와 같은 편측 대뇌반구의 우세가 있는 양측성 조절은 뇌자도(magnetoencephalography)를 통해서도 확인되었다. 연하 중 대뇌피질의 활동이 시간에 따라 좌측에서 우측 감각운동피질로 이동하였으며, 능동적 연하의 초기 구강기는 좌측 대뇌반구의 우세가, 인두기는 우측 대뇌반구의 우세가 관찰되었다. 이러한 결과는 우측 대뇌반구는 반사적 연하와 연관이 있고 좌측 대뇌

반구는 능동적 연하에 관여한다는 기존의 연구결과를 지지한다.

병변의 위치와 연하장애의 연관성에 대한 연구는 상반된 결과를 보고하고 있다. 일부 연구들은 병변이 발생한 대뇌반구의 측면과 연하 장애의 중증도 또는 특성 사이에 연관성이 없다고 보고한 반면, 다른 연구들은 반구의 편향을 보고하였다. 이들 연구 대부분은 우측 대뇌반구 병변이 인두 기능 장애를 포함한 더 심각한 연하장애를 초래한다고 보고하고 있다. 우측 병변은 인두 기능 장애, 좌측 병변은 구강 기능 장애와 연관이 있음을 보고한 연구도 있다. 이러한 연관성은 집단 수준에서는 유의미하지만, 개별 환자 간의 일관성은 부족하다는 결과를 주목할 필요가 있다. 반면, 또 다른 연구들은 반구의 영향이 특정 영역에 국한되어 있을 수 있다고 제안했으며, 좌측 뇌반구의 특정 구조에 병변이 생기면 우측보다 삼킴 곤란과 더 강하게 연관될 수 있음을 시사한다.

연하의 조절에 있어 각 대뇌반구의 명확한 역할에 대한 연구는 여전히 진행 중이나, 이러한 대뇌반구의 양측성 조절은 연하장애와 연관된 회복 과정과 뇌가소성에 필수적이다. 뇌졸중에 의해 우세 반구가 손상되었을 때 환자의 연하 기능 호전은 반대쪽 대뇌반구의 가소성에 달려 있다. 이러한 회복은 연하에서 관찰되는 독특한 양측 대뇌반구의 기능적 연결에 의해서만 가능하다.

2. 뇌간 구조물 및 뇌신경

1) 뇌간 연하중추

연하는 기본적으로 원시적 반사의 일종으로 연하반사의 중추는 뇌간에 위치해 있다. 아직 대뇌 피질과 피질하 구조물이 발생되지 않은 재태연령 12주의 배아나 무뇌증인 태아도 연하가 가능하다는 사실이 이를 뒷받침한다. 해부학적으로 연하중추는 교뇌(pons)의 삼차신경 운동핵과 경추 1번 사이에 위치한다. 연하 중추패턴생성기는 구심성 및 원심성 신경, 뇌신경핵 및 주변의 망상체(reticular formation)로 이루어져 있다.

2) 주요 뇌신경핵(그림 2-10)

(1) **의문핵**(nucleus ambiguus)

의문핵은 연수 상부의 중간 내측에 위치하고 있으며. 미주신경(vagus nerve), 설인신경을 통해서 연구개, 인두, 후두의 골격근에 분포한다.

(2) **미주신경등쪽핵**(dorsal motor nucleus of vagus)

미주신경등쪽핵은 뇌간의 가장 큰 부교감신경핵으로, 제4뇌실 바닥의 배쪽에 위치하고 있다. 미주신경을 통하여 위장관을 포함한 흉복부 장기의 부교감 작용을 제공한다.

(3) **고립로핵**(nucleus tractus solitarius)

미주신경등쪽핵과 유사한 위치에서 안면신경운동핵의 아래쪽 끝 부분까지 뻗어 있으며, 안면신경, 설인신경 및 미주신경으로부터 미각과 내장기관에 대한 감각 정보를 받는다. 연하반사의 유발에 핵심적인 역할을 한다.

(4) **삼차신경핵**(trigeminal nucleus)

삼차신경의 핵은 하나의 운동핵과 세 개의 감각핵이 있다. 세 개의 감각핵은 대뇌수도관(cerebral aqueduct)의 외측에 위치한 중뇌핵(mesencephalic nucleus), 교뇌 피개(pontine tegmentum)에 위치한 주감각핵(principal nucleus), 그리고 교뇌의 하부와 연수에 위치한 척수핵(spinal nucleus)이다. 운동핵은 교뇌 피개의 뒤가쪽에

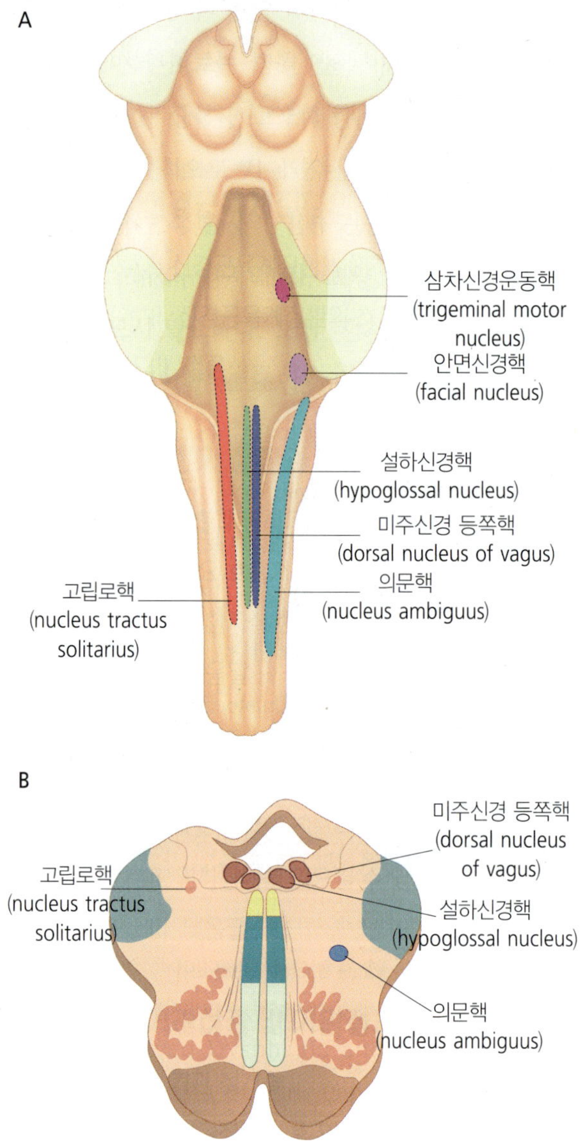

그림 2-10. 연하 중추패턴생성기에 관여하는 주요 신경핵의 해부학적 위치

(A) 성인 뇌간의 후면에서 주요 신경핵의 위치. (B) 상부 연수 단면상에서 주요 신경핵의 위치.

위치한다.

(5) **안면신경핵**(facial nucleus)

안면신경운동핵의 위치는 삼차신경운동핵의 하방으로, 교뇌 피개의 배가쪽에 있다. 부교감성 운동신경은 운동핵의 내측에 위치한 상타액핵(superior salivary nucleus)과 누핵(lacrimal nucleus)으로부터 나온다. 특수감각신경은 구강에서 시작하여 고립로핵으로 전달된다.

(6) **설하신경핵**(hypoglossal nucleus)

설하신경핵은 연수에 위치하고 있으며, 미주신경 등쪽핵과 연수의 중앙선 사이에 위치한 가늘고 긴 핵이다.

3) 뇌신경(cranial nerves)

연하에 관여하는 뇌신경은 삼차신경(CN V), 안면신경(CN VII), 설인신경(CN IX), 미주신경(CN X), 설하신경(CN XII)으로, 그림 2-11은 해부학적 위치를 보여주며 연하와 관련된 기능은 표 2-6에 요약하였다.

(1) **삼차신경**(CN V)

삼차신경은 교뇌의 중간에서 나오는 뇌신경 중 가장 큰 신경으로, 안면의 일반감각신경을 주로 포함하고 있으며 저작근 및 여러 작은 근육들에 대한 운동신경을 일부 포함한다. 감각신경은 안신경(V1), 상악신경(V2), 하악신경(V3)의 세 분지로 나누어지며, 상안와열(superior orbital fissure), 원형공(foramen rotundum), 타원공(foramen ovale)을 각각 통과한다. 이들은 연하와 관련하여 구강과 입술, 턱, 치아, 혀, 그리고 구개의 감각을 전달한다. 운동신경은 저작근인 측두근(temporalis), 교근(masseter), 내측 및 외측 익상근(pterygoid) 외에 고막장근(tensor tympani), 구개범장근(tensor veli palatini), 하악설골근, 이복근의 전복(anterior belly of digastric)을 지배한다.

(2) **안면신경**(CN VII)

안면신경은 부교감 신경이 혼합된 운동신경과 특수감각신경으로 구성되어 있으며, 교뇌와 연수 사이에서 나와 전정와우신경(CN VIII)과 함께 내

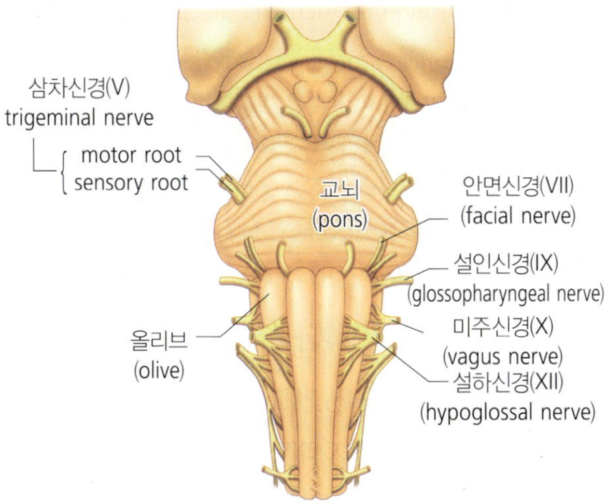

그림 2-11. 연하에 관여하는 뇌신경의 해부학적 위치

표 2-6. 연하에 관여하는 뇌신경의 감각 및 운동기능

	감각	운동
CN V	일반감각 - 혀의 전방 2/3	저작근, 구개범장근, 하악설골근, 이복근의 전복(anterior belly of diagastric)
CN VII	미각 - 혀의 전방 2/3	이복근의 후복(posterior belly of digastric), 경상설골근
CN IX	미각과 일반감각 - 혀의 후방 1/3 일반감각 - 구인두, 편도, 구개궁(faucial pillar)	경상인두근
CN X	미각과 일반감각 - 후두개 일반감각 - 인두, 후두, 식도	연구개의 모든 근육(구개범장근 제외) 인두의 모든 근육(경상인두근 제외)
CN XII		혀의 내재근 및 외재근

이도(internal acoustic meatus)로 들어가 경유돌공(stylomastoid foramen)으로 빠져나온다. 운동신경은 얼굴의 표정근과 협근, 이복근의 후복(posterior belly of digastric), 활경근(platysma), 경상설골근(stylohyoid), 등골근(stapedius)을 지배한다. 또한, 부교감성 운동신경(secretomotor)을 포함하고 있으며 악하선, 설하선, 누선 및 비강과 구개점막의 선을 지배한다. 감각영역은 혀의 앞쪽 2/3와 연구개의 미각을 각각 고삭신경과 대추체신경(greater petrosal nerve)을 통해 전달한다.

(3) 설인신경(CN IX)

연수외측섬유단(lateral funiculus of medulla oblongata) 상부에 바깥으로 돌출된 올리브 구조 뒤쪽에 있는 고랑을 후올리브고랑(postolivary groove)라고 하며, 설인신경과 미주신경이 이 고랑에서 나와 경정맥공(jugular foramen)의 전방구획을 통과한다. 설인신경은 특수감각, 일반감각, 운동 및 부교감성 운동신경이 혼재되어 있다. 운동신경의 지배를 받는 근육은 경상인두근(stylopharyngeus) 하나이며, 부교감성 운동신경은 귀밑샘을 지배한다. 감각신경은 구인두, 구개편도, 구개궁(faucial pillar), 혀의 후방 1/3의 점막 감각을 전달한다. 경상인두근으로 전달되는 운동신경섬유는 의문핵의 앞부분에서 나오며, 부교감성 운동신경은 상타액핵의 아래쪽에 위치한 하타액핵(inferior salivatory nucleus)에서 나온다. 미각을 전달하는 특수감각신경은 고립로핵으로, 일반감각신경은 삼차신경척수핵(spinal nucleus of trigeminal nerve)으로 연결된다.

(4) 미주신경(CN X)

미주신경은 특수감각, 일반감각, 내장운동 및 흉부와 복부로 전달되는 부교감성 운동신경이 혼재해 있다. 내장운동신경은 삼차신경의 지배를 받는 구개범장근을 제외한 모든 연구개의 근육, 설인신경의 지배를 받는 경상인두근을 제외한 모든 인두의 근육, 그리고 모든 후두의 근육을 지배한다. 일반감각신경은 인두, 후두개, 후두, 식도의 점막 감각을 전달한다. 후두개의 미각신경섬유는 처음에는 미주신경을 통해 전달되지만 결국 설인신경의 특수감각신경과 함께 주행하게 된다. 인두와 후두를 지배하는 내장운동신경은 의문핵으로부터 나오며, 일반감각신경은 삼차신경척수핵으로, 미각을 담당하는 특수감각신경은 고립로핵으로 연결된다.

연하와 관련된 중요한 두 가지 신경인 상후두신경과 반회후두신경이 미주신경에서 분지되는데, 반회후두신경은 윤상갑상근을 제외한 후두의 모든 근육을 지배하여, 연하시에 성대 폐쇄를 담당한다. 상후두신경은 인두 옆, 내경동맥 뒤에서 내측과 외측의 가지로 갈라지게 된다. 외측 가지는 후두를 따라 내려가 흉설골근(sternohyoid muscle) 아래에서 윤상갑상근(cricothyroid muscle)을 지배하게 된다. 또한, 인두총에 가지를 내서 하인두수축근에 분지를 내고, 총경동맥 뒤에서 상심장신경(superior cardiac nerve)과 교통하게 된다. 내측 가지는 갑상설골막을 따라 내려가 상후두동맥과 함께 막을 뚫고 후두 점막에 분포하고, 가지를 내어 후두개, 후두개샘, 혀 밑 바닥을 지배한다. 성대 윗부분의 후두 감각은 상후두신경의 내측 가지가 담당하고 성대 아래쪽의 후두 감각은 반회후두신경이 담당하게 된다. 음식물이나 물이 후두로 잘못 들어가 처음으로 그 감각을 인지하는 것이 상후두신경의 내측 가지로, 정상적인 기능을 하게 될 경우 이물질을 뱉기 위해서 기침을 하게 된다. 따라서 이 신경에 이상이 생기게 될 경우' 성대 윗부분의 후두 감각이 무뎌지면서 주변 점막에 이물질이나 분비물이 있어도 느끼지 못하고 기침을 하지 않는 무증상 흡인이 나타날 수 있다.

(5) 설하신경(CN XII)

설하신경은 연수 전방에 나와 후두골의 설하신경관을 통과하며, 구개설근(palatoglossus)을 제외한 모든 혀의 내재성, 외재성 근육에 분포를 한다.

3. 감각계

다양한 감각 자극이 연하를 유발하거나 조절하는 것으로 알려진다. 전기자극이나 압력 등 촉각 자극, 맛과 냄새 등 화학 자극, 냉각과 같은 온도자극 등의 연하에 대한 영향이 연구된 바 있다.

1) 연하의 유발에 관여하는 감각계

연하의 유발과 연관된 구심성 신경으로 삼차신경, 설인신경, 미주신경의 분지인 상후두신경의 내측 가지(internal branch of superior laryngeal nerve)가 실험적으로 규명되었다. 이 중에서도 특히 상후두신경의 내측 가지를 자극하였을 때 연하반사를 가장 쉽게 유발할 수 있다.

2) 연하의 조절에 관여하는 감각계

미주신경이나 삼차신경의 분지인 안와상신경(supraorbital nerve)의 자극이 경두개자극으로 유발되는 인두 및 식도 근육 반응을 촉진하고, 인두의 전기자극이 인두와 식도 근육 반응의 잠시(latency)를 감소시킨다고 보고된 바 있다.

후각계와 미각계를 통한 화학적 자극 또한 연하의 조절에 관여한다. 후각상피 내의 다양한 화학적 수용체는 후각망울(olfactory bulb) 내의 신경세포로 직접 전달되어 후각신경(CN I)을 통해 측두엽의 후각피질인 조롱박피질(pyriform cortex)과 편도(amygdala), 시상하부(hypothalamus), 뇌섬엽(insula) 등으로 연결된다. 전달된 정보는 안와전두피질, 시상 등 뇌의 여러 부위를 거치면서 처리되며, 자극의 성질에 따라 적절한 운동, 내장, 혹은 감정 반응을 유발한다.

미각수용체를 통해 들어온 미각정보는 침분비와 연하를 유도하여 나머지 위장관계가 음식물을 수용하도록 준비하는 것을 돕거나, 혹은 유해한 자극의 경우 구역이나 구토를 유발한다. 미각 정보는 고립로핵을 통해 시상을 거쳐 미각피질인 뇌섬엽과 안와전두피질로 전달된다. 또한, 고립로핵으로부터 시상하부와 편도 간의 연결을 통해 식욕과 포만감 등 섭식과 연관된 항상성 기능 조절에 관여한다.

참고문헌

1. 대한이비인후과학회. 이비인후과학 두경부외과학. 개정판: 일조각, 2009.
2. Cheng I, Takahashi K, Miller A, Hamdy S. Cerebral control of swallowing: An update on neurobehavioral evidence. J Neurol Sci. 2022;442:1204-34. DOI: 10.1016/j.jns.2022.120434.
3. Cichero JAY, Murdoch BE. Dysphagia: Foundation, Theory and Practice. Chichester, UK: John Wiley & Sons Ltd, 2006.
4. Cola MG, Daniels SK, Corey DM, Lemen LC, Romero M, Foundas AL. Relevance of subcortical stroke in dysphagia. Stroke. 2010;41(3):482-6. DOI: 10.1161/STROKEAHA.109.566133.
5. Daniels SK, Corey DM, Fraychinaud A, DePolo A, Foundas AL. Swallowing lateralization: the effects of modified dual-task interference. Dysphagia. 2006;21(1):21-7. DOI: 10.1007/s00455-005-9007-2.
6. Douglas CW, Naylor K, Phansopa C, Frey AM, Farmilo T, Stafford GP. Physiological adaptations of key oral bacteria. Adv Microb Physiol. 2014;65:257-335. DOI: 10.1016/bs.ampbs.2014.08.005.
7. Ertekin C, Aydogdu I. Neurophysiology of swallowing. Clin Neurophysiol. 2003;114(12):2226-44. (http://www.ncbi.nlm.nih.gov/pubmed/14652082).
8. FitzGerald MJT, Gruener G, Mtui E. Clinical Neuroanatomy and Neuroscience: Elsevier Saunders, 2012.
9. Flint PW, Haughey BH, Lund VJ, et al. Cummings Otolaryngology Head & Neck Surgery. 6th ed: Saunders, 2015.
10. Galovic M, Leisi N, Muller M, et al. Lesion location predicts transient and extended risk of aspiration after supratentorial ischemic stroke. Stroke. 2013;44(10):2760-7. DOI: 10. 1161/STROKEAHA.113.001690.
11. Hamdy S ,Aziz Q, Rothwell JC, Hobson A, Thompson DG. Sensorimotor modulation of human cortical swallowing pathways. J Physiol. 1998;506(Pt 3):857-66. (http://www.ncbi.nlm.nih.gov/pubmed/9503343).
12. Hamdy S, Aziz Q, Rothwell JC, et al. The cortical topography of human swallowing musculature in health and disease. Nat Med. 1996;2(11):1217-24. (http://www.ncbi.nlm.nih.gov/pubmed/8898748).
13. Hamdy S, Mikulis DJ, Crawley A, et al. Cortical activation during human volitional swallowing: an event-related fMRI study. Am J Physiol. 1999;277(1 Pt 1):G219-25. (http://www.ncbi.nlm.nih.gov/pubmed/10409170).
14. Hamdy S, Rothwell JC, Brooks DJ, Bailey D, Aziz Q, Thompson DG. Identification of the cerebral loci processing human swallowing with H-2 O-15 PET activation. J Neurophysiol. 1999;81(4):1917-1926. (In English) (〈Go to ISI〉://WOS:000079752000047).
15. Hamdy S. Role of cerebral cortex in the control of swallowing. GI Motility online 2006. DOI: doi:10.1038/gimo8.
16. Harris ML, Julyan P, Kulkarni B, et al. Mapping metabolic brain activation during human volitional swallowing: a positron emission tomography study using [F-18]fluorodeoxyglucose. J Cerebr Blood F Met. 2005;25(4):520-526. (In English). DOI: 10.1038/sj.jcbfm.9600042.
17. Jean A. Brain stem control of swallowing: neuronal

network and cellular mechanisms. Physiol Rev. 2001;81(2):929-69. (http://www.ncbi.nlm.nih.gov/pubmed/11274347).

18. Laine FJ, Smoker WR. Oral cavity: anatomy and pathology. Semin Ultrasound CTMR. 1995;16(6):527-45. (http://www.ncbi.nlm.nih.gov/pubmed/8747416).
19. Leopold NA, Daniels SK. Supranuclear control of swallowing. Dysphagia. 2010;25(3):250-7. DOI: 10.1007/s00455-009-9249-5.
20. Maeshima S, Osawa A, Yamane F, Ishihara S, Tanahashi N. Dysphagia following acute thalamic haemorrhage: clinical correlates and outcomes. Eur Neurol. 2014;71(3-4):165-72. DOI: 10.1159/000355477.
21. Mihai PG, Otto M, Platz T, Eickhoff SB, Lotze M. Sequential evolution of cortical activity and effective connectivity of swallowing using fMRI. Hum Brain Mapp. 2014;35(12):5962-73. DOI: 10.1002/hbm.22597.
22. Mistry S, Hamdy S. Neural control of feeding and swallowing. Phys Med Rehabil ClinN Am. 2008;19(4):709-28, vii-viii. DOI: 10.1016/j.pmr.2008.05.002.
23. Mosier KM, Liu WC, Maldjian JA, Shah R, Modi B. Lateralization of cortical function in swallowing: a functional MR imaging study. AJNR Am J Neuroradiol. 1999;20(8):1520-6. (http://www.ncbi.nlm.nih.gov/ pubmed/10512240).
24. Proctor GB. The physiology of salivary secretion. Periodontol. 2000 2016;70(1):11-25. DOI: 10.1111/prd.12116.
25. Pusztaszeri MP, Faquin WC. Update in salivary gland cytopathology: Recent molecular advances and diagnostic applications. Semin Diagn Pathol. 2015;32(4):264-74. DOI: 10.1053/j.semdp.2014.12.008.
26. Raol N, Hartnick CJ. Anatomy and physiology of velopharyngeal closure and insufficiency. Adv Otorhinolaryngol. 2015;76:1-6. DOI: 10.1159/000368003.
27. Sasegbon A, Hamdy S. The Role of the Cerebellum in Swallowing. Dysphagia. 2023;38(2):497-509. DOI: 10.1007/s00455-021-10271-x.
28. Schwarz R, Hoppe U, Schuster M, Wurzbacher T, Eysholdt U, Lohscheller J. Classification of unilateral vocal fold paralysis by endoscopic digital high-speed recordings and inversion of a biomechanical model. IEEE Trans Biomed Eng. 2006;53(6):1099-108. DOI: 10.1109/TBME.2006.873396.
29. Soros P, Inamoto Y, Martin RE. Functional brain imaging of swallowing: an activation likelihood estimation meta-analysis. Hum Brain Mapp 2009;30(8):2426-39. DOI: 10.1002/hbm.20680.
30. Steinhagen V, Grossmann A, Benecke R, Walter U. Swallowing disturbance pattern relates to brain lesion location in acute stroke patients. Stroke. 2009;40(5):1903-6. DOI: 10.1161/STROKEAHA.108.535468.
31. Suzuki M, Asada Y, Ito J, Hayashi K, Inoue H, Kitano H. Activation of cerebellum and basal ganglia on volitional swallowing detected by functional magnetic resonance imaging. Dysphagia. 2003;18(2):71-7. DOI: 10.1007/s00455-002-0088-x.
32. Teismann IK, Dziewas R, Steinstraeter O, Pantev C. Time-dependent hemispheric shift of the cortical control of volitional swallowing. Hum Brain Mapp. 2009;30(1):92-100. DOI: 10.1002/hbm.20488.
33. Yun SJ, Seo HG. Clinical Characteristics and Evaluation of Dysphagia in Patients with Parkinson's Disease. Journal of the Korean Dysphagia Society. 2024;14(1):10-17.
34. Zald DH, Pardo JV. The functional neuroanatomy of voluntary swallowing. Ann Neurol. 1999;46(3):281-6. (http://www.ncbi.nlm.nih.gov/pubmed/10482257).

Chapter 3

정상 연하의 생리

| 김덕용, 박지혜 |

연하는 음식물을 구강을 통해 섭취하여 인두와 식도를 걸쳐 위로 전달하는 일련의 과정으로 정의된다. 이러한 연하는 수분과 영양분을 섭취하는데 매우 중요한 과정이고, 구강과 인두에 남아있는 잔여물을 제거하여 기도를 안전하게 유지하여 생명을 유지하는데 필수적이다. 이 과정 중에서 문제가 생기면 이를 연하장애라고 하고, 이는 탈수, 영양결핍, 흡인성 폐렴, 기도 폐쇄를 유발하여 심하면 사망에 이르게 할 수도 있다. 또한 먹는 즐거움을 잃게 하고, 사회 활동에도 제한을 초래할 수 있다. 연하는 일련의 수의 및 불수의적인 운동을 통해 음식물이 특정 해부학적 구조물을 통과하는데, 이와 관련하여 음식물의 위치에 따라 4 단계 즉, 예기기(anticipatory phase), 구강기(oral phase), 인두기(pharyngeal phase), 그리고 식도기(esophageal phase)로 이루어진다.

첫 번째 단계인 예기기는 음식물이 입에 닿기 전 시각과 청각 자극에 의해 타액의 분비와 음식물을 받아들이기 위한 준비가 이루어지는 과정을 의미하며, 두 번째 단계인 구강기는 입안에서 음식물을 조작하고 저작하고 음식물을 인두로 보내는 단계이다. 세 번째 단계인 인두기는 인두연하가 유발되고 음식물이 인두를 통과하는 단계이다. 마지막 단계인 식도기는 식도 연하작용에 의해 음식물이 경부 식도와 흉부 식도를 지나 위까지 운반되는 단계이다. 이 일련의 과정은 구강, 인두, 후두, 식도에 존재하는 근육들에 의해 연속적으로 조화된 수축과 이완을 통해 달성되고, 각 단계별로 고유한 기능을 가지게 되며 이상이 올 때 그에 따른 증상이 나타난다. 정상적인 연하가 일어나기 위해서는 호흡 및 저작기능과의 조화가 필요한데 이러한 동작들은 뇌간에 있는 중추패턴생성기(central pattern generator)에 의해 조절되는 정형화된 형태로 나타난다.

I. 연하 과정에서의 6 밸브

연하는 구강과 인두, 식도에서 일어나는 일련의 수의 및 불수의적인 운동의 연속적인 과정으로 동적인 관 혹은 공간을 통한 음식물의 이동으로 생각할 수 있다. 이러한 공간은 괄약근으로 구분되고 다음 공간으로 음식이 이동하려면 새지 않는 공간과 압력을 요하게 된다. 입술에서 구강 및 상인두까지는 수평의 관을 형성하고 인두에서 하부 식도까지는 수직의 관을 형성하게 되는데, 이 두 개의 관을 연결하는 곳에는 6개의 밸브가 존재하여 음식이 기도로 넘어가거나 코로 올라가지 않고 적합한 길로 넘어가도록 하고, 음식물을 추진하는데 필요한 압력을 제공한다(그림 3-1). 밸브 중 제일 앞쪽 것은 입술(lip)로 이것은 입 속에 음식을 담아둔다. 다음은 구강 설(tongue) 부분이고 경구개나 연구개의 대부분과 접촉할 수 있으며 완전한 접촉을 통해 독립된 공간을 만들어준다.

다음은 연구개 영역으로, 음식이 코로 들어가지 못하도록 연구개의 후방천장(velum)과 목젖(uvula) 부위가 후굴하면서 비인두 부분을 막아준다. 다음은 후두(larynx)와 성대(vocal cord)로, 음식이 기관으로 들어가지 못하도록 넘어가지 않게 한다. 이때 설 기저부와 인두벽은 인두 연하 동안 서로 완전히 접촉하여 음식물이 남김없이 인두로 넘어가도록 하는 압력을 생성한다. 다음은 윤상인두근(cricopharyngeus)으로, 평상시 음식을 먹지 않는 상태에서는 수축하고 있다가 음식이 인두 내에 들어오면 적절한 시간에 괄약근이 열리면서 음식물이 식도로 넘어가게 한다. 음식이 식도로 넘어가게 되면 상부식도괄약근(upper esophageal sphincter)인 윤상인두근은 인두로 음식이 역류하는 것을 조절한다.

1. 정상 연하 생리의 4단계

1) 예기기(Anticipatory phase)

음식물이 입에 닿기 전까지의 시기에 이루어지는 예기기에서는 음식물에 대한 시각, 청각, 후각 등의 자극에 의해 음식물의 특성 즉, 성상, 크기, 경도 등을 파악하여 타액의 분비가 일어나며, 음식물을 받아들이기 위한 준비가 이루어진다.

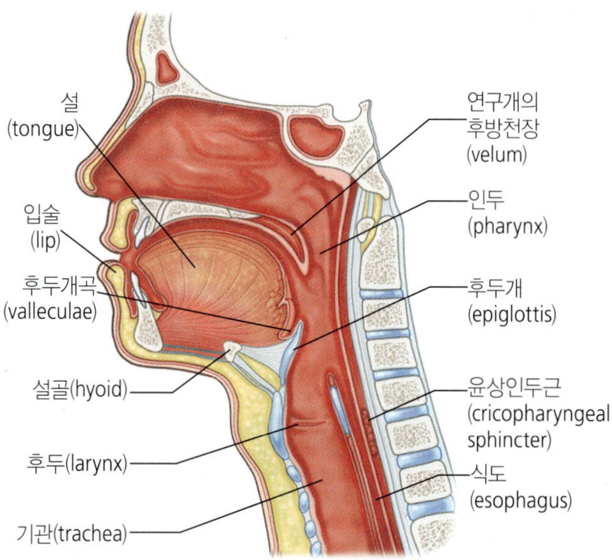

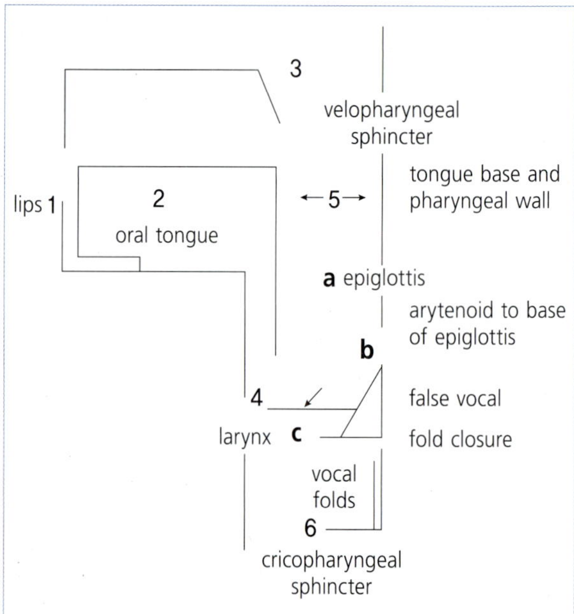

그림 3-1. 연하 과정에서의 6 밸브

2) 구강기(Oral phase)

구강기는 음식물을 삼키기 좋은 상태의 식괴로 준비하여 인두로의 이동이 일어나는 시기로, 수의적 조절과 불수의적 조절이 함께 나타나며, 세부적으로 구강 준비기와 구강 추진기로 분류할 수 있다.

구강 준비기(oral preparatory stage)는 구강기에서 가장 앞부분을 차지하며, 이 시기는 삼킬 수 있도록 음식물을 덩어리로 만들어 혀 위에 놓게 되는 과정이다. 이러한 과정이 성공적으로 일어나기 위해서는 입술이 제대로 닫히고 혀의 움직임이 원활해야 하며, 저작 과정을 수행하는 근육들의 기능이 유지되어야 한다. 구강 준비기는 음식물의 이동에 따라 입안으로 음식물을 받아들이는 1기 이동이 일어나며, 구강 전방부에서 저작을 위해 구강 중간 혹은 후방으로 이동이 일어나게 된다(그림 3-2).

구강 추진기(oral propulsive stage)는 삼키기 적당하게 준비된 음식물이 인두로 이동하는 과정인 2기 이동이 일어난다. 우선, 혀의 앞부분이 치아 바로 뒤쪽 경구개의 가장 앞부분에 밀착되고 이어서 혀의 옆 부분이 경구개의 가장자리에 밀착되어 혀 위에 놓여있는 식괴를 연속적으로 앞에서 뒤로 공간을 줄여 뒤로 밀어내는 형태의 수축을 일으켜 혀와 경구개 사이의 압력을 높인다. 이 과정에서 식괴를 밀어내는 동작과 동시에 구개인두 쪽의 빨아들이는 동작에 의해 구개인두로 식괴가 이동하게 된다(그림 3-2). 이러한 이동 과정은 정상적으로 1초 미만이 소요된다.

구강기 때 정상적인 연하가 일어날 수 있기 위해서는 식괴가 구강 밖으로 새지 않도록 입술 닫힘이 잘 일어나고, 식괴 조작 및 이동을 위해 혀의 움직임이 적절히 이루어져야 하고, 볼과 치아 사이에 음식의 잔유물이 남지 않도록 안면 근육의 수축이 적절히 이루어져야 한다. 또한 식괴 조작을 위해 저작 작용과 적절한 침의 분비가 일어나야 한다. 또한 삼킴 동작의 시작과 함께 호기기에 호흡을 멈추는 삼킴 무호흡(swallowing apnea)이 일어나게 되는데, 만약 호흡과 삼킴 과정의 부조화가 발생하여 식괴가 기도로 흘

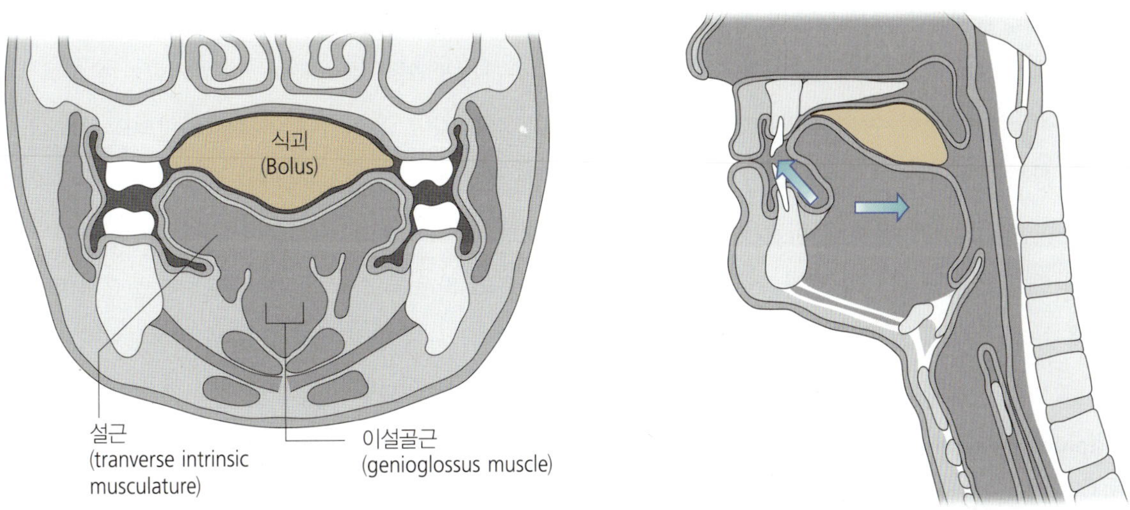

(a) 구강 준비기

(b) 구강 추진기

그림 3-2. 구강기 모식도. (a) 음식을 삼킬 수 있도록 덩어리로 만들어 혀 위에 놓는 과정, (b) 삼키기 적당한 음식물이 인두로 이동하는 과정

러 들어가게 되면 흡인이 일어날 수 있다. 이 시기와 관련하여 감각성 뇌 신경은 연하가 시작되면 즉시 연하 중추로 신호를 보내게 되는데 이때 주로 관계하는 신경이 설인신경과 미주신경이다. 그리고 삼차신경의 가지인 상악신경과 안면신경의 일부도 연하 작용과 관련이 있다. 특히 안면신경은 혀의 전방과 중간의 맛을 관할하고 입술과 안면의 운동을 담당하게 되므로 최초의 음식이 들어갔을 때 입술을 다물어 주고, 구강 내 음식물이 남지 않게 하는 역할을 한다.

또한 이 시기에는 하악과 혀의 회전을 포함한 저작이 일어나며, 이는 수의적인 조절에 의해 일어나기도 하고, 불수의적 조절에 의해 일어나기도 한다. 입안에 음식물이 들어오게 되면 입안의 기계, 화학, 온도 감각 수용기(mechano, chemo, thermo receptor)는 지속적으로 음식물의 성상을 감지하여 5번 뇌신경인 삼차 신경을 통해 연수와 뇌교의 경계에 위치한 중추패턴생성기를 자극하게 되어 삼차신경, 안면신경, 설하신경을 통해 정형화된 형태의 움직임이 나타난다. 혀가 음식물을 치아에 위치시키면 상하악의 치아가 만나 음식물을 분쇄하고, 음식물은 혀로 향하여 혀의 내측으로 떨어지며, 하악이 열리면서 혀는 음식물을 다시 치아로 보낸다. 이러한 과정이 수 차례 반복되어 인두로 보내기 좋은 상태의 식괴를 형성하고 또한 이러한 저작은 침의 분비를 자극하게 된다. 분비된 침은 음식물을 부드럽게 해주어 저작 과정과 구강기로의 이동을 용이하게 해 준다.

3) 인두기(pharyngeal phase)

인두기는 식괴를 흡인 없이 식도로 안전하게 이동시키는 단계로, 구강에서 인두로 음식물이 이동하면 적절한 감각신호가 뇌간의 중추패턴생성기를 자극하여 불수의적으로 삼킴 반사가 일어나 음식물을 식도로 이동시킨다. 이때 여러 가지 흡인 방지 기전이 제대로 작동하지 않을 경우 기도 흡인이 일어날 수 있으므로 특히 중요한 시기이며 대개 1초 미만이 소요된다. 음식물의 기도침투와 흡인을 방지하기 위해 후두개가 하방 회전하여 후두 입구를 덮는 것, 성대가 닫히는 것, 후두가 전상방으로 상승하는 것, 기침 반사 등의 몇 가지 보호기전이 작용한다. 인두기에 일어나는 동작의 순서를 보면 혀와 연구개가 상승하고, 후두가 상승하고, 후두개가 아래로 기울어지고, 성대가 닫히며, 윤상인두근이 이완하여 식괴가 인두에서 식도로 이동한다. 인두기에서 나타나는 여러 현상 중 중요한 현상인 혀의 상승은 구강 내로의 역류를 예방하고, 연구개의 상승은 비강 쪽으로 음식물이 역류되는 것을 방지한다. 후두의 전상방으로의 이동은 설골상근(suprahyoid muscle)에 의해 일어나며, 상방으로 약 2 cm 정도, 전방으로도 약 1 cm 정도 움직임이 일어난다. 이는 후두개의 하방 회전을 일으켜 후두 입구를 막는 역할을 하며, 윤상인두근의 앞쪽 벽을 당겨 윤상인두근을 이완하여 상부 식도가 열리고, 인두의 직경이 증가하게 되어 음식물이 잘 통과되도록 한다. 식괴가 식도 내로 들어가면 연동운동 형태의 수축이 일어나 상부식도괄약근을 통과한 음식물을 식도 아래로 밀어낸다. 이때 혀가 음식물을 밀어주는 동작과 인두수축근의 작용이 식괴의 인두 통과에 중요하며 이러한 작용이 느리거나 약하면 흡인 위험도가 증가하게 된다(그림 3-3). 또한 인두기에서 연하 과정이 일어나는 동안 일시적으로 호흡을 멈추는 삼킴 무호흡(sleep apnea)이 일어나게 되는데, 이는 보통 호기 때 무호흡이 시작되어 삼키고 난 후 호기를 계속 유지하여 성문하 공기 압력(subglottic pressure)를 높여 음식물의 흡인

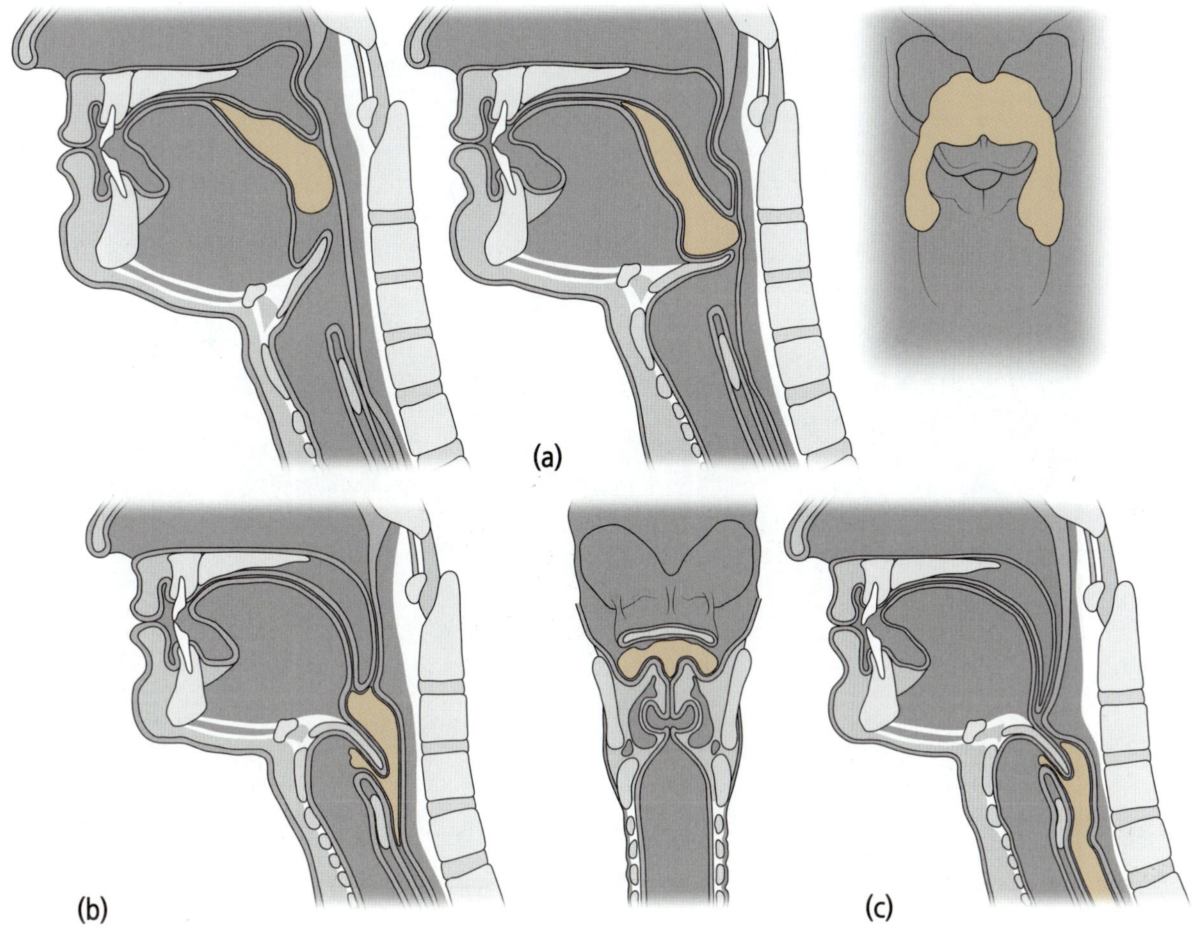

그림 3-3. 인두기의 모식도. (a) 삼킴 반사 유도 및 후두의 상승. (b) 후두개의 하방 회전 및 성대 닫힘, (c) 상부식도괄약근이 이완하여 열리고, 혀 기저부가 인두벽에 닿아 압력을 형성하여 식괴를 식도로 이동시킴.

을 방지하는데 일부 관여한다. 3차원 컴퓨터 단층 촬영을 이용하여 보다 자세하게 정상적인 삼킴 시 인두기 내에서 일어나는 현상을 설골의 움직임을 중심으로 살펴보면 다음과 같다. 제일 먼저 설골의 상방으로의 움직임이 일어나고, 순차적으로 후두개가 하방으로 회전하기 시작하면서 상부 식도가 열리고, 성대가 닫히고, 설골의 움직임이 정점에 이르게 된다. 이후 후두개의 하방 회전이 정점에 이르게 되고, 설골이 하방으로 움직이면서 성대가 다시 열리고, 상부 식도가 다시 닫히면서 후두개가 정상 위치로 돌아온다(그림 3-4). 이때 삼킴 시 성대가 닫히는 현상은 진한 농도의 액체보다 묽은 농도의 액체를 삼킬 때 더 빨리 일어난다(그림 3-5).

이러한 인두기의 삼킴은 불수의적으로 삼킴 반사에 의해 일어나며, 삼킴 반사의 신경학적 구성을 간단하게 요약하면 중추와 말초의 감각신호를 받아 연수의 외측에 위치한 중추패턴생성기를 거쳐 그에 이어지는 운동신경 및 근육에 의한 운동 작용으로 구성된다. 삼킴에 관여하는 뇌간의 조화운동중추는 외측 연수의 고립로핵(nucleus tractus solitarius) 및 그 주변 망상계(reticular formation)로 구성되는 고립로핵–배측연하군(nucleus tractus solitarius–dorsal swallowing group)과,

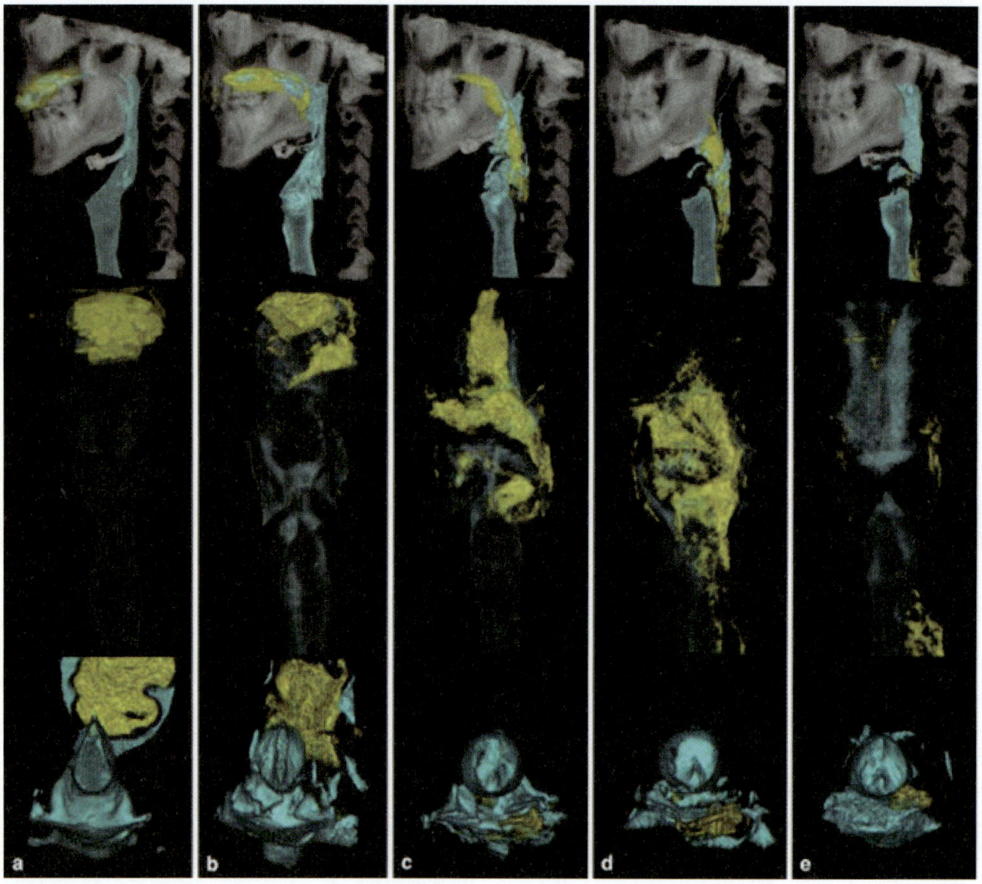

그림 3-4. 연하 과정의 3차원 컴퓨터 단층 촬영 영상. 삼킴 시작 후 0.1초, 2.0초, 2.2초, 2.3초, 2.4초에 삼킴 과정을 촬영한 3차원 전산화단층촬영 영상(a-e). 측면 영상(상단 행), 전면 영상(중간 행), 하부 영상(하단 행)에서 설골(흰색), 기도 표면(파란색), 그리고 조영제(노란색)의 움직임을 보여준다.

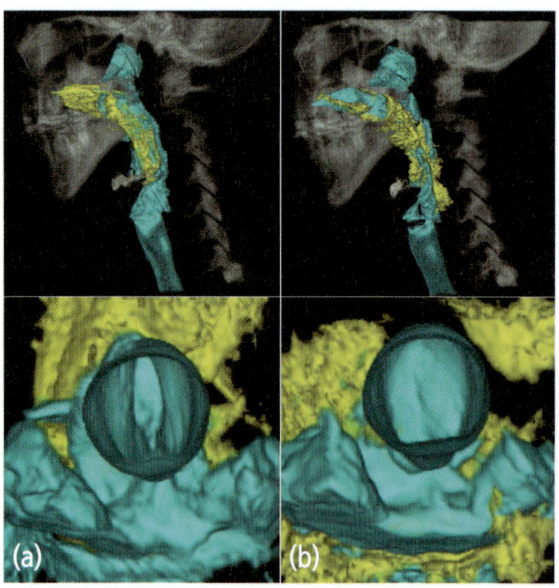

그림 3-5. 진한 농도의 액체(a)와 묽은농도의 액체(b)를 삼키는 동안 촬영한 3차원 전산화단층촬영 영상. 액체 삼킴 시 설골의 전상방 이동이 시작될 때의 측면 영상(상단)과 횡단면 영상(하단). 설골의 전상방 이동이 시작될 때 진한 농도의 액체는 성문 앞까지 이동하며 성대는 열려 있다. 반면 묽은 농도의 액체는 이보다 더 아래 하인두까지 이동했으며 성대는 이미 닫혀 있다.

전방부에 위치하는 의문핵(nucleus ambigus)과 주변 망상계로 구성된 복외측 연수-복측연하군(ventrolateral medulla-ventral swallowing group)으로 나누어 볼 수 있으며, 양측의 신경군들은 서로 밀접하게 연결되어 있다. 말초의 감각은 삼차, 설인 및 미주신경을 통해 고립로핵-배측연하군에 전달이 되고, 고립로핵-배측

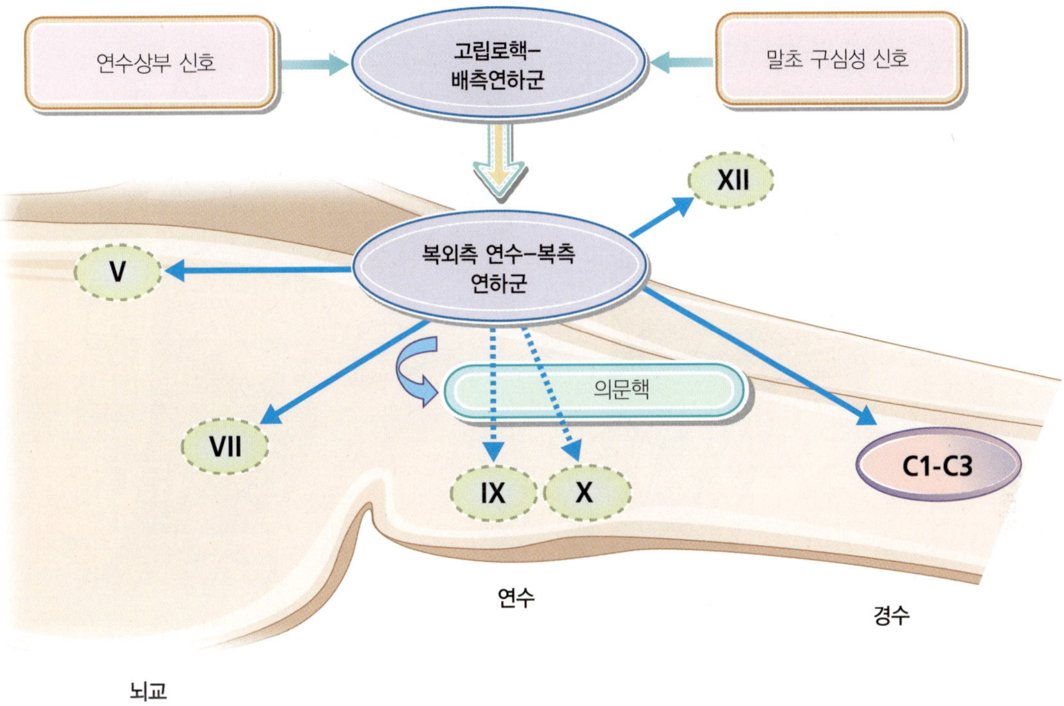

그림 3-6. 삼킴 반사의 중추패턴생성기

연하군은 리듬 있는 삼킴 양상을 유발, 가공, 타이밍에 관여하여 적절한 시기에 정형화된 운동을 생성하는 역할을 담당하고, 복외측 연수–복측연하군은 삼킴 의도를 관련된 운동 신경에 전달하는 스위치의 역할을 담당하여 제 5, 7, 9, 10, 11, 12 뇌신경 및 제 1~3 경수 운동신경을 통해 인두의 움직임을 유발한다(그림 3-6).

뇌간의 삼킴 중추에 영향을 주는 대뇌피질부위는 중심전피질(precentral cortex)에 연접한 전외측의 피질부가 알려져 있으며, 그 외에도 실험적으로 뇌섬엽(insula)이 전기 자극을 받으면 삼킴 동작이 유발되는 것으로 알려져 있다. 이러한 부분들은 수의적 삼킴에도 관여하고, 삼킴 반사를 유도하거나, 조절하는 역할을 하는 것으로 알려져 있으나, 정확한 역할은 아직 명확하지 않다.

삼킴은 턱의 움직임, 혀의 상승에 의해 촉진되며, 식괴가 인두에 접촉할 때의 압력과 액체가 주입될 때의 감각에 의해 시작된다. 이러한 감각은 제 5, 7, 9, 10 뇌신경을 통해 연수 및 교뇌와 피질까지 전달된다. 그 외 화학적 감각(미각), 온도 감각 등이 기계적 감각과 더불어 중요하게 작용한다. 마른 삼킴은 구강 내 침의 양에 의해 조절되고, 수의적으로 삼킴을 할 때는 앞서 설명한 식괴의 자극 외에도 대뇌피질의 명령에 의해 조절된다. 이러한 삼킴 반사를 잘 유발하는 위치는 혀의 후배측면(posterior dorsum of tongue), 구개궁(faucial pillar), 인두 벽(pharyngeal wall), 후두개이다. 이러한 삼킴 반사의 잠시는 음식물의 온도, 후각, 시각, 맛, 성분 등에 의해 조절될 수 있다. 음식물의 온도가 30~40도에서 가장 삼킴 반사의 잠시가 길었다. 이보다 음식물의 온도가 낮아지거나 높아질수록 잠시

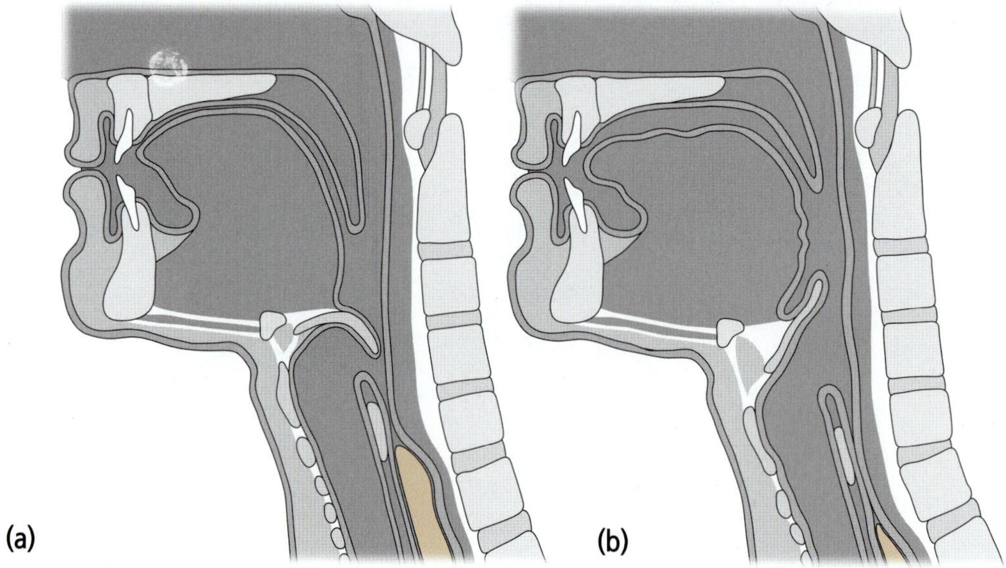

그림 3-7 식도기의 모식도. (a) 상부식도괄약근이 수축하여 인두로의 역류를 막아줌. (b) 식도의 연속적인 수축에 의해 식괴가 내려감.

는 짧아지는 것으로 알려져 있으며 여러 가지 종류의 향을 흡입한 후 삼킴 반사를 살펴보면 향이 없거나, 라벤다 오일 향에 비해 후추 향이 더 잘 유발된다는 보고가 있다. 한편 음식과 관련된 시각적 자극이 음식과 관련 없는 시각적 자극에 비해 삼킴 반사의 잠시가 짧아지는 것으로 알려져 있다. 그 밖에도 capsaicin, piperine, menthol, polyphenol, carbonated water 등은 삼킴 반사를 조절할 수 있는 것으로 알려져 있다. 인두기의 삼킴 동작에 작용하는 뇌간의 운동신경핵은 삼차신경운동핵, 안면신경운동핵, 미주신경의 고립로핵, 설하신경핵과 제 1~3경수운동신경원이고 운동신경들은 제 5, 7, 9, 10, 11, 12 뇌신경이다. 이러한 운동신경 활동과 더불어 삼킴 과정에 따른 다양한 감각되먹임(sensory feedback)이 존재한다.

4) 식도기(esophageal phase)

식도기는 연하 과정의 가장 마지막 부분으로 대개 6~10초간의 긴 시간 동안 지속되며, 식괴가 식도를 통과하여 위로 들어가기 전까지의 시기로, 음식물이 인두로 역류하지 않고 위로 이동하게 하는 역할을 한다. 음식물이 식도 내로 들어갈 때 후두는 처음의 위치로 돌아가고 상부식도입구는 닫힌다. 중력과 식도의 연동에 의해 식괴가 내려가고 하부식도괄약근이 열리게 되는데, 식도의 연속적인 수축과 하부식도괄약근의 이완인 연동 과정은 연하의 식도 단계의 특징이다. 또한 식도기 동안은 상부식도괄약근의 수축으로 인해 인두로의 역류를 방지하게 된다(그림 3-7). 인두기와 식도기에 걸쳐 일어나는 현상 중 주목할만한 흥미로운 부분은 상부식도괄약근의 이완과 수축이다. 상부식도괄약근인 윤상인두근은 미주신경의 후두 가지에 의해 지배를 받으며, 연수에 위치한 삼킴 중추에 의해 조절이 일어난다. 평소 음식물이 인두에 없는 상태에서는 수축하여 식도로 공기가 들어가는 것을 막아 식도를 보호하고, 음식물이 인두에 있게 되면 설하

근육이 수축하면서 후두가 거상되고, 인두 내 음식물에 의한 압력으로 이완되어 음식물이 식도로 잘 넘어가도록 하고, 음식물이 식도에 있게 되면 다시 수축하여 음식물이 식도에서 인두로 역류되는 것을 막아준다.

참고문헌

1. 이주강, 박기덕. 연하장애. In: 박창일, 문재호, eds. 재활의학. 2 ed. 서울: 한미의학; 2012:311-28.
2. Ahn K-M. Anatomy and Physiology of Normal Swallowing. Journal of the Korean Dysphagia Society. 2011;1:9-18.
3. Diamant NE. Physiology of Esophageal Motor Function. Gastroenterol Clin N. 1989;18:179-94.
4. Dodds WJ, Stewart ET, Logemann JA. Physiology and radiology of the normal oral and pharyngeal phases of swallowing. AJR American journal of roentgenology. 1990;154:953-63.
5. Ebihara T, Ebihara S, Maruyama M, et al. A randomized trial of olfactory stimulation using black pepper oil in older people with swallowing dysfunction. J Am Geriatr Soc. 2006;54:1401-6.
6. Ertekin C, Aydogdu I. Neurophysiology of swallowing. Clinical neurophysiology: official journal of the International Federation of Clinical Neurophysiology. 2003;114:2226-44.
7. Fujii N, Inamoto Y, Saitoh E, et al. Evaluation of Swallowing Using 320-Detector-Row Multislice CT. Part I: Single-and Multiphase Volume Scanning for Three-dimensional Morphological and Kinematic Analysis. Dysphagia. 2011;26:99-107.
8. Honda Y, Hata N. Dynamic imaging of swallowing in a seated position using open-configuration MRI. J Magn Reson. Imaging 2007;26:172-6.
9. Inamoto Y, 3D-CT Evaluation of Swallowing: Metrics of the Swallowing Response Using Swallowing CT. Dysphagia. 2022;37:237-49.
10. Inamoto Y, Fujii N, Saitoh E, et al. Evaluation of Swallowing Using 320-detector-row Multislice CT. Part II: Kinematic Analysis of Laryngeal Closure during Normal Swallowing. Dysphagia. 2011;26:209-17.
11. Jacob P, Kahrilas PJ, Logemann JA, Shah V, Ha T. Upper esophageal sphincter opening and modulation during swallowing. Gastroenterology. 1989;97:1469-78.
12. Jones B. Normal and Abnormal Swallowing: Imaging in Diagnosis and Therapy. 2nd ed. New York: Springer-Vertag; 2011.
13. Klahn MS, Perlman AL. Temporal and durational patterns associating respiration and swallowing. Dysphagia. 1999;14:131-8.
14. Logemann JA, Kahrilas PJ, Cheng J, et al. Closure mechanisms of laryngeal vestibule during swallow. The American journal of physiology. 1992;262:G338-44.
15. Longemann JA. Evaluation and Treatment of Swallowing Disorders. 2nd ed. San Diege, CA: College-Hill Press; 1997.
16. Lund JP, Kolta A. Brainstem circuits that control mastication: Do they have anything to say during speech? J Commun Disord. 2006;39:381-90.
17. Maeda K, Ono T, Otsuka R, Ishiwata Y, Kuroda T, Ohyama K. Modulation of voluntary swallowing by visual inputs in humans. Dysphagia. 2004;19:1-6.
18. Matsuo K, Palmer JB. Coordination of Mastication, Swallowing and Breathing. The Japanese dental science review. 2009;45:31-40.
19. Mu L, Sanders I. Sensory nerve supply of the human oro- and laryngopharynx: a preliminary study. The Anatomical record. 2000;258:406-20.
20. Ravich WJ, Donner MW, Kashima H, et al. The Swallowing Center - Concepts and Procedures. Gastrointest Radiol. 1985;10:255-61.

21. Steele CM, Miller AJ. Sensory input pathways and mechanisms in swallowing: a review. Dysphagia. 2010;25:323-33.
22. Watando A, Ebihara S, Ebihara T, et al. Effect of temperature on swallowing reflex in elderly patients with aspiration pneumonia. J Am Geriatr Soc. 2004;52:2143-4.
23. Youmans SR, Stierwalt JA. Measures of tongue function related to normal swallowing. Dysphagia. 2006;21:102-11.

Chapter 4

노화에 따른 연하기능의 변화

| 이윤세, 김나영 |

노화의 과정 동안 발생하는 신체의 구조적, 기능적 변화는 연하와 연관된 기관들에서도 발생한다. 이러한 변화는 점진적으로 발생하여 잘 적응하므로 대부분의 노인들은 질병으로 인식할만한 연하장애를 겪지는 않지만, 미세한 연하장애를 겪을 가능성은 나이가 들수록 점차 높아진다. 노인성 연하(presbyphagia)라는 용어는 젊은 성인과 비교해서 노인에게서 나타나는 특징적인 변화 과정을 총칭한다. 노인성 연하와 연관된 변화는 45세부터 나타날 수 있으며, 유럽의 연구에서는 50세 이상의 10%에서 연하장애를 겪고 있으나 대부분 전문적인 치료를 받고 있지 않는다고 알려져 있다. 65세 이상의 환자의 30~40%에서 노화로 인한 연하장애를 겪고 있으며 노인성 질환 중 신경학적인 질환인 뇌졸중, 파킨슨병, 알츠하이머병을 가지고 있을 경우 연하장애의 유병률은 급격하게 증가하여 80% 정도까지 보고하기도 한다. 게다가 노인의 특성상 만성 질환을 가지고 있거나, 다양한 약제를 복용하기 때문에 정상적인 연하를 하던 노인들도 연하장애를 겪을 수도 있다. 이번 장에서는 노화가 진행되면서 연하와 연관된 구조와 기능이 어떻게 변화하고 상호작용을 하는지 기술하고 이를 통해 정상적인 노인성 연하와 연하장애를 구별하는데 도움을 주고자 한다.

I. 노화와 연관된 기관의 변화

노화와 함께 연하와 연관된 구강기, 인두기, 식도기 기능이 모두 감소하지만 주로 인두기와 식도기의 변화로 인해 연하장애가 발생할 수 있다(표 4-1). 일반적으로 노화로 인한 근육과 신경 및 감각기관의 이상이 노인성 연하장애의 주요 원인이지만 노인 환자들이 가지고 있는 다른 질환으로 인해 이차적으로 발생하는 경우도 많다. 이러한 경우 노화 자체로 인한 구조적인 변화와 질병으로 인한 변화를 구분하는 것이 쉽지 않지만 결국 두 가지 원인 모두가 근육의 퇴화를 유도하고 구조물들의 유연성이 감소되어 발생한 기능적인 문제일 것이다. 또한 간접적으로 연하에 도움을 줄 수 있는 타액 분비, 미각을 담당하는 말초신경의 변화가 오면서 정상 연하기능이 감소할 수 있다. 이러한 노화에 따른 변화로 삼키는 효율이 감소하여 삼키는 데 시간이 오래 걸리게 되고 기도 흡인의 위험에

표 4-1. 노화에 따른 정상 연하 과정의 변화

윤상인두근이 이완되면서 열리는 상부식도괄약근의 직경의 감소
연하시 설골과 후두의 수직 상승 정도의 감소
윤상인두근이 열리기까지 설골과 후두의 상승 속도의 감소
식사 후 호기 대신 흡기시간이 더 길어짐
구강과 인두에 잔존 음식물의 증가
연하시간이 증가하면서 호흡이 멈추는 시간이 증가
전신적인 근육의 힘이 감소
흡인의 빈도 증가
근육이 수축하는 시간과 자극에 반응하는 시간이 증가
분당 삼키는 운동 횟수의 감소
근육과 조직의 유연성의 감소
치아의 감소
구강과 인두의 감수성 감소
음식물의 위치를 파악할 수 있는 능력 감소
연동운동의 폭과 속도의 감소
음식을 저장할 수 있는 능력의 감소
혀의 압력과 여러 근육과의 조화된 운동 능력 감소
구강기에서 인두기로 이환되는 시간의 증가
동반질환, 전신쇠약
연하의 안전성은 대부분 변화하지 않음

노출되는 시간이 길어지게 되므로 흡인으로부터 기도를 보호하기가 쉽지 않게 된다. 다시 말해서 노인성 연하장애에 의한 미세한 기도 흡인이 노인 사망의 많은 원인인 폐렴의 가장 중요한 원인이기 때문에 노화에 따른 연하기능의 변화를 이해해야 한다.

1. 구강기 변화

1) 치아와 치조골 결손

노인은 치주질환, 치석, 잇몸 염증 등 구강 질환을 갖고 있는 경우가 많으며, 구강 내 위생 상태와 이러한 구강 질환들은 상호 연관성을 가진다. 구강 위생 상태가 좋지 않을수록 더 악성의 상재균이 발견된다고 보고되기도 하였다. 또한 위생 상태가 좋지 않다는 것은 부적절한 음식물 섭취와 좋지 않은 식습관이 연관되어 전신적인 영양 상태에도 나쁜 영향을 미친다. 결국 이는 연하와 연관된 구조물을 유지하는데 지장을 주게 되고 다시 연하장애가 발생하여 이로 인해 다시 영양 상태가 나빠지는 악순환을 유발할 수 있다. 노인에게서 치아의 보존 상태가 양호하다면 음식물을 삼키기 위해 준비하는 저작 작용에 큰 문제는 없다. 치아가 없거나 많이 결손된 경우 삼키고 섭취할 수 있는 음식에 제한이 생기며 노인에게서 흔히 발견되는 구강 건조까지 동반되면 씹으면서 먹을 수 있는 음식물의 종류를 섭취하지 못하게 된다. 게다가 입맛에도 영향을 주게 되기 때문에 선택적인 식사를 하게 되어 영양분을 충분히 섭취하지 못하게 된다. 타액 분비의 감소는 윤활작용이 감소하는 것 이외에도 타액 자체의 항균작용이 감소하여 충치를 유발한다. 치아 없이 액체류를 삼킬 경우 흡인이 일어날 가능성이 더 높다고 알려져 있기 때문에, 치아 결손으로 인한 기도 흡인과 충치가 있는 치아에 분포하고 있는 세균으로 인해 흡인성 폐렴의 위험성이 증가한다.

2) 구강설(oral tongue)

혀는 구강에서 음식을 적절하게 조작해서 삼키기 좋은 습하고 부드러운 상태로 만든 뒤 인두로 음식을 밀어 넣어서 결국 식도까지 이동하게 하는 중요한 기관이다. 구강설 근육을 젊은 성인과 비교할 때 노인의 근육이 낼 수 있는 압력은 나이가 들수록 감소하며 이로 인해 노인성 연하 장애를 일으킬 수 있다. 혀의 압력은 영양 상태, 골격근의 양, 노화와 연관되어 있다고 알려져 있기 때문에 골격근의 양 자체도 중요하다. 노화가 진행되면 골격근의 양이 줄어들고 결체 조직이 경화(rigid)된다는 것은 잘 알려진 사실이다. 실제로 노화가 진행되면서 구강설의 근육량 자체가 감소하는 현상도 관찰할 수 있으며, 혀의 근육을 둘러싼 결체조직의 특성이 변화하여 근육의 작용에 영향을 주게 되어 구강 내 음식물을 조절하기 어렵게 하거나 이를 보상하기 위해 여러 번의 혀의 움직임이 필요하다. 선택적인 근섬유의 변환이나 감소가 보일 수도 있으며 어떠한 과정이든 근력을 떨어뜨리는 결과를 가져온다.

구강설과 설근부의 근육 또한 부피가 감소하거나 구성 성분의 변화가 일어나서 연하에 영향을 미친다. 결국 구강설의 최대 근력이 감소하게 되고 이로 인해 연하장애가 발생할 가능성이 높아진다. 감소한 구강설의 기능을 보상하기 위해 혀를 움직이는 횟수를 증가시키고 삼키는 시간을 전반적으로 늘린다. 삼키기 적합한 형태로 만들기 위해 반복적인 혀의 움직임이 힘들어지면 삼키기 적합한 상태의 식괴가 미처 되기도 전에 음식을 인두후벽과 후두개곡(vallecula)으로 밀어 넣게 되며 이로 인해 연하 장애가 발생할 수 있다.

3) 감각의 변화

(1) 미각

미각은 단맛, 짠맛, 쓴맛, 신맛, 감칠맛의 5가지 기본 미각이 있다. 미뢰(taste bud), 말초신경, 중추신경, 맛의 전달(타액 분비 등)에 영향을 미치는 그 어떤 것이라도 미각의 변화를 초래할 수 있다. 미뢰 기능 저하는 비타민 부족, 감염 등으로 인한 구강 내 점막 질환, 약물 사용, 감기, 전신질환(당뇨, 만성 신장질환, 간질환 등), 의원성 요인(iatrogenic factor, 수술, 방사선 치료 등)과 특발성 등 다양한 원인으로 발생할 수 있으며, 노화 그 자체가 원인이 될 수도 있다. 노화로 인한 미각 세포 수 감소나 교체율, 미뢰로의 혈류 저하 등은 미뢰의 기능에 영향을 미친다. 타액은 미각 수용체를 잘 유지하고 미각에 관련된 물질이 수용체까지 잘 도달하도록 도와주는 역할을 한다. 그러므로 타액 분비에 영향을 미치는 질병(쇼그렌 증후군, 당뇨 등)이나 약물(이뇨제, 항콜린성 약물 등), 노화로 인한 침샘의 기능저하 등으로 인한 타액 감소는 미각을 감소시킬 수 있다.

(2) 위치 및 압력을 인지하는 감각

구강기, 인두기 모두 영향을 줄 수 있다. 구강기에서 음식의 재질을 지각하는 능력은 음식의 유동학적 특성(탄성, 소성, 점성, 점탄성 등)과 구강 내 마찰의 정도가 함께 결정하게 되는데, 노화로 인한 다양한 감각의 감소는 성상을 구분하는 능력 또한 저하시킨다. 감각–대뇌피질–운동으로 연결되는 피드백의 과정이 감각 단계에서부터 손상되어 적절한 음식을 저작할 수 있는 능력과 음식물 성상의 변화에 대해서 적절하게 대처할 수 있는 능력이 감소한다. 먹는다는 즐거움이 감소하고 이에 대한 나쁜 기억을 하게 된다. 감각 능력의 감소 소견이 뚜렷한 치매나 파킨슨병을 가진 노인환자들은 음식, 액체류, 타액이 입에 가득 차게 되어도 적절하게 반응해서 입안의 음식물을 적절하게 변형시켜 인두부까지 넘기는데 어려움을 겪는다.

4) 저작 기능과 구강 운동의 감소

저작 기능의 감소는 영양분을 섭취하는데 영향을 준다. 저작기능은 상연수(suprabulbar) 기관에 의해 조절되며 입술, 혀, 협부, 하악의 운동을 조화롭게 조절한다. 나이가 들면서 감소하는 다른 운동 기능처럼 조화로운 운동도 나이에 따라 영향을 받게 된다. 그러므로, 노인들 중에 운동기능 장애가 발생할 경우 연하기능에도 큰 문제가 발생할 가능성이 높다.

설근부 외에 저작근과 연하와 연관된 근육이 감소함

으로 인해 음식을 입안에서 충분히 씹어 삼키기에 적당한 형태의 음식을 만드는데 문제를 일으킬 수 있다. 저작을 하지 않고 삼키기에 적절한 음식의 형태를 미리 선택하면 이러한 문제를 보상할 수 있기 때문에, 구강 주위의 근육이 감소했다고 해서 연하장애가 발생하는 경우는 많지 않다. 인두기의 장애가 발생할 경우 흡인성 폐렴이 발생할 위험성이 크기 때문에 젊은 성인의 경우 흡인을 막기 위해 과할 정도로 근육의 힘을 쓰고 여러 근육과의 조화를 유도한다. 이를 연하의 예비 능력(swallowing reserve)이라고 하는데 노화의 과정을 통해 근육량과 기능 모두 감소한다. 이러한 과정을 보상하기 위해 노인들은 여러 번 반복적으로 삼키는 과정을 통해 목 안에 음식물이 남지 않도록 한다.

5) 타액분비

점액과 타액은 신체 전반의 상태를 생리적으로 보존하는 역할을 하고 있다. 점막은 점액을 분비하여 음식물의 이동을 부드럽게 하는 데 큰 도움을 준다. 또한 점막으로 외부의 물질로부터 내부 기관을 보호하는 역할을 한다. 타액의 분비는 삼킬 때 자극될 수도 있지만 평상시에도 분비되고 있다. 음식 없이 삼키는 행위 자체가 침 분비를 유도하기도 한다. 탄수화물을 소화할 때 타액이 작용하기 시작하는데, 저작 과정을 통해 음식물들을 조절이 가능한 음식물의 형태로 변형하고 타액을 더하면서 이러한 과정을 원활하게 하는 동시에 음식물에 수분을 더하게 된다. 결국은 인두로 넘길 때 적합한 형태로 만들어 보내게 된다. 이러한 윤활작용을 통해 먹으면서 말하는 기능을 부가적으로 도와준다. 뿐만 아니라, 타액에 포함된 면역글로불린은 면역계로서 일부 작용하여 외부물질로부터 체내를 보호하는 역할을 한다.

삼킬 때 타액의 분비가 자극되는 경로는 나이에 따라서 큰 영향을 받지는 않지만, 타액선에서 분비되는 타액의 양은 노화가 진행되면서 현저하게 감소되어 65세 이상의 노인들의 30% 정도에서 구강 건조를 경험하게 된다. 노화로 인한 질병이나 약물의 복용도 타액의 분비와 성상에 영향을 미친다. 만성적인 구강건조증은 구강 내부뿐만 아니라 인두와 식도까지 영향을 주게 되어 결국은 음식물이 넘어가는데 문제를 일으키게 되고, 연하 과정이 일어나는 모든 장기에서 음식물이 남을 수가 있다.

2. 인두기 변화

노화과정을 통해서 인두가 늘어지면서 상대적인 길이가 늘어나고 근력이 떨어져서 삼키는 시간이 젊었을 때보다 대략 1초 정도 또는 20% 정도 증가한다. 그렇기 때문에 삼키는 과정 동안 기도를 보호해야 할 시간 또한 늘어나고 흡인의 위험에 노출될 수 있는 시간도 증가한다. 인두부의 이상소견은 흡인을 막는 연하의 예비능력의 감소와 연관되어 있기 때문에 아주 중요한 현상이다. 젊은 성인에서 정상적인 인두기는 후두개곡보다 앞에 위치한 전구개궁(anterior faucial pillars)을 지나면서 인두기가 시작된다. 이와는 달리, 노화가 진행된 상태에서 인두기는 저작된 식괴가 후두개곡으로 넘어가면서 시작된다. 근육이 잘 보존되어 있어도 인두기는 나이가 들수록 연장이 되고, 이를 보상하고 음식을 모두 넘기기 위해서 음식을 삼키려는 노력을 여러 번 하게 된다. 또한 노인들은 음식을 먹은 뒤 숨을 내쉬는 것보다 들이쉬는 경향이 있어 흡인될 가능성이 높다. 뿐만 아니라, 노인에서 발생률이 높은 신경계를 침범하는 질환의 경우 인두기에 특히

표 4-2. 노인의 인두기 장애를 유발하는 질환들

노인의 인두기 장애를 유발하는 질환들
뇌신경계 질환
뇌졸중
파킨슨병
다발성 경화증
중증근무력증(myasthenia gravis)
근위축성 측색경화증(amyotrophic lateral sclerosis
특발성 상부식도괄약근 기능부전
빈번한 식도열공탈장(hiatal hernia)
구조적 이상
암종
경부척추의 골극(osteophyte)
젠커게실(Zenker's diverticulum)
식도막(web)
수술 및 방사선 치료력

표 4-3. 노화에 따른 식도기의 변화

노화에 따른 식도기의 변화
상부식도괄약근과 인두
여러 근육간의 조화로운 운동의 감소
상부식도 괄약근의 감소
연하시 상부식도괄약근의 불완전 이완
식도 중기
이차 연동운동(secondary peristalsis)의 감소
일차 연동운동(primary persistalsis)의 실패 회수 증가
비효율적인 식도운동
하부식도괄약근
빈번한 식도열공탈장
감각 기능의 감소
압력에 대한 감각감소
산의 역류에 대한 감각감소
인두기의 전반적인 감각감소

손상을 많이 줄 수 있다(표 4-2).

구강설과 인두의 부피와 힘이 감소하기 때문에 음식물을 효과적으로 뒤로 밀어내어 아래로 내려가는데 지장이 있을 수 있다. 효과적으로 내려 보내지 못한 음식물은 인두부에 남아 있게 되며, 인두의 감각이 감소하기 때문에 인두 내 잔여물을 잘 인지하지 못하여 무증상 흡인(silent aspiration)이 발생할 수 있다.

성대는 기도를 보호하는 역할도 담당하고 있는데, 노화로 인해 성대의 부피와 감수성이 감소하면 삼킴시 흡인이 될 수 있다.

3. 식도기 변화

연구에 따라서 논란이 있지만, 식도의 운동은 나이에 따라서 큰 변화는 없다고 알려져 있다. 그래서 노화와 연관되어 발생하는 식도기의 기능적인 장애는 노인성 식도(presbyesophagus)라는 용어보다는 노인에게서의 연축성 식도(diffuse esophageal spasm)라고 말하는 것이 적당하다. 음식을 충분히 삼킬 수 있는 기능적인 여유가 감소하는데 전신적인 쇠약이 동반될 경우에는 이러한 기능적인 이상이 명확하게 나타날 수 있다. 특징적인 소견으로 식괴의 느린 이동과 느린 청소 시간이 있다. 역류의 소견 또한 노인에게서 쉽게 발생할 수 있기 때문에 식도 내부에 남아있는 음식물이 다시 역류할 경우 흡인의 위험성이 증가하게 된다(표 4-3).

Logemann 등은 신경근의 기능적인 여유(reserve)가 감소하고 근육의 유연성이 감소해서 윤상인두근의 개방기능을 감소시킬 수 있다고 하였다. 식도의 입구부가 열리면서 음식이 식도기로 넘어가게 되는데, 노화가 진행되면 열리는 부위의 크기가 감소하고 적절하게 열리는 시기에도 변화가 오게 된다. 삼키기 힘들다는 증상을 호소할 수도 있고 목에 뭔가 남아 있는 듯 느낌을 줄 수도 있다.

II. 노인들의 연하에 영향을 주는 질환

1. 만성폐쇄성폐질환(chronic obstructive pulmonary disease, COPD)

호흡과 연하과정이 밀접하게 연관되어 있고 동시에 이루어지는 부분이 많다는 점을 생각한다면 만성폐쇄성폐질환(COPD)의 연하에 미치는 영향이 아주 크다고 볼 수 있다. COPD 환자들은 원활하지 못한 호흡으로 인해 연하 과정과 조화를 이루지 못하며 위식도역류와 흡인이 빈번하게 발생한다고 알려져 있다. 또한, 혀의 움직임이 감소하거나 인두기에서 연하가 지연되는 등, 정상에 비해 저하된 구강인두기의 생리학적인 특징도 다수 관찰되며, 이는 COPD 환자의 32.7%에서 발생한다고 보고되고 있다. 호흡곤란, 위식도역류, 구강건조증, 객담 내 세균, 저하된 신체 기능과 삶의 질, 혈액 내 높은 염증수치 등은 COPD 환자에서 연하장애를 초래하는 위험인자로 제시되고 있다.

2. 윤상인두근장애

상부식도괄약근(upper esophageal sphincte, UES)의 이완이 잘 이루어지지 않는 경우가 윤상인두근장애이며 젊은 사람보다는 노년층에서 많이 발생한다. 윤상인두근의 이완이 느려지거나 불완전하게 이루어지기 때문에 음식물이 하인두 또는 식도입구부에 정체되어 있는 소견이 특징적이다. 기능적인 문제가 많으며 고정된 병변에 의해서 발생하는 경우는 많지 않다. 대부분은 노년층에서 유병률이 높은 신경학적인 문제로 인해 발생한다. 대표적인 질환으로 외측연수증후군(Wallenberg syndrome) 같은 뇌간에 발생한 뇌졸중, 두부 외상, 신경계의 퇴행성 질환이 있다.

3. 뇌신경계 질환

1) 뇌졸중

뇌간(brain stem)에 위치한 연하중추를 침범하거나 5번, 7번, 9번, 10번, 12번 뇌신경을 관할하는 지역이 손상될 경우 연하장애가 나타날 수 있다. 나이가 들면서 뇌졸중의 빈도가 증가하기 때문에 연하장애를 가진 노인 환자의 수도 평행하게 증가한다. 주로 인두기에 문제가 발생하는데, 뇌졸중 환자의 절반 정도에서 연하장애의 소견을 관찰할 수 있으며 이들 중 많은 수에서 무증상 흡인의 소견을 보이고 있다. 그러므로 흡인성 폐렴, 탈수 및 영양 부족, 우울증까지 발생할 수 있다.

2) 파킨슨병

파킨슨병은 중추신경계에서 도파민을 생성하는 신경세포가 소실되면서 발생하는 질환이다. 성인에서 가장 흔한 만성 퇴행성 질환 중 하나로 파킨슨병의 유병률은 나이에 따라서 증가하여 80세 이상에서는 10만 명당 2천 명 정도에서 나타난다. 보통 파킨슨병으로 인한 운동증상이 처음 발생하고 10–11년이 경과한 이후에 중증의 연하장애가 나타나며, 비전형 파킨슨 증후군 환자에서는 더 이른 시기에 나타날 수도 있다. 환자들 중 20–40%가 연하장애를 인지하고 있으며, 증상을 호소하지 않는 무증상 환자의 50% 이상이 내시경연하검사 혹은 비디오투시연하검사에서 이상소견을 보인다, 그리하여 전반적으로 파킨슨 환자의 30–80%에서 구인두 연하장애가 확인되는 것으로 보고되고 있다. 구강기에서는 혀의 떨림으로 인한 음식물의 부적절한 처치와 함께 인두기로 넘어가려는 과정에서 삼키는 단계가 중단되는 성향을 보인다. 인두기에서는 인두기 근육이 잘 움직이지 못하고 제한된 움직임을 보이거나, 후두개곡과 이상와(pyriform sinus)의 음식물의 저류, 후두부폐쇄 부전으로 인한 흡인 등의 소견이 있다. 식도기에도 이상소견을 보이는데 결국 비정상적인 연동운동과 음식물의 저류를 관찰할 수 있다.

3) 치매

치매에서 연하장애의 유병률은 치매의 종류에 따라 다양하며, 알츠하이머 치매의 경우 초기에 나타날 수도 있으나 전두측두엽 치매의 경우에는 말기에 나타나는 편이다. 연하장애의 특성도 원인이 다양하여, 알츠하이머 치매의 경우 감각의 저하로 구강 통과 시간이 증가하는 반면, 혈관성 치매의 경우 운동 기능이 저하되어 식괴의 형성과 저작이 저하되는 경향을 보인다. 감각과 운동기능의 저하 외에도 인지기능 저하로 인해 음식을 지각하지 못하거나, 연하나 식사 준비에 대한 실행증 등이 발생한다면 이 역시 연하 장애에 영향을 미칠 수 있다. 예를 들어, 음식을 입으로 가져올 손의 움직임을 준비시키거나 잘 먹기 위해 자세를 잡는 등의 행동을 취하는 등의 과정이 원활하게 이루어지지 않을 수 있다. 그리하여 식사시간이 길어지고 영양실조, 흡인이 발생할 수 있다.

4) 기타질환

다발성 경화증, 중증근무력증(myasthenia gravis), 근위축성 측색경화증(amyotrophic lateral sclerosis) 등 신경계와 근육을 침범하는 질환의 경우도 노화와 함께 많은 환자들에서 발생하고 있다. 결국은 인두기와 연관된 신경과 근육의 반응이 느려지기 때문에 연하장애를 유발할 수 있다.

4. 근감소증

근감소증은 골격근의 양과 근력 및 신체적 기능이 감소하는 것으로, 노화, 중추신경계의 변화, 호르몬의 변화, 생활 습관 등 다양한 원인에 의해 발생할 수 있다. 건강한 성인에서도 노화로 인해 매년 근육량이 감소하기에, 노인의 신체 상태에서 근감소증은 반드시 고려해야 할 요소이다.

연하와 관련된 근육들은 횡문근이지만 사지를 구성하는 골격근과는 발생학적으로 다른 특성을 가지며, 연하 작용이 없을 때에도 뇌간에 있는 호흡 중추에 의해 조절되어 호흡과 조화를 이루는 활동이 관찰된다. 게다가, 다양한 설골상/하, 인두 및 후두의 근육들도 호흡 중추에서 자극을 받으며, 횡격막의 수축 및 이완과 관련성을 보인다. 이러한 특성은 연하와 관련된 근육들이 일반적인 골격근에 비해 비사용으로 인한 근위축의 가능성은 좀 더 낮으리라 추측된다. 그러나 근감소증과 낮은 설압 및 구개 근력은 유의한 연관성이 있으며, 노화로 인한 혀나 저작근의 근위축, 근력 감소는 연하장애와 연관성이 있는 것으로 보고되고 있다. 근감소증으로 인한 연하장애의 위험인자로는 골격근의 감소, 영양실조 및 일상생활 동작 수행 저하 등이 확인되었다.

5. 약물 복용

노인들은 여러 질환 때문에 많은 종류의 약제를 복용하는 경우가 많다. 이러한 약물로 인해 연하장애가 유발되기도 한다. 노인인구에서 많이 복용하는 항우울증약, 항구토제, 변비약이나 퇴행성 신경질환에 작용하는 약물은 항콜린 효과를 가지고 있다. 때문에 구강건조가 유발되는 경우가 많은데 윤활작용을 하는 타액의 분비가 감소하면 구강과 인두부에 남는 음식물이 증가한다. 그리고 타액이 가지고 있는 탄산염기(bicarbonate)는 위산을 중화시켜 식도와 하인두를 산(acid)으로부터 보호하지만 타액의 분비가 감소하면 위산으로부터 점막을 보호하기 어렵다. 또한 항콜린성 약물은 식도의 괄약근을 약화시켜 역류 증상을 일으킨다. 이뇨제도 타액 분비를 감소시켜 상술한 문제를 유발할 수 있다.

또한 많은 약물들이 신경계에 작용하면서 인지기능이나 운동기능에 영향을 주어 구강기 때 혀의 움직임이나 음식물이 입안과 인두에 들어왔을 때 자연적으로 일어나는 반응들을 감소시킬 수 있다. 중추신경계에 작용하는 약물은 음식을 구강이나 인두에서 감작을 하고 이에 반응하는 신경회로의 기능에 장애를 유발해서 연하장애를 유발할 수 있다. 게다가 이러한 약물은 식도괄약근의 기능을 떨어뜨려서 위산 역류를 유발해서 하인두와 식도에 손상을 주게 되어 연하장애를 유발한다.

III. 맺음말

급성기 질환으로 인해 급격하게 변화하는 연하장애를 제외하고는 노화와 연관된 변화는 대부분 속도가 느리며 환자 및 보호자가 인지하지 못하거나 관심도가 낮을 수 있다. 하지만 노인에서 연하 장애는 영양부족, 흡인성 폐렴과 같은 중요한 문제를 초래할 수 있으며, 심각한 합병증으로 이어질 수 있다. 만약 노인 환자들이 약을 먹을 때 잘 삼키지 못하거나, 식후에 기침이 잦거나, 젖은 목소리로 말을 한다면 노화와 연관된 연하장애임을 인지하고 적극적인 진단과 치료를 할 수 있도록 해야 한다. 이러한 주의와 관심을 통해 결국은 노인들의 삶의 질 향상과 생명 연장이라는 목표를 이룰 수 있을 것이다.

참고문헌

1. Clayton NA, Carnaby GD, Peters MJ, Ing AJ. Impaired laryngopharyngeal sensitivity in patients with COPD: the association with swallow function. Int J Speech Lang Pathol. 2014 Dec;16(6):615-23. doi: 10.3109/17549507.2014.882987. Epub 2014 Feb 24. PMID: 24564527.
2. DiBardino DM, Wunderink RG. Aspiration pneumonia: a review of modern trends. J Crit Care. 2015 Feb;30(1):40-8. doi: 10.1016/j.jcrc.2014.07.011. Epub 2014 Jul 22. PMID: 25129577.
3. Fuh JL, Lee RC, Wang SJ, Lin CH, Wang PN, Chiang JH, et al. Swallowing difficulty in Parkinson's disease. Clin Neurol Neurosurg 1997;99:106-12.
4. Good-Fratturelli, M.D.; Curlee, R.F.; Holle, J.L. Prevalence and nature of dysphagia in va patients with copd referred for videofluoroscopic swallow examination. J. Commun. Disord. 2000, 33, 93□110. [Google Scholar] [CrossRef]
5. Gr□lot L, Barillot JC, Bianchi AL. Pharyngeal motoneurones: respiratory-related activity and responses to laryngeal afferents in the decerebrate cat. Exp Brain Res. 1989;78(2):336-44. doi: 10.1007/BF00228905. PMID: 2599043.
6. Humbert IA, McLaren DG, Kosmatka K, Fitzgerald M, Johnson S, Porcaro E, Kays S, Umoh EO, Robbins J. Early deficits in cortical control of swallowing in Alzheimer's disease. J Alzheimers Dis. 2010;19(4):1185-97. doi: 10.3233/JAD-2010-1316. PMID: 20308785; PMCID: PMC2891325.

7. Ikeda M, Brown J, Holland AJ, Fukuhara R, Hodges JR. Changes in appetite, food preference, and eating habits in frontotemporal dementia and Alzheimer's disease. J Neurol Neurosurg Psychiatry. 2002 Oct;73(4):371-6. doi: 10.1136/jnnp.73.4.371. PMID: 12235302; PMCID: PMC1738075.
8. Jason RS, Michael WB, Stefan KB. Oral processing, texture and mouthfeel: From rheology to tribology and beyond. Current Opinion in Colloid & Interface Science. 2013;18(4):349-59.
9. Kalf JG, de Swart BJ, Bloem BR, Munneke M. Prevalence of oro pharyngeal dysphagia in Parkinson's disease: a meta-analysis. Parkinsonism Relat Disord 2012;18:311-5.
10. Li W, Gao M, Liu J, Zhang F, Yuan R, Su Q, Wang Y, Wang Y. The prevalence of oropharyngeal dysphagia in patients with chronic obstructive pulmonary disease: a systematic review and meta-analysis. Expert Rev Respir Med. 2022 May;16(5):567-74. doi: 10.1080/17476348.2022.2086123. Epub 2022 Jun 17. PMID: 35670185.
11. Machida N, Tohara H, Hara K, Kumakura A, Wakasugi Y, Nakane A, Minakuchi S. Effects of aging and sarcopenia on tongue pressure and jaw-opening force. Geriatr Gerontol Int. 2017 Feb;17(2):295-301. doi: 10.1111/ggi.12715. Epub 2016 Jan 22. PMID: 26800427.
12. Maeda K, Takaki M, Akagi J. Decreased Skeletal Muscle Mass and Risk Factors of Sarcopenic Dysphagia: A Prospective Observational Cohort Study. J Gerontol A Biol Sci Med Sci. 2017 Sep 1;72(9):1290-1294. doi: 10.1093/gerona/glw190. PMID: 27707804.
13. Mokhlesi, B.; Logemann, J.A.; Rademaker, A.W.; Stangl, C.A.; Corbridge, T.C. Oropharyngeal deglutition in stable COPD. CHEST 2002, 121, 361□9. [Google Scholar] [CrossRef]
14. M□ller J, Wenning GK, Verny M, McKee A, Chaudhuri KR, Jellinger K, et al. Progression of dysarthria and dysphagia in postmortem-confirmed parkinsonian disorders. Arch Neurol 2001;58:259-64.
15. Nin T, Tsuzuki K. Diagnosis and treatment of taste disorders in Japan. Auris Nasus Larynx. 2024 Feb;51(1):1-10. doi: 10.1016/j.anl.2023.04.002. Epub 2023 Apr 27. PMID: 37117102.
16. Pringsheim T, Jette N, Frolkis A, Steeves TD. The prevalence of Parkinson's disease: a systematic review and meta-analysis. Mov Disord. 2014;29:1583-90.
17. Rogers MA, Evans WJ. Changes in skeletal muscle with aging: effects of exercise training. Exerc Sport Sci Rev. 1993;21:65-102. PMID: 8504850.
18. Shiozu H, Higashijima M, Koga T. Association of sarcopenia with swallowing problems, related to nutrition and activities of daily living of elderly individuals. J Phys Ther Sci. 2015 Feb;27(2):393-6. doi: 10.1589/jpts.27.393. Epub 2015 Feb 17. PMID: 25729176; PMCID: PMC4339146.
19. Suh MK, Kim H, Na DL. Dysphagia in patients with dementia: Alzheimer versus vascular. Alzheimer Dis Assoc Disord. 2009 Apr-Jun;23(2):178-84. doi: 10.1097/WAD.0b013e318192a539. PMID: 19474573.

2부 연하장애의 평가

DIFFICULTY OF SWALLOWING

역류가 일어나고 이로 인해 인두 수축력의 저하를 초래하게 된다. 또 다른 원인은 상부식도괄약근 기능의 문제로, 괄약근이 제대로 이완이 되지 않아 음식물의 통과가 어려운 경우도 있고, 반대로 괄약근 수축이 제대로 되지 않아 식도에서의 역류로 인두부에 잔류물이 남는 경우도 있다. 이 밖에도 구강, 인후부의 조화운동 능력의 저하, 경추 돌출로 인한 식도 압박, 종양이나 게실, 감염, 식도의 만성적인 꼬임과 같은 원인들도 생각해야 한다.

3. 기타

식사 후에 속쓰림이나 흉골 뒤 통증을 호소하는 경우, 혹은 자주 구토나 구역질이 나는 경우에는 위식도역류가 아닌지 확인이 필요하다. 침이나 음식을 흘리거나 코로 음식이 나오는 것도 흔한 연하장애의 증상이다.

II. 병력 청취

연하장애의 평가에 있어 가장 기본적이면서도 중요한 것이 병력이다. 환자의 증상 발현 시기, 기간, 빈도, 관련 유발 인자, 연하장애와 관련이 있는 약제의 복용 여부, 만성 폐쇄성 폐질환, 울혈성 심부전, 두경부 수술이나 방사선 치료, 경추척추증, 강직성척추염, 인공호흡기를 사용하거나 기도삽관한 적이 있었는지, 기관절개 튜브를 가지고 있는지 확인해야 한다. 좀 더 효율적으로 병력 확인을 위해서는 표 5-1과 같은 점검표를 이용하는 것이 도움이 된다.

표 5-1. 연하장애 선별을 위한 점검표(Logemann, 1998)

1. 반복적인 폐렴
2. 다음의 병력 여부
   ① 부분 후두절개술
   ② 구강 내 구조물 절제
   ③ 두경부 방사선 치료
   ④ 저산소증
   ⑤ 파킨슨병
   ⑥ 중증근무력증
   ⑦ 운동신경원질환(motor neuron disease)
   ⑧ 연수침범 소아마비
   ⑨ 뇌졸중, 특히 뇌간
   ⑩ 길랑바레증후군
   ⑪ 후두부 손상
   ⑫ 전방경추고정술
3. 기도삽관 혹은 기관절개술 여부
4. 심한 호흡기능 문제
5. 식사 후 음질의 변화
6. 식사 전후 기침
7. 침 분비물 처리 조절 장애
8. 잘 삼키지 않는 경우(5분에 침을 한번도 삼키지 않는지?)
9. 기도 분비물이 계속해서 많은 경우
10. 음식 혹은 침을 삼킬 때 다음의 증상이 있는지?
    ① 호흡장애
    ② 분비물 증가
    ③ 음성 변화
    ④ 소량씩 여러 번 나누어 먹는지
    ⑤ 후두 거상이 잘 안되는지
    ⑥ 헛기침
    ⑦ 기침
    ⑧ 심한 피로감

III. 신체검사

증상과 병력을 토대로 실시하는 신체검사에서는 우선 구조적인 문제가 없는지 확인을 해야 한다. 즉 안면이나 턱, 입술, 혀, 입천장과 치아, 비강 등 각 구조물들을 세심하게 확인한다. 이어서 뇌신경들에 대한 신경학적 검사를 해야 하는데 특히 연하기능과 직접적으로 관련된 삼차신경, 안면신경, 설인신경, 미주신경, 설하신경에 대해서 자세히 조사한다. 삼차신경은 저작 기능과 안면 감각을 통해 평가하고, 안면신경은 안면 근육들의 기능 이상 여부와 미각 이상 여부를, 설인신경과 미주신경은 후두 거상과 발성, 혀 후방의 미각 이상 여부를 통해 확인한다. 설하신경의 이상 여부는 혀 움직임의 문제 여부로 판단한다. 네 손가락검진법(four fingers method)이라고 해서 손가락을 턱 아래, 설골, 갑상연골, 윤상연골에 올린 상태에서 침을 삼키게 하여 각 구조물들이 제대로 움직이는지 간단하게 확인하는 방법을 임상에서는 많이 이용하고 있다. 또한 인후부의 연하기능과 관련된 반사인 구역반사, 연하반사, 기침반사 등의 반사신경 기능에 대한 평가도 포함해야 한다.

연하장애 평가에서 언어 기능을 포함한 인지 기능 평가도 중요하다. 또한 호흡기능도 확인해야 하는데, 정상적으로 연하작용은 호기 즉, 날숨에서 일어나게 되는데 이 패턴에 문제가 생겨서 흡기 과정에서 연하반사가 일어나는 경우 기도흡인의 위험성이 높아진다. 주로 만성 폐질환이나 신경학적 문제가 있는 경우, 수술 등으로 인공호흡기를 사용한 이후에 호흡패턴의 변화가 생길 수 있으므로 미리 확인이 필요하다. 신체검사 후에는 환자가 식사를 하는 모습을 직접 관찰하는 것이 좋다. 환자나 보호자에게서 얻는 정보가 실제 환자의 식사 모습과 차이가 나는 경우가 있기 때문이다. 음식을 먹을 때 한꺼번에 너무 많은 양을 먹으려고 하거나, 지나치게 빨리 먹는 경우 연하 장애의 원인이 될 수 있다. 또한 전술한 대로 식사 중 기침이나 목소리 변화, 목 막힘 증상 여부도 확인해야 한다.

IV. 침상 선별 검사

연하장애의 임상적 평가법에는 단일 검사 항목을 이용하는 침상선별검사법과 기도 흡인과 관련된 다양한 항목들을 조합하여 임상척도로 만들어 시행하는 방법이 있다. 단일 항목을 이용하는 검사가 여러 가지 있지만 침상에서 시행하는 간단한 선별 검사로 가장 흔하게 사용되는 것은 물을 마시게 하고 기침이나 목소리의 변화가 나타나는 지 검사하는 방법이다. 이 검사의 유용성에 대해서는 보고자에 따라 차이가 있는데 민감도는 71–79%, 특이도는 59–71%로 알려져 있다. 검사에서 삼키는 물의 양은 5 mL에서 90 mL까지 보고자에 따라 일정하지 않다.

또 청색염료 연하검사(blue dye clinical swallow examination)는 기관절개술이 되어있는 환자에서 주로 시행한다. 1% Evans blue 염료를 음식이나 물에 섞어 먹이거나, 경관 식사(tube feeding)를 시행하고 있는 환자에서 관으로 제공되는 식이에 염료를 섞어 식도 역류에 의한 기도 흡인이 일어나지 않았는지 확인한다. 비디오투시연하검사나 내시경연하검사를 표준 검사로 하였을 때 민감도 79–82%, 특이도 29–38%로 선별검사로 유용하다는 보고가 있었다.

후두부 감각 상태를 확인하기 위한 방법으로 구연산(citric acid)이나 캡사이신과 같은 자극성이 있는 물질들을 흡입 혹은 분무한 후 기침 유발 여부를 확인하는 기침 유발 검사도 선별검사로 이용할 수 있다.

기도 흡인이 일어나는 경우 목소리가 변하는 것을 이용하여 기도흡인을 진단하는 평가법도 보고가 되었고, 산소 포화도의 저하가 일어나는 것을 이용하여 연하장애를 평가하는 시도도 있었다. 임상적인 효용도는 연구를 수행한 보고자에 따라 차이가 있다. 내과적

질환으로 인해 호흡기능이 저하된 환자들에게 보다 유용한 평가법이다.

경부 청진법은 청진기를 이용하여 삼키기 전후의 호흡과 삼키는 순간의 소리를 청진하여 흡인 여부를 평가하는 방법이다. 목의 측면에서 윤상연골보다 상부에 청진기를 대고 평가를 하게 되는데, 시술자의 경험과 능력에 따라 정확도가 다르다는 한계가 있어 청진음을 기계적으로 분석하는 보다 객관적인 평가법도 시도되고 있다.

V. 연하 기능 평가를 위한 임상 척도

연하장애의 임상적 평가법 중 단일검사가 아니라 기도흡인과 관련된 다양한 항목들을 조합하여 임상 척도를 만들어 사용하는 검사도 널리 사용된다. 식이 섭취 시 의존 정도, 영양 상태, 식이 제한의 정도 등을 근거로 하는 척도들과 환자의 증상, 신체검사, 선별 검사 소견들을 통합한 임상 척도들이 주로 사용되고 있다. 주로 비디오투시연하검사와 같은 기구를 이용한 검사가 불가능한 경우, 침상에서 비교적 간단하게 연하기능을 평가하면서 좀 더 객관적이고 정량적인 정보를 얻기 위한 목적으로 사용된다.

여기에서는 임상에서 비교적 흔히 사용하고 있는 4가지 평가법, 즉 Gugging Swallowing Screen, Toronto Bedside Swallowing Screening Test, Mann Assessment of Swallowing Ability, Yale Swallow Protocol에 대해서 소개한다. 하지만 이외에도 Linden이 고안한 Dysarthria dysphagia battery, DePippo의 Burke 선별 검사법, Tohara의 검사법 등 다양한 평가법이 사용되고 있다.

1. Gugging Swallowing Screen (GUSS)

2007년에 Trapl 등에 의해 개발된 GUSS는 발병 후 24시간 이내의 뇌졸중 환자를 대상으로 타당성을 증명하였으며, 다양한 식이를 시도하고 점수화하여 연하기능의 정도를 단계화하여 볼 수 있는 장점이 있다. 검사는 예비조사/간접 연하검사부터 시작하여 직접 연하검사까지 진행되며, 예비조사/간접 연하검사는 5개의 항목으로, 직접 연하검사는 12개 항목으로 구성되어 있다.

1) 예비조사

예비조사/간접 연하검사에서 5점 만점을 획득하는 경우에만 직접 연하검사로 진행할 수 있으며, 만점이

	네	아니오
각성상태(환자는 적어도 15분은 의식이 명료해야 한다)	1☐	0☐
자발적 기침(환자는 기침이나 throat clearing을 두 번은 할 수 있다)	1☐	0☐
침 삼키기 •성공적으로 삼킴	1☐	0☐
•침 흘림(drooling)	0☐	1☐
•목소리 변화(쉰 목소리, 가래 낀 목소리, 가냘픈 목소리)	0☐	1☐
합계	(5) 1~4 = 심층 검사(VFSS, FEES) 5 = part 2 검사 시행	

아닌 경우엔 더 이상 진행하지 않고 비디오투시연하검사 또는 내시경연하검사 등의 기계적 검사를 시행한다.

2) 직접 연하검사

직접 연하검사에서는 총 3가지 유형의 음식을 삼키게 되며, 음식을 제공하는 순서는 지침에 따라 시행되어야 한다. 즉 반고형식 → 액상식 → 고형식이며, 각 음식에서 만점을 획득하는 경우에만 다음 음식으로 진행이 가능하다. 각각의 음식을 삼키는 동안 총 4가지의 변수인 삼킴, 반사적 기침, 침 흘림, 목소리 변화를 관찰한다.

시행 순서	1 →	2 →	3 →
	반고형식*	액상식**	고형식***
삼킴(deglutition) ■ 삼킴이 불가능 ■ 삼킴이 지연됨 (> 2초) (고형식 > 10초) ■ 잘함	0 □ 1 □ 2 □	0 □ 1 □ 2 □	0 □ 1 □ 2 □
기침(비자발적) (삼킴 전, 중간, 후 - 검사 후 3분까지) ■ 예 ■ 아니오	0 □ 1 □	0 □ 1 □	0 □ 1 □
침 흘림 ■ 예 ■ 아니오	0 □ 1 □	0 □ 1 □	0 □ 1 □
목소리 변화 (삼킴 전과 후 환자의 "오" 소리를 들을 것) ■ 예 ■ 아니오	0 □ 1 □	0 □ 1 □	0 □ 1 □
합계	(5) 1~4 = 심층 검사(VFSS) 5 = 액상식검사 진행	(5) 1~4 = 심층 검사(VFSS) 5 = 고형식검사 진행	(5) 1~4 = 심층 검사(VFSS) 5 = 정상
합계 : (간접 연하검사 + 직접 연하검사)	(20)		

준비물 : 물, 납작한 찻수저, 점도증진제, 마른 빵

* 물과 점도조절제를 섞어 찻수저의 ⅓~½ 정도 시행 (푸딩 점도) 아무런 증상이 없다면 3~5 스푼 시도, 5회 시행 후 평가

** 3, 5, 10, 20mL 물로 시행, 아무런 증상이 없을 경우 물 50mL 시행. 기준 중 하나라도 발견될 경우 검사 중단

*** 임상 검사 시 : 마른 빵 사용 / FEES 검사 시 : 색깔 있는 액체에 담근 마른 빵 사용

3) 결과해석

GUSS 점수	연하장애 중증도	추천
20	경미한 연하장애 또는 연하장애 없음 - 최소한의 기도흡인 가능성	정상식 추천 음료 : 첫 시도시엔 연하재활 전문가의 감독하에 섭취
15~19	경미한 연하장애 - 기도흡인 가능성 낮음	연하장애식 추천 음료 : 매우 천천히, 한 모금씩 마시기 영상 검사 필요
10~14	중등도 연하장애 - 기도흡인 가능성 있음	연하장애식 추천: 반고형식 + 추가적으로 비경구 급식 약 : 갈아서 점도있는 액체와 섞어 복용, 물약 복용 금지 영상 검사 필요
0~9	중증 연하장애 - 기도흡인 가능성 높음	구강섭취 금지 영상 검사 필요

4) 관련 연구

송 등은 뇌졸중 발병 3개월 이후의 뇌졸중 환자 35명을 대상으로 GUSS와 비디오투시연하검사를 시행하여 결과를 비교하였다. 이 연구에서는 Trapl 등이 정한 GUSS 총점 14점을 기준으로 나눈 경우, 민감도 94.7%, 특이도 62.5%였고, 기준값을 12점으로 설정할 경우, 민감도 91.7%, 특이도 81.8%였다. 이 등은 급성기 뇌졸중 환자 55명을 대상으로 GUSS의 원래 프로토콜에서 사용한 마른 빵 대신 한국인의 주식인 밥을 이용하여 검사를 진행하였다. 총 3인의 검사자가 시행한 결과, GUSS의 민감도는 3인 모두 100%, 특이도는 검사자 별로 각각 61.1%, 72.2%, 85.7%였다. 검사자 간 신뢰도 또한 카파계수 0.916으로 높은 일치도를 보였다. 박 등에 의해 최근 시행된 체계적 고찰 결과, 5개 연구에서 기도흡인 확인에 대한 민감도는 89.5-100%, 특이도는 50-87.5%의 범위로, 5개 자료의 메타분석 결과 민감도는 97%, 특이도는 67%로 보고되었다.

중환자실과 같이 환자 평가가 매우 제한이 된 환경에서 GUSS 평가를 시도한 연구결과가 최근 발표되었다. 간접 평가 항목이 바뀌고 직접 평가 항목 배점이 1점이라 만점이 10점으로 된 방법으로, 두 명의 평가자 모두 90%가 넘는 민감도를 보이고 평가자 간 신뢰도도 높은 일치도를 보였다고 하여 관심을 가질만한 결과이다.

2. Toronto Bedside Swallowing Screening Test (TOR-BSST)

Martino 등에 의해 개발된 TOR-BSST는 59명의 뇌졸중 환자를 대상으로 비디오투시연하검사와 TOR-BSST를 시행하여 92%의 검사자 간 신뢰도와 91.3%의 민감도, 66.7%의 특이도를 확인하였다. 이 도구를 사용하기 위해서는 인터넷 방송을 이용한 원격 교육 이수가 필요하다. 물 마시기 전 검사와 물 마시기 검사의 두 가지 파트로 구성되어 있으며, 물 마시기 전 검사에는 소리내기, 혀 내밀고 움직이기, 후인두벽 감각 검사의 세 가지가 있고, 물 마시기 검사에서는 5 mL 물 마시기를 총 10회 시행한다. 각각의 삼킴을 시행한 후 환자가 기침을 하거나 '아' 소리를 내어보도록 하여 목소리의 변화가 감지되는 경우 검사를 중단한다. 물 마시기 검사 후엔 총 10 회의 삼킴 동안 각각 기침 여부와 삼킴 후 목소리 변화 여부를 체크하고, 이상이 없는 경우 컵에 들어있는 물 마시기 검사를 추가적으로 시행하여 같은 방식으로 이상 유무를 체크한다. 물 마시기 검사를 모두 끝낸 후에 추가적으로 1분간 기다린 후 '아' 소리를 길게 내도록 하여 목소리의 변화 여부를 마지막으로 체크한다. 검사 결과 해석은 물 마시기 전 검사와 물 마시기 검사 모두에서 1번 이상의 비정상이 확인된 경우 실패로 간주한다.

3. Mann Assessment of Swallowing Ability (MASA)

2002년 Mann에 의해 개발된 MASA는 구강인두기 연하장애의 평가를 위한 포괄적 임상 평가도구로서 24개 항목, 최대 200점 만점으로 구성되어 있다. 소요 시간은 20분 정도이며, 항목별로 정량적인 평가가 가능하게 구성되어 있어 총점에 따라 연하장애 및 기도흡인 여부를 예측하고 적절한 식이를 추천할 수 있도록 되어 있다. 비디오투시연하검사와 비교하여 점수대 별로 다양한 민감도와 특이도가 제시되어 있으며, 각 기관의 특성에 맞게 절단점을 선택하여 사용할 수 있다. 24개 검사 항목에는 각성 수준, 협조, 청각적 이해, 호흡, 삼킴에 대한 호흡률, 실어증, 협동운동장애, 조음장애, 침, 입술 다물기, 혀의 움직임, 혀의 근력, 혀의 협응, 구강 준비, 구역반사, 연구개, 식괴제거, 구강통과, 기침반사, 자발적 기침, 목소리, 기관절개관, 인두기, 인두반응이며, 각 항목의 배점은 5단계 척도로 기도흡인과 상관성이 높은 항목에는 좀 더 높은 점수가 배정되어 있다. 24개 항목 외에 별도로 검사를 진행하면서 검사자가 받은 주관적 견해에 따라 식이를 고형식과 음료에 대하여 각각 5단계 내에서 추천할 수 있으며, 삼킴의 온전함 정도에 대해서도 4개 등급에서 판정이 가능하다.

한 연구에서는 MASA를 한국어로 번역 및 역번역 과정을 거친 후 54명의 뇌졸중으로 인한 연하장애 환자들에게 시행하여 K-MASA와 비디오투시연하장애 척도(videofluoroscopic dysphagia scale) 간에 상관계수 -.509의 유의한 상관관계를 확인하였으며, 99%의 평가자 간 신뢰도와 98%의 평가-재평가 신뢰도를 확인하였다.

4. Yale Swallow Protocol

3온스 물마시기 검사 전에 인지기능 평가와 구강 기능 검사를 먼저 시행하여 평가하는 방법이다. 1단계에서는 기도흡인 위험 요소인 환자의 각성 정도, 비위관이나 기관절개관 유무 등 6가지 항목 여부를 확인한다. 2단계에서는 인지기능 확인을 위해 '당신의 이름이 무엇인가?'와 같은 3개의 간단한 질문을 하고 입술과 혀, 그리고 안면근육 움직임을 확인한 후 3온스 물마시기 시도를 하여 이상 여부를 확인하게 된다. 개발자들은 민감도가 100%, 특이도가 63%이고 두 평가자 간의 일치도도 100%라고 보고하였고, 최근까지 여러 논문에서 다양한 질환군의 환자들에 대해 여러 직종의 의료진들에 의해 사용할만한 평가법이라는 연구결과들이 발표되었다.

VI. 인공지능을 활용한 임상적 평가방법

최근 개발되고 있는 다양한 웨어러블 기구를 활용하여 대상자의 삼킴 관련 정보들을 지속적으로 모니터링할 수 있다. 연하장애 환자에서는 삼킴 기간의 연장, 인두 삼킴 시작의 지연, 설골-후두복합체의 움직임 감소 등 직접적 또는 간접적으로 연하기능 이상을 시사하는 측정 가능한 물리적 특성들을 나타낸다. 삼킴기능 확인에 적용이 가능한 웨어러블 장치에는 가속도계, 마이크, 근전도 등이 있으며 머신러닝, 딥러닝 모델 및 기타 알고리즘 등을 활용하여 삼킴 신호를 안정적으로 확인하는 방법에 대한 연구가 진행되고 있다.

VII. 맺음말

지금까지 연하장애를 평가할 수 있는 임상적인 평가 및 검사법들에 대해서 알아보았다. 이들 선별 검사법들은 연하장애 환자들의 초기 선별 검사로서 유용한 검사들이나 검사의 정확도나 임상적 유용성 측면에서 보고자에 따라 차이가 있고, 비디오투시연하검사와 같은 객관적인 검사법들을 대신할 수 있는 믿을만한 방법은 아직 없는 상태이다.

연하장애 환자들의 숫자가 많고 범위가 다양하며, 연하장애로 인한 합병증이 매우 심각할 수 있다는 점을 고려할 때, 현재의 임상평가방법을 이용하여 연하장애 여부를 정확하게 찾아내고 그 원인이 될만한 문제들을 알아내거나 기능적인 장애 정도를 보다 정확하게 판단하기 위해서는 연구가 좀 더 필요하다. 즉 연하장애의 정확한 평가 및 진단을 위해서는 아직은 객관적인 진단장비를 이용한 기계적 검사법을 이용해야 할 것으로 보인다.

하지만 모든 진단법들의 정확성을 높이기 위해서는 임상적인 진찰소견이 필수적이며, 임상 진료현장에서 매번 기계적 진단검사들을 시행하기도 어려운 현실이므로 연하장애 환자를 진료하는 모든 의료진은 흔히 사용되는 임상 검사법들에 대해서 정확하게 알고 있어야 한다.

참고문헌

1. 송원우, 이숙희, 김은주, 김한나, 박정준, 최경인, 류병주. 비디오 투시연하검사에 근거한 Gugging Swallowing Screen의 타당도 평가. 대한재활의학회지. 2009;33:704-9.
2. 오종치 (2014). Reliability and validity of Korean Mann Assessment of Swallowing Ability (박사학위논문). 연세대학교, 원주.
3. 이경우, 김상범, 이종화, 김민아, 김병희, 이건철. 급성 뇌졸중 환자에 있어 Gugging 연하검사의 임상적 유용성. 대한재활의학회지 2009;33:458-62.
4. A. E. Stroud, B. W. Lawrie, and C. M. Wiles. Interand Intra-Rater Reliability of Cervical Auscultation to Detect Aspiration in Patients with Dysphagia. Clin Rehabil. 2002;16:640-5.
5. Claudia Troll, Michaela Trapl-Grundschober, Yvonne Teuschl, Adrien Cerrito, Montserrat Gallego Compte, Martin Siegemund. A bedside swallowing screen for the identification of post-extubation dysphagia on the intensive care unit - validation of the Gugging Swallowing Screen (GUSS)-ICU. BMC Anesthesiol. 2023 Apr 13;23(1):122
6. D. J. Ramsey, D. G. Smithard, and L. Kalra. Early Assessments of Dysphagia and Aspiration Risk in Acute Stroke Patients. Stroke, 34 (2003), 1252-7.
7. H. Tohara, E. Saitoh, K. A. Mays, K. Kuhlemeier, and J. B. Palmer, Three Tests for Predicting Aspiration without Videofluorography. Dysphagia. 2003;18:126-34.
8. J. S. Ryu, S. R. Park, and K. H. Choi, Prediction of Laryngeal Aspiration Using Voice Analysis, Am J Phys Med Rehabil. 2004;83:753-7.
9. K. L. DePippo, M. A. Holas, and M. J. Reding. The Burke Dysphagia Screening Test: Validation of Its Use in Patients with Stroke. Arch Phys Med Rehabil.

1994;75:1284-6.

10. Lim HJ, Lai DK, So BP, et al. A Comprehensive Assessment Protocol for Swallowing (CAPS): Paving the Way towards Computer-Aided Dysphagia Screening. Int J Environ Res Public Health. 2023;20(4):2998
11. Lim HJ, Lai DK, So BP, et al. A Comprehensive Assessment Protocol for Swallowing (CAPS): Paving the Way towards Computer-Aided Dysphagia Screening. Int J Environ Res Public Health. 2023;20(4):2998.
12. M. L. Splaingard, B. Hutchins, L. D. Sulton, and G. Chaudhuri. Aspiration in Rehabilitation Patients: Videofluoroscopy Vs Bedside Clinical Assessment. Arch Phys Med Rehabil, 69 (1988), 637-40.
13. M. S. Chong, P. K. Lieu, Y. Y. Sitoh, Y. Y. Meng, and L. P. Leow. Bedside Clinical Methods Useful as Screening Test for Aspiration in Elderly Patients with Recent and Previous Strokes. Ann Acad Med Singapore. 2003;32:790-4.
14. Mann G. MASA: The Mann assessment of swallowing ability. Clifton(NY): Thomson Learning Inc; 2002.
15. Martion R, Silver F, Teasell R, Bayley M, Nicholson G, Streiner DL, et al. The Toronto bedside swallowing screening test(TOR-BSST): development and validation of a dysphagia screening tool for patients with stroke. Stroke 2009;40(2):555-61.
16. N. H. Zaidi, H. A. Smith, S. C. King, C. Park, P. A. O'Neill, and M. J. Connolly, Oxygen Desaturation on Swallowing as a Potential Marker of Aspiration in Acute Stroke, Age Ageing. 1995;24:267-70.
17. P. C. Belafsky, L. Blumenfeld, A. LePage, and K. Nahrstedt, The Accuracy of the Modified Evan's Blue Dye Test in Predicting Aspiration. Laryngoscope. 2003;113:1969-72.
18. P. Leslie, M. J. Drinnan, P. Finn, G. A. Ford, and J. A. Wilson. Reliability and Validity of Cervical Auscultation: A Controlled Comparison Using Videofluoroscopy. Dysphagia. 2004:19;231-40.
19. P. Linden, K. V. Kuhlemeier, and C. Patterson, The Probability of Correctly Predicting Subglottic Penetration from Clinical Observations. Dysphagia. 1993;8:170-9.
20. Park KD, Kim TH, Lee SH. The Gugging Swallowing Screen in dysphagia screening for patients with stroke: A systematic review. Int J Nurs Stud. 2020;107:103588
21. R. Terre, and F. Mearin. Oropharyngeal Dysphagia after the Acute Phase of Stroke: Predictors of Aspiration. Neurogastroenterol Motil, 18 (2006), 200-5.
22. S. Teramoto, and Y. Fukuchi. Detection of Aspiration and Swallowing Disorder in Older Stroke Patients: Simple Swallowing Provocation Test Versus Water Swallowing Test. Arch Phys Med Rehabil. 2000;81:1517-9.
23. Suiter DM, Sloggy J, Leder SB. Validation of the Yale Swallow Protocol: a prospective doubleblinded videofluoroscopic study. Dysphagia. 2014 Apr;29(2):199-203.
24. T. M. O'Neil-Pirozzi, D. J. Lisiecki, K. Jack Momose, J. J. Connors, and M. P. Milliner. Simultaneous Modified Barium Swallow and Blue Dye Tests: A Determination of the Accuracy of Blue Dye Test Aspiration Findings. Dysphagia. 2003;18:32-8.
25. Trapl M, Enderle P, Nowotny M, Teuschl Y, Matz K, Dachenhausen A, et al. Dysphagia bedside screening for acute-stroke patients- The Gugging Swallowing Screen. Stroke. 2007;38:2948-52.
26. Y. Wakasugi, H. Tohara, F. Hattori, Y. Motohashi, A. Nakane, S. Goto, Y. Ouchi, S. Mikushi, S. Takeuchi, and H. Uematsu, Screening Test for Silent Aspiration at the Bedside, Dysphagia, 23 (2008), 364-70.

Chapter 6

연하장애 진단의 새로운 기법

| 김민욱, 양서연 |

I. 컴퓨터 단층촬영(CT)을 활용한 연하장애 평가

1. 서론

컴퓨터 단층촬영(CT)은 1970년대에 개발된 영상 기법으로, 스캔된 구조물의 단면 영상을 생성한다. 임상적 수요의 증가와 급속한 사용 확대로 인해 빠르고 더 넓은 범위의 스캔이 가능한 기술적 발전(나선형 CT 및 원뿔형 CT)과 3차원 시각화(multidetector CT) 개발이 이루어졌다. 연하와 관련된 연하 문제의 평가 및 재활을 위한 CT의 응용은 1980년대에 시작되었으나, 실제 사용은 신체 축을 따라 0.5 mm 두께의 320개 탐지기를 장착하여 넓은 스캔 범위가 가능한 320열면 검출기 CT (320-row area detector CT, 320-ADCT)가 개발된 이후에 본격적으로 동적인 연하 평가가 가능해졌다(그림 6-1). 320-ADCT는 한 번의 회전으로 고해상도의 3차원 이미지를 획득할 수 있으며 이로 인하여 연하 과정을 보다 자세하게 평가할 수 있게 되었다.

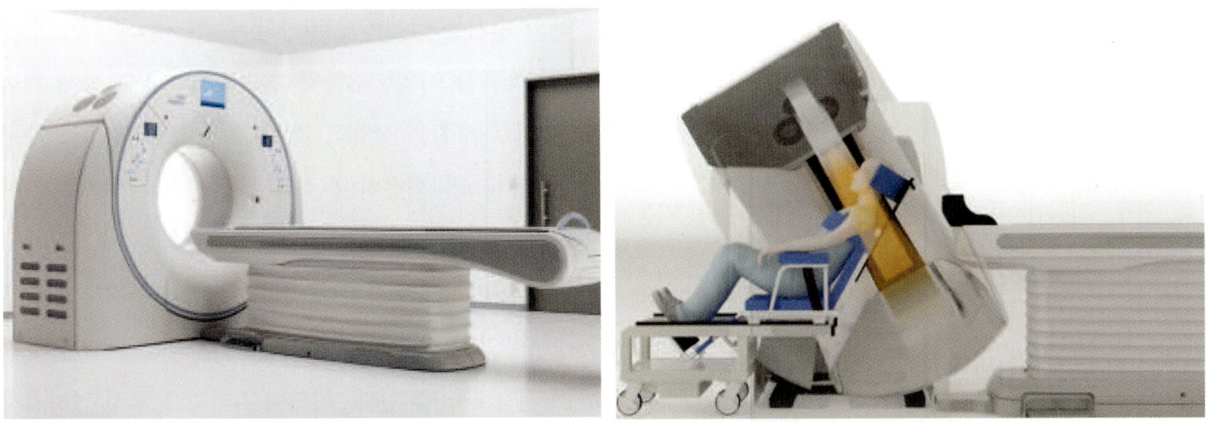

그림 6-1. 연하 촬영을 위한 CT (Aquilion ONE)와 오프셋-슬라이딩 CT 체어를 이용한 반좌위 자세

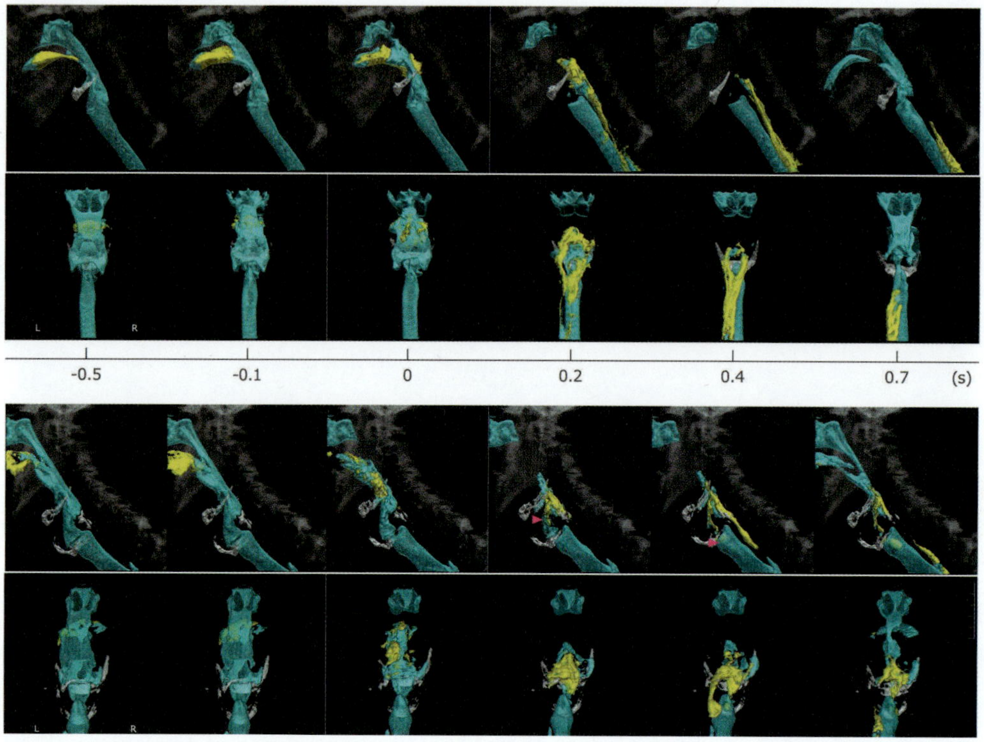

그림 6-2. 건강한 자원자(위 두 줄)와 연하 장애 환자(아래 두 줄)의 삼킴 과정 3D-CT 영상 (측면, 후면)이다. 두 경우 모두 상단 줄은 측면 뷰, 하단 줄은 후면 뷰를 나타내며 노란색은 삼킨 음식물, 파란색은 기도 내 공기 기둥의 표면을 나타낸다. 화살표는 침투(penetration)과 흡인(aspiration)을 나타낸다.
Inamoto et al.
3D-CT Evaluation of Swallowing: Metrics of the Swallowing Response Using Swallowing CT

2. 연하 컴퓨터 단층촬영의 기능 및 활용

연하 컴퓨터 단층촬영(swallowing CT)는 연하와 관련된 구조를 3차원으로 시각화하는 연구 도구 및 임상 도구로 사용될 수 있다. 3차원적 이미지 재현을 통하여 다양한 연하 관련 구조를 시각화를 할 수 있으며, 구강 인두의 형태, 연하 생리학 및 운동학에 대한 보다 폭넓은 정보를 제공한다. 이를 이용하여 임상, 교육, 연구, 시뮬레이션 환경에서 다양하게 활용될 가능성이 제시되고 있다

1) 다양한 구조 변화와 연하 과정의 관찰 및 측정

연하 CT 이미지를 3차원으로 재구성하면, 기존 방법으로는 관찰이 제한되었던 다양한 구조 변화를 동시에 관찰하고 측정할 수 있다. 이를 통해 진성 성대 폐쇄, 후두 전정 폐쇄, 후두개 접힘과 같은 후두 폐쇄와 관련된 문제점을 직접 관찰할 수 있으며, 후두 폐쇄의 순서를 상세하게 평가할 수 있다(그림 6-2). 또한 연하 CT를 이용한 3차원 재구성 이미지를 통해 연하 중 인두 수축을 상세히 관찰할 수 있으며, 기도 재구성 이미지를 활용하여 소화관의 연조직 구조뿐만 아니라 연골 및 뼈 구조도 평가할 수 있다. 또한, 재구성된 이미지를 이용하여 설골, 갑상연골, 경추와 같은 구조물의 위치 변화와 소화관 내부 구조 변화를 동시에 시각화할 수 있다. 이외에도 비디오 투시 연하검사

(video fluoroscopic swallowing study, VFSS)나 내시경 연하검사(fiberoptic endoscopic evaluation of swallowing, FEES)로는 직접 평가하기 어려운 상부 식도 괄약근(upper esophageal sphincter, UES)의 역할을 다양한 시점에서 관찰하고 평가할 수 있으며 이를 통해 상부 식도 괄약근 개방의 시간과 면적을 정밀하게 측정하고, 개방의 비대칭이나 식괴(bolus) 흐름을 모든 평면에서 평가할 수 있다.

2) 정량적 운동 분석 및 시간적 측정

연하 CT는 비디오투시연하검사(VFSS)나 내시경연하검사(FEES)보다 더 높은 해부학적 정밀도로 연하장애를 정량적으로 평가할 수 있게 한다. 3차원 관점에서 문제가 있는 부위를 평가하면 정확하게 치료 대상 부위와 치료 목적을 정확히 이해하는 데 도움을 줄 수 있다. 예를 들어, UES를 통한 식괴의 통과 과정에서의 문제점, 후두 상승 장애, 연구개-인두 폐쇄 불충분, 인두 수축 장애, 윤상인두근의 이완 부족, 또는 이러한 요인들의 복합적 문제가 연하 장애의 원인인지 평가할 수 있다. 따라서 연하 CT는 복잡한 연하 장애의 기저 병리 생리를 이해하고 치료 계획을 수립하는 데 유용한 보조 도구가 될 수 있다.

또한 연하 CT를 이용하여 연하 관련 구조를 3차원으로 시각화하여 연하 과정을 정량적으로 평가할 수 있다. 비디오투시연하검사(VFSS)에서 분석되는 것처럼 삼키는 과정의 시작과 종료, 구조물 움직임의 지속시간을 측정할 수 있으며 3차원 시각화를 통해 VFSS에서 명확하게 보이지 않는 구조물도 평가할 수 있다. 연하 CT를 활용한 운동학적 분석에는 설골, 후두, 상부식도괄약근(UES), 인두 등의 면적, 거리, 부피 측정이 포함된다. CT는 뼈와 연골에 대한 상세한 평가를 가능하게 하며, 설골과 갑상연골을 명확히 시각화하고 연하 과정의 움직임을 추적하여 이동 거리를 계산할 수 있다. 또한, 뼈와 연골을 시각화해 그 사이의 변화를 측정하여 근육 단축 패턴을 유추할 수 있다. 연하 CT를 이용한 정적 운동학 분석은 인두와 후두 해부학의 기준값을 개발하는 데 활용될 수 있으며, 시간적 측정을 통해 후두 폐쇄 기전과 연하 중 식괴 이동 및 해부학적 구조 간의 조정을 이해할 수 있다. 또한, UES의 단면적을 측정하여 식괴 볼륨에 따라 UES 개방 면적이 어떻게 변화하는지 관찰할 수 있다. 이처럼 형태적, 시간적, 운동학적 분석을 통해 연하 구조, 형태, 생리학을 심층적으로 이해하는 데 연하 CT가 유용하게 활용될 수 있다.

3) 교육적, 연구적 활용 및 제한점

위에서 언급한 연하 CT의 장점을 활용하여 Inamoto 등은 구강기에서 초기 식도기에 이르는 연하 과정을 CT 기반 운동학적 분석을 통해 최초로 수행하였다. 얇은 단면 두께와 높은 시간 해상도로 획득된 이미지를 바탕으로 연하 행동을 시간적 및 공간적으로 우수하게 표현하는 4D 데이터 세트를 재구성할 수 있다. 추가적으로, 연하 CT로 얻은 고품질 이미지는 정상 및 질환 상태에서 연하 과정의 3D 시각화하여 질환 특유의 병리 생리를 이해하는 데 도움을 줄 수 있다. CT 기반 연하 아틀라스를 제작하여 정상 및 질환 상태의 연하 과정을 이해하는 데 중요한 교육 도구로 활용할 수 있으며, 정상적인 연하 생리와 노화, 뇌졸중, 파킨슨병 등과 연관된 연하 장애의 변화를 비교하여 교육적 활용을 증대시킬 수 있다.

그러나, 모든 방사선 촬영 절차와 마찬가지로 연하 CT는 방사선 노출이라는 단점이 존재한다. 320-

ADCT를 이용하여 인두수축근이나 성대, 혀 등 연부 조직의 삼차원적 움직임 분석은 방사선 노출량이 높으며 3초간의 320-ADCT의 방사선 노출량은 5분간의 VFSS와 비슷한 수준으로 알려져 있다. 따라서, 모든 환자에게 표준적인 검사로 사용하기에는 어려울 것으로 생각되며, 특정 기능에 대한 상세한 평가가 필요한 환자들에게 선택적으로 적용해야 할 것으로 생각된다.

3. 요약

연하 CT는 연하 과정을 3차원으로 시각화할 수 있는 뛰어난 공간 해상도와 충분한 시간 해상도를 갖춘 획기적인 기술로, 연하 생리학과 병리생리학 연구에 큰 발전을 가져왔다. 연하 과정의 3차원 시각화와 정량적 분석이 가능해지면서 연구와 임상 환경 모두에서 복잡한 연하 생리학과 연하 장애에 대한 이해를 증진시키고, 임상 관리 방법을 결정하며, 치료 후 추적 관찰을 위한 중요한 도구로 활용될 수 있다. 연하 CT 기술의 발전으로 운동학적 및 동력학적 정보를 얻을 수 있게 되면, 연하 생리학과 병리생리학에 대한 이해가 더욱 명확해질 것으로 기대된다. 또한, 동적 3D 데이터를 활용할 수 있는 기회가 확대됨에 따라 연하장애 재활 분야도 지속적으로 발전할 것으로 전망된다.

II. 자기공명영상(MRI)을 활용한 연하장애 평가

1. 서론

연하장애는 뇌졸중, 뇌손상, 뇌종양 등과 같은 다양한 중추신경계 손상에 의해 발생하며 MRI(자기공명영상)는 연하 과정에서 발생하는 신경학적 및 구조적 문제를 파악하는 데 중요한 도구로 사용될 수 있다. MRI는 뇌의 신경학적 손상을 고해상도로 확인할 수 있고, 중추신경계 이상을 평가하거나 연하장애에 미치는 신경학적 요인을 분석하는 데 도움을 준다. MRI는 연부조직의 세부 구조를 파악하는 데 다양한 정보를 제공하며 구강, 인두, 후두 주변의 근육과 연관된 구조적 문제를 시각화하는데 도움을 준다. MRI의 특정 촬영 기법을 통해 근육 두께, 변형, 염증 등을 평가할 수 있어 이를 통하여 연하 과정에서 발생하는 문제를 다각도로 분석할 수 있다. 기존의 연하장애 평가 도구인 비디오투시연하검사(VFSS)나 내시경연하검사(FEES)와 비교했을 때, MRI는 뇌와 신경 관련 문제를 진단하거나 연부조직의 세밀한 구조를 분석하는데 유용하다는 장점이 있다.

2. 동적 MRI

동적 MRI(또는 cine MRI)는 연하 비디오투시검사(VFSS)의 대안으로 제안되었으며, 연속으로 빠르게

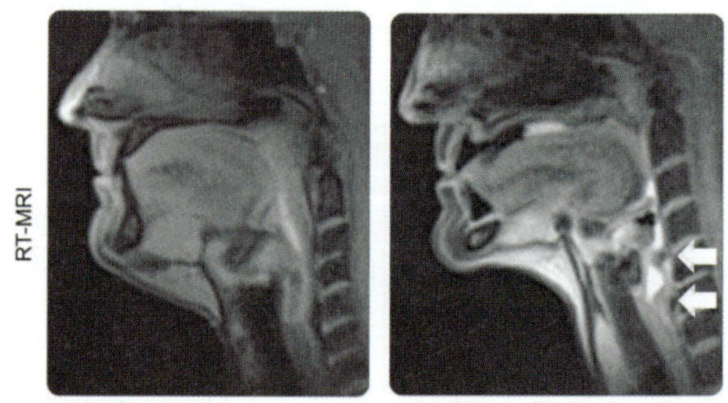

그림 6-3. 연하 장애가 있는 경우와 없는 경우의 연하에 대한 실시간 MRI (RT-MRI) 소견. 흰색 화살표는 RT-MRI에서 관찰된 윤상인두 추진(cricopharyngeal propulsion)을 나타낸다. 이와 같이 RT-MRI는 상부 식도 괄약근을 통해 식괴가 통과하는 순간을 보여줄 수 있다.
Schmidt et al., 2016
Evaluation of dysphagia by novel real-time MRI

촬영된 이미지를 제공하여 연하 과정에서 연부조직의 움직임을 실시간으로 평가할 수 있게 한다(그림 6-3). 연하기능 평가에 MRI를 도입하려는 시도는 2006년 이후로 활발히 진행되었으며, Zhang 등은 2012년에 건강한 자원자를 대상으로 연구를 발표하여 동적 MRI의 높은 해상도를 입증하였다. 초당 24.3 프레임의 속도와 1.5 mm^3의 해상도로 촬영된 동적 MRI 영상은 기존의 평가 방법보다 월등히 높은 해상도로 연부조직 활동을 분석하였다.

1) 동적 MRI의 기능 및 활용

동적 MRI는 방사선 노출이 없는 비침습적인 검사로, 짧은 검사 시간 안에 구강, 인두, 후두를 포함한 연부조직의 움직임을 다양한 방향으로 시각화할 수 있어 연부조직의 움직임을 상세하게 관찰할 수 있다는 장점이 있다. 특히 정중 시상면(mid-sagittal plane)을 기준으로 단면을 촬영하여 삼킴 과정 중 식괴의 이동 경로를 추적하거나 근육 움직임을 분석할 수 있으며 약 25프레임/초의 시간 해상도는 비디오투시검사와 유사한 수준으로 알려져 있다.

동적 MRI가 연하장애 진단에 필요한 유용한 정보를 제공할 수 있음에도 불구하고, 이전에는 주로 연구 목적으로만 사용되었는데 그 이유는 동적 MRI의 3차원 재구성은 매우 시간 소모적이고 기술적으로 복잡

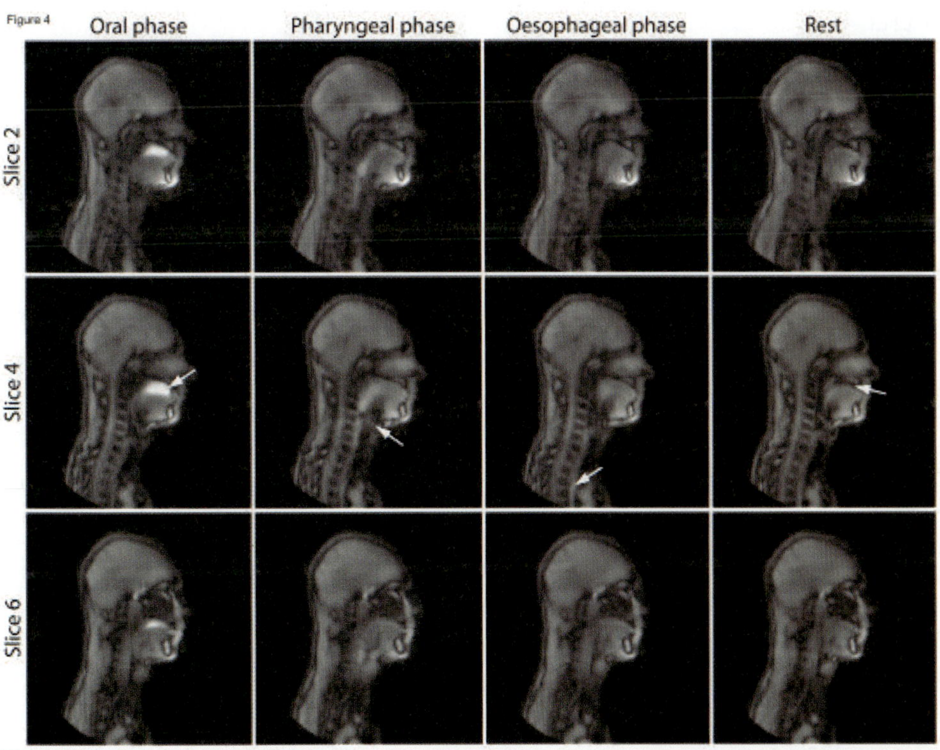

그림 6-4. 삼킴에 대한 실시간 3D MRI의 4가지 프레임. 시간적으로 동일한 간격으로 삼킴의 네 단계가 촬영되었고 총 7개의 단면 중 3개가 표시되었다. 구강 단계에서는 조영제가 고강도(hyper-intense) 액체로 나타나며 (첫 번째 열의 화살표) 인두 단계에서는 후두 상승과 후두개에 의한 폐쇄가 확인된다(두 번째 열의 화살표). 식도 단계에서는 조영제가 식도에 위치하며 (세 번째 열의 화살표) 휴식 상태에서는 혀가 이완되며 구개와 혀 사이에 공간이 형성된 마지막 단계가 관찰된다(마지막 열의 화살표).
Voskuilen et al. 2022
Dynamic MRI of swallowing: real-time volumetric imaging at 12 frames per second at 3 T

하였기 때문이다. 단면 두께를 5 mm 이상 두껍게 설정하면 더 많은 정보를 얻을 수 있지만, 그렇게 되면 MRI의 해상도가 떨어지는 문제가 발생한다. 그러나 압축 센싱(compressed sensing)과 같은 MRI 가속 기술이 발전하면서 동적 MRI의 공간적 및 시간적 해상도가 지속적으로 향상되었다. 최근에는 3D 실시간 MRI 기술(3D real-time MRI)을 이용하여 4단계의 연하과정을 실시간으로 영상화한 연구가 발표되었다. 이러한 기술 발전은 동적 MRI가 3차원 분석 및 정밀한 연하기능 평가를 가능하게 하여, 미래의 연하장애 진단 및 평가에서 중요한 옵션으로 자리 잡을 가능성을 높이고 있다(그림 6-4).

2) 동적 MRI의 단점

비디오투시연하검사(VFSS)와 달리 동적 MRI는 방사선을 사용하지 않고 연부조직의 움직임을 시각화할 수 있다는 장점이 있다. 그러나 대부분의 MRI 장비가 누운 자세로만 촬영이 가능하기 때문에 실제 삼킴 과정과 차이가 발생할 수 있다는 단점이 있다. 또한, 주로 단일 2D 슬라이스에서 촬영하므로 영상화된 중시상면 바깥에서 흡인이 발생하면 이를 놓칠 수 있다. MRI는 장비를 설치하기 위하여 고가의 비용이 들기 때문에 일반적인 의료 환경에서 접근성이 제한적이며 촬영 중 기침이나 움직임 왜곡(모션 아티팩트)이 발생할 가능성이 있다. 더불어, 조영제 흡인의 안전성에 대한 연구가 부족하며, 심장박동 조절기나 삽입형 제세동기를 사용하는 환자, 그리고 폐쇄공포증 환자에게는 검사가 불가능하다는 단점이 있다.

3. 요약

이러한 단점에도 불구하고, 동적 MRI를 이용하여 기존의 MRI로는 불가능했던 인두 단계 연하 과정에 대한 동적 분석이 가능하게 되었다. 이는 구강, 인두강 및 후두 근육을 움직이는 동안 평가할 수 있어 연하 기전에 대한 보다 정확한 평가가 가능하다. 비디오투시연하검사(VFSS)보다 낮은 해상도의 문제는 기술 발전으로 인해 점차 극복될 것이다. 동적 MRI 는 방사선 노출 없이 구조적 및 기능적 문제를 다각도로 분석할 수 있는 도구로, 기존의 VFSS와 FEES와 함께 연하장애의 포괄적인 진단 및 평가를 지원하는 데 중요한 역할을 할 것으로 기대된다.

III. 초음파를 활용한 연하장애 평가

비디오투시연하검사는 방사선 노출의 단점이 있으며 영상장치를 이용할 수 있는 상태이어야 하며, 내시경연하검사는 연하의 인두기에서 화이트 아웃(white-out) 현상으로 흡인을 직접적으로 관찰하기 어렵고, 내시경 튜브가 정상 연하 생리에 영향을 미칠 수 있다. 초음파는 이러한 제한점을 극복할 수 있는 방법으로, 비침습적이며 방사선 노출이 없고, 연하 과정에 큰 영향을 주지 않는다. 설골 움직임 평가, 음식 잔류 측정, 혀와 턱끝밑근육의 평가, 윤상인두근의 관찰 및 보툴리눔 독소 주사할 때 가이드 역할을 할 수 있다.

1. 초음파를 위한 기본 해부학

초음파를 통해 연하장애를 평가하기 위해서는 해부학적 구조물의 위치와 특성을 이해하는 것이 필수적이다. 주요 뼈와 연골은 설골(hyoid bone), 갑상연골

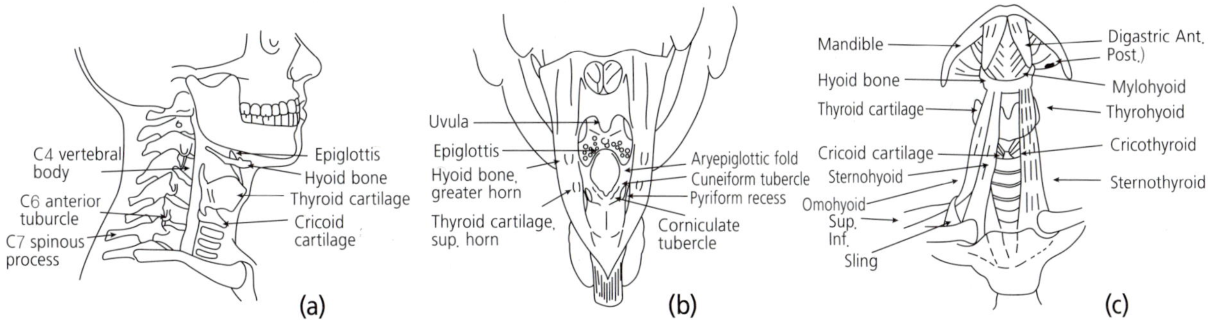

그림 6-5. 목의 해부학. (a) 설골은 C4 수준에 위치하며, 윤상연골은 C6 수준에 위치한다. C7 극돌기가 가장 두드러지게 촉지된다. (b) 후두개계곡은 혀의 뿌리와 후두개 사이에 위치한다. 이상와의 경계는 갑상연골에 의해 외측으로, aryepiglottic 주름, corniculate 연골, 그리고 cuneiform 연골에 의해 내측으로 둘러싸여 있다. (c) 설골상 근육인 digastric 및 mylohyoid 근육, 설골하 근육으로는 thyrohyoid, sternothyroid, sternohyoid, 및 omohyoid 근육을 포함한다.

(thyroid cartilage), 윤상연골(cricoid cartilage), 기관연골고리, 경추가 있다. 근육은 설골을 중심으로 위에 위치하는 설골상(suprahyoid) 근육으로 digastric, stylohyoid, mylohyoid, geniohyoid가 있고, 아래에 위치하는 설골하(infrahyoid) 근육으로 sternohyoid, sternothyroid, thyrohyoid, omohyoid 근육이 있다(그림 6-5). 혀의 근육은 genioglossus, hyoglossus, styloglossus, palatoglossus 근육이 있다. 이들 근육의 기원과 부착을 표 6-1에 정리한다.

후두개, 갑상연골, 윤상연골, 기관연골고리(tracheal

표 6-1. 혀, 설골상근, 설골하근의 기시점과 부착점

Region	Muscle	Origin	Insertion	Other
Tongue	Genioglossus	The superior mental spine on the posterior surface of the mandible	Hyoid bone and inferior portion of the tongue	Most mass of the tongue
	Hyoglossus	Hyoid bone	Lateral surface of tongue	Quadrilateral
	Styloglossus	Styloid process	Lateral surface of tongue	
	Palatoglossus	Palatine aponeurosis	Lateral margin of tongue	
Suprahyoid	Stylohyoid	Styloid process	Hyoid bone	
	Geniohyoid	Inferior mental spine	Hyoid bone	
	Mylohyoid	The mandible near the molars	Hyoid bone	Mylo (Greek for molar)
	Digastric	Posterior: mastoid process Anterior: digastric fossa of the mandible	Hyoid bone through the intermediate tendon	
Infrahyoid	Sternohyoid	Sternum and clavicle	Hyoid bone	
	Omohyoid	Scapula	Hyoid bone	
	Sternothyroid	Sternum and clavicle	Thyroid	
	Thyrohyoid	Thryoid	Hyoid bone	

rings) 등은 초음파에서 저에코(hypoechoic)로 나타난다. 후두개, 갑상연골, 윤상연골의 표면은 고에코(hyperechoic)를 보인다. 성대는 갑상연골을 통해 관찰할 수 있으며, 공기와 기도 점막 사이는 밝은 고에코(hyperechoic) 선형 구조로 보인다. 공기는 초음파가 통과할 수 없기 때문에 후인두벽과 기관의 후벽은 관찰하기 어렵다.

2. 설골후두(Hyolarygeal) 움직임 평가

설골후두 움직임은 연하의 인두기에서 매우 중요하며, 후두개 폐쇄, 성문폐쇄와 윤상인두근 이완과 밀접한 관련이 있다. 초음파를 이용하면 설골의 변위, 설골-갑상연골의 근접, 그리고 외측 인두벽의 움직임을 평가할 수 있다.

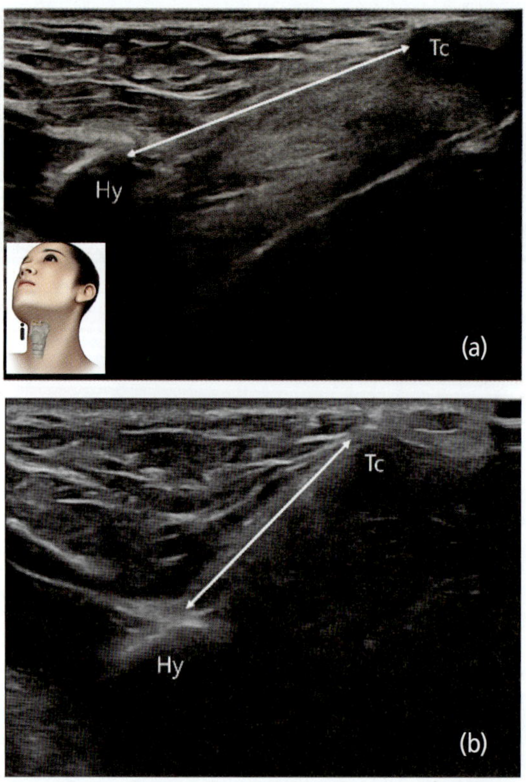

그림 6-6. 설골갑상연골 접근의 초음파 평가. 탐촉자는 목 전면의 정중시상면에 위치하며, 갑상연골(Tc)과 설골(Hy)사이에 위치한. 초음파 영상은 휴식 상태(a)와 최대 접근 상태(b)에서 갑상연골과 설골 사이의 거리를 측정하여 보여준다.

탐촉자(transducer)를 목 전면 정중시상면에 위치시켜 삼킬 때 설골과 갑상연골의 근접을 관찰하고, 측정할 수 있다(그림 6-6). Huang은 뇌졸중 연하곤란 환자에서 삼킴 때 설골과 갑상연골 근접수치가 감소함을 보고하였다. 또한, 설골-후두 움직임 비를 후두 상승의 지표로 제안하기도 했는데, 이 비율은 설골의 변위를 후두의 변위로 나눈 지표로, 성별이나 자세에 무관하게 적용된다.

Matsuo 외의 연구에 따르면, 연하곤란이 있는 뇌졸중 환자를 건강한 사람과 비교했을 때, 설골-후두 움직임 비율이 증가하였다. 이 비율이 0.56을 초과할 때 비디오투시연하검사로 확인된 연하곤란을 진단하는 민감도와 특이도는 모두 88.9%였다. 삼킬 때 평균 설골 변위는 건강군에서는 1.7 cm, 경관급식을 하는 뇌졸중 환자에서는 1.3 cm이었다. 설골 변위 1.5 cm 미만을 절단점으로 사용할 때 민감도는 73.3%, 특이도는 66.7%이었다. Lee 외의 연구에서는 설골 변위가 1.35 cm 미만일 때, 침투 또는 흡인의 민감도는 83.9%, 특이도는 81.0%였다.

설골은 연하의 인두기의 시작과 끝을 나타내는 표지 역할을 하며, 삼킴 동안 설골의 변위는 높은 신뢰성을 보인다.

3. 기도 흡인 및 잔류 평가

음식물이 성대를 넘어서는 것이 흡인이므로 성대의 기능 평가가 매우 중요하다. 초음파를 이용하여 Brightness mode (B-mode)로 성대를 관찰할 수 있으며, 성대마비를 진단하는 연구도 보고된 바 있다(그림 6-7).

후두개계곡(vallecula)의 경계는 앞쪽으로는 혀

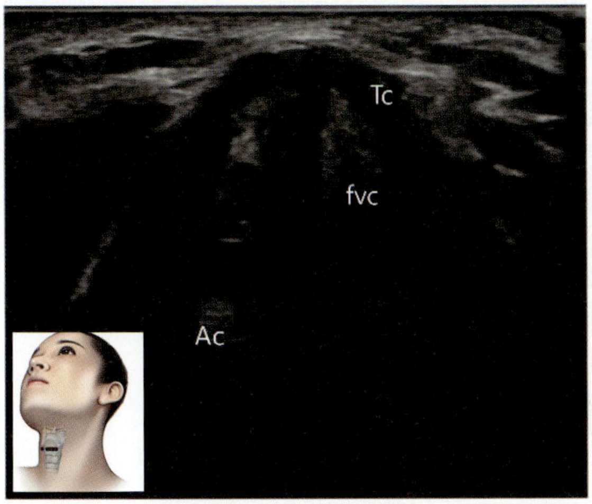

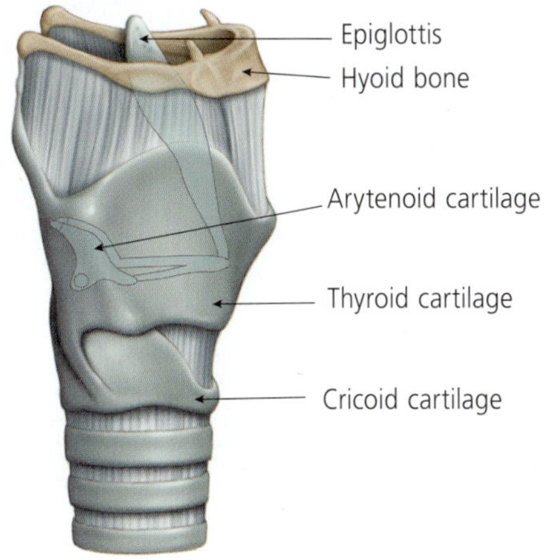

그림 6-7. 성대의 초음파 평가. 탐촉자는 횡단면에서 갑상연골(Tc)의 전방에 위치한다. 가성 성대(fvc)와 함께 arytenoid 연골(Ac)이 보인다. 진성 성대는 발성할 때 더 잘 관찰된다.

의 뿌리, 뒤쪽으로는 후두개의 앞면, 내측으로는 정중 glossoepiglottic 주름(fold), 외측으로는 외측 glossoepiglottic 주름이다. 이상와(pyriform sinus)의 경계는 외측으로는 갑상연골, 내측으로는 aryepiglottic 주름, 모뿔연골 및 윤상연골로 형성된다. 뒤쪽으로는 열려 있으며, 아래로는 성대의 밑까지, 드물게는 윤상연골까지 이른다. 후두개계곡 잔류물은 초음파를 설골 위에서 탐촉자를 횡으로 위치시키고 후두개를 찾고 혀와 후두개 사이를 관찰하면 된다(그림 6-8). 이상와 잔류물은 갑상연골에서 탐촉자를 횡으로 위치시키고 갑상연골과 경동맥 사이에서 관찰할 수 있다(그림 6-9).

흡인을 직접 초음파로 관찰하는 것은 매우 어렵다. 이는 갑상연골이 가리고 있고, 삼킴 동안 설골후두 복합체가 움직이기 때문이다. Miura 외는 초음파를 이

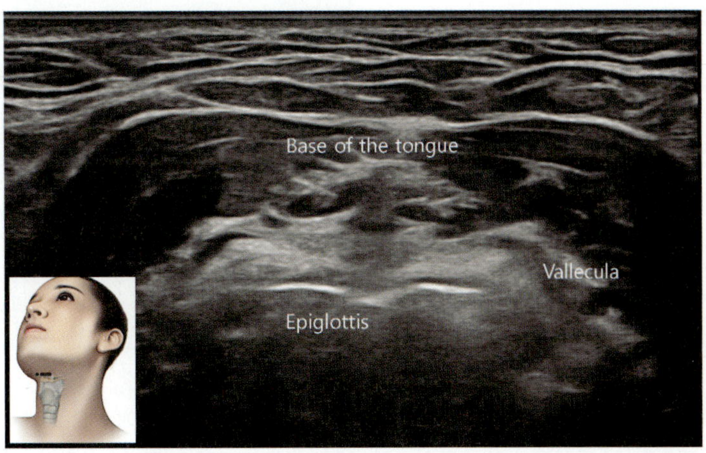

그림 6-8. 후두개계곡의 초음파 평가. 탐촉자는 설골 위에 횡으로 위치한다. 후두개를 감지한 후, 혀의 기저부와 후두개 사이의 공간이 후두개계곡으로 식별된다.

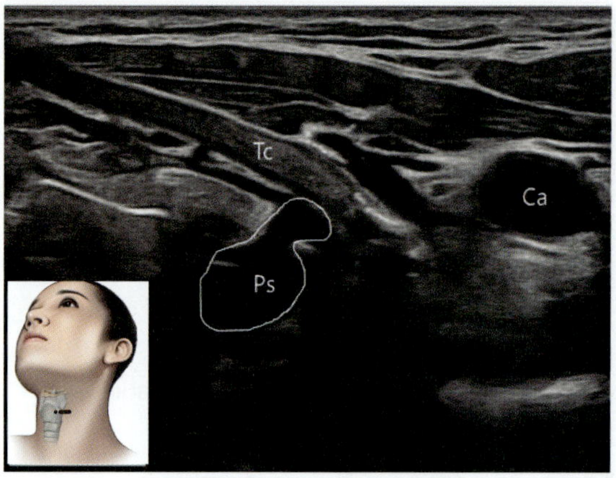

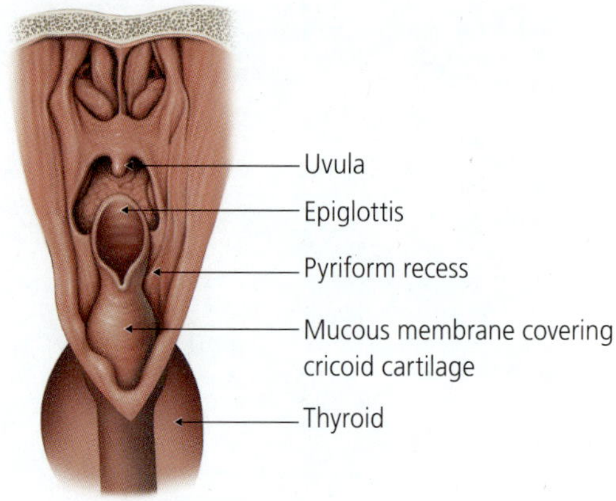

그림 6-9. 이상와의 초음파 평가. 탐촉자는 목의 측면에서 갑상연골(Tc) 수준에 횡으로 위치한다. 갑상연골의 내측에 위치한 이상와(Ps)는 저에코 영역으로 보인다. Ca: 경동맥

용하여 흡인을 비디오투시연하검사 기준으로 민감도 0.64, 특이도 0.84로 진단하였고, 잔류물과 관련해서는 내시경연하검사를 기준으로 이상와의 잔류물을 민감도 92.0%, 특이도 71.9%, 후두개계곡의 잔류물을 민감도 86.7%, 특이도 63.6%로 진단할 수 있었다.

4. 상부식도괄약근 평가 및 시술

상부식도괄약근은 하인두수축근(inferior pharyngeal constrictor), 윤상인두근, 경부 식도(cervical esophagus)로 구성된다. 윤상인두근은 초음파를 통해 직접 관찰할 수 있으며, 이는 윤상연골 수준에서 목의 정중앙의 좌측 옆에서 접근하여 관찰할 수 있다. 윤상인두근과 경부식도는 좌측으로 치우쳐 있어 좌측에서 관찰하는 것이 더 용이하다.

윤상인두근은 외측의 고에코층(adventitia), 저에코의 근육층, 그리고 내측의 혼합에코층(점막과 점막하층)으로 구성된 3층 구조로 관찰된다. 반면에, 경부 식도는 5층 구조로 관찰되며, 외측의 고에코층, 저에코의 식도 종근층, 고에코의 근육 간 결합조직층, 저에코의 식도 환근층, 그리고 내측의 혼합에코층(점막과 점막하층)으로 구성된다.

상부식도괄약근에 보툴리눔 독소 주사는 1994년 최초로 시행되었다. 이 시술은 마취하 내시경, CT 가이드, 근전도 가이드 하에 시행되었으며, 최근에는 초음파 가이드 주사가 소개되고 있다. Wang 외는 초음파를 이용해 윤상인두근에 주사하는 방법을 소개하였

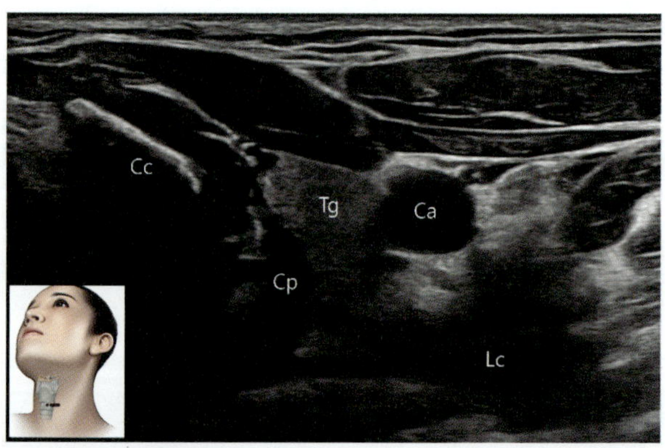

그림 6-10. 윤상인두근(Cp)의 초음파 평가. 탐촉자는 기관의 좌측에서 윤상연골(Cc) 수준에 횡으로 배치한다. 윤상인두근은 타원형 다층 튜브 구조로 나타난다. 삼키는 동안 윤상인두근이 둥글게 변하는 모습을 통해 음식물의 통과를 관찰할 수 있다. Ca: 경동맥, Lc: 경추장근, Tg: 갑상선

다. 이 방법은 상부식도괄약근을 찾는 데 유용한 팁이다(그림 6-10).

5. 혀 및 턱끝밑(Submental) 근육 평가

혀는 삼킴 과정 중 구강기에서 매우 중요한 역할을 한다. 혀의 움직임을 관찰하는 것은 삼킴에 대한 초음파 진단 초기부터 이루어졌으며, 주로 턱끝밑 정중시상 위치에서 혀를 관찰한다.

혀를 구성하는 주요 근육으로는 genioglossus, hyoglossus, styloglossus, palatoglossus가 있다. 이들 근육을 포함한 자체기원(intrinsic) 혀 근육과 입 바닥을 구성하는 anterior belly of digastric, geniohyoid, mylohyoid 근육을 관찰할 수 있다(그림 6-11).

Shawker 외는 1983년부터 혀의 초음파 소견을 보고하였고, Gritzmann과 Stone 외가 혀의 해부학과 초음파를 상세히 기술하였다. 이는 혀 근육의 측정, 에코발생(echogenicity) 측정, 시간적 움직임 변화 등을 포함한다. Ogawa 외는 근감소증 연하곤란에서 정상 노인과 비교하여 혀의 단면적이 감소하고 혀의 에코발생이 증가한다고 보고하였다. 삼킴 동안 시간에 따른 혀의 움직임 변화는 Brightness mode (B-mode)와 Motion mode (M-mode)를 모두 사용하여 분석할 수 있지만, 이는 다소 복잡한 과정이다. 인공지능은 반복학습이 가능하여 향후 이를 이용한 시간에 따른 혀의 움직임 변화를 시행하면 보다 빠르고 정확한 분석이 가능할 것으로 기대된다.

설골상 근육으로는 stylohyoid, geniohyoid, mylohyoid, digastric 근육이 있으며, 설골하 근육으로는 sternohyoid, omohyoid, sternothyroid, thyrohyoid 근육이 있다. 설골상 근육은 설골의 상부에 부착되어 설골을 상승시켜 연하를 돕는다.

초음파로 접근하는 턱끝밑 근육으로는 digastric, mylohyoid, geniohyoid, genioglossus 근육 등이 있다. Van Den Engel-Hoek 외는 '양적 근육 초음파' 용어를 제안하며, 턱끝밑 근육의 두께와 혀의 에코 정도를 측정하였다. Mylohyoid 근육 외에는 좋은 재현성을 보였고, 근육병 환자에서는 에코 정도가 정상과 비교하여 증가하였다.

초음파를 이용한 geniohyoid, genioglossus 근육의 움직임을 실시간으로 분석한 연구들이 있으며, 높은 재

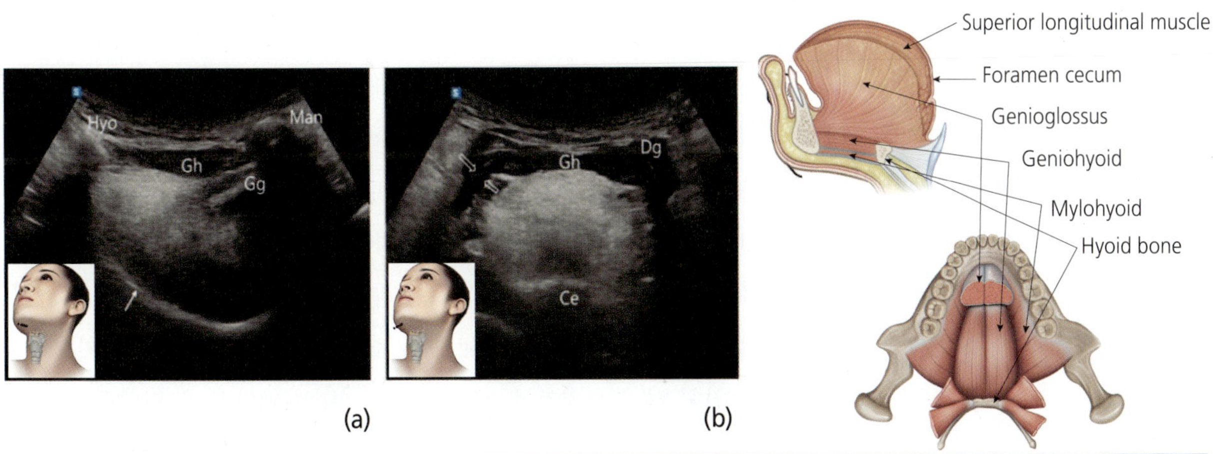

그림 6-11. 혀 및 턱끝밑 근육의 초음파 검사. 혀의 정중시상면(a) 및 횡단면(b) 초음파 영상. Ce: 혀의 중앙 홈. Dg: Digastric 근육의 전방 부분, Gg: Genioglossus 근육, Gh: Gehiohyoid 근육, Hy: 설골, Man: 하악골, 화살표: 혀 표면, 빈 화살표: mylohyoid

현성을 보이지만 분석 방법이 복잡하여 연구 목적으로 주로 사용된다.

6. 초음파의 한계

초음파는 구강-인구-후두기를 동시에 관찰할 수 없다. 이는 초음파 탐촉자의 한계이다. 연하의 각 단계를 독립적으로 평가할 수 있을 뿐이다. 초음파 검사 결과는 시행자의 실력에 크게 의존하며, 이를 습득하는 데는 학습 곡선이 존재한다. 또한, 초음파 탐촉자를 접촉하는 기준점이 명확하지 않아 측정값의 정확도에 어려움이 있다. 즉, 양적 측정의 절사값(cut-off value)을 명확하게 하기 위해서는 측정 방법의 일치성과 측정값의 대규모 샘플링이 필요하다. 또한 삼킴을 평가할 때 설골 후두 복합체의 움직임은 초음파의 안정적 측정을 어렵게 한다. 갑상연골, 윤상연골, 기관연골고리가 초음파의 투과를 감소시키며, 음식물이 지나가는 인두, 식도는 공기가 지나가는 후두, 기관의 뒤쪽에 위치하고 있어 후두 기관의 공기가 초음파의 투과를 방해하므로 인두, 식도의 관찰이 용이하지 않다.

결론적으로 초음파는 연하곤란 환자의 평가를 위해 임상에서 적용할 수 있다. 설골후두 움직임으로 연하곤란의 정도를 예측할 수 있으나, 정상값과 절사값에 대한 대규모 연구들이 요구된다. 후두개계곡과 이상와의 잔류물의 측정이 가능하고 흡인을 관찰할 수 있지만, 그 양을 정확하게 측정하기에는 한계가 있으며, 흡인의 경우 관찰을 놓치는 경우도 있어 유효성과 신뢰성에 대한 추가 연구가 필요하다. 윤상인두근을 초음파로 관찰할 수 있으며, 보툴리눔 독소 주사 시술 시 초음파 가이드를 통해 정확도를 높일 수 있다. 혀 및 턱끝밑근육에 대한 초음파 측정을 통해 근육의 두께와 움직임을 관찰할 수 있으며, 이는 연하곤란의 정도와 관련이 있으며, 특히 운동신경세포병 진단에 도움이 되는 근섬유다발수축 관찰도 가능하다. 초음파를 이용한 측정 기술에 대한 프로토콜을 정립하는 일이 시급하다. 초음파 기술이 계속 발전하고 인공지능을 이용한 반복 학습 및 3D 영상 복원이 적용된다면, 복잡한 혀의 움직임, 잔류물, 흡인의 정확한 측정, 그리고 윤상인두근의 정확한 위치 확인 등이 더욱 정교해질 것으로 기대한다.

IV. 경부 청진법을 활용한 연하장애 평가

경부 청진법(cervical auscultation)은 삼킴 소리와 삼킴과 관련된 호흡 소리를 듣는 방식으로 인두 단계의 삼킴을 평가하는 임상적인 방법이다. 청진기를 사용한 경부 청진법은 연하 장애를 감지하기 위해 방사선 노출이나 비용적 부담없이 간편하게 적용 가능하며 접근성이 높다는 장점이 있다. 청진기를 사용하는 경부 청진법은 검사 방법이 간단하기 때문에 환자의 병상에서 손쉽게 수행할 수 있으며 치료의 진행 상황을 평가하기 위해 반복적으로 수행될 수 있다.

경부 청진법은 삼킴-호흡 조정을 평가하고 정상 삼킴과 비정상 삼킴을 구분하는 데 활용되며, 흡인(aspiration), 관통(penetration), 잔여물(residue)을 확인하는 데 도움을 준다. 우선 청진기를 후두 부위의 목 측면에 놓아 삼킴과 관련된 호흡음을 듣는다. 청진기 배치 위치는 목소리나 호흡 소리가 명확히 들릴 때까지 조정되며 연하 소리를 감지하기 위해 청진기, 전자 청진기, 마이크 또는 가속도계와 같은 다양한 도구가 사용된다.

경부 청진법은 연하 장애 환자를 평가하는 데 유용

한 도구로, 성인과 어린이 모두에서 삼킴 빈도, 삼킴 횟수, 기침, 삼킴 지속 시간 및 삼킴 후 호흡과 관련된 유용한 정보를 제공할 수 있다. 이를 신생아에게 적용하여 신생아의 빨기-호흡-삼킴 패턴에 대한 중요한 정보를 획득할 수 있다. 경부 청진법은 임상 연하 검사와 평가 과정에서 중요한 정보를 제공할 수 있지만 이 방법에 대한 신뢰성과 타당성에 대해서는 지속적인 연구가 필요하다. 연하 장애를 진단하기 위한 신뢰성과 타당성을 갖춘 도구로 자리 잡게 된다면 경부 청진법을 이용하여 연하 평가 비용을 크게 절감할 수 있을 것으로 보인다.

V. 근전도를 활용한 연하장애 평가

1. 서론

표면근전도(surface electromyography, sEMG)는 삼킴 동안 다양한 근육의 활동 패턴을 측정할 수 있는 간단한 스크리닝 도구로, 방사선 노출이 없고 비침습적인 검사 방법이다. 이는 주로 연하 발생 여부를 확인하고 연하의 생리학적 과정을 이해하는 데 활용된다. 연하는 여러 근육 그룹의 조정이 필요한 복잡한 과정이며, sEMG를 활용하면 삼킴 동안 특정 근육의 활동 패턴을 관찰하고 정량화할 수 있다. 표면 근전도는 특히 비디오투시연하검사(VFSS)의 비용과 방사선 노출 문제로 인한 단점을 보완할 수 있는 유용한 대안으로 주목받고 있다.

후두 근전도(laryngeal electromyography, EMG)는 말초 신경계 질환이나 근육 질환으로 인한 연하 장애를 진단하는 데 보조적으로 사용할 수 있다. 이 검사는 휴식 상태와 약간에서 중간 정도의 수축 상태에서 윤상갑상근(cricothyroid muscle)과 갑상피열근(thyroarytenoid muscle)에 침 근전도를 시행하여 상후두신경과 회귀후두신경을 평가하는 데 활용된다.

2. 근전도 검사방법

후두 근전도는 보통 37 mm 길이의 직선형 단극 침 전극을 사용하며, 환자는 목을 신전시킨 상태로 바로 누운 자세에서 검사를 받는다. 윤상갑상근을 평가할 때는, 침을 갑상연골(thyroid cartilage)의 하연을 기준으로 윤상연골(cricoid cartilage)의 상연 근처 정중선에서 약간 측면으로 비스듬히 삽입한다. 이후 환자에게 낮은 음과 높은 음의 'E' 소리를 내도록 하고, 높은 음의 'E' 소리를 발성하는 동안 운동단위활동전위(MUAP) 상태를 확인한다.

갑상피열근을 평가하기 위해서는 침을 윤상연골 위 정중선에서 위로 60도, 측면으로 20도 각도로 삽입하여 윤상갑상막(cricothyroid membrane)을 관통하도록 위치시킨다. 이 과정에서 환자는 높은 음의 'E' 소리를 발성하도록 요청받는다. 후두 EMG 데이터는 섬유성 전위(fibrillation)와 휴식 상태에서 나타나는 양성 예리파(positive sharp wave) 같은 신경 탈신경화(denervation) 가능성을 탐지하기 위해 분석되며, 자발적 근육 작업 중에는 다상성(polyphasia)과 동원 패턴(recruitment pattern)도 평가된다.

3. 근전도 검사의 활용

성대 내전은 기도 흡인 방지의 중요한 보호 기전 중 하나로, 연하 장애와 동반된 성대 마비의 평가에 후두 근전도가 활용될 수 있다. 또한, 혀의 기능 평가를 위해 설압(force of tongue depression)을 측정하거나, 연하에 관여하는 구조물의 운동학적(kinematic) 또는 운동역학적(kinetic) 분석 방법도 시도되고 있다.

이외에도 후두 운동 장애(후두 디스토니아, 성대 마비, 기타 신경후두학적 장애 포함)의 진단, 예후 평가, 치료에 사용될 수 있으며, 경부 수술 후 연하 장애의 원인을 조사하거나 후두 신경병증의 동반 여부를 확인하는 데 유용하다. 앞으로 다양한 용도에서 후두 EMG의 활용 가능성을 조사하는 증거 기반 연구가 지속적으로 필요할 것으로 보인다.

참고문헌

1. Allen JE, Clunie GM, Winiker K. Ultrasound: an emerging modality for the dysphagia assessment toolkit? Curr Opin Otolaryngol Head Neck Surg. 2021;29:213-8.
2. Badshah M, Soames R, Ibrahim M, Khan MJ, Khan A. Surface anatomy of major anatomical landmarks of the neck in an adult population: A Ct Evaluation of Vertebral Level. Clin Anat. 2017;30:781-7.
3. Bayona HHG, Inamoto Y, Saitoh E, Aihara K, Kobayashi M, Otaka Y. Prediction of pharyngeal 3D volume using 2D lateral area measurements during swallowing. Dysphagia. 2024.
4. Chen KC, Jeng Y, Wu WT, Wang TG, Han DS, Özçakar L, et al. Sarcopenic dysphagia: A narrative review from diagnosis to intervention. Nutrients. 2021;13.
5. Chen YC, Hsiao MY, Wang YC, Fu CP, Wang TG. Reliability of ultrasonography in evaluating hyoid bone movement. J Med Ultrasound. 2017;25:90-5.
6. de Andrade RA, Pernambuco LA, de Almeida ANS, Mulatinho M, Dos Santos ENF, da Silva HJ. Methodological procedures to acquire and analyze ultrasound images of swallowing: A scoping review. Dysphagia. 2024.
7. Fujii N, Inamoto Y, Saitoh E, et al. Evaluation of swallowing using 320-detector-row multislice CT. Part I: single-and multiphase volume scanning for three-dimensional morphological and kinematic analysis. Dysphagia. 2011;26(2):99-107.
8. Gritzmann N, Frühwald F. Sonographic anatomy of tongue and floor of the mouth. Dysphagia. 1988;2:196-202.
9. Hsiao MY, Chang YC, Chen WS, Chang HY, Wang TG. Application of ultrasonography in assessing oropharyngeal dysphagia in stroke patients. Ultrasound Med Biol. 2012;38:1522-8.
10. Hsiao MY, Wu CH, Wang TG. Emerging role of ultrasound in dysphagia assessment and intervention: A narrative review. Front Rehabil Sci. 2021;2:708102.
11. Huang YL, Hsieh SF, Chang YC, Chen HC, Wang TG. Ultrasonographic evaluation of hyoid-larynx approximation in dysphagic stroke patients. Ultrasound Med Biol. 2009;35:1103-8.
12. Inamoto Y, González-Fernández M, Saitoh E. 3D-CT evaluation of swallowing: metrics of the swallowing response Using Swallowing CT. Dysphagia. 2022;37(2):237-49.
13. Lagarde ML, Kamalski DM, van den Engel-Hoek L. The reliability and validity of cervical auscultation in the diagnosis of dysphagia: a systematic review. Clin Rehabil. 2016;30(2):199-207.
14. Lee YS, Lee KE, Kang Y, Yi TI, Kim JS. Usefulness of submental ultrasonographic evaluation for dysphagia patients. Ann Rehabil Med. 2016;40:197-205.
15. Matsuo T, Matsuyama M, Nakatani K, Mori N. Evaluation of swallowing movement using ultrasonography. Radiol Phys Technol. 2020;13:62-8.
16. Maeda K, Nagasaka M, Nagano A, Nagami S, Hashimoto K, Kamiya M, et al. Ultrasonography for eating and swallowing assessment: A narrative review of integrated insights for noninvasive clinical practice. Nutrients. 2023;15.
17. Matsuo T, Matsuyama M. Detection of poststroke oropharyngeal dysphagia with swallowing screening

by ultrasonography. PLoS One. 2021;16:e0248770.
18. Miller LS, Dai Q, Sweitzer BA, Thangada V, Kim JK, Thomas B, et al. Evaluation of the upper esophageal sphincter (UES) using simultaneous high-resolution endoluminal sonography (HRES) and manometry. Dig Dis Sci. 2004;49:703-9.
19. Miura Y, Nakagami G, Yabunaka K, Tohara H, Murayama R, Noguchi H, et al. Method for detection of aspiration based on B-mode video ultrasonography. Radiol Phys Technol. 2014;7:290-5.
20. Miura Y, Yabunaka K, Karube M, Tsutaoka T, Yoshida M, Matsumoto M, et al. Establishing a methodology for ultrasound evaluation of pharyngeal residue in the pyriform sinus and epiglottic vallecula. Respir Care. 2020;65:304-13.
21. Mulheren RW, Inamoto Y, Odonkor CA, et al. The association of 3D volume and 2D area of post-swallow pharyngeal residue on CT imaging. Dysphagia. 2019;34(5):665-72.
22. N. Schneider I, Thumfart WF, Pototschnig C, Eckel HE. Treatment of dysfunction of the cricopharyngeal muscle with botulinum A toxin: introduction of a new, noninvasive method. Ann Otol Rhinol Laryngol. 1994;103:31-5.
23. Ogawa N, Mori T, Fujishima I, Wakabayashi H, Itoda M, Kunieda K, et al. Ultrasonography to measure swallowing muscle mass and quality in older patients with sarcopenic dysphagia. J Am Med Dir Assoc. 2018;19:516-22.
24. Olthoff A, Carstens PO, Zhang S, et al. Evaluation of dysphagia by novel real-time MRI. Neurology. 2016;87(20):2132-8.
25. Parmar SB, Mehta HK, Shah NK, Parikh SN, Solanki KG. Ultrasound: A novel tool for airway imaging. J Emerg Trauma Shock. 2014;7:155-9.
26. Peng CL, Jost-Brinkmann PG, Miethke RR, Lin CT. Ultrasonographic measurement of tongue movement during swallowing. J Ultrasound Med. 2000;19:15-20.
27. Peng CL, Miethke RR, Pong SJ, Lin CT. Investigation of tongue movements during swallowing with M-mode ultrasonography. J Orofac Orthop. 2007;68:17-25.
28. Potente P, Buoite Stella A, Vidotto M, Passerini M, Furlanis G, Naccarato M, et al. Application of ultrasonography in neurogenic dysphagia: A systematic review. Dysphagia. 2023;38:65-75.
29. Ryu JS, Lee JH, Kang JY, Kim MY, Shin DE, Shin DA. Evaluation of dysphagia after cervical surgery using laryngeal electromyography. Dysphagia. 2012;27(3):318-24.
30. Sataloff RT, Mandel S, Mann EA, Ludlow CL. Practice parameter: laryngeal electromyography (an evidencebased review). J Voice. 2004;18(2):261-74.
31. Shawker TH, Sonies B, Stone M, Baum BJ. Real-time ultrasound visualization of tongue movement during swallowing. J Clin Ultrasound. 1983;11:485-90.
32. Sporns KB, Hanning U, Schmidt R, et al. Volumetric assessment of swallowing muscles: A comparison of CT and MRI segmentation. Rofo. 2018;190(5):441-6.
33. Stone M. A guide to analysing tongue motion from ultrasound images. Clin Linguist Phon. 2005;19:455-501.
34. Vijay Kumar KV, Shankar V, Santosham R. Assessment of swallowing and its disorders-a dynamic MRI study. Eur J Radiol. 2013;82(2):215-9.
35. Van Den Engel-Hoek L, Van Alfen N, De Swart BJ, De Groot IJ, Pillen S. Quantitative ultrasound of the tongue and submental muscles in children and young adults. Muscle Nerve. 2012;46:31-7.
36. Voskuilen L, Schoormans J, Gurney-Champion OJ, et al. Dynamic MRI of swallowing: real-time volumetric imaging at 12 frames per second at 3 T. Magma. 2022;35(3):411-9.
37. Wang YC, Chou W, Lin BS, Wang JJ, Lin BS. The use of surface electromyography in dysphagia evaluation. Technol Health Care. 2017;25(5):1025-8.
38. Wang YC, Shyu SG, Wu CH, Wang TG.

Ultrasound-guided injection of botulinum toxin for cricopharyngeal dysphagia. Am J Phys Med Rehabil. 2018;97:e102-e103.

39. Wang YC, Wu CH, Shyu SG, Hsiao MY, Wang TG. Ultrasonography-guided botulinum toxin injection to the cricopharyngeus muscle: a case report and technical notes. Med Ultrason. 2020;22:345-55.

40. Wei P. Botulinum toxin injection for the treatment of upper esophageal sphincter dysfunction. Toxins (Basel). 2022;14.

41. Xie M, Zeng P, Wan G, An D, Tang Z, Li C, et al. The effect of combined guidance of botulinum toxin injection with ultrasound, catheter balloon, and electromyography on neurogenic cricopharyngeal dysfunction: A prospective study. Dysphagia. 2022;37:601-11.

42. Yabunaka K, Konishi H, Nakagami G, Sanada H, Iizaka S, Sanada S, et al. Ultrasonographic evaluation of geniohyoid muscle movement during swallowing: a study on healthy adults of various ages. Radiol Phys Technol. 2012;5:34-9.

43. Zhang S, Olthoff A, Frahm J. Real-time magnetic resonance imaging of normal swallowing. J Magn Reson Imaging. 2012;35(6):1372-9.

Chapter 7

비디오투시연하검사의 기초

| 박진우, 문현임 |

비디오투시연하검사(videofluoroscopic swallowing study, VFSS)는 삼킴 이상의 진단을 위해 가장 많이 사용하는 검사법이며, 현재 표준 검사로 인정을 받고 있다. Logemann은 1980년대 초반 표준화된 방법을 제시하였고 이후 약간의 변형은 있지만 기본 틀이 되고 있다. 검사를 통해 삼킴 과정과 관련된 해부학적 구조(구강, 인두, 후두, 식도)와 그들의 움직임, 조화 등을 관찰할 수 있으며 기도 흡인의 원인을 확인하고 치료적인 접근을 동시에 할 수 있는 장점이 있다.

이러한 비디오투시연하검사의 결과를 정량화하려는 노력들이 이루어졌고 이에 몇몇 객관적 측정도구들이 도구들이 개발되었다. 연구자들은 이 도구들을 통해 치료 효과를 판정하거나 병의 예후를 예측하기도 하였다. 이 장에서는 이러한 비디오투시연하검사의 기초 및 객관적 측정 도구들(temporal measurement, biomechanical measurement and scoring system)에 대하여 알아보려고 한다.

I. 비디오투시연하검사의 목적 및 시행 방법

1. 검사의 목적

비디오투시연하검사의 연하 장애를 일으키는 해부학적 혹은 생리학적 원인을 알아내고, 밝혀진 원인을 바탕으로 즉석에서 치료적 시도를 하여 이를 토대로 치료 계획을 세우는데 있다.

2. 검사 대상

일반적으로 연하 장애의 증상(입 안에서 음식물 조절을 잘 못하는 경우, 음식을 삼키는 도중 혹은 삼킨 후 기침을 하는 경우, 목에 음식물이 남아있는 느낌이 드는 경우 등)이 있거나 잦은 흡인성 폐렴이 발생하는 사람, 혹은 어떠한 원인 질환으로 간접 영양법을 실시한 후 구강 섭취를 시작하기 전의 환자들이 대상이 된다. 뇌졸중 후, 신경근육 질환 병력이 있는 환자, 두경부 수술 후, 머리 또는 목에 방사선을 조사한 후 등이 주로 비디오투시연하검사를 하게 되는 임상적인 상황이다.

비디오투시연하검사의 절대적인 금기 사항은 거의 없다. 환자가 임상적으로 명확하게 흡인(aspiration)이 있는 경우에는, 검사를 신속하고 신중하게 수행하여 흡인이 발생하는 이유와 관련된 구조에 대한 제한된 정보를 수집할 수 있어야 하지만, 이는 조영제의 대량 흡인 위험을 고려하여 수행해야 한다.

환자는 앉거나 서 있을 수 있어야 하며, 누운 자세로 검사를 수행하는 경우는 거의 없다. 환자는 검사에 참여하기 위한 지침을 따를 수 있어야 한다.

원칙적으로는 선별검사를 먼저 실시하여야 하나 기도 흡인을 밝혀내는데 한계가 있고 비디오투시연하검사가 비용이 저렴하고 많은 병원에서 쉽게 실시할 수 있기 때문에 선별검사의 중요성이 그만큼 떨어진다.

3. 검사 장비

일반적인 투시 장비에 비디오 녹화장치를 연결하여 사용한다(그림 7-1). 녹화는 통상적으로 30 frame/sec로

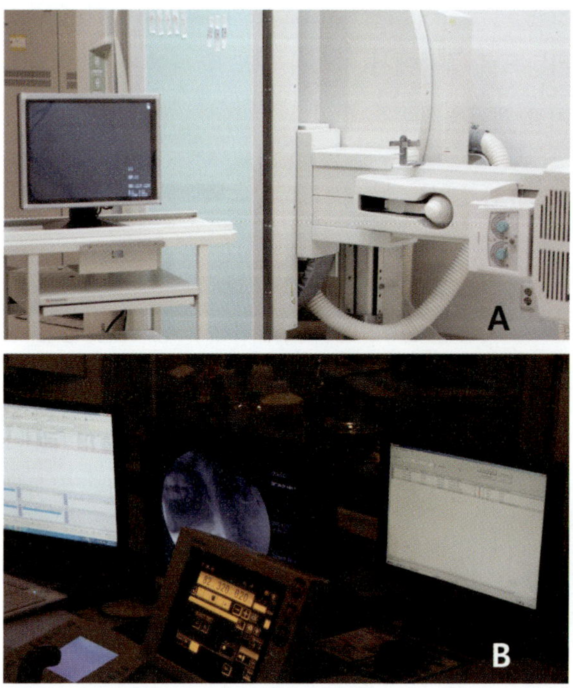

그림 7-1. (a) 투시장비, (b) 디지털 녹화장비

하지만, 최근 디지털 방식의 녹화는 화질이 뛰어나고 처리가 용이한 반면 30 frame/sec 이하로 캡쳐될 수 있어 time paramenter 측정 시 주의를 요한다.

투시 튜브와 투시판 사이가 좁은 경우 그 틈에 휠체어가 들어가지 못할 수 있으며 이런 경우 특수 제작 의자를 필요로 한다.

4. 검사 식이

표준화로 정해진 것은 아니나 적어도 3가지 이상의 consistency을 가지는 식이로 구성하도록 추천한다. 보통 점도를 달리한 음식에 바륨을 섞어서 준비하며 이를 통해 환자에게 안전한 점도의 식이를 결정하는 것이 매우 중요하다. Park 등은 포크테스트를 통해 연하장애 식을 3단계로 분류하는 것을 제시하였는데 이를 바탕으로 묽은 바륨(보통 35% 희석 바륨 사용), 요플레, 으깬 호박찜을 대표 식이로 사용하고 경우에 따라 음식을 추가할 수 있다(그림 7-2).

검사 시 제공되는 검사식의 양도 정해진 바는 없지만 묽은 바륨 검사 시에만 그 양을 달리하고(2 mL, 5 mL, cup drinking) 나머지에서는 한 가지로 검사한다. 이는 정상적으로도 점도가 증가하면 한번에 삼키는 양이 줄어들기 때문이다.

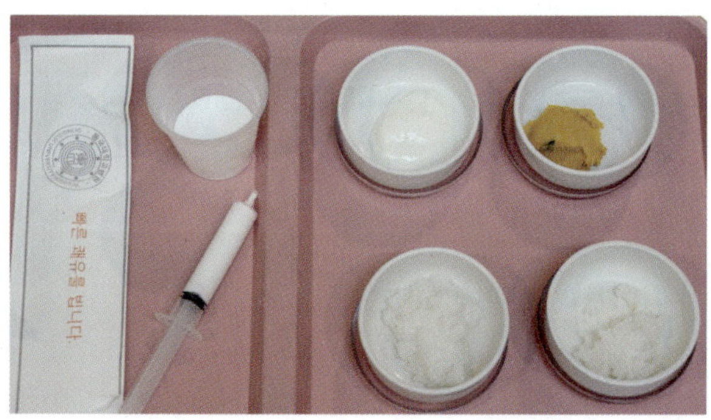

그림 7-2. 검사식. 좌측 위부터 시계방향으로 묽은 바륨(보통 35% 희석 바륨 사용), 요플레, 으깬 호박찜, 밥 그리고 죽.

검사식을 주는 순서는 논란이 있으나 묽은 점도부터 시작하기를 권한다. 이는 액체에서 연하 과정을 가장 정확히 관찰할 수 있으며 검사 도중 기도 흡인이 일어나도 높은 점도의 검사식보다 안전하기 때문이다.

5. 환자의 자세

똑바로 앉아 머리를 세운 자세로 중립자세를 유지해야 하며 찍는 view (lateral or AP)에 따라 보는 방향만 달리 해준다(그림7-3). 따라서 자세 유지를 도와줄 수 있는 의자가 필수다. 환자는 치료적 적용에 따라 머리의 위치는 다양하게 변화할 수 있다(chin up, chin down, head rotation 등).

6. 진행 순서

Lateral view로 먼저 시작하며 턱밑에 동전을 붙여 길이나 움직임의 측정에 기준으로 사용한다. 위에서 언급한 바와 같이 묽은 바륨 2 mL, 5 mL, cup drinking, 요플레, 으깬 호박찜 순서로 환자에 제공한다. 한 검사식에 2회씩 실시하여 우연에 의한 현상을 배제한다. 대부분의 관찰은 lateral view에서 이루어지기 때문에 AP view에서는 다양한 음식을 테스트할 필요는 없다. 따라서 묽은 바륨 2 mL에서 2회 실시 후 마무리한다. 주로 숟가락을 사용하며 양을 정확히 하기 위해서는 주사기를 사용하기도 한다.

검사 진행 도중 기도 흡인이 심하면 검사를 중단하고 치료적 계획이 수립되면 그에 맞추어 진행하되 기도 흡인 양을 최소로 하도록 해야 한다.

II. 비디오투시연하검사의 해석

1. 시간 변수의 측정(Temporal measurement)

1) 구강 통과 시간(oral transit time, OTT)

혀가 자발적인 삼킴을 시작하려고 움직일 때부터 식괴(bouls)의 머리 부분이 하악골 아래 선에 도착했을 때까지의 경과시간을 뜻한다. 정상적으로 1–1.5초를

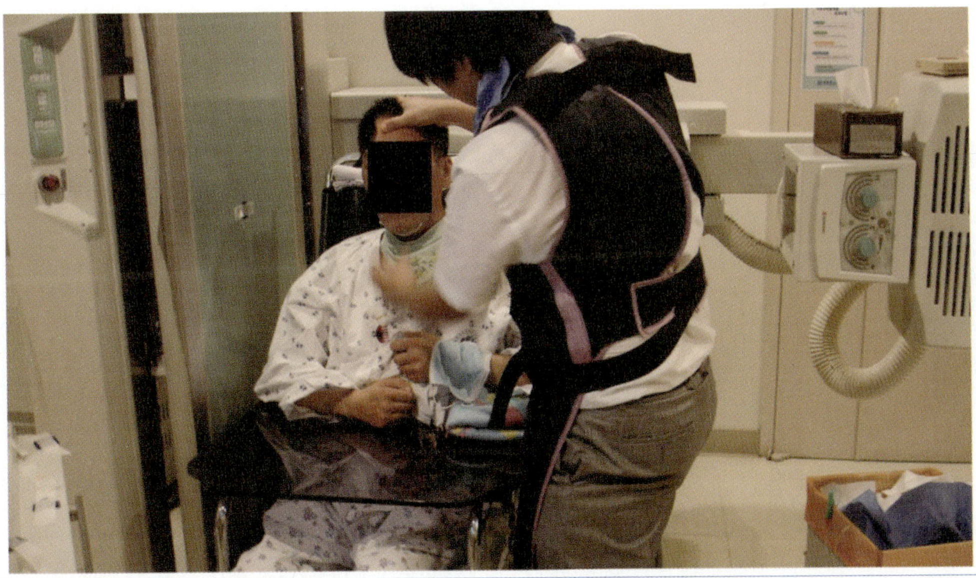

그림 7-3. 검사 시 환자의 자세. 똑바로 앉은 상태에서 머리를 중립 위치로 맞춘다.

넘지 않으며 점도가 증가할수록 증가하는 경향을 보인다.

2) 인두 통과 시간(pharyngeal transit time, PTT)

후두가 상승하기 시작하는 시점부터 식괴의 꼬리가 상부식도조임근을 통과할 때까지 경과된 시간을 뜻한다. 정상적으로 최대 1초를 넘지 않으며 대개 0.35에서 0.48초에 이르며, 식괴의 양이 증가할수록 증가하는 경향을 보인다.

3) 인두 지연 시간(pharyngeal delay time, PDT)

식괴의 머리 부위가 하악골의 아래 선을 통과한 후부터 후두가 상승하기 시작할 때까지의 시간으로, 정상 성인에서 0–0.2초, 60세 이상 노인에서는 0.4–0.5초 정도로 대개 1초를 넘지 않는다. 인두 지연 시간이 정상 범위에 들어도 그로 인해 기도 흡인이 일어나면 비정상으로 간주해야 한다.

이와 비슷하나 조금 다른 개념으로 기 전환 시간(stage transition duration, STD)와 지연된 인두 삼킴(delayed pharyngeal swallow, DPS)가 있다. 기 전환 시간은 식괴가 하악골 가지를 지나서 설골(hyoid bone)이 상승하기 시작할 때까지 시간을 뜻하며 지연된 인두 삼킴은 식괴가 후두계곡(vallecula)에 도착해서부터 후두 상승이 일어나기까지의 시간을 뜻한다.

2. 생역학적 측정(Biomechanical measurement)

1) 설골의 움직임(hyoid movement)

설골의 움직임을 분석하는 방법으로 Image J (National Institutes of Health, Bethesda, MD) 프로그램을 사용한 방법을 많이 이용한다. 휴지기와 설골이 가장 많이 상승한 시기의 사진을 캡쳐하여 경추 2번과 4번의 앞아래 꼭지점을 연결한 선이 참 90도가 되도록 프로그램을 사용하여 회전을 시킨다. 경추 4번의 앞아래 꼭지점을 원점으로 하여 설골의 좌표를 구하고 최고점에서 휴지기 최저점을 빼서 그 움직인 거리를 구한다. 환자 아래턱에 붙인 동전을 이용하여 길이를 보정한다(그림 7-4).

- anterior displacement: (x2−x1) − (Ox2−Ox1)
- vertical displacement: (y2−y1) − (Oy2−Oy1)

정상적으로 약 2 cm 정도를 오르내린다고 하지만 비정상에 대한 정확한 기준은 없고 주로 치료법을 적

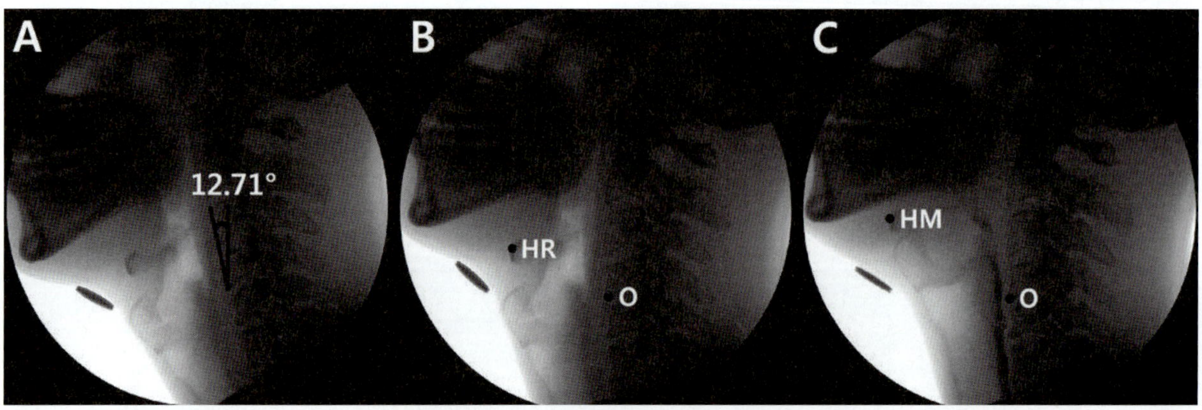

그림 7-4. 설골의 움직임을 분석하는 방법. Image J (National Institutes of Health, Bethesda, MD) 프로그램을 사용. (a) 경추 2번과 4번의 앞아래 꼭지점을 연결한 선이 참 90도가 되도록 회전을 시킨다, (b) 휴지기 최저점 설골 위치, (c) 연하 시 최고점 설골 위치.

용 후 변화를 보는데 사용한다.

2) 상부식도괄약근의 열림(opening of upper esophageal sphincter)

보통 경추 3번과 6번 사이에서 삼킴 시 가장 좁은 부위[인두식도분절(pharyngoesophageal segment) 앞 뒤벽 거리]가 가장 커질 때를 Image J 프로그램을 사용하여 측정한다(그림7-5). 식괴 양이 늘어날수록 커지는 경향을 보이며 정상적으로 보통 10 mm 내외로 열린다.

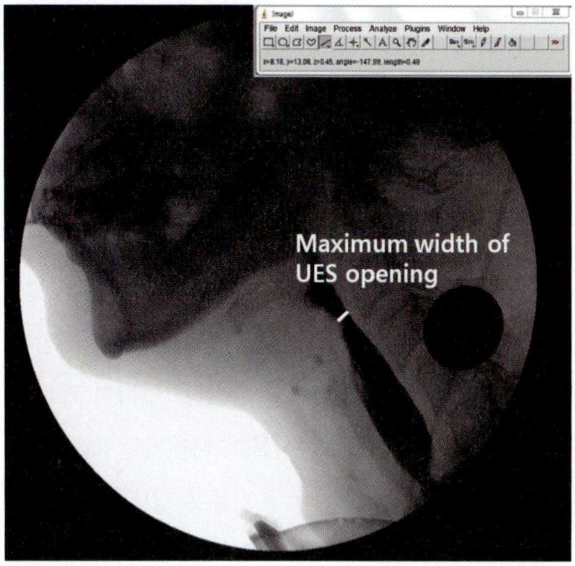

그림 7-5. 상부식도괄약근 직경 측정

3) Pharyngeal constriction ratio (PCR)

삼킴 시 인두 수축이 최고에 달했을 때의 인두부 면적을 1 cc 식괴를 입에 물고 있을 때의 인두부 면적으로 나눈 값을 인두 수축비로 정의한다(그림 7-6). 이는 정상적으로 0에 가까운 값을 보이며 인두 수축 압력과 음의 상관 관계를 가지는 것으로 알려져 있어 압력계 없이 인두부 수축력을 측정하는데 유용한 도구이다.

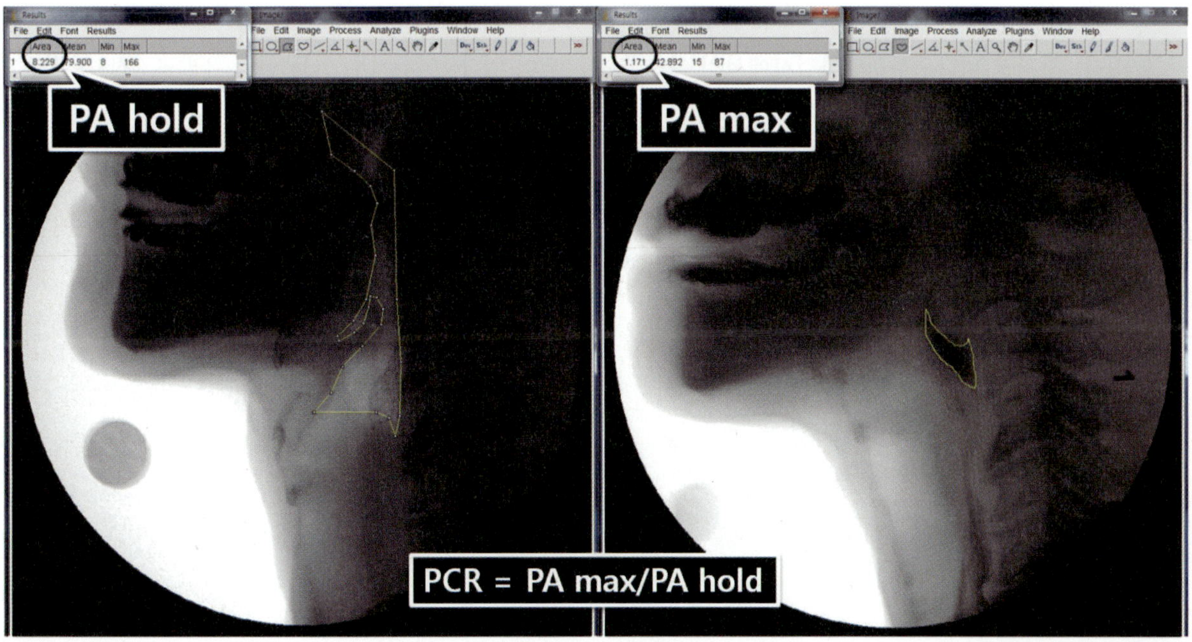

그림 7-6. 인두 수축비(PCR) 측정법. 인두 수축이 최고에 달했을 때의 인두부 면적을 1 cc 식괴를 입에 물고 있을 때의 인두부 면적으로 나눠서 계산한다.

3. 척도(Scoring system)

1) A Penetration aspiration scale(PAS)

Rosenbek 등에 의해 개발되어 1996년 발표되었다. 이들은 비디오투시연하검사에서 후두 통과와 기도 흡인 두 가지 결과만을 가지고 8단계의 척도를 만들었다(표 7-1). 후두 통과란 음식물이 후두로 들어가지만 성대주름 아래로는 통과하지 않는 것을 말하며 기도 흡인은 성대주름 아래로 음식물이 내려가는 것을 뜻한다. 이 척도의 단계를 나누는 기준은 성대주름을 기준으로 음식물이 들어간 깊이와 이 음식물이 기침 등을 통해 밖으로 나오는지 여부로 하였다.

본 도구의 장점은 무엇보다도 간단하다는 것이다. 그렇기 때문에 쉽게 적용이 가능하여 현재까지 가장 널리 사용되며 가장 많이 인용되고 있다. 또한 검사의 신뢰도에서 검사자 내 일치도가 63-84% 정도였으며 검사자 간 일치도는 60-75%로 나타나 아주 높지는 않지만 비교적 괜찮은 결과를 보여 이를 뒷받침해 주고 있다. 하지만 비디오투시연하검사에서의 다양한 소견을 반영하지 못하고 오로지 후두 통과나 기도 흡인만 집중되어 있다는 것이 큰 단점으로 지적되고 있다. 또한 환자에 적용했을 때 1점부터 8점까지 고르게 분포를 하지 못하고 양쪽으로 치우쳐져 있으며 4점의 경우는 해당되는 경우가 거의 없는 것도 단점으로 얘기되고 있다.

표 7-1. 침투 흡인 척도(penetration aspiration scale)

1. 음식물이 기도로 들어가지 않은 경우
2. 기도로는 들어갔으나 성대주름 상부에 머물면서 기도 밖으로 배출된 경우
3. 기도로는 들어갔으나 성대주름 상부에 머물면서 기도 밖으로 배출이 되지 않은 경우
4. 음식물이 기도로 들어가서 성대주름과 닿았으나 다시 배출된 경우
5. 음식물이 기도로 들어가서 성대주름과 닿았으나 배출이 되지 않은 경우
6. 성대주름 하부로 통과하였으나 후두 혹은 기도 밖으로 배출된 경우
7. 성대주름 하부로 통과하였으나 후두 혹은 기도 밖으로 배출이 되지 않은 경우
8. 성대주름 하부로 통과하였으나 후두 혹은 기도 밖으로 배출이 되지 않으며, 배출에 대한 노력이 전혀 보이지 않는 경우

2) 비디오 투시 연하장애 척도(videofluoroscopic dysphagia scale, VDS)

Han 등에 의해 2008년 발표된 척도로서 14개 항목, 100점 만점으로 구성되어 있다. 당초에 뇌졸중 환자에서 6개월 이후에도 회복되지 않는 경우를 예측하기 위해 만든 척도였으나 구강기와 인두기의 많은 항목들이 포함되어 삼킴 상태를 포괄적으로 반영해 줄 수 있어 기능 평가의 척도로도 유용하다(표 7-2).

구강기 항목으로는 입술 닫힘이 4점, 식괴 형성 6점, 저작기능 8점, 실행증 4.5점, 혀-구개 접촉 10점, 조기 식괴 붕괴 4.5점, 구강 통과 시간 3점으로 구성되어 있다. 인두기는 인두 삼킴 유발 4.5점, 후두덮개곡 잔여물 6점, 후두 거상 9점, 이상와 잔여물 13.5점, 인두 벽 코팅 9점, 인두 통과 시간 6점, 기도 흡인 여부 12점으로 되어 있다. 또한 각 항목들은 1-3개 세부 항목으로 나누어져 점수를 세분화하고 있다.

이 도구의 장점은 구강기와 인두기의 다양한 항목들을 중대성에 따라 가중치를 두어 점수를 배치하여 포괄적 기능평가를 가능하게 해주었다는 것이고 또한 100점 만점으로 하고 있어 환자 변화에 대해 매우 민감하게 반영해 준다는 것이다. 하지만 식도기에 대한 반영이 되지 않은 점, 몇몇 항목에서 세부 단계 구분이 모호한 점은 단점으로 지적되고 있다.

표 7-2. **비디오 투시 연하장애 척도(videofluoroscopic dysphagia scale)**

지표(parameter)	측정 점수(coded value)		점수(score)
입술 닫힘(lip closure)	정상(intact)	0	4
	불충분(inadequate)	2	
	완전소실(None)	4	
식괴 형성(bolus formation)	정상(intact)	0	6
	불충분(inadequate)	3	
	완전소실(None)	6	
저작기능(mastication)	정상(intact)	0	8
	불충분(inadequate)	4	
	완전소실(None)	8	
실행증(apraxia)	정상(None)	0	4.5
	경도이상(mild)	1.5	
	중도이상(moderate)	3	
	심한이상(severe)	4.5	
혀-구개 접촉(tongue to palate contact)	정상(intact)	0	10
	불충분(inadequate)	5	
	완전소실(None)	10	
조기 식괴 붕괴(premature bolus loss)	없음(None)	0	4.5
	< 10%	1.5	
	10~50%	3	
	> 50%	4.5	
구강 통과 시간(oral transit time)	≤ 1.5s	0	3
	> 1.5s	3	
인두 삼킴 유발(triggering of pharyngeal swallow)	정상(normal)	0	4.5
	지연(delayed)	4.5	
후두개곡 잔여물(vallecular residue)	없음(None)	0	6
	< 10%	2	
	10~50%	4	
	> 50%	6	
후두 거상(laryngeal elevation)	정상(normal)	0	9
	이상(Impaired)	9	
이상와 잔여물(pyriform sinus residue)	없음(None)	0	13.5
	< 10%	4.5	
	10~50%	9	
	> 50%	13.5	
인두 벽 코팅(coating of pharyngeal wall)	없음(No)	0	9
	있음(Yes)	9	
인두 통과 시간(pharyngeal transit time)	≤ 1.0s	0	6
	> 1.0s	6	
기도 흡인(aspiration)	없음(None)	0	12
	성문상침투(supraglottic penetration)	6	
	성문하흡인(subglottic aspiration)	12	
전체(total)			100

4. 검사결과지의 작성

검사결과지는 정해진 규준이 있는 것은 아니고, 기관마다 다른 양식으로 보고되고 있으나 구조화된 검사결과지가 자유텍스트(free text) 형식으로 된 검사결과지보다 자세한 정보를 전달할 수 있으며, 임상적인 결정을 도와주며, 결과지의 질을 높일 수 있다.

구조화된 결과지는 검사식의 농도, 각 연하기의 묘사와 PAS 스케일을 사용한 투과와 흡인에 대한 정보, 추가적인 관련 정보들(상부식도괄약근의 기능이나, 보상적 삼킴 방법의 효과) 등에 대해 자유 텍스트 형식의 결과지보다 더 잘 전달한다는 연구 결과가 있으므로 기관마다 구조화된 검사 결과지를 사용하는 것이 좋다.

5. 검사의 장점과 단점

비디오투시연하검사는 연하기능을 평가할 뿐 아니라 검사를 하면서 검사 식이의 점도를 바꾸거나 여러 자세 및 보상적 방법을 취하여 환자에게 효과가 있는 치료 방법을 결정할 수 있는 장점이 있다.

비디오투시연하검사는 검사 시에 방사선을 사용한다. 이온화 방사선을 사용하기 때문에 세포 손상과 잠재적인 암 유발의 위험이 있다고 알려져 있으며 방사선량이 많을수록 위험도가 높아진다. 일부 환자는 조영제에 과민성이 있을 수 있으므로 환자의 동의를 얻는 것이 중요하다. 이러한 상황에서는 가스트로그라핀과 같은 대체 물질을 사용할 수 있다. 다른 방사선 조사와 마찬가지로 검사를 시작하기 전에 임신 상태를 확인해야 한다. 환자가 연하 곤란을 평가받는 동안 방사선 불투과성 검사 식괴(bolus)가 기도로 흡인될 수 있는 위험이 있다. 검사자가 환자가 삼키기 가장 쉬운 농도의 검사물을 사용하여 검사를 시작한 후 더 삼키기 어려운 농도로 진행하면 이러한 위험이 감소한다.

6. 검사의 임상적 의의

전반적으로 연하 곤란은 환자의 이환율과 사망률을 증가시킨다. 따라서 연하 곤란은 환자가 가능한 최상의 삶의 질을 유지하기 위해 조기에 진단 및 관리되어야 한다. 의료진은 원인을 신속하게 진단하고 식별하여 환자의 치료를 이에 맞추어 할 수 있다.

검사자는 삼킴의 비정상적인 단계를 판단하고 임상팀/보호자/환자에게 제안을 할 수 있다. 관리 계획에는 환자의 식이 결정을 포함한다. 구강섭취가 위험하다고 판단되는 경우에는 비위관이나 경피적 내시경 위루술과 같은 튜브를 통해 식사하도록 조언하거나, 환자에게 특정 농도의 음식을 피하도록 지시할 수 있다.

III. 맺음말

이상에서 현재 가장 널리 사용되고 있는 비디오 투시 삼킴 검사에 기초 및 이에 기반을 둔 객관적 측정 도구들에 대하여 알아보았다. 각각의 도구들이 나름의 장점과 단점을 보유하고 있어 이를 잘 고려하여 선택하고 사용하는 것이 바람직할 것으로 사료된다. 또한 도구들이 나름의 신뢰도를 제시하고 있지만 이는 훈련된 전문가들에 의한 결과로, 이러한 도구들을 사용하기 위해서는 많은 연습과 훈련이 필요할 것이다.

참고문헌

1. Blonsky ER, et al. Comparison of speech and swallowing function in patients with tremor disorders and in normal geriatric patients: a cinefluorographic study. J Gerontol. 1975;30(3):299-303.
2. Dooley CP, C Di Lorenzo, JE Valenzuela. Esophageal function in humans. Effects of bolus consistency and temperature. Dig Dis Sci. 1990;35(2):167-72.
3. Han TR, et al. The prediction of persistent dysphagia beyond six months after stroke. Dysphagia. 2008;23(1):59-64.
4. Holas MA, KL DePippo, MJ Reding. Aspiration and relative risk of medical complications following stroke. Arch Neurol. 1994;51(10):1051-3.
5. Kim CH, et al. Effect of viscosity on oropharyngeal and esophageal emptying in man. Dig Dis Sci. 1994;39(1):189-92.
6. Kim Y, and G.H. McCullough. Maximum hyoid displacement in normal swallowing. Dysphagia. 2008;23(3):274-9.
7. Leonard R, et al. Fluoroscopic surrogate for pharyngeal strength: the pharyngeal constriction ratio (PCR). Dysphagia. 2011;26(1):13-7.
8. Leonard RJ, et al. Structural displacements in normal swallowing: a videofluoroscopic study. Dysphagia. 2000;15(3):146-52.
9. Logemann JA, et al. A randomized study comparing the Shaker exercise with traditional therapy: a preliminary study. Dysphagia. 2009;24(4):403-11.
10. Logemann JA, et al. Temporal and biomechanical characteristics of oropharyngeal swallow in younger and older men. J Speech Lang Hear Res. 2000;43(5):1264-74.
11. Logemann, J.A., Evaluation and treatment of swallowing disorders. 2nd ed. 1998; Austin, Tex.:PRO-ED. xiii, 406 p.
12. Mandelstam P, A Lieber. Cineradiographic evaluation of the esophagus in normal adults. A study of 146 subjects ranging in age from 21 to 90 years. Gastroenterology. 1970;58(1):32-9.
13. Miller AJ. Characteristics of the swallowing reflex induced by peripheral nerve and brain stem stimulation. Exp Neurol. 1972;34(2):210-22.
14. Park JW, et al. Effortful swallowing training coupled with electrical stimulation leads to an increase in hyoid elevation during swallowing. Dysphagia. 2009;24(3):296-301.
15. Park JW, et al. Nasal backflow and the difficulty of relaxation in the upper esophageal sphincter. Laryngoscope. 2013;123(4):966-8.
16. Park JW, IJ Kim, HJ Lee. Fork test: A new simple and reliable consistency measurement for the dysphagia diet. Geriatr Nurs. 2016;37(4):292-5.
17. Perlman AL, BM Booth, and JP Grayhack. Videofluoroscopic predictors of aspiration in patients with oropharyngeal dysphagia. Dysphagia. 1994;9(2):90-5.
18. Rademaker AW, et al. Oropharyngeal swallow efficiency as a representative measure of swallowing function. J Speech Hear Res. 1994;37(2):314-25.
19. Robbins J, et al. Oropharyngeal swallowing in normal adults of different ages. Gastroenterology. 1992;103(3):823-9.
20. Rosenbek JC, et al. A penetration-aspiration scale. Dysphagia. 1996;11(2):93-8.
21. Rugiu, M.G., Role of videofluoroscopy in evaluation of neurologic dysphagia. Acta Otorhinolaryngol Ital. 2007;27(6):306-16.
22. Schoeppe F, et al. Structured reports of videofluoroscopic swallowing studies have the potential to improve overall report quality compared to free text reports. Eur Radiol. 2018;28(1):308-15.
23. Tracy JF, et al. Preliminary observations on the effects of age on oropharyngeal deglutition. Dysphagia. 1989;4(2):90-4.

Chapter 8

비디오투시연하검사의 비정상 소견

| 김돈규, 오병모, 김두영 |

비디오투시연하검사는 환자의 증상을 유발하는 해부학적, 생리학적 이상을 알아내고, 환자가 안전하고 효과적으로 먹을 수 있게 하는 직접적인 치료 방법을 찾아내고 평가하는 것을 가능하게 해준다. 즉 연하기능의 이상 유무뿐만 아니라 중증도에 대한 평가가 가능하며, 검사와 함께 치료 계획을 세울 수 있다. 물론 이상소견을 정확하게 파악하기 위해서는 비디오투시연하검사에서 정상 연하가 어떻게 관찰되는지를 숙지하는 것이 필수적이다. 본 장에서는 비디오투시연하검사에서 관찰할 수 있는 대표적인 이상소견을 살펴보고자 한다.

I. 연하 단계별 주요 이상소견

환자들은 연하장애의 원인 및 병태생리에 따라서 다양한 이상소견을 보일 수 있다. 외측면 영상(lateral view) 검사에서 각 연하 시기별로 보일 수 있는 구조적 이상 및 식괴의 움직임, 흡인의 여부 및 원인 등을 잘 관찰할 수 있어, 외측면 영상을 가장 기본적으로 시행한다. 구강기 및 식도기까지 상세히 평가할 수 있고, 식괴의 구강 및 인두이동시간도 측정할 수 있다. 전후면(antero-posterior view, AP view)에서는 식도와 기도가 겹쳐 있어 흡인 여부를 평가하기는 어려울 경우도 있지만 삼킴(연하) 과정에서의 구조 및 기능의 좌우 비대칭성이나, 하부식도 괄약근을 포함한 식도 상태를 확인할 수 있다. 그리고 검사 과정에서 외측면과 전후면에서 자세기법이나 보상 기법을 시도하고 효과 여부를 알 수 있다. 연하의 3단계 즉, 구강기(구강 준비기 포함), 인두기, 식도기에 따라서 나타날 수 있는 주요 이상 소견들은 다음과 같다.

1. 구강기

구강 준비기는 인두기에 안전하게 삼킬 수 있도록 음식물을 적당한 크기와 성질을 가진 식괴(food bolus)로 만드는 과정이며 이러한 과정이 제대로 일어나기 위해서는 입술의 적절한 닫힘과 식괴를 조절하고 위치시키고 이동시키는 혀의 조절 능력, 침 분비 및 저작능력이 갖추어져야 한다.

구강기 또는 구강 이동기에 액체상의 음식은 혀의 후방운동이 시작되면서 인두로 이동하게 된다. 식괴는 혀의 앞부분과 경구개 사이에 위치하며, 혀의 앞 부분부터 상방 그리고 순차적인 후방 움직임을 통하여 식괴가 인두로 이동하게 된다. 고체상의 음식은 저작 과정에서 식괴가 후구개궁(posterior pillar of the fauces)을 지나 혀의 후방과 후두개곡으로 이동하는 것을 볼 수 있는데, Palmer 등은 구강 준비기에 혀의 후방 움직임에 의해 입안으로 고형 음식물을 받아들이고 교합면으로 이동시키는 과정을 제1기 이동(stage 1 transport)이라고 하고, 저작 과정에서 준비된 식괴가 구인두로 이동하는 과정을 제2기 이동(stage 2 transport)으로 구분하였다. 구강기의 생리적 기능이 저하된 경우 다음과 같은 이상소견(장애)을 보이게 된다(표 8-1).

1) 음식물이 입 밖으로 샘: 구순폐쇄부전(reduced lip closure)

구순(입술)폐쇄가 불완전할 때 비디오투시연하검사에서는 입술 밖으로 음식이 흘러내리는 것을 관찰할 수 있으며, 이는 유동식에서 더욱 두드러진다. 구순폐쇄는 안면신경마비 등에서 일측성인 경우가 많으나 측면상에서는 어느 쪽인지 확인할 수 없으므로, 실제 검사를 시행할 때 기술해 두는 것이 좋다.

표 8-1. 구강 준비기와 구강기의 비디오투시연하검사 이상소견

비디오투시연하검사의 이상소견	기능장애의 유형(type of impairment)
구강준비기	
식괴를 구강 내 앞 부분에 유지하지 못함	구순폐쇄부전
식괴를 형성하지 못함	혀 운동 범위와 조화의 감소
전방구(anterior sulcus) 및 외측구(lateral sulcus)에 잔여물	입술과 볼의 긴장도 감소
조기 식괴 소실	혀 후방 거상의 감소
턱관절 주위근은 정상이나 씹지 못함	혀의 좌우 움직임 감소
구강기	
삼킴 시작 시기에 혀를 앞으로 내밈	전방 혀 내밀기
전방구(anterior sulcus) 및 외측구(lateral sulcus)에 잔여물	입술과 볼의 긴장도 감소
입 바닥에 잔여물 또는 저류	혀의 움직임과 조절능의 저하
혀의 연동운동이상	혀의 운동저하
혀와 입천장의 접촉이 안됨	혀 거상의 감소
조기 식괴 소실	혀 또는 입천장 조절 기능의 감소
찔끔찔끔 삼킴(piecemeal deglutition)	신경조절의 이상
반복적인 혀 굴림 /혀 주저(hesitation)	파킨슨병, 구강 실행증(oral apraxia)
구강 통과 시간의 지연	혀의 운동 저하
삼킴실행증	인지, 신경 기능, 구강 감각의 저하
식괴의 구강 이동이 관찰되지 않음	- 심한 삼킴실행증 - 심한 파킨슨병: 동결 삼킴(freezing of swallowing) - 섭식장애 (거식증, 우울증, 불안, 강박장애 등)

2) 혀 운동의 감소와 관련된 이상 소견들

구강 준비기 동안에 혀는 음식물을 치아의 저작면으로 움직여 원활한 저작 활동이 일어나게 하고, 동시에 침과 잘 섞이도록 하는 역할을 한다. 고형식의 경우 저작을 하면서 처리된 음식물이 제2기 이동을 통해 구인두로 이동하여 그곳에서 식괴가 형성되지만, 유동식의 경우 구강기가 시작되기 전 마치 덩어리처럼 혀 위에 머물게 하였다가 구강기가 시작되면 혀가 식괴를 밀어 인두로 보내는 경우가 많다. 이러한 혀 운동의 감소는 다양한 양상으로 나타날 수 있다. 식괴를 형성하지 못하거나, 형성하더라도 유지하지 못하여 음식물이 구강 내의 다른 부위로 퍼지게 된다. 혀가 구개와 잘 접촉하지 못할 경우 효과적으로 식괴를 인두로 넘길 수 없다(reduced tongue-to-palate contact). 때로 수술 후 혀 움직임이 전혀 관찰되지 않는 환자도 있는데, 이 때는 구강 이동기를 관찰할 수 없다(동영상 8-1).

동영상 8-1

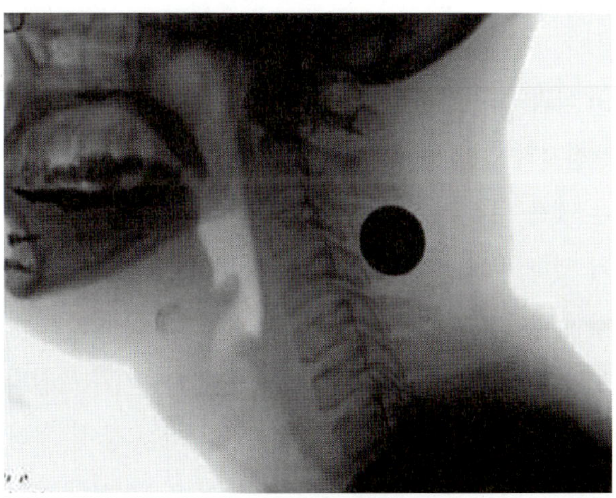

그림 8-1. 설암 환자에게서 구강기저부에 식괴가 남아있는 소견(stasis of bolus in mouth floor)

3) 구강 내 잔여물

환자가 가지고 있는 병태 생리에 따라서 구강 내 잔여물이 두드러지는 위치가 달라진다. 안면신경마비 환자는 마비측 외측구(lateral sulcus)에, 혀부분절제술을 받은 환자는 조직 결손부위에, 재건술을 받은 환자는 피판 아래쪽에 잔여물이 많이 남는다(그림 8-1). 그리고, 혀 움직임이 전반적으로 감소된 환자는 혀와 구개 전반에 걸쳐 음식물이 남는 양상을 보인다.

4) 혀 내밀기(tongue thrust)

정상적으로 구강기에 혀 위에 식괴가 존재하는 경우 혀 끝은 위쪽으로 향하며 구강 이동기가 시작되면 위쪽 그리고 뒤쪽으로 움직이게 된다. 소아뇌성마비나 성인의 뇌신경계 장애환자에서 구강 준비기나 구강 이동기에 앞니쪽으로 혀가 움직여 이러한 식괴의 이동을 방해하며 때로 음식물이 앞으로 나오기도 한다(동영상 8-2).

동영상 8-2

5) 조기 식괴 소실(premature spillage of bolus, premature bolus loss)

조기 식괴 소실은 구강 준비기나 구강기 중에 음식물의 일부가 인두로 흘러내리는 것을 의미한다. 주로 액상이나 반고체상 종류의 음식물을 먹을 때 해당되며, 구개-설 폐쇄(palatoglossosal or linguavelar seal)가 불완전하거나, 인두 감각이 저하된 경우에 흔히 관찰된다. 다만 고체 형태의 음식을 저작하는 과정에는 구개설 폐쇄가 불완전하고, Palmer 등이 주장한 제2기 이동에 의해 저작 과정 중 일부 식괴가 이동하므로 조기 식괴 소실과 구별하여야 한다. 조기 식괴 소실이 있는 환자들은 기도를 보호하는 기전이 작동하기 전

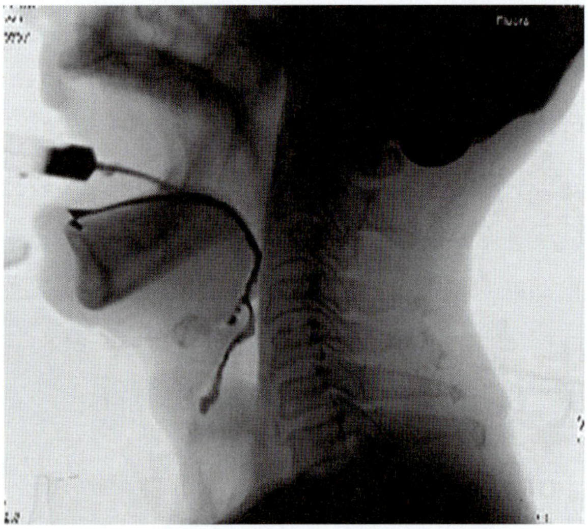

그림 8-2. 액상음식물의 조기 소실. 구강 준비기에 음식물의 일부가 인두로 흘러내리며 구개-설 폐쇄(palatoglossosal or linguavelar seal)가 불완전하다.

에 인두로 음식이 흘러내리기 때문에 흡인의 위험이 높아진다(그림 8-2).

6) 찔끔찔끔 삼킴(piecemeal deglutition)

찔끔찔끔 삼킴은 음식을 한 번에 삼키지 못하고 두 번 이상 나누어 삼키는 동작으로, 연하장애가 있는 사람에게서 관찰될 수 있다. 이 현상은 큰 식괴를 안전하게 삼키는 수의적 혹은 불수의적인 보상기전으로, 신경조절에 이상이 있을 때 빈번하게 발생할 수 있다. 이 현상은 정상인에서도 나타날 수 있지만, 일반적으로 20 mL 이상의 큰 식괴에서만 발생하며, 더 작은 양의 식괴에서는 나타나지 않는 것으로 알려져 있다.

7) 반복적인 혀 굴림(repetitive tongue rolling) 및 혀 주저(hesitation)

파킨슨병 환자들의 경우 연하 반사가 유발되기 전에 반복적으로 혀의 중간부위가 상방 그리고 후방으로 움직이는 패턴을 보이는 경우가 많다(동영상 8-3). 구강 실행증(oral apraxia)이 있는 환자에서는 이와 유사한 형태의 혀 주저(hesitation)가 보이기도 한다. 다만 식괴가 경구개까지 올려졌다가 다시 앞쪽으로 움직이기 때문에 효과적인 이동이 일어나지는 못한다.

동영상 8-3

8) 저작 및 구강기 시작의 지연: 삼킴실행증(apraxia of swallow)

심한 뇌졸중이나 뇌손상, 치매 등 신경계 장해 환자에게서 볼 수 있는 소견으로 음식물을 입으로 주고 삼키기를 지시하여도 심하게 구강 준비기와 구강기가 지연되는 경우를 볼 수 있다. 이 경우 삼킴실행증이나 구강감각저하 또는 식괴에 대한 인식력 저하 등을 원인으로 들 수 있다. 특히 삼킴실행증 환자의 경우 혀의 움직임의 정도는 정상이나 음식물의 이동에 필요한 혀의 전후방 움직임을 조절하는 능력이 저하되어 구강기의 효율적인 시작이 어려우며, 때로 음식물을 입에 단순히 머금고 있기도 한다.

9) 식괴의 구강 이동이 관찰되지 않음

환자가 입안에 음식을 머금고 삼키는 동작을 하지 않는 것을 주소로 비디오투시연하검사가 의뢰되는 경우가 있다. 이러한 환자에게 비디오투시연하검사를 수행하여 얻을 수 있는 정보는 침상 검사에서 관찰되는 정보와 크게 다르지 않을 수 있다. 구강 이동기가 관찰되지 않는 원인으로는 의식 저하, 인지 기능 장애, 구강 감각 기능 장애로 인한 삼킴실행증이 있다. 심한 파킨슨병 환자에서는 혀의 움직임이 동결(freezing)되는 '동결 삼킴'이 발생하여 삼킴 동작이 방해받을 수도 있다. 이외에도 거식증, 우울증, 불안, 강박 장애와 같은 정신과적 문제로 인해 구강 이동이 이루어지지 않을 수 있으므로 이들에 대한 확인이 필요하다.

2. 인두기

구강에서 인두로 음식물이 이동해오면 감각신호가 뇌간의 중추패턴생성기(central pattern generator)를 자극하게 되어 연하 반사를 일으키게 된다. 인두기의 가장 중요한 목표는 흡인 없이 음식물을 안전하게 식도로 이동시키는 것이며 흡인방지 기전이 제대로 작동하지 않을 경우 기도 흡인이 일어날 수 있다. 이 시기의 필수과제로는 구강 이동 및 구강 내로의 흘림 방지를 위한 혀의 상승, 비강 역류를 방지하기 위한 연구개 상승, 흡인을 방지하기 위한 후두의 상승 및 후두개의 젖힘, 성대의 내전 그리고 음식물의 이동을 위한 인두의 수축 및 윤상인두근의 이완 및 개대를 들 수 있다. 인두기에 관찰할 수 있는 이상 소견은 다음과 같다(표 8-2).

1) 설골의 움직임 및 후두상승의 저하

삼킬 때 설골의 움직임은 음식물의 성상이나 양에 따라 다르며, 평균적으로 8 g의 고체상 음식물을 삼킬 때는 전방으로 약 12 mm, 상방으로 11 mm 정도 움직이며, 10 mL 액체상의 경우 전방으로 약 12.9 mm, 상방으로 6.5 mm 정도 움직이는 것으로 알려져 있다. 정상적으로 후두도 삼키는 동안 약 20 mm 정도 혀의 기저부쪽으로 상승하게 되며, 이는 모뿔연골(arytenoid cartilage)을 후두개 아래까지 근접하게 하고, 모뿔연골이 전방으로 기울어지며 후두개의 기저부의 비후와 후두입구의 폐쇄를 가져온다. 또한 후두의 상승은 상부식도 괄약근이 열리는 주요 동력을 제공하므로, 후두상승이 저하되면 상부식도 괄약근의 열림도 불완전하게 되는 경우가 많다. 따라서 다양한 원인에 의해 설골 움직임과 후두의 상승이 저하될 수 있는데, 이로 인해 후두 폐쇄가 불완전해질 수 있고, 상부식도 괄약근의 기능이상과 함께 이상와(pyriform sinus)의 잔류물이 증가하는 소견이 함께 관찰되는 경우가 흔하다(동영상 8-4).

동영상 8-4

표 8-2. 인두기 장애에 따른 비디오투시연하검사의 이상소견

비디오투시연하검사의 이상소견	기능장애의 유형(type of Impairment)
설골의 움직임과 후두상승의 저하	설골상근육과 갑상설골근육의 위약 또는 비정상적인 수축
연구개 움직임의 저하/비강 역류	구개인두 폐쇄부전
인두기의 지연 또는 이상	감각의 이상, 뇌간의 신경 조절 이상
후두개곡/이상와의 잔류물 및 삼킴 후 인두벽 조영제 남음	구인두 운동의 저하
후두 침투/흡인	초기(early): 조기 식괴 소실 도중(during): 후두 폐쇄 기능 손상 또는 저하 후기(late): 인두의 잔류물
상부식도 괄약근이 제대로 열리지 않음.	상부식도 괄약근의 이완기능 손상 상부식도 괄약근의 순응도 감소 설골-후두 복합체의 전상방 움직임이 약함 인두의 이송(transport)이 약함

2) 구개인두 폐쇄부전(velopharyngeal insufficiency)

인두기에 연구개(soft palate 또는 velum palatinum)가 위쪽으로 움직이면 인두후벽과 접촉하면서 구인두강과 비인두강을 분리하는 역할을 한다. 이 기능이 저하되면 삼킴(연하) 과정에서 음식이 비강으로 역류할 수 있다(그림 8-3). 간혹 액상의 음식물에서 삼킴(연하) 과정의 후반기에 상부식도 괄약근의 장애 등으로 식도로 잘 통과하지 못하는 경우에도 역류가 발생할 수 있다. 일반적으로는 염증성근육염이나 중증근무력증 등의 신경근육질환이나, 구개열파열 등의 구조적 이상이 있을 경우 발생한다.

3) 후두개곡의 잔류물(vallecular residue), 설근부 후퇴의 감소(reduced tongue base retraction)

식괴가 혀의 기저부에 도달하면 혀의 기저부가 뒤로 움직여, 앞으로 움직이는 인두벽과 접촉하게 되며 설근부(tongue base) 후퇴는 인두기 연하 시 인두강 내 양압을 만드는 중요한 추진력으로 알려져 있다. 대략 휴지기에서 접촉 시까지의 움직임에서 2/3는 혀 기저부의 후방움직임 그리고 1/3은 인두벽의 전방움직임에 의해 이루어진다. 비디오투시연하검사에서 후두개곡의 잔류물이 남은 경우 혀 기저부의 후방움직임을 자세히 살펴보아야 하며, 후두개곡의 잔류물이 남은 경우 삼킴 후 호흡 과정에서 흡인의 위험이 높아지게 된다(동영상 8-5).

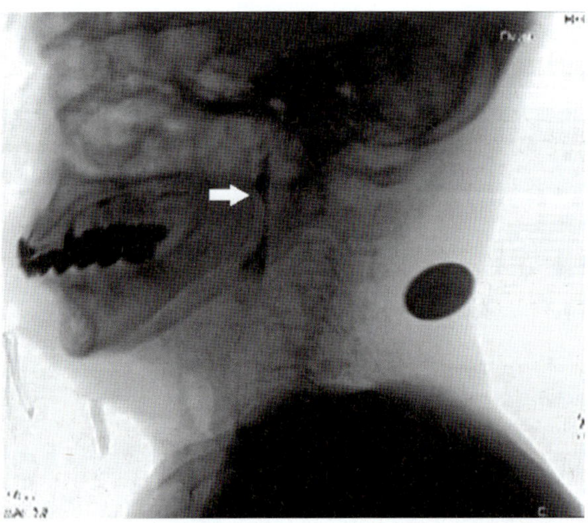

그림 8-3. 구개인두폐쇄부전(velopharyngeal insufficiency)에 의한 식괴의 비강내 역류

동영상 8-5

4) 삼킴 후 인두벽에 조영제 남음(coating on the pharyngeal wall): 인두 수축근의 기능 감소(reduced pharyngeal wall constriction)

정상 성인에서는 삼킴 후 인두에 음식 잔류물이 거의 남지 않으며, 액상 바륨이 타액과 섞이면서 엷은 코팅을 만들 수 있다. 그러나 상당한 정도로 진한 코팅, 잔류물 및 느린 이동이 관찰되는 경우는 비정상 소견으로 보아야 하며, 인두 수축 즉 연동운동(peristalsis)의 전반적인 위약을 시사한다(동영상 8-6). 특히 하인두부의 식괴 이동은 상당한 부분에서 인두 수축근의 연동운동에 의한다.

동영상 8-6

5) 인두연하반사의 지연(delayed triggering of the pharyngeal swallow)

정상적으로 액체상의 식괴가 혀 기저부 주변의 전구개궁(anterior faucial pillar)을 지나게 되면 연하 반사가 시작된다. 정상 성인의 경우 0–0.2초 정도로 거의 지연 되어있지 않으며 노인의 경우 약간의 지연(약 0.4–0.5초 정도)이 있을 수 있으나, 어느 정도 이상 지체되면 식괴가 연하 반사가 유발되고 기도보호 기전이 작용하기 전에 인두의 이상와나 기도 등으로 이동하게 되어 흡인의 위험이 커진다. 이러한 인두기 연하 반사의 지연은 뇌졸중이나 외상성 뇌손상 등 신경계 질환자에서 흔히 관찰된다(동영상 8-7). 인두지연시간(pharyngeal delay time)은 식괴가 전구개궁을 지난 후부터 설골이 움직이기 시작하기까지의 시간으로 정의된다. 비디오투시연하검사의 측면상에서 전구개궁의 위치를 정확히 지적하기 어렵기 때문에 해부학적 대리 표지자를 사용하게 되는데, 보통 하악골의 하단이 설근부의 뒤쪽 윤곽선과 교차하는 지점을 기준점으로 사용한다. 대략 1.0초까지를 정상으로 보기도 한다.

동영상 8-7

6) 후두개 접힘의 감소(reduced epiglottic folding)

다양한 원인에 의해서 후두개의 접힘이 감소될 수 있는데, 이와 같은 경우에는 삼킴 시 상승하는 인두내압 때문에 식괴가 후두 전정(laryngeal vestibule)으로 침입할 가능성이 높아진다. 후두개 접힘은 후두입구의 닫힘에 있어 중요한 요소이다(동영상 8-8).

동영상 8-8

7) 후두 침투(pharyngeal penetration), 성문하 흡인(subglottic aspiration)

후두 침투는 식괴가 후두 전정으로 들어갔으나 진성대(true vocal fold)까지는 도달하지 못한 것을 의미한다. 이 경우에는 인두기에 생성되었던 인두 내 양압이 소실되고 나면 성문이 열리면서 호기를 통해 식괴가 배출되기 때문에 진성대 아래까지 식괴가 진행하지 않는 경우도 많다(동영상 8-9). 진성대 아래로 식괴가 진행하면 이를 '성문하 흡인(subglottic aspiration)'이라고 한다(그림 8-4). 흡인은 삼킴 전(연하 반사 유발 전), 삼킴 중, 삼킨 후에 일어날 수 있으며, 이에 대한 파악은 흡인의 원인을 파악하고 치료를 계획하는 데 중요하다. 음식물의 흡인을 막기 위한 중요한 세 가지 기전은 진성대 및 가성대의 폐쇄, 후두개 기저부와 피열(arytenoid) 연골의 접촉을 통한 후두 전정의 폐쇄, 후두개의 접힘이다. 각각의 기전에 이상이 있을 때 흡인의 위험이 높아지게 된다.

연하 반사가 유발되기 전에 발생하는 후두 침투나 흡인은 대개 연하 반사가 지연되어 후두 입구의 폐쇄 등이 작용하기 전에 식괴가 도달하여 발생하며, 삼킴(연하) 과정에서 발생하는 경우는 대개 후두 폐쇄기전이 제대로 작용하지 못할 때 발생한다. 삼킴 후의 흡인이나 후두 침투는 대개 식괴 잔류물이 이상와에 남아있다가 호흡 시 기도쪽으로 흘러 들어가게 된다.

동영상 8-9

8) 편측 혹은 양측 이상와 잔류물(pyriform sinus residue)

이상와의 잔류물은 편측성 또는 양측성으로 나타날 수 있는데, 편측성 인두마비가 있는 경우 측면상에서는 식괴가 하인두, 특히 이상와에 남는 것으로 보인다. 이를 전후면상에서 관찰해보면 정상적인 움직

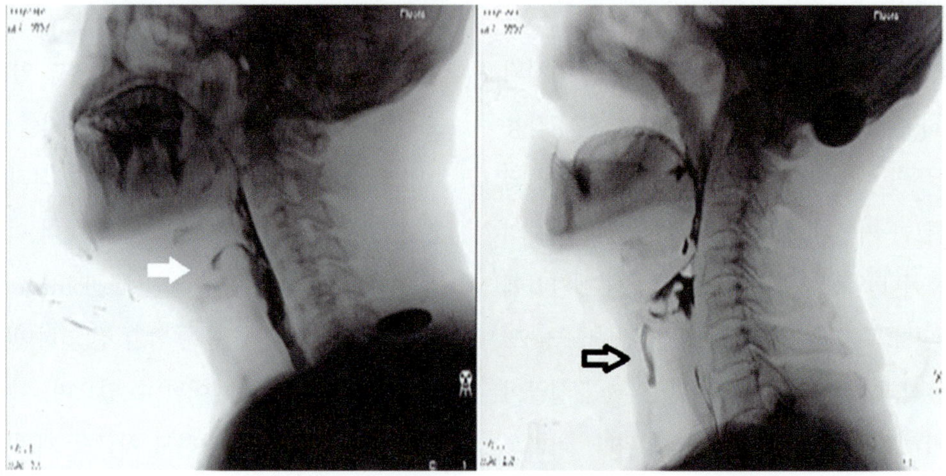

(a) (b)

그림 8-4. 후두 침투(a)와 성대하 흡인(b). 좌측 영상에서 인두기에 식괴의 일부가 후두 전정으로 침입하고 있으나, 진성대 아래까지 내려가지는 않고 있다. 우측은 진성대 아래까지 흡인된 소견을 보인다.

임을 보이는 인두의 수축에 의해서 마비측 인두로 넘어갔다가 삼킴 후에 이상와로 저류되는 것을 볼 수 있다. 측면 영상에서 의심될 때는 반드시 전후면 촬영에서 재확인하는 것이 중요하다(그림 8-5).

상부식도 괄약근 기능장애가 있는 경우에 이상와에 양측성으로 다량의 잔류물이 남을 수 있다. 원인으로는 후두를 전방으로 거상하는 상부설골 근육군(suprahyoid muscle group) 및 갑상설골근(thyrohyoid

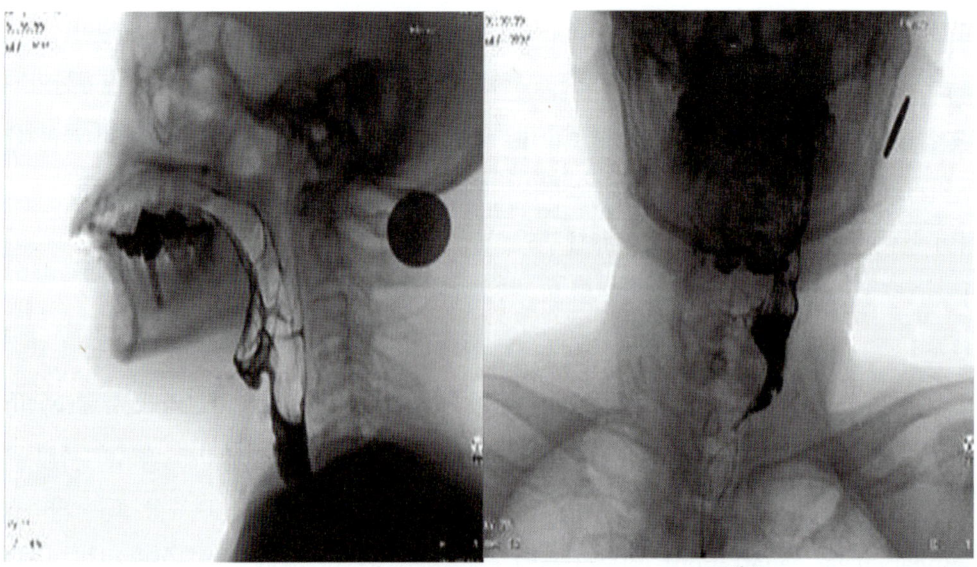

(a) (b)

그림 8-5. 외측 연수 경색으로 인한 일측성(좌측) 인두 마비 환자의 비디오투시연하검사 결과. 주로 좌측 이상와 및 인두부에 식괴의 비대칭적인 저류나 인두벽의 코팅(coating)을 관찰할 수 있다. (a)측면 영상 (b)전후면 영상

muscle)의 위약이 문제일 수도 있고, 윤상인두근(cricopharyngeus muscle)의 근긴장도가 높거나 섬유화 등으로 순응도가 저하된 것이 원인일 수도 있다. 상부식도 괄약근 기능장애는 인두기에 상부식도 괄약근의 열림이 불충분한 것을 지칭하기 때문에, 시간적으로는 식도기가 아니라 인두기에 속한다. 결과적으로 이상와에 다량의 잔류물이 남고, 삼킴 후 흡인이 초래될 수 있다. 심한 상부식도 괄약근 기능장애가 관찰될 경우, 연수(뇌간) 병변이나 되돌이후두신경(recurrent laryngeal nerve) 손상에 대한 확인이 필요하다.

3. 식도기

비디오투시연하검사를 통해서는 식도의 일부 즉, 경부식도를 관찰할 수 있다. 물론 전후면 촬영을 통해 투시기를 움직여 아래쪽 식도를 관찰할 수도 있다. 일부 식도부위의 불편감을 호소하는 환자에게는 비디오투시연하검사 중 전후면 촬영을 통하여 하부식도 괄약근의 기능장애 및 식도기 통과 지연 등의 식도기 기능장애를 확인할 수도 있다. 식도기에 이상소견이 의심되고, 환자가 액상 바륨을 흡인 없이 삼킬 수 있다고 판단될 경우에는 식도조영검사나 식도내압검사를 추가로 의뢰해야 한다. 또 한 가지 주목할 점은 식도기에 이상이 있는 경우에도 증상은 인후두에 나타날 수 있고, 때로는 인후두 부위에만 증상을 호소할 수 있다는 점이다. 이것은 식도 기능의 이상이 있을 때 식괴가 저류되어 있다가 식도 연동운동에 의해 압력이 상승할 때 인후두 부위로 역류(backflow)할 수 있기 때문이다.

1) 젠커 게실(Zenker's diverticulum)

젠커 게실은 상부식도 괄약근의 직상방 또는 직하방 높이의 인두 후벽에 위치하는 경우가 많다. 측면상에서 보면 둥그렇게 음식이 고여 있는 부분을 확인할 수 있고, 삼킨 후에는 게실에 고여 있던 음식이 다

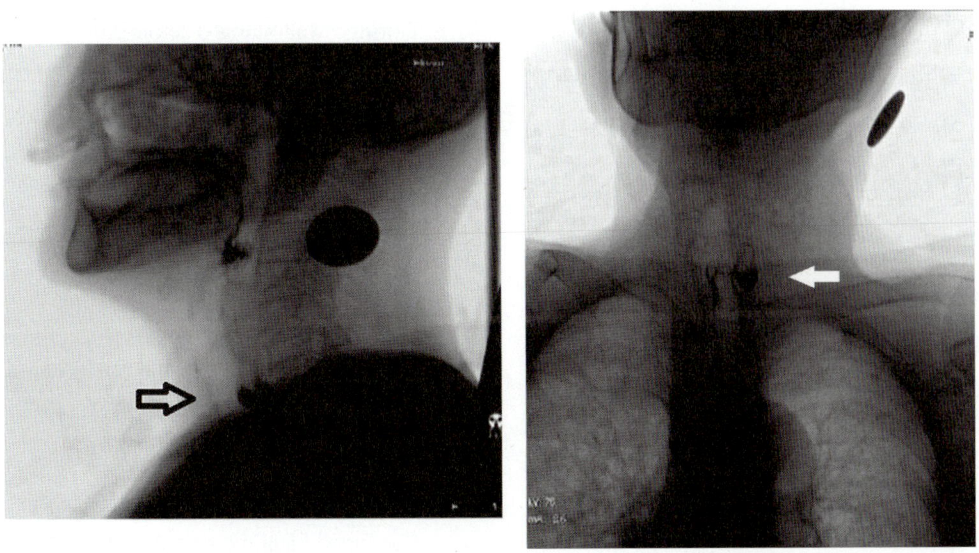

(a) (b)

그림 8-6. 좌측 하부인두부에 위치한 젠커 게실(Zencker's diverticulum). (a)측면 영상 (b)전후면 영상

시 인두로 나오는 현상을 관찰할 수도 있다(그림 8-6). 때로는 상부식도괄약근 아래쪽에 측면으로 형성된 Killian-Jamieson 게실을 관찰할 수도 있다. 비디오투시연하검사의 외측면상을 촬영할 때에는 젠커 게실이나 Killian-Jamieson 게실이 어깨의 음영에 가려져서 잘 보이지 않는 경우가 많으므로 주의해서 관찰해야 한다.

2) 기관식도누공(tracheoesophageal fistula)

식도와 기관사이의 누공이 간혹 발견될 수 있다. 특히 후천적으로는 식도수술을 하거나 문합술을 시행한 경우는 식도 유착의 여부와 더불어 확인을 하여야 한다. 대개 발견되는 기관식도누공은 상부흉추(흉추 1-3번) 부위에서 발견되므로 검사 시에 어깨를 충분히 내리거나 몸통을 약간 틀어서 어깨의 음영을 감소시켜야 한다.

3) 식도기 통과시간 지연 및 하부식도 괄약근 장애

식도기 이상이 의심되는 환자에게서 비디오투시연하검사 중 전후면 검사를 통하여 식도기를 확인할 수 있다. 식도의 연동운동의 장애로 식도기의 통과시간 지연이나, 하부식도 괄약근의 이완불능으로 인한 식도이완불능증(achalasia)이 관찰될 수 있다. 일부 역류성 식도염(gastroesophageal reflux disease)이 있는 환자에게서 하부식도 괄약근의 폐쇄부전으로 검사 도중 위 내의 음식물이 식도로 역류하는 것이 관찰될 수 있다.

II. 결론

비디오투시연하검사의 비정상 소견에 대한 정확한 평가를 위해서는 정상 연하 과정의 생리를 이해하여야 하고, 정상 소견도 충분히 숙지해야 한다. 비디오투시연하검사가 연하 장애에 대한 표준 검사이나 필요에 따라서 내시경 검사나 식도내압검사, 식도조영술 등의 검사를 적절히 활용하여 정확한 진단에 이르도록 하여야 한다.

참고문헌

1. Dodds WJ, Logemann JA, Stewart ET. Radiologic Assessment of Abnormal Oral and Pharyngeal Phase of Swallowing. AJR American Journal of Roentgenology. 1990;154:965-74.
2. Dodds WJ, Stewart ET, Logemann JA. Physiology and Radiology of the Normal Oral and Pharyngeal Phases of Swallowing. AJR American Journal of Roentgenology. 1990;154:953-63.
3. Ertekin C, Aydoğdu I, Yüceyar N. Piecemeal deglutition and dysphagia limit in normal subjects and in patients with swallowing disorders. Journal of Neurology, Neurosurgery & Psychiatry. 1996;61(5):491-6.
4. Ishida R, Palmer JB, Hiiemae KM. Hyoid Motion During Swallowing: Factors Affecting Forward and Upward Displacement. Dysphagia. 2002;17:262-72.
5. Kahrilas PJ, Lin S, Logemann JA, Ergun GA, Facchini F. Deglutitive Tongue Action: Volume Accommodation and Bolus Propulsion. Gastroenterology. 1993;104:152-62.
6. Kahrilas PJ, Logemann JA, Krugler C, Flanagan E. Volitional Augmentation of Upper Esophageal Sphincter Opening During Swallowing. American Journal of Physiology. 1991;260:G450-G6.
7. Kahrilas PJ, Logemann JA, Lin S, Ergun GA. Pharyngeal Clearance During Swallowing: A Combined Manometric and Videofluoroscopic Study. Gastroenterology. 1992;103:128-36.
8. Leonard R, Kendall K. Dysphagia Assessment and Treatment Planning. San Diego: Plural Publishing:

2008. 1-34 p.

9. Logemann JA. Evaluation and Treatment of Swallowing Disorders. Austin, Texas: PRO-ED; 1998.
10. Logemann JA. Manual for the Videofluorographic Study of Swallowing. Austin: PRO-ED; 1993.
11. Matsuo K, Palmer JB. Coordination of Mastication, Swallowing and Breathing. Japanese Dental Science Review. 2009;45:31-40.
12. Palmer JB, Rudin NJ, Lara G, Crompton AW. Coordination of Mastication and Swallowing. Dysphagia. 1992;7:187-200.
13. Perlman AL, Booth BM, Grayhack JP. Videofluoroscopic Predictors of Aspiration in Patients with Oropharyngeal Dysphagia. Dysphagia. 1994;9:90-5.
14. Robbins J, Levine R. Swallowing After Unilateral Stroke of the Cerebral Cortex: Preliminary Experience. Dysphagia. 1988;3:11-7.
15. Tracy JF, Logemann JA, Kahrilas PJ, Jacob P, Kobara M, Krugler C. Preliminary Observations on the Effects of Age on Oropharyngeal Deglutition. Dysphagia. 1989;4:90-4.
16. van der Bilt A, Engelen L, Pereira LJ, van der Glas HW, Abbink JH. Oral Physiology and Mastication. Physiology & Behavior. 2006;89:22-7.

Chapter 9

내시경연하검사와 경비강식도내시경

| 정은재, 박성준 |

연하장애는 통상적으로 입으로 음식을 삼켜서 먹는 과정 중 문제가 발생하는 것을 의미한다. 연하장애는 비단 생존의 문제는 물론, 모든 사회적 관계 및 활동과 밀접한 관련이 있기 때문에 삶의 질에 있어 매우 중요한 문제이다. 이러한 연하장애의 표준진단법인 비디오투시연하검사(videofluoroscopic swallowing study, VFSS)는 연하의 전 과정의 검사가 가능하며 정량적 검사 역시 가능하여 환자의 문제 파악에 가장 많은 정보를 제공할 수 있음은 주지의 사실이다. 그러나, 이러한 비디오투시연하검사는 문제점 역시 분명히 있는데, 가장 큰 문제는 검사의 접근성에 관한 것이라 할 수 있다. 비디오투시연하검사를 위해서는 투시 장비가 필요하며, 해당 임상과 단독으로 투시장비를 사용하는 기관은 많지 않으므로, 현실적으로 미리 예정된 스케줄에 맞추어 검사를 진행해야 한다. 또한, 영상저장공간의 제약으로 검사가 진행되는 과정을 실제로 보지 않는다면 비디오투시연하검사의 결과 판독지를 가지고 환자상태를 평가해야 하므로 정확한 평가가 어려운 경우가 많다. 또한, 수술 후 발생한 연하장애와 같이 시시각각 변할 수 있는 연하장애의 상태 파악을 위해 시간에 구애받지 않고 반복적으로 시행이 가능한 검사로는 부적절하며, 실제적인 상이 아닌 그림자를 보는 검사로 두경부암 수술 후 연하장애의 경우처럼 해부학적 구조가 변한 경우에는 그 유용성에 한계가 있고, 환자를 검사장비가 갖춰진 곳으로 이동해야 하며, 방사선 노출의 문제 등으로 필요한 시기에 적절히 시행되지 못하는 단점이 있다. 내시경연하검사(fiberoptic endoscopic evaluation of swallowing, FEES)는 두경부암 수술 후 환자의 경우 수술 후 구조물의 상태를 그림자가 아닌 실제의 모습으로 보여주므로 수술 소견과 연관시켜 환자의 상태를 이해할 수 있고, 병원 내 어디에서든 굴곡형 내시경만 있으면 간단히 시행할 수 있다는 장점이 있어, 반복적인 검사 및 훈련이 필요한 환자에서 매우 유용하다. 또한, 필요한 시기에 언제든 간단히 시행하고 평가할 수 있으며 방사선 노출이 없고, 환자가 이동하지 않고 의료진과 장비가 이동 가능하며 검사를 위해 의료기사가 필요하지 않다는 장점이 있다.

내시경연하검사를 위해 사용하게 되는 굴곡형 내시경 중 가장 흔히 사용하는 굴곡형 내시경이 바로 경비강식도내시경(trans-nasal fiberoptic esophagoscopy, TNE) 장비이다. TNE는 이비인후과에서 주로 사용하는 연성 후두경보다는 굵기가 굵고 길이가 길며, 소화기내과에서 사용하는 연성 상부위장관 내시경보다는 더 얇고 길이가 짧다. TNE는 연성 내시경의 굵기와 길이 말고도 연성 후두경과 큰 차이를 보이며 상부위장관 내시경과 비슷한 특징을 가지고 있는 점이 있다. 첫번째로 공기를 주입하고 조직검사를 위한 기구를 넣을 수 있는 측 채널이 있어 내시경연하검사 시 공기 전달을 통한 인두 및 후두의 감각기능 평가에 도움을 줄 수 있으며, 병변의 조직검사를 통해 조직학적 진단을 가능하게 해 준다. 두번째로 석션 라인을 연결할 수 있는 측면 포트가 있어서 출혈이나 가래 등 내시경 검진 중 시야를 가릴 수 있는 분비물들을 제거할 수 있다(그림 9-1).

본 장에서는 이러한 내시경연하검사를 포함한 연하장애에서 사용하는 내시경적 평가에 관하여 자세히 기술하고자 하며, 내시경연하검사 시 사용할 수 있는

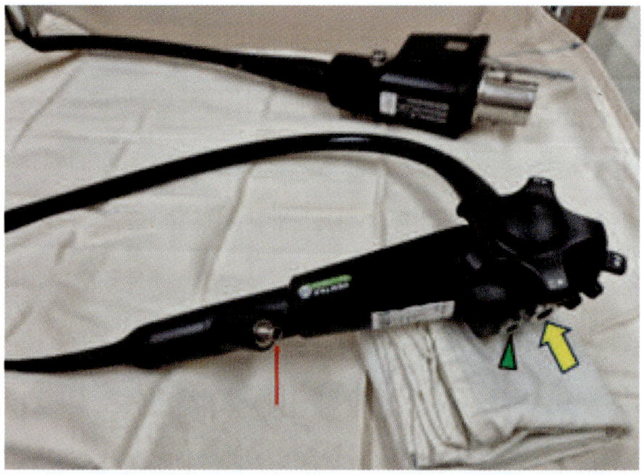

그림 9-1. 경비강식도내시경 장비. 경비강식도내시경 장비(PENTAX EE-1580K 2.0)는 조직검사를 위한 기구를 넣을 수 있는 side channel이 있으며(빨간색 얇은 화살표), 막을 경우 내시경을 통해 공기를 주입할 수도 있으며(초록색 화살표머리), 석션 라인을 연결 후 막을 경우 내시경 검진 중 시야를 가리는 분비물들을 석션할 수도 있는 (노란색 굵은 화살표) 장점을 가지고 있다.

TNE의 적응증 및 다양한 활용성에 대해서 자세히 기술하고자 한다.

I. 내시경연하검사

언급한 바와 같이 연하장애를 검사하는 방법으로는 바륨을 섞은 물이나 음식물을 삼키는 동안 투시촬영기를 통해 비디오로 촬영하여 기능적인 연하 과정을 관찰하는 비디오투시연하검사가 대표적이다. 이는 연하장애의 가장 좋은 진단법으로 알려져 있으나 값비싼 투시 촬영기 및 제반 장비가 필요하며, 연하 기능의 재평가를 위해 반복적으로 검사해야 하는 만큼 방사선 노출이 누적되고 투시 음영을 통해 간접적으로 연하장애를 평가해야 하며, 이동이 어렵거나 인지 기능이 저하되어 있는 환자나 영유아에서는 검사가 제한적이며, 경미한 구조적, 신경학적 결손은 발견되지 않을 수 있다는 단점이 있다.

내시경연하검사는 굴곡형 내시경을 이용하여 연하 기능을 평가하는 검사로 Langmore 등이 1988년 구인두 연하장애를 평가하기 위해 후두내시경을 사용한 것이 처음이다. 이는 비디오투시연하검사와 비교해 실제 음식을 삼키는 동안 후두 움직임을 관찰할 수 있어 상호 보완적인 역할을 담당할 수 있는 것으로 알려져 있으며, 미국, 영국, 스코틀랜드 등의 뇌졸중 임상지침에서는 표준검사인 비디오투시연하검사뿐 아니라 내시경연하검사를 활용할 것을 권고하고 있다. 특히 이비인후과 의사들에게는 해부학적인 측면에서나 장비 이용 면에서 친숙하고, 후두, 인두, 경부 식도의 내부 점막 표면에 구조적인 병변이 의심되는 경우에는 가장 정확한 정보를 제공해 줄 수 있는 검사이다. 또한 두경부 수술 환자 등에게는 수술 전후의 입체적

인 연하장애의 정보를 제공할 수 있고, 기록된 영상을 통해 느린 동작을 통한 분석이 가능하여 환자와 치료자의 적절한 교육과 되먹임 요법으로도 이용할 수 있다(그림 9-2, 동영상 9-1). 하지만 시야가 좁고 구강기와 식도기를 볼 수 없으며, 인두기에서도 후두 상승이나 인두의 수축, 상부 식도 괄약근의 이완과 같은 매우 중요한 연하 기전을 확인할 수 없다는 단점을 가지고 있다. 또한 연하 평가에서 중요한 시간 지표들을 평가할 수 없다는 제한점과 함께 내시경 직경이 작아지면서 불편감이 덜하지만 검사할 때 환자가 느끼는 불편감도 간과할 수는 없다.

1. 내시경연하검사의 방법

내시경연하검사에서 가장 중요한 점은 검사를 진행하는 동안 환자의 불편감을 최소한으로 하는 것이다. 일반적으로 비강 내로 이물질이 들어오면 매우 심한 불편감을 느끼는 것이 보통으로, 비강으로 진입하는 굴곡형 내시경에 의해 환자가 매우 심한 불편감을 호

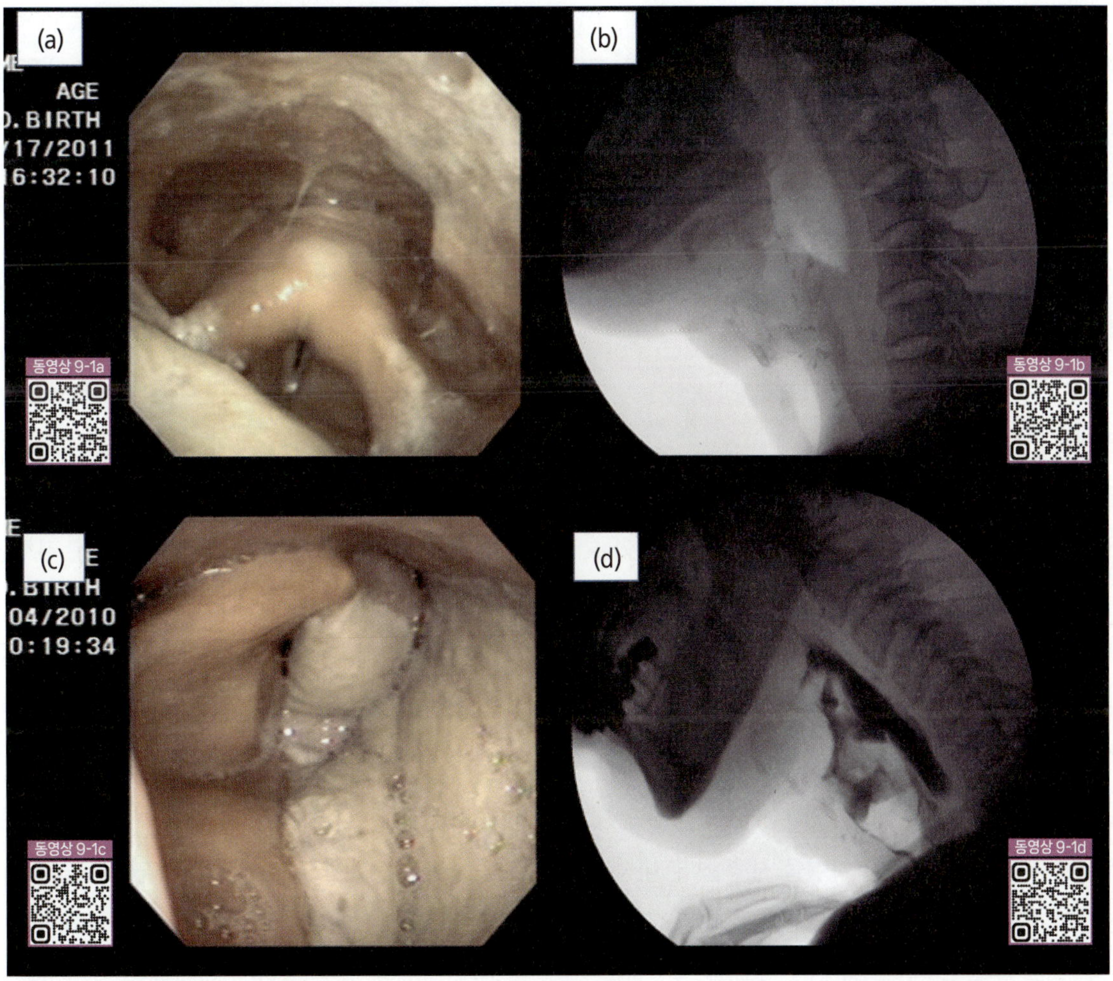

그림 9-2, 동영상 9-1. 두경부암 수술 환자에서 내시경연하검사(a, c)와 비디오투시연하검사(b, d) 소견의 비교. (a, b) 설기저암 수술 후 소견. 경설골접근법을 통한 종양 제거술 후 유리피판 이식한 소견이 내시경연하검사에서 더욱 술자의 시야와 동일하게 구현된다(c, d). 하인두암 수직후두인두부분절제술 후 시행한 내시경연하검사 소견.

소한다면 검사를 시작도 못하고 중단해야 하는 경우가 발생한다. 따라서, 내시경연하검사를 시행하기에 앞서 굴곡형 내시경 시행에 익숙하지 않은 검사자는 반드시 내시경 사용법과 비강 내로 최소한의 자극을 주면서 검사를 진행할 수 있도록 준비해야 한다. 굴곡형 내시경을 진입시킬 때는 환자의 양측 비강 중 넓은 쪽으로, 중비갑개(middle turbinte), 하비갑개(inferior turbinate) 및 비중격(nasal septum)의 사이에 만들어지는 공간 중 가장 무리 없이 내시경이 통과하는 공간을 찾아 부드럽게 내시경을 진입시키며, 굴곡형 내시경 각도를 적절하게 조절하여 비강, 비인두 부위를 통과하도록 한다. 비인두를 통과할 때는 환자에게 코로 숨쉬라고 유도하면 연구개가 열리면서 내시경 진입이 용이해진다(동영상 9-2).

동영상 9-2

1) 1단계

1단계에서는 환자의 해부학적, 생리학적 평가로 구개-인두 간의 폐쇄 정도, 인두부 종양의 확인, 역류 여부, 침의 흡인, 성대의 기능, 휴식기에서의 하인두나 후두의 관찰, 혀 기저부나 인두부의 기능 등을 확인한다. 연하검사 전 환자의 자세는 앉아있거나, 침상 안정 환자에서는 식사 시 자세를 유지하여 평소 음식 섭취 시의 자세와 유사하게 유지한다. 검사 과정에 대해 환자에게 설명하고, 비강 마취를 시행한다. 내시경을 삽입하기 전 구강내 타액의 고임, 혀의 감각을 검사하며, 혀의 움직임, 구강 내 위생 상태를 확인한다. 이후 비강을 통하여 내시경을 삽입한 후 비인두, 인두, 성문상부를 관찰하며, 연하와 관련된 구조를 내시경을 통해 확인하고, /아/, /이/, /우/의 모음발성으로 구개의 움직임과 연인두 폐쇄(velopalatine closure)를 관찰한다. 두경부암 수술 후 발생한 연하장애 환자의 경우, 어느 부위의 암으로 어떠한 치료를 시행하였는지를 확인하면서 수술했다면 가능한 수술장에서 찍은 수술 사진과 비교해 보면서 수술 범위와 접근법은 물론 재건 방법까지 면밀히 검토하는 것이 필요하다.

2) 2단계

2단계에서는 실제로 음식물을 삼키면서 연하기능을 평가한다. 어떤 성상의 음식을 얼마나 줄지에 대해서는 정해진 바는 없으나, 충분한 정보를 얻을 수 있으면서 환자에게 위험성이 크지 않은 정도로 검사 음식의 성상, 양, 순서를 정하면 될 것으로 생각된다. 인두점막의 색을 고려해 볼 때 검사 음식물의 색은 인두점막에 대비되어 잘 보이는 색으로 선택해야 하며, 식용색소를 첨가하여 검사할 수도 있으나, 우유나 엔슈어, 요플레 정도의 음식은 색소의 첨가 없이도 내시경하에서 선명하게 보이는 것이 보통이다. 저자의 경우는 저명한 흡인이 충분히 예상되는 환자의 첫번째 검사에서는 보통 반고형식을 가지고 검사를 시행한다. 반고형식의 경우 보통 요플레를 삼키도록 하며, 유동식은 우유나 엔슈어를 가지고 검사한다(요플레를 물에 희석하여 사용하기도 한다). 주사기에 검사음식을 담은 후 환자의 구강저에 머금도록 한 후 검사자의 지시에 따라 검사를 진행한다. 고형식의 음식의 경우 모든 환자에서 시행하고 있지는 않고 연하의 구강기(oral phase)의 문제가 생길 가능성이 있는 환자와 고형식의 음식에 대하여 더욱 심한 연하장애를 호소하는 환자에 대해서 주로 시행하고 있다. 심각한 흡인이 예상되는 경우와 검사상 흡인 정도가 심한 경우는 검사를 중단하고 안전한 삼킴 방법을 환자 상태에 맞게 적절하게 교육한 후, 추후 검사를 다시 시행한다.

3) 3단계

3단계에서는 이상이 있는 연하장애 환자에서 이를 시정 혹은 보정할 수 있는 여러 가지 치료 방법들을 적용하여 그 효과 여부를 확인하게 된다. 기도 흡인이 있는 환자에게 머리 위치나 자세를 변경하거나, 성문상 연하법(supraglottic swallowing)과 같이 삼킴 방법을 달리 하여 기도 흡인이 교정되는지 관찰하게 된다.

2. 내시경연하검사 결과의 해석

내시경연하검사 시 주의 깊게 보아야 하는 항목 들은 비디오투시연하검사와 동일하다. 침고임(saliva pooling)이 어느 정도 있는지, 후두개곡 및 이상와에 잔류음식의 정도가 얼마나 되며 환자가 이를 인지하는지, 이후 연속되는 삼킴으로 잔류음식이 넘어가는지, 잔류음식으로 인한 흡인이 발생하지는 않는지를 확인한다. 또한 연하 전, 연하 중 침투-흡인(penetration/aspiration) 여부 및 침투흡인 척도(penetration-aspiration scale)를 시행하며, 흡인된 음식물에 대한 감각이 있는지, 효과적으로 이를 제거할 수 있는지를 확인한다. 연하의 문제점을 파악한 후 안전한 식이를 유도할 수 있는 자세 및 삼킴 기법을 교육하고 얼마나 효과적인지 평가한다. 검사를 종료하면 녹화된 검사 결과를 환자 및 보호자에게 보여주고 설명한다. 연하에 문제가 없다면 1회의 검사로도 충분하지만, 대부분의 환자에서 반복적으로 검사하면서 변화를 관찰한다.

연하장애의 큰 원인 중 하나인 두경부암 수술 후 발생하는 연하장애에 대한 저자의 내시경연하검사의 경험을 정리해 보면 두경부암 수술 후 발생하는 연하장애는 크게 3가지의 형태로 나눌 수 있다.

1) 연하 후 흡인(aspiration after swallow)

연하 후 흡인은 가장 흔한 형태로 다량의 음식물이 상부 식도괄약근(upper esophageal sphincter, UES)을 통과하지 못하고 이상와에 음식물이 잔류하면서 발생하는 연하장애가 주된 소견인 아형이다(aspiration after swallow). 이러한 경우는 편도, 설기저부, 하인두암의 보존적 수술 후 설기저부 및 구인두에서 음식물을 강한 힘으로 내려 보내는 동력이 약해지고, 원발부 위 병소로의 접근을 위하여 후두를 거상시키는 근육을 절개함으로써 후두상승이 저하되며, 상부식도괄약근을 이완시키는 부신경 및 설인두신경이 원발부위 및 후인두 경부청소술을 포함한 경부청소술 후 기능 저하를 보이게 되며, 이러한 요인의 조합으로 음식물이 상부식도괄약근을 통과하지 못하고 이상와에 잔류하면서 지연성 흡인을 유발시킨다. 물론, 이러한 경우도 흡인을 방지할 수 있는 정상적인 구조물들이 제거되었으므로 음식물이 연하과정 중에 흡인이 되는 경우(aspiration during swallow)와 함께 발생하는 경우도 많이 있다. 이러한 연하장애의 경우(aspiration after swallow) 우선적으로 건측의 이상와를 통과하도록 음식의 방향을 유도하는 것이 중요하며, 이를 위하여 환측으로 고개를 돌리고(head turn), 건측으로 고개를 기울인 후(head tilting) 음식을 삼키도록 유도하며, 대부분의 환자에서 연하를 방지하는 정상 구조의 기능이 저하되어 있으므로 턱 당기기(chin-down)과 함께 성문상 연하법을 병행해야 한다. 이상와의 잔류음식물에 의한 삼킴 후 흡인을 방지하기 위하여 삼킨 후에 self-expectoration을 위한 기침 후 다시 삼키는 반복연하법(multiple swallowing)을 교육한다. 또한, 약해진 설기저부 및 구인두의 수축력을 증대시키기 위하여 마사코 수기(Massako maneuver)를 포함한 설기저부 근력 강화 운동 및 후두 거상을 유도하기 위한 멘델슨 수기(Mendelsohn maneuver), 두부거상운동(Shaker exercise)을 병행하여 시행하는 것이 좋다.

2) 연하 중 흡인(aspiration during swallow)

연하 중 흡인은 후두암의 보존적 수술 중 성문상부 후두 부분절제술(supraglottic laryngectomy), 상윤상 후두 부분절제술(supracricoid laryngectomy)와 같은 수평 후두 부분절제술(horizontal laryngectomy) 후 발생하는 연하 중 흡인(aspiration during swallow)이 주된 형태인 경우이다. 이러한 경우는 기도의 흡인을 막아주는 성문상부 혹은 성문부가 소실되어 음식물이 쉽게 기도로 들어가게 되므로(aspiration during swallow), 턱 당기기와 함께 상성문 연하법을 통하여 흡인을 줄일 수 있다. 또한, 대부분의 환자에서 원발부위로의 접근을 위하여 후두 거상을 시키는 근육을 절개하거나, 기관절개술로 인하여 후두 거상이 저하되면서 상부식도 괄약근을 통과하지 못하고 이상와의 잔류음식물이 남게 되는 경우 역시 흔하게 볼 수 있으므로, 연하검사의 결과에 따라 환측으로 고개를 돌리고(head turn), 건측으로 고개를 기울인 후(head tilting) 음식을 삼키도록 유도하는 것, 후두 거상 운동 및 설기저부 강화 훈련 등이 필요한 경우 역시 많다. 특히 설기저부나 부분적 인두절제술과 동반된 술식을 시행하는 경우 상기의 소견이 더욱 두드러진다.

3) 연하 전 흡인(aspiration before swallow)

연하 전 흡인은 설전절제술 혹은 양측 설하신경 마비에서와 같이 혀의 기능 소실(tongue functional loss)로 인해 구강기 기능이 소실된 경우(aspiration before swallow)로 구강추진기능소실(tongue propulsion loss)로 인해 구강기(oral phase)에서 인두기(pharyngeal phase)로의 진행이 되지 않는 아형이다. 환자는 인두기(pharyngeal phase)로의 진행을 수의적으로 하기 어렵고 머리를 뒤로 젖혀 중력을 이용하거나, 빨기 방법(sucking)을 통한 음압을 이용하여 식이를 진행하여야 한다. 따라서, 구강기(oral phase)를 생략할 수 있는 식이조절이 필요하다.

정 등은 두경부암 수술적 치료를 받은 후 내시경연하검사를 시행하였던 127례(구강암 40례, 구인두암 41례, 하인두암 15례, 후두암 31례)를 검토해 본 결과, 정상소견을 보인 9례를 제외하면 64.4%에서 연하 후 흡인(aspiration after swallow) 소견이 저명하였다. 연하 중 흡인(aspiration during swallow) 단독 이상소견은 후두암 환자 31례 중 17례(54.8%)에서 확인되었고 14 례에서는 연하 후 및 연하 중 복합흡인(aspiration after and during swallow) 소견을 보였다고 보고하였다(그림 9-3).

3. 내시경연하검사의 정확성

그렇다면, 이러한 내시경연하검사가 표준검사인 비디오투시연하검사와 동등한 정확성을 갖는 것인지에 대한 의문이 남는다. 전술한 바와 같이 내시경연하검사의 단점은 구강기와 상부 식도에서의 연하를 관찰할 수 없고, 백시 현상이 나타난다는 점이다. 백시 현상은 연하 시 인두 폐쇄에 의해 내시경의 끝이 가려지는 것으로 지속시간은 매우 짧다. 대부분의 흡인은 연하 전후로 발생하므로 실제 검사 시 백시현상으로 인한 영향은 크지 않다는 보고도 있다. 연하장애 환자의 연하기능 평가에서 비디오투시연하검사와 내시경연하

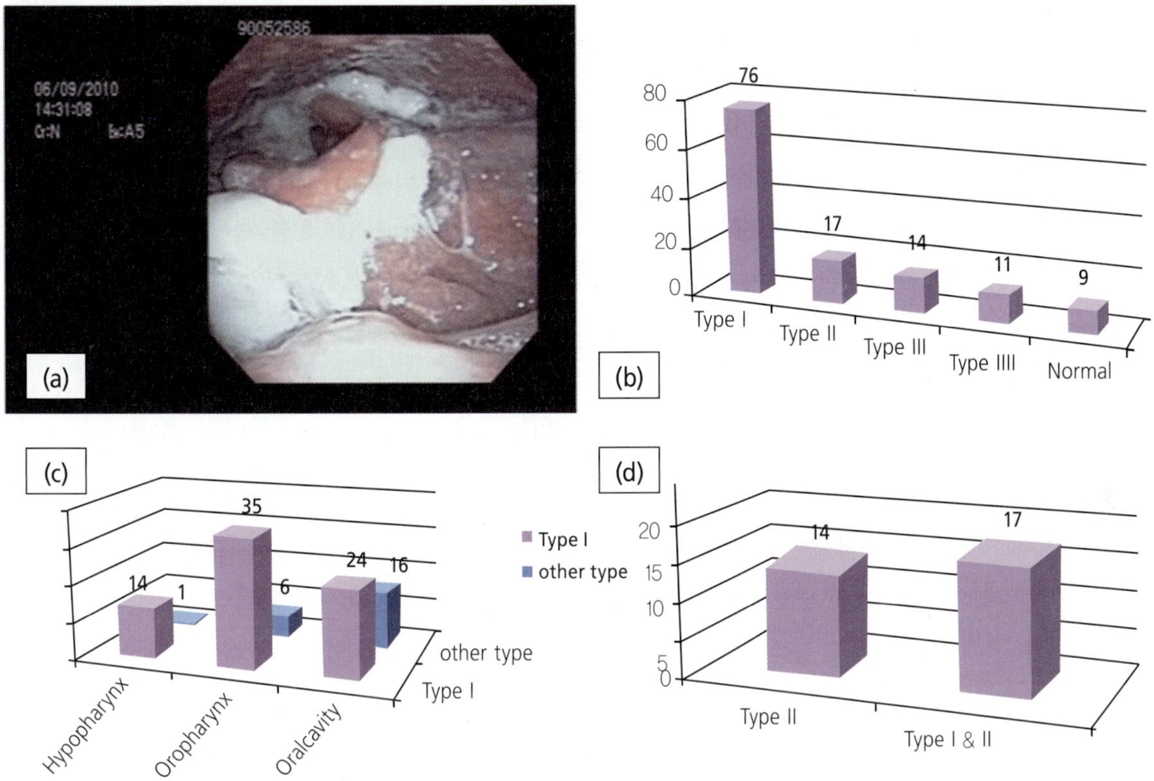

그림 9-3. 두경부암 수술 후 발생하는 연하장애의 분류 및 하인두암 후두보존수술 이후 연하내시경 검사 결과. (a) 병변측 이상와에 잔류물 소견 및 해부학적 장벽인 피열후두개주름(aryepiglottic fold) 제거로 인한 연하 후 흡인이 주된 이상을 보인다. (b) 두경부암 수술 후 발생하는 연하장애의 가장 흔한 양상은 연하 후에 문제가 발생하는 type I dysphagia였다. (c) Type I dysphagia는 하인두암 환자의 93.3% (14/15), 구인두암 환자의 85.4% (35/41), 구강암 환자의 60% (24/4)에서 확인되었다. (d) 후두암 환자에서 연하 중에 문제가 발생하는 type II dysphagia 단독 이상소견은 54.8% (17/31) 였고, type I&II 복합이상 소견이 45.2%(14/31)에서 확인되었다.

검사와의 비교 연구가 많은 연구자에 의해 시행되었다. 평가 대상자나 각 검사의 방법, 비교 방법 등이 다르고 연구결과 역시 다양하게 보고되고 있는데, 두 검사 방법으로 시행한 검사 결과가 별다른 차이가 없다는 보고도 있지만 그 평가 결과가 차이가 많아서 하나의 검사만으로는 연하장애의 정확한 평가가 어려울 수 있다는 보고도 있다. 두 검사 방법은 현재까지 시도되고 있는 연하장애의 평가방법으로 가장 널리 사용되고 있으며 각기 가지고 있는 장단점이 있으므로 검사 당시 환자의 상태와 제반 여건, 주로 확인하고자 하는 검사 목적 등을 면밀히 검토하여 어떤 검사를 택할 것인지를 결정하는 것이 좋으며 가능하면 두 가지 검사를 모두 시행하여 여러 관점에서의 연하 기능을 평가하는 것이 가장 이상적이다.

II. 경비강식도내시경

연성 후두경과 상부위장관 내시경과 비교하여 경비강식도내시경(transnasal endoscopy, TNE)가 진단적 도구로써 가지는 장점은 비강부터 식도-위 이행부까지의 상부호흡기 및 소화기계의 구조물들을 외래 또는 입원환자의 머리맡에서 수면마취 또는 전신마취 없이 국소마취 만으로 간단하게 검진할 수 있다는 것이다. 이러한 TNE의 장점은 필요할 경우 환자가 추가 검사를 위한 추가 방문 없이 one-stop으로 검진 및 검사가 가능하게 하며, 이는 결국 의료비용 측면에서 매우 이득이 되어 최근에 TNE가 다양한 질환의 환자들에서 시행되고 있다.

1. 경비강식도내시경 검사의 방법 및 장단점

TNE 검사는 보통 환자가 앉은 상태에서 시행되며, 환자가 검사를 위해 충분한 시간 동안 앉아 있기가 힘들 경우 제한적으로 누운 상태에서 검사를 시행해 볼 수 있다. 미국 기관식도과학회에서 발표한 가이드라인에 따르면 TNE 검사 시 심혈관계 모니터링을 따로 시행할 필요는 없으며, 국소적으로 비강 및 구인두 부위의 마취 그리고 비강 혈관 수축의 과정을 선행 후 다음과 같은 방법으로 시행될 것을 권고하고 있다. 국소 마취를 마친 뒤에는 연성 내시경의 측면에 윤활제를 적절히 바른 뒤 비강의 바닥 부분인 하비도(inferior meatus) 또는 하비갑개와 중비갑개 사이의 공간인 중비도(middle meatus)를 따라 내시경을 진입하며 비강 및 비인두의 개방성 상태 및 병변의 존재 유무를 검진한다. 비인두를 지나 구인두 부위에서는 후두 및 하인두 부위를 내려다보며 상부호흡기 및 소화기계의 개방성 상태 및 병변의 존재 유무를 검진해야 한다. 이상의 검진을 마친 뒤 연성 내시경의 끝을 동측 하인두의 이상와 부위(pyrifomr sinus)에 위치시키고 환자에게 목을 앞으로 숙이게 한 다음 침을 꿀꺽 삼키라고 하며 내시경을 상부식도괄약근(upper esophageal sphincter, UES) 부위 다음으로 진행시키게 된다. UES 부위 통과 후 내시경이 식도 내경에 진입하게 될 경우 식사할 때가 아니면 일반적으로 식도의 내경이 좁아져 있기 때문에 공기를 주입하여 팽창시키거나 자발적으로 침을 삼키는 동작을 부탁해야 하는 경우가 대부분이다. 식도 내벽을 자세히 검진하면서 천천히 식도 내 검사를 진행 후 위-식도 이행부인 하부식도괄약근(lower esophageal sphincter, LES)을 통과하게 될 경우 위의 분문까지 경비강식도내시경을 통해 검사할 수 있다. 전향적 검사 이후 TNE가 비강을 통해서 나오는 과정에서 후향적으로 들어갈 때 보지 못한 병변이 있는지 검진을 추가적으로 시행하며, 조직검사를 필요로 하는 병변을 발견하게 될 경우 이전에 공기를 주입하였던 측 채널을 통해서 내시경용 조직검사 겸자를 넣어 조직검사를 시행할 수도 있다.

수면마취나 전신마취 없이 의식이 있는 상태에서 국소마취만 하고 시행하는 검사인 TNE를 환자가 잘 견딜 수 있는가에 대해 연구를 진행한 결과들이 있다. 검사를 잘 견딜 수 있는지를 심박수와 호흡수의 변화 정도로 평가한 결과에 의하면 TNE 시행 전후로 심박수와 호흡수는 유의한 차이를 보이지 않았다고 발표된 바 있다. 아울러 시술자를 대상으로 검사의 난이도, 시각적 명료함, 그리고 환자가 검사를 얼마나 잘 수행하는지를 설문지로 보았고 환자를 대상으로 검사 중 불안감, 통증, 호흡곤란 또는 구역감에 대해 평가하는 설문지를 시행한 결과 시술자의 만족도는 평균 이상으로 높았으며 환자의 불편함 또한 평균 이하로 낮았다고 보고되었다. 다른 연구에서도 TNE 시행 시 환자의 통증 및 불편함 정도를 VAS score로 분석한 바 있는데, TNE 검사 자체가 환자에게 아주 심각한 통증 및 불편감을 유발하지 않는다는 결과를 발표한 바 있다.

TNE 검사의 장단점에 대해 고찰한 문헌에 따르면 TNE 검사의 최대 단점은 내시경이 비강을 통해서 진입해야 된다는 점이다. 이 고찰 문헌에 따르면 2-6%

의 환자에서 내시경이 비강을 통과하지 못하는 경우가 있다고 언급하며, 주로 통증과 비출혈이 그 원인이라고 보고하였다. 그 이외에도 내시경의 굴곡이 제한적이며, 석션이나 공기 주입이 충분치 못한 경우와 같이 내시경 자체가 가지는 기계적 단점이 있을 수 있다고 보고하였다. 마지막으로 원활하고 정확한 검사가 이루어지기 위해서는 시술자가 일정 수준 이상의 수련을 받아야 하는 단점을 지적하였다. 그럼에도 불구하고 TNE는 의식상실을 동반하는 마취를 시행하지 않고 검사를 진행할 수 있어 다양한 내과적 합병증을 동반하는 환자에서 시행하기에 매우 유용한 검사임을 강조하였다. 이와 같이 TNE는 국소마취만을 필요로 하는 검사로 입원을 필요로 하지 않고, 심혈관계에 부담을 덜 주게 되며, 산소포화도의 변화를 유발하지 않고, 수액을 위한 정맥주사가 불필요하며, 시술 시 흡인이 유발될 가능성이 적어 결과적으로 직간접적인 의료비용 감소의 효과를 얻을 수 있는 장점이 있다. 마지막으로 적절한 수련의 과정을 거치면 의사가 아닌 의료인도 시행할 수 있을 정도의 시술 난이도를 보이기 때문에 환자들 입장에서는 검사의 접근성이 높아지는 효과를 낳을 수 있다고 한다.

2. 경비강식도내시경 검사의 적응증

경비강식도내시경검사(TNE)의 경우 연하장애의 정도를 평가하기 위한 내시경연하검사의 일환으로 시행하는 경우도 있으며, 내시경연하검사를 동반하지 않으면서 연하장애의 해부학적인 원인 존재 여부 평가 및 두경부암 환자에서 연하장애 평가 또는 다양한 시술 시 보조적인 역할로 활용하는 경우가 최근에는 많이 있다.

1) 연하장애 환자에서 TNE

연하장애의 구조적 및 기능적 평가는 앞에서 설명한 내시경연하검사를 통해서 이루어 진다. 그러나 단순 TNE 검사만으로도 연하장애를 유발하는 병변을 쉽게 발견할 수 있다. TNE로 발견 가능한 대표적인 연하장애를 유발하는 해부학적 질환으로는 식도협착, UES의 확장증(patulous UES), Zenker's 게실, 비인두/구인두/하인두 종양이 있다.

초창기에 발표된 기존 문헌들을 보면, 이비인후과적인 구인두 검진 결과 원인미상인 연하장애 환자 14명에서 TNE 검사를 시행한 결과 4명에서 명확한 연하장애의 원인을 발견할 수 있었다고 보고된 바 있다. 이외에도 연하장애를 주소로 내원한 환자에서 TNE 검사를 시행한 결과, 연하통과 미각변화와 같은 증상이 TNE 비정상 소견과 연관성을 보이고 있으며, TNE의 비정상소견은 연하장애의 주관적인 평가 도구인 설문지 결과와 객관적인 평가 도구인 내시경연하검사 및 비디오투시연하검사의 비정상 소견과도 유의하게 연관성을 보인다고 보고된 바 있다. 추가적으로 319명의 연하장애 환자들을 대상으로 TNE를 시행한 결과 51%의 환자에서 TNE 시행 후 치료 방침의 변화가 있었으며, TNE 결과 7.5%에서 식도 협착을, 27.4%에서 비정상적인 Z-line을, 12.8%에서 역류성 식도염을, 그리고 6.3%에서 감염성 식도염을 발견할 수 있었다고 보고된 바 있다. 이와 같은 기존의 연구들을 바탕으로 최근에 257명의 연하장애 환자들을 대상으로 TNE 검사 관련하여 전향적인 연구를 시행한 결과 97%의 높은 검사 성공률과 함께 59%의 환자에서 TNE 시행 1회만으로 추가적인 진료가 불필요하게 되었다고 보고하며 TNE 시행이 연하장애 환자들의 진단 및 치료방침 설정에 매우 유용한 검사임이 보고된 바 있다.

2) 두경부암환자에서 TNE

두경부암 환자들의 진료에 TNE의 활용은 다양한 장점을 가지고 있다. 먼저 TNE는 두경부암 환자들의 진료 시 시행할 수 있는 안전하고 환자들이 잘 견딜 수 있는 검사로, 국소 마취만으로 비강부터 위식도이행부위까지 병변 유무의 검진 및 필요한 경우에는 의심병변의 조직검사까지 시행할 수 있으며, 검사와 함께 필요한 경우 가능한 치료도 제한적으로 시행할 수 있는 장점을 가지고 있다. 이런 장점들은 두경부암 환자 진료 시 한번의 방문만으로도 one-stop 진단 프로세스를 가능하게 하여, 진단의 지연을 예방하고, 전신마취를 필요로 하는 검사들을 줄일 수 있으며, 추가적인 연하장애 검사의 필요성을 줄여 결과적으로 환자의 외래 내원 일수를 감소하는 효과를 유발한다고 보고된 바 있다. 따라서 두경부암 관련 환자가 의뢰되어 외래로 방문하였을 때 TNE를 시행할 수 있다면, TNE 시행이 불가능한 경우와 비교하여 그 진단 및 치료 방침 설정의 프로세스가 매우 간소화될 수 있다 (그림 9-4).

두경부암 환자의 진단 프로세스를 간소화시킬 수 있는 장점에도 불구하고 진단 정확도와 관련해서는 서로 상반되는 결과가 보고된 바 있다. 원발부위 미상의 두경부암 환자들에서 PET-CT와 TNE를 활용한 내시경검사의 원발부위 진단율을 비교한 연구 결과를 보면, PET-CT는 61%의 환자들에서 원발 부위를 진단하였으며 TNE는 57%에서 원발 부위를 진단하였다고 한다. 또한 PET-CT에서 원발 부위가 발견된 환자에서 TNE는 오직 86%의 환자에서 원발 부위를 발견하였고, PET-CT에서 원발 부위를 발견하지 못한 환자들 중에서는 TNE가 오직 1명의 환자에서만 원발 부위를 추가로 발견하여 두경부암 환자의 진단에 TNE의 임상적 유용성에 의문을 던진 바 있다. 그러

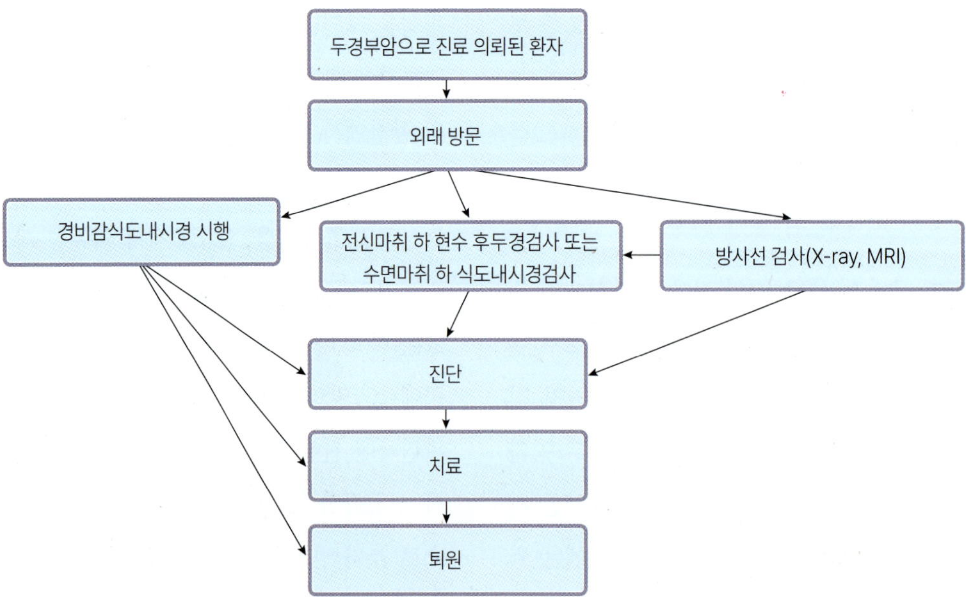

그림 9-4. 연하장애를 주소로 내원한 환자의 검진 시 경비강식도내시경 검사를 시행한 경우와 시행하지 않는 경우 환자 진료의 프로세스 모식도. 경비강식도내시경 검사를 시행할 경우 연하장애 환자의 진단 및 치료 프로세스를 간소화하여 보다 빠른 퇴원을 가능하게 한다.

나 조금 더 최근에 발표된 연구 결과들은 두경부암을 포함한 상부호흡기 및 위장관계암이 의심되는 환자들에서 TNE의 진단적 유용성을 강조하고 있다. 한 연구결과를 보면 두경부암이 의심되는 환자들에서 TNE를 활용한 원발 의심 부위 조직 검사를 시행한 결과 89%의 환자에서 성공적인 진단을 했으며, 오직 7%의 환자들에서만 추가 조직검사를 위한 전신마취 수술을 필요로 하였다고 보고된 바 있다.

최근에는 TNE를 활용한 두경부암 원발 부위 진단과 더불어 두경부암 치료 후 추적관찰 방법 및 두경부암 진단 시 이차암(second primary cancer)으로 식도암의 공존 여부 확인을 위한 진단 도구로서의 유용성이 대두되고 있다. 한 연구에서 두경부암으로 치료를 받은 환자들의 추적관찰 시기에 정례적으로 TNE를 시행한 결과 5.1%의 환자들에서 이시성 식도암(metachronous esophageal cancer)을 발견하였으며, 하인두암으로 치료를 받은 환자들에서는 이시성 식도암의 발견 비율이 15.9%로 그 유용성이 다른 두경부암들과 비교하여 유의하게 강조되어야 한다고 보고된 바 있다. 이외에도 두경부암 진단 시 정례적으로 TNE를 활용하여 이차암으로 식도암의 공존 여부를 확인한 기존 연구에서는 4.5%의 이차성 식도암 공존율을 보였다고 보고된 바 있다. 이 연구에서는 추가로 두경부암 진단 시 TNE를 시행하여 이차성 식도암을 발견한 환자들이 두경부암 진단 시 TNE를 시행하지 않고 추후에 이시성 식도암을 발견한 경우보다 식도암의 원발병기(T stage) 그리고 종합적인 병기(overall stage)가 모두 유의하게 낮았다고 보고한 바 있다. 이와 같은 기존의 연구 결과들을 바탕으로 성문상부 및 하인두암 환자들, 심각한 음주력을 가지고 있는 환자들, 그리고 진행된 원발 부위 종양이 발견된 두경부암 환자들은 이차성 식도암의 고위험군으로 분류하여 TNE를 진단적 검사에 정례적으로 포함할 것을 컨센서스화 해 가고 있다.

3. 경비강식도내시경을 활용한 다양한 시술들

TNE는 위에서 기술한 바와 같이 다양한 질환에서 진단적 검사법으로 활용됨과 동시에 TNE를 활용하여 외래에서 다양한 치료적 시술들을 시행할 수 있음에 최근 들어 그 유용성이 더 관심받고 있다. 이번 파트에서는 TNE를 활용하여 외래에서 시행할 수 있는 대표적인 세 가지 시술에 대해서 기술하겠다.

1) 경비강식도내시경을 활용한 발성장치 삽입술

발성장치 삽입술은 후두전적출술을 시행한 환자들의 음성재활을 위한 다양한 방법들 중 하나이다. 후두전적출술 후 즉시 기관식도누공을 형성하고 발성장치를 삽입하는 일차성 발성장치 삽입술과 다르게, 후두전적출술 후 일정기간이 지난 후 기관식도누공을 형성하여 발성장치를 삽입하는 과정을 이차성 발성장치 삽입술이라고 한다. 고식적인 이차성 발성장치 삽입술은 경성 식도내시경을 활용하는 술식으로 전신마취를 필요로 하기 때문에 심폐질환이 동반된 환자들에서는 발성장치 삽입술을 통한 음성재활을 할 수가 없었으며, 기관식도누공 형성 후 성숙(maturation)의 과정을 거친 뒤 발성장치를 삽입하여 즉각적인 음성재활 효과를 얻지 못 하였다.

이와 같은 고식적 이차성 발성장치 삽입술의 한계점을 극복하고자 1991년도에 Barkin 등이 처음으로 TNE를 활용하여 기관식도누공 형성 시 식도강 내를 보면서 누공형성이 가능하게 하고, 경성 식도내시경 사용 시 발생 가능한 합병증을 피하면서, 전신마취 없이 국소마취만으로 이차성 발성장치 삽입술을 시행한 결과를 처음으로 보고했다. 이후 많은 문헌에서 다양한 방법으로 TNE를 활용한 이차성 발성장치 삽입술 방법을 고안하여 보고하고 있다. 초기 보고들을 보면 국소마취 후 TNE를 식도내경에 위치시키고 18 게이지 바늘을 기관지 쪽에서 식도로 찔러 넣어 기관식도누공 부위를 가늠한 뒤 메스와 같은 수술도구를 이용하여 기관식도누공을 형성하고 성숙의 과정을 거친 뒤 추후에 발성장치를 삽입하는 방법을 고안하여 활용하였다. 이외에도 발성장치 삽입을 위한 기관식도누공을 안전하게 성숙시키는 방법으로 작은 기관절개관을 활용하거나 Seldinger technique을 활용하는 방법이 보고된 바 있다. 그러나 이러한 방법들은 TNE를 활용하였음에도 여전히 지연성으로 발성장치를 삽입하여 시술 이후 즉각적인 음성재활의 효과를 보지는 못하였다. 2016년도에 이르러서야 비로소 혈관조영술 세트를 활용하여 TNE를 보면서 기관식도누공 형성 후 즉시 발성장치를 삽입하는 시술법이 보고되었다. 본 저자 또한 TNE를 활용하여 이차성 기관식도누공 형성 및 즉시 발성장치 삽입술을 고안하여 보고한 바 있다(동영상 9-3).

동영상 9-3

2) 경비강식도내시경을 활용한 이물 제거술

경비강식도내시경의 도입은 식도에 걸린 이물질 제거에 큰 패러다임 변화를 불러 일으켰다. Benette 등은 전신이나 수면마취 없이 국소마취만으로 TNE를 활용하여 복숭아 씨앗을 포함하여 인두 및 식도의 이물을 성공적으로 제거한 결과를 보고한 바 있다. 식도 이물질 환자들을 대상으로 한 기존의 연구에서는 X-ray 촬영만으로는 47.87%의 위양성률 및 13.55%의 위음성률을 보고하며, X-ray에서 식도에 이물질이 없는 것으로 판독되어도 반드시 TNE를 시행하여 이물질이 없는 것을 확인하는 것이 중요하다는 결과가 보고된 바 있다.

TNE를 활용한 이물 제거술은 다음과 같은 장점을 가지고 있다. 먼저 경성내시경을 사용하지 않기 때문에 전신마취 없이 국소마취만으로 수술장에 들어가지 않고 외래에서 이물질 제거가 시행 가능하다. 두번째로 영상 촬영과는 다르게 인두부터 후두, 식도, 그리고 위식도이행부까지 이물질의 존재 여부를 직접 보면서 평가할 수 있다. 마지막으로 TNE를 활용한 이물 제거술은 진단과 동시에 직접 보면서 이물질 제거가 가능하여 신속성 및 효율성과 함께 주변 구조물의 손상을 최소화할 수 있어 안전성까지 보장하는 방법이다.

3) 경비강식도내시경을 활용한 확장술

TNE를 활용한 확장술은 윤상인두근 및 식도 관련 질환으로 재활 치료만으로 해결되지 않은 연하장애 환자들에서 주로 시행되는 술식이다. 대표적으로 윤상인두근 기능부전, 방사선 치료를 받은 두경부암 환자들에서 협착, 그리고 수술을 받은 두경부암 환자들에서 인두 및 식도 협착에 의한 연하장애가 있는 환자들에서 진단 및 치료의 목적으로 활용 가능한 술식이 바로 TNE를 활용한 풍선확장술이다. Randall 등은 윤상인두근 기능부전이 있는 환자들에서 순차적으로 총 3회 TNE를 활용한 풍선확장술을 시행한 결과 환자들의 주관적 연하장애 정도 및 비디오투시연하검사에서 객관적인 지표의 호전을 보였으며 상부식도괄약근 부위의 공간적 증대 효과를 보였다고 보고한 바 있다.

이외에도 방사선 치료 후 식도 협착이 온 두경부암 환자들에게 TNE를 활용한 풍선확장술을 시행하여 88%의 환자들에서 유의한 FOSS 점수 향상을 보였음이 보고된 바 있다. 또한 Howell 등은 수술 및 방사선 치료를 받은 두경부암 환자들 중 치료 후 식도 협착을 보이는 환자들을 대상으로 TNE를 활용한 풍선확장술의 유용성, 안전성, 그리고 비용을 평가한 연구를 진행한 바 있다. 이 연구결과에서 시술 후 주요 합병증은 발생하지 않았으며, 3명의 환자에서 부분적인 식도내면의 표면적 열상이 발생하였고, 2명의 환자에서 코피, 1명의 환자에서 시술 중 심각한 불편감, 그리고 1명의 환자에서 시술 후 진통제를 필요로 했다고 보고하였다. 아울러 국소마취만으로 외래에서 시행하는 TNE를 활용한 풍선확장술이 수술장에서 전신마취하에 시행하는 수술과 비교하여 평균 15,000 달러 정도 적은 비용 절감 효과를 보였다고 보고한 바 있다.

III. 맺음말

내시경연하검사는 연하장애 환자, 특히 중추신경계 질환을 가진 환자에서 진단적 한계가 분명하기는 하지만, 비디오투시연하검사의 한계를 극복할 수 있는 매우 유용한 검사로 두경부암과 같은 수술로 인한 해부학적 구조의 변화에 의한 연하장애의 진단 및 치료 과정에서 특히 역할이 크다. 이러한 내시경연하검사의 좋은 결과를 얻기 위해 반드시 필요한 것은 경비강내시경의 사용에 익숙해지는 것임을 잊지 말아야 하겠다. 경비강내시경 사용에 익숙해질 경우 연하장애의 진단부터 치료까지 one-stop으로 이루어 질 수 있고 다양한 시술을 외래에서 국소마취만으로 가능하게 하기에 그 유용성이 점차 강조되는 추세이다.

참고문헌

1. 정은재. The Usefulness of Flexible Endoscopic Evaluation of Swallowing in Head and Neck Cancer Patients. 대한연하장애학회지 2012;2:1-7.
2. 정은재. Dysphagia after Oral Cavity and Hypopharyngeal Cancer Surgery. 대한연하장애학회지 2013;3:7-9.
3. 최경효. 연하장애의 평가. In 후두음성언어의학. 1st ed. 서울: 일조각; 2012. p. 288-94.
4. Abou-Nader L, Wilson JA, Paleri V. Transnasal oesophagoscopy: diagnostic and management outcomes in a prospective cohort of 257 consecutive cases and practice implications. Clin Otolaryngol. 2014;39:108-13.
5. Amin MR, Postma GN, Setzen M, et al. Transnasal esophagoscopy: a position statement from the American Bronchoesophagological Association (ABEA). Otolaryngol Head Neck Surg. 2008;138:411-4.
6. Aviv JE, Takoudes TG, Ma G, et al. Office-based esophagoscopy: a preliminary report. Otolaryngol Head Neck Surg. 2001;125:170-5.
7. Bach KK, Postma GN, Koufman JA. In-office tracheoesophageal puncture using transnasal esophagoscopy. Laryngoscope. 2003;113:173-6.
8. Barkin JS, Hartford JD, Mikalov A, et al. Creation of tracheo-esophageal fistula for voice restoration using the flexible fiberoptic endoscope. Gastrointest Endosc. 1991;37:469-70.
9. Bennett AMD, Sharma A, Price T, et al. The management of foreign bodies in the pharynx and oesophagus using transnasal flexible laryngo-oesophagoscopy (TNFLO). Ann R Coll Surg Engl. 2008;90:13-6.
10. Blevins CH, Iyer PG. Putting it Through the Nose: The Ins and Outs of Transnasal Endoscopy. Am J Gastroenterol. 2016;111:1371-3.
11. Britt CJ, Lippert D, Kammer R, et al. Secondary

tracheoesophageal puncture in-office using Seldinger technique. Otolaryngol Head Neck Surg. 2014;150:808-12.

12. Colodny N. Effects of age, gender, disease, and multisystem involvement on oxygen saturation levels in dysphagic persons. Dysphagia 2001;16:48-57.
13. Dewan K, Clarke JO, Kamal AN, et al. Patient Reported Outcomes and Objective Swallowing Assessments in a Multidisciplinary Dysphagia Clinic. Laryngoscope. 2021;131:1088-94.
14. Gerek M, Atalay A, Cekin E, et al. The effectiveness of fiberoptic endoscopic swallow study and modified barium swallow study techniques in diagnosis of dysphagia. Kulak burun bogaz ihtisas dergisi 2005;15:103-11.
15. Glazer TA, Meraj T, Lyden TH, et al. In-Office Secondary Tracheoesophageal Puncture with Immediate Prosthesis Placement. Otolaryngol Head Neck Surg. 2016;155:360-3.
16. Gonzalez-Fernandez M, Daniels SK. Dysphagia in stroke and neurologic disease. Physical medicine and rehabilitation clinics of North America 2008;19:867-88.
17. Howell RJ, Pate MB, Ishman SL, et al. Prospective multi-institutional transnasal esophagoscopy: Predictors of a change in management. Laryngoscope. 2016;126:2667-71.
18. Howell RJ, Schopper MA, Giliberto JP, et al. Office-based esophageal dilation in head and neck cancer: Safety, feasibility, and cost analysis. Laryngoscope. 2018;128:2261-7.
19. Kelly AM, Drinnan MJ, Leslie P. Assessing penetration and aspiration: how do videofluoroscopy and fiberoptic endoscopic evaluation of swallowing compare? The Laryngoscope 2007;117:1723-7.
20. Langmore SE, Schatz K, Olsen N. Fiberoptic endoscopic examination of swallowing safety: a new procedure. Dysphagia. 1988;2:216-9.
21. Lau DP, Roche E, Chui CK, et al. Transnasal oesophagoscopy-guided tracheoesophageal puncture. A novel method using the mini-tracheostomy kit. Clin Otolaryngol. 2013;38:182-3.
22. McPartlin DW, Nouraei SAR, Tatla T, et al. How we do it: transnasal fibreoptic oesophagoscopy. Clin Otolaryngol. 2005;30:547-50.
23. Mohammed H, Del Pero M, Coates M, et al. Office-based transnasal esophagoscopy biopsies for histological diagnosis of head and neck patients. Laryngoscope. 2019;129:2721-6.
24. Noordally SO, Sohawon S, De Gieter M, et al. A study to determine the correlation between clinical, fiber-optic endoscopic evaluation of swallowing and videofluoroscopic evaluations ofswallowing after prolonged intubation. Nutrition in clinical practice: official publication of the American Society for Parenteral and Enteral Nutrition 2011;26:457-62.
25. Park SJ, Park YH. Simplified technique of in-office secondary tracheoesophageal puncture with immediate voice prosthesis placement under transnasal esophagoscope guidance. Eur Ann Otorhinolaryngol Head Neck Dis. 2021;138 Suppl 2:53-4.
26. Pattani KM, Goodier M, Lilien D, et al. Utility of panendoscopy for the detection of unknown primary head and neck cancer in patients with a negative PET/CT scan. Ear Nose Throat J. 2011;90:E16-20.
27. Peng KA, Feinstein AJ, Salinas JB, et al. Utility of the transnasal esophagoscope in the management of chemoradiation-induced esophageal stenosis. Ann Otol Rhinol Laryngol. 2015;124:221-6.
28. Postma GN, Bach KK, Belafsky PC, et al. The role of transnasal esophagoscopy in head and neck oncology. Laryngoscope. 2002;112:2242-3.
29. Randall DR, Evangelista LM, Kuhn MA, et al. Improved symptomatic, functional, and fluoroscopic outcomes following serial "series of three" double-

balloon dilation for cricopharyngeus muscle dysfunction. J Otolaryngol Head Neck Surg. 2018;47:35.

30. Shih CW, Hao CY, Wang YJ, et al. A New Trend in the Management of Esophageal Foreign Body: Transnasal Esophagoscopy. Otolaryngol Head Neck Surg. 2015;153:189-92.
31. Su YY, Chen WC, Chuang HC, et al. Effect of routine esophageal screening in patients with head and neck cancer. JAMA Otolaryngol Head Neck Surg. 2013;139:350-4.
32. Su YY, Fang FM, Chuang HC, et al. Detection of metachronous esophageal squamous carcinoma in patients with head and neck cancer with use of transnasal esophagoscopy. Head Neck. 2010;32:780-5.
33. Tabaee A, Johnson PE, Gartner CJ, et al. Patient-controlled comparison of flexible endoscopic evaluation of swallowing with sensory testing (FEESST) and videofluoroscopy. Laryngoscope. 2006;116:821-5.
34. Thakur K, Singh CA, Thakar A, et al. Prevalence of Synchronous ESCN in Head and Neck Cancer: A Single-Institution Perspective. Laryngoscope. 2021;131:E807-E814.

Chapter 10

고해상 식도내압검사를 이용한 인두 연하장애의 평가

| 이동호, 류주석, 최용훈 |

I. 고해상 식도내압검사를 이용한 인두 연하장애의 평가

1. 연하장애의 압력 측정의 필요성

연하 과정은 구강기, 인두기, 식도기로 나뉘어지며, 식괴는 괄약근의 연속적인 팽창과 수축에 의해 후방에서 형성되는 양압과 전방에서 형성되는 음압에 의해 순차적으로 이동하게 된다. 즉 구개인두괄약근(relophayngeal sphincter), 설기저부(tonguie base), 인두 수축근(pharyngeal constrictors)이 수축하여 식괴의 후방에 양압을 형성하고, 후두 거상(arygeal clevation)과 상부식도괄약근의 이완에 의해 식괴 전방에 음압을 형성하며, 이 근육들의 약화나 부조화된 수축은 연하 장애를 유발하게 된다. 최근 고해상 식도내압검사(high resolution esophageal manometry, HREM)가 개발되어 인두 압력의 측정이 가능해짐에 따라, 연하장애의 평가에 인두의 압력을 적용하기 위한 새로운 연구들이 시행되고 있다. 한 예로, 인두의 압력 측정을 통해 낮은 인두 압력이 기도 흡인 및 인두 잔여물과 연관되어 있음을 확인하고, 이를 바탕으로 비디오투시연하검사(videofluoroscopy study, VFSS)의 소견을 예측한 연구가 발표되기도 하였다. 이처럼 연하 과정 중 인두의 압력 형성 및 이에 대한 평가의 중요성이 점차 강조되고 있으며, 이에 대한 체계적인 고찰이 필요하다.

2. 인두의 압력 측정 방법

1) 비디오투시연하검사와의 비교

현재까지 연하 장애의 표준 검사법으로는 비디오투시연하검사가 이용되고 있다. 비디오투시연하검사는 기도 흡인, 침투의 유무, 후두개곡(vallecula)과 이상와(pyriformis sinus)의 잔여물 등을 정확히 평가할 수 있다는 장점이 있다. 그러나, 비디오투시연하검사로는 인두 내의 압력을 측정할 수 없으며 식괴의 움직임만 관찰할 수 있다는 한계점이 있다. 식괴의 움직임 이외에 연하와 관련된 근육의 수축과 이에 의해 형성되는 압력의 측정이 병행되어야 연하 과정의 포괄적 평가가 가능하다.

2) 고식적 식도내압측정검사(conventional manometry)를 이용한 인두의 압력 분석

고식적 식도내압측정검사는 일반적으로 관류 펌프(perfusion pump)와 수압을 이용하였는데, 수압을 이용하므로 누운 상태에서만 검사가 가능하다는 단점이 있었다. 또한, 기술적 한계로 인해 각 센서의 간격이 대략 5 cm가량 떨어져서 위치하여, 인두와 같이 미세한 해부학적 구조물의 압력 측정은 불가능하였다. 이와 같은 문제점으로 인해 고식적 식도내압측정검사는 대부분 식도 질환의 진단에만 이용되었고, 인두 연하장애의 진단에는 한계가 있었다.

3) 고해상 식도내압검사를 이용한 인두의 압력 분석

(1) 고해상 식도내압검사의 장비

최근 고해상 식도내압검사가 개발되면서 인두기 연하장애의 평가에 이용되기 시작했다. 현재까지 ManoScan™ (Sierra Instruments), InSIGHT Ultima® High Resolution Manometry (SANDHILL Scientific Instruments, Highlands Rancho, CO, USA) 등의 고해상 식도내압검사가 시판되어 실제 임상에서 이용되고 있다. 이 중 본 저자는 InSIGHT Ultima® High Resolution Manometry 장비를 기초로 설명하도록 하겠다.

InSIGHT Ultima® High Resolution Manometry의 카테터에는 32개의 압전자가 위치하고 있고, 5 부위에서 2 cm 간격으로, 그 외의 부분에서는 1 cm 간격으로 위치하여, 총 36 cm의 길이를 평가할 수 있다. 압력측정의 카테터의 도식은 그림 10-1과 같다.

고해상 식도내압검사는 고식적 식도내압검사에 비해 민감도와 정확도가 매우 향상되어 장비에 따라 차이가 있으나 0.0~100.0 mmHg의 범위에서 0.1 mmHg 차이의 압력과 0.1초 단위의 시간 간격까지 구별해낼 수 있다. 또한 압전자를 사용하기 때문에 앉은 자세에서 검사가 가능하고, 검사에 투입되는 시간과 노력도 감소하여 인두기 연하장애의 평가에 적용이 가능해졌다.

(2) 고해상 식도내압검사를 이용한 압력의 측정방법

고해상 식도내압검사를 이용한 연하장애의 평가는

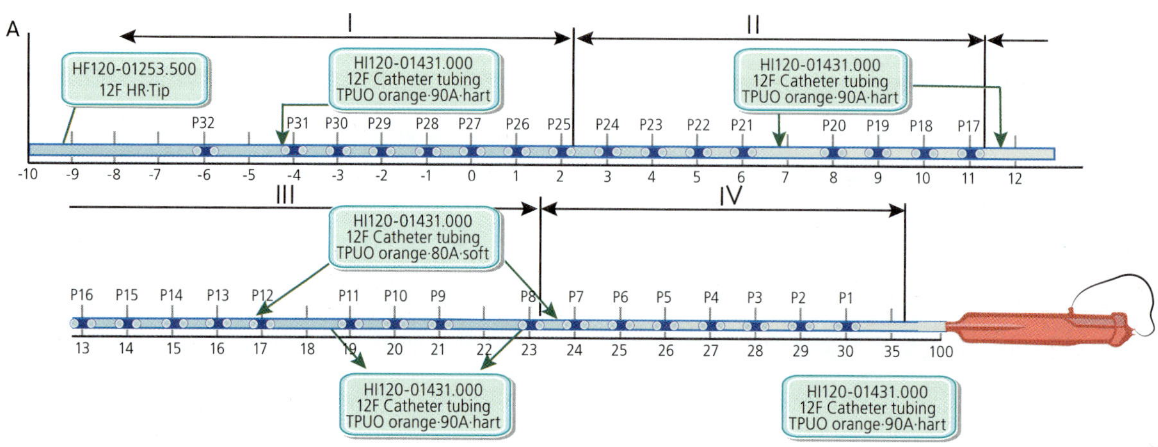

그림 10-1. 고해상도 식도내압측정기의 압력 측정 카테터 도식도(Adapted from Ryu JS, et al., Arch Phys Med Rehabil 2016)

앉은 자세에서 시행한다. 검사에 앞서, 제조회사의 지시사항에 따라 0.0~100.0 mmHg 사이의 압력을 정확히 측정하도록 보정작업을 시행한다. 검사 대상자는 약 6시간 정도 금식한 뒤 2시간 이내에는 물도 마시지 않도록 교육하며, 10% 리도케인 스프레이를 비강에 뿌리고, 압력측정 카테터에 리도케인 젤리를 묻혀서 검사의 불편감을 줄이도록 한다. 이후 카테터를 삽입하고, 약 3–5분 정도 안정을 취한 후 검사를 시행한다.

실제 검사에 이용되는 부위는 구개인두(velopharynx), 설기저부(tongue base), 인두수축근, 상부식도괄약근까지이며, 일반적으로 한국인의 길이는 10 cm 미만이다. 처음에는 생리식염수 5 cc를 5회 삼키며 검사를 기록하고, 다음으로 고형식 젤리를 충분히 씹은 후 5회 삼키며 검사를 기록하게 된다. 고해상 식도내압검사를 이용한 식괴의 양에 따른 차이를 분석한 이전의 연구에 의하면, 침을 삼킬 때와 물 한 컵을 마실 때 인두의 압력에서 유의한 차이를 보이지만 3–10 cc 사이에는 유의한 차이가 없었다. 그러므로, 물이나 생리식염수 5 cc 정도를 삼키는 것으로도 충분한 검사가 가능할 것으로 보인다.

(3) 고해상 식도내압검사를 이용한 자료의 분석

① 자료의 분석 방법

자료의 분석은 BioVIEW ANALYSIS® software (Sandhill Scientific, Version 5.6.3.0)를 이용한다. 고해상 식도내압검사는 괄약근의 수축을 감지하므로, 정확한 분석을 위해서는 해부학적 구조물을 파악하는 것이 필요하다. 실제 검사에서는 입천장인두, 혀바닥, 인두수축근, 상부식도괄약근을 평가하게 되는데, 이 부위의 최대 압력, 최소 압력, 수축한 면적, 각각의 파형 사이의 시간 간격 등을 측정할 수 있다. 실제 검사에 사용되는 'Clouse VIEW'는 그림 10-2(a)와 같다. 식도의 압력 측정에는 일반적으로 '시카고 분류(Chicago cassification)'을 이용하게 되고, 이때 이 화면을 이용하게 되나, 인두기의 평가에는 제한점이 많다. 'Clouse VIEW'를 닫고, 'Waveform VIEW'를 열면, 그림 10-2(b)가 나타난다. 실제 인두의 길이는 10 cm 미만이어서, 관련 없는 영역의 채널을 제외하고 관심 영역만을 확대하면 그림 10-2(c)를 볼 수 있다. 이 그림에서는 입천장인두, 혀바닥, 인두수축근, 상부식도 괄약근을 확인할 수 있다. 그림 10-2(d)는 측정하고자 하는 영역의 진폭, 면적, 시간 간격을 측정하는 방법을 보여 준다.

② 분석 지표의 종류와 의미

그림 10-3(a)는 정상 연하과정에서 발생하는 파형을 보여준다. 각 파형의 의미는 다음과 같다: (a) 구개인두의 압력, (b) 설기저부의 수축 압력, (c) 인두수축근의 압력(low pharyngeal peak), (d) 윤상인두근(cricopharyngeus muscle)의 압력, (e) 후두개(epiglotis)의 기울어짐, (f) 상부식도괄약근이 이완되기 전 수축압력(Pre–UES peak), (g) 상부식도괄약근의 이완 전과 이완 후 압력 고점 사이의 기간(UES activity time), (h) 상부식도괄약근의 이완기간(nadir UES duration)을 나타낸다.

후두개의 기울어짐은 비디오투시연하검사에서 그림 10-3(b, c)와 같이 보인다. 후두개가 기울어질 때 카테터를 누르게 되어 발생하는 파형이 그림 10-3(a, d)이다. 이 파형은 비디오투시연하검사의 운동형상학적 분석과 고해상 식도내압검사를 동시에 비교할 때 이용할 수 있는 파형이어서, 연구 목적에서 의미가 있다.

상부식도괄약근은 하인두수축근(inferior pharyngeal

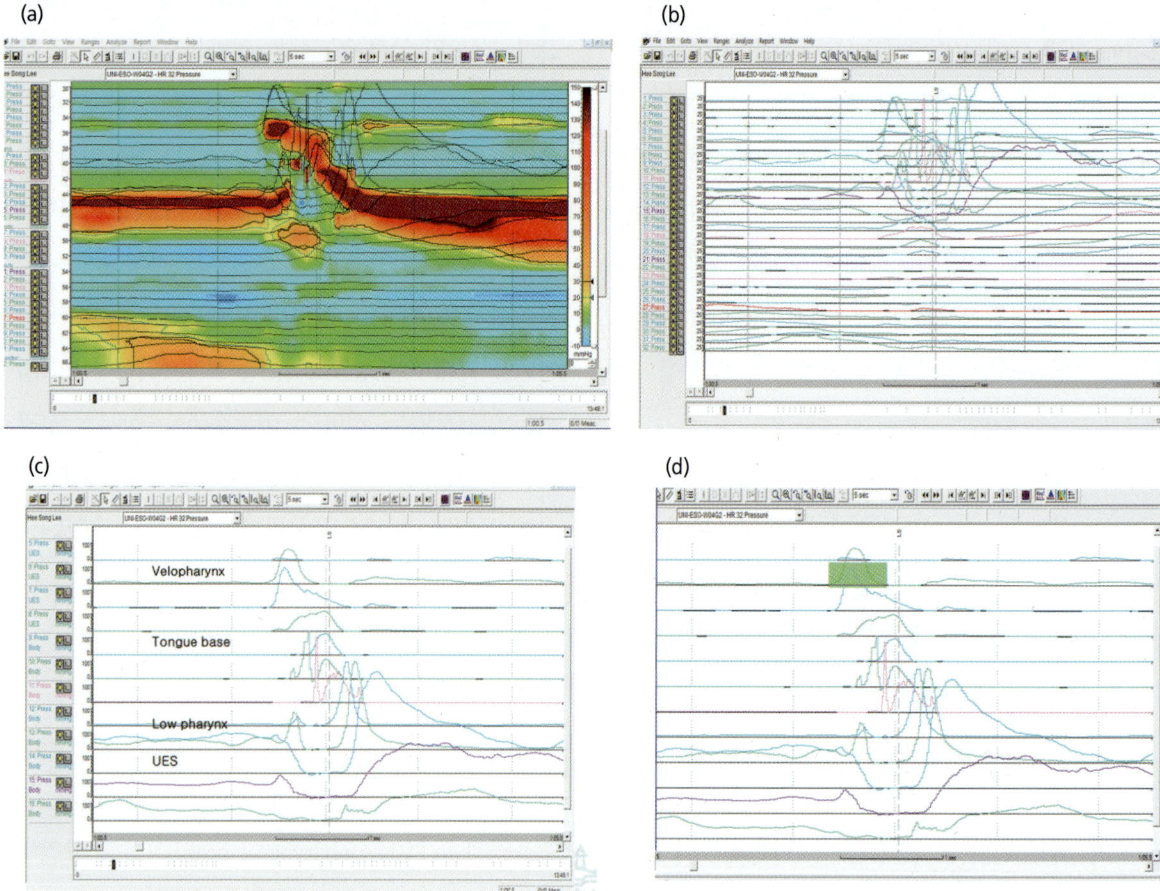

그림 10-2. BioVIEW ANALYSIS® software (Sandhill Scientific, Version 5.6.3.0)를 이용한 고해상도 식도내압기를 이용한 분석방법. (a)는 "Clouse VIEW"를 보여주고, (b)는 "Waveform VIEW"를 나타낸다. 인두 이외의 부위를 제외하고, 관심영역을 확대하면 (c)를 확인할 수 있다. (d)는 측정하고자 하는 영역의 진폭, 면적, 시간 간격을 측정하는 방법을 나타낸다(Adapted from Ryu JS, et al., J Neurogastroenterol Motil. 2015).

constrictor)과 윤상인두근으로 구성된다. 하인두수 축근은 대체로 수축이 빠른 제 2형 섬유(39% type I, 61% type II)가 61%를 차지하고, 윤상인두근은 70%에서 느린 수축을 보이는 제1형 섬유로 이루어진다(70% type l, 30% type II). 그러므로 그림에서 폭이 좁은 파형은 하인두수축근을 나타내고[그림 10-3(c)], 폭이 넓은 파형은 윤상인두근[그림 10-3(d)]을 나타내는 것을 유추할 수 있다. 인두수축근의 파형을 윤상인두근과 구별하여 'low pharygeal peak (LP peak)'라고 한다.

각각의 파형에 대해 최대 및 최소 압력(mmHg), 면적(mmHg × second) 등의 측정값을 구할 수 있다. 또한 각 파형의 상승 시간(rise time), 수축 기간(duration), 각 파형들 사이의 시간 간격 등을 측정할 수 있다. 특히 상부식도괄약근 내에서 상부식도괄약근의 이완 전과 이완 후 사이의 시간(UES activity time)과 상부식도 괄약근의 이완 기간도 측정한다.

비디오투시연하검사에서 후두개가 기울어질 때 고해상도식도내압측정검사의 카테터를 누르게 되어

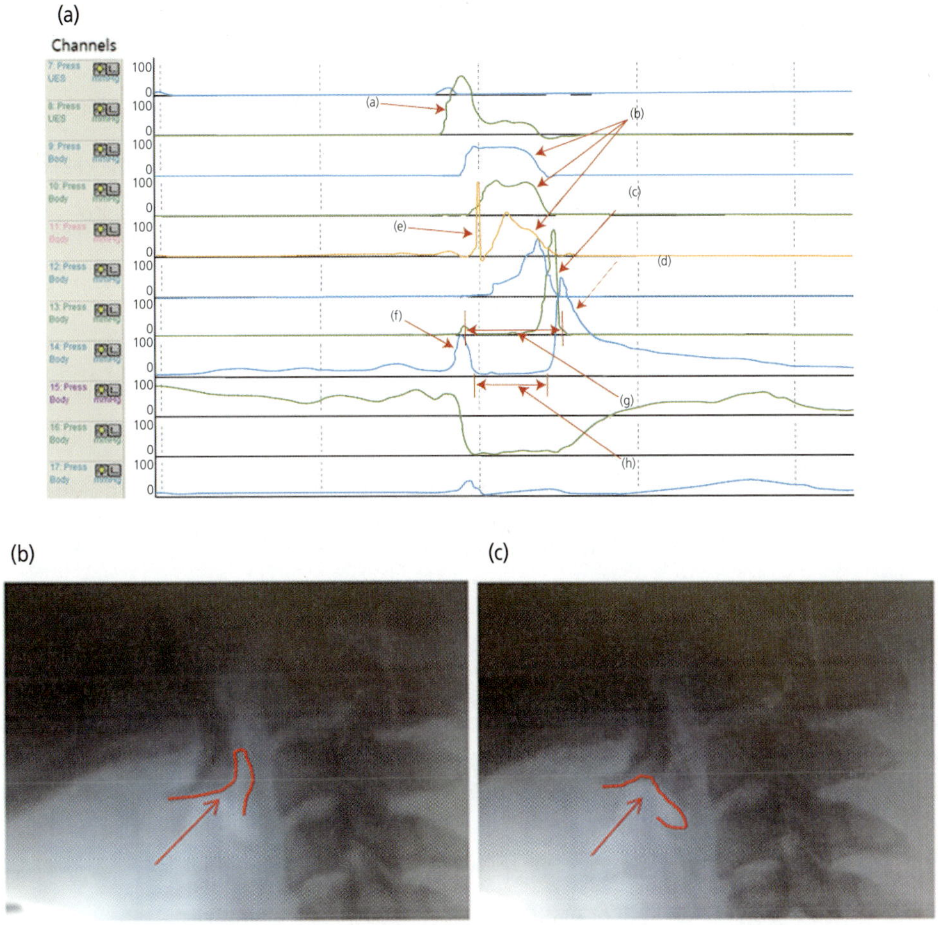

그림 10-3. 그림(a)는 고해상도 식도내압검사의 정상파형을 나타낸다. 각각의 파형은 다음과 같다. 입천장인두의 압력(a), 혀바닥의 수축 압력(b), 인두수축근의 압력(c), 윤상인두근의 압력(d), 후두개의 기울어짐(e), 상부식도 괄약근이 이완되기 전 수축 압력(f), 상부식도 괄약근의 이완 전과 이완 후 압력 고점 사이의 기간(g), 상부식도 괄약근의 이완기간(h). 비디오투시연하검사에서 후두개가 기울어질 때(b, c) 고해상도식도내압측정검사의 카테터를 누르게 되어 그림 A(e)의 파형이 발생한다(Adapted from Ryu JS, et al., J Neurogastro enterol Motil. 2016).

그림 10-3(c)의 파형이 발생한다(Adapted from Ryu JS, et al., J Neurogastroenterol Motil. 2016).

(4) 고해상 식도내압검사의 특징과 제한점

① 고해상 식도내압검사의 특징

최근의 연구에서 비디오투시연하검사의 운동형상학적 분석과 고해상 식도내압검사를 동기화하여 결과를 비교하였을 때, 고해상 식도내압검사에서 측정한 구개 인두의 수축이 비디오투시연하검사로 측정한 후두의 거상이나 인두 근육의 수축에 비해 훨씬 빨리 나타났다. 이러한 결과는 고해상 식도내압검사가 비디오투시연하검사의 운동형상학적 분석보다 더 예민하게(더 빨리) 결과를 반영하기 때문인 것으로 보인다.

비디오투시연하검사는 정성적 분석만이 가능하지만, 고해상 식도내압검사는 정량적 분석이 가능하다는 장점이 있다. 그러므로 근육병이나 운동신경원성 질환과 같이 인두의 압력이 서서히 저하되어 연하장애가 발생하는 환자의 진단에서는 현재 상태를 진단하고 예후를 예측할 때 기존 검사보다 더 뛰어난 가치가 있을 것으로 생각되며, 이에 대해서는 추가적인 연구가 필요하다.

최근 연구에 의하면, 비디오투시연하검사에서 나타난 이상 소견과 인두의 최대 수축 압력 사이에 의미있는 양의 상관관계가 있음이 밝혀졌다. 즉, 상부식도괄약근의 이완 기간은 후두 거상의 제한, 이상와의 잔류물 양, 기도 침투 및 흡인 등과 연관성이 있었으며, 또한 구개 인두의 압력이 180 mmHg 미만일 경우 민감도 100%와 특이도 75%로 기도 침투 및 흡인을 예측하였다(표 10-1). 다만, 이 연구는 뇌졸중, 두경부암, 치매, 근육병증 등 다양한 질환을 대상군으로 포함하였기 때문에 일반화하기에는 한계가 있다. 예를 들어, 신경근육질환과 같이 인지기능과 인두의 감각이 정상인 환자는 인지기능과 인두의 감각이 저하된 뇌병변 환자에 비해 상대적으로 더 낮은 압력에서도 흡인이 발생하지 않는 경향을 보여, 추가적인 연구가 필요한 상태이다.

연하 장애의 보존적 치료로서 머리 기울이기, 머리 돌리기, 강하게 삼키기, 멘델슨법(Mendelsohn maneuver) 등의 보상적 기법이 흔히 이용되는데, 고해상 식도내압검사는 이들 다양한 보상적 기법이 가져오는 인두 압력의 변화를 정량적으로 분석하여, 보상적

표 10-1. 비디오투시연하검사의 소견과 유의한 관련성을 나타낸 고해상도 식도내압측정검사 변수와 각 변수의 민감도와 특이도 (Adapted from Ryu JS, et al., Arch Phys Med Rehabil 2016)

비디오투시연하검사 지표	고해상도 식도내압검사 지표	절단점	민감도(%)	특이도(%)
연하반사의 지연	구강인두괄약근의 최대압력	180.0mmHg	81.8	60.0
후두 거상의 제한	구강인두괄약근의 최대압력	180.0 mmHg	90.0	61.9
	윤상인두근의 최대압력	269.4 mmHg	80.0	81.0
	상부식도괄약근의 이완 기간(Nadir UES pressure duration)	0.225sec	70.0	90.5
후두개곡 잔여물	구강인두괄약근의 최대압력	180.0 mmHg	85.7	70.6
	상부식도괄약근의 최소압력	-2.05 mmHg	57.1	82.4
	설기저부의 수축 기간	0.625sec	78.6	64.7
이상와 잔여물	구강인두괄약근의 최대압력	180.0mmHg	90	61.9
	윤상인두근의 최대압력	269.4mmHg	80.0	81.0
	상부식도괄약근의 이완 기간(Nadir UES pressure duration)	0.225sec	70.0	90.5
성문상 침투	구강인두괄약근의 최대압력	178.8mmHg	100.0	75.0
	상부식도괄약근의 이완전 최대압력(Max Pre-UES pressure)	195.7mmHg	100.0	37.5
	윤상인두근의 최대압력	509.1mmHg	100	37.5
	상부식도괄약근의 이완 기간(Nadir UES pressure duration)	0.375sec	50.0	93.8
성문하 흡인	구강인두괄약근의 최대압력	180.0mmHg	86.7	75.0
	하인두의 최대압력(Maximal pressure of LP)	563.2mmHg	100.0	31.3
	윤상인두근의 최대압력	313.3mmHg	80.0	62.5
	구강인두괄약근의 상승시간(Rise time of VP)	0.175sec	66.7	62.5

기법의 과학적 근거를 제시하는데 이용되기도 한다.

이전 연구에서는 식괴의 양은 총 삼킴 시간, 상부식도 괄약근의 열린 시간, 최소 상부식도 괄약근 압력과만 상관관계가 있다고 알려져 있었으나, 최근의 연구에서는 식괴의 양은 구인두부의 면적, 활성화 시간 및 상부식도 괄약근이 이완되기 전에 나타나는 압력(Pre-UES peak), 최소 상부식도 괄약근 압력, 상부식도 괄약근의 이완 전과 후 압력 고점 사이의 기간, 상부식도 괄약근의 이완기간과 의미 있는 상관관계가 있음이 밝혀졌다. 이러한 결과는 연하장애가 있는 환자들의 식이 변형 등의 진료를 위한 가이드라인의 지표로 사용할 수 있을 것이다.

② 고해상 식도내압검사의 제한점

고해상 식도내압검사는 몇 가지 제한점을 가진다. 첫째로, 1-2 cm 간격으로 위치한 압전자가 고식적 식도내압검사에 비해서는 장점일 수 있으나, 한편으로는 매우 치밀한 구조물의 충분한 평가를 시행하기에는 부족하다. 예를 들어, 1 cm 간격의 압전자 사이에 후두개가 위치한 경우에는 후두개의 기울어짐을 기록할 수 없고, 하인두 수축근과 윤상인두근의 수축 등이 구별되지 않을 수도 있다. 따라서, 연하 장애의 평가를 위해서는 압전자를 0.5 cm 간격으로 보다 치밀하게 하거나, 또는 연속형 압전자를 탑재한 연하장애용 고해상 압력측정기의 개발이 필요할 수 있다. 둘째로, 고해상 식도내압검사는 자동적 분석을 시행할 경우 채널 선택의 오류가 쉽게 나타날 수 있어 주의가 필요하다는 단점이 있다. 다만, 최근에는 분석 소프트웨어의 발전으로 수동 분석의 필요성이 점차 줄어들고 있다. 셋째, 기도의 흡인이나 인두 내 잔류물을 직접 알려주지 못한다는 점이다. 그러나, 최근 인두의 압력 저하가 기도 흡인과 인두 내 잔류물의 정도를 반영한다는 연구가 발표된 바 있고, 흡인과 잔류물의 유무를 예측할 수 있는 지표와 수치도 개발되고 있어 임상 적용이 가능하다.

II. 고해상 식도내압검사를 이용한 식도 연하장애의 평가

1. 식도의 구조와 기능

식도는 윤상연골(cricoid cartilage)로부터 시작하여 횡격막 우측 다리(diaphragmatic crura)에 이르는 18-26 cm 길이의 실린더 형태의 근육 기관이다. 식도 근위부의 고유근층은 주로 횡문근이며 식도의 원위부는 주로 평활근으로 이루어져 있으나, 전 식도에서 두 근육형은 혼재되어 있다. 안쪽의 환상근과 바깥쪽 종주근이 있으며 횡격막 식도 열공 부위에서 약 2-4 cm 길이로 횡문근이 두터워져 하부 식도 괄약근을 형성한다.

식도에는 교감신경과 부교감신경이 분포되며 미주신경에서 나오는 부교감신경경로와 장내신경계가 식도 연동운동을 조절한다. 위식도접합부는 하부식도괄약근, 횡격막, 위 분문부로 이루어진 고압대이며, 정상 휴지기 하부식도괄약근은 10~30 mmHg로 유지되어 위 내용물이 식도 내로 역류하는 것을 막는다. 연하 또는 식도 내강의 확장에 의한 자극이 발생하면 하부식도괄약근이 이완되어 식도를 비우게 된다. 따라서 식도의 정상적인 이완과 연동이 중요하며, 식도 내압의 시간적 변화를 측정하여 식도의 운동을 평가할 수 있다.

2. 식도 연하장애의 평가

음식물의 이동은 매우 복잡한 신경과 근육의 조절을 통해 일어나는데, 이 조절 기능에 이상이 생기면 음식물의 이동이 어렵게 되고, 주관적으로는 목에 걸린 느낌 혹은 흉통, 구역, 구토 등의 증상이 나타나게 된다.

식도 연하 장애는 크게 해부학적 원인에 의한 연하 장애와 기능적 이상에 의한 연하 장애로 나누어진다(표 10-2). 연하 장애를 나타낼 수 있는 식도 질환 각각에 대해서는 추후 상세히 기술될 예정이며, 이 장에서는 기능적 이상에 의한 연하장애의 평가에 한정하여 기술하고자 한다.

1) 식도운동질환과 고해상 식도내압검사

구조적 이상이 없고, 유동식과 고형식에 모두 연하 장애를 보이는 경우 식도운동질환을 의심하게 된다. 식도운동질환이 의심되는 경우 식도내압검사를 할 수 있으며, 최근에는 고식적 식도내압검사에서 발전된 고해상 식도내압검사를 이용한다.

앞서 설명된 대로, 고해상 식도내압검사는 최대 36개의 종주형 센서를 이용하여 식도 체부와 괄약근의 압력을 동시에 측정할 수 있는 검사 방법이다. 따라서 고해상 식도내압검사를 통해 연하와 함께 시작되는 상부식도괄약근에서 하부식도괄약근까지의 압력의 변화를 시간의 흐름과 위치에 따라 등고선과 같은 방식으로 표현하여, 압력의 크기를 비교적 연속적으로 나타낼 수 있다.

2) 식도질환에서 고해상 식도내압검사의 해석

식도의 기능 혹은 운동장애로 인한 연하장애가 의심될 때에는 식도내압검사를 통해 식도의 운동을 평가할 수 있다. 고해상 식도내압검사가 임상에 적용되면서, 식도내압검사의 지표 및 해석에 대한 많은 연구가 이루어지고 있다. 고해상 식도내압검사의 해석 및 판독에 있어서 가장 널리 쓰이는 기준은 시카고 분류로, 2003년 1판이 제정된 이후 2021년에 개정 발표된 4판(version 4.0)에 이르고 있다. 본 장에서는 주로 시카고 분류 4.0을 중심으로 설명하였다.

(1) 해석의 지표

① 식도운동질환의 평가에 있어서, 우선 하부식도괄약근의 이완을 평가하는 것이 매우 중요하다. 고해상 식도내압검사에서 널리 사용되는 하부식도괄약근 이완 지표는 이완압력적분(integrated

표 10-2. 식도 연하장애의 감별진단

해부학적 이상에 의한 식도질환	식도운동 질환
소화성/부식성/약제유발/방사선연관 협착	식도이완불능, 식도경계부출구폐쇄(esophagograstric junction outflow obstruction)
식도 점막성 환(Schatzki ring or webs)	식도 무수축(abscent peristalsis)
호산구성 식도염	미만성 식도경련(distal esophageal spasm)
악성질환	고압성 식도수축(hypercontratile esophagus)
전신질환연관 장애(공피증, 천포창, 편평태선)	무효식도수축(ineffective motility)
이물질 및 음식 매복	분절연동운동(fragmented peristalsis)
점막내 병변(식도 평활근종, 과립세포종)	위식도역류증
점막외 병변(종격동 종괴/외부압박/혈관압박)	샤가스 병

relaxation pressure, IRP)으로, 상부식도괄약근 이완 후 10초 범위 내에서 연속 혹은 따로 떨어진 가장 낮은 압력을 보이는 4초 동안의 평균 압력 값으로 정의한다(그림 10-4a).

② 식도의 연동운동(peristalsis)이 느려지는 변곡점을 수축감속점(contracile deceleration point, CDP)이

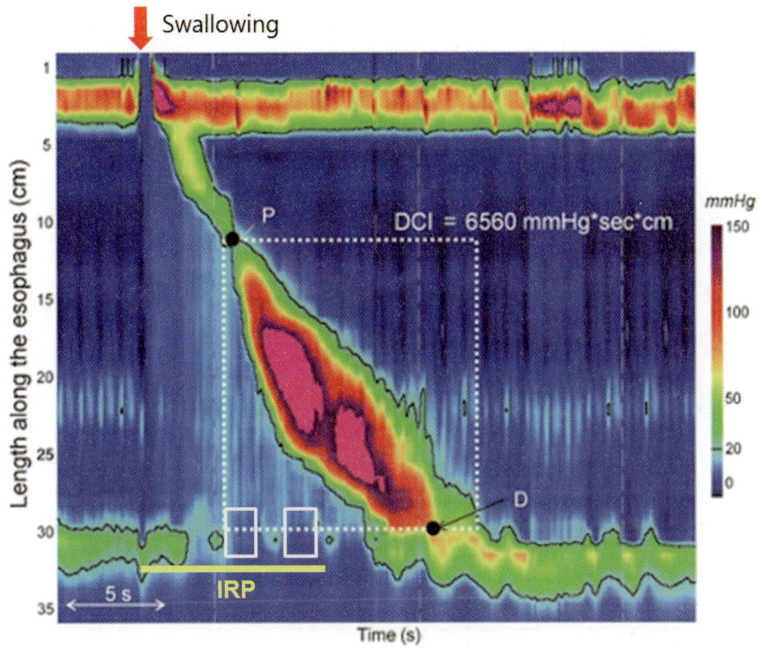

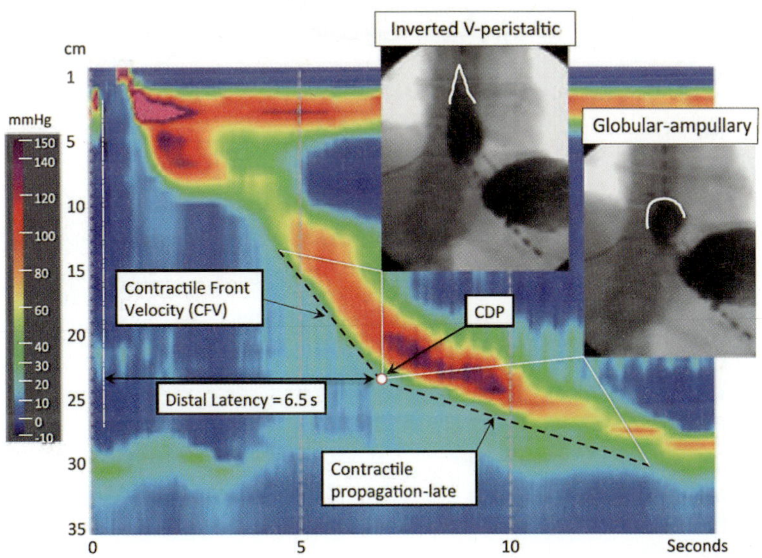

그림 10-4. (a) 정상 수축 모습의 식도내압지형도와 시카고 기준에서 사용하는 주요 이정표 P는 근위부부터 원위 수축분절을 구분하는 근위부 압력이며, D는 위식도경계부로부터 원위 식도부를 나누는 점. IRP (Integrated relaxation pressure)는 상부식도괄약근 이완 후, 10초 범위 내에서 연속 혹은 따로 떨어진 4초간의 가장 낮은 하부식도괄약근의 압력의 평균으로 정의한다. (b) Contractile deceleration point (CDP) 이전의 식도의 수축은 투시영상에서 거꾸로된 V자 모양으로 보이는 연동운동이나 이 점 이후에는 식도가 구형의 팽대로 바뀌면서 비움이 끝나게된다. 시카고 기준 3판에서는 상부식도괄약근의 이완부터 이 CDP까지의 시간적 간격으로 정의되는 원위부 잠시(distal latency; DL)가 식도연동속도의 중요한 지표가 된다.

라고 하며, 연하 이후 이 점까지의 기울기를 수축전면속도(contractile front velocity, CFV), 이후를 수축전파후기(contractile propagation-late)라고 정의한다(그림 10-4b).

③ 식도연동운동의 속도 평가에는 상부식도괄약근의 이완부터 CDP까지의 시간 간격으로 정의되는 원위부 잠시(distal latency, DL)가 중요한 지표가 된다(그림 10-4b).

④ 식도연동운동의 힘은 원위수축적분(distal contractile integral, DCI)으로 나타내며, 이행부(transition zone, P)부터 하부식도괄약근의 근위부 경계(d) 사이의 20 mmHg 크기의 압력을 상회하는 원위부 식도 수축의 진폭(amplitude) * 기간(duration) * 길이(length) (단위: mmHg * s * cm)값으로 정의된다(그림 10-5).

식도의 기능성 질환을 평가하기 위한 고해상 식도내압검사의 측정지표와 정상값을 표 10-3에 정리하였다.

(2) 유발검사

고해상 식도내압검사는 증상을 유발하는 비정상적 식도운동을 알아보는 검사로, 증상이 있을 때 검사를 하면 의미 있는 결과를 얻을 가능성이 높아진다. 상체를 세운 자세에서 wet swallow를 하는 동안 증상이 생기는 경우는 많지 않으며, 유발검사를 통해 추가적인 소견을 얻을 수 있다. 다만, 이때 유발검사로 관찰되

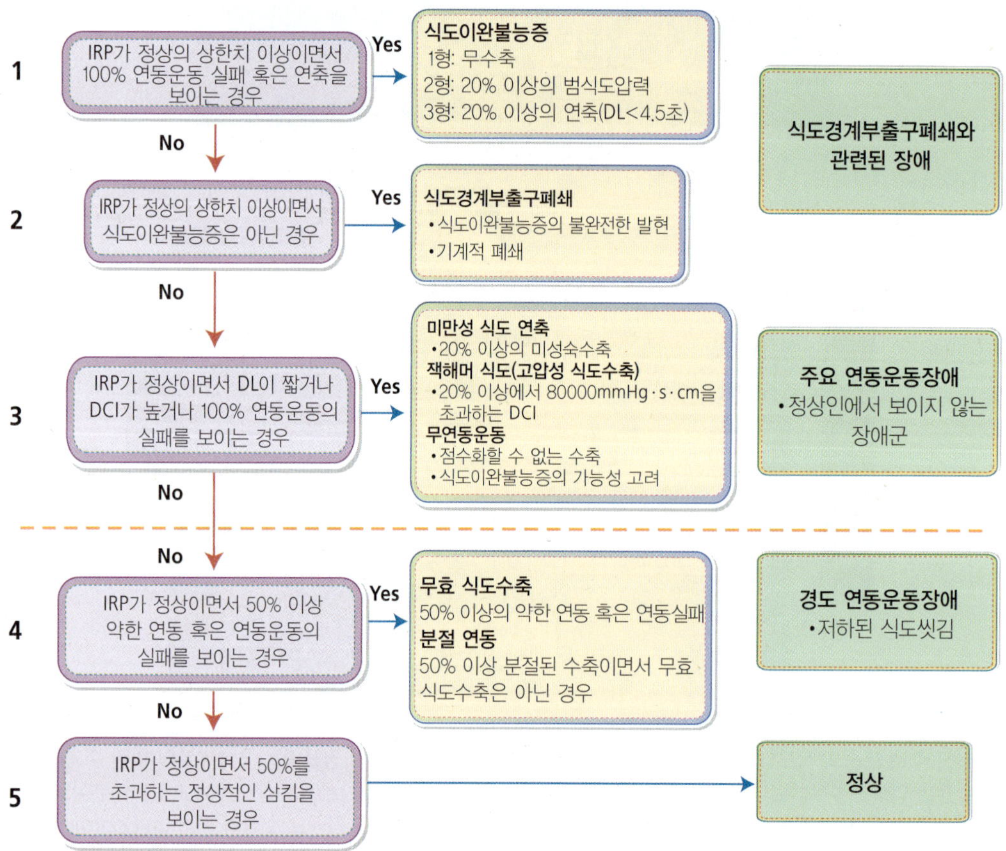

그림 10-5. 고해상도 식도내압검사의 해석을 위한 계층화된 알고리즘. DCI: 원위부 수축 적분값, DL: 원위부잠시, IRP: integrated relaxation pressure

표 10-3. **고해상 식도내압검사의 측정지표와 정상값(adapted from Cho YK. Interpretation of high resolution esophageal manometry. In: The Korean Society of Neurogastroenterology eds. Tests for functional gastrointestinal disorders. 2nd ed. Seoul: Daehan Medical Book Publishing; 2022)**

평가 항목	평가 지표
연하 시 식도위접합부 또는 하부식도조임근 이완	이완압력적분(integrated relaxation pressure, IRP)
식도 체부 수축활력 (vigor of esophageal body contraction)	원위수축적분(distal contractile integral, DCI)
수축파의 통합성(integrity)	등압윤곽(isobaric contour) 20 mmHg에서의 수축파형전면 통합성(contractile wavefront integrity)
연하 시 억제의 지연(latency of deglutitive inhibition)	원위부지연(distal latency, DL)

평가 항목	압력 지형 지표	정의	진단 임계값	추가 고려사항
연하에 대한 식도위접합부의 이완압력	이완압력적분 (integrated relaxation pressure, IRP)	상부식도조임근의 이완으로부터 10초간, 가장 낮은 압력을 보이는 4초 동안의 평균 압력값 (연속 또는 비연속일 수 있으며, 위내 압력을 기준으로 함)(그림 10-4a)	연하 후 비정상적인 IRP 이완: - 누운 자세의 IRP 중앙값 ≥ 15 mmHg (Medtronic) ≥ 22 mmHg (Laborie/Diversatek) - 세운 자세의 IRP 중앙값 ≥ 12 mmHg (Medtronic) ≥ 15 mmHg (Laborie/Diversatek)	식도위접합부 폐쇄를 뒷받침하는 소견: 급속삼킴검사(rapid drink challenge, RDC)에서 IRP > 12 mmHg (Medtronic) 또는 고형식이검사(solid test meal)에서 IRP > 25 mmHg (Medtronic)
식도연동운동	원위수축적분(distal contractile integral, DCI) – 수축활력(contractile vigor)	이행부(transition zone)에서 하부식도조임근의 근위부 변연(proximal margin)까지, 20 mmHg를 초과하는 원위 식도 수축의 진폭(amplitude) X 지속 시간(duration) X 길이(length) (mmHg * s * cm) (그림 10-4a)	정상 수축: DCI 450-8,000 mmHg · s · cm - 약한 수축(weak contraction): 100 < DCI < 450 mmHg · s · cm - 실패한 연동운동(failed peristalsis): DCI < 100 mmHg * s * cm - 과수축성 삼킴(hypercontractile swallow): DCI > 8,000 mmHg * s * cm - 비효율적 삼킴(ineffective swallow): 약한 수축 또는 실패한 연동운동	MRS에서의 온전한 수축 반응 소견: MRS 동안 DCI < 100 mmHg * s * cm 이고 MRS 후 DCI가 단일 삼킴의 평균 DCI보다 큼
	수축파형전면 통합성 (contractile wavefront integrity)	등압윤곽(isobaric contour) 20 mmHg에서 연동운동의 연속성	비효율적 삼킴: 연동운동 단절 (peristaltic break) > 5 cm (DCI ≥ 450 mmHg * s * cm 상태에서)	
연하 시 억제의 지연	원위부지연 (distal latency, DL)	상부식도조임근의 이완과 수축감속점(contractile deceleration point, CDP) 사이의 간격(그림 10-4b)	조기/경련수축: DL < 4.5s (DCI ≥ 450 mmHg * s * cm 상태에서)	
내강압 (pressurization)	등압윤곽		- 전체식도내강압(panesophageal pressurization): 등압윤곽 ≥ 30 mmHg - 내식괴내강압(intrabolus pressurization): 누운 자세(Medtronic)에서 등압윤곽 ≥ 30 mmHg	식도위접합부 폐쇄를 뒷받침하는 소견: RDC 또는 고형식이검사에서 전체식도내강압 ≥ 20 mmHg

는 이상 소견은 실제 자연스러운 일상상황에서 발생하는 이상 소견에 비해서는 임상적인 설득력이 떨어진다는 점을 염두에 두어야 한다.

① 다중급속삼키기(multiple rapid swallow, MRS)

MRS의 정상 반응은 반복적인 삼키기 동안 하부식도조임근의 완전한 연하 억제와 식도 체부 수축의 소실, MRS 후 수축 증가(단일 연하의 DCI보다 MRS 직후의 DCI가 더 큼)이다. MRS 후 수축은 내강압(pressurization)이 아닌 정상 연동수축이어야 한다.

② 급속삼킴검사(rapid drink challenge)

RDC에 대한 정상 반응은 RDC 동안 식도 수축이 일어나지 않고 완전하게 하부식도조임근이 연하 시 억제되는 것이다(DCI 〈 100 mmHg * s * cm). RDC 후 첫 30초 동안 IRP 〉 12 mmHg이거나 전체 식도내강압(panesophageal pressurization) 〉 20 mmHg인 경우 식도위접합부 폐쇄를 의미한다.

③ 고형식이검사(solid meal test)

고형식에 대한 정상 반응은 구인두부연하(pharyngeal swallows) 〉 20%, 이후 효과적인 식도 수축[DCI 〉 1,000 mmHg * s * cm without a large break (〉 5 cm)]이 일어나는 것이다. 고형식에 대한 정상 IRP는 〈 25 mmHg이다. 고형식 연하 후 식도의 비효율적인 수축과 삼킴 곤란 증상이 시간적으로 연관될 경우 식도내압검사에서 보이는 연동운동 이상이 임상적으로 의의가 있다고 본다.

④ 약제유발검사

Amyl nitrate 또는 cholecystokinin을 이용한 유발검사로 식도위접합부 기능을 평가하는 데 도움이 될 수 있다.

3) 순차적 진단 알고리즘

시카고 분류 4.0에 따른 고해상 식도내압검사의 진단은 눕거나 몸을 세운 자세인 1차 자세에서 10회의 wet swallow 결과에 2차 자세 또는 유발검사의 결과로 1차 결과를 뒷받침하여 진단한다. 위식도경계부의 장애, 주요 식도 연동운동의 장애 및 기타 식도 연동운동의 장애의 순서로 체계화된 진단법을 제시하고 있다(그림 10-6). 식도위접합부 출구폐쇄와 무수축 식도(absent contractility)는 1차 및 2차 자세의 결과로 진단한다. 이전에 식도 수술이나 내시경 치료를 받았거나, 식도열공이 크거나 부식도열공이 있는 환자는 해부학적 변화로 인해 측정 부위가 변화하거나 오류를 가져올 수 있으므로 진단에서 제외한다. 식도위접합부 폐쇄가 의심되면 고해상 식도내압검사를 시행하기 전에 시간차 바륨식도조영술이나 내시경 검사를 통해 협착을 배제하는 것이 중요하다. 시카고 분류 4.0에서는 각 내압검사의 소견으로 결정적인 진단과 결정적이지 않은 진단을 분류하고, 내압검사 결과가 결정적이지 않은 진단인 경우 추가 임상 정보와 검사를 통해 진단을 확진하거나 배제하도록 하였다. 특히 식도위접합부 출구 폐쇄, 과수축 식도(hypercontractile esophagus), 원위식도연축(distal esophageal spasm)은 임상 증상과 관련된 내압검사의 이상과 함께 시간차 바륨조영식도조영술이나 엔도플립을 통한 추가 검사가 필요하다.

고해상 식도내압검사 결과에 따른 식도운동장애의 분류 및 정의를 시카고 분류 4.0에 따른 결정적인 진단과 결정적이지 않은 진단으로 분류하여 표 10-4에 정리하였다.

III. 맺음말

2000년대 이후 고해상 식도내압검사법이 도입됨에 따라 연하장애와 식도운동질환의 이해와 치료 역시

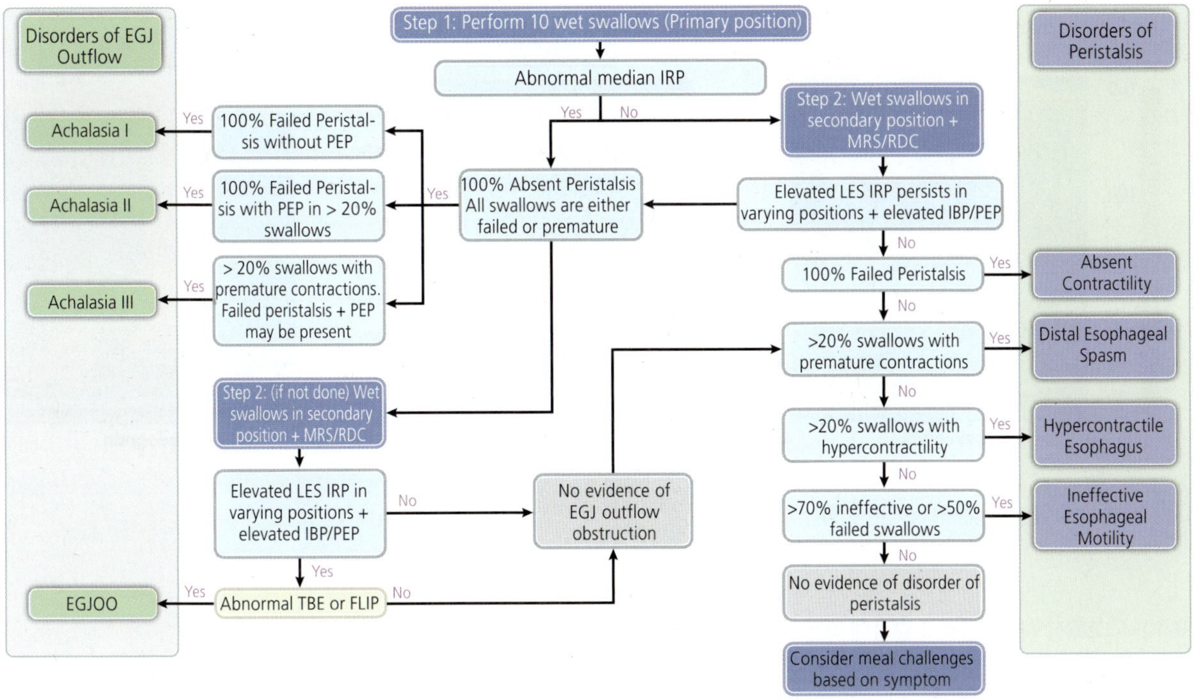

그림 10-6. 시카고 분류 4.0 계층적 분류 체계에 대한 흐름도 (adapted from Yadlapati R et al., Neurogastroenterol Motil 2020;33:e14058)

* 결정적 진단을 위해서는 임상적으로 관련된 증상 또는 추가 검사가 필요함.

† 식도연축, 과수축 식도, 비효율적 식도운동과 같은 다른 식도운동장애 패턴을 시사하는 특징이 있을 수 있음.

‡ 장애 여부를 평가하기 위해 급속삼킴검사, 고형식이검사, 또는 아밀나이트라이트 또는 콜레시스토키닌(사용 가능한 경우)으로 약리적 유발 검사를 시행할 수 있음.

◇ 1차 자세에서 내압검사 후 무수축으로 분류되었으나 2차 자세, 급속삼킴검사 또는 다중급속삼키기에서 IRP가 상승한 경우 식도이완불능증의 가능성이 있으며, 이 경우 결정적 진단을 위해서는 시간차 바륨식도조영술 추가 평가가 필요함.

식도위접합부 폐쇄가 의심되지만 이상 소견이 확인되지 않은 경우 고형식이검사 추가 평가가 필요하며, 이상이 있는 경우 기계적 폐쇄 가능성에 대한 고려가 필요함.

IRP: 이완압력적분, MRS: 다중급속삼키기, RDC: 급속삼킴검사, LES: 하부식도괄약근: IBP: 다중 빠른 삼킴(MRS): 빠른 음료 테스트(RDC): 하부 식도괄약근(LES): IBP: 내식괴내강압, PEP: 전체식도내강압, EGJ: 식도위접합부, EGJOO: 식도위접합부 폐쇄, TBE: 시간차 바륨식도조영술, FLIP: 기능적 내강영상프로브(플립).

발전되고 있다. 고해상 식도내압검사는 검사에 투입되는 시간과 노력을 감소시켰을 뿐 아니라, 시간에 따른 압력 변화의 정량적인 측정과 상관 관계 분석을 가능하게 하였다. 아직까지 일부 검사 지표의 해석이나 임상 양상과의 연결에 있어서 모호한 부분이 남아 있지만, 검사 기술의 개발과 그 해석에 대한 연구가 계속된다면 연하장애의 진단과 치료 과정에 대해 보다 포괄적인 접근과 이해가 가능할 것으로 기대된다.

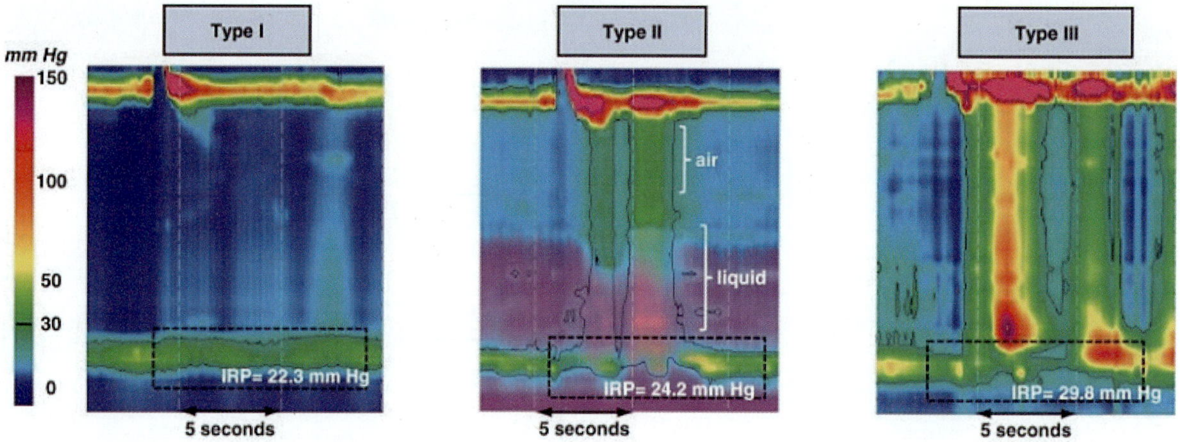

그림 10-7. 식도이완불능증의 세가지 아형

표 10-4. 고해상 식도내압검사 결과에 따른 식도운동장애의 분류 및 정의

분류	진단명	정의	진단기준
식도위접합부 출구 장애	1형 식도이완불능증 (그림 10-7)	비정상적인 IRP 중앙값, 100% 연동운동 실패	
	2형 식도이완불능증 (그림 10-7)	비정상적인 IRP 중앙값, 100% 연동운동 실패, 20% 이상의 전체식도내강압을 보이는 삼킴	
	3형 식도이완불능증 (그림 10-7)	비정상적인 IRP 중앙값, 20% 이상의 조기/경련수축을 보이는 삼킴, 연동운동의 증거가 없음	
	식도위접합부 출구폐쇄	비정상적인 IRP 중앙값(누운 자세와 선 자세 모두), 100% 연동운동 실패	
연동운동 장애	무수축 식도	정상 IRP 중앙값(누운 자세와 선 자세 모두), 100% 연동운동 실패	
	원위식도연축	정상 IRP 중앙값, 20% 이상의 20% 이상의 조기/경련수축을 보이는 삼킴	- 결정적: 증상(삼킴곤란, 비심인성 흉통), 20% 이상의 조기수축(DL < 4.5s, DCI ≥ 450 mmHg * s * cm) - 비결정적: 감소된 원위부 지연 (DL < 4.5s), 20% 이상의 DCI < 450 mmHg * s * cm인 수축
	과수축 식도	정상 IRP 중앙값, 20% 이상의 과수축성 삼킴	- 결정적: 증상(삼킴곤란, 비심인성 흉통), 20% 이상의 과수축성 수축 (DCI ≥ 8,000 mmHg * s * cm), 식도이완불능, 원위식도연축, 기계적 폐쇄 제외
	비효율적 식도운동	정상 IRP 중앙값, 70% 이상의 비효율적 삼킴 또는 50% 이상의 실패한 삼킴	- 결정적: 비효율적 삼킴 > 70%또는 연동운동 실패 > 50% - 비결정적: 비효율적 삼킴 50-70%

참고문헌

1. Bonington A, Mahon M, Whitmore I. A histological and histochemical study of the cricopharyngeus muscle in man. J Anat. 1988;156:27-37.
2. Chen JW, Savarino E, Smout A, et al. Chicago Classification Update (v4.0): Technical review on diagnostic criteria for hypercontractile esophagus. Neurogastroenterol Motil. 2021;33:e14115.
3. Cho YK. Interpretation of high resolution esophageal manometry. In: The Korean Society of Neurogastroenterology eds. Tests for functional gastrointestinal disorders. 2nd ed. Seoul: Daehan Medical Book Publishing; 2022.
4. Cook IJ. Diagnostic evaluation of dysphagia. Nat Clin Pract Gastroenterol Hepatol. 2008;5:393-403.
5. Dantas RO, Kern MK, Massey BT, et al. Effect of swallowed bolus variables on oral and pharyngeal phases of swallowing. Am J Physiol. 1990;258:G675-81.
6. Fox MR, Bredenoord AJ. Oesophageal high-resolution manometry: moving from research into clinical practice. Gut. 2008;57:405-23.
7. Fox MR, Sweis R, Yadlapati R, et al. Chicago classification version 4.0© technical review: Update on standard high-resolution manometry protocol for the assessment of esophageal motility. Neurogastroenterol Motil. 2021;33:e14120.
8. Fukuoka T, Ono T, Hori K, et al. Effect of the effortful swallow and the Mendelsohn maneuver on tongue pressure production against the hard palate. Dysphagia. 2013;28:539-47.
9. Gyawali CP, Zerbib F, Bhatia S, et al. Chicago Classification update (V4.0): Technical review on diagnostic criteria for ineffective esophageal motility and absent contractility. Neurogastroenterol Motil. 2021;33:e14134.
10. Hoffman MR, Ciucci MR, Mielens JD, et al. Pharyngeal swallow adaptations to bolus volume measured with high-resolution manometry. Laryngoscope. 2010;120:2367-73.
11. Hoffman MR, Mielens JD, Ciucci MR, et al. High-resolution manometry of pharyngeal swallow pressure events associated with effortful swallow and the Mendelsohn maneuver. Dysphagia. 2012;27:418-26.
12. Khan A, Yadlapati R, Gonlachanvit S, et al. Chicago Classification update (v4.0): Technical review on diagnostic criteria for achalasia. Neurogastroenterol Motil. 2021;33:e14182.
13. Kim CK, Ryu JS, Song SH, et al. Effects of Head Rotation and Head Tilt on Pharyngeal Pressure Events Using High Resolution Manometry. Ann Rehabil Med. 2015;39:425-31.
14. Leonard R, Kendall K. Dysphagia assessment and treatment planning. A team approach. 2nd ed. San Diego: Plural Publishing; 2008.
15. Madanick R, Orlando RC. Anatomy, histology, embryology, and developmetal anomalies of the esophagus. In: Feldman, Mark, eds. Sleisenger and Fordtran's Gastrointestinal and Liver Disease. Saunder: Elsevier: 42:689-90.
16. McCulloch TM, Hoffman MR, Ciucci MR. High-resolution manometry of pharyngeal swallow pressure events associated with head turn and chin tuck. Ann Otol Rhinol Laryngol. 2010;119:369-76.
17. Mielens JD, Hoffman MR, Ciucci MR, et al. Application of classification models to pharyngeal high-resolution manometry. J Speech Lang Hear Res. 2012;55:892-902.
18. Mielens JD, Hoffman MR, Ciucci MR, et al. Automated analysis of pharyngeal pressure data obtained with high-resolution manometry. Dysphagia. 2011;26:3-12.
19. Mu L, Sanders I. Neuromuscular compartments and fiber-type regionalization in the human

inferior pharyngeal constrictor muscle. Anat Rec. 2001;264:367-77.

20. Park D, Oh Y, Ryu JS. Findings of Abnormal Videofluoroscopic Swallowing Study Identified by High-Resolution Manometry Parameters. Arch Phys Med Rehabil. 2016;97:421-8.
21. Roman S, Hebbard G, Jung KW, et al. Chicago Classification Update (v4.0): Technical review on diagnostic criteria for distal esophageal spasm. Neurogastroenterol Motil. 2021;33:e14119.
22. Ryu JS, Park D, Oh Y, et al. The effects of bolus volume and texture on pharyngeal pressure events using high-resolution manometry and its comparison with videofluoroscopic swallowing study. J Neurogastroenterol Motil. 2016;22:231-9.
23. Ryu JS, Park DH, Kang JY. Application and Interpretation of High-resolution Manometry for Pharyngeal Dysphagia. J Neurogastroenterol Motil. 2015;21:283-7.
24. Singh S, Hamdy S. The upper oesophageal sphincter. Neurogastroenterol Motil. 2005;17 Suppl 1:3-12.
25. Takasaki K, Umeki H, Kumagami H, et al. Influence of head rotation on upper esophageal sphincter pressure evaluated by high-resolution manometry system. Otolaryngol Head Neck Surg. 2010;142:214-7.
26. Yadlapati R, Kahrilas PJ, Fox MR, et al. Esophageal motility disorders on high-resolution manometry: Chicago classification version 4.0©. Neurogastroenterol Motil. 2021;33:e14058.

Chapter 11

연하장애 환자의 영양평가

| 이호선 |

연하장애 환자의 39.2%에서 영양불량 위험이 있고, 영양 불량 위험 환자의 13.6%가 연하장애라고 한다. 건강보험심사평가원 자료를 이용한 국내 보고에 의하면 영양불량이 동반된 연하장애 환자는 영양상태가 양호한 환자에 비해 의료비와 재원기간, 외래진료 횟수가 증가하여 연하곤란과 영양불량은 밀접하게 연관되어 있다고 했다.

영양불량(malnutrition)은 영양불균형을 의미하는 것으로, 비만 등과 같은 과잉 영양 상태를 포함하나 연하곤란 환자는 식품 섭취에 대한 두려움, 식욕 부진, 점도 조절한 식사에 대한 부적응 등으로 섭취량이 부족해지고 영양불량이 진행할 위험이 높다. 질감을 조절한 식사는 일반 식사에 비해 영양소 함량이 낮아져 영양불량과 근감소증을 초래하기 쉽다. 영양불량으로 인한 전신 근육 손실과 삼키는 과정에 관여하는 근육의 퇴화가 연하장애의 원인이 될 수 있다. 한편, 급성기 이후 재활 치료 중인 마비 환자는 적절한 영양관리가 이루어지지 않으면 과잉 영양인 과체중 또는 비만으로 인한 만성 질환의 원인이 될 수 있다. 따라서, 모든 연하장애 환자를 대상으로 조기에 영양적인 문제를 규명하고 이에 대한 영양중재를 시행하여 적정 수준의 영양상태를 유지하는 것이 중요하다.

영양평가는 '영양관련 문제점과 원인, 중증도를 파악하기 위해 필요한 자료를 수집, 평가, 해석하는 체계적인 과정'으로 정의할 수 있다. 또한, 초기 평가뿐 아니라 영양중재 이후 영양적인 변화를 지속적으로 모니터링하는 역동적인 과정이다. 영양평가를 위해 수집하는 자료는 신체계측 자료, 생화학적 검사 또는 의학적인 검사와 처치, 식사 섭취량 및 이와 관련된 환경, 영양 관련 신체 검사 자료, 환자의 의학적인 과거력 등으로 구분할 수 있다. 영양적인 문제를 규명하는데, 근거가 될 수 있도록 정확한 자료를 수집하는 것이 중요하며, 영양평가에 필요한 자료가 부족하거나 잘못 해석하는 경우 부적절한 영양중재로 이어질 수 있다.

Ⅰ. 초기영양평가(영양검색)

모든 환자를 대상으로 전반적인 영양평가를 수행하기 위해서는 시간과 인력 등 자원이 많이 필요하므로 영양적인 문제가 있을 수 있는 환자를 선별하는 과정이 필요하다. 초기영양평가(영양검색; nutrition screening)는 영양불량이거나 영양불량 위험이 높아 전반적인 영양평가가 필요한 환자를 선별하는 과정이다. 초기영양평가는 간단하고 비용효과적으로 영양적 위험이 있는 환자를 선별할 수 있는 민감도와 특이도가 높은 지표나 도구를 활용하도록 한다.

하나의 지표만으로 영양위험 또는 영양불량 환자를 신뢰도 있게 선별하기 어렵기 때문에 영양적으로 의미 있는 객관적 지표와 주관적 지표를 조합한 도구들이 개발되었다. 이들 영양검색 도구에 포함된 지표들로는 체질량지수, 일정 기간 동안의 체중 감소 정도, 식사 섭취량의 변화, 급성 질환 여부 등이다. 영양검색 도구로는 Malnutrition screening tool (MST), Malnutrition universal screening tool (MUST), Nutrition risk screening 2002 (NRS2002), Mini nutrition assessment – Short form (MNA–SF) 등(표 11-1)이 대표적이다. MST, MUST, NRS–2002는 급성기 입원 환자에게 적용하기 위해 개발되었고, MNA–SF는 노인 환자를 대상으로 개발되었다. 대상 환자의 특성과 기관의 정책, 병원 환경 등을 고려하여 선택 또는 개발하여 사용할 수 있다.

초기영양평가와 달리 영양평가는 영양불량을 비롯하여 어떤 영양문제가 있는지, 어느 정도 심각한지, 원인은 무엇인지, 그로 인한 징후와 증상은 무엇인지 규명하기 위해 자료를 수집하는 과정으로, 섭취하는 식품 또는 음식의 종류와 양뿐 아니라 식사에 영향을 미치는 사회 · 경제적, 문화적 배경까지 가능한 많은 정보를 수집하므로 시간과 노력이 필요하며, 영양전문가가 수행하는 것이 바람직하다.

Ⅱ. 신체 계측

신체계측은 신체의 크기, 체중 및 신체구성을 측정하는 것으로, 신장과 체중, 체질량지수, 허리둘레, 팔둘레, 피부두겹두께(skinfold thickness) 등을 포함한다. 신체계측은 비교적 측정이 간단하며 경제적인 방법으로, 단백질과 에너지 영양상태와 신체조직 구성을 파악하는데 유용하다. 반면에, 부종 등 체내 수분 상태가 변화한 환자나 움직임이 없는 마비 환자의 경우 결

표 11-1. 영양검색 도구에 포함된 지표의 비교

신체 부분	MST	MUST	NRS2002	MNA-SF
체질량지수		○	○	
의도하지 않은 체중 감소	○	○	○	○
식욕	○			○
식사 섭취 문제				○
급성 질환		○		
질환 중증도			○	○
연령			○	
활동 정도				○
치매/우울				○

과 해석에 주의가 필요하다.

1. 신장

신장은 체중 평가의 기준이 되므로 중요한 영양평가 지표 중 하나로, 신장계를 이용해서 선 키를 측정한다. 바로 서지 못하는 경우, 양팔을 몸통과 직각이 되도록 펼치고 한 손의 중지 끝에서 다른 손의 중지 끝까지 길이를 측정한 팔 간격(arm span)이나 누운 길이를 측정해서 유추할 수 있으나 실제 신장과는 차이가 있을 수 있다. 관절의 퇴화나 척추 변형 등이 있는 경우에는 키가 작아지므로 이에 대한 고려가 필요하다. 무릎 높이(knee height)을 이용해서 키를 유추하는 방법이 제안되기도 했으나 한국인을 대상으로 한 공식은 아니므로 적용할 수 없다.

2. 체중

체중은 영양상태 평가를 위한 중요한 지표로, 서서 측정할 수 없다면 휠체어 체중계(wheelchair scale)나 침상체중계(in-bed scale)를 이용한다. 체중은 간단하고, 비교적 객관적으로 영양상태를 평가할 수 있는 방법이지만 부종이나 복수, 탈수 등으로 체내 수분 보유량이 변화하면 실제 영양상태를 반영하지 못하므로 체중 및 체중 변화를 평가할 때는 이를 고려해야 한다. 절단 환자의 경우, 체중 측정 및 평가 시 이에 대한 고려가 필요하다(표 11-2).

임상에서는 평소 체중에 대한 현재 체중의 비율이 영양적으로 중요한 의미를 갖는다. 일반적으로 의도하지 않았는데, 1개월 이내에 5%를 초과하는 체중 감소가 있거나 6개월에 10%를 초과하는 체중 감소가 있었다면 영양적인 위험이 있는 것으로 판단할 수 있다.

표 11-2. 체중에 대한 신체 부분의 비율

신체 부분	체중에 대한 비율(%)
몸통(사지 제외)	42.7
손	0.8
전완(손 포함)	3.1
팔(손 포함)	6.5
발	1.8
무릎 아래 하지(발 포함)	7.1
다리(발 포함)	18.6

3. 체질량지수

신장과 체중 측정값으로부터 체질량지수(body mass index, BMI)를 계산하여 이를 기준으로 영양상태를 평가할 수 있다. 체질량지수의 계산 방법은 다음과 같고, 평가는 대한비만학회의 기준을 참고한다(표 11-3).

급성기에는 이화 작용으로 인한 에너지 요구량 증가로 근육량이 급격하게 감소할 수 있다. 또한, 척추 손상이나 두부 손상으로 인한 마비가 있는 경우에도 움직임 결여로 인한 근육 손실이 진행되므로 체질량지수가 같은 일반인에 비해 근육량은 적고, 체지방량이 증가하게 되며, 이는 당뇨병, 심장혈관 질환 등 비만

표 11-3. 체질량지수 평가 기준

체질량지수 = 체중(kg) ÷ [신장(m)]^2

체질량지수(BMI)	평가
< 18.5 kg/m^2	저체중
18.5 ~ 22.9 kg/m^2	정상
23 ~ 24.9 kg/m^2	비만전단계
25 ~ 29.9 kg/m^2	1단계 비만
30 ~ 34.9 kg/m^2	2단계 비만
≥ 35 kg/m^2	3단계 비만(고도비만)

으로 인한 만성질환의 위험이 증가할 수 있다. 따라서, 급성기 이후 재활 치료 기간 동안에는 적정 체중 유지가 중요하다. Garter 등은 척추 손상 환자의 체성분 변화를 고려하여 체질량 지수의 평가 기준을 18–22 kg/m^{2}을 정상, 22–25 kg/m^2 과체중, 25 kg/m^2 초과 시 비만으로 수정할 것을 제안했는데, 이는 외국 기준이므로 한국인을 대상으로 하는 기준이 필요하다. Groah 등은 척추 손상 후 1년 이상 경과한 환자 73명의 영양소 섭취량과 체질량지수를 조사했다. Garter가 제안한 기준을 적용했을 때, 약 70%의 환자가 과체중 또는 비만으로 진단되었으나 일부 비타민이나 무기질 섭취량은 오히려 권장량 이하로 부족해서 비만과 영양소 결핍의 위험이 공존한다고 했다. Yarar 등은 체질량지수가 같은 정상인에 비해 척추손상환자는 체지방 비율이 유의적으로 높았고, 반신마비보다 사지마비 환자에서 더 현저한 차이를 보여 비만 진단을 위한 체질량지수 기준을 21 kg/m^{2}까지 낮출 것을 제안했다. 7,959명의 척추 손상 환자를 대상으로 한 다른 연구에서는 일반인과 같은 기준인 체질량지수 25 kg/m^2 이상을 기준으로 했을 때 53%가 과체중 또는 비만이었고, 과체중과 비만의 기준을 각각 23 kg/m^2, 28 kg/m^{2}으로 조정하면 68%가 과체중이나 비만으로 분류되었다고 했다. 경구 섭취하는 연하장애 환자의 경우, 식품/음료 섭취 부족이나 에너지 섭취 부족으로 인한 영양불량의 위험이 높지만, 안정적으로 경관유동식을 유지하고 있는 마비 환자에서는 정기적인 체중 및 체성분 평가를 통해 과체중이나 비만의 문제가 없는지에 대한 평가가 필요하다. 척추 손상 환자나 마비 환자의 정확한 영양상태 판정을 위해서는 체성분에 대한 평가가 도움이 되겠다.

소아의 경우, 측정한 신장과 체중을 대한소아과학회의 2017년 표준성장도표의 연령별 신장과 연령별 체중과 비교한다. 3백분위수 미만이거나 97백분위수를 초과하면 영양적인 문제가 있는지에 대한 심층 평가가 필요하다. 미숙아로 출생한 경우, 재태 연령을 고려하여 교정 연령을 적용한다. 한편, 신장과 체중의 측정값이 표준성장도표의 3–97백분위수 범위에 있을 때는 급간별 변화로 영양상태 및 성장의 적정성 평가가 가능하지만 이 범위를 벗어나면 영양불량 정도를 정량화하여 평가하기 어려우므로 z점수를 사용한다. z점수는 신장이나 체중 측정값이 연령 및 성별 중앙값으로부터 얼마나 떨어져 있는지를 의미하는 값으로, 신장에 대한 체중의 z점수가 −2~−1이면 경증의 영양불량, −3~−2면 중등도 영양불량, −3미만이면 심한 영양불량으로 평가할 수 있다.

뇌성마비 환자에 대해서는 별도의 성장곡선을 이용할 수 있으나 이는 뇌성마비 환자의 분포를 보여주는 그래프이고, 표준값을 알려주는 것은 아니므로 소아과학회의 표준성장도표와 병행하여 평가하고, 추적 관찰을 통해 영양상태 변화를 모니터링하는 것이 바람직하다.

4. 체성분 분석

신체는 지방, 수분, 골격과 단백질로 구성되며, 영양평가를 위해서는 주로 체지방량 또는 체지방률과 제지방량(fat free mass)을 평가한다. 영양중재의 목적은 대사가 활발한 제지방량 혹은 근육량을 보존하는 것과 체내 수분 상태를 적절하게 유지하는 것이다. 피부두겹두께와 임피던스 등은 비침습적이고, 측정이 간단한 체성분 평가 방법이다. 피부두겹두께는 체지방을 평가하는 방법으로 상완이두근, 상완삼두근, 장골능(suprailiac), 견갑골 하부(subscapular area) 등에서 측정하며, 정확한 체지방 평가를 위해서 두 곳 이상에서 측정하는 것이 바람직하다. 또한 이는 숙련된 한 명의 측정자에 의해서 일정 기간마다 평가해야 의미 있는 결과를 얻을 수 있으며, 부종 등의 체수분량 변화에 의해 영향을 받으므로 결과를 해석할 때 주의한다.

생체전기임피던스법(bioelectrical impedence)은 체지방, 근육, 수분 등 체성분에 따라 전류에 대한 저항값이 다르다는 원리를 이용하여 체세포량(body cell mass), 제지방량, 체수분량 등의 값이 제시된다. 체내 수분량에 따라 결과값에 오차가 생길 수 있으며, 일부 결과값들은 회귀식에 의해 계산된 값이므로 측정 기계의 특성과 측정 오차를 고려하여 분석 결과를 해석하고 모니터링 주기를 정한다.

이중에너지방사선흡수법(dual-energy X-ray absorptionmetry, DEXA)은 체성분과 체지방량의 장단기 변화를 측정할 수 있고, 사지와 몸통의 체지방 분포를 알 수 있어서 체성분 분석의 표준으로 평가되지만 임상에서 일상적으로 적용하기는 어렵고, 주로 연구 목적으로 사용한다.

Ⅲ. 생화학적, 의학적 검사 자료

영양상태에 대한 판단과 영양중재 계획 수립을 위해서는 각 신체 기관의 기능을 평가하는 생화학적 검사를 비롯해서 연하검사, 소화기계 영상 검사 등 다양한 검사결과들을 파악해야 한다. 질병 상태와 치료 방법, 수분 상태 등이 생화학적 검사 결과에 영향을 줄 수 있고, 참고치도 기관이나 검사 방법에 따라 달라질 수 있으므로 결과를 해석할 때는 이에 대해 고려한다.

1. 단백질 영양상태 평가

단백질은 세포 성장과 발달에 있어 중요한 역할을 하며, 특히 대사적인 스트레스가 있는 상황에서는 근육 단백질 손실량이 증가하여 요구량이 증가하므로 단백질에 대한 평가가 중요하다. 그러나, 정확하게 평가할 수 있는 한 가지 검사는 없으므로 각 지표의 한계를 알고, 이를 상호보완할 수 있는 검사들을 함께 진행한다. 식사섭취량 조사나 신체 계측, 질병과 의학적 경과 등을 종합적으로 고려하여 영양상태에 대한 평가가 이루어져야 한다.

1) 질소 평형(nitrogen balance)

질소평형은 체내 단백질 저장고의 변화를 비교적 잘 반영한다. 건강한 성인의 경우, 질소 섭취와 배설이 같아야 한다. 질소 배설이 섭취량보다 많은 경우, 이화 상태이거나 질소 섭취량 부족을 의미하며, 양의 질소 평형은 체내 질소 축적이 이루어지고 있는 상태로 영양상태 회복이나 성장기에 나타난다. 질소평형은 처음 영양상태를 판정할 때뿐만 아니라 영양 중재 효과를 평가하는 지표로 이용할 수 있다. 질소 평형은 다음과 같이 계산한다.

질소평형 = (단백질 섭취량(g)/6.25) – (24시간 소변 내 요소질소(g) + 4*)
* 불가피한 질소 손실량(obligatory nitrogen loss)

정확한 결과를 얻기 위해서는 식사를 통한 단백질 섭취량을 정확히 계산해야 하고, 24시간 소변을 손실량 없이 모아야 한다. 신기능 저하가 있거나 설사, 구토, 화상 등으로 질소 손실량이 많은 경우에는 사용할 수 없다.

2) 내장단백질

알부민(albumin), 프리알부민(prealbumin) 등의 내장단백질(visceral protein)은 과거 객관적인 영양평가 지표로 사용되었다. 그러나 최근 연구에서 급·만성 질환으로 염증반응이 활발해지면 간에서 염증 반응에 의한 급성기 단백질을 우선 합성하는 방향으로 대사가 변화하므로 질환의 급성기에는 영양 상태보다는 체내 염증 반응의 활성 정도를 보여주는 지표로 생각할 수 있다.

2. 연하장애 검사 결과

비디오투시연하검사 등 연하장애에 대한 검사 결과를 확인하여 환자의 식품·영양소 섭취량 평가와 식사 계획에 참고한다. 액상 식품과 고형식 각각에 대해 섭취 가능한 단계를 확인하여 식사 계획에 반영하도록 한다.

Ⅳ. 영양관련 신체 검사

영양불량이 진행되면 근육량과 체지방 손실, 비타민과 무기질의 결핍증 등 외양이 변화하고, 활동량도 감소한다. 영양 관련 신체검사란 머리부터 발끝까지 이와 같은 변화, 즉, 근육량과 체지방 변화, 수분 저류 상태의 변화, 미량영양소 결핍 증상, 기능적인 변화 등에 대해 관찰하고, 두드려 보고, 소리를 들어보는 일련의 과정이다. 전반적인 외양뿐 아니라 근육량과 피하지방을 비롯해서 머리카락, 피부, 눈, 입 안, 손톱, 부종이나 복수 여부와 정도, 악력 등을 평가한다. 피하지방 손실은 주로 눈가와 상완, 늑골과 장골 부위를 관찰함으로써 평가할 수 있고, 근육 손실은 관자놀이, 쇄골, 견갑골, 손등, 무릎 주위, 대퇴부와 종아리 부위를 관찰하여 평가한다.

기능 평가는 골격근의 기능이나 근력을 평가하는 것이다. 가장 많이 사용하는 근력 평가 방법은 악력 측정으로 근육 기능과 관련된 영양상태 평가를 위한 표준화된 쉽고 빠른 방법이다. 표준 악력 기준은 외국의 경우 남자 35 kg 이상, 여자 23 kg 이상으로 제시된 바 있다. 우리나라 2019년 국민건강영양조사의 악력 측정 자료를 분석한 보고에 따르면 남녀 모두 30대에 악력이 최대에 이르러 평균값은 각각 43.2 kg, 25.7 kg였고, 이후 감소해서 70대 이상에서는 30대 악력의 75% 수준까지 감소한다고 했다. 한국인을 대상으로 한 악력저하의 기준에 대해서는 추가적인 연구가 필요하다. 외래나 재활 치료 중인 환자를 대상으로 정기적으로 악력을 측정하면 장기적인 영양상태의 변화를 평가할 때 유용하나 근육신경계 질환이나 관절 질환 환자에게는 적용할 수 없다. 그 외 일상생활활동(activities of daily living, ADL), 도구적 일상생활활동(instrumental activities of daily living) 평가 결과를 활용할 수 있다.

Ⅴ. 식품 영양소 섭취량 평가

환자의 영양소 섭취량을 평가하기 위해서는 24시간 회상법, 식품빈도조사법, 식사일기, 반정량적 빈도조사법 등의 방법을 이용할 수 있다. 24시간 회상법은 최근 24시간 동안 섭취한 식품의 종류와 양에 대해 조사하는 방법이다. 비교적 소요 시간이 짧은 장점이 있지만 일상적인 섭취량을 반영하지 못할 수 있고, 기억에 의존하므로 정확하지 않을 수 있다. 환자가 의도적으로 섭취량을 많게 또는 적게 보고할 수 있다.

식사일기는 섭취한 음식의 종류와 양을 스스로 기록

하도록 하는 방법이다. 정확하게 기록할 수 있도록 사전에 철저한 교육이 필요하고, 가능한 식사한 직후에 기록하도록 한다. 스마트폰을 이용한 사진 촬영 등을 활용하면 섭취량을 평가하는데 도움이 될 수 있다. 보통 주말 중 하루를 포함한 3–5일 간의 식사 일기를 작성하도록 해서 평소 식품 및 영양소 섭취를 파악할 수 있도록 한다. 기억에 의존하지 않지만 기록하면서 식행동을 바꾸거나 솔직하게 보고하지 않을 가능성이 있다.

식품빈도조사법은 개인보다는 집단을 대상으로 하는 연구를 위해 사용하는 경우가 많다. 1회 섭취량을 함께 조사하면 평소 섭취량에 대한 평가가 가능하나 너무 많은 음식을 포함하면 영양소 섭취량을 실제보다 과잉 평가할 위험이 있다.

환자 특성과 조사 목적에 따라 조사 방법을 결정하며 정확한 판단을 위해서는 객관적인 영양평가 지표와 비교하여 판단해야 한다. 식사 섭취 상태의 평가는 평가자의 경험과 숙련도, 환자의 협조 정도와 정확성에 따라 자료의 신뢰도가 달라질 수 있다. 연하곤란 환자는 수분 섭취량이 부족하기 쉬우므로 식사 섭취량을 조사할 때 액상 식품뿐 아니라 실온에서 액체 상태가 될 수 있는 식품, 식품 중의 수분 함량 등을 통한 수분 섭취량에 대해 주의해서 조사하도록 한다.

Ⅵ. 영양불량의 진단

영양불량은 한 가지 지표만으로 진단할 수 없으므로 신체 계측 결과, 생화학적 검사결과, 식사섭취량 평가 결과, 기능 평가 결과 등을 전반적으로 평가하여 영양적인 문제와 그 원인, 징후와 증상을 규명해야 한다. 일부 선택된 주관적, 객관적 지표를 함께 평가함으로써 영양불량을 진단하고 그 중증도를 판단하기 위한 도구들이 제안되기도 했다. 최근 미국과 유럽을 포함한 세계 영양관련 4개의 주요 학회에서는 성인의 영양불량 기준으로 GLIM (Global leadership initiative on malnutrition) 기준을 제시했다. 이는 식사량 감소, 소화흡수장애, 염증의 병인에 대한 평가 항목과 표현형 항목으로서 체중 감소, 체질량지수, 근육량 감소를 포함한다(표 11-4).

표 11-4. GLIM의 영양불량 진단 기준

병인에 대한 평가	식사량 감소	□1주 이상 에너지 요구량의 50% 미만 섭취 □2주 이상 섭취량 감소	
	소화·흡수 장애	□만성적인 소화·흡수 장애	
	염증	□급성기 질환이나 외상 □만성질환 관련 염증	
		중등도 영양불량	심한 영양불량
표현형 기준	체중 감소	□6개월 이내5-10% □6개이상 동안 10-20%	□6개월 이내 10% 초과 □6개월이상 동안 20%초과
	체질량지수 (kg/m2)	□17-18.5 (70세 미만) □17.8-20 (70세 이상)	□17미만 (70세 미만) □17.8미만 (70세 이상)
	근육량 감소	□약간~중등도 감소	□심한 감소

영양불량 진단: 병인론 기준 1개 이상 + 표현형 기준 1개 이상 해당할 때
영양불량 중증도: 표현형 기준에 따라 판정

영양상태를 아는 것만으로는 영양중재를 진행할 수 없다. 체중 감소나 저체중의 원인이 무엇인지, 식사섭취량 감소의 원인이 무엇인지 파악이 필요하며, 어느 정도 심각한 상태인지에 대한 평가가 이루어져야 영양중재 방안과 개선에 대한 평가 방법 등 영양중재 계획 수립과 모니터링 및 평가가 가능하다.

Ⅶ. 영양요구량 산정

1. 에너지 요구량

영양판정의 마지막 단계는 환자 상태에 맞는 영양요구량을 산정하고, 수집된 자료를 비교함으로써 환자의 영양공급 목표를 설정하는 것이다. 에너지 요구량은 간접열량계(indirect calorimetry)를 이용해 에너지 소모량을 측정하고, 이를 근거로 산정하는 것이 가장 좋은 방법이다. 그러나, 이는 현실적으로 어려운 경우가 많아서 일반적으로 추정 공식을 이용하게 된다. 에너지 요구량은 기초대사량과 신체활동, 식품의 특이동적 요구량을 합한 값이다. 기초대사량이란 호흡과 맥박 등 생명 유지를 위해 필요한 열량으로 정의하며, 일반적으로 하루 에너지 소모량의 약 60–65% 정도를 차지하는 것으로 알려져 있다. 정상인의 경우, 활동을 위해 필요한 에너지는 총 에너지의 15–20%, 식품의 특이동적 작용을 위한 에너지는 10% 정도다. 에너지 요구량 산정을 위한 다양한 공식이 개발되었고, 전통적으로 Harris–Benedict 공식을 많이 활용했으나 에너지 소모량과 다양한 공식으로 산정된 에너지 요구량을 비교한 연구에서 정상 체중과 비만 환자의 휴식 시 대사량이 실제보다 높게 평가된다고 했다. 정상체중과 비만 환자에서 Mifflin–St.Jeor 공식을 이용한 휴식 시 대사량 추정값이 측정값과 가장 근접했다고 보고되어 건강한 사람과 일부 환자에서 에너지 필요량을 계산할 때 Mifflin–St.Jeor 공식을 권장하기도 한다(표11-5). 그러나, 위의 두 공식 모두 건강한 사람을 기준으로 개발되었기 때문에 질환이 있거나 상해를 입은 환자의 에너지 소모량을 추정하는데는 한계가 있으며, 신경계와 근골격계 환자의 에너지 소모량 연구에서는 Harris–Benedict 공식과 측정값을 비교한 연구들이 더 많다.

위 공식을 이용할 때 기준 체중은 정상 체중 범위인 환자는 현재 체중을 적용하나 비만 환자는 과잉 공급을 예방하기 위해 표준 체중을 적용하여 계산한다. 스트레스 계수와 활동 계수를 동시에 고려하면 과잉 공급의 위험이 있으므로 주의가 필요하다.

표 11-5. 에너지 필요량 계산 공식

Harris-Benedict 공식
REE(남) = 66.5 + 13.8 × 체중(kg) + 5.0 × 신장(cm) − 6.8 × 나이(세) REE(여) = 655.1 + 9.6 × 체중(kg) + 1.9 × 신장(cm) − 4.7 × 나이(세)
Mifflin-St.Jeor 공식
REE(남) = 10 × 체중(kg) + 6.25 × 신장(cm) − 5 × 나이(세) + 5 REE(여) = 10 × 체중(kg) + 6.25 × 신장(cm) − 5 × 나이(세) − 161

외상성 뇌손상이나 뇌졸중 직후에는 에너지 요구량이 증가하더라도 재활 기간 중 어느 시점에서는 수상 전으로 대사율이 감소하고, 활동이 제한되는 마비 환자의 에너지 소모량은 오히려 이전보다 더 감소하며, 이는 근육 손실이 진행하면서 더욱 감소한다. 뇌졸중 직후부터 3개월간 간접열량계로 에너지 소모량을 측정한 연구에서는 Harris–Benedict 공식으로 계산한 기초대사량의 1.1–1.15배 정도였다. 연하장애 환자, 특히 경구 섭취하는 경우에는 식품, 음료 섭취 부족으로 인한 에너지 섭취 부족, 영양불량의 위험이 높으나 안정적으로 경관유동식을 공급받는 환자를 비롯한 일부 환자에서는 에너지 섭취 과다로 인한 과체중, 비만의 위험이 공존함을 염두에 두고 적정 수준의 영양공급이 이루어지도록 영양공급량과 체중에 대해 모니터링하고 공급량을 조정한다.

에너지 요구량을 계산하는 간단한 방법으로 체중 1 kg당 계수를 곱해서 계산하는데, 만성질환이 있고, 활동량이 매우 적은 노인은 20–25kcal/kg가 현실적인 권장량으로 생각된다. 척추 손상 환자에서 급성기 이후 재활 치료 기간의 에너지 소모량을 추적 관찰한 연구 대상자의 평균 에너지소모량은 20.4kcal/kg로, 공식을 이용해 계산한 에너지요구량보다 15% 정도 낮았다고 했고, 활동량과 휴식대사량, 식품의 특이동적 작용 감소를 원인으로 설명했다. 따라서, 사지마비나 만성 척추 손상 환자에게는 활동 정도에 따라 20–23kcal/kg/day를 공급하거나 Harris–Benedict 공식을 이용한 기초대사량의 85–100% 범위의 에너지 공급이 권장된다.

2. 단백질 요구량

한국 성인의 단백질 섭취 권장량은 0.91 g/kg이며, 외상이나 대사적인 스트레스 상황에서는 단백질 요구량이 증가하므로 그 정도에 따라 1.0–1.5 g/kg의 섭취가 권장된다. 단백질 요구량은 질소 평형을 참조하여 조정하는 것이 바람직하다. 질소 평형이 단백질 공급량에 의해서만 영향을 받는 것은 아니므로 음의 질소 평형인 경우 열량과 단백질을 함께 증량해야 한다. 신부전이나 간질환 환자는 질환의 중증도와 치료 방법 등에 따라 각 질환의 단백질 공급 기준을 참조한다. 욕창이 있는 환자의 경우, 상처의 치료를 위해 에너지와 단백질 공급량을 증가시킨다.

공식을 이용해 결정한 영양요구량은 추정값으로 영양공급 시작을 위한 지침은 될 수 있으나 절대적인 값은 아니므로 체중과 체성분 변화, 혈액검사 결과, 환자의 전신 상태 등에 대해 정기적으로 평가하여 영양공급량을 조정해야 한다.

참고문헌

1. 김도연 등, Prevalence of low hand-grip strength in the elderly. 주간 건강과 질병, 15(15):1280-7.
2. 대한비만학회. 비만 진료지침, 8판, 2022, 서울.
3. 이보라, 임희숙; 한국인 연하장애 환자 현황 및 영양불량에 따른 의료비용 분석-건강보험심사평가원 자료 이용. J of the Korean Dysphagia Society 2020;10:97-106.
4. Academy of Nutrition and Dietetics (2024): Nutrition Care Manual.
5. Correia MITD. Nutrition screening vs Nutrition assessment: What's the difference? Nutr Clin Pract. 2018;33:62-72.
6. Evans DC et al. The use of visceral protein as nutrition markers: An ASPEN position paper. Nutr Clin Pract 2021;36(1):22-8.
7. Gater DR, Jr. Obesity after spinal cord injury. Physical medicine and rehabilitation clinics of North America 2007;18:333-51,vii.
8. Groah SL, Nash MS, Ljungerg IH, et al. Nutrient

intake and body habitus after spinal cord injury: an analysis by sex and level of injury. The journal of spinal cord medicine 2009;32:25-33.
9. Hummell AC and Cummings M. Role of the nutrition-focused physical examination in identifying malnutrition and its effectiveness. Nutr Clin Pract 2022;37:41-9.
10. Jensen GL et al. GLIM criteria for the diagnosis of malnutrition□A consensus report from the global clinical nutrition community. JPEN J Parenter Enteral Nutr 2019;43:32-40.
11. Mueller CM et al. The ASPEN adult nutrition support core curriculum. 3rd ed., Silver Spring, ASPEN, 2017, Chapter 9. Malnutrition screening and Assessment; p.185-212.
12. Mueller CM et al. The ASPEN adult nutrition support core curriculum. 3rd ed., Silver Spring, ASPEN, 2017, Chapter 22. Neurologic impairment; p.435-456.
13. Nelms M et al. Nutrition Therapy & pathophysiology. 4th ed., Boston, Cengage, 2020, Chapter 3. Ntrition Assessment: Foundation of the nutrition care process; p. 38-75.
14. Scheuren MAE et al. Global Leadership Initiative on Malnutrition(GLIM): Guidance on validation of the operational criteria for the diagnosis of protein-energy malnutrition in adults. Clinical Nutrition 2020;39:2873-80.
15. Ueshima J et al. Nutritional assessment in adult patients with Dysphagia: A scoping review. 2021;13:778.
16. Ueshima J et al. Nutritional management in adult patients with dysphagia: Position paper from Japanese working group on integrated nutrition for dysphagic people. JAMDA 2022;23:1676-82.
17. Yarar-Fisher C, Chen Y, Jacson AB, Hunter GR. Body mass index underestimates adiposity in women with spinal cord injury. Obesity 2013;21:1223-5.

3부 연하장애와 관련된 임상질환

DIFFICULTY OF SWALLOWING

Chapter 12

뇌졸중과 외상성 뇌손상의 연하장애

| 백남종, 고성화 |

뇌졸중과 외상성 뇌손상은 전 세계적으로 사망률이 높고, 신경학적 손상에 따른 높은 질병 부담을 초래한다. 이러한 질환들은 생존율과 기능적 회복에 영향을 미치는 다양한 합병증을 유발하며, 그중 연하장애는 비교적 흔하고 중요한 문제이다. 연하장애는 흡인성 폐렴, 영양실조, 탈수 등의 심각한 합병증으로 이어질 수 있으며, 이는 회복을 지연시키고 사망률을 증가시키는 주요 요인이 된다. 본 장에서는 뇌졸중 및 외상성 뇌손상에 대해 알아보고, 뇌졸중 및 외상성 뇌손상 환자에서 발생하는 연하장애의 병태생리, 진단 방법, 치료 전략 및 예후에 대해 종합적이고 포괄적으로 알아보고자 한다.

Ⅰ. 뇌졸중과 외상성 뇌손상의 이해

1. 뇌졸중과 외상성 뇌손상의 역학

세계 뇌졸중 기구(World Stroke Organization)가 발행한 2022년 연례 보고서에 따르면, 뇌졸중은 전 세계 사망원인 2위로로, 매년 1,220만 건의 새로운 뇌졸중이 발생하는 것으로 보고되고 있다. 우리나라의 경우 통계청이 발표한 2023년 사망원인 통계에 따르면, 뇌졸중을 포함한 뇌혈관 질환은 국내 사망 원인 중 4위를 차지한다. 질병관리청에서 보고한 자료에 따르면, 2021년 국내 뇌졸중 유병률은 1.6%이며, 뇌졸중 발생 건수는 108,950건으로 10년 전인 2011년 대비 9.5%가 증가하였고, 지난 10년간 뇌졸중 연령표준화 발생률은 지속적으로 감소하는 양상을 보였다. 뇌졸중 1년 치명률은 2021년 19.3%로, 65세 이상에서 뇌졸중 발생 후 1년 이내 30.6%가 사망한 것으로 나타났다.

국제질병부담(Global Burden of Disease, GBD) 연구에 의하면, 2019년 전 세계에서 약 2,716만 건의 새로운 외상성 뇌손상이 발생하고, 유병률은 4,899만 건으로 보고하고 있다. 외상성 뇌손상의 전 세계 연령 표준화 발생률은 1990년에 비해 5.5% 감소하였으며, 가장 주요한 원인은 낙상과 교통사고로 나타났다. 우리나라 외상성 뇌손상의 발생률과 사망률은 국민건강보험공단의 2008~2017년간의 자료를 분석한 연구 결과에 따르면, 10년간 약 275만명이 발생하였고, 절대적 발생자 수는 매년 증가하였지만 연령표준화 발생률과 사망률은 감소하는 추세이다. 그러나, 고령층의 외상성 뇌손상 발생은 10년간 약 1.96배 증가하였으며, 사망률도 현저히 높은 것으로 나타났다.

2. 뇌졸중의 이해

1) 뇌졸중의 정의

세계 보건기구(WHO)에 따르면 뇌졸중은 혈관 기원의 국소적 또는 전신적 신경학적 결손 증상이 갑자기 발생하며, 24시간 이상 지속되거나 사망에 이르게 되는 경우를 의미한다. 그러나, 최근에는 뇌졸중 진단과 관련해 신경영상 기법의 발전과 임상적 경험이 축적됨에 따라, 미국심장협회/미국뇌졸중협회(American Heart Association/American Stroke Association) 및 세계 뇌졸중 기구에서는 증상의 지속 시간에 관계없이 영상학적 증거를 통해 뇌졸중을 진단하는 경향이 강화되고 있다.

2) 뇌졸중의 유형

뇌졸중은 뇌혈관의 폐색에 의해 발생하는 허혈성 뇌경색(ischemic stroke)과 뇌혈관의 파열에 의해 발생하는 출혈성 뇌졸중(hemorrhagic stroke)으로 나눌 수 있다.

(1) 허혈성 뇌졸중

허혈성 뇌졸중은 흔히 뇌경색(cerebral infarction)으로 불리기도 하며, 전체 뇌졸중의 약 80%에 해당한다.

뇌경색은 병태생리적 기전에 따라 여러 가지 원인으로 분류되며, 대표적으로 TOAST (Trial of Org 10172 in Acute Stroke Treatment) 분류가 널리 활용된다. TOAST 분류는 뇌경색의 병인을 기준으로 다섯 가지 유형으로 구분한다.

첫째, 대혈관죽상경화(large artery atherosclerosis)에 의한 뇌경색은 내경동맥이나 중대뇌동맥 등 주요 뇌혈관에 죽상경화반이 형성되어 혈관 내강을 좁히거나 폐색을 유발하는 경우이다. 이러한 병변은 죽상경화반의 파열과 혈전 형성으로 이어지며, 혈류 감소나 혈전성 색전에 의해 허혈성 손상이 발생한다. 주로 고혈압, 당뇨병, 고지혈증과 같은 전통적인 심혈관 위험인자와 관련이 있으며, 일과성 허혈 발작(transient ischemic attack, TIA)이 동반되는 경우가 많다.

둘째, 심장기원 색전(cardioembolism)에 의한 뇌경색은 심장에서 유래된 혈전이 혈류를 따라 이동하면서 뇌혈관을 급격히 폐색시키는 경우이다. 대표적인 원인으로는 심방세동, 심근경색 후 혈전, 인공 심장판막, 심내막염 등이 있으며, 이러한 색전은 한 개 또는 여러 개의 뇌혈관 분지를 동시에 폐색시킬 수 있다. 임상적으로는 갑작스러운 국소 신경학적 증상이 발생하며, 병변은 피질 또는 피질하 부위에 다발성으로 나타나는 경우가 많고, 일과성 허혈 발작은 드물게 관찰된다.

셋째, 소혈관 폐색(small vessel occlusion)은 흔히 열공성 뇌경색(lacunar infarction)이라 불리며, 뇌심부 구조에 혈류를 공급하는 관통동맥(perforating artery)의 폐색에 의해 발생한다. 병리학적으로는 리포하이알린 변화(lipohyalinosis) 또는 소동맥경화(microatheroma)에 의해 혈관이 폐쇄되며, 병변은 일반적으로 직경 1.5 cm 미만의 작은 허혈성 병변으로 나타난다. 주된 발생 부위는 기저핵, 내낭, 시상, 뇌교 등이며, 고혈압과 당뇨병이 주요 위험인자로 작용한다. 임상적으로는 순수 운동 마비, 순수 감각 장애, 운동-감각 장애 등 열공 증후군으로 표현된다.

넷째, 기타 원인(stroke of other determined etiology)에 의한 뇌경색은 흔하지 않은 병인을 포함하며, 혈관염(vasculitis), 동맥 박리(arterial dissection), 항인지질항체증후군(antiphospholipid antibody syndrome), 유전성 응고질환 등이 여기에 해당된다. 이 범주는 뚜렷한 병인이 확인되었으나, 앞서 기술한 주요 세 가지 범주에는 속하지 않는 경우에 해당한다.

다섯째, 원인 불명(stroke of undetermined etiology)은 영상학적, 심장학적, 혈액학적 검사 등 충분한 평가에도 불구하고 명확한 병인을 규명하지 못한 경우에 해당한다. 또는, 두 가지 이상의 가능한 원인이 공존하여 특정 원인을 단정할 수 없는 경우, 혹은 평가가 제한되어 진단이 불가능한 경우도 이에 포함된다.

(2) 출혈성 뇌졸중

출혈성 뇌졸중은 뇌혈관의 파열로 인해 혈액이 뇌조직 또는 그 주변 공간으로 유출되는 상태를 의미하며, 크게 뇌실질내 출혈(intracerebral hemorrhage)과 지주막하 출혈(subarachnoid hemorrhage)로 구분된다.

뇌실질내 출혈은 해부학적 위치에 따라 천막 상부(supratentorial hemorrhage)와 천막 하부(infratentorial hemorrhage)로 나눌 수 있다. 천막 상부 출혈은 다시 엽상 출혈(lobar hemorrhage)과 심부 출혈(deep hemorrhage)로 구분된다. 엽상 출혈은 주로 대뇌 피질과 피질하 부위의 경계 영역에서 발생하며, 심부 출혈은 기저핵(basal ganglia), 시상(thalamus) 등 뇌의 심부 구조에서 주로 발생한다. 고혈압은 심부 출혈의 대표적인 위험 인자로 알려져 있으며, 엽상 출혈은 주로 고령 환자에서 나타나는 아밀로이드 혈관병증(cerebral amyloid angiopathy)과 관련이 깊다.

천막 하부 출혈은 주로 뇌간(brainstem)에서 발생하며, 예후가 불량하여 전체 환자의 약 60%에서 사망에 이를 수 있는 것으로 보고된다. 소뇌 출혈은 주로 양측 상소뇌동맥(superior cerebellar artery)과 후하소뇌동맥(posterior inferior cerebellar artery)의 세분지에서 발생한다. 이러한 출혈은 제4뇌실(fourth ventricle)을 폐쇄하고 뇌간을 압박함으로써 의식 저하, 호흡 부전 등의 증상을 초래할 수 있으며, 경우에 따라 응급 감압술이나 후두개절제술(suboccipital craniectomy)이 필요할 수 있다.

지주막하출혈(subarachnoid hemorrhage)은 대뇌 지주막하강(subarachnoid space)에 혈액이 유입된 상태로, 주로 동정맥 기형(arteriovenous malformation, AVM)이나 낭성 동맥류(saccular aneurysm)의 파열에 의해 발생한다. 출혈된 혈액은 뇌척수액 공간을 따라 퍼지며, 환자에게 갑작스럽고 극심한 두통(thunderclap headache), 오심, 구토, 의식 저하 등의 증상을 유발한다. 경우에 따라 경련, 경부 강직 및 심각한 신경학적 결손이 동반될 수 있으며, 조기 진단과 치료가 예후에 큰 영향을 미친다.

2. 외상성 뇌손상의 이해

1) 외상성 뇌손상의 정의

외상성 뇌손상은 두부에 가해진 외부 충격으로 인해 발생한 손상을 말하며, 중증도, 손상 기전, 그리고 손상의 양상에 따라 여러 가지로 분류할 수 있다.

2) 외상성뇌손상의 분류

외상성 뇌손상은 관통성 손상(penetrating injury)과 폐쇄성 손상(closed injury)으로 분류할 수 있다. 관통성 손상은 총상이나 자상과 같은 경우로, 침범 부위의 열상을 야기하며 감염의 위험을 지닌다. 폐쇄성 뇌손상은 타격손상(coup injury)과 반충손상(contrecoup injury)에 의해 발생하는데, 타격손상은 물체에 부딪히는 부위에 발생하는 손상이며, 반충손상은 가속에 의해 부딪힌 반대편에 발생하는 손상을 말한다.

(1) **뇌 좌상**(cerebral contusion)

뇌 좌상(cerebral contusion)은 충격 정도에 따라 다양한 깊이로 진행되며, 주로 두개골 기저부의 뼈 표면에 인접한 전두엽과 측두엽에서 외력에 의한 가속과 감속으로 인해 발생한다. 뇌 좌상에서의 뇌손상은 대개 양측성으로 일어나며 국소적인 신경학적 증상을 야기한다. 충격 정도에 따라 다양한 깊이의 손상이 발생할 수 있으며, 낮은 속도의 충격에서도 유발될 수 있다.

(2) **미만성 축삭 손상**(diffuse axonal injury)

미만성 축삭 손상은 외상으로 인해 발생하는 축삭의 신전과 파열을 의미한다. 축삭 손상의 기전에 대해서는 여러 가지 가설이 있으며, 축삭의 단절로 인해 세포 내 운반 및 전달의 장애가 발생하는 것으로 여겨진다. 뇌손상 후 의식 소실과 밀접하게 관련이 있으며, 혼수 등 심각한 전신적 장애를 야기하기도 한다.

(3) **이차적 뇌내출혈**

경막외혈종(epidural hemorrhage)은 두개골의 내측과 경막(dura mater) 사이에 형성되는 혈종이다. 이는 두개골의 변형이나 골절에 동반된 중간뇌막동맥(middle meningeal artery) 등 혈관의 손상으로 인해 발생하며, 뇌 전산화 단층 촬영에서 양쪽으로 볼록한 렌즈 모양으로 관찰된다. 두통, 구토, 오심, 동공 산대(mydriasis) 등 뇌압 증가의 증상 및 징후를 보일 수 있으며, 의식 명료기(lucid interval)가 존재할 수 있어 의식 변화 및 상태를 항상 주의 깊게 관찰해야 한다.

경막하혈종(subdural hemorrhage)은 경막과 지주막 사이에서 혈종이 형성되는 것으로, 두개골과 두개와(cranial fossa)의 가속 차이로 인해 교정맥(bridging vein)이 파열되어 발생하거나, 직접적인 외력에 의해 뇌 표면 혈관이 파열되어 발생한다. 뇌내혈종(intracerebral hematoma)은 직경 2cm 이상의 비교적 경계가 명확한 혈종이 뇌실질 내에 존재하는 경우를 말하며, 뇌 좌상에 자주 동반된다. 이는 뇌압 증가의 증상 및 징후와 국소적인 신경학적 이상을 보이는 경우가 많다.

외상성 지주막하출혈(subarachnoid hemorrhage)은 뇌피질 위쪽의 혈관 파열로 인해 발생하며, 두통과 경부 강직 등의 증상을 보인다. 이 경우에는 지주막하 출혈 이후 수두증의 발생 가능성에 유의해야 한다.

II. 뇌졸중 및 외상성 뇌손상 후 연하장애의 병태생리

1. 뇌졸중 및 외상성 뇌손상 후 연하장애의 역학

1) 뇌졸중 후 연하장애의 발생

뇌졸중 후 연하장애는 흡인성 폐렴을 포함한 호흡기계 합병증, 탈수 및 영양실조 등과 밀접하게 관련되며, 뇌졸중으로 인한 사망이나 장기적인 예후와도 깊은 연관이 있다. 급성기 뇌졸중 환자의 연하장애 발생률은 약 37~78%까지로 다양하게 보고되고 있으며, 사용된 진단도구에 따라 발생률의 차이를 보인다. 임상적 검사를 통해 연하장애를 평가할 경우 37~45%로 보고하고 있지만 비디오투시연하검사(videofluoroscopic swallowing study, VFSS)와 같은 도구적 검사를 통해 평가할 경우에는 64~78%로 보고하고 있다. 이러한 차이는 비디오투시연하검사의 민감도가 높고, 특히 임상적 평가에서 놓치기 쉬운 무증상 흡인(silent aspiration)을 발견할 수 있기 때문으로 해석된다. 급성기 뇌졸중 환자에서 기도 흡인의 발생률은 21~51% 로, 그 중 약 1/3~1/2 정도가 무증상 흡인을 보이며, 약 3개월 후에는 기도 흡인 발생률이 12% 이하로 감소하는 것으로 보고되어 있다. 따라서 단순 임상 평가만으로는 뇌졸중 후 연하장애와 흡인 여부를 과소평가할 가능성이 있다. 이러한 뇌졸중 후 연하장애는 환자의 연령, 뇌졸중의 중증도, 뇌간 병변과 연관성이 높은 것으로 알려져 있다.

연하장애가 동반된 뇌졸중 환자에서는 폐렴 발생의 위험이 유의하게 증가하며, 폐렴은 뇌졸중 관련 사망의 약 1/3을 차지하는 주요 원인 중 하나이다. 뇌졸중 환자 중 연하장애가 있는 경우 폐렴 발생의 상대적 위험도가 연하장애가 없는 군에 비해 3배 이상 증가하는 것으로 보고되어 있다. 특히, 기도 흡인이 있는 경우 그 위험이 약 12배에 이르는 것으로 알려져 있어, 뇌졸중 후 연하장애, 특히 기도 흡인은 폐렴 발생에 있어 매우 중요한 위험 인자로 간주된다. 따라서 뇌졸중 후 연하장애의 조기 진단과 치료가 폐렴 및 기타 합병증 예방에 핵심적인 역할을 하며, 하며, 이는 환자의 생존율과 기능적 회복에도 직접적인 영향을 미친다.

2) 외상성 뇌손상 후 연하장애의 발생

외상성 뇌손상 환자는 뇌손상 기전의 특성상 인지기능 저하, 운동 및 감각 기능 장애, 언어장애 등 복합적인 장애를 흔히 동반하며, 이러한 요소들은 외상성 뇌손상 후 연하장애와 관련되는 경우가 많다. 외상성 뇌손상 후 연하장애는 뇌졸중과 흡사하게 흡인성 폐렴과 같은 호흡기계 합병증의 위험을 높이고, 영양 상태 악화 및 재활 치료의 지연을 초래함으로써 예후에 부정적인 영향을 미칠 수 있다. 따라서 정확한 진단과 치료가 필수적이다.

외상성 뇌손상으로 입원한 환자의 연하장애 발생률은 25~93%로 보고되었으며, 그중 42%에서 기도 흡인이 발생하는 것으로 나타났다. 외상성 뇌손상에서의 발생률을 보고한 연구들 간의 차이는 대상자의 임상적 특성, 손상의 중증도, 연하 기능 평가 도구 등의 차이에 기인하는 것으로 해석된다. 외상성 뇌손상 후 연하장애는 뇌손상의 중증도와 연관관계가 있는 것으로 확인되었으며, 주로 뇌간 손상, 의식 수준 저하, 하위 뇌신경 병변(lower cranial nerve lesion)과 밀접한 관련이 있다. 또한 수술적 치료를 받은 환자에게서 경관식의 비율이 더 높다는 보고가 있다.

일반적으로는 외상성 뇌손상 후 연하장애는 구강기 지연(oral phase delay), 연하반사 지연(triggering delay), 식이 잔류(residue) 순으로 이상소견이 발생하고, 중등도 이상의 뇌손상 환자에서는 연하반사의 소실, 혀 운동의 감소, 식도 연동운동(peristalsis) 저하 등이 호발하는 것으로 알려져 있다.

2. 뇌병변에 따른 연하장애의 양상

연하 과정에는 대뇌의 여러 부위가 관여하며, 뇌간 상부의 구조물로는 일차운동감각피질(primary sensorimotor cortex), 감각운동 통합 피질(sensorimotor integration cortex), 뇌섬엽(insula), 전두엽 덮개(operculum), 앞띠이랑(anterior cingulate gyrus), 보조운동피질(supplementary motor cortex), 배측시상(subthalamus), 편도핵(amygdala), 흑질(substantia nigra), 중뇌망상체(reticular formation) 등이 관련된 것으로 알려져 있다.

이처럼 뇌의 다양한 부분이 연하에 관여하기 때문에, 뇌졸중이나 외상성 뇌손상으로 인한 연하장애는 병변의 위치와 범위에 따라 다양하게 나타난다. 일반적으로 뇌졸중의 병변의 크기가 클수록 연하장애의 발생 가능성이 높고, 양측성 뇌병변이나 천막하(infratentorial) 병변, 특히 뇌간 병변이 천막상(supratentorial) 병변 보다 심한 연하장애를 보이는 경향이 있다.

일측 대뇌 반구가 연하장애에 미치는 영향에 대한 연구결과는 아직까지는 논란이 있다. 좌측 또는 우측 반구 병변 모두 연하장애를 유발할 수 있으나, 일부 연구에서는 연하 기능의 우성 뇌반구가 존재한다는 이론을 제시하였다. 이 이론에 따르면, 연하에 관여하는 기관과 근육의 대뇌 피질 영역이 좌우 비대칭적으로 작용하기 때문에, 우성 반구에 병변이 발생할 경우 연하장애가 더 흔하게 나타나며, 증상 또한 더욱 심할 수 있다고 보고하였다.

(1) 대뇌 반구(cerebral hemispehre)**에 위치한 병변의 영향**

대뇌 피질을 침범하는 뇌손상 환자에서는 구인두(oropharynx) 영역과 하인두(hypopharynx) 영역이 영향을 받는 것으로 나타난다. 해당 부위의 감각 저하로 인해 잔류 음식물에 대한 비정상적인 반응이 나타날 수 있으며, 연하반사의 지연, 인두 운동 저하, 식괴 통과 시간의 지연 및 부조화 등이 관찰되기도 한다. 양측 대뇌반구의 각 병변 부위에 따른 연하장애의 특징은 아직 명확히 정립되지 않았다.

다만, 좌우 반구 병변에 따른 연하장애의 양상이 다르다는 보고가 있다. 좌측 대뇌반구 병변 환자는 혀의 운동장애를 포함한 구강 운동의 장애가 흔히 나타나며, 연하 실행증이나 구강 실행증이 동반될 수 있다. 반면, 우측 대뇌반구 병변 환자는 인두기 연하 지연과 후두 상승 지연으로 인해 흡인이 발생하는 경우가 많다.

(2) 뇌간(brain stem)**에 위치한 병변의 영향**

고립로핵(solitary nucleus)과 의문핵(ambiguus nucleus) 등 연하의 주요 중추가 연수에 위치하기 때문에, 하부 뇌간 부위의 병변은 구인두 연하장애를 유발한다. 뇌간 병변을 가진 환자들은 뇌졸중 발병 초기에 인두기 기능이 상당 부분 소실된 심한 연하장애를 보이는 경우가 많다. 회복기에 접어들면서 인두기 연하장애가 점차 호전되기는 하지만, 연하 반사가 상당히 지연되고 후두의 상승 및 전방 이동 감소로 인해 윤상인두(cricopharyngeus)의 이완 및 개방이 저하되는 경향이 지속되는 경우가 많다. 또한, 편측 인두의 움직임이 저하되어 편측 이상와(pyriform sinus)에 음식물이 잔류하는 양상이 나타나기도 한다.

III. 뇌졸중 및 외상성 뇌손상 후 연하장애의 평가

뇌졸중 및 외상성 뇌손상 환자에게 연하장애를 조기에 선별하는 것은 환자의 안전하고 충분한 영양을 공급하기 위해 매우 중요하다. 연하장애가 의심되는 환자에서 조기 선별검사 시행하는 것은 흡인성 폐렴 발생을 줄이고 합병증 발생 등 예후 개선에 효과가 있다. 특히, 급성기 뇌졸중 환자의 경우, 첫 식이 전에 의식상태나 신경학적 결손 등을 평가하고, 필요시 침상 선별검사를 시행하여 연하장애 여부를 판단하고 그 결과에 따라 식이 방법을 결정하는 일련의 과정을 강력히 권고하고 있다.(그림 12-1, 표 12-1) 연하장애의 선별 검사에는 단일 선별검사와 정형화된 선별검사가 있다. 연하장애의 정확한 진단을 위해서는 비디오투시연하검사 또는 내시경연하검사(fiberoptic endoscopic evaluation of swallowing, FEES)와 같은 도구적 검사가 표준 평가법으로 사용된다.

연하장애선별서식 (Dysphagia Screening Sheet)

이름: ____________ 병록번호: ____________ 작성일: ______ 년 ___ 월 ___ 일 시행자: ______________

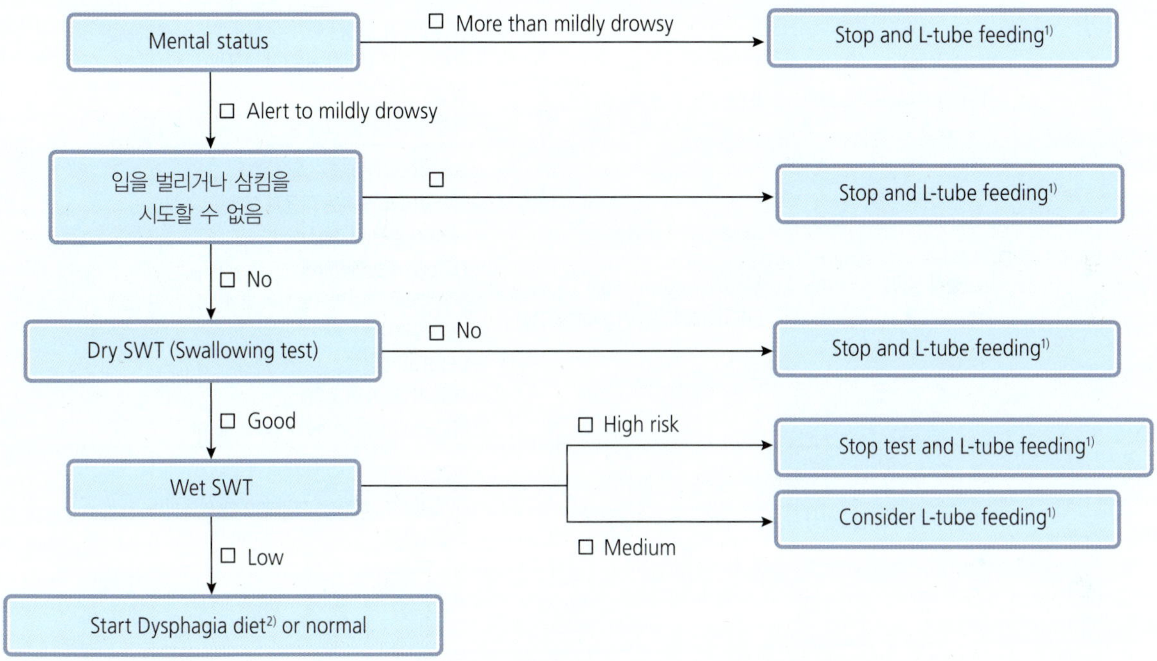

SWT: Swallowing test

- SWT 시 환자의 상체를 40-50도 정도 세운 자세를 유지하도록
- Dry SWT: 마른 침 삼키기
- Wet SWT

(1) 찻숟가락(tea spoon): 1/3 또는 1/2 정도(또는 주사기 3 cc)의 증류수 삼키기
(2) (1)이 가능한 경우 20 cc 증류수 삼키기

1) Use functional investigations such as Videofluoroscopic Evaluation of Swallowing (VFES), Fibroptic Endoscopic Evaluation of Swallowing (FESS)

2) Dysphagia diet: 반유동식(같은 음식: pureed food of soft food) 식사

Considerations in Wet SWT

- Swallowing delayed (〉 2sec) or not possible
- Invlountary cough (until 3 minutes later)
- Drooling
- Voice Change

Factor ≥ 2: high risk
Factor 1: medium risk
Factor 0: low risk

그림 12-1. 연하장애 선별을 위한 서식 (대한뇌졸중학회)

표 12-1. **연하장애 임상선별검사에 따른 식사제공 지침서 예시**

Results		Severity code	Recommendations
0	반고형식 /유동식, 고형식 성공	Slight/No dysphagia (Minimal risk of aspiration)	- 정상식사 - 규칙적인 음료섭취 (첫 시도는 주치의나 훈련된 간호사의 감시하에)
1~5	반고형식 /유동식 성공, 고형식 실패	Slight dysphagia (Low risk of aspiration)	- 연하장애식 2~3단계 - 음료는 매우 천천히 시도(한 모금씩) - VFSS 고려 - 재활의학과 자문 고려
6~10	반고형식 성공 유동식 실패	Moderate dysphagia (Moderate risk of aspiration)	- 연하장애식과 비경구 식이 병행 - 연하장애식 1단계는 다음과 함께 : 이유식 같은 반고형식부터 : 모든 음료는 뻑뻑하게 : 약은 모두 분말 반유동식과 함께 : 물약 금지 - VFSS 고려 - 재활의학과 자문 고려 - 비경구 식이는 L-tube or parenteral
11~20	예비검사 실패 or 반고형식 실패	Severe dysphagia (High risk of aspiration)	- 비경구 식이 - NPO (non per os = nothing by mouth) - VFSS 고려 - 재활의학과 자문 고려 - 비경구 식이는 L-tube or parenteral

1. 임상적 선별 검사

단일 선별검사로는 3온스 물 마시기 검사(3-oz water swallow test)나 volume-viscosity swallow test와 같이 실제로 음식물을 삼키게 하여 흡인 여부를 확인하는 검사가 있다. 정형화된 선별검사도구는 다양한 임상 항목들을 조합하여 임상척도를 만들어 사용하는 것으로, Burke dysphagia screening test (BDST), Gugging Swallowing Screening Test (GUSS), Standardized swallowing assessment (SSA), Toronto Bedside Swallowing Screening Test (TOR-BSST), Clinical Functional Scale for Dysphagia 등이 있다(제5장 참조).

2021년에 급성기 뇌졸중 후 연하장애와 관련한 흡인 위험의 선별에 관해 총 25개의 연구 (참가자 3953명, 선별검사 37개)를 분석한 코크란 리뷰에 의하면, 여러가지 선별도구들 중 물만 사용한 선별도구는 민감도 46-100%, 특이도 43-100%, 물과 다른 점도를 사용한 경우는 민감도 75-100%, 특이도 69-90%, 기타 방법의 경우 민감도 29-100%, 특이도 39-86%로 보고하고 있다. 이 연구에서 물만 이용한 사용하는 검사 중 가장 우수한 선별검사는 TOR-BSST로, 물과 다른 농도를 사용하는 검사 중 가장 우수한 선별검사는 GUSS로 제시하였다.

2. 도구적 진단 검사

뇌졸중 환자의 약 1/3에서 1/2 정도는 무증상 흡인

(silent aspiration)을 보이기 때문에, 선별검사만으로는 연하장애를 평가하는 데에는 한계가 있다. 이에 따라 연하장애와 연관성이 높은 고령, 중증, 뇌간 병변 환자는 도구적 진단검사를 시행하는 것을 강력히 추천한다. 진단검사는 임상평가와 비교하여 연하장애를 진단하는 것뿐만이 아니라 구강기, 인두기, 식도기에서 일어나는 일련의 연하 과정에서의 이상소견을 확인할 수 있다. 아울러 다양한 식이와 자세 변화를 포함한 보상 전략의 적용 등 연하장애 환자의 치료 전략을 수립하게 되는 데에도 중요한 역할을 하게 된다. 또한, 연하장애 환자의 치료 전후의 반응을 정량적으로 평가할 수 있어 치료 효과 분석에도 유용하게 활용된다.

바륨 등을 이용한 비디오투시연하검사는 연하장애를 진단하는 표준 검사(gold standard test)로, 뇌졸중 또는 외상성 뇌손상 환자의 연하장애를 진단하기 위해 널리 사용된다(제6, 7장 참조). 그러나 인지 능력이 심하게 저하된 환자나 의자에 앉은 자세를 유지할 수 없는 환자에서는 비디오투시연하검사의 적용이 제한되며, 검사실로 환자를 이동시켜야 하는 어려움이 있다. 이러한 경우에는 코를 통해 삽입한 내시경을 이용하여 인두와 후두를 평가하는 내시경연하검사가 유용하게 활용된다. 내시경연하검사는 이동 가능한 검사 장비를 사용하므로 누운 자세의 환자에게도 적용할 수 있기 때문이다(제8장 참조). 비디오투시연하검사와 내시경연하검사는 흡인의 진단에 있어 신뢰할 수 있는 진단 방법으로, 여러 연구를 통해 임상적으로 상호 대체 가능한 검사로 인정되고 있다.

IV. 뇌졸중 및 외상성 뇌손상 후 연하장애의 치료

뇌졸중 및 외상성 뇌손상 후 연하장애 치료의 1차적 목표는 적절한 영양 섭취를 유지하고 흡인성 폐렴과 같은 합병증을 감소시키는 것이다. 이를 위해서는 보상기법, 운동 및 감각촉진기법, 식이 및 점도 조절, 약물 및 수술적 치료, 비경구(경관) 식이를 비롯하여 최근에는 신경조절치료(neuromodulation) 등 연하 장애의 극복을 위한 다양한 치료적 접근이 존재한다. 뇌졸중 및 외상성 뇌손상 환자의 연하장애 치료에 있어 중요한 원칙들은 다음과 같다(표 12-2).

표 12-2. 뇌졸중과 외상성 뇌손상 환자의 연하장애 치료 원칙

① 연하장애에 대한 평가 전까지는 금식을 유지한다.
② 구강 내 세균이 증식하지 않도록 최소한의 물을 사용한 구강관리를 정기적으로 시행한다.
③ 환자의 의식 수준을 고려하여 연하장애의 선별검사를 시행한다.
④ 주기적으로 영양결핍 및 탈수 상태를 파악하고 위험 요소를 선별한다.
⑤ 흡인의 위험을 최소화하는 영양공급방식을 선택하여 적용한다.
⑥ 퇴원 시 환자와 보호자에게 연하장애에 대해 교육한다.
⑦ 환자와 보호자의 원하는 바를 고려하여 가능한 치료 방법을 선택할 수 있도록 한다.

1. 보상기법(Compensatory technique)

보상기법은 연하장애를 가진 환자에서 비정상 연하를 보상하여 섭취를 가능하게 하는 전략으로, 연하장애를 신경학적으로 개선시키거나 삼킴과 관련된 신경망의 회복을 도모하는 치료는 아니다. 대신, 삼킴 기전에 구조적 또는 기능적 보상을 제공하여 흡인 위험을 줄이고, 식이 안전성을 확보하는 데 목적이 있다.

자세조절을 통한 보상기법으로는 턱 당기기(chin tuck), 환측으로 고개를 돌리기(rotation of the head to the affected side), 건측으로 고개를 기울이기(tilting of the head to the strong side) 등이 있으며, 이는 음식물의 흐름을 변경하거나 약화된 인두 측 구조를 보완하는 데 사용된다. 연하 수기(Swallowing menuver)로는 멘델슨법(Mendelsohn maneuver), 성문상연하법(supraglottic swallow), 노력연하(effortful swallow)가 있다. 이들 기법은 각각 연하의 생리적 기전을 변화시켜 특정 장애 양상에 따라 흡인 방지, 후두 상승 촉진, 인두 압력 강화 등 다양한 효과를 나타낸다(제22장 참고). 각 보상기법은 연하의 기전을 서로 다르게 변화시키기 때문에 모든 연하장애 환자에게 일괄적으로 적용하면 안된다. 반드시 연하장애의 원인과 양상에 따라 적절한 적응증과 목표를 가지고 환자 개별 상태에 맞게 적용해야 한다.

2. 운동 및 감각자극기법

뇌졸중 및 외상성 뇌손상 후 연하장애에 적용하는 운동기법은 연하 기능을 향상시키고 흡인성 폐렴의 발생률을 감소시키고 삶의 질을 향상시키는 것으로 밝혀져 있다. 대표적인 운동으로는 입술운동, 혀운동, 구개운동, 인두운동, 후두운동 등이 있으며, 그 중 대표적인 운동방법으로는 마사코 운동(Masako maneuver), 두부거상운동(Shaker exercise), 호기근 강화 훈련(expiratory muscle strength training, EMST) 등이 있다. 감각자극기법 역시 뇌손상 후 연하 기능 회복을 촉진하는 중재로서, 연하반사 유도 및 구인두 감각 민감도 향상을 통해 효과적인 치료 방법임이 입증되어 있다(제23장 참고).

3. 식이 및 점도 조절(Dietary modification)

연하장애의 치료에 있어 식이 및 점도를 조절하는 것은 핵심적인 전략 중 하나이다. 특히 뇌졸중이나 외상성 뇌손상 환자의 급성기에는 점도 증진제(thickener)를 이용하여 음식물의 점도를 증가시키는 방식으로 식이를 시작함으로써 흡인 위험을 줄이고 보다 안전한 경구 섭취가 가능하도록 할 수 있다(제25장 참조).

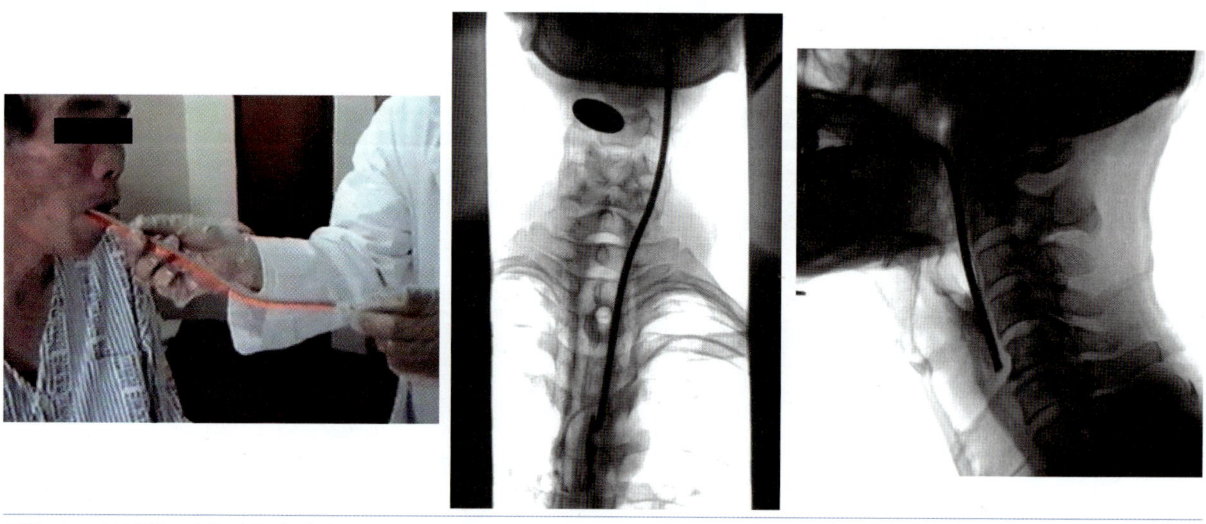

그림 12-2. 구강식도관을 이용한 영양공급

4. 경관을 이용한 영양공급

심한 연하장애로 인해 구강 섭취가 불가능한 경우 관을 이용해 직접적으로 위장관에 영양을 공급하기도 한다. 비위관(nasogastric tube)을 이용한 방법은 비침습적이고 효과적인 방법으로 널리 사용되고 있어 급성기 뇌손상에 흔히 적용한다. 연하장애가 지속되어 장기간 경관을 사용해야 하는 경우 경피적내시경위조루술(percutaneous endoscopic gastrostomy, PEG)을 시행하는 것이 추천된다. 그 밖에도 구강식도관(oroesophageal tube)을 통해 영양을 공급하기도 하는데(그림 12-2), 뇌졸중이나 외상성 뇌손상 환자 중 인지능력과 양측 손의 기능이 비교적 정상이고 구역 반사(gag reflex)가 소실된 환자에서 적응이 된다.

5. 약물치료(Pharmacologic treatment)

연하장애에 대한 약물치료는 현재 임상에서 널리 적용되고 있지는 않으며, 제한된 적응증과 연구 결과에 기반한 보조적 접근으로 간주된다. 그중 약물을 이용한 일시적 수용체 전위 통로(Transient Receptor Potential Channel)를 자극하기 위해 캡사이신(capsaicin)을 투여한 연구에서, 뇌졸중 환자에서 삼킴 기능의 호전을 보였다는 보고가 있다. 이는 캡사이신이 인두 내 감각 민감도를 증가시키고, 연하반사 유도를 촉진하는 기전을 통해 연하 기능 개선에 기여하는 것으로 추정된다.

6. 수술

윤상인두근 기능부전 환자에게 보툴리눔독소(botulinum toxin type A, BoNT-A) 또는 윤상인두근 절개술(cricopharyngeal myotomy)을 시행하기도 하나, 뇌졸중 및 외상성 뇌손상 환자에서는 윤상인두근 자체의 해부학적 병변보다는 신경인성 조절의 이상에 기인하는 기능부전이 더 흔하며 연하 기능에 호전을 보이는 경우가 많으므로 영구적인 효과를 가지는 윤상인두근 절개술보다 보툴리눔 독소치료를 우선적으로 고려한다(제 26장 참조).

급성기 뇌졸중 혹은 외상성 뇌손상 환자에서 흡인이 지속적으로 문제가 되는 경우에는 가래 배출 및 흡인 제거를 위해 기관절개술(tracheostomy)을 고려할 수 있다.

7. 신경조절치료(Neuromondulation)

최근 뇌의 기능을 조절하는 방법으로 신경조절(neuromodulation)이 뇌가소성을 증진시키는 재활치료의 보조수단으로 주목을 받고 있다. 연하장애의 치료에 있어서도 다양한 신경조절 기술이 제시되어 임상에 적용되고 있으며, 대표적으로 반복적경두개자기자극치료(repetitive transcranial magnetic stimulation, rTMS), 경두개직류자극치료(transcranial direct current stimulation, tDCS), 인두전기자극치료 (pharyngeal electrical stimulation, PES), 신경근전기자극치료(neuromuscular electrical stimulation, NMES) 등이 있다(그림 12-3).

비침습적 뇌 자극술(non-invasive brain stimulation)은 뇌피질의 활성도와 가소성에 영향을 미칠 수 있는 것으로 알려져서 뇌손상 후 다양한 후유 장애에 널리 사용된다. 대표적인 예로, 반복적경두개자기자극치료와 경두개직류자극치료가 이에 해당한다. 뇌졸중 후 연하장애 환자에게 적용 시, 자극 부위, 빈도, 강도, 지속시간 등 자극 파라미터에 따라 효과가 상이하지만, 고식적 연하재활치료에 병용할 경우 대부분 연하

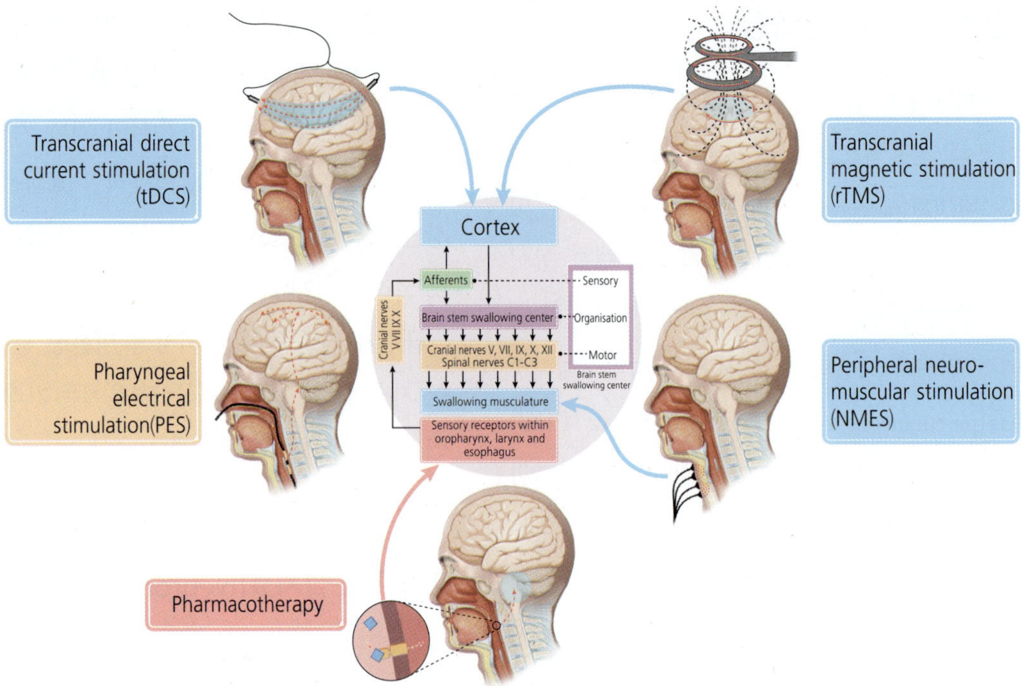

그림 12-3. 연하장애의 신경조절치료(neuromondulation)

기능 개선에 효과가 있음이 보고되고 있다. 따라서, 뇌손상 후 연하재활 과정에서 고식적 연하재활치료에 이를 추가하여 적용하는 것을 권고하고 있다.

인두전기자극치료는 전기적 자극을 인두에 직접 제공하여 피질연수경로(corticobulbar pathway)를 경유하여 연하를 관장하는 인두운동피질(pharyngeal motor cortex)의 활성화시키는 기전으로 작용한다. 그러나 현재까지는 연하 기능 개선에 대한 근거가 일관되지 않으며, 임상적 효과는 제한적으로 평가되고 있다.

신경근전기자극치료는 연하 관련 근육에 피부 부착형 전극을 통해 전기 자극을 전달함으로써, 근수축을 유도하고, 근육의 강화 및 탈신경근육의 위축 예방을 목적으로 한다. 일반적으로 신경근전기자극치료는 단독으로 적용하는 것보다는 고식적인 연하재활치료와 병용하여 적용하며, 고식적인 연하재활만 시행하는 경우와 비교하여 연하기능을 더 향상시킬 수 있음이 보고되고 있다(제24장 참조).

V. 뇌졸중 및 외상성 뇌손상 후 연하장애의 합병증

뇌졸중 또는 외상성 뇌손상 후 발생하는 연하장애는 다양한 합병증과 연관이 있다. 특히 음식물이나 침의 흡인은 흡인성 폐렴의 발생과 직접적인 관련이 있다. 그러나 기도 흡인이 있는 모든 환자에게서 폐렴이 발생하지는 않으며, 이는 흡인되는 물질의 종류와 깊이, 기침반사나 수의적 기침 가능 여부, 또는 흡인물이 제거되는 정도에 따라 달라질 수 있다. 흡인성 폐렴의 위험인자로는 연하장애 외에도 만성 폐쇄성 폐질환, 울혈성 심부전, 경관영양 여부, 구강 위생 상태, 그리고 침상에서 생활하는 경우 등이 포함된다.

뇌졸중으로 입원 치료를 받는 환자의 약 10%에서 폐렴이 발생한다고 알려져 있으며, 고령 환자이거나 중증 환자의 경우 폐렴 발생률이 40%에 달하는 것으로 보고되고 있다. 폐렴은 뇌졸중 발병 후 첫 1주 동안 가장 흔하게 나타나며, 이는 초기 연하장애의 높은 발생률과 면역기능 저하로 인해 발생하는 것으로 생각된다. 특히 고령 환자는 침의 생성 및 분비가 저하되고, 구강에서 호흡기계 유해균이 쉽게 자라 흡인 시 폐렴의 위험이 높아지므로 이에 대한 주의와 구강 위생 관리가 필요하다.

연하장애로 인해 경구 섭취가 제한되는 경우, 영양결핍과 탈수 등의 문제가 발생할 수 있다. 급성기 뇌졸중 이후 영양결핍의 유병률은 입원 당시 약 16%에서 2주 후 22%로 증가하는 것으로 보고되어 있다. 뇌손상 이후 대사성 호르몬의 분비 증가로 인해 대사 및 분해 작용이 증가하고, 이를 보상하기 위해 체내 영양소가 분해되어 음성 질소 균형(negative nitrogen balance) 상태가 된다. 손상 후 2~3일 경에 이러한 대사 및 분해 작용의 증가가 최고조에 이르며, 회복까지는 최소 3주가 소요되는 것으로 보고되고 있다. 따라서 초기의 적절한 영양 유지와 연하장애 치료가 매우 중요하다.

뇌손상 환자의 탈수를 인지하는 것은 임상적으로 중요한 문제이다. 특히, 정맥이나 비위관을 통해 영양 공급을 받는 환자보다 경구 식이가 가능한 환자에서 탈수가 더 흔하게 나타나는 경향이 있다. 이는 정맥 영양이나 비위관 영양을 통해 일정량의 수분 공급이 보장되는 환자에 비해, 경구 식이를 하는 환자의 경우 자발적 수분 섭취 부족이 쉽게 간과되기 때문이다. 따라서 경구 식이 중인 환자에서의 수분 섭취량은 별도로 평가하고, 필요 시 보완적 수액 공급을 고려할 수 있다.

VI. 뇌졸중 및 외상성 뇌손상 후 연하장애의 예후

뇌졸중 환자의 경우, 초기에 나타나는 연하장애는 시간이 지나면서 점차 호전되며, 일반적으로 재활치료가 성공적인 경우가 많다. 급성기 뇌졸중 환자의 연하장애는 대부분 뇌졸중 초기부터 호전되어 비교적 빠른 속도로 호전되는 경향이 있다. 몇몇 연구에 따르면, 물 삼키기 검사 등의 평가를 시행했을 때 연하장애를 호소하던 환자의 약 50%에서 48시간 내에 증상이 호전되었고, 1주일 뒤에는 임상적으로 회복된 사례가 관찰되었다. 또한, 초기 72시간 내에 시행한 비디오투시연하검사에서 기도 흡인이 발견된 환자의 87%가 3개월 시점에는 흡인 소견을 보이지 않았다. 초발 뇌졸중이 한쪽 대뇌반구에 국한된 경우에는 고령이거나 광범위한 뇌경색 또는 뇌출혈이 있거나 수두증이 동반되지 않는 한, 연하장애는 대개 일과성으로 회복된다. 반면, 작은 크기의 뇌경색이라도 여러 번 반복되어 양측성으로 발생한 경우에는 연하장애의 회복이 느리고, 증상이 지속되거나 점차 악화되는 경과를 보일 수 있다. 뇌졸중 후 연하장애가 발병 6개월 이후 만성기에도 지속되는 경우는 대략 10% 정도로 보고되고 있다.

외상성 뇌손상 환자에서도 퇴원시점에서는 대부분 연하장애가 호전된다고 보고하고 있다. 그러나 예후가 불량한 인자로는 인지기능 저하, 중증 뇌손상, 기관절개관 거치, 혈관연축, 수두증 등이 있으며, 이러한 인자가 동반될 경우 연하장애의 회복이 지연되거나 불완전할 수 있다. 외상성 뇌손상 환자에게 연하장애가 오래 지속되는 경우에는 향정신성 약물(psychotropic agent)의 부작용을 반드시 고려해야 한다. 외상성 뇌손상 환자는 초조(agitation)나 섬망(delirium)을 동반하는 경우가 흔하여 향정신약물을 사용하는 경우가 많고, 불면증으로 인해 수면제를 사용하는 경우도 있다. 이러한 약물은 연하반사의 지연이나 기침반사의 억제를 초래하여 흡인을 유발할 수 있다.

뇌손상 후 연하장애의 예후는 뇌손상 후 운동, 인지, 언어와 같은 영역과 마찬가지로 신경가소성(neuroplasticity)에 의해 좌우된다. 신경가소성이란 중추신경계의 손상 후 나타나는 뇌의 재구성 또는 재배치 능력을 의미하며, 이는 주위 환경이나 병변에 맞추어 대뇌피질의 기능과 형태가 변화하는 신경계의 적응(neural adaptation) 과정이라고 할 수 있다. 신경가소성을 통한 연하 기능의 회복과 대뇌피질의 재구성 또는 재배치 간의 관계는 여러 연구에서 입증되었다. 예를 들어, 경두개 자기자극(rTMS)을 통해 얻은 뇌 자기공명영상(fMRI) 연구에서는, 회복이 이루어짐에 따라 병변 반대측의 인두 지배 영역이 확대된다는 점이 확인되었다. 또한, 기능적 자기공명영상(fMRI)이나 뇌자기도검사(magnetoencephalography)를 이용한 다른 연구들에서도 병변 반대측 대뇌피질의 보상적 활성화가 연하기능 회복에 중요한 역할을 한다는 사실이 보고되었다.

VII. 결론

뇌졸중 및 외상성 뇌손상 환자에서 연하장애는 매우 흔하게 발생하며, 환자의 회복 과정과 삶의 질에 중대한 영향을 미친다. 이러한 연하장애는 조기 진단과 적절한 치료를 통해 흡인성 폐렴과 같은 합병증을 최소화할 수 있으며, 궁극적으로 기능적 회복과 삶의 질을 향상시키는 데 기여할 수 있다. 연하장애 관리는 조기 선별검사, 정확한 진단, 그리고 환자 맞춤형 치료 전략을 포함한 다학제적 접근이 필수적이며, 뇌졸중과 외상성 뇌손상 후 연하장애의 체계적이고 포괄적인 관리는 환자의 장기적 예후를 향상시키는 데 중요한 역할을 한다.

참고문헌

1. 2021년 국민건강영양조사, 질병관리청.
2. 2023년 사망원인통계 결과, 통계청.
3. 김연희, 신용일, 김덕용, 이종민. 뇌졸중. 재활의학. 제6판. 군자출판사; 2019. 497-548.
4. 심뇌혈관질환 발생통계, 질병관리청.
5. 전민호, 김현정, 김용욱. 외상성 뇌손상. 재활의학. 제6판. 군자출판사; 2019. 549.
6. 최경효, 오병모. 연하장애. 재활의학. 제6판. 군자출판사; 2019. 473-499.
7. Addington WR, Stephens RE, Gilliland K, Rodriguez M. Assessing the laryngeal cough reflex and the risk of developing pneumonia after stroke. Arch Phys Med Rehabil 1999;80(2):150-4.
8. Bath PM, Lee HS, Everton LF. Swallowing therapy for dysphagia in acute and subacute stroke. Cochrane Database Syst Rev 2018;(10).
9. Boaden E, Burnell J, Hives L, Dey P, Clegg A, Lyons MW, et al. Screening for aspiration risk associated with dysphagia in acute stroke. Cochrane Database Syst Rev 2021;10:CD012679.
10. Carnaby G, Hankey GJ, Pizzi J. Behavioural intervention for dysphagia in acute stroke: a randomised controlled trial. Lancet Neurol 2006 Jan;5(1):31-7.

11. Colodny N. Effects of age, gender, disease, and multisystem involvement on oxygen saturation levels in dysphagic persons. Dysphagia 2001;16(1):48-57.
12. Falsetti P, Acciai C, Palilla R, Bosi M, Carpinteri F, Zingarelli A, et al. Oropharyngeal dysphagia after stroke: incidence, diagnosis, and clinical predictors in patients admitted to a neurorehabilitation unit. J Stroke Cerebrovasc Dis 2009;18(5):329-35.
13. Fernández-Pombo A, Vilar-Sanz A, López-Prieto P, Díaz-Merino A, García-Almagro D, Ruiz-Martínez P, et al. Lesion location and other predictive factors of dysphagia and its complications in acute stroke. Clin Nutr ESPEN 2019;33:178-82.
14. Geeganage C, Beavan J, Ellender S, Bath PM. Interventions for dysphagia and nutritional support in acute and subacute stroke. Cochrane Database Syst Rev 2012;10:CD000323.
15. Gottlieb D, Kipnis M, Sister E, Vardi Y, Brill S. Validation of the 50 ml3 drinking test for evaluation of post-stroke dysphagia. Disabil Rehabil 1996;18(10):529-32.
16. Guan B, Anderson DB, Chen L, Feng S, Zhou H. Global, regional and national burden of traumatic brain injury and spinal cord injury, 1990-2019: a systematic analysis for the Global Burden of Disease Study 2019. BMJ Open 2023;13:e075049.
17. Hamdy S, Aziz Q, Rothwell JC, Crone R, Hughes D, Tallis RC, et al. Explaining oropharyngeal dysphagia after unilateral hemispheric stroke. Lancet 1997;350(9079):686-92.
18. Hamdy S, Aziz Q, Rothwell JC, Singh KD, Barlow J, Hughes DG, et al. The cortical topography of human swallowing musculature in health and disease. Nat Med 1996;2(11):1217-24.
19. Hamdy S. Role of cerebral cortex in the control of swallowing. GI Motility Online 2006.
20. Hoffmann S, Malzahn U, Harms H, Koennecke HC, Berger K, Kalic M, et al. Development of a clinical score (A2DS2) to predict pneumonia in acute ischemic stroke. Stroke 2012;43(10):2617-23.
21. Jayasekeran V, Singh S, Tyrrell P, Michou E, Jefferson S, Mistry S, et al. Adjunctive functional pharyngeal electrical stimulation reverse swallowing disability after brain lesions. Gastroenterology 2010;138(5):1737-46.
22. Kim HK, Leigh JH, Lee YS, Choi Y, Kim Y, Kim JE, et al. Decreasing incidence and mortality in traumatic brain injury in Korea, 2008-2017: a population-based longitudinal study. Int J Environ Res Public Health. 2020;17:6197.
23. Ko SH, Shin YI. Nutritional supplementation in stroke rehabilitation: a narrative review. Brain NeuroRehabilitation. 2022;15(1).
24. Langmore S, Schatz K, Olson N. Endoscopic and videofluoroscopic evaluations of swallowing and aspiration. Ann Otol Rhinol Laryngol. 1991;100(8):678-81.
25. Leder S, Sasaki C, Burrell M. Fiberoptic endoscopic evaluation of dysphagia to identify silent aspiration. Dysphagia 1998;13(1):19-21.
26. Li S, Luo C, Yu B, Yan B, Gong Q, He C, et al. Functional magnetic resonance imaging study on dysphagia after unilateral hemispheric stroke: a preliminary study. J Neurol Neurosurg Psychiatry 2009;80(12):1320-9.
27. Logemann JA. Evaluation and treatment of swallowing disorders. 2nd ed. Austin: Pro-ed; 1998. p. 307-314.
28. Maeda K, Koga T, Akagi J. Interferential current sensory stimulation, through the neck skin, improves airway defense and oral nutrition intake in patients with dysphagia: a double-blind randomized controlled trial. Clin Interv Aging 2017;12:1879-86.
29. Mann G, Hankey GJ, Cameron D. Swallowing function after stroke: prognosis and prognostic factors at 6 months. Stroke 1999;30(4):744-8.

30. Marchina S, Pisegna JM, Massaro JM, Langmore SE, Kumar S, Brodsky MB, et al. Transcranial direct current stimulation for post-stroke dysphagia: a systematic review and meta-analysis of randomized controlled trials. J Neurol 2021;268:293-304.
31. Martino R, Foley N, Bhogal S, Diamant N, Speechley M, Teasell R. Dysphagia after stroke: incidence, diagnosis, and pulmonary complications. Stroke 2005;36(12):2756-63.
32. MedicalGraphics. Illustrations dysphagia. Avaliable from: https://www.medicalgraphics.de/en/project/illustrations-dysphagia/.
33. NJ Paik. Neuromodulation and brain plasticity. Brain NeuroRehabilitation 2008;1:12-9.
34. O' Neill P. Swallowing and prevention of complications. Br Med Bull 2000;56(2):457-65.
35. Perie S, Laccourreye L, Flahault A, Hazebroucq V, Chaussade S, St Guily JL. Role of videoendoscopy in assessment of pharyngeal function in oropharyngeal dysphagia: comparison with videofluoroscopy and manometry. Laryngoscope 1998;108(11 Pt 1):1712-1716.
36. Powers WJ, Rabinstein AA, Ackerson T, Adeoye OM, Bambakidis NC, Becker K, et al. 2018 Guidelines for the early management of patients with acute ischemic stroke: a guideline for healthcare professionals from the American Heart Association/American Stroke Association. Stroke 2018;49:e46-99.
37. Rao N, Brady S, Chaudhuri G, Donzelli J, Wesling M. Gold-standard? Analysis of the videofluoroscopic and fiberoptic endoscopic swallow examinations. J Appl Res Clin Experiment Therapeut 2003;3(1):89-96.
38. Seo ZW, Min JH, Huh S, Shin YI, Ko HY, Ko SH, et al. Prevalence and severity of dysphagia using videofluoroscopic swallowing study in patients with aspiration pneumonia. Lung 2021;199:55-61.
39. Speyer R, Baijens L, Heijen M, Zwijnenberg I. Effects of therapy in oropharyngeal dysphagia by speech and language therapists: a systematic review. Dysphagia 2010;25(1):40-65.
40. Steinhagen V, Grossmann A, Benecke R, Walter U. Swallowing disturbance pattern relates to brain lesion location in acute stroke patients. Stroke 2009;40(5):1903-1906.
41. Suntrup-Krueger S, Kemmling A, Warnecke T, Hamacher C, Oelenberg S, Niederstadt T, et al. The impact of lesion location on dysphagia incidence, pattern and complications in acute stroke. Eur J Neurol 2017;24:867-74.
42. Suntrup S, Marian T, Schröder JB, Muhle P, Suttrup I, Warnecke T, et al. Electrical pharyngeal stimulation for dysphagia treatment in tracheotomized stroke patients: a randomized controlled trial. Intensive Care Med 2015;41:1629-37.
43. Teismann IK, Suntrup S, Warnecke T, Steinsträter O, Fischer M, Flöel A, et al. Cortical swallowing processing in early subacute stroke. BMC Neurol 2011;11:34.
44. TerréR, Mearin F. Evolution of tracheal aspiration in severe traumatic brain injury-related oropharyngeal dysphagia: 1-year longitudinal follow-up study. Neurogastroenterol Motil 2009;21:361-9.
45. TerréR, Mearin F. Prospective evaluation of oro-pharyngeal dysphagia after severe traumatic brain injury. Brain Inj 2007;21:1411-7.
46. Wang TG, Chang YC, Chen SY, Hsiao TY. Pulse oximetry does not reliably detect aspiration on videofluoroscopic swallowing study. Arch Phys Med Rehabil 2005;86(4):730-4.
47. Ward EC, Green K, Morton AL. Patterns and predictors of swallowing resolution following adult traumatic brain injury. J Head Trauma Rehabil 2007;22:184-91.
48. Westendorp W, Nederkoorn P, Vermeij J, Dijkgraaf M, van de Beek D. Post-stroke infection: a systematic review and meta-analysis. BMC Neurol 2011;11:110.
49. Yang EJ, Baek SR, Shin J, Lim JY, Jang HJ, Kim YK,

et al. Effects of transcranial direct current stimulation (tDCS) on post-stroke dysphagia. Restor Neurol Neurosci 2012;30(4):303-311.

50. Yang S, Park JW, Min K, Lee YS, Song YJ, Choi SH, et al. Clinical practice guidelines for oropharyngeal dysphagia. Ann Rehabil Med 2023;47(Suppl 1):S1-S26.
51. Yang W, Cao X, Zhang X, Wang X, Li X, Huai Y, et al. The effect of repetitive transcranial magnetic stimulation on dysphagia after stroke: a systematic review and meta-analysis. Front Neurosci 2021;15:769848.

Chapter 13

퇴행성 중추신경계 질환의 연하장애

| 박윤길, 이주강, 윤서연 |

I. 치매와 연하장애

치매(dementia)는 뇌신경세포의 만성적이고 진행성 퇴행에 의해 의식장애 없이 기억, 사고, 언어, 학습, 공간인지 등의 고위인지기능에 다양한 기능저하를 일으키는 증후군을 말한다. 인지기능저하와 동반하여 감정조절의 이상, 일상생활과 사회기능의 저하를 동반한다. 수명의 증가와 고령화의 진행에 따라, 60세 이상 노인은 2020년 10억 명에서 30년 14억 명으로 증가할 것이고, 전체 인구에서 6명 중 1명을 차지하게 될 것이다. 매 인구는 전 세계적으로 2019년 기준 약 5천5백만 명에 이른 것으로 추정된다. 치매를 일으키는 질환은 대략 55가지 이상에 이른다. 60-80%의 치매는 알츠하이머병에 의해 일어나며 20-30%의 치매는 혈관성 치매이다. 그 외 치매를 일으키는 질환은 레비소체치매(dementia with Lewy bodies), 진행핵상마비(progressive supranuclear palsy), 피질바닥핵병변(corticobasal degeneration), 다발계위축(multiple system atrophy), 전측두엽치매(frontotemporal dementia), 파킨슨병 치매(Parkinson disease dementia), 등 다양하다.

1. 치매에서의 연하장애의 역학과 중요성

치매의 진행에 따라 삼킴에 어려움을 보이며 먹는 것에 흥미를 잃게 되는 경우가 많다. 치매 진행에 따라 어느 시기에 필연적으로 연하장애가 발생하며 치매의 진행 정도가 심할 수록 연하장애의 정도가 심한 경향을 보인다. 연하장애로 인한 심각한 합병증은 영양실조와 탈수, 흡인성 폐렴이다. 특히 치매환자에서 흡인성 폐렴이 사망원인의 70%를 넘는 것으로 보고되고 있어 연하장애를 조기에 발견하고 관리하는 것은 매우 중요하다. 요양원에 입소 중인 노인의 12-68%에서 연하장애가 발생함이 보고되었고 알츠하이머치매 환자에서 초기에 식이섭취의 이상을 나타내는 경우가 50-75%에 달한다. 알츠하이머치매의 경우 연하장애의 뚜렷한 증상이 나타나기 전인 경도 치매의 시기에도 스스로 먹기와 삼킴 기능이 정상군에 비해 저하되어 있었다. 또한, 기능적 자기공명영상을 이용한 연구에서 알츠하이머치매 환자의 경우 연하장애의 증상이 뚜렷해지기 전에 이미 연하와 연관된 여러 뇌영역의 이상이 나타나는 것이 보고되었다.

2. 치매시기별 식이섭취장애의 양상

치매환자의 연하장애는 다양한 원인이 복합적으로 관여하는 경우가 많다. 대부분의 치매환자가 노인이고 따라서 노화와 관련된 연하기능저하를 이미 가지고 있는 경우가 많다. 치매환자에서 연하장애를 유발하는 원인을 세 가지 영역으로 분류해 볼 수 있다. 첫째는 신체기능적인 문제이다. 이 중 구강/치아의 문제가 연하장애의 가장 흔한 해부학적 문제이다. 치아의 결손, 충치, 치주염 등의 염증성 질환, 구강건조증 등이 흔하다. 노화에 의한 맛감각과 냄새 감각 저하, 구강내 일반 감각 저하도 식이섭취에 영향을 미치는 흔한 문제이다. 인두 및 식도의 운동성 저하, 역류성 식도염 등도 영향을 줄 수 있는 문제이다. 두번째는 신경인지기능 문제에 의한 인지관련섭식장애(cognitive-based dysphagia)이다. 의식의 저하, 주의력의 문제, 식욕의 문제, 실행증, 인식력 저하와 무시증후군 등이 주로 발생하는 문제이다. 세번째는 치매 진행에 따라 나타나는 치매 행동심리증상과 관련된 섭취장애이다. 치매의 시기에 따라 식이섭취장애의 양상이 다르다. 치매의 초기에는 환자가 먹는 것을 잊는 경우가 많고, 우울증이나 식욕 감소에 의해 먹는 것을 거부할 수도 있고, 식사 도중에 다른 것에 주의를 빼앗겨 먹는 것을 중단하고 식탁을 떠나는 경우도 나타난다. 치매 중기에는 연하장애 외에도 초조감이나 안절부절하는 경향 등으로 인해 충분한 식사량을 유지하지 못하는 경우를 보인다. 치매의 말기에는 구강 및 인두의 운동장애가 진행하므로 구강기와 인두기의 여러 양상의 연하장애가 뚜렷해지며 영양실조와 흡인의 빈도가 증가하고 더 이상 안전하고 충분한 구강섭취가 불가능해지면 경관식이로 진행하게 된다. 알츠하이머치매환자의 식이섭취장애를 조사한 한 연구에 의하면 경도 치매환자에서는 식욕의 변화가 49.5%로 가장 높았고, 중도 치매환자에서는 식사습관과 선호 음식의 변화가 가장 높았으며 말기 치매의 경우 연하장애가 가장 뚜렷한 특징이었다.

3. 연하장애의 평가와 치료

1) 평가

연하장애가 있는 치매환자의 평가는 연하장애의 상태 파악, 악화인자 확인, 식이섭취에 영향을 미치는 인지장애와 신경학적 상태의 파악 및 감별, 안전한 영양공급 방법 평가, 연하재활치료가 도움을 줄 수 있는지 등을 파악하기 위한 목적으로 시행한다. 평가는 연하장애와 관련된 기초의학정보, 환자 및 보호자 면담, 구강 및 인두, 신체검진, 침상검사, 검사실 평가로 이루어진다.

(1) 기초의학정보

신경학적 정보와 치매의 종류 및 정도, 식이섭취와 연하기능, 영양상태, 합병증 과거력을 알기 위해 문진과 의무기록을 조사한다. 조사 항목은 진단명, 체중, 식이섭취 양상, 선호음식, 식이섭취의 독립성, 씹기와 삼키기의 어려움 여부, 식이섭취 중 사레/질식의 유무 및 빈도, 발열 또는 폐렴의 병력, 영양상태와 관련된 검사수치, 흉부영상검사, 비디오투시연하검사 소견 등이다.

(2) 신체검진

① 감각검사

구인두부를 해부학적으로 구분하여 혀의 앞쪽 2/3, 뒤쪽 1/3, 경구개, 연구개, 인두뒤벽, 후두 아래의 부위에 촉각, 통각, 온도감각, 맛감각을 검사한다.

② 운동검사

연하기능의 정도를 파악하기 위해 입술과 구강 및 인두의 근력, 운동범위, 조절능력을 검사한다. 입술의 움직임, 치아 상태, 혀 움직임, 구개의 움직임, 삼킴 시 인두의 움직임, 발성 및 호흡 등을 평가한다.

③ 자세

치매가 진행되면서 다양한 자세이상이 나타날 수 있다. 삼킴에 영향이 큰 것은 앉은 자세에서의 상체와 머리의 자세이며 환자가 고개를 들지 못하고 숙이고 있거나, 반대로 뒤로 젖히고 있거나, 또는 다양한 방향으로 고개를 위치시킬 수 있다. 자세 이상이 있는 경우 음식을 입안으로 넣기, 음식물의 구강이동, 흘림, 인두기 삼킴 및 흡인 등에 어떠한 영향을 미치는지를 확인한다.

(3) 침상검사

물삼키기 검사를 하거나 소량의 음식 먹기를 시행하여 구강기, 인두기의 이상 유무를 볼 수 있다.

(4) 검사실평가

비디오투시연하검사(VFSS)이나 내시경연하검사(VFES)를 시행할 수 있다.

(5) 인지행동양상의 평가

① 인지기능평가

기억장애(식사하는 것 잊음), 실행증(식사도구사용법, 연하동작), 주의집중력의 이상(식사 중 다른 것에 주의 팔림), 지각능력이상(perceptual dysfunction; 편측 무시, 음식지각장애), 의사소통이상 등의 유무와 정도를 평가하고 식이섭취와 연하에 미치는 양향을 판단한다.

② 치매 행동심리증상(behavioral and psychological symptoms of dementia, BPSD)

식이섭취와 관련된 흔한 행동심리증상은 식이 거부증, 과다식욕, 돌아다니기, 특정 자리 고집, 특정 음식 고집, 한가지만 먹기, 안 삼키고 물고 있기, 안 씹기, 뱉어내기, 손으로 집어먹기, 음식으로 장난치기, 음식이 아닌 것 먹기, 다른 사람 음식 빼앗아 먹기, 음식과 관련된 피해망상 등 다양한 행동장애가 식이섭취에 영향을 미친다.

2) 치매환자의 식이관리와 연하재활치료(표13-1)

(1) 식이섭취관리

각 치매환자마다 식이섭취 및 연하장애의 양상이 다르므로 개개인별 접근법이 필수적이다. 치매의 진행 정도와 환경의 변화 등에 따라 식이에 대한 수용 정도, 음식 취향, 식당 등 음식 제공 장소에 대한 선호도, 식이 선호 시간 등이 달라지므로 변화 양상에 따른 적절한 조치 및 관리가 필요하다. 씹고 삼키는 직접적인 연하 기능의 문제가 아닌 식이 섭취의 문제는 거의 대부분 인지행동이상에 의한 섭취장애이므로 환자 또는 보호자와의 대화와 행동 관찰을 통해 원인을 파악한 후 개별적인 해결방법을 찾는 것이 바람직하다. 일반적으로 사용하는 방법들은 선호하는 음식 종류 제공, 식사시간 조절, 적절한 간식 제공, 손으로 집어먹을 수 있는 음식 제공, 음식 종류 단순화, 간단한 음식준비 참여, 찬 음식 따뜻한 음식 교대 제공 등이 있다.

(2) 연하재활치료

연하단계 1단계인 구강기의 음식물 받아들이기, 씹기, 후두 이동 등에 실행증이 발생할 수 있고 음식의 맛, 촉감 등에 이상이 생겨 연하장애가 올 수 있다. 식이를 변형시키고 차가운 음식과 따뜻한 음식을 교대로 제공하고, 단 음식을 적절히 제공하는 방법 등이 사용된다. 인두기 장애에 의한 잔여물과 기도 침투가

표 13-1. 인지행동 이상에 다른 문제점 및 해결방안

문제점	해결방안
건망증, 지남력 장애	
배고픔이나 음식의 필요에 대한 생체신호를 무시하게 되는 현상 탈수 및 이로 인한 요로감염의 호발	낮동안 지속적인 수분공급의 필요 환자의 동선을 따라 다양한 음료수를 배치
음식을 먹지않고 가지고 놀거나 하는 등의 증상 식사를 의미하는 주위환경이 바뀌지 않고는 대부분 식사 이전의 행동을 지속하는 경향을 보임.	테이블 보를 깔거나 냅킨박스를 보여주거나 하는 등의 식사를 의미하는 환경적 개입을 제공
식사도구를 적절히 잘 사용하지 못하는 경우 (예: 나이프를 이용하여 식사)	식사도구의 수를 제한함(간단한 한가지 도구를 제공).
식사 중 어찌할 바를 몰라하며 시작하지 못하는 경우	식사도구를 환자의 눈에 띄는 쪽에 위치시키고, 식사하는 동작 등의 시각적 단서를 제공.
주의집중력의 장애	
식사에 집중하지 못하고 식사를 끝내지 못하는 경우	간단한 동작이나 명령을 통해 식사에 집중할 수 있도록 함. 식사시간을 4~5번으로 나누어 짧게 자주 먹을 수 있도록 환경 제공.
식사를 끝내지 못하고 도중에 자리를 뜨는 경우	샌드위치 같은 한꺼번에 먹을 수 있는 음식을 제공하거나, 음식을 버릴 수 있는 주머니를 휴대하도록 함.
판단력 및 안전문제	
너무 큰 덩어리의 음식을 삼키는 경우	안전하게 삼킬 수 있는 음식의 질감, 크기 등을 평가 후 적절한 크기, 질감의 음식을 제공
음식이 아닌 것을 먹는 경우	음식에 장식을 하지 않도록 하며, 식사 테이블에 삼킬 수 있는 물건을 치우도록 함.
음식 위에 물을 붓는 경우	음식이 아닌 경우에만 물을 붓는 것을 허락함.
타인의 음식을 먹는 경우	식사 테이블에 타인과의 경계를 시각적으로 표시. 원형 테이블보다는 사각 테이블이 효과적
지각장애	
음식을 종류별로 구분하지 못하는 경우	각 음식별로 다른 색의 그릇에 담아내는 등의 시각적 차이를 제공
체중조절의 문제	가급적 아침식사 양을 늘리도록 함. 삼킴과정을 도울 수 있도록 찬음식, 따뜻한 음식을 번갈아 제공. 의학적으로 문제가 없다면 달콤한 당류를 제공(단맛에 대한 감각은 치매말기까지 유지됨) 고단백, 고칼로리 음식을 제공.
불안	
주위 환경요인에 따른 분열성 행동을 보이는 경우	타인에 대한 공격성을 보이는 경우 개인용 식사테이블을 제공하는 것이 효과적. 너무 밝은 곳보다는 조용하고 차분한 분위기 제공. 컵이나 식사도구 등을 환자가 쉽게 집을 수 있는 곳에 위치.

있는 경우 점도증가제, 식이 변형 등을 사용할 수 있다. 자세보상기법은 치매환자에서 대부분 순응도가 낮아 사용이 쉽지 않다.

4. 예후 및 말기환자 관리

1) 치매에서의 연하장애의 예후

연하장애는 퇴행성질환에 의한 치매에서 필연적으로 발생한다. 노인의 경우 구강과 인두의 운동기능 및 조절능력이 저하되고 기침반사가 감소하기 때문에 삼

킴기능의 감소와 흡인 빈도의 증가를 보이는데 치매 노인의 경우는 이 정도가 더 심하다. 치매환자에서 연하장애가 진행되면 탈수, 영양실조, 흡인성 폐렴의 발생률이 증가하게 되고, 특히 흡인성 폐렴은 치매환자의 주요 사망원인으로 작용한다. 말기치매환자에서 흡인성 폐렴으로 입원한 경우, 1/3이 병원에서 사망하게 되고, 1/3은 6개월 내에 사망하는 것으로 나타났다. 나쁜 예후를 보이는 경우는 총 림프구수가 낮은 경우와 여러 폐엽의 폐렴이 발생한 경우였다. 고령, 일상생활 의존도가 높은 상태, 영양실조를 시사하는 검사수치를 보인 경우 6개월 사망률이 높았다.

2) 말기치매에서의 인위적 식이투여[경관식이 및 완전 비경구영양법(total parenteral nutrition, TPN)]

치매 말기에 이르러 더 이상 구강섭취가 어려운 상태가 되었을 때 비위관/위루관을 통한 경관식이나 경정맥영양투여 등을 시행하는 경우가 흔하다. 그러나 여러 연구를 통하여 이러한 영양공급이 치매의 말기 진행으로 인한 악액질(cachexia)의 발생과 환자의 건강상태 악화 및 사망률을 호전시키지 못하는 것으로 밝혀졌다. 이러한 인위적 영양 공급은 영양상태 개선, 욕창 발생, 기능 수준, 사망률 등을 개선하지 못하는 것으로 조사되었다. 따라서 인위적 영양공급보다는 환자가 편안히 먹을 수 있는 수준의 구강 식이투여가 권장되고 있다. 그러나 이러한 인위적 영양공급의 시행 여부는 환자 상태, 보호자의 동의 여부, 각 나라의 문화적 인식 등에 따라 영향을 받으며 아직까지 논란의 여지가 많은 상태이다.

5. 결론

알츠하이머병으로 대표되는 신경퇴행성질환에 의한 치매는 인지기능의 장애와 연하장애로 인한 다양한 식이섭취장애를 나타낸다. 치매의 진행에 따라 식이섭취장애와 연하장애가 필연적으로 나타나게 된다. 말기 치매에는 영양실조와 악액질이 발생하게 되며, 흡인성 폐렴으로 사망하게 되는 경과가 가장 흔하다. 치매의 초기부터 조기 평가와 진단을 통해 식이섭취장애와 연하장애를 개선해주는 것이 환자의 웰빙과 삶의 질 유지를 위해 중요하다. 말기 치매의 인위적 영양 공급은 일반건강상태와 예후 개선에 도움이 되지 않으며 이의 시행 여부는 환자 상태, 가족과의 협의 등 여러 요소를 고려하여 결정해야 한다.

II. 파킨슨병의 연하장애

1817년 James Parkinson이 파킨슨병에 대해서 처음 기술한 내용에도 언급된 바와 같이 파킨슨병 환자에서 연하장애는 오래 전부터 병태생리에 대해서 연구가 진행되고 있지만 아직까지 명확한 규명이 이루어지지 않은 상황이다. 기저핵(basal ganglia)과 연수(medulla)를 포함한 뇌간(brain stem)의 퇴행성 변화가 연하장애를 일으키는 주요한 병리소견으로 알려졌으나, 최근 기능적 뇌영상 검사에서 부운동피질(supplementary motor cortex)과 전대상피질(anterior cingulate cortex) 부위의 대사가 저하되어 있다고 보고되었고, 설인신경(glossopharyngeal nerve)과 미주신경(vagus nerve) 등 말초신경병증에 의한 인두(pharynx)의 감각기능 저하가 주요한 기전이라는 보고도 있었다. 이러한 원인들로 인하여 발생하는 구강 인두기의 서동증, 경직, 불완전한 윤상인두근(cricopharyngeus)의 이완, 윤상인두근의 개방 저하, 인두기 연하반사(pharyngeal swallow reflex) 기시의 지연 등이 파킨슨병 환자에서 연하장애 원인으로 제시되고 있다.

파킨슨병의 연하장애는 질환이 진행되면서 더욱 심각하게 나타나는데 연구자에 따라 차이가 있지만 유병률이 77%부터 95%까지 높은 비율로 보고되고 있다. 파킨슨병 진단의 초기부터 연하장애가 동반되는 경우도 있으나, 환자들이 잘 인식하지 못하는 등의 이유로 조기 발견이 안 되는 경우가 많은 실정이다. 환자에게 설문조사를 이용한 연구에서는 삼킴 곤란을 호소하는 환자가 30%에서 80%로 나타나고 있지만, 객관적인 검사를 통한 이상소견은 75–97%로 더 높은 비율로 나타나므로 자각 증세가 없는 연하곤란의 경우가 많은 것으로 파악되고 있다. 이러한 경우에는 자각 증세가 없는 흡인(silent aspiration)을 일으킬 수 있기 때문에 더욱 위험한 경우라고 할 수 있으며, 15–33% 경우에서 증상 없이 흡인이 일어나 폐렴으로 진행한다고 보고되었다.

파킨슨병과 관련된 연하장애는 연령 증가에 따른 자연적인 연하기능 저하가 더해져서 증폭되어 나타나는데 구강기(oral phase), 인두기(pharyngeal phase), 식도기(esophageal phase) 전체에 걸쳐서 이상을 보이지만 주로 구강기와 인구기의 문제가 두드러진다. 연하장애 증세는 단순한 불편감부터 약물과 음식물 섭취가 불가능한 단계까지 다양하게 나타난다. 치료는 약물치료와 고식적인 연하재활 치료뿐만 아니라 심부뇌자극(deep brain stimulation, DBS), 수술적 치료까지 시도되고 있으나 일반적인 파킨슨병의 치료와 마찬가지로 많은 제한이 있다.

1. 병태생리

앞에서도 언급된 바와 같이 파킨슨병 환자에서 연하장애의 원인과 기전에 대해서는 명확히 규명되지 않았다. 연하의 각 단계별 병태생리는 다음과 같이 제시되고 있다.

1) 구강기

파킨슨병 환자의 가장 흔한 구강기 문제는 저작과 혀 움직임의 장애인데 혀와 구강 근육의 강직과 서동증으로 인해 식괴(bolus) 형성과 이동이 저하된다. 파킨슨병 환자는 혀에도 진전(tremor)이 나타나서 불수의적인 앞뒤 반복 움직임이 나타나는데 이로 인해 식괴를 혀 뒤로 넘기지 못하고 입 안에 머물고 있게 되며 작은 양의 식괴만 인두로 넘어가는 연하장애가 발생하게 된다. 이로 인하여 일정량의 식괴를 넘기기 위하여 여러 번을 삼켜야 하는 현상(piecemeal deglutition)이 생기며 구강 내에서의 식괴의 조절이 잘 되지 않으므로 구강 내에 머물고 있는 시간이 길어지게 되고 혀와 구강 내에 잔여물이 남게 된다.

이와 함께 파킨슨병 환자에서 나타나는 구강기의 문제로는, 환자들이 미세한 손동작을 하기 힘들어지면서 효과적으로 양치를 하기 힘들고 양치 횟수도 줄어들어 구강 위생이 나빠져 충치가 생기고, 결국은 치아가 줄어들어 저작기능의 저하를 초래한다는 점이 있다. 그리고 침의 과다 분비, 삼킴장애 등의 원인으로 침이 구강 내에 오랫동안 머물게 되는데, 이는 구강 내 세균번식, 호흡조절곤란, 흡인성 폐렴의 원인이 될 수 있다. 미각 기능의 저하도 9–27%로 보고되고 있고, 이는 인지기능 저하가 동반된 환자에서 더 심각하다고 보고되었다.

2) 인두기

식괴가 혀 뒤로 넘어오면 인두벽(pharyngeal wall)이 수축을 하고 윤상인두근이 열리며 혀의 뒷부분이 낮아지면서 음식물이 인두 안쪽으로 들어오게 되는데 파킨슨병에서는 이와 연관된 근육의 기능이 감소하면서 윤상인두근의 개방장애가 발생하고, 후두의 보호 기능과 후두상승의 감소로 인해 흡인의 위험성이 생기는 등 인두기 연하장애가 발생한다. 가장 흔한 인두기 이상은 인두기 연하반사 기시의 지연, 후두 움직임의 지연, 인두 수축력의 감소, vallecular와 piriform sinus에 음식물 잔존과 흡인, 식괴 성상 변화에 따른 설골 움직임의 부적응 등이다.

파킨슨병 환자의 운동 증상을 완화하기 위한 치료들이 연하장애에는 대부분 효과가 없는데, 따라서 파킨슨병의 연하장애는 다른 병태생리를 가질 것으로 생각된다. Mu 등은 사후 검체에서 인두 수축근과 윤상인두근인두 근육의 섬유 조직화학 검사를 시행하였는데, 파킨슨병 환자에서 더 많은 위축된 근섬유와 빠른 섬유 타입에서 느린 섬유 타입으로 미오신 중쇄 전환(fast-to-slow myosin heavy chain transformation)이 관찰되었다. 파킨슨병 환자에서 연하장애가 있는 경우, 연하장애가 없는 파킨슨 환자군보다 위축된 근섬유가 더 많이 관찰된다고 보고되었다. 사후 검체에서 시행한 다른 연구에서는 미주신경과 인두에 분포하는 미주신경총을 면역조직화학(immunohistochemical) 방법을 이용하여 분석하였는데, 인산화된 α-synuclein의 비정상적인 축적이 관찰되었다. 이러한 변화는 파킨슨병의 진행 경과 동안 미주신경과 인두 근육들이 신경 퇴행과 재생의 변화과정을 거친다는 것을 나타내며, 이 변화가 파킨슨병 환자에서의 연하장애의 병태생리에 주요한 역할을 할 것으로 생각된다.

3) 식도기

식도기의 주요장애는 연동운동의 약화로 인해 음식물이 식도에 남아있거나 식도에서 후두로 역류되는 것이다. 이는 주로 불완전한 상부 식도근 이완, 하부 식도근 압력 저하, 무연동증(aperistalsis), 높은 식괴 압력, 식도 경련(esophageal spasm), 지연된 식도기 등의 원인에서 기인한다. 이외에도 식도 경련과 열공 탈장(hiatal hernia), 위 식도 역류 등이 동반되어 나타날 수 있다.

4) 위장 운동저하(Gastric motility disorder)

파킨슨병 환자에서의 위배출지연(delayed gastric emptying)의 유병률은 70-100%로 보고되고 있는데, 환자가 그와 관련된 증상을 느끼지 못하고 호소하지 않는 경우도 많다. 위마비(gastroparesis)는 파킨슨병이 진행된 환자뿐만 아니라 초기의 환자에서도 관찰되며, 고체 성상의 음식물에서 더 잘 관찰된다. 오심, 구토, 이른 포만감, 과도한 포만감, 복부팽만 등의 증상이 나타나면 위마비를 의심해 볼 수 있으며, 이로 인한 식욕 저하 역시 연하장애의 원인이 될 수 있음을 인식해야 한다.

2. 평가

1) 선별평가

앞서 기술한 바와 같이, 파킨슨병의 초기부터 연하곤란이 발생할 수 있으나 환자들이 자각하지 못하여 제 때 발견이 되지 않는 경우가 많다. 파킨슨병 환자에서 연하곤란을 의심할 수 있는 증상으로는 식사시간 증가, 알약 삼키기 어려움, 삼킨 후 음식이 목에 달라붙어 있는 느낌, 음식과 액체를 섭취하는 동안 기침 또는 질식(choking), 삼킨 후 목소리 변화, 체중 감소 또는 낮은 체질량 지수, 반복적인 호흡기 감염 등이 있다. 또한, 침흘림(drooling) 증가도 연하곤란의 간접적인 지표로 간주되기도 한다. 따라서, 이런 증상이 있는 파킨슨병 환자에서는 질환의 병기와 관계없이 선별검사를 하는 것이 권고된다.

파킨슨병 환자에 연하곤란을 조기 발견하기 위한 선별검사로 다양한 임상 척도와 설문지가 제안되었으나, 아직 가장 적절한 평가방법에 대한 합의는 이루어지지 않은 상태이다. Swallowing disturbance questionnaire (SDQ), Munich Dysphagia test-Parkinson's disease (MDT-PD), swallowing clinical assessment score in Parkinson's disease (SCAS-PD), Radboud oral motor inventory for Parkinson's disease (ROMP) 등의 선별평가를 고려해 볼 수 있다.

2) 진단

연하곤란을 진단하기 위한 검사로, 흡인, 침투 및 잔여물을 확인할 수 있는 비디오투시연하검사(videofluoroscopic swallow study, VFSS)와 내시경연하검사(fiberoptic endoscopic evaluation of swallowing, FEES)가 가장 많이 사용되고 있다. 이외에도 식도내압검사(esophageal manometry), 근전도 검사, 섬광조영술(scintigraphy) 등의 기법들이 사용되고 있으며, 위식도계의 구조적인 이상이나 염증성 병변이 의심될 때는 내시경도 고려해 봐야 한다.

3. 치료

아직 효과적인 치료법에 대해서는 의견이 모아지지는 않은 상황으로, 연하 재활치료, 약물적 치료, 심부뇌자극, 수술적 치료 등의 치료법이 시도되고 있다.

1) 연하 재활치료

연하 재활 치료는 크게 보상 및 재활 전략으로 나눌 수 있다. 보상 전략은 실제적인 삼킴의 생리학적인 과정을 바꾸지 않고도 음식을 더 원활히 섭취할 수 있도록 하는 방법이며, 재활 전략은 실제로 삼키는 생리학적인 과정을 변화시키고 장기적인 변화를 촉진함으로써 삼키는 기능을 향상시키는 것을 목표로 한다. 이 두 가지 치료 방법을 환자 개개인의 상황에 따라 개별적으로 적용해야 한다.

턱을 당기고 소량씩 점도를 증진해서 섭취하는 것이 흡인을 예방할 수 있으며, 음식물 성상조절, 소량씩 먹기, 여러 번 삼키기 등의 고전적인 방법과 함께 Mendelsohn maneuver가 대표적인 보상적 치료 방법이다. Pinnington 등은 환자가 액체를 숟가락으로 떠서 입으로 가져갈 때 구두 신호(verbal cue)를 주고, 구두 신호를 주지 않은 군과 비교를 하였는데, 구두 신호를 주었던 군에서 구강기의 시간이 줄어들었고, 이는 구강기와 혀의 서동증을 호전시킨 데서 기인한다고 설명하였다.

감각 자극치료, 운동치료는 재활전략적 치료방법으로, Nagaya 등은 연하근육훈련을 통해서 연하장애가 개선되었다고 보고했다. 발성과 연하에 관여하는 근육들은 중추와 말초 신경계통을 상당 부분 공유하고 있기 때문에 연하장애에서 언어치료의 효과에 대해서도 활발한 연구가 이루어지고 있고, 성량을 증대시키는데 중점을 둔 언어치료가 운동과 감각 자극을 통해 호흡 및 후두 기능의 향상을 일으켜 연하장애에 도움이 된다는 연구결과가 있다. Sharkawi 등은 Lee Silverman Voice Treatment (LSVT)를 8명의 환자들에게 1달간 시행하여 치료 전후의 연하기능을 비디오 투시 연하검사로 비교하였는데 상기 치료가 구강기와 인두기에 혀의 기능을 향상시켜 기관식도계(aerodigestive tract)의 신경근육 조절을 호전시킨다고 제시한 바 있다. 이외에도 파킨슨병 환자에서 호흡기능의 저하와 연하장애와 관련이 있다는 보고가 있었으며, 호기근육 강화 훈련을 통하여 기침능력, 호흡기능뿐만 아니라, 연하장애도 호전을 보였다고 보고된 바 있다. Calus 등은 50명의 인두기 연하곤란 파킨슨병 환자를 두 그룹으로 나누어 4주간 호기근육 훈련 또는 sham device를 이용한 훈련을 시킨 후 연하곤란이 호전되는 지 확인하는 이중맹검 무작위 배정 연구를 시행하였고, 호기근육 훈련을 시행한 그룹에서만 연하곤란이 호전되었으며 효과가 3개월까지 지속된다고 보고하였다. 신경근전기자극(neuromuscular electrical stimulation)은 연하장애 치료에 널리 쓰이고 있는 방법이지만 파킨슨병에서는 기존의 치료방법에 비해 더 효과적이라는 근거는 아직 부족한 상태이다.

2) 약물치료

파킨슨병 환자에게 투여하는 도파민이 연하장애 치료에 효과적이라는 보고는 많지 않은데 이에 대해서는 연하장애는 일반적으로 알려진 파킨슨병의 병태생리와 다른 기전 때문일 것이라 생각된다. Calne 등은 18명의 파킨슨병 연하장애 환자에게서 위약과 L-3,4-dihydroxyphenylalanine (L-dopa)를 사용하여 두 군에서 인두기 체류시간에 유의한 차이가 없다고 보고한 바 있으며, Hunter 등도 15명의 파킨슨병 환자의 연하장애에서 도파민의 반응에 대하여 연구하여 연하 장애가 도파민 자극에 저항적이어서 치료 효과가 크지 않다고 보고한 바 있다. 이에 반해 Bushmann 등과 Fuh 등은 도파민이 연하장애에 도움이 된다고 보고한 바 있고, 이는 혀의 서동증과 경직의 감소시켜 주로 구강기의 호전에서 기인한 것으로 제시했다. 약물에 반응이 있는 환자라면 복용 후 효과가 지속되는 on 상태에서 식사를 진행하는 것이 도움이 된다.

3) 심부뇌자극(Deep Brain Stimulation) 치료

심부뇌자극 치료는 파킨슨병 환자의 사지 기능과 전반적인 운동 조절, 발성 등에 효과가 있다고 보고되고 있으며, 아직 연하장애에서의 치료효과에 대한 연구는 많지 않은 실정이다. 심부뇌자극 치료는 환자의

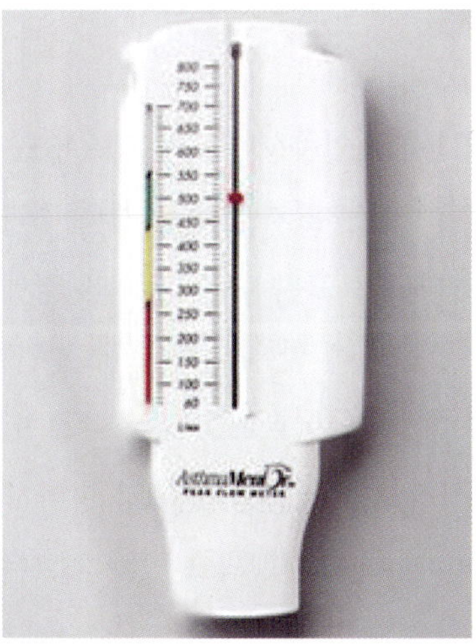

그림 13-1. 최대 기침 유량 측정 도구

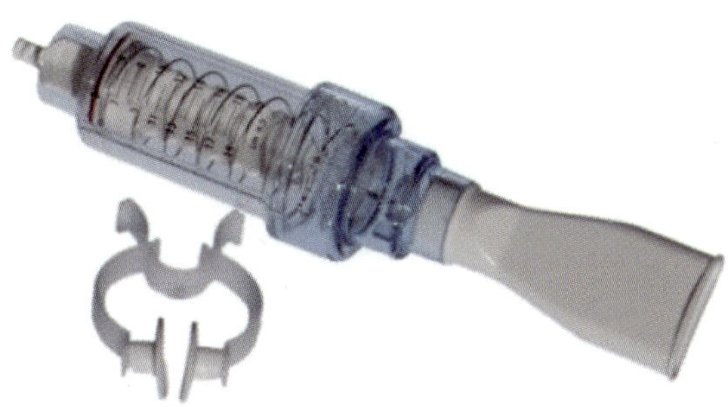

그림 13-2. 호기근육 강화 훈련 도구

파킨슨병 환자에서 호기근육 강화 훈련을 통하여 연하장애를 호전시킬 수 있으며, 최대 기침 유량 측정이 진행된 파킨슨병 환자에서 흡인 위험을 예측하는 데 도움이 될 수 있다.

증세에 따라 시상하핵(subthalamic nucleus), 내창백핵(globus Pallidus internal segment), 시상(thalamus) 등을 타겟으로 하며, 전극은 주로 양측에 위치한다. 전극을 켜면, 전극 주위의 신경학적 영역에 고주파의 자극이 가해지게 된다. 시상하핵 심부뇌자극에 대한 구강기와 인두기 연하장애 평가를 시행한 연구가 있는데 결과에 의하면 심부뇌자극을 시행한 상태에서는 인두기의 기능은 좋아진 반면 구강기의 기능은 변화가 없다. 이에 대하여 인두기의 호전은 심부뇌자극이 시상피질계 혹은 뇌간의 흥분을 유도하여 서동증을 호전시켰다고 제시하였고, 구강기는 기저핵의 영향을 받지 않고 다른 해부생리학적 통로가 있을 것이기 때문에 호전이 없었던 것이라고 추정하였다. Kitashma 등도 18명의 파킨슨병 환자에게 시상하핵 심부뇌자극을 시행하였고, 젤리 성상의 음식물 연하 시 혀의 움직임이 호전되고, 후두 상승 지연 시간이 감소한다고 보고한 바 있다. 심부뇌자극의 부작용 중에 복시, 조음장애, 침흘림, 연하장애 등이 나타날 수 있는데 그 기전에 대해서는 잘 알려져 있지 않지만 피질연수로(corticobulbar tract)에 전기적 자극이 전해져서 나타나는 현상으로 보고 있다.

4) 수술적 치료

파킨슨병 환자의 연하장애에 대하여 수술적 치료 방법은 아직 그 효과가 명확히 입증되지 않은 실정이다. Born 와 Byrne 등은 소수의 파킨슨병 환자에서 윤상인두근의 수술적 절개가 연하 장애 개선에 효과가 있다고 보고한 바 있다. 이외에도 윤상인두근에 보툴리눔 톡신 주사치료를 시도한 연구들이 있었고, 상부 식도 괄약근의 이완이 감소된 파킨슨병 환자들의 윤상인두근에 보툴리눔 톡신을 주입하였더니 상부 식도 괄약근이 이완되어 연하곤란이 호전되었다고 보고된 바 있다. 보툴리눔 주사치료는 시행 전 근전도 검사 또는 인두고해상도 압력검사(pharyngeal high-resolution impedance manometry)를 통하여 윤상인두근의 긴장도를 확인하고 정확한 부위에 주사치료를 시행해야 하며, 숙련된 임상의가 수행하는 것이 권고된다.

5) 영양실조 관리

파킨슨병 환자에서 영양실조의 유병률은 0-24%로 다양하게 나타나고 있으며, 이는 기능 저하, 삶의 질 저하, 그리고 생존율 저하와도 관계가 있다. 영양실조의 원인으로는 삼킴 장애, 약물로 인한 오심 증상, 식욕저하, 우울증, 청각과 미각의 소실, 운동기능이상증(dyskinesias)으로 인해 에너지 소모가 증가하는 상황 등이 있다. 따라서 상기 제시된 연하재활 치료들과 함께 영양실조와 이로 인하여 야기되는 비타민 부족, 근감소증 등에 대한 치료도 병행해야 하며, 영양학적 평가와 그에 근거한 영양학적 중재 역시 필요하다.

3. 결론

파킨슨병에서의 연하장애는 높은 유병률을 보이며, 문헌에 따라 차이는 있지만 주로 병의 경과가 진행될수록 높아진다고 보고된 바 있다. 연하장애는 파킨슨병 환자의 삶의 질에 많은 영향을 줄 뿐만 아니라 심한 경우 사망에까지 이르도록 하는 주요한 현상이나, 아직 병태생리와 치료방법에 대해 명확히 제시되지 않는 실정이다. 현재 시행되고 있는 치료는 연하재활 치료, 약물치료, 심부뇌자극 치료, 수술적 치료, 보툴리눔 주사 치료 등이 있으나 아직 그 실효성이 제한적이다. 따라서 향후 병태생리에 대한 지속적인 연구가 이루어져야 하겠고 환자의 증상에 따른 효과적인 치료법 개발이 필요한 상태이다.

참고문헌

1. Ali GN, Wallace KL, Schwartz R, DeCarle DJ, Zagami AS, Cook IJ. Mechanisms of oral-pharyngeal dysphagia in patients with Parkinson's disease. Gastroenterology. 1996;110:383-92.
2. Alzheimer's Disease Internatinal, World Alzheimer Report 2024: Global changes in attitudes to dementia. 2024 [cited 2024 10 Dec]; Available from: https://www.alzint.org/resource/world-alzheimerreport-2024/.
3. Arcand, M., End-of-life issues in advanced dementia: Part 2: management of poor nutritional intake, dehydration, and pneumonia. Can Fam Physician. 2015;61(4):337-41.
4. Baijens LW, Speyer R, Passos VL, Pilz W, van der Kruis J, Haarmans S, et al. Surface electrical stimulation in dysphagic Parkinson patients: a randomized clinicaltrial. Laryngoscope. 2013;123:E38-44.
5. Born LJ, Harned RH, Rikkers LF, Pfeiffer RF, Quigley EM. Cricopharyngeal dysfunction in Parkinson's disease: role in dysphagia and response to myotomy. Mov Disord. 1996;11:53-8.
6. Bosch, X., et al., Aspiration pneumonia in old patients with dementia. Prognostic factors of mortality. Eur J Intern Med. 2012;23(8):720-6.
7. Brooke, J. and O. Ojo, Enteral nutrition in dementia: a systematic review. Nutrients. 2015. 7(4): p. 2456-68.
8. Burns, A., et al., Cause of death in Alzheimer's disease. Age Ageing. 1990;19(5):341-4.
9. Bushmann M, Dobmeyer SM, Leeker L, Perlmutter JS. Swallowing abnormalities and their response to treatment in Parkinson's disease. Neurology. 1989;39:1309-14.
10. Calne DB, Shaw DG, Spiers AS, Stern GM. Swallowing in Parkinsonism. Br J Radiol. 1970;43:456-7.
11. Ciucci MR, Barkmeier-Kraemer JM, Sherman SJ. Subthalamic nucleus deep brain stimulation improves deglutition in Parkinson's disease. Mov Disord. 2008;23:676-83.
12. Clarke, G., et al., How are treatment decisions made about artificial nutrition for individuals at risk of lacking capacity? A systematic literature review. PLoS One. 2013;8(4):e61475.
13. Claus I, Muhle P, Czechowski J, Ahring S, Labeit B, Suntrup-Krueger S, et al. Expiratory Muscle Strength Training for Therapy of Pharyngeal Dysphagia in Parkinson's Disease. Mov Disord 2021;36:1815-24.
14. Cosentino G, Avenali M, Schindler A, Pizzorni N, Montomoli C, Abbruzzese G, et al. A multinational consensus on dysphagia in Parkinson's disease: screening, diagnosis and prognostic value. J Neurol. 2022;269:1335-1352.
15. Eadie MJ, Tyrer JH. Alimentary Disorder in Parkinsonism. Australas Ann Med. 1965;14:13-22.
16. Edwards LL, Pfeiffer RF, Quigley EM, Hofman R, Balluff M. Gastrointestinal symptoms in Parkinson's disease. Mov Disord. 1991;6:151-6.
17. Edwards LL, Quigley EM, Harned RK, Hofman R, Pfeiffer RF. Characterization of swallowing and defecation in Parkinson's disease. Am J Gastroenterol. 1994;89:15-25.
18. El Sharkawi A, Ramig L, Logemann JA, Pauloski BR, Rademaker AW, Smith CH, et al. Swallowing and voice effects of Lee Silverman Voice Treatment (LSVT): a pilot study. J Neurol Neurosurg Psychiatry. 2002;72:31-6.
19. Factora, R.M. and B. Tousi, Don't forget non-Alzheimer dementias. Cleve Clin J Med. 2014;81(4):243-54.
20. Fasano A, Visanji NP, Liu LW, Lang AE, Pfeiffer RF. Gastrointestinal dysfunction in Parkinson's disease.

Lancet Neurol. 2015 Jun;14(6):625-39.
21. Fuh JL, Lee RC, Wang SJ, Lin CH, Wang PN, Chiang JH, et al. Swallowing difficulty in Parkinson's disease. Clin Neurol Neurosurg. 1997;99:106-12.
22. Heijnen BJ, Speyer R, Baijens LW, Bogaardt HC. Neuromuscular electrical stimulation versus traditional therapy in patients with Parkinson's disease and oropharyngeal dysphagia: effects on quality of life. Dysphagia. 2012;27:336-45.
23. Horner, J., et al., Swallowing in Alzheimer's disease. Alzheimer Dis Assoc Disord. 1994;8(3):177-89.
24. Humbert, I.A., et al., Early deficits in cortical control of swallowing in Alzheimer's disease. J Alzheimers Dis. 2010;19(4):1185-97.
25. Hunter PC, Crameri J, Austin S, Woodward MC, Hughes AJ. Response of parkinsonian swallowing dysfunction to dopaminergic stimulation. J Neurol Neurosurg Psychiatry. 1997;63:579-83.
26. Kai, K., et al., Relationship between eating disturbance and dementia severity in patients with Alzheimer's disease. PLoS One. 2015;10(8):e0133666.
27. Kalf JG, de Swart BJ, Bloem BR, Munneke M. Prevalence of oro pharyngeal dysphagian Parkinson's disease: a meta-analysis. Parkinsonism Relat Disord. 2012;18:311-5.
28. Kalia, M., Dysphagia and aspiration pneumonia in patients with Alzheimer's disease. Metabolism. 2003;52(10 Suppl 2):36-8.
29. Kitashima A, Umemoto G, Tsuboi Y, Higuchi MA, Baba Y, Kikuta T. Effects of subthalamic nucleus deep brain stimulation on the swallowing function of patients with Parkinson's disease. Parkinsonism Relat Disord. 2013;19:480-2.
30. Kuo, S., et al., Natural history of feeding-tube use in nursing home residents with advanced dementia. J Am Med Dir Assoc. 2009;10(4):264-70.
31. Leopold NA, Kagel MC. Pharyngo-esophageal dysphagia in Parkinson's disease. Dysphagia. 1997;12:11-8; discussion 9-20.
32. Mahler LA, Ciucci MR, Ramig LO, CM F. Parkinon's Disease and Swallowing: Neural Controal, Disorders, and Treatmemtn Technique. In: Train M, Protas EJ, EC L, eds. Neurorehabilitation in Parkinson's Disease. Thorofare: SLACK, 2008:279-94.
33. Marik, P.E. and D. Kaplan, Aspiration pneumonia and dysphagia in the elderly. Chest. 2003;124(1):328-36.
34. Monteiro L, Souza-Machado A, Pinho P, Sampaio M, Nobrega AC, Melo A. Swallowing impairment and pulmonary dysfunction in Parkinson's disease: the silent threats. J Neurol Sci. 2014;339:149-52.
35. Mu L, Sobotka S, Chen J, Su H, Sanders I, Adler CH, et al. Alpha-synuclein pathology and axonal degeneration of the peripheral motor nerves innervating pharyngeal muscles in Parkinson disease. J Neuropathol Exp Neurol. 2013 Feb;72(2):119-29.
36. Mu L, Sobotka S, Chen J, Su H, Sanders I, Adler CH, et al. Altered pharyngeal muscles in Parkinson disease. J Neuropathol Exp Neurol. 2012 Jun;71(6):520-30.
37. Mu L, Sobotka S, Chen J, Su H, Sanders I, Nyirenda T, et al. Parkinson disease affects peripheral sensory nerves in the pharynx. J Neuropathol Exp Neurol. 2013;72:614-23.
38. Nagaya M, Kachi T, Yamada T. Effect of swallowing training on swallowing disorders in Parkinson's disease. Scand J Rehabil Med. 2000;32:11-5.
39. Pinnington LL, Muhiddin KA, Ellis RE, Playford ED. Non-invasive assessment of swallowing and respiration in Parkinson's disease. J Neurol. 2000;247:773-7.
40. Pitts T, Bolser D, Rosenbek J, Troche M, Okun MS, Sapienza C. Impact of expiratory muscle strength training on voluntary cough and swallow function in Parkinson disease. Chest. 2009;135:1301-8.
41. Pivi, G.A., P.H. Bertolucci, and R.R. Schultz, nutrition in severe dementia. Curr Gerontol Geriatr Res. 2012;2012:983056.

42. Priefer, B.A. and J. Robbins, Eating changes in mildstage Alzheimer's disease: a pilot study. Dysphagia. 1997;12(4):212-21.
43. Robbins JA, Logemann JA, Kirshner HS. Swallowing and speech production in Parkinson's disease. Ann Neurol. 1986;19:283-7.
44. Robertson SJ, Thomson F. Speech therapy in Parkinson's disease: a study of the efficacy ad long term effects of intensive treatment. Br J Disord Commun. 1984;19:213-24.
45. Sampson, E.L., B. Candy, and L. Jones, Enteral tube feeding for older people with advanced dementia. Cochrane Database Syst Rev. 2009(2):Cd007209.
46. Sato, E., et al., Detecting signs of dysphagia in patients with Alzheimer's disease with oral feeding in daily life. Geriatr Gerontol Int. 2014;14(3):549-55.
47. Steele, C.M., et al., Mealtime difficulties in a home for the aged: not just dysphagia. Dysphagia. 1997;12(1):43-50; discussion 51.
48. Troche MS, Brandimore AE, Foote KD, Okun MS. Swallowing and deep brain stimulation in Parkinson's disease: a systematic review. Parkinsonism Relat Disord. 2013;19:783-8.
49. Troche MS, Okun MS, Rosenbek JC, Musson N, Fernandez HH, Rodriguez R, et al. Aspiration and swallowing in Parkinson disease and rehabilitation with EMST: a randomized trial. Neurology. 2010;75:1912-9.
50. Vandervoort, A., et al., Nursing home residents dying with dementia in Flanders, Belgium: a nationwide postmortem study on clinical characteristics and quality of dying. J Am Med Dir Assoc. 2013;14(7):485-92.

Chapter 14

구강질환과 저작장애

| 팽준영 |

저작은 소화의 첫번째 단계로 연하를 위해 음식을 준비하는 단계이다. 저작기능은 치아와 상 · 하악골, 저작근, 혀, 턱관절, 타액 등의 여러 기능 요소들이 조화를 이루게 되는 정교한 활동으로, 씹는 동안에 음식 덩어리나 조각은 크기가 작아지고, 타액이 음식을 적셔주고, 향이 나오도록 한다. 음식의 맛과 질감이 인지되면 이는 다시 씹는 과정에 영향을 주게 된다. 타액내의 수분은 음식조작에 수분을 공급하고, 타액의 뮤신은 저작된 음식을 연하하기 쉽게 다시 뭉치고 미끄럽게 만들어 준다. 연하의 시작은 수의운동이지만, 음식물의 크기와 조직의 윤활작용(lubrication)에 각각 역치를 가지고 있는 것으로 생각되어졌다. 하지만 이러한 이중적인 역치에 의한 것 대신에 연하의 시작은 덩어리를 형성하도록 하는 점도에 의해 서로 뭉치는 것에 의해 감지된다고 제시되기도 하였다. 저작의 결과를 결정하는 여러가지 요소가 있다. 치아는 저작 시스템에서 가장 중요한 것으로 음식을 조각내는 교합면(occlusal area)을 형성한다. 이 분쇄기능은 총 교합면적 즉, 치아의 갯수에 영향을 받는다. 또한 저작력(bite force)는 근육의 부피, 저작근의 활동, 다양한 저작근 사이의 조화된 운동에 달려 있다. 또한 악골의 움직임, 즉 저작의 신경근 조절이 음식의 분쇄에 중요한 기능을 한다. 저작의 다른 측면은 혀와 협점막이 치아와의 사이에 음식을 조절하는 역할이다. 마지막으로 타액의 생성이 저작에서 빠질 수 없는 부분이라고 할 수 있다. 하지만 타액과 음식이 저작과정에 영향을 주는 것으로 알려져 있으나, 타액의 양과 저작사이의 관계에 대해서는 많은 연구가 이루어지지 않았다. 음식의 맛과 질감은 저작의 과정에 영향을 미친다. 음식의 맛이 증가할 수록 연하까지의 시간이 짧아지고, 더 적게 씹는 것이 관찰되었다. 감각기능의 영향은 식사의 처음에 크게 작용하고 식사 종료시까지 감소하는 것으로 관찰되었다.

I. 구강의 해부 및 생리

1. 구강해부학

1) 치아(dentition)

치아의 구조는 형태적으로는 치관(crown), 치근(root)과 그 사이를 잇는 치경부(neck)으로 이루어진다. 구성으로는 법랑질(enamel), 상아질(dentin)과 치수(pulp)로 이루어져 있다(그림 14-2). 법랑질은 가장 외부의 딱딱한 부분으로 마모와 산에 의한 부식에 저항한다. 상아질은 그 아래 조직으로 법랑질보다 무르다. 치수내에는 혈관과 신경조직을 포함하고 있다.

치아는 유치와 영구치로 나뉘며, 유치는 총 20개로 생후 6개월에 나오기 시작하여 6~12세에 걸쳐 영구치로 대치된다. 영구치는 사랑니를 포함하여 총 32개로 이루어져 있다(그림 14-1). 영구치는 크게 전치부(중절치, 측절치, 견치)와 구치부(소구치, 대구치)로 구분이 된다. 소구치와 대구치는 각각 2개씩 존재하여, 제1소구치, 제2소구치, 제1대구치, 제2대구치라고 부른다. 저작기능을 함에 있어서 가장 중요한 역할을 하는 치아는 제1대구치라고 할 수 있다. 제일 마지막에 존재하는 제3대구치 혹은 사랑니(혹은 지치)라고 불리는 치아는 매복이 되어 역할을 하지 못하는 경우가 많다.

2) 저작근(masticatory muscle)

음식물을 씹을 때 사용하는 근육을 저작근이라고 한다. 저작기능을 위해서는 저작근의 기능이 중요하다. 저작근은 다른 근육과 비교하여 중간정도의 운동단위(motor unit)를 가지고 있다(혀는 발음 시 매우 정교한 운동을 하기 때문에 작은 수의 근섬유를 가진 운동단위로 이루어져 있다). 치아와 치아가 접촉하는 동안에는 isometric contraction을 하고, 발음을 하는 경우 isotonic contraction을 하지만 일반적으로는 isometric과 isotonic contraction이 혼재된 운동을 하게 된다. 저작근에 의해 발생되는 힘은 매우 큰데(양측의 isometric force로 약 4,400N), 다른 근육과는 달리 긴 인대가 없이 바로 골격에 붙어서 턱관절에 작용하기 때문이다. 저작근의 근전도는 단순폐구 시에는 높지 않으나,

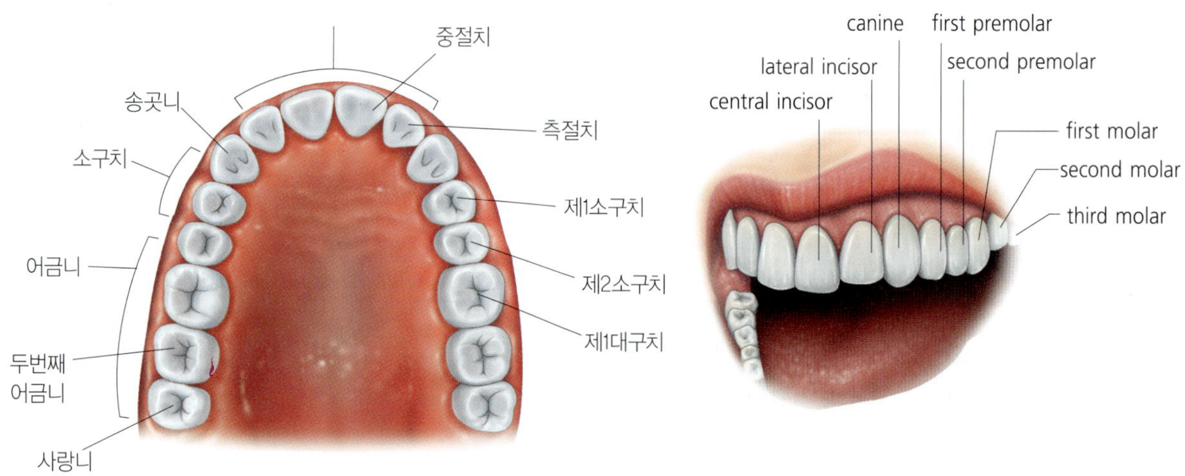

그림 14-1. 중절치(central incisor), 측절치(lateral incisior), 견치(canine), 소구치(premolar), 대구치(molar)

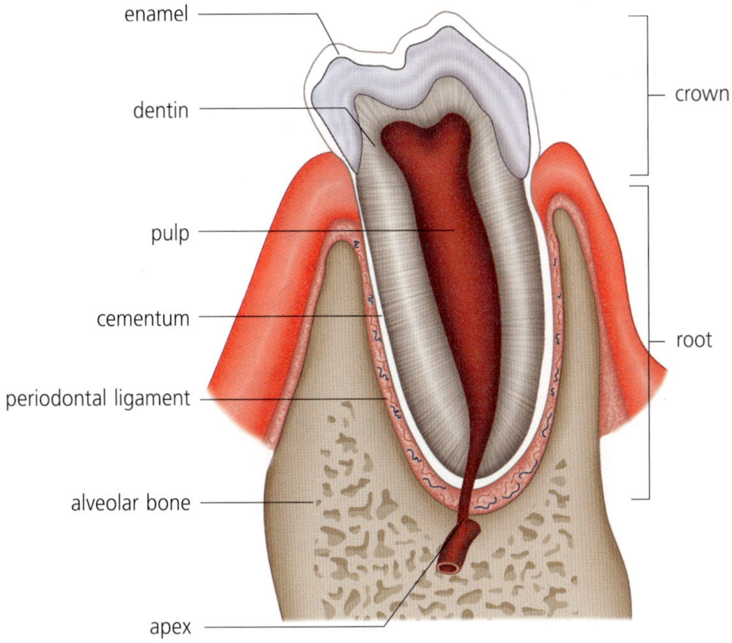

그림 14-2. 치아의 구조, 법랑질(enamel), 상아질(dentin), 치주(pulp)

음식물이 딱딱할수록 높은 근전도 활성을 보인다.

하악의 운동에 관계되는 근육은 다음과 같다(그림 14-3).

외측익돌근(lateral pterygoid muscle), 교근 (masseter muscle), 내측익돌근(medial pterygoid muscle), 측두근(temporalis muscle), 악이복근(digastric muscle), 악설골근(mylohyoid muscle), 하설골근(geniohyoid muscle)

- 개구운동 – 외측익돌근(초기), 악이복근 전복(말기), 하악설골근, 이설골근(보조)
- 폐구운동 – 측두근, 교근, 내측익돌근
- 전진운동 – 전측두근, 교근천부, 내측익돌근, 외측익돌근
- 후퇴운동 – 후측두근, 교근심부
- 측방운동 – 같은쪽 후측두근, 반대쪽 외측익돌근

3) 턱관절(temporomandibular joint)의 해부학

턱관절은 하악의 과두와 두개골의 관절와가 만나서 이루어지는 관절이다(그림 14-3). 보통 정상인의 개구량은 입을 최대한 벌렸을 때 전치 사이의 거리가 남자는 45~50 mm, 여자는 40~45 mm 정도이고, 측방으로 8 mm 이상 이동할 수 있어야 한다. 환자에게는 보통 손가락 3개를 세워서 들어갈 수 있는 것을 정상범위라고 설명한다. 일반적으로 30 mm 이상의 개구가 가능할 경우 음식의 섭취 등 일상생활에 지장을 초래하지 않는 것으로 되어 있다.

(1) 하악과두

하악과두(mandibular condyle)는 내외측의 폭이 2 cm, 전후 1 cm의 작은 럭비공 모양을 하고 있으며, 표면은 섬유성 연골(fibrous cartilage)로 덮여 있다. 한편, 받침대 구실을 하는 부분은 측두와와 측두골의 관절융기로

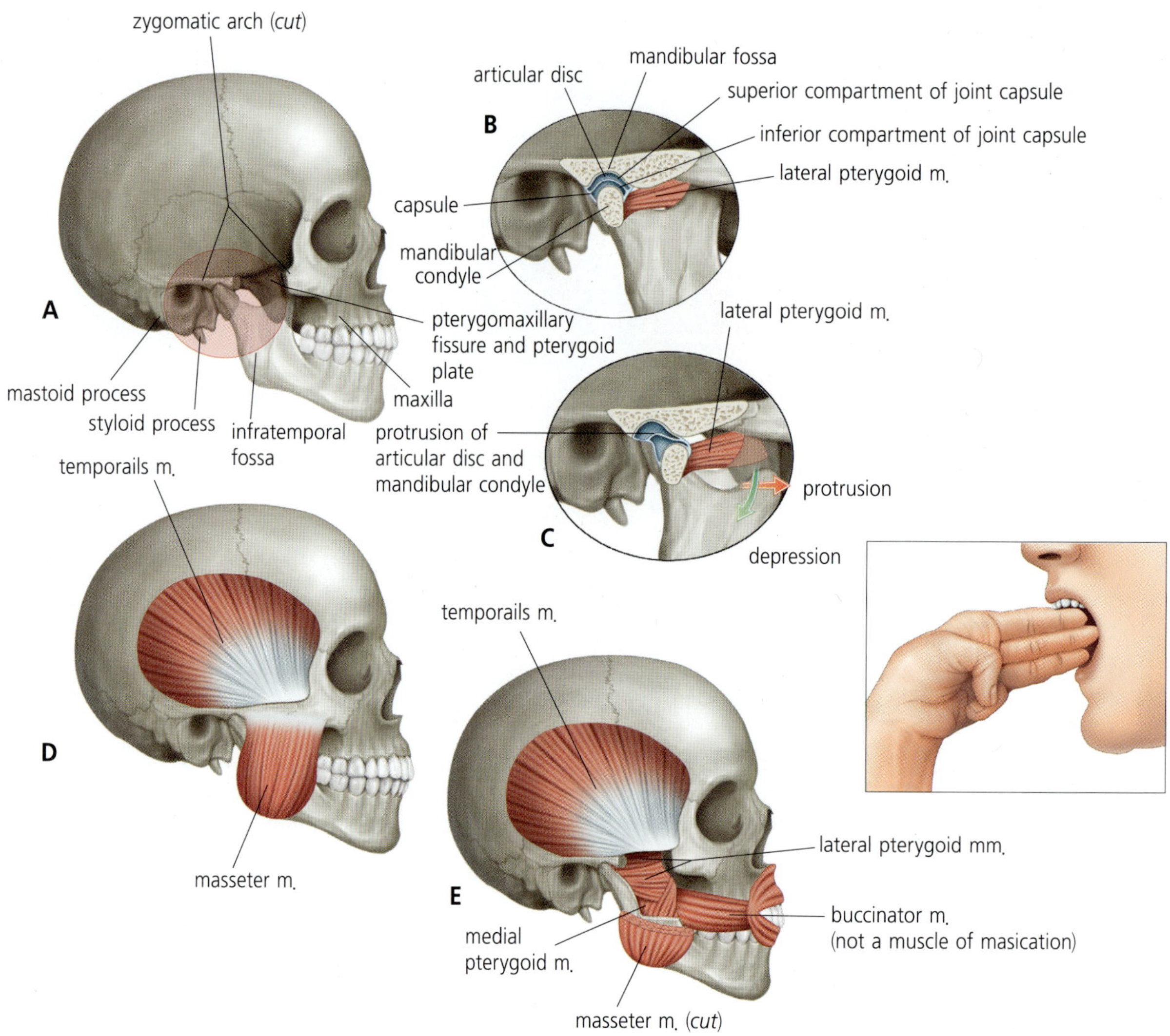

그림 14-3. 저작근과 턱관절
정상적인 개구량은 40-45mm 이상으로 손가락을 세워서 3개가 들어갈 수 있는 것으로 평가한다.

이루어져 있으며, 역시 골표면은 섬유성 연골로 덮여 있다. 관절낭 내에 심한 염증이 생기거나 관절에 장기간 심한 하중이 계속 가해지면, 골 표면의 연골이 탈락되어 골의 변형이 시작된다.

(2) **관절원판**

관절원판(articular disc)은 측두와와 하악과두 사이에 위치하고 있는 섬유성의 결합조직으로 신경과 혈관 분포가 없어 이 부위에서 실제 통증을 느끼지는 않는다. 관절강을 상하 두 부분으로 나누며, 한가운데가 얇고 그 테두리가 두꺼운 형태를 하고 있다. 관절원판 자체는 비교적 하중을 잘 견디므로 이 부분에 천공이 일어나는 것은 드물고, 실제로는 원판후방 조직에서 일어난다.

(3) 관절원판인대

관절원판은 하악과두와 함께 움직이지만, 하악과두 뿐만 아니라 이것의 내측극과 외측극에 작은 인대(discal ligament)로 부착되어 있다. 이것을 앞에서 보면, 하악과두가 보자기로 얼굴을 감싸고 있는 것처럼 보이며, 이 인대가 느슨해지거나 파손되면 관절원판의 변위를 일으키게 된다.

(4) 관절원판 후방조직

관절원판의 후방에는 신경과 혈관이 풍부한 탄력적인 조직(retrodiscal tissue 또는 posterior attachment)이 부착되어 있다. 전방은 관절원판 후방부에, 후방은 측두와 후방과 하악과두의 경부에 부착되어, 관절원판의 전후방운동에 관여하고 있다. 여기에는 이개측두신경(auriculotemporal nerve)이 분포하고 있어 관절원판 전방변위와 동반된 관절원판 후방조직의 압박이나 천공 등에 의해 통증이 발생하기 쉬운 부위이다. 관절원판이 변위되어도, 조건이 좋으면 가해지는 부하에 의해 관절원판 후방조직에 섬유화나 초자성 변성이 일어나고, 이 부분이 관절원판과 같은 역할을 한다.

이것을 위관절원판(pseudo-disc)이라고 부르며, 이는 적응변화 현상(adaptation)의 하나라고 보고 있다.

2. 구강생리학

1) 타액(Saliva)

타액의 기능은 윤활(lubrication), 소화(digestion), 용매(solvent action), 항균(antibacterial action), 항진균(antifungal action), 중화(buffering action), 재석회화(remineralization), 온도조절(temperature regulation)등을 수행한다(표 14-1). 하루에 약 0.5~0.75L 정도 분비가 된다. 사람에서 이하선, 악하선, 설하선이 총 타액분비의 90%를 차지하고 있다(그림 14-4). 타액은 무기질로는 sodium, potassium, chloride, bicarbonate (자극 시에 분비되는 타액은 비자극 시에 비해 bicarbonate의 함량이 더 높다) 등으로 구성되어 있으며, 유기질로는 amylase, lipase, mucous glycoprotein, acidic proteins(calcium binding protein으로 치아 표면에 안정되어 법랑질의 재광화(remineralization)를 촉진한다) tyrosin-rich peptide (statherin) (타액으로부터 calcium 침착이 일어나는 것을 방지하기 위하여 calcium과 phosphate의 supersaturated solution을 안정화시킴), nonacinar cell origin의 proteins (lysozyme, IgA, growth factors, regulatory peptide) 등이 분비된다.

타액분비의 신경 조절은 무조건적 반사로서 masticatory-salivary reflex와 gustatory-salivary reflex로 나뉘어진다. Masticatory-salivary reflex는 주로 치아의 치주인대에 있는 구강내 기계수용기(mechanoreceptor)에 의해 자극된다. Gustatory-salivary reflex는 미뢰(모든 미각에 의해 같은 정도로 자극되는 것이 아니라 주로 산 특히 citric acid에 의해 자극됨)의 자극에 의해 일어나고, V, VII, IX 뇌신경과 시상하부의 정보가 삼차신경핵(trigeminal nuclei)과 고립로핵(solitary nucleus)으로 가서 뇌간과 척수의 교감, 부교감성핵(secretomotor (salivary) nuclei) 모두를 통해 타액선으로 전달된다. 주로 부교감 신경의 자극은 흐름이 빠른 watery saliva를 만들고, 교감신경 자극은 느린 흐름의 viscous saliva (mucin의 함량이 높음)를 만든다.

타액분비 속도는 생리적으로 비작극 시에 0.3~0.5mL/min, 자극 시 1.0~1.5mL/min인데 비자극 시에 0.1mL/min, 파라핀 저작에 의한 자극 시 여자는 0.5mL/min, 남자는 0.7mL/min인 경우 타액분비 저하로 판단된다. 교감신경의 자극(스트레스 등)이

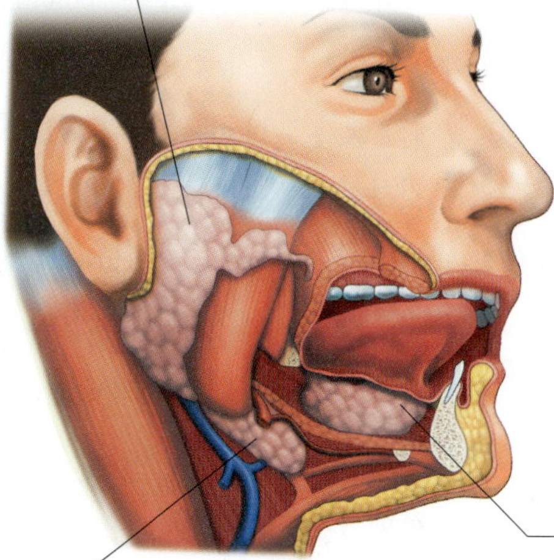

그림 14-4. 주 타액선

나 탈수 등으로 구강건조가 발생할 수 있다.

2) 저작운동

하악의 상하운동과 혀의 전후방 운동에 의해 이루어진다. 하악과 혀의 운동은 자궁내에서부터 시작하고 신생아의 경우 빠는 운동(suckling)에서 점점 저작운동으로 이행된다. 저작운동은 반자동적이고 주기적인 과정으로서 뇌간의 중추패턴생성기(central pattern generator)에서 생성되는 기본 리듬신호에 의해 하악의 개구, 폐구 근육이 번갈아가며 활성화된다. 말초로부터의 감각기능을 제거한 동물에서 주기적인 trigeminal activity가 남아있는 것을 보면 근방추나 치주인대로부터의 신호전달이 저작기능에 필수적인 것은 아니라고 할 수 있다. 이러한 기본적인 개폐구운동은 음식의 질감변화를 보상하기 위해 저작을 조절하는 운동 뉴런의 활동을 자동적으로 적응시키는 보완적인 반사에 의해 정교하게 조절된다. 따라서 저작운동의 최종 패턴은 상위 레벨의 뇌간과 말초의 신경적 피드백 사이의 상호작용의 결과로 나타나게 된다고 볼 수 있다.

표 14-1. 타액의 기능: 영문병기

Functional Property 타액기능	Salivary Molecule 타액성분
항균 Antibacterial	Amylase, cystatins, histatins, mucins, peroxidases
항바이러스 Antiviral	Cystatins, mucins
항진균 Antifungal	Histatins
중화 Buffering	Histatins, carbonic anhydrases
소화 Digestion	Amylases, mucins
석회화 Mineralization	Cystatins, histatins, proline-rich proteins, statherins
윤활 Lubrication	Mucins, statherins
조직코팅 Tissue coating	Amylase, cystatin, mucins, proline-rich proteins, statherins

저작중 하악과 저작근 활동을 조절하는 메카니즘

- 근방추반사(muscle spindle reflex): 신장반사경로(stretch reflex pathway)는 저작 중에 깨물 때의 저항의 변화에 대한 자동적인 보상을 하도록 작용한다.
- 치주반사(periodontal reflex): 치아에 가해지는 압력에 대한 정보
- 관절반사(joint reflex): 대부분의 관절의 수용기는 최대한의 운동시에 활성화 된다.
- 저작근의 수의적 조절: 대뇌 피질에서 삼차신경 운동핵으로 직접적으로 작용한다.

3) 저작주기(chewing cycle)

저작과 관련된 저작주기는 표 14-2와 같다.

연하운동을 시작하기 위해서는 저작운동에 의해 음식물이 잘게 부서지고 다시 타액에 의해 음식물을 뭉쳐 덩어리로 만드는 과정이 필요하다.

음식물의 성상이 저작과정에 영향을 끼치는 것으로 알려져 있다. 예를 들어 바삭바삭한 음식을 씹을 때 턱은 음식입자의 저항과 파쇄의 결과로 가속되기도 하고 감속되기도 한다. 음식물의 파쇄과정의 특징들은 감각에 필수적인 영향을 나타낸다. 음식물의 경도는 저작과정동안에 감지되고 턱근육의 활성과 저작력, 하악의 운동에 영향을 끼진다. 음식물의 성상적 특징들이 연하를 위한 음식물을 준비하는 데 필요한 저작의 횟수에 많은 영향을 주게 된다. 건조하고 견고한 음식들이 음식물을 분쇄시키고, 식괴를 결합시키는 데 타액이 충분히 더해지도록 더 많은 시간이 필요하며 더 많은 저작주기를 필요로 한다. 음식물의 경도와 저자근의 활성도는 많은 연구에서 보고되고 있다. 경도가 클수록 저작근의 활성도와 근 활성도의 시간이 길어진다. 껌의 경도가 저작근의 활성도의 폭과 저작주기의 신간에 역할을 주고, 더 단단한 껌에서 활성도가 높고 저작이 더 느리다고 보고되고 있다.

저작에 있어서 혀와 협근의 운동이 중요한데 혀와 협근이 평형관계를 이루는 중간부위(neutral zone)에 치아의 교합면이 존재하여 분쇄된 음식물을 교합면위에 올려주는 역할을 한다(그림 14-5). 구강 내 치아와

표 14-2. **저작과 관련된 저작주기**

저작주기	주기별 저작과정
preparatory phase	•저작운동은 중추패턴생성기가 개구근이 하악을 하방으로 당기도록 함으로써 시작된다. •하악골은 개구 시 처음에는 작업측(working side; 음식을 저작할 위치)에서 멀어지는 방향으로 움직이고, 그 후에 작업측으로 가까워진다. •개구가 되면 중추패턴생성기는 개구근을 멈추고, 혀와 뺨의 근육으로 음식을 치아의 사이에 놓도록 한다.
food contact phase	•중추패턴생성기가 개구근의 활동을 중지하면, 즉시 치아 사이에 음식을 잡아두도록 폐구근을 활성화 하도록 바뀐다. •이 단계는 치주인대의 반사를 동반한다.
food crushing phase	•근방추반사 시스템으로부터 load compensation reflex의 도움으로 식괴 사이로 치아가 지나가도록 중추패턴생성기에서 폐구근으로 신호가 전달된다.
tooth contact phase	•폐구근의 활동은 반대편 치아가 접촉될 때까지 지속되고 치아 교수사이의 감합위치(intercuspal position)까지 미끄러지게 된다. •이같은 치아접촉은 저작 기간 중 30~90% 정도에서 일어난다. •이 단계에서 치주인대 수용기에서의 반사가 폐구근을 조절하게 된다.

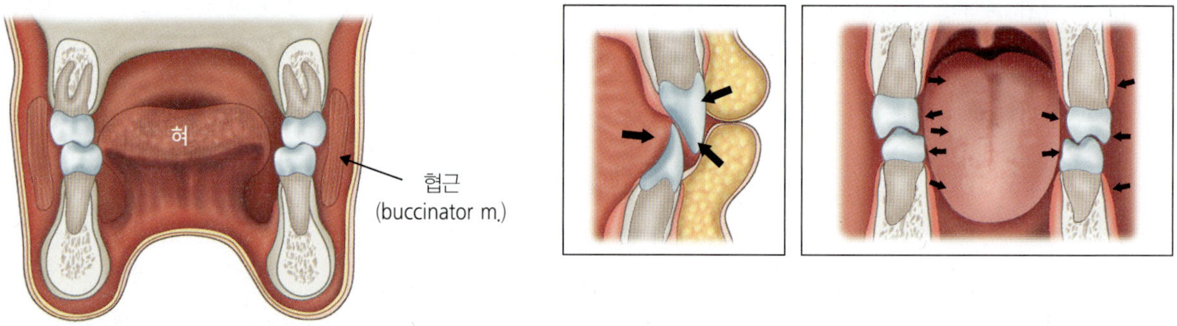

그림 14-5. 중간부위(neutral zone)
혀와 협근이 평형을 이루는 위치에 치아의 교합면이 형성된다. 음식물을 저작할 경우 협근과 입술 그리고 혀의 작용으로 중간부위로 음식물을 위치시켜 저작을 하게 된다.

치열의 수복도 이 중간부위를 고려하여 위치하게 된다. 저작 중의 교합력(bite force)은 최대 350N 정도를 보이고, 서양식의 식사에서 폐구근육은 최대 교합력의 30~40%를 나타낸다. 잘 맞는 총의치를 장착하고 있는 경우에는 여기서 50% 정도 최대 교합력이 줄어들게 된다.

3. 치아, 부정교합, 저작이상의 평가

구강의 검진(physical examination) 및 방사선 검사 항목은 표 14-3과 같다.

표 14-3. 구강의 검진(physical examination) 및 방사선 검사 항목

구강검진 항목	관찰해야 할 사항	구강방사선 항목	관찰해야 할 사항
치아	•잔존치아 혹은 결손 치아의 갯수 : 부분무치악, 완전무치악 •치아의 동요도 : +, ++, +++ •잔존치근 •치아우식증 •보철물의 유무 : 국소의치, 총의치	치근단 방사선 사진	
교합	•치열 •부정교합 : Angle Class I, II, III •안면비대칭 •개교합	파노라마 영상	
치은(잇몸)	•치은의 부종 •치석의 유무	두부 표준영상	골격성 부정교합의 검진
구강점막	•구개점막, 협점막, 구강저, 입술의 점막	CT	턱관절의 3차원적 평가
혀	•혀의 점막과 운동상태를 확인	Bone scan	악골의 감염이나 턱관절의 변화를 확인
턱관절 (하악의 운동)	•턱관절의 촉진 : 턱관절 운동의 제한이나 종창, 통증을 확인 •개구량(정상개구량 35~40mm 이상) •측방운동		

II. 저작기능에 영향을 주는 구강질환

1. 치아의 상실

저작효율은 치아의 접촉면적과 밀접한 관련을 가지고 있고, 이는 치아 갯수와 연관성이 많다. 치아의 상실로 저작의 효율이 떨어지게 되면, 음식을 제대로 씹지 못한 상태에서 연하가 일어나게 되고, 연하 전에 오랜시간 저작을 해야 한다.

노인에 있어서 치아 상실의 가장 큰 원인은 만성 치주염이라고 할 수 있다. 치아상실을 통하여 많은 보철물을 하고 있을 경우 불량한 보철물의 상태로 인하여 저작력의 감소와 치주염이나 점막질환의 원인이 되기도 한다. 치주질환은 가장 중요한 노인의 구강보건 문제로서, 2003년 국민구강건강조사 결과에 따르면 우리나라 65세 이상 노인 중 92~95%가 크거나 작은 치주 관련 문제를 가지고 있는 것으로 조사된 바 있다. 중년에 잠시 감소하였던 충치 발생률도 노년에 잇몸퇴축으로 노출된 치아 뿌리 부위에 충치가 호발함에 따라 높아져 치아를 상실하게 되는 주요 원인 중의 하나가 된다. 치조골의 소실로 인하여 임플란트나 의치를 할 수 없는 경우에는 저작기능의 현저한 감소가 있게 된다(그림 14-8). 노출된 치아 뿌리는 치관 부위와는 달리 복잡한 요철 구조를 갖고 있어 프라그 제거가 쉽지 않고 노인들은 손 운동의 정밀성이 떨어져 잇솔질에 의해 치아를 청결히 하는 것이 대단히 어려워 치과질환의 예방이 힘들다.

치아의 상실은 대표적으로 치아우식증(dental caries)나 치주질환(periodontitis)에 의해 발생하게 된다. 치아우식증은 두경부의 방사선 치료를 받은 경우 구강내 다수 치아에 걸쳐 치경부를 중심으로 치아우식증이 진행하는 것으로 이를 예방하기 위하여 방사선 치료전 치아의 불소도포와 방사선 치료 중과 치료 후 치과관리가 추천된다(그림 14-9). 치아가 없는 상태에 따라 부분무치악(partial edentulism)과 완전무치악(edentulism)으로 나눌 수 있다. 구강 내의 어느 위치에 어떤 치아가 어느정도 튼튼하게 남아 있느냐에 따라 치아를 수복하는 보철치료의 계획이 정해지게 된다. 치아의 상실은 최근에 보편적으로 사용되고 있는 치과임플란트를 통하여 수복할 수 있고, 탈착을 할 수 있는 의치

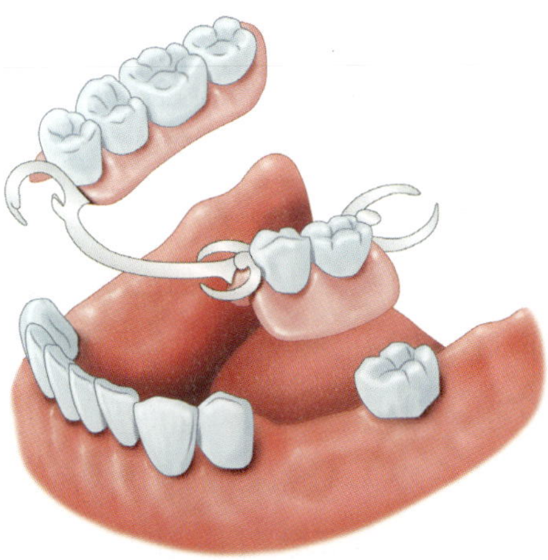
(a)

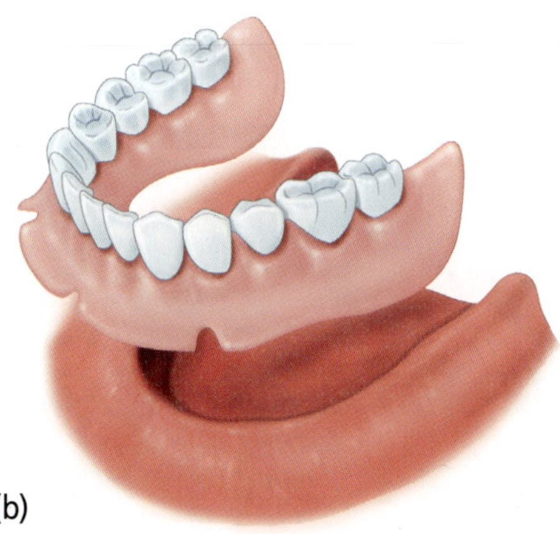
(b)

그림 14-6. (a) 부분틀니(국소의치), (b) 완전틀니(총의치)

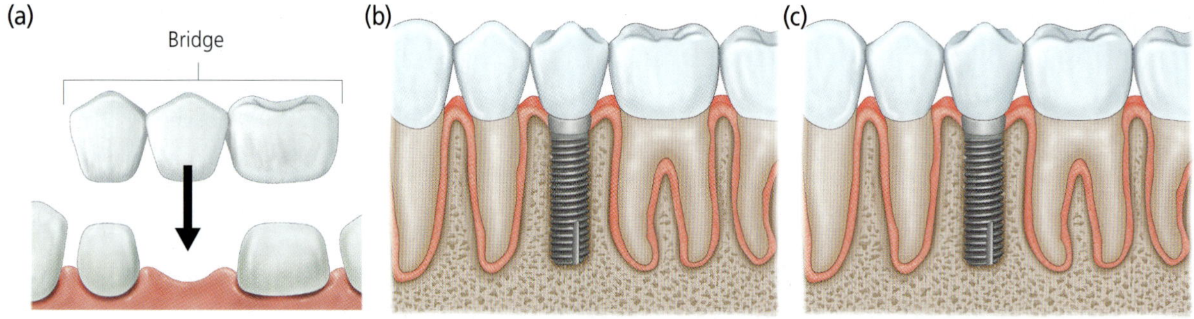

그림 14-7. 부분적 치아 상실 후 치아의 수복

(a) 치아 하나가 상실될 경우 양측의 인접치아를 삭제하여 Bridge를 제작하는 것이 통상적인 방법이다. (b) 타이타늄으로 인공치근을 외과적인 방법으로 식립하여 해당 치아만 수복할 수 있다. (c) 다수의 치아가 상실된 경우에도 치과임플란트를 식립하여 수복할 수 있다.

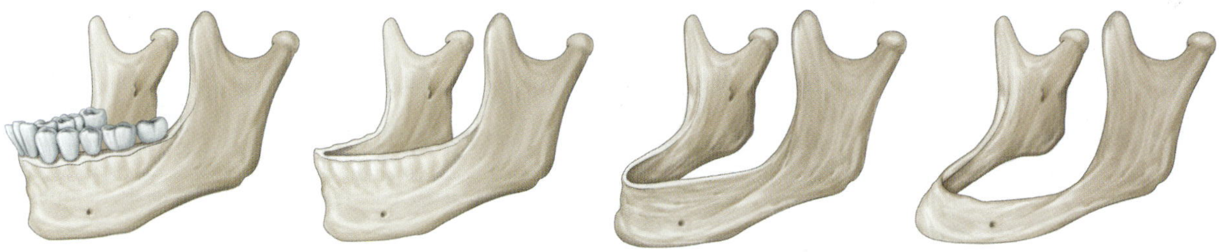

그림 14-8. 치아 상실 후 치조골의 퇴축

(틀니; denture)를 사용할 수 있다. 의치는 남아있는 치아로부터 지지를 받는 국소의치(부분틀니; partial denture)와 치아가 하나도 없을 때 만드는 총의치(완전 틀니; full denture)로 나눌 수 있다(그림 14-6, 7).

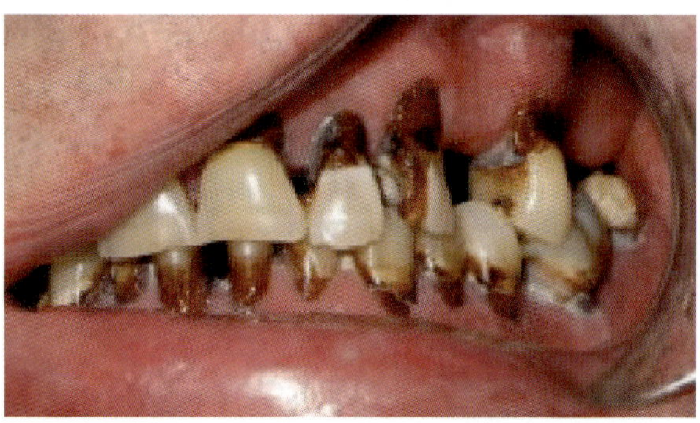

그림 14-9. 방사선 치료 후에 발생하는 다발성 치아우식증(rampant caries)

2. 치주질환

노년기의 구강상태는 보통 젊은 사람들과는 다른 모습을 나타낸다. 우선 노화로 인해 저작근의 기능이 감소되어 저작효율(씹는 효과)에 문제가 생길 수 있으며, 입술 위치의 변화로 구각구순염이 쉽게 생기기도 하고 혀의 기능이 저하되어 발음문제라든가 음식물을 삼킬 때 문제가 있을 수 있다. 또 미각 기능에도 변화가 생길 수 있고, 타액 분비에도 이상이 생겨 입이 자꾸 마를 수 있다. 또한 입 속 점막이 건조해지고 두께가 얇아져 통증이 나타나기도 한다.

잇몸 질환은 30세 이후부터 연령 증가에 따라 점차 증가하여, 40~50대에 이르면 정도의 차이는 있지만 상당수가 잇몸 질환을 앓게 된다. 특히 성인에서 치아를 상실하게 되는 이유 중 가장 큰 원인 중의 하나가 잇몸 질환인 것을 보면 잇몸 질환에 대한 예방과 치료가 무엇보다도 중요하다(그림 14-10).

잇몸 질환은 흔히 '풍치'라고 하여 치아를 둘러싸고 있는 조직, 즉 잇몸, 치아의 뿌리(백악질), 치주인대, 치조골 등을 포함하는 치아 주위조직에 발생하는 질환을 말한다.

잇몸 질환의 근본적인 원인은 구강 내 세균이다. 구강 내에는 수억이나 되는 세균들이 살고 있는데 이들은 치아 면에 끈끈한 얇은 막으로 부착되며 이를 프라그(치태)라고 한다. 프라그는 치아 면에 쉽게 부착되며, 치아 면에 붙어서 제거되지 않고 오래 남아있게 되면 점차 나쁜 독소를 만들어 염증을 일으키고 치조골을 파괴하게 되어 잇몸 질환을 일으키게 된다.

프라그는 칫솔질을 통해 매일 제거되지 않으면 수일 안에 타액 내의 칼슘이온 등과 결합하여 석회화되어 치석(calculus)이라는 단단한 덩어리로 변하게 된다. 칫솔질만으로는 제거되지 않으므로 치과에서 제거해야 한다. 이외에도 당뇨나 부갑상선 기능항진증 등의 전신적인 건강, 스트레스, 흡연 등도 잇몸 질환에 영향을 미치게 된다.

3. 하악골의 결손

악안면의 외상이나 종양으로 인한 악골결손이 발생할 경우 치아의 상실 뿐 아니라 악골의 결손이 동시에 발생하게 된다. 악골의 결손이 있을 경우 악골의 재건을 시행하고 그 바탕위에 치열의 재건을 도모하게 된다. 골결손시에 주로 사용되는 재건으로는 결손부가 크지 않을 경우 유리장골(free iliac bone graft)이 사용되며, 결손부가 클 경우 미세혈관문합을 통한 fibular bone 이나 iliac bone이 주로 사용된다(그림 14-11). 이들 악골재건이 성공할 경우에 저작기능을 회복하기 위해서는 치아의 수복이 필요하지만, 기존의 의치를 이용한 방법은 의치의 유지를 얻을 수 없기 때문에 보철물의 제작이 어려운 경우가 많다. 임플란트 식립을 통하여 보철물의 수복을 하기 위해서는 치조골 부위에 충분한 골이 있어야 하나 일차 하악골의 이식후 조건이 적절하지 않은 경우에는 2차적인 재건술을 시행하고 임플란트 식립을 하는 경우가 많다.

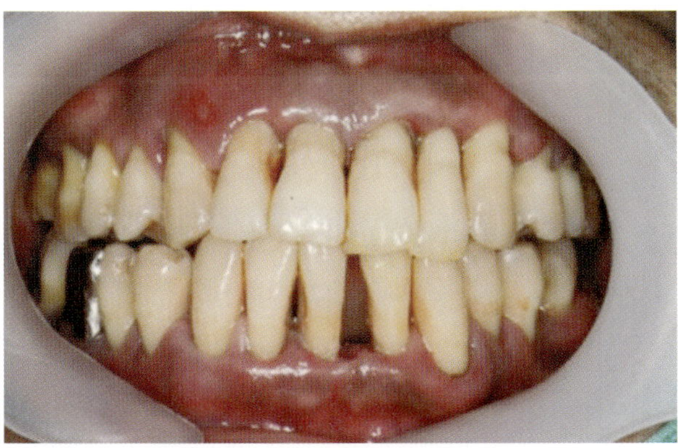

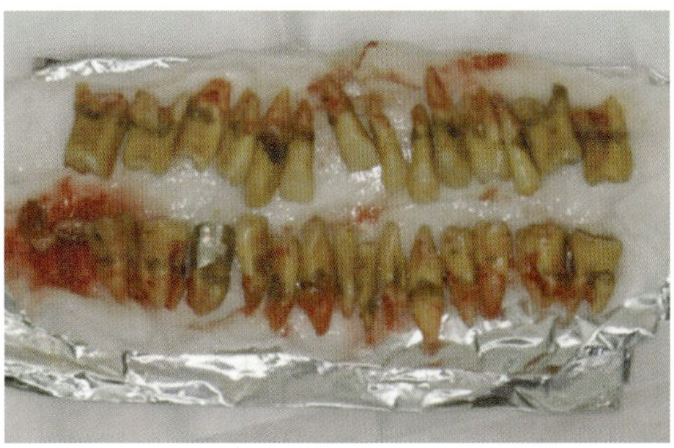

그림 14-10. 만성 치주염으로 인하여 치아를 모두 발거한 증례

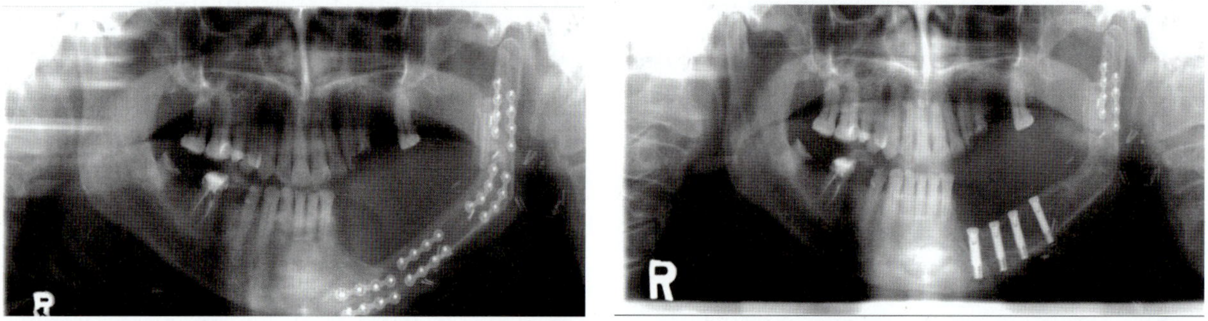

그림 14-11. 구강암의 절제 후 유리비골피판(vascularrized free fibular flap)으로 악골의 재건 후 임플란트를 식립한 증례

4. 타액선 질환

고령자의 경우 구강기능(음식섭취, 저작, 연하 등)의 감소를 동반하게 된다. 이것은 미각의 감소, 구강건조증과 구강통증, 연조직 질환, 치아소실, 만성치주염 등의 병적 혹은 기능감퇴에 기인하게 된다. 이러한 구강기능의 저하는 다른 운동기의 기능저하로 이어지고 영양 섭취의 감소가 다시 구강기능저하로 순환하게 된다.

5. 구강건조

노인인구의 비중이 증가함에 따라 구강건조증을 호소하는 환자가 증가하고 있다. 구강건조증의 90% 이상은 타액선 세포에는 문제가 없이 타액선분비의 저하를 보이는 것으로, 타액분비저하형과 타액분포이상형으로 임상적으로 나눌 수 있다(표 14-4).

타액분비증이 저하된 환자의 구강 내 소견으로는 치아우식의 증가, 구강위생상태의 불량, 구내염의 다발, 불량한 보철물, 캔디다증, 치주염, 구강점막의 건조, 위축, 혀의 미세외상, 저작장애, 구취 등을 들 수 있다. 타액은 음식 내의 미각물질을 용해시키는 역할을 하여 타액분비의 저하로 인하여, 미각장애를 악화시키게 된다. Collins 등은 점막상에 존재하는 타액의 층(salivary film)의 두께가 0.1 mm 정도로 이 층이 얇아지게 되거나 균일성을 상실하면 구강건조감을 자각한다고 하여 타액분비량 뿐 아니라 타액의 보존도 중요하다고 할 수 있다. 노인의 경우 전신질환으로 인해 다양한 약제를 복용하는 경우가 많아, 고혈압제제, 정신질환치료제, 근이완제, 항히스타민제 등의 복용으로 타액분비감소가 있을 수 있다. 타액 자체도 프티알린의 감소와 뮤신의 증가로 더 끈적끈적한 점액성으로 변해 구강 내 프라그가 쉽게 형성되는 한 원인이 되고 충치를 일으키는 미생물들의 성장에 유리한 환경을 만들게 된다.

타액선은 가역성이 풍부한 조직으로 알려져 있다. 동물실험에서 액상식을 주었을 경우에 타액분비가 감소하지만, 고형식으로 바꾸었을 때 타액의 분비가 증가하는 것이 보고되었다. 저작운동을 촉진하는 것, 혀, 협점막의 근력을 강화하는 것 등 구강기능을 활발히 하는 것을 고려해야 한다.

구강건조증 환자에서 타액분비량(안정 시 혹은 자극 시), 구강저, 혀, 구개등의 타액의 분포, 약제의 복용 상황, 전신적, 사회심리적 요인의 정도, 구강기능, 특히 혀나 안면 주위의 운동기능 저하의 유무, 생활습

표 14-4. 구강건조증의 주된 원인 표

Iatrogenic
Drugs
Local radiation
Chemotherapy
Chronic graft-versus-host disease
Disease of the salivary glands
Sjogrens's syndrome
Sarcoidosis
HIV disease
Hepatitis C virus infection
Primary biliary cirrhosis
Cystic fibrosis
Diabetes mellitus
Others
Rare Causes
Amyloidosis
Hemochromatosis
Wegener's disease
Salivary gland agenesis (with or without ectodermal dysplasia)
Triple A syndrome
Others

표 14-5. 구강건조증을 일으키는 약물

Drugs with anticholinergic effects
Atropine and analogs (antimuscarinics)
Tricyclic antidepressants
Serotonin reuptake inhibitors
Antihistamines
Antipsychotics
Drugs with sympathomimetic actions
Decongestants
Bronchodilators
Appetite suppressants
Amphetamines
Other drugs
Lithium
Omeprazole
Oxybutynin
Disopyramide
Dideoxyinosine
Didanosine
Diuretics
Protease inhibitors

관, 식습관, 저작습관의 문제점의 유무 등과 관련이 있다고 판단된다(표 14-5). 구강 건조증은 비정상적인 미각, 구강조직과 혀의 작열감, 입술의 균열, 혀의 갈라짐과 같은 증상들을 보여 주며, 특히 틀니 사용자에 있어서는 틀니 사용을 어렵게 한다.

6. 구강점막 질환(그림 14-12)

1) 설태

설태의 색조나 양, 부착상태 등에 관하여 관찰하고, 습한지 건조한지를 판단한다. 설태의 증가는 소화관의 기능저하나 이상, 위산증가등 소화기능의 저하와 연관되어 있다. 영양성분의 흡수가 저하되어 있거나, 점막의 재생능력 저하로 이를 보호하기 위해 설태가 증가하게 된다. 흑태의 경우 감염증, 고열, 독소자극등으로 혀점막의 사상유두가 증식하고, 각질이 길어져서 흑색의 각질세포가 나타나는데 기인한다. 그 위로 진균이나 괴사된 점막세포 등이 작용하여 H_2S가 발생하고, 다시 Fe를 포함하는 헤모글로빈이나 미생물과 결합하여 흑색의 Fe_2S_3이 된다고 알려져 있다.

2) 혀 및 구강점막의 통증

구강점막은 세 가지로 구성되어 있다. 치아 주변과 경구개를 덮고 단단히 부착되어 있는 각화점막과, 협점막, 구강저, 입술을 덮고 있는 부각화(parakeratinized) 점막, 그리고 혀의 배부(dorsum)을 덮고 있는 특수점막이다.

혀 통증의 원인으로는 혀 점막에 대한 자극(미세외상의 가능성, 타액분비저하에 의한 마찰력 증가), 혀 점막의 신경과민 증상, 신경에의 압력 증가, 점막의 약화(점막상피의 재생력 저하, 진균감염), 심리적인자극 등을 들 수 있다. 노인들에서는 특히 틀니 등에 의

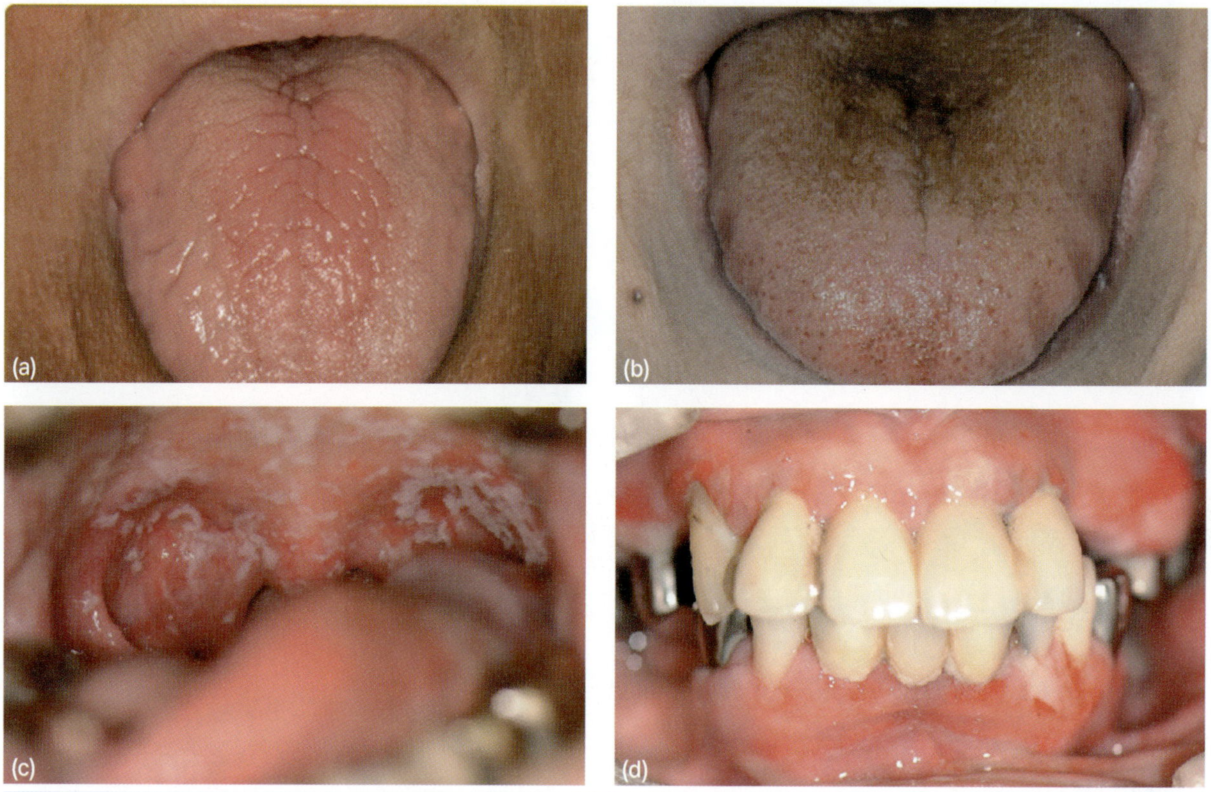

그림 14-12. (a) 위축성 설염, (b) 설태, (c) 캔디다증, (d) 괴사성 치은염

한 외상성 궤양(traumatic ulceration) 등에 의해 구내염이 자주 발생하게 된다. 구내염이 생기면 아프고 식사를 하기 어렵게 만들어 노인들에게는 영양 불균형을 가져올 수 있다. 노인의 경우 의치사용 환자들에서 더욱 증가하는데, 의치구내염의 발병률은 의치사용자의 20~40% 정도에서 발생되며 주로 여자에서 흔히 발생한다.

7. 미각이상

미각의 저하는 다양한 형태로 나타나게 된다. 미각의 소실(ageusia), 저하(hypogeusia), 기본 맛 중에서 특정의 맛을 모르거나(dissociated dysgeusia), 이상한 맛으로 느껴지거나(parageusia), 입안에 아무것도 없는데, 금속맛 등이 지속되는 것(phantogeusia), 음식이 혐오스러운 맛으로 느껴지는 것(cacogeusia), 본래의 맛과 다른 맛으로 느껴지는 것(heterogeusia), 맛이 특별히 강하게 느껴지거나(hypergeusia), 혀의 한쪽만 느껴지는(hemigeusia) 증상으로 나타난다. 연령이 증가함에 따라 미각의 변화나 감소가 일어나게 되고, 이것은 혀와 연구개의 이뢰의 숫자가 현격하게 줄어드는 것과 관련이 있다. 미각장애의 원인은 다양하다. 고령 환자일 수록 증가하게 되는 구강 내 건조, 인두 및 후두의 만성질환, 저작운동과 타액분비 장애, 혀운동 장애, 잘 맞지 않는 보철물 등도 미각이상을 일으킬 수 있다.

8. 턱관절 질환

개구량이 줄어들었을 때 개구제한(mouth opening limitation)이 있는 것으로 판단하게 된다. 개구제한의 원인은 다양하여 턱관절의 기능적 문제, 통증이 있을 경우 개구 제한이 발생하며, 구강주위의 감염으로 인해 저작근에 염증이 발생하면 입이 벌어지지 않게 된다. 특히 턱관절 이외의 연조직의 문제로 입이 안벌어질 경우 개구장애(trismus)라고 한다. 개구제한을 일으키는 턱관절 질환으로는 턱관절원판의 변위(턱관절 내장증, internal derangement)에 의한 폐구성 과두걸림, 턱관절 강직(ankylosis), 근경축(muscle contracture), 근돌기 걸림(coronoid process impedance), 두경부의 방사선 치료 후, 그리고 외상 혹은 저산소, 뇌경색 등에 의한 뇌손상 후 등이 있을 수 있다. 턱관절 질환의 증상은 통증(관절 혹은 저작근), 관절잡음(clicking sound), 교합이상, 개구장애, 두통 등의 증상을 동반한다.

습관성탈구(habitual luxation)는 하악과두가 관절융기(eminence)를 넘어가서 과두걸림에 의해 폐구할 수 없는 경우이다. 습관적인 탈구가 있는 환자들은 많은 경우 스스로 정복을 할 수 있으나, 자가 정복이 되지 않을 경우 응급실을 찾게 된다. 폐구근의 활동으로 다물려고 하면 할수록 관두걸림이 해소되지 않는데, 정복을 위해서는 엄지손가락은 하악 구치부에 위치시키고, 하악을 당기면서 아래로 눌러 과두가 관절융기를 넘어가도록 해야한다.

9. 구강안면의 이상운동질환

Blanchet (2005)에 따르면, 저작 및 구강의 조화로운 운동에 이상이 생기는 이상운동은 증상에 따라 다음과 같이 나눌 수 있다.

1) Bucco–linguo–mandibular dyskinesia
2) Orofacial Dyskinesia
3) Oromandibular dystonia
4) Diurnal Bruxism
5) Tics
6) Rabbit syndrome

구강안면 운동이상증(orofacial dyskinesia)은 혀, 입술, 턱 등에 불수의적인 움직임이 나타나는 질환으로 입맛을 다시고, 입술을 내밀며, 혀가 측방으로나 앞쪽으로 돌출되는 움직임을 보이는 증후군이다. 생명을 위협하는 증상은 아니지만, 구강안면통증, 언어장애, 연하장애, 의치장착의 어려움 등을 일으킨다. 원인으로는 향정신성 약물의 사용 이후 부작용으로 발생되는 지연성이상운동증(tardive dyskinesia), 무치아상태 혹은 이를 치료하기 위한 치과시술이나 의치에 의해 발생하기도 하며, 뇌졸중이나 외상성 신경손상으로 인한 중추신경계 손상이나 퇴행 등으로 발생할 수 있다. 치료는 haloperidol, estradiol, clonazepam 등이 효과가 있었던 것으로 보고되었다.

구강하악 근긴장이상증(oromandibular dystonia)은 흔한 질환은 아니지만, 국소적인 이상운동증의 한 형태로서 주로 턱의 비정상적인 위치, 입을 여닫는 기능의 장애나 비정상적인 혀의 운동의 형태로 나타난다. 앞서 보고된 바에 의하면 혀나 턱의 근긴장이상증은 대개는 원인없이 나타나는 경우가 흔하지만 드물게는 바리셀라 감염(varicella infection), 안면 외상, 혹은 정신과적 약물 복용 후에도 나타날 수 있다. 구강하악 근긴장이상증은 국소적인 근긴장이상증으로 주로 혀 근육과 저작근육에 영향을 미쳐 발음이 어눌하거나 턱을 움직이는데 장애를 가져온다. 턱에 생기는 근긴장이상증은 주로 측두근(temporalis muscle)이나 교근(masseter muscle)에 이상이 생기는데 이로 인하여 말을 할때나 편한 상태나 음식을 먹을 때 입이 잘 안 벌어지거나, 안 닫혀지는 증세가 생긴다. 혀의 근긴장이상 증은 주로 혀의 움직임을 담당하는 근육에 이상이 생겨 서 혀가 관여하는 행동, 즉 말을 하거나 음식물을 먹을 때 발음이 불분명하거나 쉽게 잘 음식물을 잘 씹을 수 없는 장애가 생긴다.

10. 구강암, 두경부암 환자에서의 개구장애

두경부암 환자에서 개구장애를 동반하게 되는 경우가 많다. 두경부암 환자의 5~38% 정도에서 발생하는 것으로 알려져 있다. 발음, 구강위생, 치과치료의 어려움, 암의 검진 등에 어려움이 있을 수 있다. 저작근 및 구강의 해부학적 부위의 종양, 방사선 및 항암치료 후의 조직의 섬유화, 점막의 염증으로 인한 통증 및 구강의 감염, 외과적 수술 후의 반흔 등으로 개구량의 제한이 발생하게 된다. 특히 구강의 후방부에 발생한 암에서 개구장애를 동반하게 되는 경우가 흔하다. Kveton과 Pillsbury에 의하면 교뇌(pons)의 삼차신경감각핵(sensory trigeminal nucleus)이 개구장애와 관련이 있다고 하였다. 방사선조사량과 개구장애의 정도와 상관관계를 가지고 있는 것으로 알려져 있으며 가장 연관이 많은 것은 교근과 익돌근이다. 치료 중 혹은 치료 후의 개구장애 개선을 위한 다양한 노력들에도 불구하고 개구량의 개선은 미미한 편이다.

개구장애의 치료는 개구장애의 원인에 따라 분류될 수 있다. 수술적 치료로는 턱관절 자체의 해부기능적 문제를 가지고 있을 경우 턱관절 성형술 및 인공턱관절 대체술이 있으며(그림 14-13), 연조직의 반흔 등을 동반될 경우 하악근돌기 절제술(coronoidectomy), 유리피판(free flap)을 이용한 반흔부의 재건을 생각할 수 있다.

손가락이나 설압자를 이용한 개구운동으로 개구량이 5.5 mm 증가했다는 보고도 있고, Therabite®(그림 14-14) 등의 기구를 사용하더라도 무작위 대조군 연구에서 13.6 mm의 개구량 증가만이 관찰되었다.

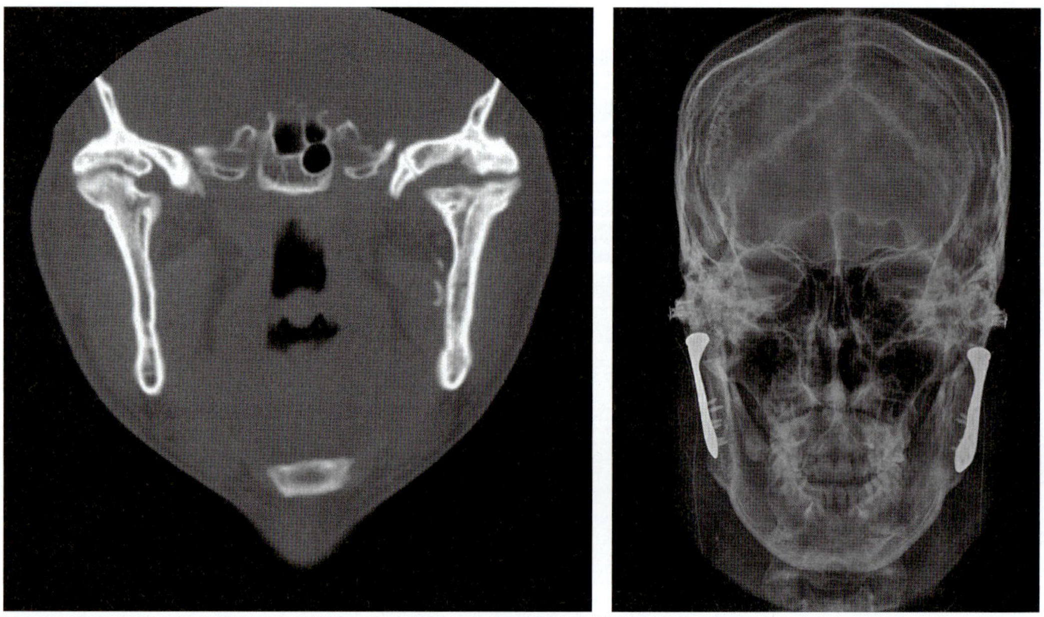

그림 14-13. 양측 턱관절의 강직증으로 턱관절 성형술 및 인공관절 대치술을 한 증례

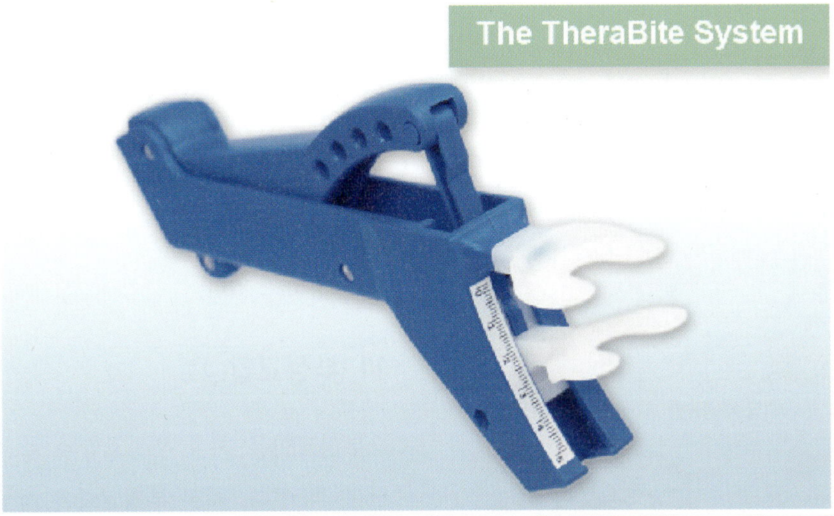

그림 14-14. 기구를 이용한 개구운동(Therabite®)

Khanna 등은 구강점막하섬유증(oral submucous fibrosis)의 단계를 분류하여 개구량에 따라 Grade I은 35 mm 이상, Grade II는 25~35 mm, Grade III는 25 mm 이하로 분류하였다. 이 분류는 25mm의 개구시 하악과두의 전위(translation)가 일어나는 것을 고려하여 턱관절의 운동범위와 원인에 따른 분류라고 생각된다.

구강암의 수술 혹은 방사선 치료후에 발생하는 개구제한의 경우 수술적 치료로는 구강접근법을 통한 하악의 근돌기 절제술(coronoidectomy)을 시행할 수 있다. 하지만 근돌기 절제술만으로 방사선 치료와 연관된 개구제한의 개선은 환자마다 개인 차이가 있을 수 있으나 10 mm 내외의 추가적인 개구량을 확보할 수 있어 환자와의 충분한 상의가 필요하다.

개구운동방법으로는 손가락을 사용하는 방법(그림 14-15), 설압자를 이용하는 방법(그림 14-16), 특수한 기구를 이용하는 방법이 있다. 통증 이외에 물리적인 개구제한이 있을 경우 개구운동을 시행하게 된다. 특

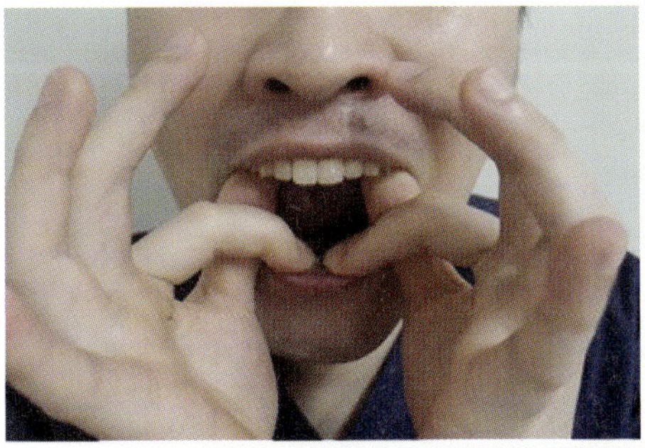

그림 14-15. 손가락을 이용한 개구운동
오른손을 이용하여 엄지는 윗니에, 검지는 아랫니에 대고 반대방향으로 벌려줌

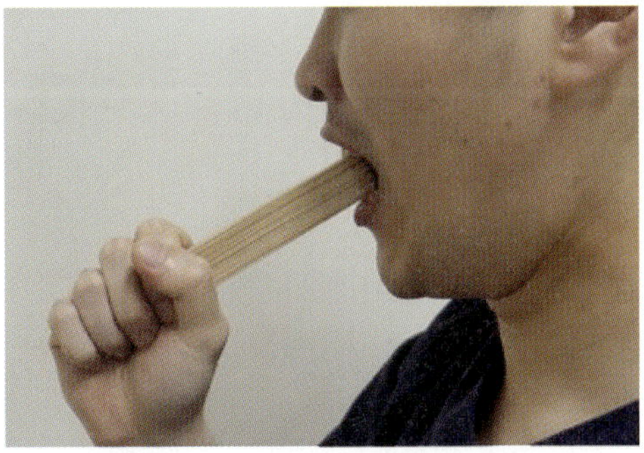

그림 14-16. 설압자를 이용한 개구운동
설압자를 어느 정도 물고, 설압자의 사이에 설압자를 하나씩 넣어가면서 개구운동

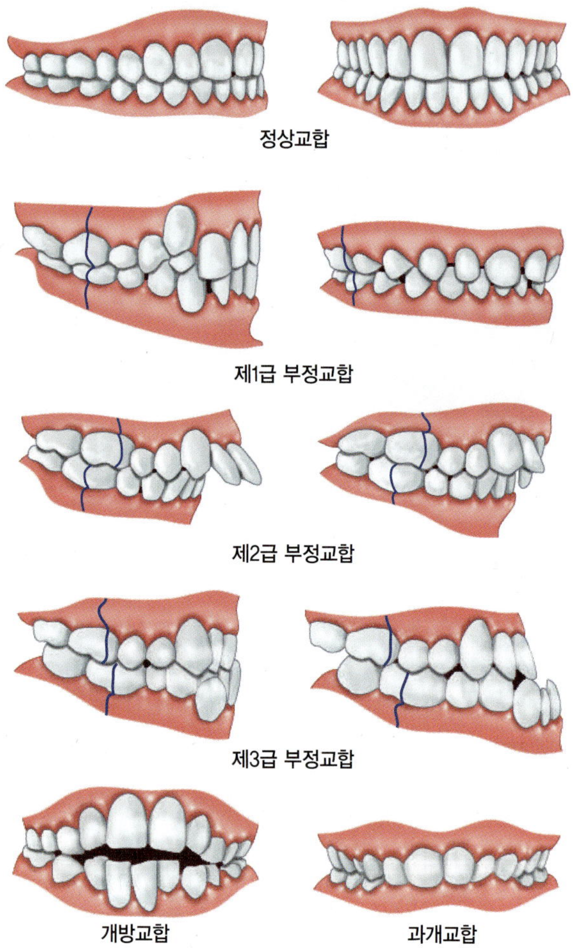

그림 14-17. 치열의 부정교합

히 악안면외상으로 인하여 신경외과적 문제를 동반한 범안면골 골절이 동반된 경우 회복 후에도 관절의 강직증으로 인한 후유증이 있을 가능성이 높다. 개구운동은 보통 7-7-7 법 등 하루 7회 이상 1회 시행 시 7초 이상 개구상태를 유지하는 것을 7번 반복하는 것으로 설명하고 있다.

11. 부정교합(그림 14-17)

부정교합은 치성 부정교합과 골격성 부정교합으로 나눌 수 있다. 치성 부정교합은 정상적인 교합관계를 가지지 못할 경우를 이야기하고, 골격성 부정교합은 하악골전돌증(주걱턱, Class III malocclusion)이나, 후퇴증(새턱, Class II malocclusion) 등의 턱 뼈의 성장의 부조화로 인해 턱뼈에 있는 치아의 관계가 정상적이지 못할 경우를 뜻한다(그림 14-18). 부정교합이 있을 경우 얼굴의 외모에도 영향을 미칠 뿐 아니라 저작기능에도 영향을 끼치게 된다. 상태에 따라 치열교정을 하거나, 골격성 부정교합이 있을 경우 수술적인 방법을 통하여 교정하게 된다. 부정교합의 경우 치아의 접촉면적이 줄어들게 되어 저작 효율이 떨어지게 된다.

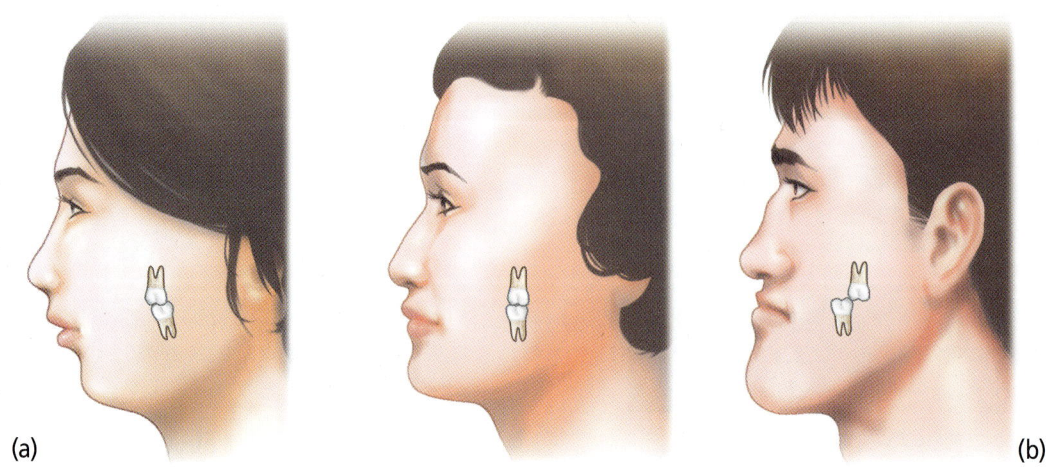

그림 14-18. 골격성 부정교합 (a) 하악후퇴증, (b) 하악전돌증

참고문헌

1. Peyron MA, Lassauzay C, Woda A. Effects of increased hardness on jaw movement and muscle activity during chewing of visco-elastic model foods. Exp Brain Res. 2002 Jan;142(1):41-51.
2. Mandel ID. The role of saliva in maintaining oral homeostasis. J Am Dent Assoc. 1989 Aug;119(2):298-304.
3. Navazesh M, Christensen C, Brightman V. Clinical criteria for the diagnosis of salivary gland hypofunction. J Dent Res. 1992 Jul;71(7):1363-9.
4. van der Bilt A. Assessment of mastication with implications for oral rehabilitation: a review. J Oral Rehabil. 2011 Jan 17;38(10):754-80.
5. Nozaki S, Iriki A, Nakamura Y. Localization of central rhythm generator involved in cortically induced rhythmical masticatory jaw-opening movement in the guinea pig. J. Neurophysiol. 1986 Apr;55(4):806-25.
6. Morimoto T, Inoue T, Masuda Y, Nagashima T. Sensory components facilitating jaw-closing muscle activities in the rabbit. Exp Brain Res. 1989;76(2):424-40.
7. Woda A, MISHELLANYA, Peyron MA. The regulation of masticatory function and food bolus formation. J Oral Rehabil. 2006 Nov;33(11):840-9.
8. Prinz JF, Lucas PW. An optimization model for mastication and swallowing in mammals. Proc. Biol. Sci. 1997 Dec 22;264(1389):1715-21.
9. van der Bilt A, Olthoff LW, Bosman F, Oosterhaven SP. The effect of missing postcanine teeth on chewing performance in man. Arch Oral Biol. 1993 May;38(5):423-9.
10. Dijkstra PU, Huisman PM, Roodenburg JLN. Criteria for trismus in head and neck oncology. Int J Oral Maxillofac Surg. 2006 Apr;35(4):337-42.
11. Khanna JN, Andrade NN. Oral submucous fibrosis: a new concept in surgical management. Report of 100 cases. Int J Oral Maxillofac Surg. 1995 Dec;24(6):433-9.
12. Magalhães IB, Pereira LJ, Marques LS, Gameiro GH. The influence of malocclusion on masticatory performance. Angle Orthod. 2010 Sep;80(5):981-7.

Chapter 15

인후두 질환에 대한 이해와 연하장애

| 권택균, 송창면 |

인두와 후두의 정상적인 기능은 연하에 있어 필수적이다. 인두는 연하 시 식괴가 통과하는 통로이며, 인두의 근육들이 조화를 이루어 식괴를 구강에서 식도로 넘어가도록 하며, 후두는 식괴의 통과 시 호흡기를 보호하는 역할을 한다. 인두와 후두의 다양한 양성 및 악성 질환이 연하장애를 일으킬 수 있다. 본 장에서는 연하장애를 일으킬 수 있는 인두와 후두의 흔한 양성 질환에 대해 알아보고자 한다.

I. 감염성 질환

감염성 질환은 인후두 질환 중 연하장애를 가장 흔히 일으키는 원인이다. 하지만 영구적인 연하장애를 일으키지는 않으며 폐쇄성 연하곤란이나 인두의 근육 기능 부전보다는 연하통을 발생시켜 일시적으로 연하곤란을 일으킨다.

1. 급성 편도염

β–용혈성 연쇄상구균, 포도상구균, 폐렴구균, Haemophilus등이 원인균으로 인후 건조감, 권태감, 발열, 연하통 및 연하곤란 등의 증상이 나타난다. 이학적 검사상 인두 편도의 비대 및 발적, 편도 표면을 덮고 있는 황백색의 삼출물 등의 소견이 보인다. 진단은 인후 배양 검사나 신속연쇄상구균항원시험 등을 이용하나 이학적 소견만으로 진단하기도 한다. 치료는 충분한 수분 섭취 및 휴식, 구강 청결 등이 중요하며, 진통제와 항생제를 투여한다. 페니실린이 일차 항생제로 추천되나 페니실린이 실패할 경우 amoxicillin–clavulanic acid, cephalosporin 등을 사용한다. 항생제는 10일간 사용하며, 화농성 합병증 및 류마티스열 발생을 줄여준다.

2. 급성 후두개염

B형 Haemophilus influenza가 가장 흔한 원인균이며, 폐렴구균이나 β–용혈성 연쇄상구균에 의해 발생하기도 한다. 3세 이상의 소아에서 많이 발생하고 성인에 비해 소아에서 기도폐쇄 증상이 심하다.

발열 및 발성장애, 연하통 및 연하곤란 등의 증상이 발생하며, 병이 진행되면서 호흡곤란이 발생한다. Muffled voice 또는 hot potato voice라고 특징적인 음성 변화를 동반한다. 문진과 이학적 검진을 통해 진단하며, 후두의 관찰 시 기도 폐쇄가 발생할 수 있으므로 기관절개술 등 응급 상황을 대비한 상태에서 검진을 해야 한다. 후두경 소견상 후두개의 발적 및 부종이 특징이다. 측경부 방사선 사진상 후두개가 엄지손가락 모양으로 보이는 thumb print 소견을 보인다.

치료는 기도 확보가 가장 중요하다. 초기에는 호흡곤란을 보이지 않으나 부종이 진행되면서 호흡 곤란이 점차 발생할 수 있으며, 기도 확보를 위하여 기관삽관이나 기관절개술을 시행한다. 기도 삽관 시 후두경이 후두덮개를 자극하지 않도록 유의한다. 부종을 완화시키기 위해 스테로이드를 사용할 수 있다. 항생제는 cefuroxime과 cefotaxime을 주로 사용한다.

II. 부식성 외상

부식성 외상의 산이나 염기 등 부식성 물질의 섭취나 열손상에 의해 발생한다. 부식성 물질 섭취 시 약 40%의 환자에서 후두 손상이 발생하고 후두의 열손상은 외상환자의 30%에서 발생한다. 인두의 손상은 식도의 손상보다는 적게 발생하며, 인두의 손상이 없다고 식도 손상을 배제할 수 없다. 염기의 섭취는 근육과 교원질, 지질을 액화시켜 시간이 지남에 따라 손상이 심해지지만, 산은 표면의 응고 괴사를 일으킨다. 어린이에서는 잘못 섭취하는 경우가 많지만 성인은 자살을 위해 섭취하는 경우가 많다.

부식성 후두 손상 환자는 최소한 24 시간 이상 기도 상태를 관찰해야 한다. 하지만 기도 삽관이나 기관절개술은 기도 협착을 유발하기 때문에 주의해야 한다. 기관내시경이나 식도경 등 내시경적 검사는 24시간 이내에 시행해야 하며, 그 이후에는 부종과 궤양으로 인해 병변의 악화를 초래할 수 있다.

부식성 외상의 인후두 후유증으로는 후두, 기관 및 인두의 협착 및 누공 형성, 음성장애 등이 있으며 인두의 협착에 대해서는 내시경적풍선확장술이나 피판성형술, 대장간치술(colon interposition) 등 수술적 방법으로 치료한다.

III. 인후두역류질환

인후두역류질환은 위산을 포함한 위 내용물이 인두 및 후두로 역류하여 발생하는 인후두의 만성 염증 및 점막의 손상을 유발하여 인두 이물감, 애성 및 인후통, 만성 기침, 연하곤란 등의 증상을 일으키는 질환으로 위식도 역류질환과는 구별된다. 인후두 역류질환과 위식도 역류질환은 몇 가지 차이를 보인다. 인후두 역류질환은 위식도 역류질환이 야간에 누운 자세에서 빈번한 것과는 달리 낮 시간에 바로 선 자세에서도 증상이 나타나며, 위식도 역류질환에서는 식도 운동장애나 식도 내 산 지연이 빈번한 것과는 달리 이러한 소견이 잘 나타나지 않는다.

인후두역류질환의 증상은 상부 호흡소화관의 구조물에 모두 영향을 미친다. 인두 이물감 및 만성 인두청소(throat clearing), 기침, 음성변화, 연하장애, 발작성 성문연축, 후비루 및 비폐색 등 후두 및 전체 인두의 증상을 유발시킨다. 위식도역류질환에서 흔한 속쓰림 및 흉골하 작열감 등은 동반이 되는 경우도 있으나 반드시 발생하지는 않는다.

1. 진단

인후두역류질환의 증상은 대부분 비특이적이며 환자의 증상의 중증도와 내시경 소견, 기타 검사 소견이 일치하지 않는 경우가 많아 진단이 쉽지 않다. 현재 사용되고 있는 진단 방법은 환자의 증상 지수, 후두내시경, 24시간 이중탐침산도검사, 식도조영검사, 식도내압검사, 임피던스검사, 식도내시경, 위내시경, 식도조영술, 음성분석, 경험적 약물 투여 등이다.

1) 역류증상지수(reflux symptom index)

역류증상지수는 환자의 증상 9가지(쉰 목소리, 목청소, 후비루, 연하장애, 식사 후 또는 누웠을 때 기침, 호흡곤란 또는 사래, 성가신 기침, 이물감, 흉부작열감)에 대하여 0점에서 5점 사이 점수를 매겨 이를 합산해 13점 이상이면 인후두역류질환을 의심해 볼 수 있다. 객관적 검사와의 상관관계에 대한 논란은 있으나 진단을 위한 추가 검사나 치료 반응 여부 등의 추적 검사에는 효과적이다.

2) 후두내시경 소견

흔한 후두내시경 소견으로는 성문하 부종, 후두실 폐쇄, 후두 발적 및 성대 부종, 후교련 비후, 후두 육아종 및 후두 내 객담 등이 있다. 이들 소견 또한 비특이적이며 주관적이라는 단점이 있다. 이를 체계화하기 위해 역류소견점수(reflux finding score)가 개발되었고, 이 점수와 타 검사 간의 유의성도 보고되었다. 하지만 이 또한 검사자 간, 검사자 내 신뢰도 문제와 위양성이 높다는 제한점이 있다.

3) 24시간 이중 탐침 산도 검사(24-hour double probe pH monitoring)

24시간 이중탐침검사는 인후두역류질환의 진단에 널리 사용되어 왔다. 탐침은 하인두와 식도 2군데에 위치하며, 하인두 탐침은 상부식도 괄약근 상부 2 cm에 위치시키는 것이 좋으며 식도 탐침의 산도가 떨어진 이후 근위부 탐침의 산도도 떨어지면 역류로 평가한다. 현재까지 개발된 검사 중 가장 신뢰도가 높다고 평가되지만, 위음성률도 50%로 높게 보고되며, 검사 자체가 환자에게 힘들기 때문에 인후두역류질환에서의 효용성에 대한 의문도 제기되고 있다.

4) 경험적 약물 투여

24시간 이중탐침검사는 비용 및 시행의 어려움 때문에 약물 치료의 반응을 보면서 진단하기 위한 시도가 많이 이루어지고 있다. 양성자펌프억제제(proton pump inhibitor, PPI)의 경험적 사용의 진단적 민감도 및 특이도는 27–89%, 14–73%로 일관적이지 못하다는 단점이 있으며, 무작위 이중 맹검 연구에서 PPI 사용군이 위약에 비해 유의한 호전이 없다는 보고가 많다. PPI는 산성 역류만을 억제해 주기 때문에 비산성 역류에 대한 진단은 불가능하다는 단점이 있다. 일반적으로 PPI를 하루에 2번, 1–3개월간 시도하나, 확립된 용량 및 기간은 없다.

2. 치료

인후두역류질환의 치료는 크게 생활습관 변경과 약물치료로 나뉜다. 수술적 치료도 일부에서 시행되나 흔하게 사용되지는 않는다.

생활습관 변경은 과량의 토마토나 오렌지 주스, 커피, 술, 박하 등 위산 역류를 조장할 수 있는 음식, 과식, 고지방식이 등을 피하도록 하며, 취침 전 식사하지 않도록 한다. 복압을 높일 수 있는 꽉 끼는 옷을 입거나, 식사 직후 바로 눕는 행위를 피하며 잘 때 머리를 높이는 것도 도움이 된다.

약물치료는 PPI가 가장 많이 쓰이고, 제산제나 위

장관 운동 개선제, H2수용체 차단제(H2-blocker), 위점막 보호제 등이 보조적으로 사용된다. 국내에는 omeprazole, lansoprazole, rabeprazole, pantoprazole, esomeprazole의 5가지 PPI가 시판되고 있다. 인후두역류질환에서 PPI는 증상이 뚜렷한 환자에서 4주간의 복용으로도 효과가 있으며, 하루 1회 복용보다는 2회 복용이 증상 개선에 효과적이다. 2개월 치료로도 호전이 없을 경우 4개월 동안 복용하였을 때 증상의 개선을 보이기도 한다. 아직 약물 투여의 표준 기간은 정해져 있지 않으나 복용 중단 후 증상의 재발이 빈번하기 때문에 재발을 막기 위해서는 장기간의 투여가 필요할 것으로 생각된다. 약물 투여 시 증상의 호전은 후두 내시경 소견의 호전보다 먼저 나타난다. PPI 사용 시에는 위산 분비의 변화로 인한 위액의 산도 감소로 다른 약물의 위장관 흡수에 영향을 미칠 수 있으며, 소화관과 간에서 CYP 동종효소에 경쟁 결합으로 PPI나 다른 약물의 대사에 영향을 줄 수 있다. 제산제나 위장관 운동 개선제는 증상이 경미한 환자나 PPI 사용 시 보조적으로 사용할 수 있다. 최근에는 PPI 대신 국내에서 개발한 새로운 계열의 칼륨 경쟁적 위산분비 억제제(potassium-competitive acid blocker, P-CAB) 약물이 사용되기도 한다. 현재 국내에 시판되는 P-CAB은 tegoprazan, fexuprazan이다. H2 수용체 차단제도 PPI와 같이 위산의 분비를 억제하나 PPI보다 효과가 떨어지기 때문에 단독으로 사용은 권유되지 않으며, PPI와 H2 수용체 차단제의 병용 요법이 PPI 단독 요법보다 효과적이기 않기 때문에 PPI와의 병용 요법도 추천되지 않는다. PPI 사용 시 H2 수용체 차단제를 야간에 복용할 경우 수면중 위산 과다 분비로 인한 기상 후 증상을 호전시킬 수 있다는 보고가 있어 야간 및 아침 증상이 있을 경우 H2 수용체 차단제가 도움이 될 수도 있다. PPI 또는 P-CAB 투여 후 바로 약을 끊지 않고 H2 수용체 차단제를 투여한 뒤 약물을 종료하는 step-down 치료방법이 효과적이다.

인후두역류질환에서 연하장애가 발생하는 원인은 정확히 밝혀지지는 않았으나 역류로 인하여 윤상인두근을 비롯한 상부 식도 괄약근의 연축에 의해 발생하는 것으로 생각되며, 인후두역류로 인하여 인두의 감각이 떨어짐으로 인해 연하곤란이 발생하는 것으로 생각되기도 한다. 식도의 입구부와 하인두의 부종과 발적으로 인해 통증이 발생하여 연하장애가 발생하기도 한다.

IV. 인두식도게실

인두식도게실(젠커 게실; pharyngoesophageal diverticulum, Zenker's diverticulum)은 내압성 가성 게실의 하나로 킬리안 삼각으로 알려진 윤상인두근과 하인두 수축근의 사이의 근육이 약화된 부분으로 하인두 점막이 돌출되는 질환을 말한다. 인두식도게실의 발생원인은 정확히 알려지지는 않았으나 인두 근육이 해부학적으로 약한 부위가 존재하면서 상부식도 괄약근의 장애가 있어 발생하거나, 윤상인두근의 과수축이나 윤상인두근과 인두근육 부조화적 수축에 의해 발생한다고 생각된다. 젠커 게실은 식도의 후방부로 돌출되는 점이 윤상인두근의 하외측으로 돌출되는 Killian-Jamieson 게실과 구분된다.

60세에서 70세 사이에 호발하며, 남성이 여성보다 2-3배 많이 발생한다. 점차 진행하는 연하곤란이 가장 흔한 증상이며, 식사 후 몇 시간이 지나서도 발생하는 음식물의 역류나 음식 삼킬 때 소리가 나는 것도 인두식도게실을 의심할 수 있는 증상이다. 식도 및 인두 이물감, 애성 등도 발생하며 시간이 지나면서 점진적으로 진행한다. 게실 내 저류된 음식물에 의해 흡인이 나타날 수 있으며 게실이 커지면서 식도를 눌러 연하곤란이 심해진다. 이학적 검진상 특이 소견 없는 경우가 많으며 일부 환자에서는 복명감을 느낄 수 있다. 식도 조영술이나 CT등 방사선 검사를 통해 진단할 수 있다. 젠커 게실은 식도의 후방으로 돌출되기 때문에 초음파에서는 잘 보이지 않을 수 있으나, Killian-Jamieson 게실은 기관의 전외측으로 발생하기 때문에 초음파에서 더 잘 관찰된다.

증상이 없는 게실은 특별한 치료가 필요 없다. 증상이 있는 게실은 반복적 흡인을 유발하며, 연하곤란이 동반되기 때문에 노인환자들의 건강에 치명적이기 때문에 치료가 필요하다. 수술은 경부 절개를 통해 시행하거나 내시경을 이용하기도 한다. 경부 절개를 이용한 수술은 게실 전체를 없애 주는 게실절제술이나 게실을 주위 조직에서 분리하여 게실을 척추앞근막(prevertebral fascia)에 고정하여 음식물이 고이지 않게 하는 게실고정술을 한다. 수술 시 게실의 원인이라고 생각되는 윤상인두근의 과수축을 호전시키기 위해 윤상인두근 절제술도 함께 시행하며, 작은 게실의 경우 윤상인두근 절제술만으로도 치료가 가능하기도 하다. 내시경적 수술은 식도와 게실의 공통된 벽을 잘라 게실에 음식물이 고이지 않게 해주는 게실절개술(diverticulostomy)로 레이저나 전기소작기를 이용하거나 초음파 절삭기를 절단하며, 절단된 점막을 실이나 봉합기(stapler)를 봉합한다. 식도와 게실의 중격의 점막과 근육을 모두 자르는 방법과 점막은 살리면서 점막하 터널을 통한 중격 근육절제술을 시행하는 peroral endoscopic myotomy (POEM) 방법이 있다.

V. 성대 마비

성대마비는 일반적으로 반회후두신경의 손상으로 인하여 성대의 움직임이 저하 또는 움직이지 않는 것을 의미한다. 일측성과 양측성 모두 발생할 수 있으며, 성대마비의 원인은 원인 미상, 외상성, 종양, 신경학적 질환 등 다양하다(표 15-1).

표 15-1 Etiology of vocal fold paralysis

Idiopathic	
Trauma	Iatrogenic Thyroidectomy, Anterior approach to cervical spine, Thoracic surgery(esophagus, lung and heart), skull base surgery, Tracheal surgery Endotracheal intubation Non-iatrogenic Bunt/Penetrating neck injury
Infection	Herpes zoster virus, Herpes simplex virus, Epstein-Barr virus Encephalitis, Poliencephalitis, Tuberculosis
Tumor	Malignant tumors Thyroid, lung, esophagus, larynx, hypopharynx, mediastinum Tumors involving skull base Neurogenic tumors Vagal neurilemmoma, paraganglioma
Neurologic causes	Central nervous system Ischemic brain damage including stroke Arnold-Chiari malformation Parkinson disease Hydrocephalus Head trauma Neuromuscular disease Myasthenia gravis Multiple sclerosis Amyotrophic lateral sclerosis Guillain-Barre syndrome
Others	Mediastinal irradiation Cervical spine osteophyte Diabetic neuropathy

일측성 성대마비의 주요 증상은 음성이 약해지며 기식성, 노력성 발성을 하게 되며 음성 피로가 쉽게 발생한다. 성대 마비에 의해 성대 폐쇄가 완전하지 않게 이루어지면 연하 시 음식물이 기도로 흡인되면서 연하곤란이 발생한다. 성대의 불완전 폐쇄뿐 아니라 후두 및 인두의 감각 소실도 연하곤란을 일으키는 원인이다.

성대마비의 진단은 후두내시경을 통해 일측 또는 양측 성대가 움직이지 않는 것을 관찰하면서 진단한다. 성대 마비가 외상이나 기관삽관 후 발생하였다면 성대 마비가 아닌 피열연골(arytenoid cartilage)의 아탈구로 인한 성대고정인지를 감별해야 하며, 후두근 근전도와 전신마취 하 피열 연골 촉진으로 감별한다. 성대마비를 일으킬 수 있는 기저 질환이나 수술력이 없다면 내시경을 포함한 이비인후과적 신체검진과 두개저에서 종격동까지의 전산화 단층촬영, 흉부 방사선 검사 등을 시행하여 원인을 찾기 위해 노력해야 한다.

성대마비의 치료는 성대 간극을 줄여 음성과 흡인의 호전을 목표로 한다. 음성 치료와 연하 시 턱당기기 머리 돌리기 등 자세 및 재활치료가 일차적으로 시행된다. 중재적 시술로는 성대 주입술, 갑상성형술 등이 사용된다.

성대주입술(injection laryngoplasty)은 성대에 인공물질을 주입하여 성대 간극을 줄여주는 방법이다. 주입물질로는 히알루론산(hyaluronic acid gel partilcles)과 칼슘 하이드록시아파타이트(calcium hydroxylapatite), 자가지방, Gelfoam 등이 있으며 히알루론산과 칼슘 하이드록시아파타이트가 널리 사용된다. 히알루론산은 약 4-6개월 정도 지속되며 칼슘 하이드록시아파타이트는 1년 이상 지속된다. 주입 방법은 국소마취 하에서 굴곡성 비인두경이나 강직형 후두 내시경으로 성대를 관찰하면서 경구 또는 경피적으로 주입하며, 경피적 방법에는 경갑상설골막 접근, 경갑상연골 접근, 경윤상갑상막 접근법 등이 있다. 환자가 협조가 힘든 경우 전신마취로 시행한다. 성대주입술은 수술 후 발생한 성대마비 환자에서 수술 직후에도 쉽게 시행할 수 있으며, 흡인성 폐렴을 줄이고 식이재활을 빨리 하도록 도와주어 재원 기간을 줄여준다. 또한 갑상성형술과는 달리 마비된 성대가 호전될 것으로 예상되어도 사용할 수 있다.

갑상성형술은 갑상연골 내측에 실리콘이나 goretex 등을 삽입하며 마비된 성대의 위치를 내측으로 이동시켜주는 술식이다. 일측성 성대마비를 가진 환자에서 시행한다. 국소마취 하에서 경부 절개를 통해 갑상연골을 노출시키며, 연골에 작은 창을 낸 후 갑상연골과 갑상연골막 사이를 박리하여 이식물을 삽입한다. 이식물의 삽입량과 성대의 위치는 내시경 소견 및 환자의 발성을 듣고 결정한다. 성대 후방부의 성문 접촉이 불충분한 경우 피열연골의 근육돌기에 봉합실을 이용하여 측윤상피열근이나 갑상피열근의 방향으로 당겨서 고정하는 피열연골내전술(arytenoid adducsion)을 이용하면 효과적인 음성 호전을 가져올 수 있다.

VI. 윤상인두연하장애

윤상인두근은 상부식도괄약근을 구성하는 근육으로 하인두의 가장 아래에 위치한다. 안정 시에는 기본 긴장도를 유지하고 수축된 상태로 있다가 연하 시에는 수축과 이완을 한다. 수축은 식도로 공기가 유입되는 것과 음식물이 역류되는 것을 막아주며, 식괴가 통과하기 직전 이완되어 식괴가 식도로 넘어가도록 한다. 윤상인두근은 인두신경총과 반회후두신경의 지배를 받는다.

윤상인두근의 기능장애는 윤상인두근의 이완 실패 또는 부분적 이완, 인두식도 운동의 부조화 및 상부식도 괄약근의 순응도 감소 등에 의해 발생할 수 있으며 이들의 원인으로는 특발성, 중추성 또는 말초성 신경 장애, 근육 장애 및 위식도 역류, 두경부 수술이나 방사선, 고령 등이다.

윤상인두근 기능장애의 가장 좋은 검사는 비디오 투시 연하검사이다. 윤상인두 기능장애를 가진 환자의 측면 영상에서는 특징적인 윤상인두띠(cricopharyngeal bar)를 바륨을 삼키는 과정에서 볼 수 있다. 하지만 모든 환자에서 이러한 소견이 보이는 것은 아니며 윤상인두근이 이완이 잘 되지 않고 이상와에 잔여물과 기도로의 흡인 등의 소견도 나타난다. 최근에는 비디오 투시연하검사 대신 내시경연하검사를 시행하는데, 이상와에 침이나 음식물이 고이면 윤상인두 연하장애를 의심할 수 있다.

인두와 윤상인두근의 근전도도 진단에 도움을 준다. 하인두 괄약근과 윤상인두근의 근전도를 동시에 기록하여 두 근육의 수축과 이완이 조화롭게 나타나는지 확인한다. 하인두 괄약근의 수축과 윤상인두근의 이완의 동기성(synchronism)이 없거나 연하 시 윤상인두근의 전기적 운동성 감소가 나타나지 않는다면 윤상인두근 장애를 시사한다. 인두 내압검사를 통해 식괴 내압을 측정하여 상부식도 괄약근을 기준으로 내괴내압이 상승해 있다면 윤상인두 기능장애를 의심할 수 있다.

윤상인두 기능장애의 치료는 윤상인두근 보톡스 주사와 윤상인두근 절개술이 사용되며, 윤상인두근이 기능을 억제시켜 식괴의 통과가 용이하도록 한다. 다른 연하장애 없이 윤상인두근의 단독 장애일 때 효과가 좋다.

윤상인두근 보톡스 주사는 다양한 방법으로 가능하다. 전신마취 하에서 강직직달후두경을 윤상연골 뒤로 삽입한 뒤 직접 윤상인두근을 보면서 주입하는 방법이 가장 먼저 개발되었다. 이 방법은 근육을 직접 보면서 주입하기 때문에 근전도 기계 없이 가능하며, 주변 근육에 영향이 적은 것이 장점이다. 굴곡성 내시경을 이용하여 전신마취 없이 주사하거나, 근전도 유도, CT 유도나 투시영상 유도 하에서 주사하기도 한다. 주사의 효과는 1주일 정도 지난 후부터 나타나기 시작하며 3–6개월 정도 지속된다. 합병증으로는 후두 근육에 영향을 미쳐 성대마비를 유발하거나, 상부식도괄약근이 약해져 위산역류가 발생할 수 있다.

윤상인두근 절개술은 효과가 지속된다는 장점이 있다. 전신마취 하에서 강직직달후두경을 삽입한 뒤 윤상인두근의 후방을 정중선을 따라 척추 전방의 지방조직이 노출될 때까지 전층을 절개한다. 절개는 레이저나 전기소작기를 이용한다. 내시경적 접근이 어려울 경우 경경부 접근을 통해 인두와 상부식도를 노출시킨 후 점막을 남기고 근육의 전층을 절개한다. 내시경적 방법의 합병증으로는 종격동염이 가장 흔하고, 경경부 접근은 반회후두신경손상과 식도 및 인두 천공이 발생할 수 있다.

VII. 맺음말

연하장애를 유발하는 양성 인후두 질환에 대해서 알아보았다. 여기에 언급된 질환 외에도 다양한 인후두 질환이 연하장애를 유발하지만, 대표적인 몇 가지에 대해서 기술하였으며, 이 질환들에 대한 이해는 연하장애 환자를 치료하는 의사 및 치료사에게 매우 중요할 것으로 생각한다.

참고문헌

1. Arevalo-Silva C, Eliashar R, Wohlgelernter J, Elidan J, Gross M. Ingestion of caustic substances: a 15-year experience. Laryngoscope. 2006;116:1422-6.
2. Atkinson SI, Rees J. Botulinum toxin for cricopharyngeal dysphagia: case reports of CT guided injection. J Otolaryngol. 1997;26:273-6.
3. Aviv JE, Liu H, Parides M, Kaplan ST, Close LG. Laryngopharyngeal sensory deficits in patients with laryngopharyngeal reflux and dysphagia. Ann Otol Rhinol Laryngol. 2000;109:1000-6.
4. Belafsky PC, Postma GN, Amin MR, Koufman JA. Symptoms and findings of laryngopharyngeal reflux. Ear Nose Throat J. 2002;81:10-3.
5. Belafsky PC, Postma GN, Koufman JA. Laryngopharyngeal reflux symptoms improve before changes in physical findings. Laryngoscope. 2001;111:979-81.
6. Belafsky PC, Postma GN, Koufman JA. Validity and reliability of the reflux symptom index (RSI). J Voice. 2002;16:274-7.
7. Blitzer A, Brin MF. Use of botulinum toxin for diagnosis and management of cricopharyngeal a chalasia. Otolaryngol Head Neck Surg. 1997;116:328-30.
8. Book DT, Rhee JS, Toohill RJ, Smith TL. Perspectives in laryngopharyngeal reflux: an international survey. Laryngoscope. 2002;112:1399-406.
9. Bove MJ, Rosen C. Diagnosis and management of laryngopharyngeal reflux disease. Curr Opin Otolaryngol Head Neck Surg. 2006;14:116-23.
10. Chang CY, Payyapilli RJ, Scher RL. Endoscopic staple diverticulostomy for Zenker's diverticulum: review of literature and experience in 159 consecutive cases. Laryngoscope. 2003;113:957-65.
11. Chang H, Ahn Y, Lim YS, Hah JH, Sung M-W, Kim KH, et al. Role of Temporary Injection Laryngoplasty in Acute Unilateral Vocal Fold Paralysis with Aspiration. Korean J Otorhinolaryngol-Head Neck Surg. 2009;52:237-41.
12. Corsi PR, de Freitas AL, Viana Ade T, Frimm CE, Gagliardi D. [Cricopharyngeal dysfunction]. Arq Gastroenterol. 1997;34:217-21.
13. Delahunty JE, Margulies SI, Alonso WA, Knudson DH. The relationship of reflux esophagitis to pharyngeal pouch (Zenker's diverticulum) formation. Laryngoscope. 1971;81:570-7.
14. DelGaudio JM, Waring JP. Empiric esomeprazole in the treatment of laryngopharyngeal reflux. Laryngoscope. 2003;113:598-601.
15. Eherer AJ, Habermann W, Hammer HF, Kiesler K, Friedrich G, Krejs GJ. Effect of pantoprazole on the course of reflux-associated laryngitis: a placebocontrolled double-blind crossover study. Scand J Gastroenterol. 2003;38:462-7.
16. El-Serag HB, Lee P, Buchner A, Inadomi JM, Gavin M, McCarthy DM. Lansoprazole treatment of patients with chronic idiopathic laryngitis: a placebocontrolled trial. Am J Gastroenterol. 2001;96:979-83.
17. Fama AF, Moore EJ, Kasperbauer JL. Harmonic scalpel in the treatment of Zenker's diverticulum. Laryngoscope. 2009;119:1265-9.
18. Feussner H, Siewert JR. Zenker's diverticulum and reflux. Hepatogastroenterology. 1992;39:100-4.
19. Ford CN. Evaluation and management of laryngopharyngeal reflux. JAMA. 2005;294:1534-40.
20. Gerber MA, Markowitz M. Management of streptococcal pharyngitis reconsidered. Pediatr Infect Dis. 1985;4:518-26.
21. Gumaste VV, Dave PB. Ingestion of corrosive substances by adults. Am J Gastroenterol. 1992;87:1-5.
22. Haapaniemi JJ, Laurikainen EA, Pulkkinen J, Marttila RJ. Botulinum toxin in the treatment of cricopharyngeal dysphagia. Dysphagia. 2001;16:171-

5.

23. Habermann W, Kiesler K, Eherer A, Friedrich G. Short-term therapeutic trial of proton pump inhibitors in suspected extraesophageal reflux. J Voice. 2002;16:425-32.
24. Hondo FY, Maluf-Filho F, Giordano-Nappi JH, Neves CZ, Cecconello I, Sakai P. Endoscopic treatment of Zenker's diverticulum by harmonic scalpel. Gastrointest Endosc. 2011;74:666-71.
25. Hunt PS, Connell AM, Smiley TB. The cricopharyngeal sphincter in gastric reflux. Gut. 1970;11:303-6.
26. Ishioka S, Sakai P, Maluf Filho F, Melo JM. Endoscopic ncision of Zenker's diverticula. Endoscopy. 1995;27:433-7.
27. Johnson LF, DeMeester TR. Evaluation of elevation of the head of the bed, bethanechol, and antacid form tablets on gastroesophageal reflux. Dig Dis Sci. 1981;26:673-80.
28. Kairys SW, Olmstead EM, O'Connor GT. Steroid treatment of laryngotracheitis: a meta-analysis of the evidence from randomized trials. Pediatrics. 1989;83:683-93.
29. Kamel PL, Hanson D, Kahrilas PJ. Omeprazole for the treatment of posterior laryngitis. Am J Med. 1994;96:321-6.
30. Karkos PD, Wilson JA. Empiric treatment of laryngopharyngeal reflux with proton pump inhibitors: a systematic review. Laryngoscope. 2006;116:144-8.
31. Keh SM, Onyekwelu N, McManus K, McGuigan J. Corrosive injury to upper gastrointestinal tract: Still a major surgical dilemma. World J Gastroenterol. 2006;12:5223-8.
32. Kelchner LN, Horne J, Lee L, Klaben B, Stemple JC, Adam S, et al. Reliability of speech-language pathologist and otolaryngologist ratings of laryngeal signs of reflux in an asymptomatic population using the reflux finding score. J Voice. 2007;21:92-100.
33. Khoury RM, Camacho-Lobato L, Katz PO, Mohiuddin MA, Castell DO. Influence of spontaneous sleep positions on nighttime recumbent reflux in patients with gastroesophageal reflux disease. Am J Gastroenterol. 1999;94:2069-73.
34. Koufman JA. The otolaryngologic manifestations of gastroesophageal reflux disease (GERD): a clinical investigation of 225 patients using ambulatory 24-hour pH monitoring and an experimental investigation of the role of acid and pepsin in the development of laryngeal injury. Laryngoscope. 1991;101:1-78.
35. Kuhn FA, Bent JP, 3rd. Zenker's diverticulotomy using the KTP/532 laser. Laryngoscope. 1992;102:946-50.
36. Kwon TK, Buckmire R. Injection laryngoplasty for management of unilateral vocal fold paralysis. Curr Opin Otolaryngol Head Neck Surg. 2004;12:538-42.
37. Lawson G, Remacle M. Endoscopic cricopharyngeal myotomy: indications and technique. Curr Opin Otolaryngol Head Neck Surg. 2006;14:437-41.
38. Masaany M, Marina MB, Sharifa Ezat WP, Sani A. Empirical treatment with pantoprazole as a diagnostic tool for symptomatic adult laryngopharyngeal reflux. J Laryngol Otol. 2011;125:502-8.
39. Merati AL, Bielamowicz SA. Textbook of laryngology. San Diego: Plural Pub., 2007.
40. Mesallam TA, Stemple JC, Sobeih TM, Elluru RG. Reflux symptom index versus reflux finding score. Ann Otol Rhinol Laryngol. 2007;116:436-40.
41. Moerman MB. Cricopharyngeal Botox injection: indications and technique. Curr Opin Otolaryngol Head Neck Surg. 2006;14:431-6.
42. Morales-Divo C, Jecker P, Lippert B, Mann WJ. [Extraesophageal reflux in patients suffering from Zenker's diverticulum]. HNO. 2007;55:546-50.
43. Noordzij JP, Khidr A, Desper E, Meek RB, Reibel

JF, Levine PA. Correlation of pH probe-measured laryngopharyngeal reflux with symptoms and signs of reflux laryngitis. Laryngoscope. 2002;112:2192-5.

44. Ours TM, Fackler WK, Richter JE, Vaezi MF. Nocturnal acid breakthrough: clinical significance and correlation with esophageal acid exposure. Am J Gastroenterol. 2003;98:545-50.

45. Park W, Hicks DM, Khandwala F, Richter JE, Abelson TI, Milstein C, et al. Laryngopharyngeal reflux: prospective cohort study evaluating optimal dose of proton-pump inhibitor therapy and pretherapy predictors of response. Laryngoscope. 2005;115:1230-8.

46. Postma GN. Ambulatory pH monitoring methodology. Ann Otol Rhinol Laryngol Suppl. 2000;184:10-4.

47. Qadeer MA, Phillips CO, Lopez AR, Steward DL, Noordzij JP, Wo JM, et al. Proton pump inhibitor therapy for suspected GERD-related chronic laryngitis: a meta-analysis of randomized controlled trials. Am J Gastroenterol. 2006;101:2646-54.

48. Qadeer MA, Swoger J, Milstein C, Hicks DM, Ponsky J, Richter JE, et al. Correlation between symptoms and laryngeal signs in laryngopharyngeal reflux. Laryngoscope. 2005;115:1947-52.

49. Ramasamy K, Gumaste VV. Corrosive ingestion in adults. J Clin Gastroenterol. 2003;37:119-24.

50. Richter JE, Castell DO. Drugs, foods, and other substances in the cause and treatment of reflux esophagitis. Med Clin North Am. 1981;65:1223-34.

51. Schneider I, Thumfart WF, Pototschnig C, Eckel HE. Treatment of dysfunction of the cricopharyngeal muscle with botulinum A toxin: introduction of a new, noninvasive method. Ann Otol Rhinol Laryngol. 1994;103:31-5.

52. Shaw GY. Application of ambulatory 24-hour multiprobe pH monitoring in the presence of extraesophageal manifestations of gastroesophageal reflux. Ann Otol Rhinol Laryngol Suppl. 2000;184:15-7.

53. Simpson CB, Rosen CA. Operative techniques in laryngology. Berlin: Springer, 2008.

54. Tieu BH, Hunter JG. Management of cricopharyngeal dysphagia with and without Zenker's diverticulum. Thorac Surg Clin. 2011;21:511-7.

55. Tobin JM, McCloud P, Cameron DJ. Posture and gastro-oesophageal reflux: a case for left lateral positioning. Arch Dis Child. 1997;76:254-8.

56. Tringali S, Pierrillas P, Ceruse P, Dubreuil C. [Endoscopic staple diverticulostomy for Zenker's diverticulum]. Ann Otolaryngol Chir Cervicofac. 2008;125:128-33.

57. Verhaegen VJ, Feuth T, van den Hoogen FJ, Marres HA, Takes RP. Endoscopic carbon dioxide laser diverticulostomy versus endoscopic staple-assisted diverticulostomy to treat Zenker's diverticulum. Head Neck. 2011;33:154-9.

58. Wada T, Sasaki M, Kataoka H, Ogasawara N, Kanematsu T, Tanida S, et al. Gastroesophageal and laryngopharyngeal reflux symptoms correlate with histopathologic inflammation of the upper and lower esophagus. J Clin Gastroenterol. 2009;43:249-52.

59. Wo JM, Grist WJ, Gussack G, Delgaudio JM, Waring JP. Empiric trial of high-dose omeprazole in patients with posterior laryngitis: a prospective study. Am J Gastroenterol. 1997;92:2160-5.

60. Xue S, Katz PO, Banerjee P, Tutuian R, Castell DO. Bedtime H2 blockers improve nocturnal gastric acid control in GERD patients on proton pump inhibitors. Aliment Pharmacol Ther. 2001;15:1351-6.

61. Zaninotto G, Marchese Ragona R, Briani C, Costantini M, Rizzetto C, Portale G, et al. The role of botulinum toxin injection and upper esophageal sphincter myotomy in treating oropharyngeal dysphagia. J Gastrointest Surg. 2004;8:997-1006.

62. Zucconi M, Strambi LF, Pestalozza G, Tessitore E,

Smirne S. Habitual snoring and obstructive sleep apnea syndrome in children: effects of early tonsil surgery. Int J Pediatr Otorhinolaryngol. 1993;26:235-43.

Chapter 16

두경부암 치료 후 연하장애

| 선동일, 남인철 |

두경부암은 전체 암 중에서 여섯 번째로 흔하게 발생하며, 전체 종양의 약 2.8% 정도를 차지하고 매년 650,000명의 새로운 환자가 발생한다. 두경부 영역은 해부학적 구조가 복잡하고 종양이 침범하는 부위가 생리적으로 중요한 역할을 하기 때문에, 치료의 목적이 단지 생존율을 올리는 것뿐 아니라 기관의 기능을 보존하는 데에도 초점을 맞추어야 한다. 두경부암 환자에서의 연하장애는 질병 자체에 의해서도 발생할 수 있지만 대개 치료로 인한 합병증으로 인하여 발생하므로, 이를 예측하고 가능한 최소화하려는 노력이 필요하다. 두경부암 환자는 치료로 인해 호흡 및 위 장관의 다양한 기능에 문제가 일어나지만, 그중에서도 연하장애가 발성과 호흡 등과 같은 다른 기능장애에 비해 훨씬 큰 영향을 끼치는 것으로 알려져 있다. 심각한 연하장애는 영양실조, 탈수, 흡인성 폐렴을 일으켜 치료의 순응도나 치료 후의 회복에 심각한 악영향을 미칠 수 있고, 장기적으로 지속될 경우 환자의 사회 생활에 지장을 주고 삶의 질을 저하시키며, 영양학적 균형을 깨뜨리게 된다. 현재까지 두경부암 환자의 연하장애를 해결하기 위해 다양한 방법의 재활치료, 항암방사선 치료의 독성을 줄이기 위한 강도 변조 방사선치료(intensity modulated radiation therapy, IMRT)의 개발, 예방적 연하 훈련 등의 다양한 노력이 있어왔다. 하지만, 여전히 진단 당시 약 2/3의 환자가, 그리고 치료 후에는 약 75%의 환자가 연하장애를 겪고 있다. 두경부암 중에서도 특히 인두암 환자에서 치료 후 연하장애가 발생할 가능성이 높으며, 최근 인간유두종 바이러스(HPV)에 의한 구인두암 환자의 증가세로 인해 연하장애를 겪는 두경부암 환자가 점차 증가할 것으로 예상된다. 특히 인간유두종 바이러스 연관 구인두암의 경우 기존의 고식적인 두경부암에 비해 비교적 젊은 환자가 걸리고 생존율이 높아, 치료 후에도 장기간 생존하게 된다. 따라서 암의 치료에 맞춰졌던 초점이 점차 삶의 질, 특히 정상적인 연하기능으로 옮겨가고 있다. 이러한 점을 반영하듯 미국 이비인후과학회에서도 두경부암 환자의 연하장애의 치료에 대한 전문가 합의 내용을 발표한 바 있다. 이 발표에 따르면 환자의 나이가 많거나 영양실조 상태인 경우, 치료 전 이미 연하장애가 있는 경우, 시골 지역에 거주할 경우, 알코올 중독자, 치매, 뇌신경 장

애가 있는 경우 치료 후 연하장애가 발생할 가능성이 높다고 한다. 이외에도 종양이 재발하거나 진행된 경우, 특히 하인두 병변일 경우에도 발생 가능성이 높으며, 치료와 관련하여 기관절개술을 하거나, 항암 방사선 동시치료를 한 경우에도 연하장애의 위험성이 높다고 하였다. 따라서 이러한 위험 요인을 가진 환자에 대해서는 연하 기능 및 영양 상태에 대해 지속적으로 관찰하고, 특히 치료 전 연하 기능에 대한 평가를 하고 유관 분야에 적절한 의뢰를 하는 것이 중요함을 강조하였다.

두경부암 환자들은 수술, 방사선 치료, 항암 치료 혹은 이 세 가지의 병합 요법으로 치료를 받게 되며, 이러한 치료 후에는 대부분의 환자에서 어느 정도의 연하장애가 나타난다. 수술의 경우, 안전연(safety margin) 확보를 위해 종양뿐만 아니라 종양 주위의 근골격 및 연조직을 포함하여 제거할 필요가 있으므로 상부 호흡기 및 소화기계의 구조적 변형이 불가피하므로, 수술 후에 연하장애가 흔하게 발생할 수밖에 없다. 종양의 위치, 종양의 크기, 절제 범위, 재건 방법에 따라 연하의 4단계 중 어느 단계에서도 다양한 장애가 나타날 수 있으며, 특히 인두 통과 시간(pharyngeal transit time)이 지연되고 흡인이 자주 발생하는 문제가 있다. 방사선 치료 후에는 해부학적 구조물들은 비교적 잘 보존되지만, 구강과 구인두 점막 및 근육 조직에 광범위한 섬유화를 포함한 여러 변화가 발생하여 심각한 기능적 장애가 나타날 수 있다. 최근 두경부암의 초기 치료로 많이 사용되고 있는 항암 방사선 병합요법은 수술에 비해 해부학적 구조물들을 잘 보존하는 장점이 있다고 알려져 있지만, 실제로 보존된 구조물이 정상적인 기능을 보이는 경우는 많지 않은 실정이다.

이처럼 치료 방법에 상관없이 두경부암의 치료 후 연하장애가 발생할 가능성이 높으므로, 환자들에 대한 적절한 스크리닝이 중요하다. 최근에는 두경부암 진단 후 치료 개시 전에 연하장애에 대한 선별검사를 시행할 것을 권유하는 추세이며, 이를 통해 환자 연하 기능에 대한 기본값을 확보하여 향후 치료 방침을 정하는데 참고할 수 있다. 연하장애를 스크리닝하고 진단하는 방법으로 내시경연하검사(flexible endoscopic evaluation of swallowing, FEES)와 비디오투시연하검사(videofluoroscopic swallow study, VFSS)를 주로 사용한다. 이 방법을 이용하여 치료 전에 연하곤란을 갖고 있는 환자나 연하장애 발생의 위험이 높은 환자에게 치료 전 검사를 권장하는 추세이다.

I. 수술적 치료에 의한 연하장애

1. 절제 부위별 연하장애

1) 구강 및 구인두암 수술

구강과 구인두암 수술 후 발생하는 연하장애는 대개 결손부의 크기에 의해 결정되지만, 절제 영역에 포함되는 해부학적 구조물에 따라서도 다양하게 나타날 수 있다. 결손부위는 적절한 국소피판이나 유리피판을 이용하여 재건을 하지만, 재건된 조직이 능동적인 움직임을 갖지 않으며, 감각이 떨어져 있어서 원래 조직이 갖는 복잡한 연하기능을 완벽하게 재현할 수는 없다.

구강설(oral tongue)과 설기저부(base of tongue)는 구강과 구인두의 해부학적 구획 중에서 연하에 가장 영향을 크게 미치는 부위라고 할 수 있다. 혀는 구강준비기(oral preparation phase)에 외회전 운동을 하여 음식물의 저작 및 조절에 관여하며, 구강기(oral phase)에는 설첨부에서 수축을 시작하여 후방으로 진행하며 혀의 측면부는 상악의 치조능에 밀착하여 식괴를 구강에서 인두로 보내는데 중요한 역할을 한다. 따라서 연하장애는 혀의 절제범위 및 위치에 따라 다양하게 나타날 수 있다. 종양의 크기나 위치에 따라 전 설절제술(total glossectomy)을 하거나 구강설 혹은 설기저부의 일부만 절제할 수 있다. 구강설의 일부만 절제한 경우에는 구강 준비기와 구강기에만 영향을 주며, 장애의 정도는 절제 부위의 크기와 밀접한 관련이 있다. 설기저부의 일부를 절제하거나 구강설의 후방부를 절제하면 인두기(pharyngeal phase)에 주로 장애가 발생할 수 있다. 장애의 정도는 설기저부 절제 부위의 크기가 클수록 심해지며, 구강설에 비해 설기저부의 절제가 연하에 더 큰 영향을 미친다. 구강설의 25-50% 이하의 결손은 일차봉합을 하여도 비교적 기능상 문제가 없으며, 연하 및 발음 장애는 매우 미약하게 일시적으로 나타난다. 이는 주로 수술 후 발생하는 부종과 관련되어 나타나므로, 대개의 경우 장기 추적 관찰하면 호전된다. 하지만, 절제 후 잔여 구강설을 구강저나 협부에 봉합을 하면 혀의 운동성이 떨어지고 운동 범위가 좁아져 발음 및 연하장애를 악화시킬 수 있으므로 주의해야 한다. 구강설을 50% 이상 절제하면 구강기가 연장될 수 있으며, 특히 점도가 높은 음식물을 삼킬 때에 더욱 심해진다. 25-50% 이상의 설기저부를 포함하여 절제하는 경우 심각한 연하장애와 흡인이 발생할 수 있으며 구강준비기, 구강기뿐만 아니라 인두기도 연장이 된다. 일부 연구에 의하면, 구강설과 설 기저부를 50% 이상 광범위하게 절제한 경우에 환자의 나이가 수술 후 연하기능 회복에 있어 중요한 요소라고 보고되기도 하였다. 즉, 광범위한 절제가 일어난 경우 고령일 경우 술 후 연하기능이 심각하게 저하되며, 더 오랜 기간의 연하재활이 필요하다고 할 수 있다. 그 밖에도 수술 관련 합병증이 동반된 경우, 설기저부와 연구개가 동시에 절제 범위에 포함된 경우에 연하재활에 악영향을 줄 수 있다.

구강저(floor of mouth)는 혀와 하악 사이의 공간으로 후방경계는 제3대구치 위치로, 구개설근(palatoglossus muscle)이 혀와 만나는 곳이며, 앞쪽은 혀와 치조점막으로 이행되는 부위이다. 구강에서 가장 낮은 위치에 있으며 구강저의 바닥은 하악설골근(mylohyoid muscle)이 이루고 있으며, 설근육이 하악의 설측면에서 기시하게 된다(그림 16-1). 하악골에서 기시하여 구강저를 구성하는 근육들은 연하과정에 중요한 역할을 하며, 그중 설골상부 근육(suprahyoid muscle)들은 하악골의 체부와 설골에 붙어 연하 과정에서 후두를 상승시키는 작용을 한다. 구강저에 국한된 암의 절제는 일반적으로 연하에 큰 영향을 미치지 않지만, 절제부위에 이설근(geniohyoid muscle)이나 하악설골근(mylohyoid muscle) 등의 설골상부 근육들이 포함되면 인두기에 후두의 전상방 상승에 제한을 받아 음식물의 저류가 발생하여 흡인이 발생할 수 있다. 연하기능을 보존하기 위해서는 하악골과 설골후두 복합 구조 사이를 연결하는 근육들을 가능한 많이 보존해야 한다.

협점막(buccal mucosa)은 상하의 협구(buccal sulcus)에 의하여 경계를 이루며 후방으로는 익돌하악봉선(pterygomandibular raphe)에 이어져 있다. 협점막 결손으로 인한 연하장애는 주로 개구장애로 인해 발생한다. 협점막 심부는 입을 벌리는 근육보다 입을 닫는 근육이 훨씬 강하므로 절제 후 섬유화나 유착이 발생하면 개구 장애가 발생하게 된다. 따라서, 일차 봉합이나 피부이식은 가능한 사용하지 않으며 작은 결손 부위에도 피판을 사용하는 것이 개구장애를 최소화하는 방법이다.

연구개(soft palate)와 후인두벽(posterior pharyngeal wall)은 음식을 삼키거나 말을 할 때 전후방으로 상호 수축하여 서로 맞닿아 구개범인두폐쇄(velopharyngeal closure)를 일으켜, 음식물이 비인두강으로 역류하는 것을 막고, 말을 할 때 공기가 새는 것을 방지하여 구강내압의 90% 정도를 제공하는 역할을 한다. 구개범인두폐쇄에 작용하는 근육들은 구개범거근(levator veli palatini muscle), 구개범장근(tensor veli palatini muscle), 구개수근(uvular muscle), 구개설근(palatoglossus muscle), 구개 인두근(palatopharyngeus muscle), 상인두수축근(superior pharyngeal constrictor muscle), 이관인두근(salpingopharyngeus muscle) 등으로, 연구개와 편도부위 및 후인두벽을 구성하므로 수술 중에 이 부위를 광범위하게 제거하면 구개인두부전(velopharyngeal insufficiency)으로 인해 비인두강으로 음식물의 역류가 발생하고 콧소리과다증(hypernasality)이 발생할 수 있다(그림 16-2). 재건은 국소피판 또는 유리피판을 이용하는데, 피판 자체가 능동적인 운동능력을 가지지 못하기 때문에 기능의 재건에는 한계가 있다. 연구개 결손부가 크지 않은 경우에는 남아 있는 연구개와 구인두벽이 능동적으로 운동을 하기 때문에 운동능력이 없는 피판으로 재건한 부위를 보상할 수 있다. 하지만 결손부위가 크면 보상능력을 초과하여 구개 인두부전이 발생하게 된다. 이러한 경우에는 인두피판(pharyngeal flap), 축소 인두성형술(narrowing pharyngoplasty) 등을 이용하여 구개인두구멍(velopharyngeal aperture)의 직경을 줄여주는 술식을 추가해야 한다. 연구개의 재건은 일반적으로 결손부가 연구개의 ⅓–⅔이하인 경우에는 국소피판 또는 유리피판을 이용하며, ⅔ 이상인 경우에는 유리피판과 동시에 인두피판을 시행하면 구개인두부전을

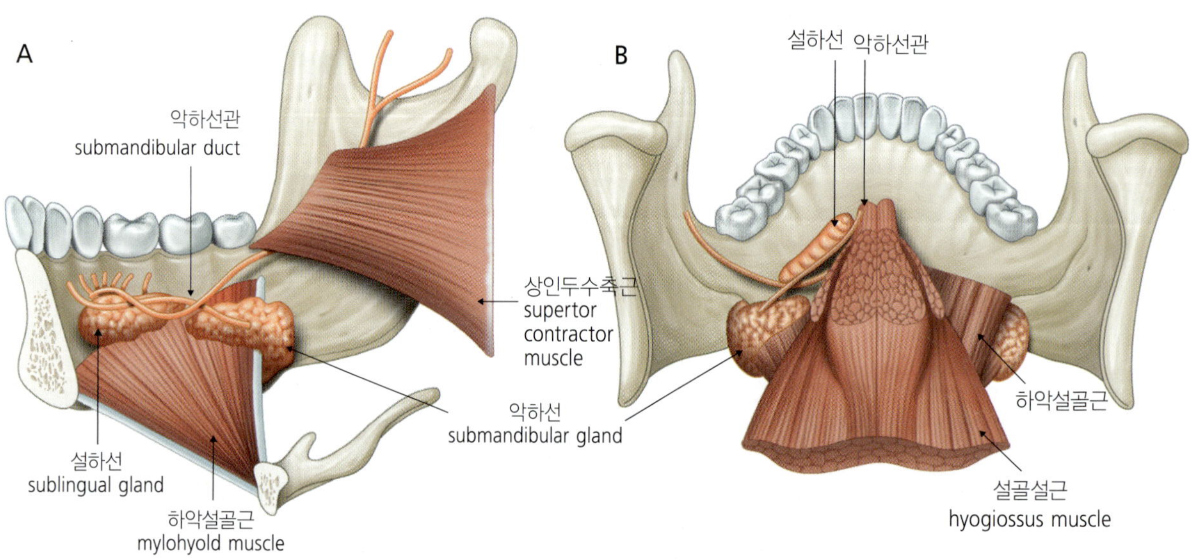

그림 16-1. 구강저의 해부 및 구성 근육

효과적으로 방지할 수 있다.

하악골은 발음을 하거나 음식물을 삼키는 과정에 주위 조직을 유지시키는 지지대로서 역할을 하며, 입술과 협부 등과 함께 음식물이 입 밖으로 나오지 못하도록 막아준다. 구강, 구인두암이 하악골을 침범한 경우에는 주변 조직과 함께 하악골 절제(mandibulectomy)가 필요하며, 하악골을 침범하지 않더라도 구인두 종양의 접근을 위해 하악골 절개(mandibulotomy)를 할 수 있다. 하악골을 포함하는 수술적 치료는 그 절제 범위 및 방식에 따라 다양한 정도의 연하장애를 초래할 수 있다. 하악골 절제 또는 하악골 절개로 인한 연하장애는 하악골 골격의 변형, 구순 폐쇄 부전, 부정 교합 등으로 인해 발생할 수 있다. 첫째, 하악골 골격의 변형의 경우, 관상변연절제(coronal marginal mandibulectomy) 및 설측시상변연절제(lingual sagittal marginal mandibulectomy) 등의 술식과 같이 하악의 연속성이 유지될 경우에는 연하장애가 잘 발생하지 않지만, 하악 분절절제(segmental mandibulectomy) 등과 같이 하악의 연속성이 파괴되는 술식의 경우 연하장애가 심각하게 나타나게 된다. 따라서 이러한 경우 골유리피판 등을 이용하여 연속성이 유지되도록 적절한 재건을 꼭 시행해 주어야 한다. 뼈와 피부 혹은 연조직이 동시에 포함된 복합유리 피판(composite free flap)을 이용하여 재건을 하면 저작기능을 보존할 수 있을 뿐 아니라 치아 재건도 할 수 있으므로 보다 효과적이다. 둘째, 구순 폐쇄 부전으로 인한 연하장애는 하구순과 그 주변의 감각을 담당하는 하치조신경(inferior alveorlar nerve)이 하악골 절개 또는 절제를 하는 과정에서 손상되면서 하구순의 감각이 저하되고 구순 폐쇄의 힘이 약해져 발생한다. 음식을 먹을 때 입 밖으로 음식물이 누출될 수 있으며 점도가 낮은 음식을 먹을 때나 컵이나 빨대로 액체를 마실 때 더욱 심해지게 된다. 셋째, 술 후 발생하는 하악 비대칭과 부정교합으로 인한 연하장애이다. 하악골 절개 후 원래의 모양대로 적절하게 골접합이 이루어지지 않거나, 하악골 절제 후 골피판을 이용하여 재건을 시행하였으나 적절한 모양으로 재건이 이루어지지 않을 경우 저작 기능이 저하되어 연하장애가 발생할 수도 있다. 따라서

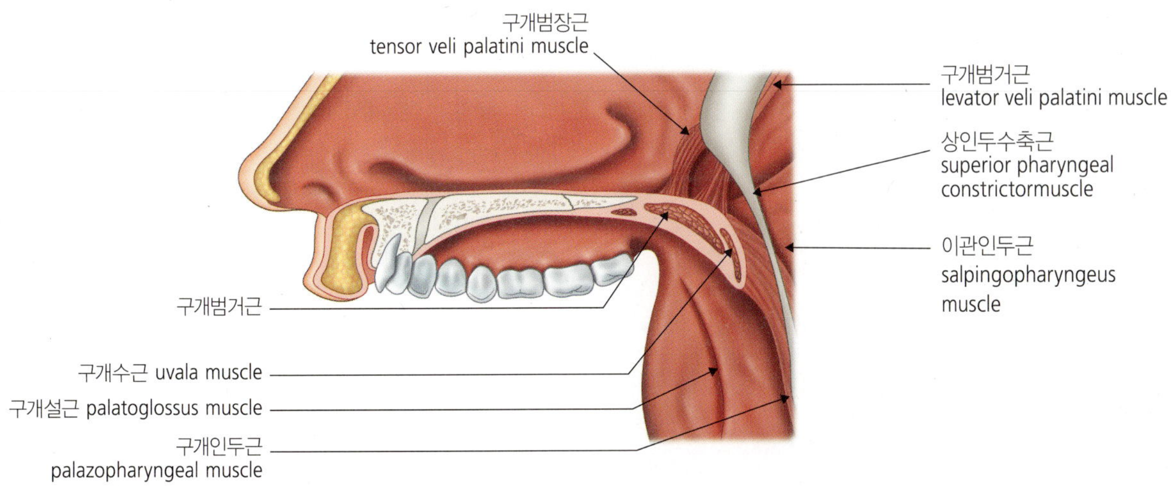

그림 16-2. 구개인두폐쇄에 작용하는 근육들

하악골의 절개부위를 봉합하거나 절제부위를 재건할 때 이 점을 항상 유의해야 한다.

2) 기관절개술

기관절개술(tracheotomy)은 종괴가 기도를 막아 발생하는 호흡곤란이나 두경부 암에 대한 수술 및 항암 방사선 치료 후 발생하는 기도 점막의 부종에 의한 호흡곤란의 장, 단기적 치료뿐만 아니라, 광범위한 두경부암 수술 전 기도 확보를 위해 흔하게 시행하는 술식이다. 또한, 두경부암 수술 후 심각한 흡인이 일어날 경우 이를 막기 위해 시행되기도 한다. 하지만 기관절개술 자체가 연하장애를 일으킬 수도 있다.

기관절개시 이용되는 튜브의 기낭(cuff)이 연하 시 후두 거상운동에 장애를 일으키고 이로 인해 음식물에 의한 기도의 보호 기능이 저하되면서 상부식도 괄약근의 개구가 장애를 받는다는 사실은 이미 잘 알려져 있다. 기관절개튜브의 기낭 위쪽으로 고이는 물질은 기낭이 충분이 부풀어져 있더라도 그 아래쪽 기도로 미세하게 흡인이 되어 흡인성 폐렴을 일으킨다. 또한 기관 내에 위치하는 기낭이 정상적인 기침반사를 저하시키기 때문에 기낭의 압력을 감시하는 압력계(manometer)를 사용하거나, 주기적으로 기낭의 압력을 일시적으로 줄여주는 노력이 필요하다. 기관절개술을 받은 623명을 대상으로 한 비디오 투시 연하검사 결과에 따르면, 기낭을 팽창시킬 경우 그렇지 않은 경우에 비해 무증상 흡인이 더 많이 발생하였고, 후두거상 운동이 더 많이 저하되었다.

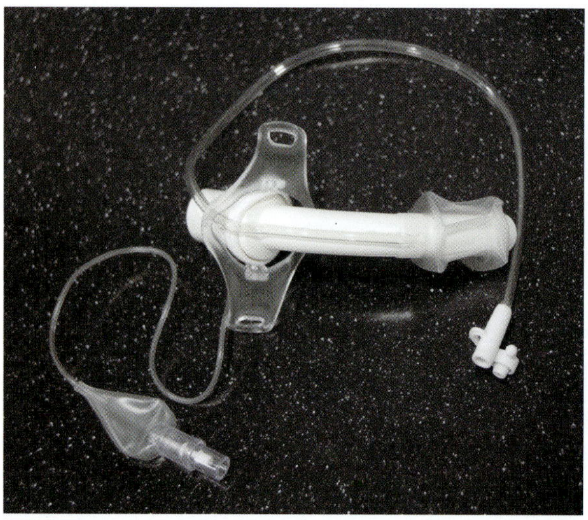

그림 16-3. 기낭 윗부분에 고이는 분비물을 제거할 수 있는 기관절개튜브

기관절개술 후 발생하는 흡인의 원인은 크게 기계적인 원인과 신경생리학적 원인으로 나눌 수 있다. 기계적인 원인으로는 기관이 피부에 고정되어 후두의 거상이 저하되는 것과 함께 팽창된 기관절개튜브의 기낭에 의한 압박으로 인해 상부 기도와 경부식도 부위에 분비물, 타액, 음식물 등이 저류되기 때문이다. 신경생리학적 원인으로는 기관점막의 감각저하로 인해 발생하는 기침반사의 소실, 이와 협동하여 일어나는 후두 폐쇄 부전이다. 즉, 기관절개튜브의 기낭을 충분히 팽창시키더라도 흡인을 완전히 막을 수는 없다. 따라서 기관절개술 후 흡인을 방지하는 데 효과적으로 알려진 고부피 저압(high volume, low pressure) 기낭이 장착된 튜브나, 기낭 위쪽으로 고인 타액이나 음식물을 제거할 수 있는 채널이 추가로 존재하는 기관절개튜브 등을 사용하여 흡인의 위험성을 낮추도록 노력해야 한다(그림 16-3).

3) 후두암 수술

(1) 경구강 레이저 수술

초기 후두암에서 많이 사용하는 레이저 성문절제술(laser cordectomy)과 같은 경구강 레이저 수술은 정상적인 해부학적 구조물을 최대한 보존하면서 암종만을 제거하며, 후두골격을 개방하지 않는 술식이기 때문에 연하장애를 일으키는 빈도는 다른 두경부암의 수술에 비해 적은 편이다. 레이저 성문절제술을 시행 받은 117명의 후두암 환자에 대한 연하평가 연구에 따르면 단 7%의 환자에서만 구강 식이가 불가능하였으며, 나머지 대부분의 환자는 정상적인 연하 및 일시적이며 미약한 정도의 연하장애만을 보였다.

(2) **성문상 후두부분절제술**(supraglottic partial laryngectomy)

이 술식은 주로 성문상부 암에 대해 시행되는 술식으로 성대 위쪽의 후두 부분만을 제거하고 남은 후두부위를 설근부에 봉합하는 술식이다. 성대폐쇄에 관여하는 후두개, 성문상부 대부분이 제거되기 때문에 연하 시 불완전한 기도폐쇄가 일어나게 되어 흡인이 자주 발생할 수 있으며, 인두에 음식 잔여물이 남거나 불완전한 후두거상, 음식물을 식도로 밀어주는 힘이 약해지는 등의 원인에 의해 이차적으로 흡인이 발생할 수 있다. 경우에 따라 술식이 확장되어 설기저부나 피열연골을 제거할 경우 흡인의 가능성은 더욱 높아지며 연하재활의 치료기간이 연장된다.

(3) **상윤상 후두부분절제술**(supracricoid partial laryngectomy)

이 술식은 윤상연골 상부의 후부부위를 제거하는 술식으로 양측 가성대 및 진성대, 부성문공간(paraglottic space), 갑상연골, 때로는 후두개와 한쪽의 피열연골을 모두 절제하는 술식이다(그림 16-4). 본 술식을 시행한 후 연하 기능을 평가한 연구에 따르면, 모든 환자가 설근부와 후두의 운동이 저하되어 있었고 초기에 흡인을 보였다. 비위관은 평균 9.4주째에 제거가 가능하여 상당기간 유지하였고 81%의 환자에서 정상적인 구강식이가 가능하였다. 본 술식과 관련된 가장 큰 연하장애는 흡인이며, 이로 인해 발생하는 흡인성 폐렴이 가장 큰 합병증 중의 하나이다.

(4) **후두 전절제술**(total laryngectomy)

본 술식은 기관을 후두와 인두로부터 분리시켜 후두 전 부분을 제거하는 술식이다. 음식물이 지나가는 동로와 공기가 지나가는 통로를 완전히 분리시켜 이론적으로 흡인이 발생하지 않아 후부 부분절제술에 비해 연하장애가 적은 것으로 알려져 있다. 본 술식과 관련된 연하장애는 주로 남아있는 인두부위에 암이 재발하거나, 치유 과정에서 발생하는 인두의 협

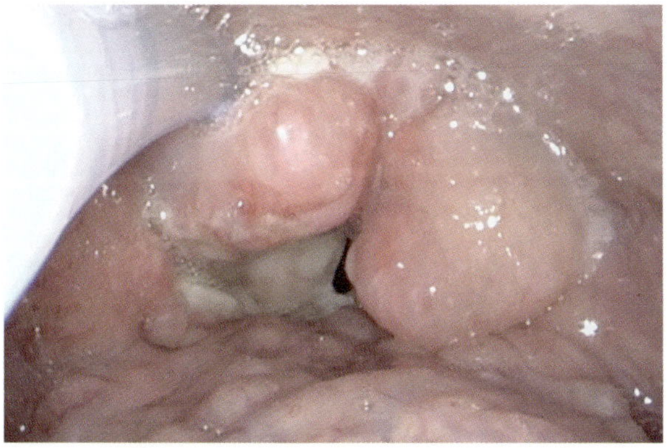

그림 16-4. 상윤상 후두부분절제술 후 후두내시경 사진. 성문상부 및 성문 부가 모두 제거되어 설기저부 아래에 피열연골이 위치한다. 불완전한 후두 폐쇄로 인해 흡인이 발생할 수 있다.

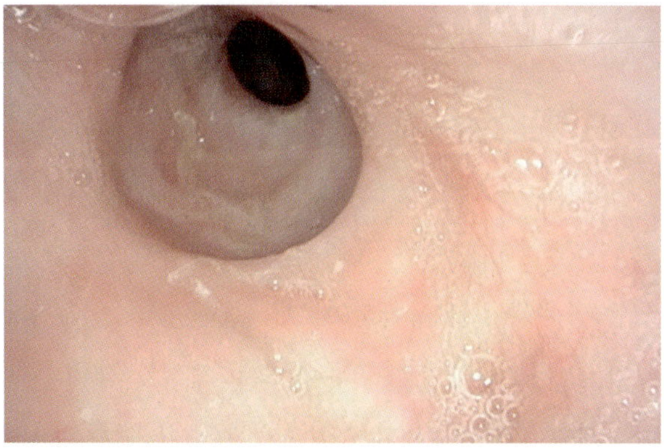

그림 16-5. 후두 전절제술 후 재건된 인두의 후두내시경 사진. 협착된 부위가 관찰된다.

착, 술 후 방사선 치료, 인두수축 기능의 저하, 가성 후두개(pseudo-epiglottis) 형성 등과 연관되어 나타난다(그림 16-5).

술 후 대부분의 환자가 정상적인 구강식이가 가능하지만, 자세히 들여다보면, 많은 환자에서 음식물의 성상이나 식사양식이 약간씩 달라지는 것을 알 수 있다. 실제로 장기적으로 추적 관찰한 결과, 수술 전과 같은 음식물 성상을 문제없이 구강으로 섭취하는 것을 정상 연하로 정의하였을 때, 58%의 환자에서 비정상적인 연하를 보이는 것으로 보고되었다. 후두 전절제술을 시행하면 연하의 과정 중 인두기에 후두가 거상되며 하인두부위의 압력이 떨어지면서 음식물이 구인두에서 하인두쪽으로 빨려 내려가는 과정이 없어지므로 환자들이 음식물을 인두에서 식도까지 보내는데 많은 시간이 걸린다고 호소하는 경우가 많다. 가성 후두개는 설기저부와 재건된 인두 사이에 형성되는 점막의 주름으로 측면 방사선 검사상 후두개의 모양과 비슷하게 보여 붙여진 이름이다. 실제로 휴지기에 후두내시경 등으로 관찰했을 때에는 설기저부에 붙어서 관찰되지는 않지만, 연하 중에는 인두가 수축하면서 가성 후두개가 공간을 만들어 그 내부에 음식물이 축적되고 이로 인해 연하장애가 발생하게 된다.

4) 하인두암 수술

하인두암은 해부학적으로 후두와 가까이 인접해 있고, 진단 당시 진행된 경우가 많기 때문에 수술을 시행할 경우 후두를 포함하여 절제를 해야 하는 경우가 많다. 인두절제와 함께 후두를 모두 제거할 경우 후두 전절제술 후와 같이 기도와 소화관이 완전히 분리되기 때문에 흡인의 위험성이 없지만, 후두를 부분적으로 절제할 경우에는 남아있는 후두가 연하 시 기도 보호의 기능을 원활하게 수행하지 못해 흡인이 일어나는 경우가 많다.

하인두암의 수술 후 발생하는 연하장애도 후두암과 같이 수술적 접근 방법이나 제거되는 범위 등에 따라 다양하게 나타난다. 초기 하인두암의 경우 경구강 레이저 수술이 가능하다. 이 경우 후두암에서의 경구강 수술과 마찬가지로 대부분의 환자에서 연하장애가 나타나지 않는다. 하지만, 하인두암에 대한 경구강 수술의 경우 하인두암을 주변 점막과 함께 제거한 후 일차봉합이나 피판을 이용한 재건없이 이차적 치유(secondary healing)를 통해 아물도록 놓아두는 경우가 많으며, 이 경우, 일부 환자에서 상처치유 과정 중에 수술한 부위의 폐쇄(obliteration)가 일어나 음식물이 식도로 진행하지 못하는 연하장애를 경험하기도 한다(그림 16-6).

대부분의 하인두암 환자는 진행된 상태로 진단되는 경우가 많기 때문에 경구강 수술보다는 부분 인두후두절제술(partial pharyngolaryngectomy), 부분 인두절제술 및 후두 전절제술(partial pharyngectomy and total laryngectomy), 인후두 전절제술(total

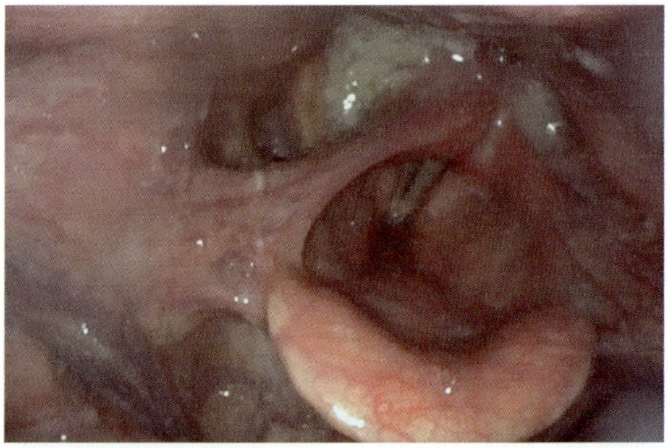

그림 16-6. 하인두암에 대한 경구강 절제술 후 후두내시경 사진. 좌측 이상와에 폐쇄가 발생하며 음식물이 식도로 넘어가지 못하고 하인두에 저류되어 있다.

pharyngolaryngectomy) 등을 시행하는 경우가 많으며, 이 경우 다양한 국소 혹은 유리피판을 이용하여 재건하게 된다. 부분 인후두절제술을 시행한 20명의 환자에서 연하기능을 평가한 연구에 따르면, 50%의 환자에서 정상적인 식이가 가능했고 35%의 환자에서 유동식이 가능하였으며, 45%의 환자에서 흡인 소견이 보인다고 하였다. 국소피판인 근피부피판(myocutaneous flap)을 이용하여 재건할 경우 인두피부 누공이나 연하장애가 발생할 수 있고, 이 경우 피판 자체가 매우 두껍기 때문에 치료하기가 어려운 경우가 많다. 인후두 전절제술 후 재건은 경부 식도가 절제 범위에 포함되지 않는 경우 공장 유리피판(jejunal free flap)을 주로 사용하고, 포함되는 경우에는 위전위술(gastric transposition)을 사용하게 된다. 이 두 가지 재건술 후 연하기능을 평가한 연구에 따르면 구강식이가 가능해지는 시기는 평균 19.7일이었으며 98.4%의 환자에서 구강식이가 가능하였다고 보고되어 연하장애가 비교적 적게 보고됨을 알 수 있다. 두 재건술 간의 비교에서는 위전위술이 공장 유리피판에 비해 누공이나 협착의 발생이 적어 연하기능에 더 좋은 결과를 보인다고 하였다.

5) 뇌기저부 수술

두경부암은 종종 상부로 뇌기저부를 침범하는 경우가 있다. 특히 비인두암, 이하선암, 부인두강 종양 등이 그 해부학적 위치로 인하여 뇌기저부를 종종 침범하게 된다. 뇌기저부에는 중요한 구조물이 많이 위치하기 때문에 수술 범위에 포함될 경우 많은 문제를 갖게 된다.

뇌기저부를 침범한 종양이 서서히 자라는 경우 대부분의 환자는 뇌신경(cranial nerve)의 기능부전에 어느 정도 적응하기 때문에 심각한 연하장애를 보이는 경우는 드물다. 하지만 수술 후에 뇌신경이 손상되는 경우에는 갑작스럽게 연하장애가 발생하게 된다. 뇌기저부 수술은 그 접근법에 따라 다양한 방식으로 연하장애를 일으키게 된다. 전방 접근법의 경우 상악절제술(maxillectomy)이 동반되며, 이 경우 구개의 결손이 일어나며 음식물이 비강으로 역류하는 연하장애가 나타날 수 있다. 협골(zygoma)과 하악골을 통한 측면 접근법의 경우 뇌신경 V, VII, XI, X, XI, XII에 손상을 입혀 다양한 연하장애를 일으킬 수 있다. 하지만 이러한 뇌신경 손상 외에도 인두 자체가 손상을 받아 연하장애가 발생할 수도 있다.

2. 재건 방법과 연하장애

서론에서 기술한 바와 같이 두경부암의 수술 시 연하와 관련된 중요 구조물들이 같이 제거되는 경우가 많으므로 결손부위를 적절하게 재건하는 것이 연하재활에서 중요한 점이다. 하지만, 재건을 적합하게 하였다고 반드시 연하 재활을 성공적으로 할 수 있는 것은 아니다. 일반적으로 국소 피판이나 유리 피판을 이용한 재건술을 많이 시행하지만 피판 자체가 능동적인 움직임이 없으며 감각이 떨어져 있기 때문에 어느 정도의 연하장애는 불가피하다(그림 16-7). 일부 술자들은 유리피판을 이용하면 대흉근피부피판과 같은 국소피판으로 재건하였을 때보다 연하재활을 성공적으로 할 수 있다고 주장하기도 하며, 하악 분절절제술 후 골을 포함하는 복합유리피판으로 재건하면 연하 기능이 더욱 양호하다고 주장하기도 한다. 하지만, 아직까지 피판의 종류와 형태에 따른 기능적 차이가 객관적으로 입증되지는 않았다. 최근에는 피판의 감각신경을 보존하여 이를 수혜부의 신경에 문합하여 감각의

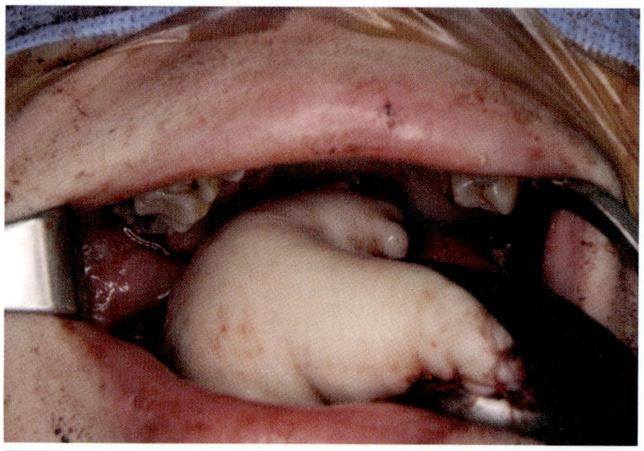

그림 16-7. 설절제 후 요골전완유리피판을 이용하여 재건한 모습

회복을 꾀하는 감각 유리피판을 이용하여 기능 재활에 도움을 주고자 하였으나, 효과가 객관적으로 입증된 바는 없다.

구강설과 설기저부의 재건 시 재건된 조직의 부피가 어느 정도 이상 유지되어야 구강기에 식괴를 효율적으로 후방부로 밀어 넣어 인두연하반사를 촉발할 수 있다. 따라서, 피판을 이용한 재건술 없이 일차 봉합을 하는 경우, 절제된 결손부의 부피가 클수록 연하 기능은 악화된다. 설기저부의 경우 피판으로 적절한 재건을 하더라도 연하기능이 저하되는 경우가 많다. 이는 재건된 조직이 움직임이 없기 때문에 부피는 유지되지만 비역동적인 구간이 증가하면서 식괴의 정상적인 이동에 필요한 적절한 압력을 형성하는데 지장을 주기 때문이다. 국소피판뿐만 아니라 유리피판을 이용하여 재건을 할 경우 초기에는 재건된 조직의 부피가 유지되지만, 시간이 지나면서 부피의 감소를 경험하게 된다. 이는 이식된 조직, 특히 근육으로의 신경지배가 없어짐으로 인해 시간이 지나면서 조직의 위축이 일어나기 때문이다. 두경부암 수술 후 요골전완유리피판(radial forearm free flap)을 이용하여 재건 후 시간의 경과에 따른 피판 부피의 변화에 대한 연구에 따르면, 수술 후 1년, 3년, 5년 후 위축되는 피판의 부피는 이식 당시 부피의 20.4%, 30.3%, 42.7%로 보고되었다. 따라서, 수술 후 초기에는 연하재활이 원활하게 이루어지다 시간이 지나면서 피판의 부피가 감소하면서 연하장애가 악화되는 경우가 많다. 이러한 위축은 특히 수술 후 방사선 치료를 시행하는 경우 더욱 심하게 나타난다. 따라서 재건 시에 향후 일어난 위축의 정도를 예상하여 그만큼 부피를 크게 재건하는 것이 추후 발생하는 연하장애를 예방하는 데 도움이 된다.

II. 방사선 치료에 의한 연하장애

방사선을 조사하면 방사선 독성으로 인해 조직의 부종과 섬유화가 일어나고 괴사가 발생하기 때문에, 두경부 영역에 방사선 치료를 받으면 침샘, 구강 점막, 인두를 구성하는 근육, 상부식도 괄약근 등에 손상을 입어 연하장애가 발생할 수 있다. 두경부암 치료 초기의 연하장애는 보통 수개월 내에 발생하며 수술과 관련되어 나타나지만 그 이후에 발생하는 후기 연하장애는 주로 방사선 조사에 의한 조직 손상에 인해 발생한다. 방사선 치료로 인한 연하장애는 주로 수술 후 6개월 이후에 나타나며 구강과 구인두를 구성하는 근육 및 신경의 손상 및 섬유화로 인해 발생한다. 일반적으로, 방사선 조사에 의한 손상과 연하장애는 수술로 인한 것 이상으로 심각하므로 주의를 기울여야 한다. 수술 후에 방사선치료를 받은 환자들을 수술만 받은 환자들과 비교해 보면 일련의 연하과정이 효율적으로 이루어지지 않으며 연하기능 회복 기간이 길다는 것을 알 수 있다. 수술 후 방사선 치료를 받은 환자들은 연하 기능 회복이 지속적으로 이루어지지 않고 회복 기간이 더 길며, 일반적으로 발성 및 조음 기능보다는 연하 기능에 더욱 좋지 않은 결과를 보인다. 방사선 조사에 따른 조직 반응은 조사된 방사선 총 용량에 의해 결정된다. 두경부암 환자에 대한 일반적인 방사선 치료는 하루 약 1.8-2.9 Gray (Gy)로 6-7주간 총 66-80 Gy의 방사선량이 사용되며, 연하에 관여하는 혀, 후두, 인두 등의 점막과 관련 근육조직이 상당한 용량의 방사선에 노출된다.

방사선 치료 초기 연하장애는 부종과 발적으로 인한 점막염과 구강건조증으로 인해 발생한다. 혀의 운동능력이 떨어지고 구강을 통한 음식물의 통과 시간이 길어지며 연하반사가 느리게 나타난다. 이러한 환자들은 구강 준비기에 필요한 저작운동과 식괴를 만들고 조절하는 능력이 감소하게 되어 결국 연하 과정을 유기적으로 연결하지 못하게 된다. 침샘이 손상을 받으면 타액 분비량이 감소하고 점도가 높은 변질된 타액이 생산되어 구강건조증이 발생하여 환자가 음식물을 원활하게 삼키기 힘들어진다. 구강건조증은 효과적인 치료 방법이 없기 때문에 방사선 치료를 받는 환자들을 가장 괴롭히는 합병증이라고 할 수 있다. 여러 종류의 약제, 인공타액, 구강 윤활제들이 있지만 대개 일시적인 효과만 보일 뿐 궁극적으로 호전시키지는 못한다. 현재로서는 뜨겁거나 차가운 음식, 자극적인 음식, 딱딱한 음식은 피하고 수분을 다량 포함한 삼키기 쉬운 음식들로 식단을 바꾸는 식이요법이 최선의 방법이며 부종과 점막염이 호전되기를 기다리는 것 외에는 특별한 재활법은 없다.

일부 환자들은 방사선 치료 시기가 지나면 연하장애가 호전되는 경우도 있지만, 대부분의 환자들은 방사선 치료 종료 후에도 수개월에서 수년간 연하장애를 호소한다. 방사선에 노출된 구강의 점막조직들은 혈관 침투성(vascular permeability)을 증가시켜 섬유소 침착(fibrin deposition)과 교원질 형성(collagen formation)을 유도하고 결국은 섬유화(fibrosis)가 진행된다. 구강 및 구인두 조직의 광범위한 섬유화는 연하과정에 중요한 역할을 하는 혀, 턱, 인두벽, 후두 등의 운동 능력을 현저하게 감소시킨다. 식괴를 인두에서 식도로 밀어내는 압력 또한 약해지는데 이는 섬유화로 인해 구강 및 구인두 근육의 운동성이 감소하면서 설근부 후진, 후인두벽의 융기, 설기저부 수축 능력이 저하되기 때문이다. 결국, 식괴를 인두를 통해 식도로 밀어내는 힘이 약해지면서 상부식도 괄약근인 윤상인두근(cricopharyngeal muscle)의 개방시간이 짧아지고 결국 음식물이 인두에 저류하게 된다.

방사선에 의한 연하장애는 조사된 방사선 총량, 분할 크기 및 치료 기간에 따라 다양하게 나타난다. 일부 보고에 의하면, 방사선 치료 후 6개월이 지난 환자를 10년이 지난 환자와 비교해 본 결과 연하기능 회복 정도가 유의한 차이가 없는 것으로 보아 시간이 경과를 하여도 적절한 회복이 저절로 이루어지지 않는다는 것을 알 수 있다. 적극적인 연하 재활치료가 필요하며, 특히 연하와 관련된 여러 근육의 운동 범위를 증가시키는 방향으로 진행되어야 한다.

방사선 치료로 인한 연하장애의 치료는 예방적 치료와 사후 치료로 나눌 수 있다. 예방적 연하운동은 연하에 이용되는 근육의 강도, 유연성 및 조정 능력을 유지하고 향상시키는 목적으로 한다. 이러한 운동은 방사선으로 인한 섬유화, 근육 위축 및 운동 범위 감소와 같은 부작용을 완화하여 치료 중 및 치료 후 삼킴 기능을 유지하는 데 도움을 준다. 구체적인 방법으로는 노력삼킴법(effortful swallow), Mendelsohn's maneuver, 혀 누르기 운동(tongue-press exercise), Shaker 운동, Masako maneuver 등이 있다. 방사선 치료 후 연하 재활치료는 삼킴 기능을 회복하고 근육 약화를 방지하며 삶의 질을 향상시키기 위해 다학제적 접근을 통한 맞춤형 치료가 필요하다. 이를 통해 위에 소개한 연하 훈련법 외에 흡인 위험을 줄이기 위한 턱 당기기(chin tuck), 머리 돌리기(head rotation), 자세 조정과 같은 추가적인 전략을 적절하게 교육하여야 한다. 이외에도 신경근 전기자극(neuromuscular electrical stimulation, NMES)과 같은 기술을 통해 근육의 조화를 개선시킬 수 있다. 보다 중요한 것은 정기적인 추적 관찰을 통해 치료 경과를 확인하고 필요에 따라 치료 계획을 조정하여야 한다.

최근에는 전산화 단층촬영과 자기공명영상을 이용하여 원하는 곳에 고선량의 방사선을 조사하고 주위 조직에는 최소한의 영향을 미치도록 하는 정위적 분할방사선치료(fractionated stereotactic radiation therapy), 3차원 입체조형치료법(conformal 3-dimesional radiotherapy techniques),

강도변조방사선치료(intensity modulated radiation therapy, IMRT) 등이 개발되어 임상에 이용되고 있다. 강도변조방사선치료는 연하과정에 중요한 기관들을 상대적으로 보호하고 종양에만 선택적으로 방사선을 조사할 수 있기 때문에 연하장애를 줄일 수 있을 것으로 기대된다.

III. 항암화학요법에 의한 연하장애

항암제는 세포 내의 DNA에 직접 결합 작용하여 DNA의 복제(replication), 전사(transcription), 해독(translation)을 차단하거나, 핵산 합성의 대사 경로에 개입하여 핵산 합성을 방해하고 세포분열을 저해하여 암세포에 대한 세포독성을 나타내는 약제를 총칭한다. 최근 항암화학요법이 단독으로 두경부암 치료에 좋은 성적을 보이는 것으로 보고되어 점차 항암제의 사용이 증가하는 추세지만, 약제 독성에 따른 골수기능 억제, 오심 및 구토, 점막염, 탈모, 장기 독성 등의 부작용이 발생할 수 있다.

항암화학요법과 방사선치료의 병용요법은 방사선에 대한 감수성을 증가시키는 작용을 하는 항암제를 방사선 치료와 함께 사용하여 종양 억제 효과를 최대화하여 예후를 향상시키기 위해 도입되었다. 수술이 불가능한 진행된 두경부암에 대하여 비교적 좋은 치료성적들이 보고되었지만, 독성으로 인한 합병증의 빈도도 증가하였다. 항암화학요법과 방사선치료의 병용 방법으로 치료받은 환자들의 연하장애는 주로 전신상태의 약화, 연하와 관련된 근육의 섬유화로 인한 운동저하, 신경-근 접합부(neuromuscular junction)에 대한 독성, 점막염, 오심 및 구통 등으로 인해 발생할 수 있다.

항암화학요법 단독으로 치료받은 두경부암 환자들의 약 40% 정도만이 점막염을 경험하지만, 항암화학요법과 방사선치료의 병용 방법으로 치료받는 환자들

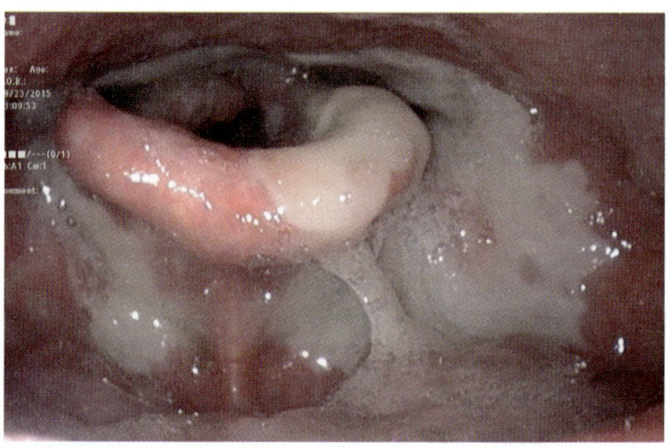

그림 16-8. 하인두암에 대한 항암방사선 치료 후 후두내시경 사진 인후두 부위에 광범위한 점막염이 발생하였다.

은 대부분이 점막염을 경험한다(그림 16-8). 점막염의 흔한 증상은 연하통, 연하곤란, 탈수, 속쓰림, 오심 및 구토, 자극적인 음식에 대한 과민성 등이다. 점막염으로 인한 통증이 심하여 구강으로 영양분을 충분히 섭취할 수 없을 때에는 비위관 삽관, 위루술 등을 통해 영양 보충이 필요할 수 있다. 항암화학요법과 방사선 치료의 병용 방법으로 치료받은 상당수의 환자들은 변형 바륨 연하검사(modified barium swallowing, MBS) 혹은 비디오투시연하검사(videofluoroscopic swallowing study, VFSS)에서 설기저부와 인후두 근육의 기능장애로 인한 음식물의 저류, 후두개의 운동장애, 흡인 등의 소견을 보인다. 항암제의 또 다른 합병증인 중성구 저하증(neutropenia)이 발생한 환자에게 잦은 흡인이 발생하면 흡인성 폐렴, 폐혈증, 호흡부전 등이 발생하여 사망할 수도 있다. 또한, 항암방사선 치료를 받은 환자는 인두 및 후두 점막의 감각이 저하되어 있기 때문에 흡인이 발생하여도 기침 등의 증상이 없고 환자나 치료자가 이를 인지하지 못하는 무증상 흡인(silent aspiration)이 발생할 수 있으므로 비디오투시연하검사(videofluoroscopic swallowing study, VFSS)를 주기적으로 시행하여 흡인의 발생을 감시하고, 폐렴 발생 여부에 대한 지속적인 감시가 중요하다.

수술적 치료와 항암방사선 치료의 연하장애 정도에 대한 비교에 대해서는 아직 논란이 많다. 성급하게 결론을 내기에는 어렵지만, 대체적인 연구결과를 보면 수술 보다는 항암방사선 치료가 연하장애를 조금 덜 일으키는 것으로 보인다. 병기 3기, 4기의 구인두암, 후두암, 하인두암에 대해 수술 후 방사선 치료를 받은 환자와 항암방사선 치료를 받은 환자의 연하기능을 비교 분석한 연구에 따르면, 구인두암의 경우 항암방사선 치료를 받은 환자들의 연하기능이 더 좋은 것으로 나타났다. 진행된 구인두암 환자를 대상으로 비교한 또다른 비교 분석 연구에 따르면, 항암방사선 치료를 받은 환자군이 수술 후 방사선 치료를 받은 군에 비해 치료 이전의 정상적인 식이가 가능한 경우가 더 많았으며, 연하 중 기도보호가 더 잘 이루어졌으며, 연하와 관련된 삶의 질 지표가 좋은 것으로 나타났다.

하지만 항암방사선 치료도 심각한 연하장애를 일으키는 경우가 많으며, 그 자체로 많은 독성을 나타낸다. 두경부암에 대해 항암방사선 치료를 받은 127명의 환자를 분석한 연구에 따르면, 중성구 저하증이 50%의 환자에서 발생하였고, 64%의 환자에서 점막염이 발생하였으며, 이 중 33%는 그 정도가 매우 심각하게 나타났으며, 오심은 44%, 구토는 15%의 환자에서 나타나 항암방사선 치료도 그 자체로 강한 독성을 나타낸다고 하였다. 연하기능에 있어서도 치료 기간 중 73%의 환자에서 위루관을 통한 식사가 필요하였고, 치료 이후에도 40%의 환자에서 이전과 같은 정상적인 식이가 불가능하여, 많은 빈도의 연하장애를 일으킨다고 하였다. 이렇게 연하장애가 많이 발생하는 원인에 대해서는, 치료 전 삽입한 위루관으로 인해 정상적인 연하 기전을 사용하지 않아 그 기능이 점차 저하되고, 장기적으로는 연하 기능을 악화시키기 때문으로 분석되었고, 따라서 위루관을 통해 식이를 유지하는 중이어도 적절한 연하재활 치료를 시행하여야 치료 후 연하기능이 유지될 수 있을 것으로 생각된다.

IV. 결론

두경부암의 성공적인 치료를 위해서는 다학제적인 접근이 필요하다. 즉, 암의 치료를 위해 수술, 방사선 치료, 항암 치료를 적절히 배합해야 하기 때문에 이비인후과, 종양내과, 방사선 종양학과 전문의가 협의하여 치료방법을 결정해야 할 뿐만 아니라, 치료 후 발생하는 연하장애의 정도를 예측하고 적절한 예방 및 재활치료를 위해 치료방법의 결정 단계에서부터 재활의학과 전문의가 참여하는 것 또한 중요하다. 특히 치료 후 피할 수 없이 발생하는 연하장애를 적절히 치료하기 위해서는 연하의 기전에 대한 정확한 해부학적, 생리학적 이해가 필수적이다. 종양의 위치, 병기, 절제 범위, 재건 방법 등에 따라 다양하게 발생할 수 있는 연하장애를 예측하고 적절하게 개입하여 치료를 해야 할 것이다. 즉, 수술 후에는 위에 기술한 인자에 따라 연하의 다양한 과정에 걸쳐 복합적인 연하장애가 발생할 수 있고, 방사선 치료나 항암방사선 치료는 주로 구강기와 인두기에 장애가 발생한다는 점 등을 고려하여 적절한 재활치료 방법을 결정해야 한다. 적절한 재활치료, 고식적 방사선보다는 강도변조방사선 치료의 사용, 적절한 약물 치료 등을 이용하여 환자의 연하장애를 최소화하고 삶의 질을 향상시킬 수 있도록 노력해야 한다. 또한, 이를 위한 다양한 재활법과 전략들을 개발하기 위한 지속적인 연구가 있어야 할 것이다.

참고문헌

1. 28. Azizzadeh B, Yafai S, Rawnsley JD, et al. Radial forearm free flap pharyngoesophageal reconstruction. The Laryngoscope. 2001;111:807-10.
2. 54. Kuhn MA, Gillespie MB, Ishman SL, et al. Expert Consensus Statement: Management of Dysphagia in Head and Neck Cancer Patients. Otolaryngol Head Neck Surg. 2023;168(4):571-56. 592. DOI: 10.1002/ohn.302.
3. Allison GR, Rappaport I, Salibian AH, et al. Adaptive mechanisms of speech and swallowing after combined jaw and tongue reconstruction in long-term survivors. Am J Surg. 1987;154(4):419-22. (http://www.ncbi.nlm.nih.gov/pubmed/3310692).
4. Argiris A, Karamouzis MV, Raben D, Ferris RL. Head and neck cancer. Lancet. 2008;371(9625):1695-709. DOI: 10.1016/S0140-6736(08)60728-X.
5. Azizzadeh B, Yafai S, Rawnsley JD, et al. Radial forearm free flap pharyngoesophageal reconstruction. Laryngoscope. 2001;111(5):807-10. DOI: 10.1097/00005537-200105000- 00010.
6. Balfe DM, Koehler RE, Setzen M, Weyman PJ, Baron RL, Ogura JH. Barium examination of the esophagus after total laryngectomy. Radiology. 1982;143(2):501-8. DOI: 10.1148/radiology.143.2.7071354.
7. Borggreven PA, Verdonck-de Leeuw I, Rinkel RN, et al. Swallowing after major surgery of the oral cavity or oropharynx: a prospective and longitudinal assessment of patients treated by microvascular soft tissue reconstruction. Head Neck. 2007;29(7):638-47. DOI: 10.1002/hed.20582.
8. Brown JS, Zuydam AC, Jones DC, Rogers SN, Vaughan ED. Functional outcome in soft palate reconstruction using a radial forearm free flap in conjunction with a superiorly based pharyngeal flap. Head Neck. 1997;19(6):524-34. (http://www.ncbi.nlm.nih.gov/pubmed/9278761).
9. Cooper JS, Fu K, Marks J, Silverman S. Late effects of radiation therapy in the head and neck region. Int J Radiat Oncol Biol Phys. 1995;31(5):1141-64. DOI:10.1016/0360-3016(94)00421- G.
10. de Casso C, Slevin NJ, Homer JJ. The impact of radiotherapy on swallowing and speech in patients who undergo total laryngectomy. Otolaryngol Head Neck Surg. 2008;139(6):792-7. DOI: 10.1016/j.otohns.2008.08.023.
11. Ding R, Logemann JA. Swallow physiology in patients with trach cuff inflated or deflated: a

retrospective study. Head Neck. 2005;27(9):809-13. DOI: 10.1002/hed.20248.

12. Dysphagia Section OCSGMAoSCiCISoOO, Raber-Durlacher JE, Brennan MT, et al. Swallowing dysfunction in cancer patients. Support Care Cancer. 2012;20(3):433-43. DOI: 10.1007/s00520-011-1342-2.
13. Fujimoto Y, Hasegawa Y, Yamada H, Ando A, Nakashima T. Swallowing function following extensive resection of oral or oropharyngeal cancer with laryngeal suspension and cricopharyngeal myotomy. Laryngoscope. 2007;117(8):1343-8. DOI: 10.1097/MLG.0b013e3180686590.
14. Gaziano JE. Evaluation and management of oropharyngeal Dysphagia in head and neck cancer. Cancer Control. 2002;9(5):400-9. (http://www.ncbi.nlm.nih.gov/pubmed/12410179).
15. Gillespie MB, Brodsky MB, Day TA, Lee FS, Martin-Harris B. Swallowing-related quality of life after head and neck cancer treatment. Laryngoscope. 2004;114(8):1362-7. DOI: 10.1097/00005537-200408000-00008.
16. Gillespie MB, Brodsky MB, Day TA, Sharma AK, Lee FS, Martin-Harris B. Laryngeal penetration and aspiration during swallowing after the treatment of advanced oropharyngeal cancer. Archives of otolaryngology--head & neck surgery. 2005;131:615-9.
17. Gillespie MB, Brodsky MB, Day TA, Sharma AK, Lee FS, Martin-Harris B. Laryngeal penetration and aspiration during swallowing after the treatment of advanced oropharyngeal cancer. Arch Otolaryngol Head Neck Surg. 2005;131(7):615-9. DOI: 10.1001/archotol.131.7.615.
18. Hanna E, Alexiou M, Morgan J, et al. Intensive chemoradiotherapy as a primary treatment for organ preservation in patients with advanced cancer of the head and neck: efficacy, toxic effects, and limitations. Arch Otolaryngol Head Neck Surg. 2004;130(7):861-7. DOI: 10.1001/archotol.130.7.861.
19. Hinni ML, Salassa JR, Grant DG, et al. Transoral laser microsurgery for advanced laryngeal cancer. Archives of otolaryngology--head & neck surgery. 2007;133:1198-204.
20. Hinni ML, Salassa JR, Grant DG, et al. Transoral laser microsurgery for advanced laryngeal cancer. Arch Otolaryngol Head Neck Surg. 2007;133(12):1198-204. DOI: 10.1001/archotol.133.12.1198.
21. Joo YH, Hwang SH, Sun DI, Park JO, Cho KJ, Kim MS. Assessment of volume changes of radial forearm free flaps in head and neck cancer: long-term results. Oral Oncol. 2011;47(1):72-5. DOI: 10.1016/j.oraloncology.2010.11.001.
22. Kreeft AM, van der Molen L, Hilgers FJ, Balm AJ. Speech and swallowing after surgical treatment of advanced oral and oropharyngeal carcinoma: a systematic review of the literature. European archives of oto-rhino-laryngology: official journal of the European Federation of Oto-Rhino-Laryngological Societies. 2009;266(11):1687-98. DOI: 10.1007/s00405-009-1089-2.
23. Langendijk JA, Doornaert P, Verdonck-de Leeuw IM, Leemans CR, Aaronson NK, Slotman BJ. Impact of late treatment-related toxicity on quality of life among patients with head and neck cancer treated with radiotherapy. J Clin Oncol. 2008;26(22):3770-6. DOI: 10.1200/JCO.2007.14.6647.
24. Lazarus CL, Logemann JA, Pauloski BR, et al. Swallowing disorders in head and neck cancer patients treated with radiotherapy and adjuvant chemotherapy. Laryngoscope. 1996;106(9 Pt 1):1157-66. (http://www.ncbi.nlm.nih.gov/pubmed/8822723).
25. Levendag PC, Teguh DN, Voet P, et al. Dysphagia disorders in patients with cancer of the oropharynx are significantly affected by the radiation therapy dose to the superior and middle

constrictor muscle: a dose-effect relationship. Radiother Oncol. 2007;85(1):64-73. DOI: 10.1016/j.radonc.2007.07.009.

26. Levine TM. Swallowing disorders following skull base surgery. Otolaryngol Clin North Am. 1988;21(4):751-9. (https://www.ncbi.nlm.nih.gov/pubmed/3186258).

27. Lewin JS, Hutcheson KA, Barringer DA, et al. Functional analysis of swallowing outcomes after supracricoid partial laryngectomy. Head Neck. 2008;30(5):559-66. DOI: 10.1002/hed.20738.

28. Logemann JA, Gibbons P, Rademaker AW, et al. Mechanisms of recovery of swallow after supraglottic laryngectomy. J Speech Hear Res. 1994;37(5):965-74. (http://www.ncbi.nlm.nih.gov/pubmed/7823564).

29. Manikantan K, Khode S, Sayed SI, et al. Dysphagia in head and neck cancer. Cancer Treat Rev. 2009;35(8):724-32. DOI: 10.1016/j.ctrv.2009.08.008.

30. McConnel FM, Logemann JA, Rademaker AW, et al. Surgical variables affecting postoperative swallowing efficiency in oral cancer patients: a pilot study. Laryngoscope. 1994;104(1 Pt 1):87-66. 90. DOI: 10.1288/00005537-199401000-00015.

31. McConnel FM, Pauloski BR, Logemann JA, et al. Functional results of primary closure vs flaps in oropharyngeal reconstruction: a prospective study of speech and swallowing. Arch Otolaryngol Head Neck Surg. 1998;124(6):625-30. (http://www.ncbi.nlm.nih.gov/pubmed/9639470).

32. McDermott JD, Bowles DW. Epidemiology of Head and Neck Squamous Cell Carcinomas: Impact on Staging and Prevention Strategies. Curr Treat Options Oncol. 2019;20(5):43. DOI: 10.1007/s11864-019-0650-5.

33. Mittal BB, Pauloski BR, Haraf DJ, et al. Swallowing dysfunction--preventative and rehabilitation strategies in patients with head-and-neck cancers treated with surgery, radiotherapy, and chemotherapy: a critical review. Int J Radiat Oncol Biol Phys. 2003;57(5):1219-30. (http://www.ncbi.nlm.nih.gov/pubmed/14630255).

34. Mowry SE, Tang C, Sadeghi A, Wang MB. Standard chemoradiation versus intensity- modulated chemoradiation: a quality of life assessment in oropharyngeal cancer patients. European archives of oto-rhino-laryngology : official journal of the European Federation of Oto-Rhino-Laryngological Societies. 2010;267(7):1111-6. DOI: 10.1007/s00405-009-1183-5.

35. Nash M. Swallowing problems in the tracheotomized patient. Otolaryngol Clin North Am. 1988;21(4):701-9. (http://www.ncbi.nlm.nih.gov/pubmed/3054721).

36. Nguyen NP, Moltz CC, Frank C, et al. Dysphagia following chemoradiation for locally advanced head and neck cancer. Ann Oncol. 2004;15(3):383-8. (http://www.ncbi.nlm.nih.gov/pubmed/14998839).

37. Pauloski BR, Rademaker AW, Logemann JA, Colangelo LA. Speech and swallowing in irradiated and nonirradiated postsurgical oral cancer patients. Otolaryngol Head Neck Surg. 1998;118(5):616-24. (http://www.ncbi.nlm.nih.gov/pubmed/9591859).

38. Pauloski BR, Rademaker AW, Logemann JA, et al. Surgical variables affecting swallowing in patients treated for oral/oropharyngeal cancer. Head Neck. 2004;26(7):625-36. DOI: 10.1002/hed.20013.

39. Pauloski BR. Rehabilitation of dysphagia following head and neck cancer. Phys Med Rehabil Clin N Am. 2008;19(4):889-928, x. DOI: 10.1016/j.pmr.2008.05.010.

40. Penfold CN, Brown AE, Lavery KM, Venn PJ. Combined radial forearm and pharyngeal flap for soft palate reconstruction. The British journal of oral & maxillofacial surgery. 1996;34(4):322-4. (http://www. ncbi.nlm.nih.gov/pubmed/8866069).

41. Tippett DC, Webster KT. Rehabilitation needs of

patients with oropharyngeal cancer. Otolaryngol Clin North Am. 2012;45(4):863-78. DOI: 10.1016/j.otc.2012.05.005.

42. Triboulet JP, Mariette C, Chevalier D, Amrouni H. Surgical management of carcinoma of the hypopharynx and cervical esophagus: analysis of 209 cases. Archives of surgery. 2001;136(10):1164-70. (http://www.ncbi.nlm.nih.gov/pubmed/11585510).
43. Urken ML, Buchbinder D, Weinberg H, et al. Functional evaluation following microvascular oromandibular reconstruction of the oral cancer patient: a comparative study of reconstructed and nonreconstructed patients. Laryngoscope. 1991;101(9):935-50. DOI: 10.1288/00005537-199109000-00004.
44. Vokes EE, Stenson K, Rosen FR, et al. Weekly carboplatin and paclitaxel followed by concomitant paclitaxel, fluorouracil, and hydroxyure a chemoradiotherapy: curative and organ-preserving therapy for advanced head and neck cancer. J Clin Oncol. 2003;21(2):320-6. (http://www.ncbi.nlm.nih.gov/pubmed/12525525).
45. Wu CH, Hsiao TY, Ko JY, Hsu MM. Dysphagia after radiotherapy: endoscopic examination of swallowing in patients with nasopharyngeal carcinoma. Ann Otol Rhinol Laryngol. 2000;109(3):320-5. (http://www.ncbi.nlm.nih.gov/pubmed/10737318).
46. Zhang Y, Zhu Y, Wan H. Effectiveness of an evidence-based swallowing facilitation strategy for patients undergoing radiotherapy for head and neck cancer: a study protocol for a randomised controlled trial. BMJ Open. 2024;14(1):e072859. DOI: 10.1136/bmjopen-2023-072859.
47. Zuydam AC, Rogers SN, Brown JS, Vaughan ED, Magennis P. Swallowing rehabilitation after oropharyngeal resection for squamous cell carcinoma. The British journal of oral & maxillofacial surgery. 2000;38(5):513-8. DOI: 10.1054/bjom.2000.0482.

Chapter 17

신경근육계질환의 연하장애와 호흡재활

| 김민욱, 임상희 |

I. 신경근육계질환의 연하장애 및 영양 관리

연하장애는 신경근육계질환에서 흔히 발생하는 합병증으로, 연하장애의 유병률은 질병의 종류와 진행 정도에 따라 다양한 양상과 정도로 나타난다. 근위축성측삭경화증에서는 질병이 진행함에 따라 환자의 80-95%에서 연하장애가 발생한다. 중증근무력증에서는 최대 50%의 환자에서 연하장애가 나타난다. 초기 증상으로 나타나기도 한다. 뒤센느근디스트로피에서는 근육 퇴축이 점차 진행되면서 질병의 후기에서 연하장애가 발생하며, 염증성 근병증에서는 약 30-60%의 환자가 질병의 급성기에 연하장애를 경험할 수 있다.

연하장애는 종종 신경근육계질환 환자들이 병원을 찾는 첫 증상이다. 연하장애를 통하여 근위축성측삭경화증, 중증근무력증, 근육병, 자가류마티스병을 진단할 수 있다. 효과적인 치료 방법이 없는 근위축성측삭경화증도 있지만 많은 질환은 적절한 치료를 통하여 거의 정상적으로 살아갈 수 있으므로 감별진단이 중요하다.

연하장애로 인해 영양 부족과 탈수 등의 문제가 발생하며, 이는 근감소증과 악액질을 초래할 수 있다. 연하장애와 영양 부족으로 인한 근감소증이 서로 악순환을 일으켜 연하장애를 더욱 악화시킬 수 있으므로, 이러한 상호작용을 인지하고 이를 차단하기 위한 노력이 필요하다. 또한 연하장애는 흡인성 폐렴과 같은 호흡기계 합병증의 위험을 높일 수 있다.

연하장애는 종종 신경근육계질환의 진행 상태를 나타내는 초기 신호가 될 수 있으므로, 의료진은 단순히 연하장애 자체뿐만 아니라, 연하장애와 관련된 신경근육학적 이해, 질병의 자연 경과, 환자의 영양 상태, 그리고 환자가 겪고 있는 기타 의학적 상태를 충분히 숙지해야 한다. 이를 바탕으로 시기 적절한 중재와 주의 깊은 관리가 필요하다.

연하장애 치료를 위해 식이 변형에서 행동 보상 전략까지 다양한 치료적 접근이 사용될 수 있으며, 필요에 따라 풍선확장술이나 보툴리눔 독소 주사 같은 시술이 시행된다. 질병이 진행되면 경구영양법을 비경구영양법으로 전환하는 결정을 내려야 할 수도 있다.

신경근육계질환에서 연하장애는 단순히 삼킴의 어려움만이 아니라 환자의 생존 기간, 합병증 위험, 그리고 전반적인 삶의 질에 중대한 영향을 미친다. 따라서 연하장애를 조기에 발견하고 적절히 관리하는 것이 환자 치료와 예후 개선을 위해 중요한 역할을 한다.

1. 근위축성측삭경화증

근위축성측삭경화증(amyotrophic lateral sclerosis, ALS)은 상위운동신경원과 하위운동신경원을 점진적으로 침범하는 신경퇴행성 질환이다. 피질연수로(corticobulbar tract)와 피질척수로(corticospinal tract)를 침범한다. 점진적 근력위약, 구음장애, 연하장애로 결국은 호흡부전 등으로 사망한다. 일반적으로 첫 증상은 65%에서는 사지에서 나타나지만 약 30%에서는 연수(bulbar)에서 나타난다. 약 5%에서는 호흡기 증상이 첫 증상이다. 드문 질환으로 1~2.6/1,000,000 발병률, 7~9/1,000,000 유병률을 보인다. 대부분은 유전 및 환경의 영향에 의하여 산발적으로 발생하지만, 5–10%는 Superoxide dismutase 1 (SOD1) 유전자 등의 유전에 의해 발생한다. 구음장애, 연하장애 및 침흘림이 ALS 환자의 1/3에서는 첫 증상이다. 침흘림의 정도는 약함 28%, 중간 17%, 심함 4%를 보인다. 혀 또는 사지근육에서 근섬유다발수축(fasciculation)을 관찰하면 ALS를 의심해야 한다. 증상이 급격히 악화될 수 있으므로 연하장애와 침흘림을 정기적으로 평가하는 것은 필수이다. 연하장애는 ALS 환자의 사망률을 7.7 배 높인다. 연하장애의 근본원인은 설인신경, 미주신경, 설하신경의 하위운동신경원 또는 그 위 피질연수로의 침범에 의한다. 혀 위축 및 약화, 연구개, 인두의 약화로 폐쇄 문제가 발생한다. 구강기와 인두기 전반에 걸친 광범위한 연하장애로 인해 흡인의 위험도가 높아지며, 성문 폐쇄(glottis closure)가 불완전하여 기침 능력이 저하된다. 질식(choking)이 자주 발생하는데, 이는 음식만 아니라 침에 의해서도 발생할 수 있다. 상지 근위약으로 인해 독립적으로 식사를 하기 어렵고, 식사 시간이 길어지며, 우울증으로 인한 식욕 감소가 나타난다. 연수(bulbar) 근육 기능 저하로 인해 대다수의 ALS 환자에서 열량 및 수분 섭취가 부족하게 되고, 이로 인해 영양결핍과 급격한 체중 감소가 발생한다. 영양결핍은 생존 기간을 단축시키는 독립적인 예후 인자이므로 이를 조기에 발견하고 관리하는 것이 중요하다. 의료진은 연하장애를 조기에 평가하고 치료하며, 흡인 위험도를 낮추기 위한 적절한 교육을 시행해야 한다.

ALS 환자는 타액 분비량이 정상인과 비교해 많지는 않지만, 구강기 장애로 인해 삼키지 못한 침이나 음식물이 흘러내릴 수 있다. 또한 입 주위와 혀 근육약화로 음식을 씹는 데 어려움을 겪으며, 식괴 형성과 이동이 제한되고 삼킴 후에도 입안에 음식물이 남아 있을 수 있다. 인두기에서는 비인두 역류(nasopharyngeal regurgitation)가 관찰되며, 식괴 이동 능력이 저하되어 후두개곡(valleculae)이나 이상와(pyriform sinus)에 잔류물이 쌓인다. 또한, 인두–식도 분절 열림이 불완전하며 후두 거상(laryngeal elevation) 능력이 감소하여 기도 보호에 문제가 발생한다. 질병 진행에 따라 삼킴 무호흡(swallow apnea)이나 저호흡(hypopnea)의 빈도가 높아지며, 비디오투시연하검사(videofluoroscopic swallow study, VFSS)에서 흡인이 증가하는 양상이 관찰된다.

ALS에서는 질병 진행 및 연하장애 양상의 변화에 따른 체계적인 치료 접근이 필요하다. 적극적 능동적 운동은 피로를 야기하므로 보상적 방법이 추천된다. 주로 근력약화에 의한 수축력의 문제가 있으므로 중력을 이용하여 음식물의 이동을 돕는 직접훈련이 도움이 된다. 냉자극 감각치료가 도움이 될 수 있다. 음식 점도가 높을수록 이동이 어려우므로 점도를 낮추는 것이 도움이 된다. 환자분 중 어떤 분은 쌀국수 등을 말기 단계까지 유지할 수 있었다. 초기 단계에서는 고체 음식을 삼키기 어려워지고 식사 시간이 늘어나는 경향이 있다. 이 경우 식사에 집중하도록 하며, supraglottic swallowing, 여러 번 삼키기(multiple swallow), 턱 당기기 자세, 빨대 사용과 같은 중재법을 적용할 수 있다. 시간이 경과하면서 만성 탈수, 체중 감소, 구강 섭취의 즐거움 상실 등이 발생할 수 있다. 이를 관리하기 위해 부드러운 식이를 제공하고, 액체 섭취를 유지하며, 고단백, 고칼로리 음식이나 영양 보조제를 권장할 수 있다.

침흘림의 관리는 35장을 참고하길 바란다. Pirenzepine, ipratropium bromide spray, scopolamine 피부 부착포, 아미트립틸린, 침샘 보툴리눔톡신주사, 침샘 방사선주사, dextromethorphan hydrobromide와 quinidine sulfate의 복합제를 사용해 볼 수 있다.

칼로리와 수분 섭취가 현저히 감소한 경우 영양 공급의 일부 또는 전체를 위해 관급식(enteral feeding)을 고려해야 한다. 이를 통해 체중을 안정적으로 유지하고 생존 기간을 연장할 수 있다. 관급식을 시작하는 시점은 흡인성 폐렴이 발생하거나, 10% 이상의 체중 감소, 또는 식사 시간이 길어져 삶의 질이 저하되는 경우가 적절하다. 환자의 호흡 기능을 주기적으로 평가하고 폐활량이 정상 예측치의 50% 이하로 감소되기 전에 위조루술(gastrostomy)을 계획하는 것이 바람직하다. 그러나 폐활량이 정상 예측치의 50% 이상일 때는 체중 감소와 영양 결핍이 심하지 않은 경우가 많으며, 환자나 보호자가 위조루술 시행에 소극적인 경우가 많다. 따라서 위조루술의 목적과 의학적 이점에 대해 충분히 설명해야 한다.

과거에는 주로 경피적내시경위조루술(percutaneous endoscopic gastrostomy, PEG)이 시행되었으나, 최근에는 폐활량이 크게 감소한 환자에서도 경피적방사선위조루술(percutaneous radiologic gastrostomy, PRG)을 보다 쉽고 안전하게 시행할 수 있다.

2. 중증근무력증

중증근무력증(myasthenia gravis)은 운동신경과 근육 간의 신경전달물질 이상으로 발생하는 질환으로, 연하장애가 질병 초기의 주요 증상일 수 있다. 증상 발현할 때 25%에서 연하장애가 동반된다. 동작을 반복할 때 피로도와 근력약화가 증가한다. 식사를 잘 하다가 20~30분 경과하면 식사를 하지 못하여 가끔 신경정신과적 문제로 오진하기도 한다. 그러므로 반복에 의한 근력약화가 의심되면 중증근무력증을 감별진단에 넣어야 한다. 진단은 Anti-AchR (nicotine acetyl-choline receptors) 항체로 85% 양성이다. Anti-AchR 항체 음성인 경우의 50%는 Anti-MuSK (muscle-specific kinase) 항체 양성으로 전체 5-8%이다. 흉선종이 Anti-AchR 항체 양성 중증근무력증의 10%에서 있다. 반복신경자극검사도 50%의 환자를 진단할 수 있다.

주로는 눈을 먼저 침범하여 안검하수가 오지만, 다른 뇌신경을 먼저 침범하여 씹기 기능이 약해지거나, 코로 음식이 역류하거나, 구강기 지연 또는 인두기 이상을 보인다. Anti-MuSK 항체 양성 중증근무력증에서 더 흔하게 연수증상인 연하장애, 구음장애, 씹기장애를 보인다. 치료는 약물치료가 우선이다. 능동적 운동은 피로를 초래하므로 보상기법으로 치료하는 것이 좋다. 하루 3번 많은 양의 식사보다 조금씩 자주 먹는 전략을 사용하는 것이 좋다.

3. 근육병증

연하장애를 일으키는 근육병증에는 근긴장디스트로피(myotonic dystrophy), oculopharyngeal dystrophy, 봉입소체근염(inclusion body myositis), 다발성근염(polymyositis), 피부근육염(dermatomyositis), 근디스트로피(muscular dystrophy) 등이 있다. 연하장애는 근육병 환자에서 주요한 임상 문제로 조기 발견과 적절한 평가 및 치료가 중요하다.

근긴장디스트로피(myotonic dystrophy)에서는 근육이 수축한 후 이완이 잘 일어나지 않는다. 특히 흉쇄유돌근, 저작(mastication) 근육, 윤상인두근 등이 침범되며, 윤상인두근의 이완이 잘 일어나지 않아 잔류물이 흡인될 수 있다. 삼킴 과정에서 설골이 제자리로 돌아오는 시간이 지연되며, 후두개곡이나 이상와에 음식물이 남아 있거나 인두 이동시간이 지연되는 경우가 많다. 부정교합이나 저작 근육의 근력약화로 저작의 장애가 발생할 수 있고, 식도기의 장애도 많아 위식도역류나 인후두역류도 발생할 수 있다.

식사 시간이 길어지고 원인 불명의 체중 감소, 삼킬 때 기침 발생, 잦은 폐렴 등이 나타날 경우 비디오투시연하검사가 권장된다. 근긴장디스트로피 환자에서는 방실전도 차단이 동반될 수 있으므로, VFSS 시행 시 응급상황에 대비해 약물과 소생 장비를 준비해야 한다.

Oculopharyngeal dystrophy는 1915년 첫 보고 후, 1998년 유전자가 발견되었다. 40대 이후 서서히 진행하는 안검하수, 연하장애와 근위부 근력약화를 특징으로 한다. 매우 드물어 유럽에서 1:100,000~1,000,000의 유병률을 보이고 동양에서는 증례보고로 보고되며 한국에서도 2007년 첫 증례 보고 되었다. 모든 환자가 안검하수를 보이고, 연하장애는 62~100%, 근위부 근력약화는 20~81%에서 보인다. 어떤 환자는 하지 근력약화만 있어 지대근디스트로피로 오진되기도 한다. 50% 환자는 피로와 통증을 호소한다. 점진적으로 진행되면서 질식, 음식의 역류, 흡인성 폐렴이 올 수 있다.

진단을 위한 검사로 CK, 근전도, 근육생검, 근육 MRI 등이 있으며 유전자 검사로 14염색체에 위치한 PABPN1 유전자의 (GCN)n 비정상 반복을 확인하면 확진할 수 있다. 보통염색체우성과 열성의 형태로 유전된다. VFSS 검사상 설골 움직임, 혀 기저부 후퇴, 인두수축력, 상부식도괄약근 열림 등이 감소하고, 후두 전정(vestibule)의 폐쇄가 불완전하고 후두개곡 잔류물, 이상와 잔류물이 증가한다. Autologous myoblast trasplantation이 연하장애 증상을 감소시킬 수 있다. 연하치료는 주로 보상기법을 사용한다.

봉입소체근염은 50대 후 가장 흔한 후천 근육병이다. 24.8~45.6/1,000,000의 유병률을 보인다. 주로 손가락 굴곡근과 사두고근의 근력약화가 비대칭으로 점진적으로 진행한다. 이두박근, 삼두박근, anterior leg compartment, 안면 및 연하근육 등도 침범하여 50%에서 연하장애가 발생한다. 10%는 연하곤란이 유일한 또는 주 증상이다. 보행 불가 및 연하 장애가 주 합병증이다. 발병 후 약 14년이 경과하면 1/3에서 의자차에 의지하고, 약 20년이 경과하면 모든 환자가 의자차에 의지한다. 여명에는 영향을 미치지 않으나 주로 폐렴과 같은 호흡기 질환으로 사망한다.

진단은 임상과 병리 등을 종합하여 내리게 된다. 필

수적 기준은 발병이 45세 이상이고, 증상이 12개월 이상이며 혈청 CK 수준이 정상의 15배 이내이어야 한다. 임상적 기준은 무릎 굴곡근의 약화보다 사두고근의 근력약화, 어깨 외전근의 약화보다 손가락 굴곡근의 약화이다. 병리적 기준은 근육생검에서 특징적 소견을 보인다. 병태생리는 염증과 퇴행성 모두가 관여하는데 아직 명확하게 알지 못한다. 치료는 쉽지 않다.

VFSS 검사상 음식물 이동이 어렵다. 잔류물이 남고 윤상인두근 열림이 어렵다. 또한 후두개의 하방 젖힘이 적절하지 않아 흡인이 된다. 윤상인두근 절제술 또는 풍선확장술을 사용할 수 있으나 윤상인두근 이완이 정상이면서 설골후두의 상승이 감소되어 있는 경우에는 이러한 치료가 효과가 없을 수 있다. Mendelsohn 수기가 효과적일 수 있다.

다발성근육염은 후천적인 근육병으로, 염증에 의해 근육 붕괴가 진행되며 근위부 근력 약화가 뚜렷하게 나타난다. 환자의 30% 정도에서 피부 변화가 관찰될 경우, 이를 피부근육염(dermatomyositis)으로 명명한다. 암이 동반될 수 있다. 피부, CK, 근전도, 근육생검으로 진단한다. 다발성근육염이나 피부근육염의 초기에 환자가 호소하는 유일한 증상이 연하장애일 수 있다. 연하장애가 처음에는 23%까지 보이고, 질환이 진행되면서 58%까지 보고된다. 질병 초기에 심각한 연하장애가 발생하여 영양 부족과 흡인성 폐렴의 위험이 증가한다. 다발성근육염의 연하장애는 발병 6개월 이내에 VFSS가 필요한 경우가 많으며, 액체와 식괴의 비인두 역류, 인두의 잔류물, 구인두와 후인두의 음식 이동시간 지연이 관찰된다. 코르티코스테로이드 치료는 연하장애를 개선하고 평가 시기를 늦출 수 있으며, 폐렴, 수분 섭취 문제, 영양 부족이 동반될 때 VFSS를 고려한다. 식도입구부가 잘 열리지 않는 이유가 후두거상이나 인두수축이 잘 되지 않아 식괴에 의해 생성되는 압력이 낮아지기 때문이기도 하지만, 윤상인두근의 반흔 구축이 원인일 수 있다. 후자에는 풍선훈련법이나 윤상인두근 절제술이 효과적이다.

근디스트로피는 그 종류와 질병의 진행 양상에 따라 연하장애의 정도와 임상 양상이 달라진다. 뒤센느근디스트로피(Duchenne muscular dystrophy)의 경우, 씹는 힘과 식도의 움직임이 감소하며, 인두 이동시간은 정상적이거나 경미하게 느려지는 양상을 보인다. 후두개곡이나 이상와에 소량의 음식물이 잔류할 수 있지만, 설골의 움직임, 인두의 최대수축압, 인두식도분절의 열림은 정상으로 관찰된다. 연하장애가 흔하므로 정기적으로 연하장애의 스크리닝 평가가 필요하며, 의심될 때는 VFSS를 포함하는 검사를 추천한다.

지대근디스트로피(limb-girdle muscular dystrophy)에서는 반지인두근(cricopharyngeal muscle)의 과긴장이나 협착이 발생할 수 있으며, 수술적 치료가 필요한 경우도 있다. 후두인두 이동시간은 정상과 유사하지만, 비인두와 하위인두의 이동시간은 지연되는 경우가 있다. 지대근디스트로피는 서서히 진행되므로 발병 후 10년 이내에 VFSS가 필요한 경우는 드물다.

위와 같이, 근육병증에서의 연하장애는 질환의 유형과 진행 상태에 따라 다양한 임상 양상으로 나타난다. 폐렴, 영양장애, 탈수 등의 합병증 발생 위험을 조기에 인지하고 예방하는 것이 중요하다. 불량한 영양 상태, 식사 시간 연장, 연하장애 증상이 있는 경우 관급식(enteral feeding)을 고려해야 한다.

4. 중환자연관마비

중환자연관마비(critical illness associated weakness,

CIAW)는 중환자실에 입원한 환자의 30%~50%에서 발생한다. 대칭적으로 사지의 이완성 근력약화가 있다. 안면근육은 정상이나 횡격막을 침범하여 호흡기능이 저하되고 기계 환기에 의존하게 된다. 중환자다발신경병(critical illness polyneuropathy, CIP), 중환자근육병(critical illness myopathy, CIM), 중환자다발신경근육병(critical illness polyneuromyopathy, CIPNM)이 있다. CIP는 말초 신경을 침범하며 탈수초보다는 축삭병증이다. CIM은 근육을 침범하여 두꺼운 근잔섬유(myofilament)의 소실, 근섬유(myofiber)의 위축과 소실이 있다. CIPNM은 신경과 근육을 모두 침범한다.

기계 환기를 1주 이상 받은 중환자의 25-63%에서 발생하며, 패혈증 또는 전신염증반응증후군이 동반된 경우 70-100%로 발병률이 증가한다. 패혈증, 다발성장기부전, 고혈당, 신경근 차단제 및 코르티코스테로이드 사용, 전신 염증 반응, 산화 스트레스, 기계 환기, 에너지 대사 이상, 미세 순환 장애, 신경 독성 물질 축적 등의 복합적인 병태생리적 기전에 의해 발생한다. 근육 단백질의 분해와 위축 과정의 가속화와 같은 근육과 신경의 병리적 변화는 연하 기능을 담당하는 근육에도 부정적인 영향을 미친다.

진단은 회복기에 주로 이루어지는데, 의식은 있는데 기계 환기에서 weaning이 잘 안 되거나, 심한 근력약화가 있을 때, 의식이 혼미한 환자에서는 통증자극에 얼굴은 찌푸리나 사지에서는 반응을 보이지 않고 움직이지 못할 때 의심할 수 있다. CIP는 통증, 온도 및 진동에 대한 감각이 떨어지나 CIM에서는 감각은 정상이다. 양측 상하지에서 각각 3개의 근육의 MRC 근력을 평가하여 48 미만이면 중환자연관마비로 진단한다. 상지는 어깨 외전, 팔꿈치 굴곡, 손목 신전, 하지는 고관절 굴곡, 슬관전 신전, 발목관절 배측굴곡을 측정한다. 뇌신경과 자율신경 기능은 보존되고 혈청 CK 수치는 정상이거나 다소 상승한다.

중환자연관마비의 확진을 위해서는 첫째 임상적으로 중환자실에서 다발성장기부전의 병력이 있다. 또한 기계 환기에서 weaning이 어렵거나 사지의 약화가 있으며, 이를 설명할 수 있는 다른 질환이 없어야 한다. 둘째, 근전도 검사상 CIP는 축삭 감각운동 다발성신경병 소견, CIM은 근육병 소견을 보인다. CIPNM은 CIP와 CIM의 동반 소견이 있다. 셋째, 근육생검에서 부합하여야 한다. 근육생검이 없으면 확진을 하지 못하고 상당히 확실함(probable) 진단만 내릴 수 있다.

일반적 치료 전략은 조기 가동, 혈당 조절, 적절한 영양 공급이며 특히 아미노산과 오메가-3 지방산의 보충이 추천된다. 기능적 전기자극이 근위축 회복에 도움을 줄 수 있다. 예후는 CIM만 있으면 3-6개월 내 완전 회복되고, CIP 또는 CIPNM이 있으면 6-12개월 걸린다. CIP가 있으면 축삭 손상과 퇴행이 있어 이의 회복이 느리고 불완전하기 때문이다.

연하장애는 연하 근육의 약화와 더불어 기관 삽관으로 인한 인두 및 후두의 운동 및 감각 기능 저하, 기계 환기로 인한 기도 내 압력 변화로 인해 삼킴 근육의 협응 능력이 저하되면서 발생할 수 있다. 특히, 장기간의 침상 안정, 영양 불균형, 단백질 섭취 부족은 근감소증(sarcopenia)을 악화시키며 연하 기능 저하를 가속화한다. 이러한 위험은 노인이나 중추신경계 손상이 동반된 경우 더욱 증가하며, 결과적으로 흡인의 위험을 높여 흡인성 폐렴과 같은 심각한 합병증으로 이어질 수 있다.

연하장애 치료에는 음식의 점도 조절, 자세변화, 보상기법, 인두전기자극, 반복경두개자기자극 등 치료를 적용한다.

5. 길랭-바레 증후군

길랭-바레 증후군(Guillain-Barre syndrome, GBS)은 급성 염증성 다발성 탈수초 신경병증(acute inflammatory demyelination polyneuropathy, AIDP)이 전체의 80-85%이다. 주로 호흡기 또는 소화기의 감염 후 발생하며, 마비는 상행성으로 진행하여 하지에서 시작하여 상지로 진행한다. 심부건반사는 감소되며, 뇌신경을 침범할 수 있다. 비교적 빠르게 마비와 감각 소실이 진행되었다가 점진적으로 회복한다.

드문 형태로 변이형이 있다. Miller Fisher Syndrome (MFS)은 20%이며, Pharyngeal-Cervical-Brachial (PCB) 변이형은 3%이다. MFS은 opthalmoplegia, 실조, 무반사의 특징을 가지며 뇌신경 침범 및 양측 안면신경마비가 흔하다. Anti-GQ1b와 연관된다. PCB는 빠르게 진행하는 구인두, 경부와 상지 근력약화, 상지 건반사의 소실을 특징으로 한다. 유럽보다 아시아에서 더 많고, 남자가 1.3:1로 많다. Anti-GT1a와 Anti-GQ1b와 연관된다. PCB는 수초보다 축삭을 침범한다. 구음장애, 고형식(solid)에 대한 연하장애, 혀의 감각저하의 증상에서 상지 이상감각과 마비로 진행한다. PCB와 MFS이 중복될 수 있으며, 의식도 흐려진다면 Bickerstaff brainstem encephalitis와 중복될 수 있다.

GBS의 분류는 임상적으로 운동-감각, 순수 운동, MFS, PCB 등으로 분류하며, 전기생리적으로 AIDP, Acute motor sensory axonal neuropathy (AMSAN), Acute motor axonal neuropathy 등으로 분류한다. 1~2/100,000의 발병률을 보이며, 평균 발병 연령은 43세이다.

뇌신경은 45-74%에서 침범되며, 양측 안면신경마비도 50%에서 보고된다. 안근(extraocular)과 하부 뇌신경의 침범도 드물지 않다. 호흡 부전과 기계 환기가 필요한 경우는 연령이 높아지면서 증가하는데 12-30% 정도이다. 기계적 환지는 대부분 3주 정도 요한다. 호흡부전이 있으면 90%에서 기관지절개술을 요한다. 뇌신경 VII, IX, X 침범이 있으면 기관지삽관의 위험이 높아진다. 주로 호흡의 문제로 삽관 및 기계 환기가 필요하다. 그러나 기계 환기를 weaning한 후에도 발관(decannulation)하지 못하는 주 원인은 심한 연하장애 때문이다. 이 환자들에서 인두근의 근력약화보다 후두 감각의 심한 결손이 있었다. 이는 인두전기자극(pharyngeal electrical stimulation) 또는 capsaicin 등에 의한 감각자극 치료의 근거가 될 수 있다.

연하장애는 경증 마비인 경우에도 뇌신경의 침범과 무증상(subclinical) 연하장애가 있을 수 있으며, 특히 하부 뇌신경(V, VII, IX, X, VII)을 심하게 침범하는 변이에서 문제가 된다. 예를 들어 MFS과 PCB에서 심한 연하장애가 발생하며, 또한 AIDP에서도 중증 마비가 있는 경우 발관 후 연하장애가 문제가 될 수 있다.

VFSS, FEES 검사상 구인두기와 식도기 모두 문제가 있다. 혀의 근력약화가 초기 증상일 수 있다. 특징 2가지는 첫째 조각조각 삼키기(piecemeal deglutition)로 혀 및 구강의 근력약화로 식괴가 작은 조각으로 나누어진다. 둘째는 호흡 부전으로 호기 때 이루어지는 연하가 잘 이루어지지 않는 호흡과 연하의 부조화가 있다.

GBS 환자에서 연하장애 발생 가능성을 고려하고, 질병 초기 단계에서 조기 진단과 지속적인 모니터링이 필요하다.

6. 자가면역류마티스병

자가면역류마티스병은 복합적이고 다기관을 침범한다. 구강, 인두, 식도, 위장 소화기를 모두 침범할 수 있으며 연하장애를 일으킬 수 있다.

이중에는 다발성근염, 피부근육염, 봉입소체근염과 같은 염증성근육병이 포함되나 이는 앞에서 다루었으므로 이를 제외한 전신경화증(systemic sclerosis), 쇠그렌증후군(Sjogren's syndrome), 전신홍반루푸스(systemic lupus erythematosus), 류마티스관절염, 베체트병(Behcet's disease), 사르코이드증, 다발혈관염육아종증을 간단히 다룬다.

전신경화증은 만성 다기관 자가면역병으로 피부, 관절, 여러 내장기관을 침범하여 조직을 섬유화시킨다. 전신적 또는 국소적이다. Antinuclear antibody (ANA)에 양성을 보이며 anticentromere, antitopoisomerase I, anti-RNA polymerase III, anti-U1RNP, anti Pm-Scl 항체에 반응을 보인다.

연하장애는 60%까지 보고된다. 구인두 연하장애는 작은 입벌림, 턱관절 기능장애, 구강건조증, 인두 수축근의 위축, 섬유화를 보인다. 식도 연동 운동이 줄고 하부 식도괄약근의 수축이 줄어 위식도역류를 보일 수 있고 이로 인해 식도염, 식도궤양 및 식도협착이 발생할 수 있다. 치료방법으로는 조금씩 먹고 씹기, 수면 전에 음식 피하기, 수면시 머리 높이 올리기 등이 추천된다.

쇠그렌증후군은 침샘, 눈물샘을 침범하여 건조증이 발생한다. ANA 양성이며 동시에 anti-Ro/SSA 또는 anti-La/SSB 항체가 양성이다. 연하장애는 64%까지 보고된다. 주로 구인도에서 구강건조로 인하여 음식물 이동이 어렵다. 점도가 증가하면 잔류물이 증가할 수 있으며, 식도이상, 위식도 역류도 보고된다. 구강건조증 치료를 위하여 무당사탕(sugarfree), 껌 또는 침윤활유가 효과 있으며 침샘 기능이 남아 있다면 cevimelin, pilocarpine을 시도한다. 주기적 치과진료가 필수이다.

전신홍반루푸스는 약하게 점막피부만 침범할 수도 있지만 신장, 폐, 심혈관, 신경 등 다발장기를 침범할 수도 있다. ANA 양성이며 anti-dsDNA와 anti-Smith 항체가 양성일 수 있다. 연하장애는 13%까지 보고된다. 주로 식도의 운동기능이 떨어진다. 식도 근육염증, 근위축, 허혈성혈관염 소견을 보인다. 구강점막 병변은 31%에서 있다. 치료는 프로톤펌프억제제, H2 수용체 길항제, 위장운동촉진제를 사용할 수 있고, 구강점막병변은 면역억제제 치료에 반응을 보인다.

류마티스관절염은 관절액의 염증, 파괴로 여러 관절이 대칭적으로 침범되며, 염증 수치가 증가하고 류마티스인자 양성이며 anti-cyclic citrullinated peptide (anti-CCP) 항체가 양성이다. 연하장애는 13-41%까지 보고된다. 구인두, 식도기 모두 침범되는데 구인두는 구강건조증, 턱관절, cricoarytenoid 관절, 경추관절 침범 등이 있을 수 있다. 식도는 이차성 아밀로이도증, 혈관염에 의하여 병변이 발생할 수 있다. 치료는 구강건조증에 대한 치료, 식도의 연동운동 정상화에 대한 전략으로 접근한다.

베체트병은 드문 만성 전신 혈관염이다. 반복적으로 구강 및 생식기의 궤양, 포도막염(uveitis), 피부병변, 동맥류나 혈전증과 같은 혈관이상을 보인다. 신경과 위장관도 침범한다. 실크 로드를 따라 유병률이 높아 '실크로드병'으로도 불린다. HLA-B51 유전자와 밀접한 관련이 있다. 연하장애로는 반복되는 구강궤양이 가장 흔하며 인두의 흉터 및 협착이 있을 수 있고, 드물게 후두에도 궤양이 발생할 수 있다. 구강궤양은 스테로이드 또는 colchicine에 반응한다. 인두 협착은 수술을 시행한다.

사르코이도증(sarcoidosis)은 만성육아종질환이다. 병인은 잘 모른다. 20~40대에 발병하며 폐, 임파선, 간, 눈, 피부, 관절, 신경 등을 침범한다. 연하장애가 드물게 발생하는데, 후두를 침범하여 성문 상부의 부종, 후두개의 변형 및 고정이 올 수 있다. 잔류물과 흡인이 발생할 수 있다. 드물게 점진적으로 연수 마비, 뇌신경 IX, X, XI 침범, 또는 종격동 림프절병에 의한 외부 압박이 있을 수 있다. 치료는 후두를 직접 침범한 경우 이비인후과적 시술 등이 추천된다.

다발혈관염육아종증(granulomatosis with polyangiitis, GPA)는 다발성 소혈관염에 의해 호흡기와 신장계에 육아종증 염증이 발생한다. 피부, 관절, 간, 심혈관, 신경도 침범할 수 있다. 이런 경우 ANCA가 양성이다. 10-20%는 ANCA 음성으로 나온다. 연하장애는 인후두 구조를 침범해서 발생한다. 후두개가 고정되기도 한다. 드물게는 하부 뇌신경을 침범한다. 급속히 진행이 되면 기관절개술이 필요할 수도 있다.

상기 자가면역류마티스병의 일차적 치료는 각 병에 따른 약물치료가 우선이며 이는 류마티스내과와의 협진을 요한다.

II. 신경근육계질환의 호흡 관리

신경근육계질환에서 호흡기계 문제는 호흡근육의 점진적인 약화로 인해 발생하며, 이는 정상적인 환기를 어렵게 하고 기도 내 분비물 제거를 원활하지 못하게 하여 폐렴과 같은 합병증을 초래한다. 질병이 진행되면서 폐활량 감소, 폐와 흉곽의 유순도 저하 등 제한성 폐질환이 나타나며, 이러한 변화는 환자의 호흡기능을 더욱 악화시키는 주요 요인으로 작용한다.

특히, 호흡근력 약화와 피로는 저환기, 과탄산혈증, 호흡부전으로 이어지며, 흉곽의 경직, 기도 내 저항 증가, 불완전한 기침 등으로 호흡근의 부담을 가중시킨다. 척추 변형이 동반될 경우 호흡기계 역학은 더욱 급격히 악화된다. 제한성 폐질환의 진행과 함께 발생하는 저산소혈증과 고탄산혈증은 중추 신경계의 호흡 조절 기능을 저하시켜 야간 저산소혈증과 주간 호흡 자극 감소를 초래한다. 또한, 만성적인 혈중 이산화탄소 증가로 인해 호흡성 산증이 유발되고 고탄산혈증이 지속된다. 또한 호기근의 근력 약화는 기침을 어렵게 하고, 이물질 배출의 어려움은 호흡기계 감염을 유발한다.

따라서 신경근육계질환 환자의 호흡재활은 ① 정상적 환기 유지, ② 기도내 분비물 제거, ③ 폐와 흉곽의 유순도를 유지하며, 성인이 되기 전 폐와 흉곽의 정상적인 성장을 일어나게 하는 것을 목표로 이루어진다. 이러한 목표를 달성하기 위해 환자의 호흡 기능에 대한 정확한 평가와 질병 단계에 맞춘 맞춤형 재활 치료가 필수적이다. 이를 통해 호흡기계 증상을 완화하고 무기폐 및 감염과 같은 합병증을 예방할 수 있다. 호흡재활은 간단한 기구나 기술을 활용해 효과적으로 진행할 수 있다.

1. 근위축성측상경화증

ALS 환자에서는 질병의 진행에 따라 호흡기능이 점차 악화되므로 정기적으로 호흡기능을 추적관찰 해야 하며, 시기별로 인플루엔자나 폐렴구균 예방접종을 시행한다. 구강을 포함한 상기도 근육의 약화는 구음장애, 연하장애뿐만 아니라 흡인의 위험을 높이고 기침능력 약화를 초래한다. 흡기근 근력의 약화로 저환기(hypoventilation)가 발생하며, 호기근 근력의 약화로 기도 내 이물질 배출이 어려워 폐렴과 같은 합병증의 위험도가 높아진다.

침흘림은 분비되는 침이 적절한 삼킴을 통해 제거되지 못해서 발생하며, 입안에 고여있는 침은 흡인의 위험성을 높이며 환자의 사회적 활동과 삶의 질에 큰 영향을 미칠 수 있다. 침흘림 문제를 평가하기 위해 ALS 기능평가척도(ALS functional rating scale)와 같은 도구를 사용할 수 있다. 치료에는 항콜린제와 같은 약제를 사용하여 침 분비 자체를 감소시킬 수 있지만 졸림, 변비, 배뇨장애 등의 부작용을 초래할 수 있다. 보툴리눔 독소를 귀밑샘과 턱밑샘에 주사하는 방법도 사용할 수 있으나 입마름, 연하장애 악화 등의 부작용이 발생할 수 있다. 그 외에 방사선치료, 레이저 광응고술(photocoagulation), 생체되먹임 치료 등을 시도할 수 있는데 환자의 개별 상태에 맞는 다학제적 접근이 요구된다.

기침 반사는 기도를 보호하는 필수적인 메커니즘으로, 최대기침유량(peak cough flow, PCF)은 기침 능력을 평가하는 가장 중요한 지표 중 하나이다. 급성 호흡기 질환에서 PCF가 160 L/min 이하이거나, 호흡기 질환이 없는 상태에서 270 L/min 이하라면 기침 능력 저하로 인해 호흡기 감염 위험이 높아진다고 판단할 수 있다. 기침 능력을 개선하기 위해 보호자를 통한 수기 보조 기침(manual assisted coughing) 방법을 교육해야 하며, 기침 유발을 위한 충분한 공기 주입을 위해 소생백(resuscitator bag)을 사용할 수 있다.

호흡근 약화로 인해 심호흡을 할 수 없고 빠르고 얕은 호흡을 하게 되어 무기폐가 발생하며, 만성적인 무기폐 상태는 폐 제한(restrictive lung disease)으로 이어질 수 있다. 폐의 유순도를 유지하는 것은 호흡근의 피로를 예방하고 기침 능력을 유지하며, 무기폐와 이로 인한 합병증을 방지하는 데 필수적이다. 소생백을 이용한 공기누적(air stacking) 운동은 환자가 흡입할 수 있는 최대 공기를 들이마시고, 마우스피스나 비구강 마스크를 통해 추가 공기를 주입하는 방식으로 이루어진다. 이 운동은 하루에 2–3회, 각 세션당 10–15회 반복하도록 권장된다.

연수(bulbar) 근육 기능이 유지되더라도 호기근 근력이 약화된 경우, 기침보조기(mechanical in–exsufflator)를 사용하여 기도 내 이물질을 배출할 수 있다. 이 장치는 40 cmH_2O의 양압으로 폐에 공기를 충분히 주입한 뒤, −40 cmH_2O의 음압을 순간적으로 가해 10 L/sec의 강력한 호기력을 생성하여 분비물을 제거한다. 기침보조기는 비구강 마스크 또는 기관절개관에 연결하여 사용할 수 있으며, 도관 흡인에 비해 기도 자극이 적어 안전하고 효과적인 기기로 평가된다.

ALS에서는 야간 저환기와 수면 관련 호흡 장애가 자주 관찰되며, 호흡근 약화가 경미하거나 낮 시간 동안 호흡기능이 정상인 환자에서도 나타날 수 있다. 야간 저환기와 수면 장애는 수면 중 환기 구동(ventilator drive)이 감소되면서 발생하므로, 야간 산소포화도 측정 또는 수면 검사를 통해 조기 발견이 가능하다.

호흡근의 근력은 호흡곤란의 정도와 밀접한 연관이 있다. 구강 및 연수(bulbar) 근육 약화로 인해 구강 밀봉이 어렵거나 상기도 허탈(collapse)로 최대흡기압(maximal inspiratory pressure, MIP) 측정이 어려운 경우, 비강흡입압(sniff nasal inspiratory pressure)을 대체 지표로 사용할 수 있다. ALS에서 흡기근 근력 약화가 진행되면 혈중 이산화탄소가 축적되고, 고탄산호흡부전(hypercapnic respiratory failure)이 나타날 수 있다. 이

상태에서 상기도 감염이나 폐렴이 발생하면 호흡근 부담이 급격히 증가하며 대상부전(decompensation)이 발생해 pH가 급격히 떨어져 사망할 위험이 있다. 이러한 상황을 예방하기 위해 환기 보조를 조기에 시행해야 한다.

호흡기능 평가는 3개월마다 시행하는 것이 권장되며, 횡격막 근력 약화가 동반될 경우, 앉은 자세와 누운 자세 모두에서 폐활량을 측정해야 한다. 이는 누운 자세에서 폐활량 감소가 더 두드러지기 때문이다. 저환기 상태가 심화되면 결국 인공호흡 보조가 필요하다. 인지 기능이 유지되고 발음 및 연하 기능이 가능한 경우, 비침습적 환기보조법(non-invasive intermittent positive pressure ventilation, NIPPV)을 사용하여 생존율과 삶의 질을 개선할 수 있다. NIPPV는 편리성과 미용적 측면, 언어 및 연하 기능을 유지할 수 있다는 점에서 침습적 환기법(IPPV)보다 환자와 보호자에게 선호되는 경우가 많다. Practice Parameters of American Academy of Neurology에 따르면, 호흡기 증상이 있는 모든 ALS 환자 또는 폐활량이 정상 예측치의 50% 미만으로 감소한 경우에는 NIPPV 시행이 권장된다. NIPPV는 기관절개를 통한 IPPV보다 호흡기계 합병증 발생률과 입원 빈도가 낮으며, 입원 기간도 짧은 것으로 보고된다. NIPPV는 일반적으로 야간 사용부터 시작하며, 질병이 진행됨에 따라 주간 사용 시간도 점진적으로 증가한다. 그러나 대부분의 ALS 환자는 질병이 진행됨에 따라 연수근 약화 증상이 나타나기 때문에, NIPPV를 IPPV로 전환해야 하는 시점을 신중히 결정해야 한다.

2. 근육병증

일부 근육병증에서는 어린 나이에 호흡부전이 발생하지만, 대부분의 경우 호흡부전은 점차적으로 진행한다. 호흡부전의 임상 징후 및 증상으로는 늑골하 수축(subcostal retraction), 보조호흡근의 사용, 콧구멍 벌렁거림, 운동성 호흡곤란, 안정 시 호흡곤란, 좌위호흡(orthopnea), 전신피로감, 역설호흡(paradoxical breathing) 등이 있다. 악몽, 기상 후 두통, 낮 시간의 졸림은 수면 시 호흡부전에 의한 야간 저환기를 시사하는 소견이며, 폐기능 검사를 통해 기계 환기 시작 여부를 결정한다. 폐활량 측정은 호흡 부전 및 생존 기간을 예측할 때 유용한데, 폐활량이 1 L 미만일 경우 뒤센느근디스트로피 생존의 가장 부정적인 예후 인자로 작용하며, 기계환기의 도움 없이 평균 생존 기간이 3.1년, 5년 생존율이 8%로 보고된다. 폐활량이 500~400 mL로 감소하거나 최대흡기압이 정상 예측치의 30% 이하, 그리고 폐활량이 정상 예측치의 55% 미만인 경우에는 고탄산혈증이 발생한다. 폐활량이 정상 예측치의 25% 이하이며 아래의 조건 중 하나라도 해당하는 경우, 즉 혈중 이산화탄소가 55 mmHg 이상, 반복되는 무기폐 또는 폐렴, 휴식 시 중증 이상의 호흡곤란 또는 울혈성 심부전이 있다면 모두 기계환기가 필요하다는 보고가 있다.

NIPPV는 임상에서 광범위하게 사용되고 있으며, 비강, 구강, 또는 비구강 마스크를 사용할 수 있다. 초기 적용 시에는 하루 중 일부 시간만 적용하는 경우가 많으며, 이를 통해 낮 시간 졸림증과 기능 수준의 호전, 고탄산혈증 및 저산소증의 개선, 생명 연장을 기대할 수 있다. 특히 뒤센느근디스트로피 환자에서 생명 연장과 삶의 질 개선에 기여하는 것으로 보고되었다. 장기적인 NIPPV는 IPPV와 비교하여 호흡기계 합병증의 발생률이 낮지만, 비침습적 방법 적용을 위해서는 인지기능과 연수근 기능이 유지되어야 한다.

그 외에도 최대흡기압, 최대호기압, 최대기침유량은 호흡근력 평가에 유용하게 사용된다. 최대기침유량이 160 L/min 미만이거나 최대호기압이 45 cmH2O 미만인 경우, 기도 분비물 제거 능력이 심각하게 저하되었음을 의미한다. 이러한 경우, 호흡기계 이물질 배출을 돕기 위해 보조기침(assisted cough)을 시행하며, 환자가 최대한 흡입 가능한 공기를 들이마신 후 기침하면서 보호자가 복부를 밀어 더 강한 기침을 유도한다. 그러나 폐활량이 1.5 L 이하인 경우, 충분한 공기 흡입이 어려워 복부 압박만으로는 강력한 기침을 유도하기 어려우므로, 소생백을 사용해 추가로 공기를 주입한 후 보조기침을 시행한다(그림 17-1). 기침보조기(mechanical in-exsufflator)는 양압으로 충분한 공기를 주입한 후 순간적으로 음압을 가해 강력한 호기력을 발생시키는 기구로, 비구강 마스크 또는 기관절개 환자에서 기도 이물질 배출을 효과적으로 돕는다.

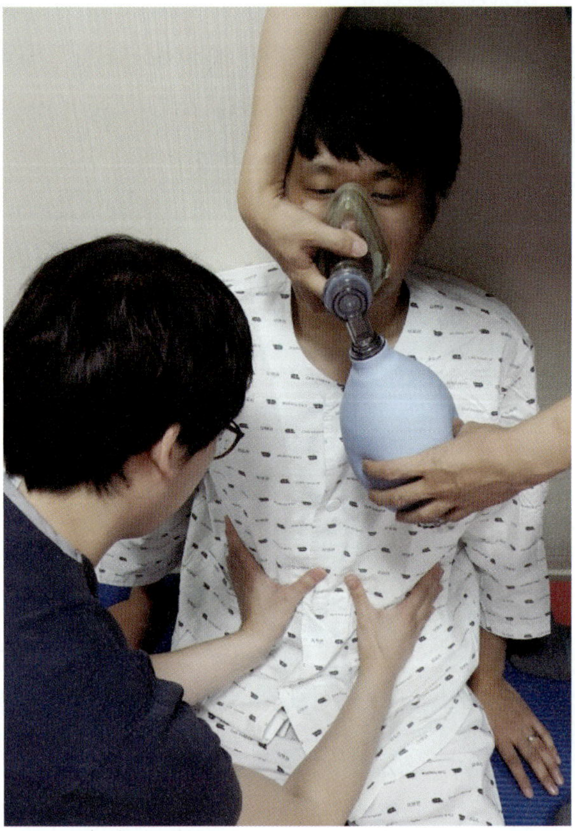

그림 17-1. 소생백으로 추가공기를 주입한 후 수기보조기침을 시행하는 모습

근육병증 환자에서도 폐와 흉곽의 유순도 유지를 위한 공기 누적 훈련을 교육해야 한다. 호흡근 근력 강화 운동의 효과는 상반된 연구결과들이 보고되었으며, 이미 진행된 근육병 환자의 경우 흡기근 근력 강화 운동이 근육 손상을 악화시킬 수 있으므로 주의가 필요하다.

3. 중환자연관마비

CIAW에서는 하지 근육 약화가 주로 나타나지만, 호흡 근육 약화로 인해 자발 호흡이 어려워지고, 기계환기 이탈 실패(weaning failure)가 빈번히 발생하여 기계 환기를 장기간 유지해야 하는 경우가 많다. 특히, 패혈증 및 다발성 장기 부전을 동반한 환자에서는 폐활량 감소와 전반적인 호흡 기능 장애가 심각하게 나타나며, 이러한 손상은 조기에 적절히 치료하지 않을 경우 영구적인 장애로 이어질 수 있다. 따라서, 전기생리학적 검사를 통해 호흡 근육의 기능 장애를 조기에 진단하고 치료하는 것이 예후를 호전시킬 수 있다.

CIAW의 예후는 환자의 기저 질환의 예후 및 중증도와 밀접하게 연관된다. 일부 연구는 CIAW 전체 사망률을 36–55%로 보고하였으며, 다발성 장기 부전이 있는 경우 사망률이 50–60%까지 증가한다고 하였다. 중환자실에서 회복되어 일반 병실로 이동한 환자는 비교적 양호한 예후를 보이는 것으로 알려져 있으나,

CIAW이 동반된 경우 병원 내 사망률이 최대 7배까지 증가하며, 완전한 회복에는 몇 주에서 몇 달이 소요되어 장기적인 재활이 필요하다.

CIAW생존자 중 다수는 지속적인 근육 약화와 피로를 겪으며, 독립적인 신체 활동이나 일상생활 동작 수행에 제한을 받는다. 이는 결국 삶의 질과 사회복귀에 부정적인 영향을 미친다. 급성 호흡곤란증후군 생존자들의 추적 관찰 결과에서도 높은 비율로 근력 약화와 피로가 보고되었는데, 이러한 잔여 증상은 CIAW에서 기인한 것으로 해석할 수 있다.

결론적으로, CIAW는 중환자 치료에서 환자의 생존율과 장기 회복을 결정짓는 중요한 요인으로, 조기 진단과 예방 전략이 예후 개선에 필수적이다.

4. 길랭-바레 증후군

GBS 환자의 약 30–50%에서 호흡부전이 발생하며, 이는 입원 기간 연장과 합병증 위험 증가로 이어질 수 있다. 호흡부전은 초기에는 점진적으로 진행되어 조기 진단이 어려운 경우가 많으며, 긴급한 삽관은 환자의 상태를 악화시킬 위험이 있다. 따라서, 호흡부전 고위험 환자를 조기에 식별하고 적절한 시점에 호흡 지원을 제공하기 위한 체계적인 모니터링이 필수적이다.

113명의 입원 중인 GBS 환자를 대상으로 한 연구에서 전체 환자의 12%에서 호흡부전이 발생했으며, 이 중 70%에서 침습적 기계 환기가 필요했다. 분석 결과, 뇌신경 침범(odds ratio, OR: 14.7), 안면마비(OR: 17.3), 숨뇌 약화(bulbar weakness, OR: 10.7)와 같은 요인이 호흡부전 위험 증가와 유의미한 연관성을 보였으며, 전신 Medical Research Council (MRC) 점수와 목 근육 MRC 점수가 낮을수록 호흡부전 발생 위험이 증가하였다.

또 다른 연구에서는 기관 삽관 제거(extubation) 성공 여부를 예측하기 위한 인자로 폐활량(VC)과 최대흡기압(MIP)을 제시하였는데, 삽관 제거 당일 폐활량이 20 mL/kg 이상이거나 최대흡기압이 50 cmH_2O 이상일 때 삽관 제거 성공 가능성이 유의미하게 증가했다. 반면, 자율신경계 기능 장애 및 폐 관련 합병증이 있는 경우에는 삽관 제거 실패율이 유의미하게 높았으며, 삽관 제거에 실패한 환자의 중환자실 입실 기간은 성공한 환자보다 유의미하게 길었다. 삽관 제거 성공 여부는 환자의 나이, 성별, 체질량지수, 숨뇌 약화, 또는 뇌척수액 단백질 수치와는 유의미한 연관을 보이지 않았다.

결론적으로, 숨뇌 약화, 목 근육 약화, 뇌신경 침범은 호흡부전 발생의 중요한 예측 요인으로, 이러한 임상적 특징은 간단한 신체 검사를 통해 평가할 수 있다. 이러한 평가 결과를 바탕으로 중환자실 집중 치료 시기를 조기에 결정하고, 호흡 상태 모니터링 및 치료 계획 수립에 활용하는 것이 필요하다. 또한, 삽관 환자에서 폐활량과 최대흡기압은 삽관 제거 성공을 예측하는 중요한 지표로 활용될 수 있으며, 이를 통해 최적의 삽관 제거 시기를 결정하면 GBS 환자의 예후를 개선할 수 있을 것이다.

III. 결론

신경근육계질환 환자는 질병의 종류와 진행 정도에 따라 다양한 연하장애를 경험할 수 있으므로, 이를 조기에 인지하고 적절한 시점에 연하 평가를 시행하는 것이 필수적이다. 평가 결과에 따라 신속히 대응하면 영양장애, 탈수, 흡인 등의 합병증을 예방하고 생존기간 연장과 삶의 질 개선에 기여할 수 있다.

신경근육계질환 환자는 호흡근 약화와 기능 저하로 인해 호흡부전을 빈번히 경험하므로, 질병의 자연 경과를 이해하고 초기 단계에서 정기적인 호흡 평가를 통해 적절한 호흡 보조 기구나 기침 보조법을 조기에 적용하는 것이 중요하다. 이를 통해 합병증을 예방하고, 호흡 집중 치료와 기관 삽관 제거 시기를 적절히 결정하여 질병 예후를 개선할 수 있다. 비록 현대의학으로 신경근육계질환의 완치는 어렵지만, 호흡재활 치료는 합병증을 최소화하고 생존 기간을 연장하며 삶의 질을 향상시키는 데 기여한다. 특히, 호흡 보조 치료는 야간 저환기, 낮 시간 졸림, 고탄산혈증, 저산소증을 개선하며, 일부 환자에게는 생명을 연장하는 데 결정적인 역할을 한다.

결론적으로, 신경근육계질환 환자에 대한 적극적이고 체계적인 의학적 접근과 재활 치료는 필수적이며, 이는 환자의 신체적 · 심리적 안녕을 유지하고 삶의 질을 향상시키는 데 중요한 역할을 한다. 특히, 연하장애, 호흡장애, 근골격계 약화와 같은 다양한 문제를 다학제적 접근으로 통합적으로 관리하는 것이 환자 치료의 성공과 예후 개선에 있어 핵심적인 요소가 될 것이다.

참고문헌

1. Bach JR, Campagnolo DI, Hoeman S. Life satisfaction of individuals with Duchenne muscular dystrophy using long-term mechanical ventilatory support. Am J Phys Med Rehabil. 1991;70:129-35.
2. Bach JR, Ishikawa Y, Kim H. Prevention of pulmonary morbidity for patients with Duchenne muscular dystrophy. Chest. 1997;112:1024-8.
3. Bach JR, Wang T-G. Noninvasive long-term ventilatory support for individuals with spinal muscular atrophy and functional bulbar musculature. Arch Phys Med Rehabil. 1995;76:213-7.
4. Bach JR. Noninvasive mechanical ventilation. Hanley & Belfus; 2002.
5. Bach JR. Pulmonary rehabilitation: the obstructive and paralytic conditions. Hanley & Belfus; 1996.
6. Bae JS, Ki CS, Kim JW, Kim BJ. Identification of a novel mutation in a Korean patient with oculopharyngeal muscular dystrophy. J Clin Neurosci. 2007;14:89-92.
7. Baydur A, Gilgoff I, Prentice W, Carlson M, Fischer DA. Decline in respiratory function and experience with long-term assisted ventilation in advanced Duchenne's muscular dystrophy. Chest. 1990;97:884-90.
8. Birnkrant DJ, Bushby K, Bann CM, Apkon SD, Blackwell A, Brumbaugh D, et al. Diagnosis and management of Duchenne muscular dystrophy, part 1: diagnosis, and neuromuscular, rehabilitation, endocrine, and gastrointestinal and nutritional management. Lancet Neurol. 2018;17:251-67.
9. Bjelica B, Petri S. Narrative review of diagnosis, management, and treatment of dysphagia and sialorrhea in amyotrophic lateral sclerosis. J Neurol. 2024;271:6508-13.
10. Braun N, Arora NS, Rochester DF. Respiratory muscle and pulmonary function in polymyositis and other proximal myopathies. Thorax. 1983;38:616-23.
11. Cheung K, Rathbone A, Melanson M, Trier J, Ritsma BR, Allen MD. Pathophysiology and management of critical illness polyneuropathy and myopathy. J Appl Physiol (1985). 2021;130:1479-89.
12. Claude Desport PMP, Cao Tri Truong, Laurent Courat, Jean Michel Vallat, Philippe Couratier, Jean. Nutritional assessment and survival in ALS patients. Amyotroph Lateral Scler Other Motor Neuron Disord. 2000;1:91-6.
13. Colton-Hudson A, Koopman WJ, Moosa T, Smith D, Bach D, Nicolle M. A prospective assessment of the characteristics of dysphagia in myasthenia gravis.

Dysphagia. 2002;17:147-51.

14. Cunningham C, Finlayson H. Critical illness polyneuromyopathy. CMAJ. 2016;188:1104.
15. Del Furia MJ, Battel I. What are the effects of treatments for sialorrhea in people With motor neuron disease/amyotrophic lateral sclerosis?: a Cochrane review summary with commentary. Am J Phys Med Rehabil. 2023;102:926-8.
16. Higo R, Tayama N, Nito T. Longitudinal analysis of progression of dysphagia in amyotrophic lateral sclerosis. Auris Nasus Larynx. 2004;31:247-54.
17. Jaffe KM, McDonald CM, Ingman E, Haas J. Symptoms of upper gastrointestinal dysfunction in Duchenne muscular dystrophy: case-control study. Arch Phys Med Rehabil. 1990;71:742-4.
18. Johnson ER, McKenzie SW. Kinematic pharyngeal transit times in myopathy: evaluation for dysphagia. Dysphagia. 1993;8:35-40.
19. Leighton S, Burton M, Lund W, Cochrane G. Swallowing in motor neurone disease. J R Soc Med. 1994;87:801-5.
20. Leonard RJ, Kendall KA, Johnson R, McKenzie S. Swallowing in myotonic muscular dystrophy: a videofluoroscopic study. Arch Phys Med Rehabil. 2001;82:979-85.
21. Maskin LP, Wilken M, Lucci FR, Wisnivesky JP, Barroso F, Wainsztein N. Risk factors for respiratory failure among hospitalized patients with Guillain-Barré syndrome. Neurologia. 2024;39:36-42.
22. Mengi T, Secil Y, Incesu TK, Arici S, Akkiraz Z, Gurgor N, et al. Guillain-Barre syndrome and swallowing dysfunction. J Clin Neurophysiol. 2017;34:393-9.
23. Miller RG, Rosenberg JA, Gelinas DF, et al. Practice parameter: The care of the patient with amyotrophic lateral sclerosis (an evidence-based review) Report of the Quality Standards Subcommittee of the American Academy of Neurology. Neurology. 1999;52:1311-23.
24. Moscona-Nissan A Sr., Lopez-Hernandez JC, Seidman-Sorsby A, Cruz-Zermeno M, Navalon-Calzada A. Pharyngeal-cervical-brachial variant of Guillain-Barre syndrome. Cureus. 2021;13:e18788.
25. Naddaf E, Barohn RJ, Dimachkie MM. Inclusion body myositis: update on pathogenesis and treatment. Neurotherapeutics. 2018;15:995-1005.
26. Nguyen TN, Badjatia N, Malhotra A, Gibbons FK, Qureshi MM, Greenberg SA. Factors predicting extubation success in patients with Guillain-Barré syndrome. Brain Behav. 2017;7:e00611.
27. Ogna A, Prigent H, Lejaille M, Samb P, Sharshar T, Annane D, et al. Swallowing and swallowing breathing interaction as predictors of intubation in Guillain-Barré syndrome. Brain Behav. 2017;7:e00611.
28. Phillips MF, Quinlivan RC, Edwards RH, Calverley PM. Changes inspirometry overtime as a prognostic marker in patients with Duchenne muscular dystrophy. Am J Respir Crit Care Med. 2001;164:2191-4.
29. Sheehan N. Dysphagia and other manifestations of oesophageal involvement in the musculoskeletal diseases. Rheumatology. 2008;47:746-52.
30. Shepherd S, Batra A, Lerner DP. Review of critical illness myopathy and neuropathy. Neurohospitalist. 2017;7:41-8.
31. Stathopoulos P, Dalakas MC. Auto immune neurogenic dysphagia. Dysphagia. 2022;37:473-87.
32. Thornton FJ, Fotheringham T, Alexander M, Hardiman O, McGrath FP, Lee MJ. Amyotrophic lateral sclerosis: enteral nutrition provision—endoscopic or radiologic gastrostomy? Radiology. 2002;224:713-7.
33. Visser LH. Critical illness polyneuropathy and myopathy: clinical features, risk factors and prognosis. Eur J Neurol. 2006;13:1203-12.
34. Willig T, Paulus J, Lacau SGJ, Beon C, Navarro J. Swallowing problems in neuromuscular disorders. Arch Phys Med Rehabil. 1994;75:1175-81.

35. Z'Graggen WJ, Tankisi H. Critical illness myopathy. J Clin Neurophysiol. 2020;37:200-4.
36. Zuercher P, Moret CS, Dziewas R, Schefold JC. Dysphagia in the intensive care unit: epidemiology, mechanisms, and clinical management. Crit Care. 2019;23:103.

Chapter 18

호흡기 질환과 연하장애

| 김재원, 안태준 |

호흡과 연하는 동일한 구조물과 신경을 공유하며 밀접한 관련이 있다. 본 장에서는 호흡과 연하의 생리, 다양한 호흡기 질환과 호흡재활치료 및 중환자실 환자의 특성과 연하치료를 포함한 재활치료에 대해 살펴보고자 한다.

I. 호흡과 연하의 생리

1. 정상 호흡의 생리

1) 호흡 기전

호흡기계는 인체의 가스 펌프로, 인체 외부의 공기와 내부의 순환 혈액 사이의 산소와 이산화탄소의 교환을 이루는 것을 목표로 하는 생명유지기관이다. 이러한 가스의 교환은 대기압, 폐포 내 공기압, 그리고 흉막강 내 압력의 차이를 통해 이루어진다. 이러한 과정은 흡기(inspiration)과 호기(expiration)로 나눌 수 있다. 흡기에는 횡격막, 외늑간근, 그리고 사각근 등이 작용하여 공기가 폐로 들어온다. 호기에는 일반적으로는 탄성회복력에 의한 수동적인 움직임이 이루어지지만 노력성 호흡에서는 내늑간근, 복직근 등이 작용을 한다.

폐포 내압(Intra-alveolar pressure) - 흉막압(Intra-pleural pressure)
= 횡격막 압력(Transpulmonary pressure)

일반적으로 폐포 내압은 호흡주기에 따라 변하지만 대기압과 평형을 이루는 경향이 있다. 반면 흉막압은 폐의 탄성 조직과 흉막액 표면 장력 간에 상호작용으로 항상 폐포 내압보다 낮은 음압을 유지한다. 이를 통한 횡격막 압력이 폐를 확장시키는 주요 기전이다(그림18-1).

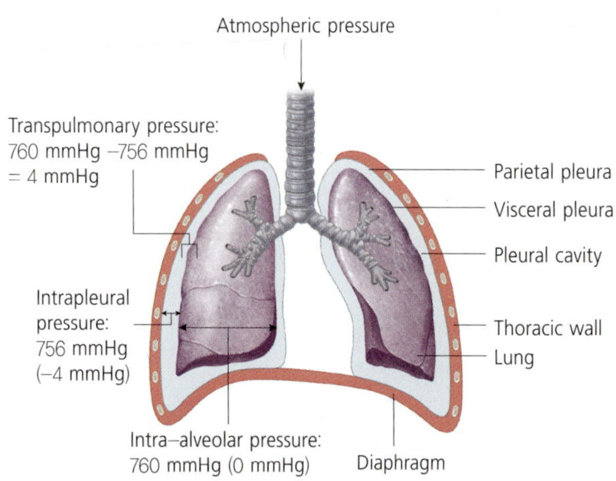

그림 18-1. 흉막내압의 개요.

2) 호흡의 중추 신경계 조절

하위 뇌간에 위치한 호흡의 핵심 신경회로는 다음 그림과 같다. 호흡 신경의 출력은 다리뇌와 연수에 있는 등쪽 호흡그룹과 복측 호흡기둥에서 시작하여 신호를 전달한다.

3) 흡기와 호기(inspiratory-to-expiratory ratio, I:E Ratio)

정상적인 흡기:호기 비율(I:E Ratio)은 1:2이다. I:E 비율은 산소 공급(oxygenation)과 환기(ventilation) 사이의 균형을 유지하는 데 중요한 역할을 한다. 비율에 따른 상황은 다음과 같다.

① I:E 비율 < 1:2

흡기가 호기보다 길어질 때 발생한다. 이때, 공기가 호기 중 완전히 배출되지 못하는 air trapping이 발생한다. 이로 인해 폐 과팽창(over-inflation)과 폐 손상을 초래할 수 있다.

② I:E 비율 = 1:2

혈중 산소화를 개선시키지만, 평균 기도압을 증가시키며, 이산화탄소(CO_2) 제거 능력은 감소할 수 있다.

③ I:E 비율 > 1:2

기도 저항 증가로 호기에 기도 폐쇄가 일어나는 만성폐쇄성폐질환(COPD)이나 천식 환자에게 유용하다.

4) 가스 교환 및 혈류

폐 내부의 가스 교환 유닛에서 산소와 이산화탄소의 분압은 폐포 환기 (Ventilation [V] and Perfusion [Q])의 비율에 의해 결정된다. 이러한 V/Q 비율에 문제가 생기는 것을 V/Q 불균형(V/Q mismatch)라고 한다. 단락(shunt)과 낮은 V/Q 비율은 저산소혈증(hypoxaemia)의 가장 흔한 원인이다. 이때, 단락에 의한 저산소혈증은 산소 보충에 반응이 낮다. 정상 V/Q 비율에서도 저산소혈증이 발생하는데, 이는 확산능 감소(diffusion limitation), 저환기(hypoventilation), 낮은 흡입 산소분

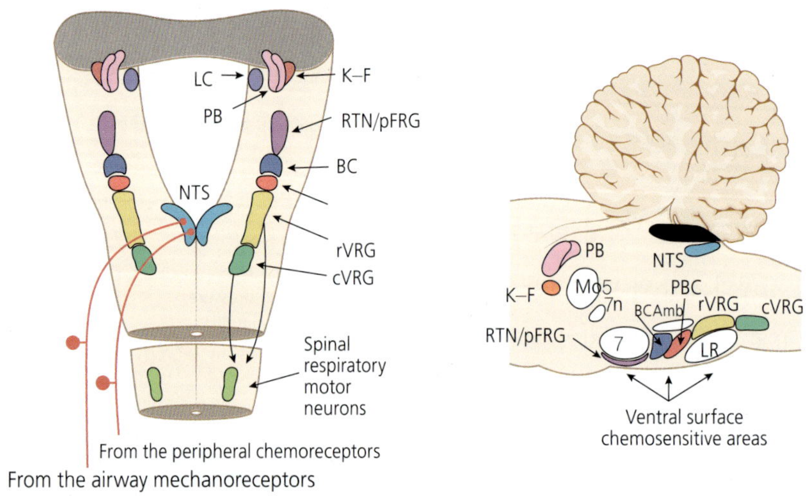

그림 18-2. 호흡의 중추신경계 조절.
7: 안면 신경핵(facial nucleus), Amb: 미주신경핵(nucleus ambiguus), BC: 뵈칭거 복합체(B tzinger complex), cVRG: 미측 복측 호흡 그룹(caudal ventral respiratory group), K-F: 쾰리커-퓨제 핵(K lliker-Fuse nucleus), LC: 청반(locus ceruleus), LRt: 외측 망상핵(lateral reticular nucleus), Mo5: 삼차 운동 신경핵(motor trigeminal nucleus), NTS: 고립로핵(nucleus tractus solitarii), PB: 교뇌측핵(parabrachial nucleus), PBC: 전뵈칭거 복합체(pre-B tzinger complex), RTN/pFRG: 추체뒤핵 및 안면주변 호흡 그룹(retrotrapezoid nucleus and parafacial respiratory group), rVRG: 두측 복측 호흡 그룹(rostral ventral respiratory group)

압에서 발생 가능하다. 높은 V/Q 비율은 혈류가 거의 없거나 전혀 없는 폐포 사강(alveolar dead space)에서 발생하며, 이산화탄소 제거 효율이 감소한다. 이러한 경우 대부분 정상적인 동맥 이산화탄소 분압을 유지하려는 호흡 구동(respiratory drive) 덕분에, 분당 환기량(minute ventilation)과 호흡 노력(work of breathing)의 증가를 통해 개선이 되며, 이에 실패할 경우 고탄산혈증(hypercapnia)이 발생한다.

2. 호흡과 연하의 조율

호흡기계(respiratory system)와 그것을 조절하는 신경계는 연하와 아주 밀접한 상관이 있다. 호흡이 일어날 때 공기의 흐름은 코와 입, 그리고 인두(pharynx)와 기도로 이어지며, 삼킴이 일어날 때는 입에서 인두, 그리고 식도로 이어지는데, 이러한 연하작용과 호흡의 조율은 음식물의 삼킴을 통한 영양섭취와 흡인방지에 있어 매우 중요하다.

1) 호흡과 연하를 위한 인두(pharynx)의 역할

호흡을 위해서 인두는 열려 있는데, 이를 위해서 인두벽을 이루는 근육, 혀, 연구개(soft palate)는 중요한 역할을 한다. 호흡 중에는 인두벽을 이루는 근육의 작용은 억제되고, 기도를 유지하기 위해 혀를 이루는 턱끝혀근(genioglossus muscle)은 수축하여 인두부 기도가 열려 있도록 한다. 연구개는 코로 숨을 쉴 때에는 내려와 있어 구개인두협부(velopharyngeal isthmus)를 열어두는 역할을 하고, 반대로 입으로 숨을 쉴 때에는 위로 올라가서 기도를 넓혀주는 역할을 한다.

연하과정 중에 음식물은 입에서 저작운동(mastication)이 일어나고 저작이 끝난 덩어리는 후두개곡(vallecula)으로 이동한다. 여기서 모인 음식물 덩어리는 삼킴이 일어나기 전에 잠시 머무르는 곳이 되며, 삼킴이 일어나기 직전까지 호흡이 함께 일어나는 공간이 되는데, 삼킴이 일어날 때 인두는 음식물의 이동 통로가 되어 기도로의 역할이 잠시 중단된다.

2) 삼킴이 일어날 때 기도의 보호작용

기도로의 흡인을 방지하기 위해 가장 중요한 것은 후두덮개(epiglottis), 모뿔연골(arytenoids), 성대(vocal folds)의 세밀한 조율이다. 먼저 성대의 내전(adduction)이 일어나 성문(glottis)을 닫고, 그리고 거짓성대(false vocal fold)가 내전되어 모뿔연골을 내전시킨 후 후두개를 하방회전시켜 기도가 보호된다. 삼킴 중 설골(hyoid bone)과 후두가 설골상근(suprahyoid muscle)과 갑상설골근(thyrohyoid muscle)의 수축으로 위쪽, 앞쪽으로 이동하여 후두개가 후두안뜰(laryngeal vestibule)을 닫게 된다.

3) 저작 과정 중 호흡 양상

고형물의 저작과정이 일어날 때 호흡 리듬이 바뀌는데, 보통 저작 중에 호흡수는 증가하고, 전체 기도의 저항이 증가한다. 저작 중에 턱이 닫힐 때에는 코 안의 압력이 양압, 반대로 입을 벌릴 때에는 음압이 생겨 공기는 약간의 진동이 생기게 된다. 이를 통해 저작중인 음식물의 냄새가 코의 화학적 수용체에 결합하여 씹는 중에 음식의 냄새를 느끼게 해준다.

4) 삼킴과정 중 호흡의 정지

정상 연하의 과정 중에 음식물이 입으로 들어오게 되는 순간부터 호흡 과정으로 생성된 공기의 흐름이 줄어들기 시작하고 연하의 과정이 시작되면서 이러한 공기의 흐름은 급격히 줄어들고 성대는 내전되어 완전히 닫히게 되고, 호흡은 무의식적으로 멈추게 되는데, 이를 연하 무호흡(swallowing apnea)라고 한다. 이러한 연하무호흡은 뇌간에서의 신경조절로 인해 일어난다. 이러한 성대의 내전은 설골과 혀 기저부(base of tongue)의 움직임이 시작되기 전, 구강기부터 일어난다. 연하 무호흡의 시작과 지속 시간은 음식물의 크기나 성상 등 따라 개인에 따라서도 다양하게 나타나며, 나이에 따라서도 다양하게 나타난다. 건강한 성인을 기준으로 하였을 때 0.5–1.5초 정도의 무호흡 기간이 관찰되었다. 연하 무호흡이 끝나고 나면 호흡의 호기(expiration)가 나타나는 게 보통이지만 경우에 따라 흡기(inspiration)가 나타나기도 한다. 이러한 연하무호흡에 이어진 호기 또는 흡기는 새로운 호흡의 사이클의 시작이 되며, 삼킬 때마다 새로운 호흡주기가 시작된다.

음식물의 흡인을 방지하기 위해 이러한 연하 무호흡은 적절히 조절되어 나타나야 하며, 이러한 성대가 닫혀 흡인을 방지하는 기전과 기도로 들어온 음식물이나 분비물 등을 성대가 닫힌 상태에서 강한 기침을 통해 배출하는 작용은 기도로 흡인을 예방하기 위한 성대의 중요한 역할이다. 이러한 성대의 닫힘과 이어진 연하 무호흡의 부조화는 연하과정으로 유발되는 흡인의 중요한 요소가 된다.

II. 주요 호흡기 질환과 연하장애

1. 만성폐질환

1) 만성폐쇄성폐질환(COPD) 및 천식

만성폐쇄성폐질환은 만성적인 기도의 염증성 질환으로 전 연령 유병률이 10% 이상으로 매우 흔하며, 노인에 있어서는 비율이 30%까지 증가하는 등, 대표적인 노인성 질환이다. COPD 환자에서는 낮은 폐 용량, 빈호흡이 발생할 수 있으며, 정상적인 호흡–연하 패턴의 변화가 관찰되기도 한다. 이로 인해 연하 시 기도 보호가 어려워지고 흡인될 위험이 증가하며 침묵 흡인이 다수 관찰된다. 특히 만성폐쇄성폐질환의 급성악화에서는 이러한 경향이 평소보다 증가하는 것으로 알려져 있다. 결과적으로 만성폐쇄성폐질환에서의 연하곤란은 식이 감소로 인한 영양불량, 흡인폐렴, 만성폐쇄성폐질환의 급성악화까지 발생할 수 있어 이에 대한 치료 목적의 재활이 요구된다. 천식에서는 만성폐쇄성폐질환 정도의 근거는 없으나, 일부 중증 천식에서 연하 장애가 빈번하고 이로 인한 흡인의 위험이 증가할 수 있다는 보고가 있다. 특히, 비정상적인 혀 움직임과 연관된 연하 장애가 빈번하게 보고되었다.

2) 특발성폐섬유증

특발성폐섬유증은 고령에서 주로 발생하는 원인 미상의 만성 진행성 섬유화 간질성 폐렴이다. 점진적인 폐기능 악화와 호흡곤란을 특징으로 하며 예후가 매우 좋지 않다고 알려져 있다. 이러한 특발성폐섬유증 환자들은 과거 연구에서 식사와 음료 섭취에 호흡곤란과 연하곤란이 동반되어 상당한 어려움을 겪는 것으로 알려져 있다. 최근 연구에서 특발성폐섬유증 환자에서 VFSS상, 기도 침투, 기침 반사가 없는 액체 흡인과 같은 연하기능 이상이 보였다. 이러한 기능 감소는 영양불량, 폐기능 저하, 호흡곤란 악화와 연관이 있다. 특발성폐섬유증과 연하 장애의 상관관계를 명확히 하기 위한 추가적인 연구가 요구된다.

3) 기관지확장증

기관지확장증(bronchiectasis)은 만성 기도 확장으로 만성 기침, 가래 생성, 반복적인 호흡기 감염을 특징으로 하는 질환이다. 특히 Idiopathic Bronchiectasis의 경우, 연하 곤란(dysphagia)과 침묵 흡인(silent aspiration)이 잠재적인 원인으로 간주된다. 일부 연구에서 연하곤란과 흡인이 흔하게 확인되지만 상세한 평가 없이는 인식하기 어려운 경우가 보고되고 있어 이에 대한 선별의 필요성이 대두된다. 아직 기관지확장증의 임상 예후에 대한 흡인, 연하 곤란 치료의 임상적 치료 효용성은 보다 전향적 근거가 필요한 상황이다.

2. 흡인성 폐렴

1) 정의

흡인성 폐렴은 세균이 풍부한 구강 분비물, 음식물, 위 내용물이 하부 기도로 흡입되어 발생하는 감염성 폐렴이다. 주로 고령자 및 삼킴 장애가 있는 환자에서 발생한다. 흡인성 폐렴은 화학적 손상으로 인한 비감염성 흡인성 폐렴과 구분된다.

2) 유병률

흡인 폐렴은 80% 이상이 70대 이상으로, 주 대상자는 고령층이다. 특히 요양시설에서의 발생률이 높다고 알려져 있다. 최근 일본에서 진행된 지역 인구 기반 연구에서 발생비율이 15년 사이 약 5배로 증가한 것으로 보고되었다.

3) 원인

주요 원인은 삼킴 장애, 구강 및 위산 분비물 흡입, 미세 흡인으로 알려져 있으며, 이에 대한 위험 요소로는 신경학적 질환(뇌졸중, 파킨슨병 등), 고령, 영양실조, 구강 위생 불량, 흡연, 진정제 등의 약물, 위식도역류질환 등이 알려져 있다. 이로 인한 병원균으로는 주로 구강 감염균이 많은데, 여기에는 그람양성균으로는 S.pneumoniae, S.aureus 등이 있고, 그람음성균으로는 H.influenzae, P.aeruginosa, Acinetobacter, E.coli, K.pneumoniae 등이 있고, 혐기균으로는 Bacteriodes 등이 있다. 특히, 병원획득이나 요양시설획득 폐렴의 경우 시설 상재균의 병원균화 가능성이 높아진다.

4) 예후 및 치료

7일 이상의 장기 입원율이 높은 질환이며, 단기 사망률이 일반 폐렴보다 높다고 알려져 있다. 대부분 신체 기능 저하 및 일상생활 독립성 감소로 이어진다. VFSS가 진단에 도움이 된다고 알려져 있으며, 연하재활이 예후에 도움이 된다고 알려져 있다.

3. 호흡기 질환의 연하장애

만성폐질환(chronic respiratory disease) 환자는 구인두 연하장애의 고위험군에 속한다. COPD 환자를 대상으로 한 연구 결과를 보면, 건강한 성인과 비교할 때 COPD 환자의 연하기능은 저하되어 있는데, 급성악화기가 아닌 COPD 환자에서도 위식도역류의 동반율이 높았으며, 이로 인한 흡인의 위험이 높았다. 또한, 연하장애 증상을 호소하는 COPD 환자에서 실제 흡인이 관찰되는 경우가 42%까지 보고되어 실제 COPD환자에서 흡인이 일어나는 환자가 적지 않을 것으로 추정할 수 있다. 또한 흡인을 피하기 위한 생리학적 적응과정이 발견되기도 하였는데, 혀 기저부의 인두벽 뒤쪽과 맞닿는 시간을 길게 하거나, 기도의 닫힘의 시간이 정상인에 비해 길어지는 것도 보고되었다. 또한 정상인에서 호기 중 연하무호흡이 일어나는 것과 대조되게 흡기 중에 연하가 더 빈번하게 일어났다.

4. COPD 환자의 호흡재활치료

1) COPD 환자의 호흡기능 평가

COPD 환자의 대부분이 고령환자에 해당하여 신체적 기능상태가 개인에 따라 차이가 크고, 다양한 기저질환이 있을 수 있어 이에 대한 충분한 고려가 필요하다. 따라서, 호흡재활치료를 위한 평가 및 이를 바탕으로 개인에 능력에 맞는 재활치료가 필요하다(표 18-1).

2) COPD 환자의 호흡관리 및 호흡재활치료

COPD 환자의 치료는 금연, 약물치료를 포함하고, 필요한 경우 산소, 인공호흡기치료, 수술 등을 시행하며, 호흡재활을 환자의 수준에 맞게 시행한다. 호흡재활은 COPD 증상완화, 삶의 질 향상, 신체기능 및 정신건강 증진에 도움이 된다고 입증된 치료로, 환자 평가와 이를 기반으로 개인별 맞춤 재활치료, 환자교육, 행동지침 등이 포함된다. 가장 중요한 것은 운동치료이다.

COPD 환자에서 시행하는 호흡재활치료는 크게 운동치료(유산소운동, 근력운동, 유연성운동), 호흡근훈련(호흡법, 흡기근 강화 훈련), 가래배출훈련, 급성악화 시 대처할 수 있는 이완요법 교육으로 분류할 수 있다.

표 18-1. COPD 환자의 재활치료 전 고려해야할 평가들(출처: 호흡재활지침서 Consensus Document on Pulmonary Rehabilitation in Korea 2015)

필수 평가 항목	가능하다면 시행하는 평가 항목
병력	심폐운동부하검사, 셔틀보행검사
신체검사	최대흡기압, 최대호기압 평가
폐기능검사	사지 근력 평가
흉부 방사선 촬영	일상생활동작 수행 평가
심전도	삶의 질 평가
전혈구계산(CBC)	정신의학적 평가
산소포화도(안정 시, 보행 시)	심장초음파, 홀터 검사
증상 평가(호흡곤란 정도, 피로감)	영양평가
운동 능력 평가(6분보행검사)	

(1) 운동치료

운동치료는 기본적으로 유산소 운동, 근력운동, 유연성 운동으로 구성되어 있다. 증상이 경미한 경증의 COPD 환자는 일반인의 운동 가이드라인을 따르면 되고, 그렇지 않은 경우에는 다음의 여러 학회의 가이드라인을 따라 운동치료를 시행할 것이 권고된다(표 18-2).

유산소 운동은 가이드라인에 따라 권고안이 조금씩 차이가 있지만 최소 20분 이상, 90분 이내의 시간동안 중등도[운동자각도 (RPE) 4-6점 또는 최대 운동강도의 60-80%] 정도의 강도로 주 3-5회 시행할 것을 권고하고 있다.

근력운동은 주요한 가슴, 어깨, 등, 복부, 엉덩이, 하지의 근력에 초점을 맞추어 진행을 하고, 근육이 피로하지만 충분히 시행 가능할 정도로, 점차 강도를 높여 진행한다. 근력운동은 근력증진 및 운동능력의 향상뿐만 아니라 분당환기량 및 호흡곤란 증상 감소의 효과가 있다.

유연성 운동은 관절 가동 범위의 증가, 유연성 향상 및 근육 및 관절의 통증완화의 효과가 있으며, 흉곽 가동범위의 증가 및 자세교정으로 폐활량 및 폐기능 향상 등의 효과가 있다. 각 근육을 20-30초간 스트레칭하는 것을 2-4회 반복하여 진행한다.

표 18-2. **COPD환자의 유산소, 근력, 유연성 운동에 대한 권고안**

	ACSM	AACVPR	ATS
유산소운동			
운동내용	걷기, 자전거 타기	걷기, 자전거 타기, 팔 에르고미터 운동, 스텝 운동, 수중 운동, 수영, 에어로빅 댄스, 그리고 앉아서 하는 에어로빅 운동	걷기, 자전거 타기
빈도	주당 3-5일 이상	주당 3-5일	주당 3일
시간	20-60분	20~90분 상태 약화 시 자주 휴식하며 짧게	30분 이상 환자가 시간이나 강도를 유지하기 어려운 경우 인터벌 트레이닝 활용
강도	• 경증 COPD: RPE 5-6 (중강도) 7-8 (고강도) • 중등도-중증 COPD: RPE 3-5 (저강도)	고강도 운동(최대 운동강도의 60-80%) 지속적인 고강도 운동을 유지하기 어려운 경우 인터벌 트레이닝 시행	최대운동강도의 60% 호흡곤란/피로가 있을 경우 RPE 4~6 • 고강도 운동: 더 큰 생리적 효과 • 저강도 운동: 증상 완화, 삶의 질 개선, 일부 일상생활 동작 향상 가능
근력 운동			
방법	각 근육 그룹을 2-4세트, 각 세트당 2-3분 휴식	손 또는 발목에 무게를 더하거나, 무게 없이, 또는 기구 또는 세라밴드 등 활용, 체중을 이용한 운동 등	
빈도	주 2-3회 (적어도 48시간 간격을 두고)		
강도	1 RM의 60-80% (근 지구력 향상을 위해서라면 1 RM의 50% 미만 강도로 15-25회 반복) 고령 또는 컨디션 저하시: RPE 5-6의 강도로 10-15회 반복	낮은 저항에서 시작해서 강도와 반복 횟수를 늘리기	1 RM의 50-85%의 강도로 6-12회 반복하는 것을 한세트로 2-4세트 시행
유연성 운동			
	주 2-3일 이상, 각 근육 그룹을 4회 이상씩 스트레칭을 시행		

AACVPR: American association of cardiovascular and Pulmonary rehabilitation, ACSM: American college of sports medicine, ATS: American thoracic society, RPE: 운동자각도(rating of perceived exertion), RM: repetition maximum

(2) 호흡근훈련

호흡근 훈련은 호흡법과 흡기근 강화 훈련이 있다. 호흡법으로는 오므린 입술 호흡법(pursed lip breathing)과 횡격막 호흡법(diaphragmatic breathing)이 대표적이다.

오므린 입술 호흡법은 호기 시 입술을 둥글게 모아 천천히 숨을 입으로 내쉬어 기도 내 양압을 유지하여 소기도의 폐쇄를 막고 호흡량 증가와 분비물 배출을 원활하게 하는 방법이다. 흡기와 호기의 비율이 1:2가 되도록 몸이 이완된 상태로 천천히 호흡을 하는데, 이때 흉곽 내 압력을 증가시키는 강제적 호흡은 시행하지 않도록 유의한다.

횡격막 호흡법은 호흡과 환기의 효율성을 증가시키고, 횡격막의 운동범위를 늘리기 위해 시행하며, 배와

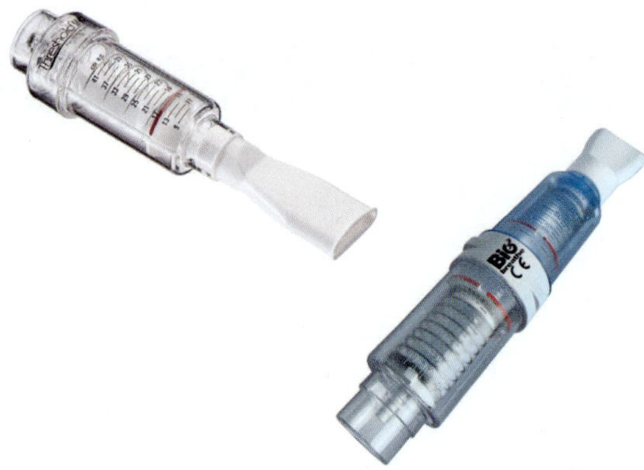

그림 18-3. 흡기근강화 소도구

가슴에 손을 올려놓고, 흡기 시 흉곽이 확장되고 복부도 부풀려지는 것을 느끼고 호기 시 흉곽이 수축하고 복부가 납작해지는 것을 느끼며 심호흡한다. 누운 자세, 앉은 자세, 선 자세, 보행 중 호흡운동으로 발전시켜서 시행한다.

흡기근 강화 훈련에는 누운 자세에서 책이나 추를 명치 아래 복부에 올려놓고 횡격막 호흡을 시행하는 방법과 흡기근 강화훈련 소도구(그림 18-3)를 이용하는 방법이 있다. 흡기근 강화 훈련은 운동능력 증진, 폐기능 호전 등에 효과가 있다고 알려져 있다.

(3) 가래배출훈련

COPD 환자에서 가래의 배출은 매우 중요하다. 효율적인 가래배출을 위해서 아래의 방법들을 사용할 수 있다.

① 흉부에 진동을 가하는 방법들

- 두드리기(percussion), 진동(vibration), 흔들기(shaking), 고빈도흉벽자극(high-frequency chest wall oscillation) (그림 18-4)
- 에너지 파동으로 기관지 벽에 붙어 있는 기도 내 분비물을 떨어뜨려 배출을 돕는다.

② 기도에 진동을 가하는 기구

환자가 숨을 내쉴 때 기도에 양압을 가하여 기도를 개방하고, 추가적으로 진동을 주어 가래를 배출할 수 있도록 하는 방법이다(그림 18-5).

③ 기침보조기(mechanical insufflation-exsufflator (MIE) / cough assist machine)

진공청소기의 원리로 양압을 주어 폐에 공기를 충분히 주입시킨 후 순간적으로 음압을 가하여 강력한 호

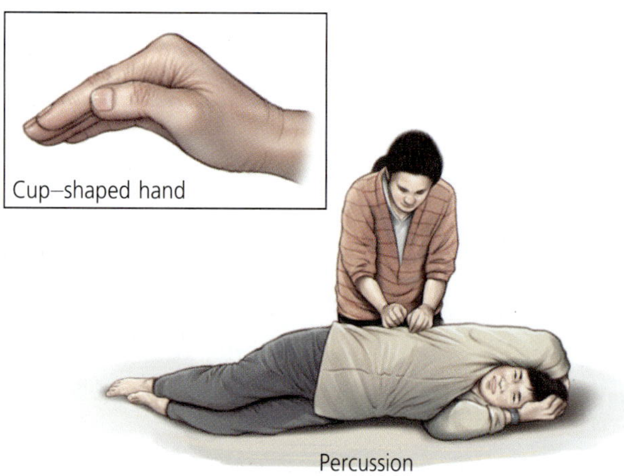

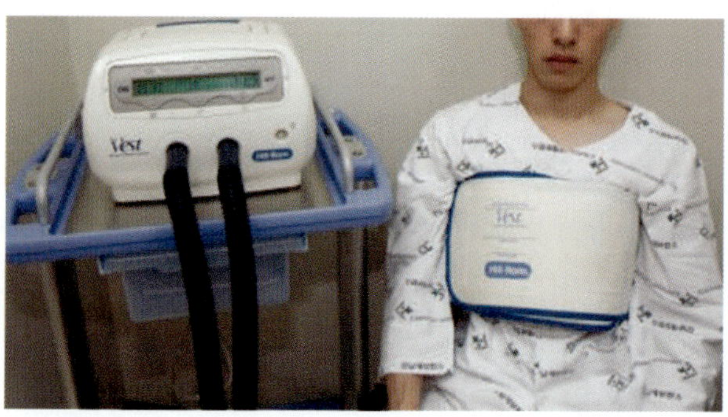

그림 18-4. 흉부에 진동을 가해 가래를 배출하는 방법들. 두드리기(percussion)와 고빈도흉벽자극법

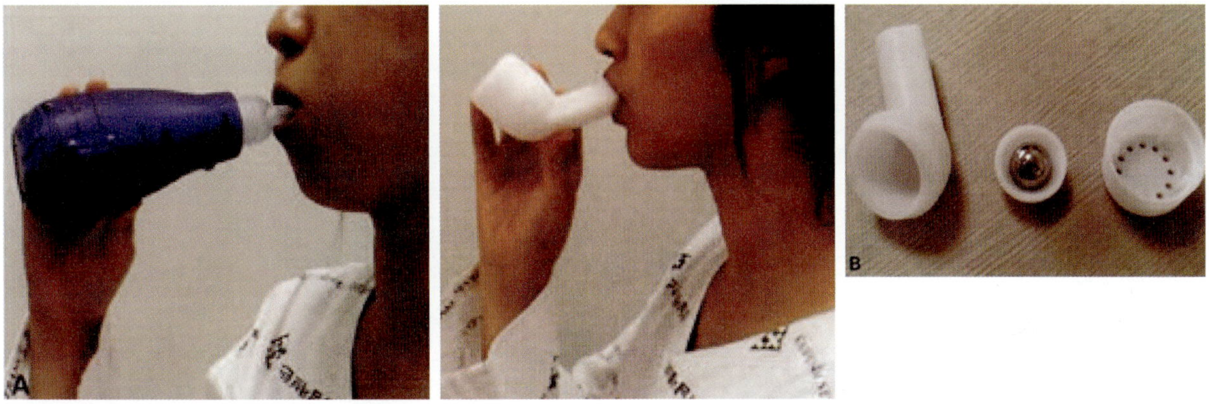

그림 18-5 아카펠라(Acapella)와 플루터(Flutter)를 이용한 훈련

기를 만들어낸다. 폐기종, 기흉, 출혈이 있을 경우 주의해야 한다(그림 18-6).

그 외에도 환자 스스로 호흡을 조절하여 배출하는 자발배액요법(autogenic drainage)과 자세를 변경하여 특정위치의 가래를 제거하는 체위 배출(postural drainage)의 방법이 있다.

(4) **급성악화 시 이완자세 교육**

COPD의 급성악화(acute exacerbation)가 발생하는 경우 호흡곤란이 발생하게 되는데, 이때 환자는 공포와 두려움이 생겨 더욱 호흡수가 빨라지고, 얕은 호흡을 하게 된다. 이로 인해 사강환기(dead space ventilation)가 증가하고, 호흡의 부하가 높아지게 되는데, 이는 호흡곤란을 더욱 악화시키는 원인이 된다. 호흡곤란이 발생하여 병원에 내원하기 전에 환자는 상체를 앞으로 숙여 복부 근육을 이완하여 횡격막의 하강을 원활히 할 수 있도록 한 상태에서 횡격막 호흡을 진행하여 심호흡을 할 수 있도록 하며, 상체를 고정하여 부호흡근을 원활하게 사용할 수 있도록 교육한다(그림 18-7).

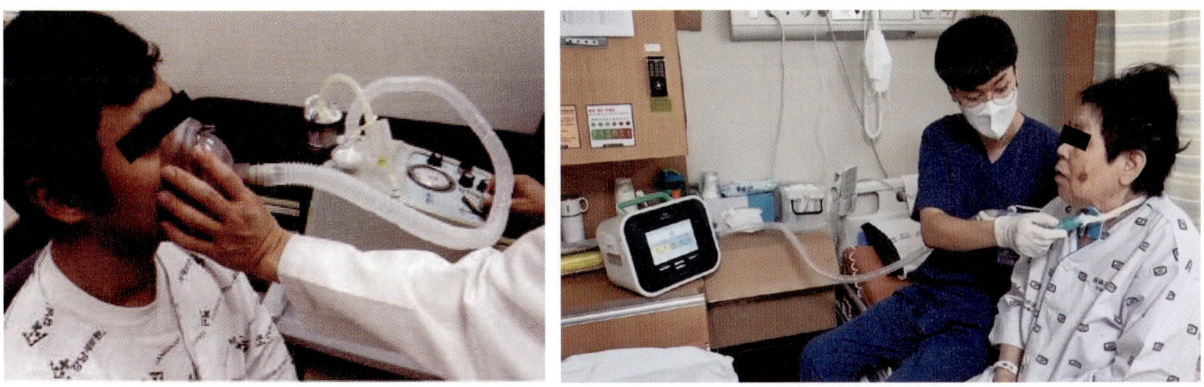

그림 18-6 기침보조기(마스크, 기관절개관)를 이용한 가래배출 훈련을 하는 모습

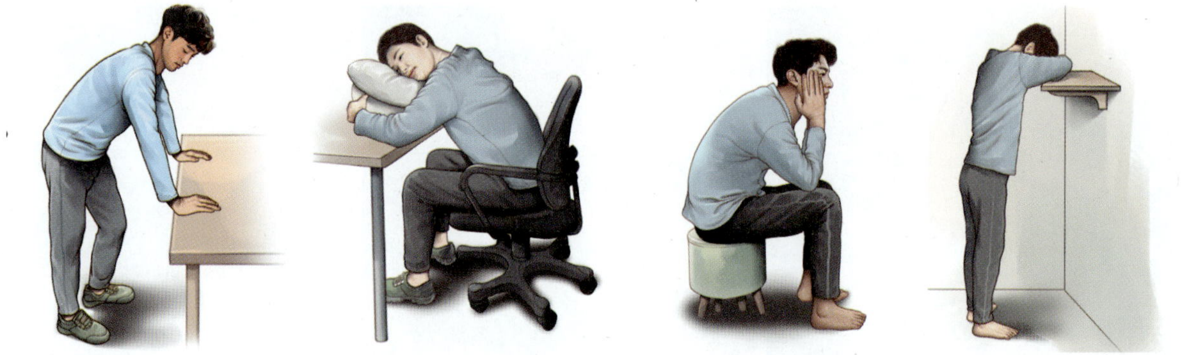

그림 18-7 급성악화 시 이완자세(relaxation posture)

III. 중환자실 환자의 특성과 재활치료

1. 중환자실 환자의 특성

1) 중증질환의 정의

중증 질환은 생명 유지 장기의 기능부전이 있어, 적절한 치료가 제공되지 않으면 사망 위험이 높지만, 회복 가능성이 있는 상태를 말한다. 이러한 환자를 초기부터 식별하고, 지속적으로 치료하는 과정을 중환자 치료라고 한다.

2) 중환자실 환자의 특성

중환자실 입원율은 남성에서 더 높은 것으로 알려져 있다. 평균 연령은 60대 중반이며, 입원율은 40세 이후 급격히 증가하여 70대에 정점을 이룬다. 주요 입원 원인으로는 패혈증, 급성 호흡곤란증후군(ARDS), 심근경색, 뇌혈관 질환과 같은 급성 질환, 외상, 수술 후 관찰, 만성 질환의 급성 악화 등이 포함된다. 또한, 낮은 사회경제적 상태가 높은 입원율과 관련이 있다.

국내 연구에 따르면, 고령 환자의 입원 비율이 증가하고 있으며, 65세 이상 환자가 전체 중환자실 환자의 60% 이상을 차지하며, 80세 이상의 초고령 환자 비율도 20%에 달하고 있다. 고령 환자의 사망률은 젊은 환자보다 높지만, 최근 십수 년간 중환자실 환자의 병원 내 사망률은 증가하지 않은 것으로 보고되고 있다. 특히, 고령 환자일수록 중환자실 재원일수와 병원 재원일수가 증가하는 경향을 보인다.

이들 환자는 다약제 사용군에 속하며, 중심정맥관, 비위관, 위루관 등을 사용하는 영양불량 또는 고위험군으로 분류된다. 또한, ECMO(체외막산소공급), CRRT(연속적 신대체요법) 등으로 치료를 받는 완전와상 상태의 환자도 포함된다. 일부 환자는 인공호흡기 치료를 받거나 기관절개술 후 휴대용 인공호흡기를 유지하는 경우도 있다.

대부분의 중증질환 후 생존 환자는 기저질환의 영향이든, 중환자실 입원 후유증 때문이든 장기적으로 병원에 재원하며 치료를 받고 있다. 이는 사회경제적 부담과 중환자실 관련 후유증의 증가로 이어지고 있으며, 이에 대한 적절한 중재와 관리가 시급히 요구되고 있다.

3) 중환자실 생존자 관련 질환

이러한 중환자실 생존자의 경우 중환자치료와 연관되어 다양한 후유증이 발생한다고 알려져 있으며, 대표적으로는 중환자실 획득 근병증 및 신경병증, 집중

치료후 증후군 등이 있다. 이러한 환자들은 조기 이동, 물리치료, 증상완화를 위한 재활이 요구된다.

2. 중환자실 환자의 재활치료

중환자실에서 치료를 받는 환자 중 상당 수는 고령의 환자이며, 다양한 기저질환을 가지고 있거나, 다기관부전(multiorgan failure, MOR)이 있는 환자가 많으며 신체적 기능상태와 의학적 상태가 나쁘고 활력징후(vital sign)의 불안정성이 있는 경우가 많다. 이들 중 상당 수는 중환자실 획득쇠약(ICU-acquired weakness, ICU-AW) 및 연하장애를 겪는다. 패혈증, 다기관부전, 또는 장기간 인공호흡기 치료를 받은 환자에서 약 50% 정도는 뚜렷한 근력저하를 겪고 2주 이상의 중환자실 케어를 받은 환자의 약 34%에서는 관절 구축이 일어나며, 전체 중환자실 재원 환자 중 15-20% 정도는 연하장애를 가지고 있다. 특히 급성 호흡부전으로 인공호흡기 치료를 받은 환자와 폐렴 환자에서 그 빈도가 높다.

1) 중환자실 환자와 연하장애

중환자실에 입원하는 환자에서 기관 관 제거 후 연하장애(post-extubation dysphagia)는 매우 중요한 문제이며, 기관 내 삽관을 했던 환자의 3-62%의 환자에서 연하장애가 있다는 보고가 있다. 중환자실에 입원한 전체 환자의 12.4%, 응급한 상황으로 입원한 환자의 18.3%에서 연하장애가 발생하며, 중환자실에서 일반병실로 갈 때까지 80% 이상, 그리고 60% 이상은 연하장애를 가진 상태로 퇴원한다. 따라서 중환자에서의 연하장애의 진단과 치료를 간과해서는 안된다.

(1) 중환자의 연하장애 발생기전

다양한 질환이 공존하는 환자의 특성을 고려할 때, 연하장애의 주 원인은 다음의 표18-3과 같다.

표 18-3. 중환자에서 발생하는 연하장애의 원인

신경학적인 원인	• 중추신경계 이상[뇌졸중(stroke), 파킨슨병(Parkinson's disease), 다발성 경화증(multiple sclerosis 등)] • 운동신경원 질환[근위축성측삭경화증(amyotrophic, lateral sclerosis), 척수성 근 위축증(spinal muscular atrophy), 진행성 근위축증(progressive muscular atrophy), 진행성 연수마비(progressive bulbar palsy) 등] • 말초신경병증[길랑바레증후군(Guillain-Barre syndrome)] 등의 다발신경병증(peripheral polyneuropathy), 중증질환 근병증(critical illness polyneuropathy) • 연하와 관련된 말초 신경 이상 및 손상
근육 원인	• 신경근접합부 질환[중증근무력증(myasthenia gravis) 등] • 중증질환 근병증(critical illness myopathy) • 근감소증(sarcopenia) • 중환자실 획득쇠약(ICU-acquired weakness, ICU-AW) • 근병증 [선천성 근병증(congenital myopathy), 근디스트로피(muscular dystrophy), 염증성 근병증(inflammatory myopathy), 대사성 근병증(metabolic myopathy), 이온통로질환(channelopathy), 독성 근병증(toxic myopathies), 내분비 근병증(endocrine myopathy) 등]
외상성 원인	• 두경부 수술 후 신경 및 구조물 손상(recurrent laryngeal nerve 손상 등) • 기관내 삽관 시 손상(hypoglossal nerve palsy)
그 외 이상	• 인후두부 감각저하(laryngeal sensory dysfunction) • 위식도역류질환(gastroesophageal reflux) • 호흡 조절의 어려움(breathing-swallowing dyssynchronous) • 종양에 의한 구조물의 변형 • 노인성 연하장애(presbyphagia)

특히 기계호흡을 위해 기관삽관을 하는 경우 점막에 기계적인 자극이 가해지고 이로 인한 염증반응, 반흔(scar), 궤양 등을 유발할 수 있는데, 특히 기관 내 관은 성대를 지나게 되어 성대에 반흔조직을 형성하여 성대유착(vocal fold synechiae)을 유발하기도 한다. 커프가 있는 튜브를 삽관하는 경우, 후두 상승이 저해되어 상부 식도 괄약근의 개방이 원활하지 않아 연하장애를 유발할 수 있다.

특히 의식이 떨어져 있거나 기관 내 삽관을 통한 인공호흡기 치료를 하는 환자의 경우 비-위관(nasogastric tube)을 통한 영양공급을 하게 되는 경우가 많은데, 이러한 비위관 삽관은 그 자체로 인후두부의 감각을 떨어뜨려 적절한 기침반사의 감소를 유발하고, 튜브를 통한 감염의 위험이 있고, 폐렴의 위험을 높이며, 위의 내용물의 역류를 유발하여 이로 인한 흡인의 위험을 높인다. 이러한 위 내용물의 역류를 방지하기 위하여 풍선이 있는 튜브(ballooned nasogastric tube)를 적용하고자 하는 시도도 있었으며, 비-공장 관(nasojejunal tube) 등의 비-소장 관(nasointestinal tube)을 통한 관급식에 대한 시도도 있었다. 하지만 메타분석에서 사망률과 감염의 위험, 합병증 등에서 유의한 차이가 없었다. 하지만 인공호흡기 치료 중인 환자에서 비-소장 관을 이용할 때 인공호흡기 관련 폐렴 발생의 감소의 효과가 있을 수 있다는 연구결과도 있어 환자의 상태에 맞게 적절한 튜브를 선택할 필요가 있다.

2) 중환자실 환자의 연하평가와 연하치료

중환자에서 동반되는 연하장애는 영양 부족, 흡인성 폐렴, 입원기간, 재입원율 및 사망률의 증가로 이어질 수 있기 때문에 이에 대한 적극적인 평가와 중재가 필요하다.

(1) 중환자실 환자의 연하평가

지속적인 활력상태, 신경학적 상태 등에 대한 모니터링이 필요한 환자들의 특성과 앉는 자세의 유지가 어려운 환자의 고려할 때 특수촬영실에서 진행되는 비디오투시연하검사(VFSS)의 적용은 어려운 경우가 많기 때문에 침상에서 시행할 수 있는 연하 선별 평가(chapter 5 연하장애의 임상적 평가 참고)를 시행한다. 또한, 선별검사와 임상적 평가를 고려하여 내시경연하검사(fibroptic endoscopic evaluation of swallowing, FEES)를 적극적으로 시행하는 것도 권장된다(chapter 9 내시경연하검사 참고). 특히 기관삽관 후 관제거를 시행한 환자의 경우 연하장애의 위험이 높기 때문에 침상선별검사를 시행하고 필요에 따라 내시경연하검사로 확인하는 것이 중요하다.

(2) 중환자실 환자의 연하치료

중환자실 침상에서의 연하재활치료는 연하평가 결과 및 환자의 상태에 따라 음식물을 활용하지 않는 간접치료와 음식물을 활용하는 직접치료로 나누어서 진행할 수 있다. 안전한 연하치료를 위해서 최소 60도 이상으로 앉은 상태에서 훈련을 시행하는 것이 좋다. 간접치료는 식이를 위한 고유수용성 감각을 자극하는 감각자극 훈련을 시행할 수 있다. 직접치료는 환자의 식이(texture) 조절, 연하기능 훈련을 시행할 수 있으며, 또한 보상기법 및 자세변경으로 연하 촉진 훈련 및 환자 교육을 시행할 수 있다. 많은 중환자의 경우 호흡 조절이 어렵거나 호흡곤란을 호소하는 경우가 빈번한데, 호흡곤란으로 인한 연하곤란이 있을 때에는 호흡을 조절하여 숨을 참는 연습을 시행하고, 삼키는 중에 숨을 참고 삼킨 이후 즉각 기침을 하도록 하는 훈련을 시행할 수 있다. 그 외에도 다양한 연하 수기 기법과 연하치료 기구를 이용한 연하기능 훈련을 환자의 상태를 고려하여 시행할 수 있다 (chapter 19, 21 참고). 또한 환자의 상태를 고려하여 적응증이 되는 경우 침상에서 전기자극치료도 고려해 볼 수 있다.

3) 중환자실 환자의 운동재활치료

일반적으로 침상 안정을 하게 되면 하루에 약 2%의 근육이 감소하는 것으로 알려져 있는데, 기능감소가 크고 대사수준이 높으며 의식수준이 낮은 중환자의 경우 하루에 5% 이상의 근손실이 일어날 수 있다. 이러한 근 감소와 근 위약은 병원재원기간 연장, 인공호흡기 이탈의 어려움, 사망률 증가 등의 심각한 합병증의 발생과 연관이 있고 관절구축, 폐기능 저하, 심혈관계의 합병증이 생길 수 있기 때문에 재활치료 프로그램은 빠른 조기 이동(early mobilization) 및 움직임 회복(mobility recovery), 그리고 근력향상에 초점을 두고 시행된다. 생역학적으로 불안정한 환자에서 재활치료를 시행하는 것에 대한 많은 우려가 있으나, 일반적으로 심폐기능이 안정되고 재활치료에 적절한 환자를 선별하고 재활치료의 원칙에 맞게 치료를 진행한다면 인공호흡기를 이용한 호흡보조를 받고 있는 경우에도 보행훈련까지 안전하게 진행할 수 있다.

(1) 중환자 재활치료를 위한 환자 선별과 주의점

혈역학적으로, 심폐기능과 신경학적으로 안정되고 간단한 지시에 따를 수 있는 정도의 의식 수준이 될 경우에는 재활치료를 시작할 수 있는데, 기계환기를 하는 환자의 경우 조기 이동을 위한 훈련을 할 수 있는 환자의 최소한의 기준은 'MOVE' 선별 기준을 참고로 진행할 수 있다(표 18-4). 이 기준에서 위장관계 출혈이나 근골격계의 안정성 등은 고려하지 않았기 때문에 최소한 MOVE criteria를 만족하는 환자에서 실제 환자의 신체 진찰 결과를 바탕으로 의료진의 판단이 필요하며, 환자의 호흡기, 순환기, 신경학적 기준에 따라 좀 더 세분화된 환자 선별 기준은 그림18-8을 참고할 수 있다.

표 18-4 MOVE 선별 기준(MOVE criteria)

Myocardial stability (심기능 안전성)	심근경색이 의심되지 않고, 맥박수가 안정화되어 있음
Oxygenation adequate on (적절한 산소요구량)	$FiO_2 \le 0.6$, $PEEP \le 10\ cmH_2O$
Vasopressor(s) minimal (최소한의 승압제)	적어도 2시간 동안 승압제를 추가하거나 용량을 늘리지 않았음
Engages to voice (소리에 대한 반응)	언어 자극에 대한 반응을 보임

호흡, 심혈관, 신경학적, 그리고 환자의 컨디션을 고려해서 진행한다면 지속적 신대체요법(continuous renal replacement therapy, CRRT)이나 체외막산소공급(extracorporeal membrane oxygenation, ECMO) 등의 체외순환장치를 적용하고 있는 환자에서도 안전하게 진행할 수 있는데, 현재까지 진행된 중환자 재활에 대한 연구들을 보면 대부분의 부작용은 카테터의 분리, 낙상, 혈역학적 변화(맥박의 증가, 혈압의 증가 또는 감소, 산소포화도의 감소) 등이지만, 매우 드물게 심정지 등이 발생할 수 있기 때문에 환자 상태와 함께 재활치료를 제공하는 인력과 공간 등을 모두 고려하여 적절한 환자의 선별이 중요하며 재활치료 중 부작용 발생에 대한 집중 감시가 필수적이다.

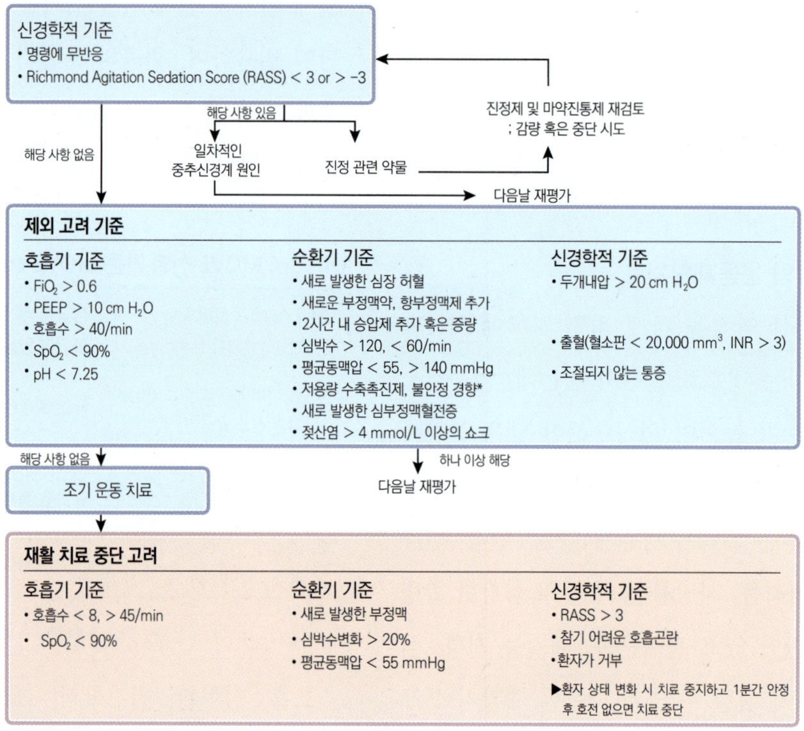

그림 18-8 중환자 재활 치료 전 평가

(2) 중환자 재활치료 프로그램

중환자재활은 의사, 간호사, 물리치료사, 작업치료사 등의 다학제적인 접근이 필요하며, 서로 유기적으로 소통하고 협동할 때 효과적인 프로그램 제공이 가능하다.

의식이 없는 중환자에서는 수동적 관절범위 운동, 근육 스트레칭을 위한 침상 에르고미터(passive cycle ergometer)를 적용함과 동시에 기능적 전기 자극(neuromuscular electrical stimulation, NMES)을 시행할 수 있다. 의식이 없다 하더라도 조기에 에르고미터를 적용한 환자의 근 감소 정도와 중증질환 신경병증의 발생이 감소한 결과가 있었다.

의식이 있는 경우에는 에르고미터를 능동적으로 시행할 수 있으며, 이는 의료진의 지속적 보조 없이도 다양한 저항으로 장시간 시행할 수 있어 비용-효과적인 치료방법이며, 산소포화도 및 혈압에 대한 모니터링 하에 침상안정이 필요한 기간에 적극적으로 활용한다면 하지의 근육량 보존 또는 증대에 도움이 된다.

의식이 있는 환자의 경우 기능수준에 맞추어 점차 강도와 움직임 정도를 높여서 재활치료를 시행하는데, 능동적 관절가동범위 운동, 능동적 저항운동, 침대에서 앉은 자세 유지, 침상 가장자리에 걸터앉기, 앉은 자세에서 서기, 서있는 훈련, 침대에서 의자로 이동훈련, 걷기 훈련 순으로 점차 진행한다. 걷기 훈련(mobilization)을 할 때에는 기능적 근력 강화운동, 호흡기법, 지구력 훈련 등을 포함하여 진행한다.

특히 7일 이상의 장기간 인공호흡기 치료를 받았거나 받을 것이 예상되는 환자는 횡격막을 포함한 호흡근육의 근위축과 근위약이 동반될 가능성이 매우 높

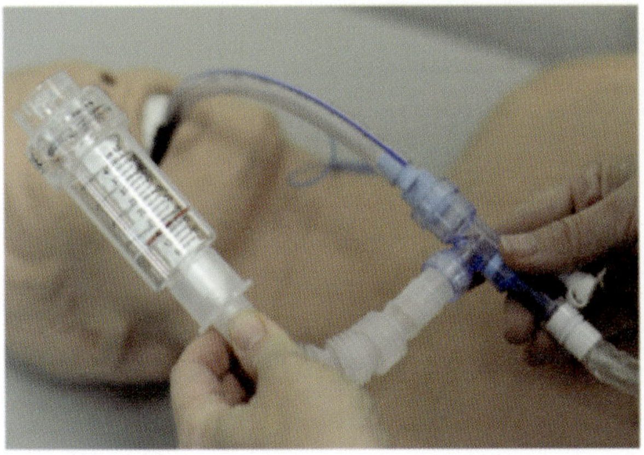

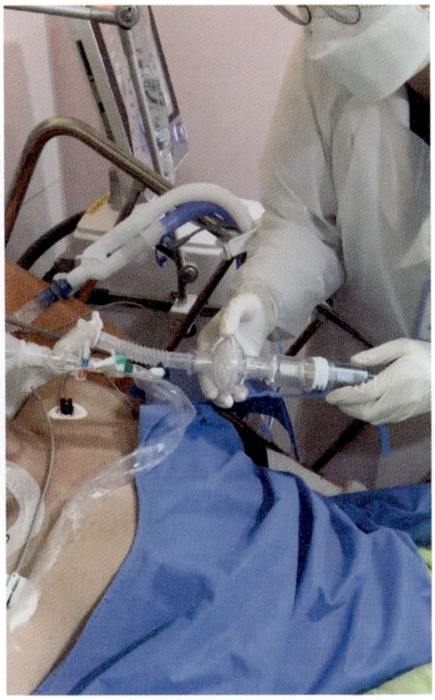

그림 18-9 인공호흡기 치료받는 환자에서 흡기근강화훈련을 시행하는 모습

아 이에 대한 호흡근(횡격막) 강화훈련을 포함한 재활치료를 시행하는 것이 도움이 된다(표18-5).

표 18-5 **흡기근 근력강화 운동을 시행 고려 기준.**

일주일 이상 인공호흡기를 사용했거나 사용할 것이 예상되는 환자는 다음의 기준들을 만족할 때 호흡 흡기근 강화 훈련을 시행을 고려할 수 있다.

인공호흡기 사용 중인 경우
• 협조 가능하고 지시 수행 가능함 • PEEP ≤ 10 cmH_2O • FiO2 < 0.6 • 호흡수 분당 25회 이내 • 자발적인 호흡이 있는 경우 • 흡기근 위약이 있는 경우
인공호흡기 이탈을 최근에 시행한 경우
• 협조 가능하고 지시 수행 가능함 • 마우스피스를 물 수 있거나 기관절개관을 가지고 있는 경우 • FiO2 < 0.6 • 호흡수 분당 25회 이내 • 흡기근 위약이 있는 경우

또한, 운동치료뿐만 아니라 중환자의 인지 재활치료도 시행가능한데, 가장 먼저 환자의 지남력 향상을 위한 훈련을 시행하고, 지시 수행이 가능한 정도의 환자의 경우 중환자실의 환경을 고려하여 퍼즐, 블록 등의 간단한 도구를 활용한 인지훈련을 시행할 수 있다. 최근에는 태블릿 PC를 이용한 소프트웨어 인지훈련 프로그램이 다양하게 개발되어 이를 통한 훈련도 시행할 수 있다.

(3) 중환자 재활치료의 효과

조기재활치료는 침상안정의 시간을 줄이고, 기능회복을 촉진하는데 도움이 되는데, 환자의 기능적 수준 향상, 근력향상 뿐만 아니라 인공호흡기의 이탈까지의 시간과 중환자실 재원 기간 및 총 병원내 입원기간 감소의 효과 및 재입원율 감소의 효과가 있다. 그리고 섬망을 감소하는데 도움이 되며, 의식이 있는 환자의 경우 정신적인 스트레스 감소 및 삶의 질 향상에 도움이 된다. 또한 퇴원 이후에는 독립적인 일상생활을 할 수 있는 기능적 정도의 향상에도 도움이 된다.

3. 집중치료 증후군(Post-intensive care syndrome)

1) 집중치료증후군의 개요

의학의 발전에 따라 중환자실 치료의 생존율은 높아지고 있다. 그러나 생존자 중에서 장기간의 후유증을 앓고 있는 환자의 수는 증가하는 추세이다. 중환자실 치료를 받고 생존한 환자들이 중환자실 치료가 끝나고 퇴원한 이후에도 장기간 지속되는 신체적, 인지적, 정신적 장애를 겪게 되는 현상을 두고, 2010년 중환자의학회(society of critical care medicine, SCCM)에서는 집중치료 증후군(post-intensive care syndrome, PICS)이라는 용어를 정립하였다. 집중치료 증후군이란, 중환자실 치료 후 새롭게 생기거나 악화되거나 혹은 퇴원 이후에도 지속되는 신체적, 인지적, 그리고 정신적 기능저하와 이로 인한 삶의 질 저하를 말하며, 중환자 치료를 받은 환자의 최대 80%에서 발생하고, 그 중 50% 이상이 1년 후에도 증상이 지속된다. 이외에도 많은 환자는 피로, 우울/불안/외상 후 스트레스 장애, 통증, 직업복귀의 어려움을 호소한다. 1년이 지났을 때 원래의 직업을 지속하기 어려운 경우가 50% 이상이었으며, 약 60–65%는 독립적인 일상생활이 어려운 것으로 나타났는데, 이때 환자들은 근위약과 기능의 감소가 주요한 원인이 되었다.

집중치료를 받은 환자들의 25–80%는 더욱 악화된 운동능력의 감소를 경험하는데, 이는 중환자실 획득쇠약(ICU-acquired weakness, ICU-AW), 호흡기능저하, 근감소와 동반하여 더욱 악화되는 경향을 보인다. 중환자실 획득쇠약은 중환자실에서 치료받은 것 이외의 원인이 없는데도 불구하고 신경근육의 기능저하가 있을 때를 지칭하는데, 중증질환신경병증(critical illness polyneuropathy) 또는 중증질환근병증(critical illness myopathy) 또는 둘의 결합으로 인한 결과로 발생하는 경우가 있다. 이로 인해 신체기능의 저하, 위약, 관절구축, 운동능력 감소, 일상생활 동작 수행의 어려움, 삶의 질의 감소가 발생하게 된다. 일반적으

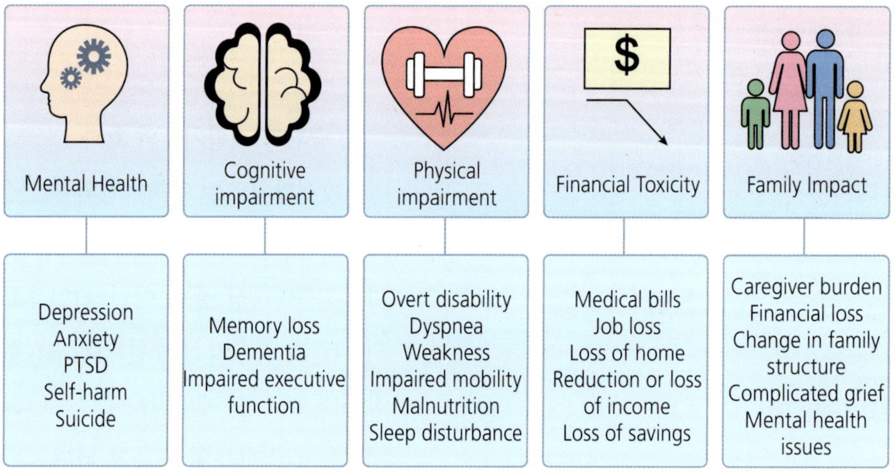

그림 18-10 집중치료 증후군 환자의 특성

표 18-6 집중치료 증후군 환자의 평가

신체적 측면	인지/작업수행 측면	정신적 측면
도수근력평가(Manual muscle test, MMT) 버그균형검사(Berg balance scale, BBS) 5번 일어났다 앉기 테스트(Five times sit to stand test, STSST) 악력검사(Grip strength test) 6분 보행검사(6 min walk test, 6MWT) Short physical performance battery (SPPB) 폐기능검사(Pulmonary function test, PFT) 최대호기압/흡기압검사(Maximum inspiratory/expiratory pressure, MIP/MEP) 근전도 검사	간이 정신 상태 검사(Mini-mental state examination, MMSE) 수정바델지수(Modified barthel Index, MBI) 몬트리올 인지 평가(Montreal cognitive assessment, MoCA) 수지기능평가(Hand function test) Digit span test Trail making test	Hospital anxiety and depression scale Medical outcomes study Short form 36 Beck depression inventory, Beck anxiety inventory PTSD checklist Posttraumatic stress syndrome 10-questions inventory

로 중증질환근병증은 수개월 후에는 호전되는 경과를 보이지만, 중증질환신경병증은 수년간 지속되기도 한다. 환자가 조기에 중환자 재활치료를 받는 것은 이러한 중환자실 획득쇠약을 예방하는데 도움이 된다.

2) 집중치료 증후군의 평가

환자의 평가는 신체적, 인지적, 정신적인 관점에서 전체적으로 평가를 하는 것이 필요하다. 환자의 병력과 호소하는 증상 등을 고려하여 평가를 진행한다(표 18-6).

3) 집중치료 증후군의 재활치료

환자의 근력저하 및 근위약, 신체적 기능 감소에 대해서는 점진적인 저항 운동, 유산소 운동, 균형훈련 및 보행훈련을 시행할 수 있는데, 이러한 신체적 기능 감소를 예방하기 위한 중환자실에서의 조기 보행훈련이 중요하다. 퇴원 이후에 병원에서 주기적인 재활치료가 어려운 경우 가정 및 지역사회에서 재활운동이 가능할 수 있는 시설과 인력에 대한 고려가 필요한데, 낙상의 위험이 있기 때문에 보행 보조기구의 이용과 올바른 사용에 대한 교육이 필요하다. 만약 호흡곤란 등의 증상이 있거나, 산소치료 등을 가정에서도 지속하고 있을 경우 호흡재활 프로그램을 함께 시행한다면 이를 통해 증상완화, 운동 능력 증진과 삶의 질 향상의 효과가 있을 수 있다.

또한 인지저하에 대한 구조화된 인지 훈련을 시행할 수 있는데, 주의력, 기억력, 문제해결능력 등에 대한 평가를 바탕으로 이에 대한 재활치료와 행동수정(예: 기억력 저하에 대한 보완으로 리마인더나 메모 등을 활용)을 시행할 수 있으며, 필요한 경우 일상생활 동작훈련을 시행할 수 있다. 환자 및 보호자를 통한 면담과 우울, 불안 등에 대한 선별 평가를 시행 후 필요한 경우 정신건강의학과에 조기에 의뢰하여 인지행동치료, 약물치료 등에 대한 고려를 하는 것이 중요하다. 이를 뒷받침하기 위한 영양중재도 필요하다.

IV. 맺음말

호흡기능과 연하는 매우 밀접한 관계가 있으며, 다양한 호흡질환들은 연하장애를 초래할 수 있다. 따라서 이러한 환자들의 연하기능 선별 및 평가와 연하치료는 중요한 치료적 접근이다. 또한 집중치료를 받는 환자는 신체 기능 저하와 연하장애를 동반할 수 있어 이러한 환자들에 대한 이해와 연하 및 재활치료를 포함한 관리는 환자에 있어 중요한 부분으로 의학적 관심을 가지고 접근해야 한다.

참고문헌

1. Alamer A, Jones R, Drinnan M, Simpson AJ, Griffin M, Patterson JM, Althuwaybi A, Ward C, Forrest IA. Oropharyngeal swallowing physiology and safety in patients with Idiopathic Pulmonary Fibrosis: a consecutive descriptive case series. BMC Pulm Med. 2022 Nov 17;22(1):422. doi: 10.1186/s12890-022-02232-3. PMID: 36384569; PMCID: PMC9670476.
2. Alamer AA, Ward C, Forrest I, Drinnan M, Patterson J. Eating and drinking experience in patients with idiopathic pulmonary fibrosis: a qualitative study. BMJ Open. 2024 Apr 5;14(4):e078608. doi: 10.1136/bmjopen-2023-078608. PMID: 38582536; PMCID: PMC11002418.
3. Aliverti A. The respiratory muscles during exercise. Breathe (Sheff). 2016 Jun;12(2):165-8. doi: 10.1183/20734735.008116. PMID: 27408635; PMCID: PMC4933622.
4. Almirall J, Boixeda R, de la Torre MC, Torres A. Aspiration pneumonia: A renewed perspective and practical approach. Respir Med. 2021 Aug-Sep;185:106485. doi: 10.1016/j.rmed.2021.106485. Epub 2021 May 26. PMID: 34087609.
5. An TJ, Yoo YJ, Lim JU, Seo W, Park CK, Rhee CK, Yoon HK. Diaphragm Ultrasound is an Imaging Biomarker that Distinguishes Exacerbation Status from Stable Chronic Obstructive Pulmonary Disease. Int J Chron Obstruct Pulmon Dis. 2022 Jan 4;17:3-12. doi: 10.2147/COPD.S341484. PMID: 35018095; PMCID: PMC8742578.
6. Bamman MM, Clarke MS, Feeback DL, Talmadge RJ, Stevens BR, Lieberman SA, Greenisen MC. Impact of resistance exercise during bed rest on skeletal muscle sarcopenia and myosin isoform distribution. J Appl Physiol (1985). 1998 Jan;84(1):157-63. doi: 10.1152/jappl.1998.84.1.157. PMID: 9451630.
7. Bourne RS, Ioannides CP, Gillies CS, Bull KM, Turton ECO, Bryden DC. Clinical frailty and polypharmacy in older emergency critical care patients: a single-centre retrospective case series. Eur J Hosp Pharm. 2023 May;30(3):136-141. doi: 10.1136/ejhpharm-2020-002618. Epub 2021 Jun 2. PMID: 34083221; PMCID: PMC10176984.
8. Buettner A, Beer A, Hannig C, Settles M. Observation of the swallowing process by application of videofluoroscopy and real-time magnetic resonance imaging-consequences for retronasal aroma stimulation. Chem Senses. 2001 Nov;26(9):1211-9. doi: 10.1093/chemse/26.9.1211. PMID: 11705807.
9. Burtin C, Clerckx B, Robbeets C, Ferdinande P, Langer D, Troosters T, Hermans G, Decramer M, Gosselink R. Early exercise in critically ill patients enhances short-term functional recovery. Crit Care Med. 2009 Sep;37(9):2499-505. doi: 10.1097/CCM.0b013e3181a38937. PMID: 19623052.
10. Cassiani RA, Santos CM, Baddini-Martinez J, Dantas RO. Oral and pharyngeal bolus transit in patients with chronic obstructive pulmonary disease. Int J Chron Obstruct Pulmon Dis. 2015 Mar 5;10:489-96. doi: 10.2147/COPD.S74945. PMID: 25784795; PMCID: PMC4356708.
11. Chazot G, Bitker L, Mezidi M, Chebib N, Chabert P, Chauvelot L, Folliet L, David G, Provoost J, Yonis H, Richard JC. Prevalence and risk factors of hemodynamic instability associated with preload-dependence during continuous renal replacement therapy in a prospective observational cohort of critically ill patients. Ann Intensive Care. 2021 Jun 14;11(1):95. doi: 10.1186/s13613-021-00883-9. PMID: 34125314; PMCID: PMC8200783.

12. Clavet H, H□bert PC, Fergusson D, Doucette S, Trudel G. Joint contracture following prolonged stay in the intensive care unit. CMAJ. 2008 Mar 11;178(6):691-7. doi: 10.1503/cmaj.071056. PMID: 18332384; PMCID: PMC2263098.
13. de Deus Chaves, R., Chiarion Sassi, F., Davison Mangilli, L. et al. Swallowing transit times and valleculae residue in stable chronic obstructive pulmonary disease. BMC Pulm Med 14, 62 (2014). https://doi.org/10.1186/1471-2466-14-62.
14. De Troyer A, Boriek AM. Mechanics of the respiratory muscles. Compr Physiol. 2011 Jul;1(3):1273-300. doi: 10.1002/cphy.c100009. PMID: 23733642.
15. DiBardino DM, Wunderink RG. Aspiration pneumonia: a review of modern trends. J Crit Care. 2015 Feb;30(1):40-8. doi: 10.1016/j.jcrc.2014.07.011. Epub 2014 Jul 22. PMID: 25129577.
16. Dutta AK, Goel A, Kirubakaran R, Chacko A, Tharyan P. Nasogastric versus nasojejunal tube feeding for severe acute pancreatitis. Cochrane Database Syst Rev. 2020 Mar 26;3(3):CD010582. doi: 10.1002/14651858.CD010582.pub2. PMID: 32216139; PMCID: PMC7098540.
17. Ellis S, Kirby LC, Greenleaf JE. Lower extremity muscle thickness during 30-day 6 degrees head-down bed rest with isotonic and isokinetic exercise training. Aviat Space Environ Med. 1993 Nov;64(11):1011-5. PMID: 8280033.
18. Fazzini B, Märkl T, Costas C, Blobner M, Schaller SJ, Prowle J, Puthucheary Z, Wackerhage H. The rate and assessment of muscle wasting during critical illness: a systematic review and meta-analysis. Crit Care. 2023 Jan 3;27(1):2. doi: 10.1186/s13054-022-04253-0. PMID: 36597123; PMCID: PMC9808763.
19. Fischler L, Erhart S, Kleger GR, Frutiger A. Prevalence of tracheostomy in ICU patients. A nation-wide survey in Switzerland. Intensive Care Med. 2000 Oct;26(10):1428-33. doi: 10.1007/s001340000634. PMID: 11126252.
20. Flaws D, Fraser JF, Laupland K, Lavana J, Patterson S, Tabah A, Tronstad O, Ramanan M. Time in ICU and post-intensive care syndrome: how long is long enough? Crit Care. 2024 Jan 23;28(1):34. doi: 10.1186/s13054-024-04812-7. PMID: 38263124; PMCID: PMC10807116.
21. Garland A, Olafson K, Ramsey CD, Yogendran M, Fransoo R. Epidemiology of critically ill patients in intensive care units: a population-based observational study. Crit Care. 2013 Sep 30;17(5):R212. doi: 10.1186/cc13026. PMID: 24079640; PMCID: PMC4056438.
22. Garpestad E, Devlin JW. Polypharmacy and Delirium in Critically Ill Older Adults: Recognition and Prevention. Clin Geriatr Med. 2017 May;33(2):189-203. doi: 10.1016/j.cger.2017.01.002. Epub 2017 Mar 1. PMID: 28364991.
23. Garvey C, Fullwood MD, Rigler J. Pulmonary rehabilitation exercise prescription in chronic obstructive lung disease: US survey and review of guidelines and clinical practices. J Cardiopulm Rehabil Prev. 2013 Sep-Oct;33(5):314-22. doi: 10.1097/HCR.0b013e318297fea4. PMID: 23846840.
24. Ge W, Wei W, Shuang P, Yan-Xia Z, Ling L. Nasointestinal Tube in Mechanical Ventilation Patients is More Advantageous. Open Med (Wars). 2019 May 26;14:426-430. doi: 10.1515/med-2019-0045. PMID: 31198856; PMCID: PMC6555240.
25. Ghannouchi I, Speyer R, Doma K, Cordier R, Verin E. Swallowing function and chronic respiratory diseases: Systematic review. Respir Med. 2016 Aug;117:54-64. doi: 10.1016/j.rmed.2016.05.024. Epub 2016 Jun 2. PMID: 27492514.
26. Gonzalez Lindh M, Janson C, Blom Johansson M, Jonsson M, Mälberg E, Allansson E, Holm C, Jennische M, Koyi H. Swallowing dysfunction in patients hospitalised due to a COPD exacerbation.

ERJ Open Res. 2021 Jun 7;7(2):00173-2021. doi: 10.1183/23120541.00173-2021. PMID: 34109239; PMCID: PMC8181655.

27. Good-Fratturelli MD, Curlee RF, Holle JL. Prevalence and nature of dysphagia in VA patients with COPD referred for videofluoroscopic swallow examination. J Commun Disord. 2000 Mar-Apr;33(2):93-110. doi: 10.1016/s0021-9924(99)00026-x. PMID: 10834828.

28. Gross RD, Atwood CW Jr, Ross SB, Olszewski JW, Eichhorn KA. The coordination of breathing and swallowing in chronic obstructive pulmonary disease. Am J Respir Crit Care Med. 2009 Apr 1;179(7):559-65. doi: 10.1164/rccm.200807-1139OC. Epub 2009 Jan 16. PMID: 19151193.

29. Guillon A, Hermetet C, Barker KA, Jouan Y, Gaborit C, Ehrmann S, Le Manach Y, Dequin PF, Grammatico-Guillon L. Long-term survival of elderly patients after intensive care unit admission for acute respiratory infection: a population-based, propensity score-matched cohort study. Crit Care. 2020 Jun 29;24(1):384. doi: 10.1186/s13054-020-03100-4. PMID: 32600392; PMCID: PMC7325055.

30. Hairston LE, Sauerland EK. Electromyography of the human palate: discharge patterns of the levator and tensor veli palatini. Electromyogr Clin Neurophysiol. 1981 Feb-Mar;21(2-3):287-97. PMID: 7262008.

31. Harvey MA, Davidson JE. Postintensive Care Syndrome: Right Care, Right Now…and Later. Crit Care Med. 2016 Feb;44(2):381-5. doi: 10.1097/CCM.0000000000001531. PMID: 26771784.

32. Hashem MD, Parker AM, Needham DM. Early Mobilization and Rehabilitation of Patients Who Are Critically Ill. Chest. 2016 Sep;150(3):722-31. doi: 10.1016/j.chest.2016.03.003. Epub 2016 Mar 18. PMID: 26997241; PMCID: PMC6026260.

33. Hiser, Stephanie & Fatima, Arooj & Ali, Mazin & Needham, Dale. (2023). Post-intensive care syndrome (PICS): recent updates. Journal of intensive care. 11. 23. 10.1186/s40560-023-00670-7.

34. Hiss SG, Strauss M, Treole K, Stuart A, Boutilier S. Swallowing apnea as a function of airway closure. Dysphagia. 2003 Fall;18(4):293-300. doi: 10.1007/s00455-003-0021-y. PMID: 14571335.

35. Hodgson M, Linforth RS, Taylor AJ. Simultaneous real-time measurements of mastication, swallowing, nasal airflow, and aroma release. J Agric Food Chem. 2003 Aug 13;51(17):5052-7. doi: 10.1021/jf030118+. PMID: 12903969.

36. Hodgson, C.L., Stiller, K., Needham, D.M. et al. Expert consensus and recommendations on safety criteria for active mobilization of mechanically ventilated critically ill adults. Crit Care 18, 658 (2014). https://doi.org/10.1186/s13054-014-0658-y

37. Kayambankadzanja RK, Schell CO, Gerdin Wärnberg M, Tamras T, Mollazadegan H, Holmberg M, Alvesson HM, Baker T. Towards definitions of critical illness and critical care using concept analysis. BMJ Open. 2022 Sep 5;12(9):e060972. doi: 10.1136/bmjopen-2022-060972. PMID: 36606666; PMCID: PMC9445819.

38. Koch S, Wollersheim T, Bierbrauer J, Haas K, Mörgeli R, Deja M, Spies CD, Spuler S, Krebs M, Weber-Carstens S. Long-term recovery In critical illness myopathy is complete, contrary to polyneuropathy. Muscle Nerve. 2014 Sep;50(3):431-6. doi: 10.1002/mus.24175. Epub 2014 Jul 14. PMID: 24415656..

39. Lee K, Oh YJ, Choi YS, Kim SH. Effects of a 1:1 inspiratory to expiratory ratio on respiratory mechanics and oxygenation during one-lung ventilation in patients with low diffusion capacity of lung for carbon monoxide: a crossover study. J Clin Anesth. 2015 Sep;27(6):445-50. doi: 10.1016/j.jclinane.2015.06.012. Epub 2015 Aug 9. PMID: 26263797.

40. Lilly CM, Swami S, Liu X, Riker RR, Badawi O. Five-Year Trends of Critical Care Practice and Outcomes.

Chest. 2017 Oct;152(4):723-735. doi: 10.1016/j.chest.2017.06.050. Epub 2017 Aug 8. PMID: 28800866.

41. Lim JU, Lee J, Ha JH, Kang HH, Lee SH, Moon HS. Demographic Changes in Intensive Care Units in Korea over the Last Decade and Outcomes of Elderly Patients: A Single-Center Retrospective Study. Korean J Crit Care Med. 2017 May;32(2):164-173. doi: 10.4266/kjccm.2016.00668. Epub 2017 May 31. PMID: 31723630; PMCID: PMC6786709.

42. Lin TF, Shune S. Chronic Obstructive Pulmonary Disease and Dysphagia: A Synergistic Review. Geriatrics (Basel). 2020 Aug 24;5(3):45. doi: 10.3390/geriatrics5030045. PMID: 32847110; PMCID: PMC7554843.

43. Loring SH, Topulos GP, Hubmayr RD. Transpulmonary Pressure: The Importance of Precise Definitions and Limiting Assumptions. Am J Respir Crit Care Med. 2016 Dec 15;194(12):1452-1457. doi: 10.1164/rccm.201512-2448CP. PMID: 27606837.

44. Mancopes, Renata & Rosa, Fernanda & Tomasi, Lidia & Pasqualoto, Adriane & Steele, Catriona. (2021). Chronic Obstructive Pulmonary Disease and Dysphagia: What Have We Learned So Far and What Do We Still Need to Investigate?. Perspectives of the ASHA Special Interest Groups. 6. 1212-1221. 10.1044/2021_PERSP-20-00288.

45. Martin-Harris B, Brodsky MB, Price CC, Michel Y, Walters B. Temporal coordination of pharyngeal and laryngeal dynamics with breathing during swallowing: single liquid swallows. J Appl Physiol (1985). 2003 May;94(5):1735-43. doi: 10.1152/japplphysiol.00806.2002. Epub 2002 Dec 27. PMID: 12506044.

46. Martin-Harris, B. Coordination of respiration and swallowing. GI Motility online. 2006.

47. Martin-Loeches I, Torres A, Nagavci B, Aliberti S, Antonelli M, Bassetti M, Bos LD, Chalmers JD, Derde L, de Waele J, Garnacho-Montero J, Kollef M, Luna CM, Menendez R, Niederman MS, Ponomarev D, Restrepo MI, Rigau D, Schultz MJ, Weiss E, Welte T, Wunderink R. ERS/ESICM/ESCMID/ALAT guidelines for the management of severe community-acquired pneumonia. Intensive Care Med. 2023 Jun;49(6):615-632. doi: 10.1007/s00134-023-07033-8. Epub 2023 Apr 4. Erratum in: Intensive Care Med. 2023 Aug;49(8):1040-1041. doi: 10.1007/s00134-023-07082-z. PMID: 37012484; PMCID: PMC10069946.

48. Matsuo K, Hiiemae KM, Gonzalez-Fernandez M, Palmer JB. Respiration during feeding on solid food: alterations in breathing during mastication, pharyngeal bolus aggregation, and swallowing. J Appl Physiol (1985). 2008 Mar;104(3):674-81. doi: 10.1152/japplphysiol.00527.2007. Epub 2007 Dec 27. PMID: 18162483.

49. Matsuo K, Palmer JB. Anatomy and physiology of feeding and swallowing: normal and abnormal. Phys Med Rehabil Clin N Am. 2008 Nov;19(4):691-707, vii. doi: 10.1016/j.pmr.2008.06.001. PMID: 18940636; PMCID: PMC2597750.

50. McHenry RD, Moultrie CEJ, Quasim T, Mackay DF, Pell JP. Association Between Socioeconomic Status and Outcomes in Critical Care: A Systematic Review and Meta-Analysis. Crit Care Med. 2023 Mar 1;51(3):347-356. doi: 10.1097/CCM.0000000000005765. Epub 2022 Dec 27. PMID: 36728845.

51. Moitra VK, Guerra C, Linde-Zwirble WT, Wunsch H. Relationship Between ICU Length of Stay and Long-Term Mortality for Elderly ICU Survivors. Crit Care Med. 2016 Apr;44(4):655-62. doi: 10.1097/CCM.0000000000001480. PMID: 26571190; PMCID: PMC4792682.

52. Momosaki R, Yasunaga H, Matsui H, Horiguchi H, Fushimi K, Abo M. Effect of dysphagia rehabilitation on oral intake in elderly patients with aspiration

pneumonia. Geriatr Gerontol Int. 2015 Jun;15(6):694-9. doi: 10.1111/ggi.12333. Epub 2014 Aug 11. PMID: 25109319.

53. Momosaki R. Rehabilitative management for aspiration pneumonia in elderly patients. J Gen Fam Med. 2017 Mar 21;18(1):12-15. doi: 10.1002/jgf2.25. PMID: 29263982; PMCID: PMC5675146.

54. Needham DM, Davidson J, Cohen H, Hopkins RO, Weinert C, Wunsch H, Zawistowski C, Bemis-Dougherty A, Berney SC, Bienvenu OJ, Brady SL, Brodsky MB, Denehy L, Elliott D, Flatley C, Harabin AL, Jones C, Louis D, Meltzer W, Muldoon SR, Palmer JB, Perme C, Robinson M, Schmidt DM, Scruth E, Spill GR, Storey CP, Render M, Votto J, Harvey MA. Improving long-term outcomes after discharge from intensive care unit: report from a stakeholders' conference. Crit Care Med. 2012 Feb;40(2):502-9. doi: 10.1097/CCM.0b013e318232da75. PMID: 21946660.

55. Nishino T, Yonezawa T, Honda Y. Effects of swallowing on the pattern of continuous respiration in human adults. Am Rev Respir Dis. 1985 Dec;132(6):1219-22. doi: 10.1164/arrd.1985.132.6.1219. PMID: 2934012.

56. Ohtake PJ, Lee AC, Scott JC, Hinman RS, Ali NA, Hinkson CR, Needham DM, Shutter L, Smith-Gabai H, Spires MC, Thiele A, Wiencek C, Smith JM. Physical Impairments Associated With Post-Intensive Care Syndrome: Systematic Review Based on the World Health Organization's International Classification of Functioning, Disability and Health Framework. Phys Ther. 2018 Aug 1;98(8):631-645. doi: 10.1093/ptj/pzy059. PMID: 29961847.

57. Olson, L. A biomechanical view of the upper airway. The respiratory function of the upper airway. 1988;359-90.

58. Park S, Lee JY, Jung H, Koh SE, Lee IS, Yoo KH, Lee SA, Lee J. Use of videofluoroscopic swallowing study in patients with aspiration pneumonia. Ann Rehabil Med. 2012 Dec;36(6):785-90. doi: 10.5535/arm.2012.36.6.785. Epub 2012 Dec 28. PMID: 23342310; PMCID: PMC3546180.

59. Paton M, Lane R, Paul E, Cuthburtson GA, Hodgson CL. Mobilization During Critical Illness: A Higher Level of Mobilization Improves Health Status at 6 Months, a Secondary Analysis of a Prospective Cohort Study. Crit Care Med. 2021 Sep 1;49(9):e860-e869. doi: 10.1097/CCM.0000000000005058. PMID: 33967203.

60. Perlman AL, Ettema SL, Barkmeier J. Respiratory and acoustic signals associated with bolus passage during swallowing. Dysphagia. 2000 Spring;15(2):89-94. doi: 10.1007/s004550010006. PMID: 10758191.

61. Perluk T, Abu Bandora E, Freund O, Jacob T, Friedman Regev I, Kleinhendler E, Shteinberg M, Bar-Shai A, Oestriecher-Kedem Y. Asymptomatic Dysphagia and Aspiration in Patients with Idiopathic Bronchiectasis. Lung. 2024 Apr;202(2):189-195. doi: 10.1007/s00408-024-00683-5. Epub 2024 Mar 18. PMID: 38499811; PMCID: PMC11009759.

62. Petersson J, Glenny RW. Gas exchange and ventilation-perfusion relationships in the lung. Eur Respir J. 2014 Oct;44(4):1023-41. doi: 10.1183/09031936.00037014. Epub 2014 Jul 25. PMID: 25063240.

63. Polverino E, Goeminne PC, McDonnell MJ, Aliberti S, Marshall SE, Loebinger MR, Murris M, Cantón R, Torres A, Dimakou K, De Soyza A, Hill AT, Haworth CS, Vendrell M, Ringshausen FC, Subotic D, Wilson R, Vilaró J, Stallberg B, Welte T, Rohde G, Blasi F, Elborn S, Almagro M, Timothy A, Ruddy T, Tonia T, Rigau D, Chalmers JD. European Respiratory Society guidelines for the management of adult bronchiectasis. Eur Respir J. 2017 Sep 9;50(3):1700629. doi: 10.1183/13993003.00629-2017. PMID: 28889110.

64. Powell, Frank & Wagner, Peter & West, John. (2016). Ventilation, Blood Flow, and Gas Exchange. 10.1016/B978-1-4557-3383-5.00004-X.

65. Puthucheary ZA, Rawal J, McPhail M, Connolly B, Ratnayake G, Chan P, Hopkinson NS, Phadke R, Dew T, Sidhu PS, Velloso C, Seymour J, Agley CC, Selby A, Limb M, Edwards LM, Smith K, Rowlerson A, Rennie MJ, Moxham J, Harridge SD, Hart N, Montgomery HE. Acute skeletal muscle wasting in critical illness. JAMA. 2013 Oct 16;310(15):1591-600. doi: 10.1001/jama.2013.278481. Erratum in: JAMA. 2014 Feb 12;311(6):625. Padhke, Rahul [corrected to Phadke, Rahul]. PMID: 24108501.

66. Raghu G, Collard HR, Egan JJ, Martinez FJ, Behr J, Brown KK, Colby TV, Cordier JF, Flaherty KR, Lasky JA, Lynch DA, Ryu JH, Swigris JJ, Wells AU, Ancochea J, Bouros D, Carvalho C, Costabel U, Ebina M, Hansell DM, Johkoh T, Kim DS, King TE Jr, Kondoh Y, Myers J, Müller NL, Nicholson AG, Richeldi L, Selman M, Dudden RF, Griss BS, Protzko SL, Schünemann HJ; ATS/ERS/JRS/ALAT Committee on Idiopathic Pulmonary Fibrosis. An official ATS/ERS/JRS/ALAT statement: idiopathic pulmonary fibrosis: evidence-based guidelines for diagnosis and management. Am J Respir Crit Care Med. 2011 Mar 15;183(6):788-824. doi: 10.1164/rccm.2009-040GL. PMID: 21471066; PMCID: PMC5450933.

67. Rodenstein DO, Stănescu DC. Soft palate and oronasal breathing in humans. J Appl Physiol Respir Environ Exerc Physiol. 1984 Sep;57(3):651-7. doi: 10.1152/jappl.1984.57.3.651. PMID: 6490454.

68. Roewer N. Can pulmonary aspiration of gastric contents be prevented by balloon occlusion of the cardia? A study with a new nasogastric tube. Anesth Analg. 1995 Feb;80(2):378-83. doi: 10.1097/00000539-199502000-00030. PMID: 7818128.

69. Sakae TM, Pizzichini MM, Teixeira PJ, Silva RM, Trevisol DJ, Pizzichini E. Exacerbations of COPD and symptoms of gastroesophageal reflux: a systematic review and meta-analysis. J Bras Pneumol. 2013 May-Jun;39(3):259-71. doi: 10.1590/S1806-37132013000300002. PMID: 23857694; PMCID: PMC4075854.

70. Scarpel RD, Nóbrega AC, Pinho P, de Almeida Menezes IT, Souza-Machado A. Oropharyngeal Swallowing Dynamic Findings in People with Asthma. Dysphagia. 2021 Aug;36(4):541-550. doi: 10.1007/s00455-020-10168-1. Epub 2020 Aug 12. PMID: 32785791.

71. Schefold JC, Berger D, Zürcher P, Lensch M, Perren A, Jakob SM, Parviainen I, Takala J. Dysphagia in Mechanically Ventilated ICU Patients (DYnAMICS): A Prospective Observational Trial. Crit Care Med. 2017 Dec;45(12):2061-2069. doi: 10.1097/CCM.0000000000002765. PMID: 29023260.

72. Schweickert WD, Pohlman MC, Pohlman AS, Nigos C, Pawlik AJ, Esbrook CL, Spears L, Miller M, Franczyk M, Deprizio D, Schmidt GA, Bowman A, Barr R, McCallister KE, Hall JB, Kress JP. Early physical and occupational therapy in mechanically ventilated, critically ill patients: a randomised controlled trial. Lancet. 2009 May 30;373(9678):1874-82. doi: 10.1016/S0140-6736(09)60658-9. Epub 2009 May 14. PMID: 19446324; PMCID: PMC9906655.

73. Selley WG, Flack FC, Ellis RE, Brooks WA. Respiratory patterns associated with swallowing: Part 1. The normal adult pattern and changes with age. Age Ageing. 1989 May;18(3):168-72. doi: 10.1093/ageing/18.3.168. PMID: 2782213.

74. Sembroski, E., Sanghavi, D. K. & Bhardwaj, A. Inverse Ratio Ventilation in StatPearls (StatPearls Publishing Copyright © 2024, StatPearls Publishing LLC., 2024).

75. Shaker R, Dodds WJ, Dantas RO, Hogan WJ, Arndorfer RC. Coordination of deglutitive glottic closure with oropharyngeal swallowing.

Gastroenterology. 1990 Jun;98(6):1478-84. doi: 10.1016/0016-5085(90)91078-k. PMID: 2338189.

76. Shaker R, Li Q, Ren J, Townsend WF, Dodds WJ, Martin BJ, Kern MK, Rynders A. Coordination of deglutition and phases of respiration: effect of aging, tachypnea, bolus volume, and chronic obstructive pulmonary disease. Am J Physiol. 1992 Nov;263(5 Pt 1):G750-5. doi: 10.1152/ajpgi.1992.263.5.G750. PMID: 1443150.

77. Singer P. Preserving the quality of life: nutrition in the ICU. Crit Care. 2019 Jun 14;23(Suppl 1):139. doi: 10.1186/s13054-019-2415-8. PMID: 31200741; PMCID: PMC6570623.

78. Singh SJ, Halpin DMG, Salvi S, Kirenga BJ, Mortimer K. Exercise and pulmonary rehabilitation for people with chronic lung disease in LMICs: challenges and opportunities. Lancet Respir Med. 2019 Dec;7(12):1002-1004. doi: 10.1016/S2213-2600(19)30364-9. Epub 2019 Oct 16. PMID: 31629670.

79. Skoretz SA, Flowers HL, Martino R. The incidence of dysphagia following endotracheal intubation: a systematic review. Chest. 2010 Mar;137(3):665-73. doi: 10.1378/chest.09-1823. PMID: 20202948.

80. Spyer, K. M., Ackland, G. L. & Gourine, A. V. NEUROPHYSIOLOGY | Overview in Encyclopedia of Respiratory Medicine (eds. Laurent, G. J. & Shapiro, S. D.) 131-138 (Academic Press, 2006).

81. Stauffer JL, Olson DE, Petty TL. Complications and consequences of endotracheal intubation and tracheotomy. A prospective study of 150 critically ill adult patients. Am J Med. 1981 Jan;70(1):65-76. doi: 10.1016/0002-9343(81)90413-7. PMID: 7457492.

82. Tabaee A, Johnson PE, Gartner CJ, Kalwerisky K, Desloge RB, Stewart MG. Patient-controlled comparison of flexible endoscopic evaluation of swallowing with sensory testing (FEESST) and videofluoroscopy. Laryngoscope. 2006 May;116(5):821-5. doi: 10.1097/01.mlg.0000214670.40604.45. PMID: 16652095.

83. Talley CL, Wonnacott RO, Schuette JK, Jamieson J, Heung M. Extending the benefits of early mobility to critically ill patients undergoing continuous renal replacement therapy: the Michigan experience. Crit Care Nurs Q. 2013 Jan-Mar;36(1):89-100. doi: 10.1097/CNQ.0b013e3182753387. PMID: 23221445.

84. Tay CK, Cho YH, Park J, Yang JH, Chung CR, Sung K, Cho J, Kang D, Park H, Suh GY. Extracorporeal membrane oxygenation in Korea - Trends and impact of hospital volume on outcome: Analysis of national insurance data 2009-2014. J Crit Care. 2019 Feb;49:1-6. doi: 10.1016/j.jcrc.2018.09.035. Epub 2018 Oct 2. PMID: 30326390.

85. Tomonaga I, Koseki H, Imai C, Shida T, Nishiyama Y, Yoshida D, Yokoo S, Osaki M. Incidence and characteristics of aspiration pneumonia in the Nagasaki Prefecture from 2005 to 2019. BMC Pulm Med. 2024 Apr 20;24(1):191. doi: 10.1186/s12890-024-03015-8. PMID: 38643064; PMCID: PMC11032591.

86. van der Maarel-Wierink CD, Vanobbergen JN, Bronkhorst EM, Schols JM, de Baat C. Risk factors for aspiration pneumonia in frail older people: a systematic literature review. J Am Med Dir Assoc. 2011 Jun;12(5):344-54. doi: 10.1016/j.jamda.2010.12.099. Epub 2011 Mar 21. PMID: 21450240.

87. Vanhorebeek I, Latronico N, Van den Berghe G. ICU-acquired weakness. Intensive Care Med. 2020 Apr;46(4):637-653. doi: 10.1007/s00134-020-05944-4. Epub 2020 Feb 19. PMID: 32076765; PMCID: PMC7224132.

88. Vasconcellos P, Mafort TT, Ribeiro-Alves M, Costa CHD. Association between swallowing dynamics, tongue pressure and pulmonary function in patients with idiopathic pulmonary fibrosis. BMC Pulm Med.

2024 Jul 4;24(1):315. doi: 10.1186/s12890-024-03117-3. PMID: 38965496; PMCID: PMC11223328.

89. Veldhuizen JW, Verstappen FT, Vroemen JP, Kuipers H, Greep JM. Functional and morphological adaptations following four weeks of knee immobilization. Int J Sports Med. 1993 Jul;14(5):283-7. doi: 10.1055/s-2007-1021178. PMID: 8365837.
90. Wilhelms SB, Wilhelms DB. Emergency department admissions to the intensive care unit - a national retrospective study. BMC Emerg Med. 2021 Oct 23;21(1):122. doi: 10.1186/s12873-021-00517-0. PMID: 34688248; PMCID: PMC8540137.
91. Yu W, Ash AS, Levinsky NG, Moskowitz MA. Intensive care unit use and mortality in the elderly. J Gen Intern Med. 2000 Feb;15(2):97-102. doi: 10.1046/j.1525-1497.2000.02349.x. PMID: 10672112; PMCID: PMC1495347.
92. Ziegler TR. Parenteral nutrition in the critically ill patient. N Engl J Med. 2009 Sep 10;361(11):1088-97. doi: 10.1056/NEJMct0806956. PMID: 19741230; PMCID: PMC3064749.
93. Zimmerman JE, Kramer AA, Knaus WA. Changes in hospital mortality for United States intensive care unit admissions from 1988 to 2012. Crit Care. 2013 Apr 27;17(2):R81. doi: 10.1186/cc12695. PMID: 23622086; PMCID: PMC4057290.
94. Zuercher, P., Moret, C.S., Dziewas, R. et al. Dysphagia in the intensive care unit: epidemiology, mechanisms, and clinical management. Crit Care 23, 103 (2019). https://doi.org/10.1186/s13054-019-2400-2

Chapter 19

식도 질환과 관련된 연하장애

| 신철민 |

연하장애(dysphagia)란 음식물이 구강, 인후 또는 식도를 통과할 때 발생되는 걸리거나 막히는 느낌을 말한다[1]. 구별되어야 할 증상으로 연하통(odynophagia)이 있는데 이는 음식물을 삼킬 때 통증이 발생하는 것을 말한다. 연하장애는 크게 구인두 연하곤란(oropharyngeal dysphagia)과 식도 연하곤란(esophageal dysphagia)으로 구분되며, 이 중 식도 연하장애는 크게 해부학적 원인에 의한 기계적 연하곤란(mechanical dysphagia)과 기능적 이상에 의한 운동성 연하곤란(motor dysphagia)으로 분류할 수 있다.

본고에서는 식도에서 기원하는 연하장애 증상이 있을 때의 진단적인 접근 방법에 대해 개괄적으로 소개하고자 하며, 식도 연하장애의 흔한 원인이 되는 대표적인 질환들에 대하여 간단히 살펴보고자 한다.

I. 식도 질환의 진단적 검사

연하장애를 호소하는 환자의 진단적 접근 방법은 그림 19-1과 같다. 식도 연하장애의 진단은 주로 소화기내과에서 진행하게 되지만, 임상적으로 환자가 삼키면서 바로 숨이 막히거나, 삼킴 시작이 되지 않거나, 삼키면서 코로 역류하거나, 연하 시 기침 증상이 반복되는 경우 식도 연하장애보다는 구인두 연하장애를 의심해야 하므로 이비인후과, 재활의학과 혹은 신경과에 협진을 의뢰하게 된다.

한편 식도 연하장애 중 기계적 연하장애와 운동성 연하장애는 증상으로도 어느 정도는 감별이 가능하다. 기계적 연하장애의 경우 초기에는 고형식 중 크기가 큰 음식물을 섭취할 때에만 간헐적으로 증상이 나타나고 크기가 작거나 유동식인 경우에는 증상이 나타나지 않는 경우가 많고, 좀 더 병이 진행하여 협착이 심해지면 작은 크기의 고형식까지도 섭취하기 힘들어진다. 그러나 식도의 운동성 장애로 인한 연하장애의 경우에는 처음부터 고형식뿐 아니라 유동식에 대해서도 연하장애가 나타날 수 있다. 운동성 연하장애의 경우 증상이 항상 나타나지는 않고 간헐적으로 나타나면서 오랜 기간에 걸쳐 호전과 악화를 반복할 수 있고 연하장애가 찬 음식을 먹을 때 악화되거나 새로 나타나면서 따뜻한 음식을 먹을 때는 호전된다면 식도 운동 질환이 있을 가능성이 높다.

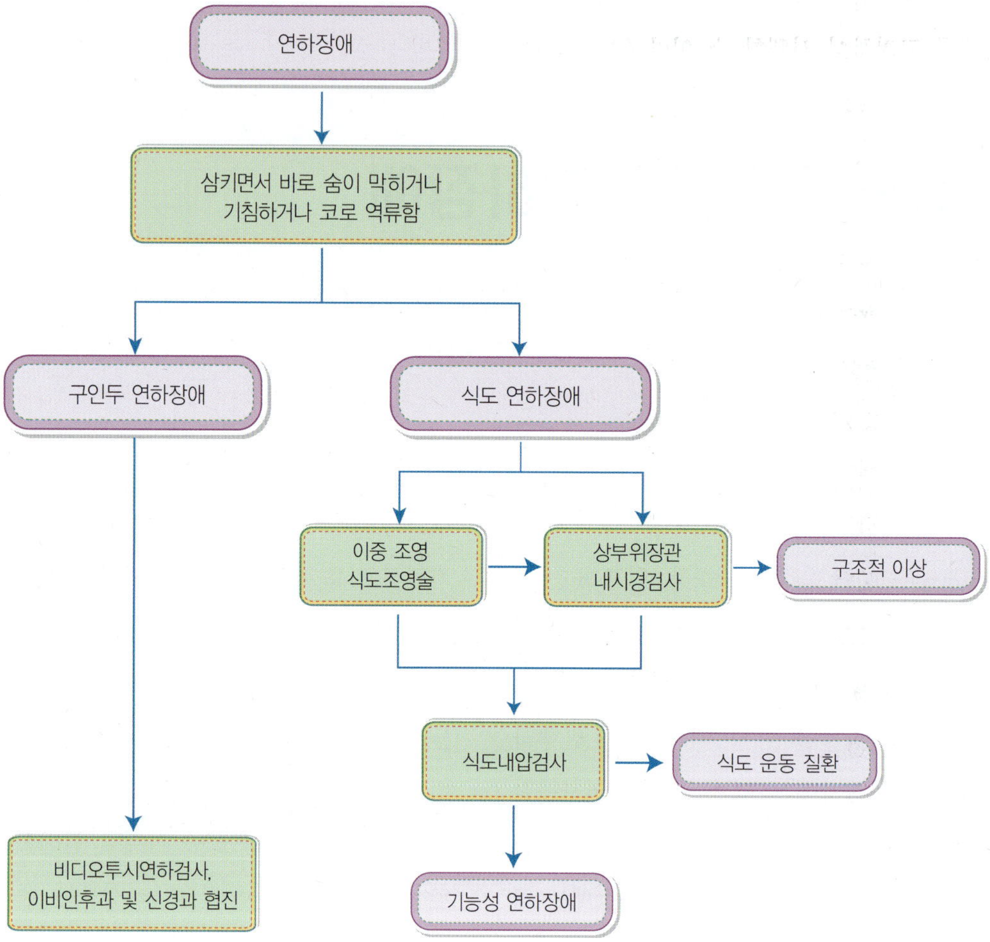

그림 19-1. 연하장애를 호소하는 환자의 진단적 접근 순서

1. 내시경(Endoscopy)

내시경 검사는 주로 소화관의 구조적인 병변을 확인하고 조직 검사를 통한 병리학적 진단을 시행하는 데 이용되는 검사법으로 식도의 다양한 구조적 · 기질적 질환(협착, 종괴, 염증 소견 등)을 진단하는데 필수적이다. 하지만 식도의 운동성 질환을 진단하는 데 있어서는 내시경 검사의 유용성은 매우 제한적이라는 점도 숙지해야 한다. 미만성 식도경련(diffuse esophageal spasm) 환자의 내시경 검사 중 드물게 코르크 마개 따개 모양을 관찰할 수도 있겠으나 대개는 내시경 검사 중 관찰되지 않는다. 식도이완불능증(achalasia) 환자에서도 보통은 내시경 검사 시에 별다른 소견이 없으며, 아주 진행된 경우에만 다른 구조적인 협착이 없이 식도 내강이 확장되어 있거나 내용물이 식도 내에 남아 있는 것을 보고 식도 운동 장애가 있을 것으로 짐작해 볼 수는 있다.

2. 식도조영술(Esophagography)

식도조영술은 식도 전체의 구조적인 모양을 확인할 수 있으며, 조영제를 마신 다음 투시 촬영을 시행하게 된다. 기계적 연하장애 증상을 일으키는 부식성 식도염(corrosive esophgatitis) 등으로 인한 식도의 양성 협착(그림 19-2a)이나 식도암으로 인한 악성 협착(그림 19-2b)을 확인할 수 있다. 또한 운동성 연하장애에서도 식도 내강이 확장되었는지, 식도 통과가 지연되는지, 정상 연동이 관찰되는지, 동시성 수축이나 3차성 수축은 없는지, 하부식도괄약근(low esophageal sphincter, LES)의 이완은 적절한지 등을 관찰할 수 있다. 예를 들면 진행된 식도이완불능증 환자에서는 이 모든 사항에 대해 이상 소견을 보이며, 특히 이완되지 않는 하부 식도 괄약근과 확장된 하부식도 체부로 인해 새부리 모양의 소견을 보인다(그림 19-2c). 식도이완불능증 외 다른 식도운동질환에서도 하부 식도 체부의 비정상적인 수축을 관찰할 수 있고 이로 인한 식도 통과 지연도 확인할 수 있다. 미만성 식도경련의 경우 일부 영상에서 전형적인 코르크 마개 따개 모양의 식도 체부 소견을 보이게 된다(그림 19-2d).

3. 식도내압검사(Esophageal manometry)

일반적으로 식도내압검사는 식도 운동 이상 이외에 다른 원인이 배제되는 연하장애 및 흉통의 진단을 위해 시행되는 검사로 미국 소화기학회 지침에 따르면 적응증은 1) 식도이완불능증이나 미만성 식도경련이 의심되는 경우 진단을 위해, 2) 전신질환과 관련된 식도 운동 질환의 진단, 3) 보행성 식도 산도 검사 시 pH probe의 위치 판단을 위해, 4) 항역류 수술 전 식도 운동 기능 평가를 위해서 시행하게 된다. 식도내압검사 방법 및 해석은 매우 중요하지만 이 부분은 별도로 다루어 질 내용이어서 이번 장에서는 생략하고자 한다.

식도내압검사는 식도 운동 이상 환자의 수가 적을 뿐 아니라 검사 결과 역시 이해하기 어려운 생리학적 수치가 많아 소화기내과 전문의 중에서도 이 검사에

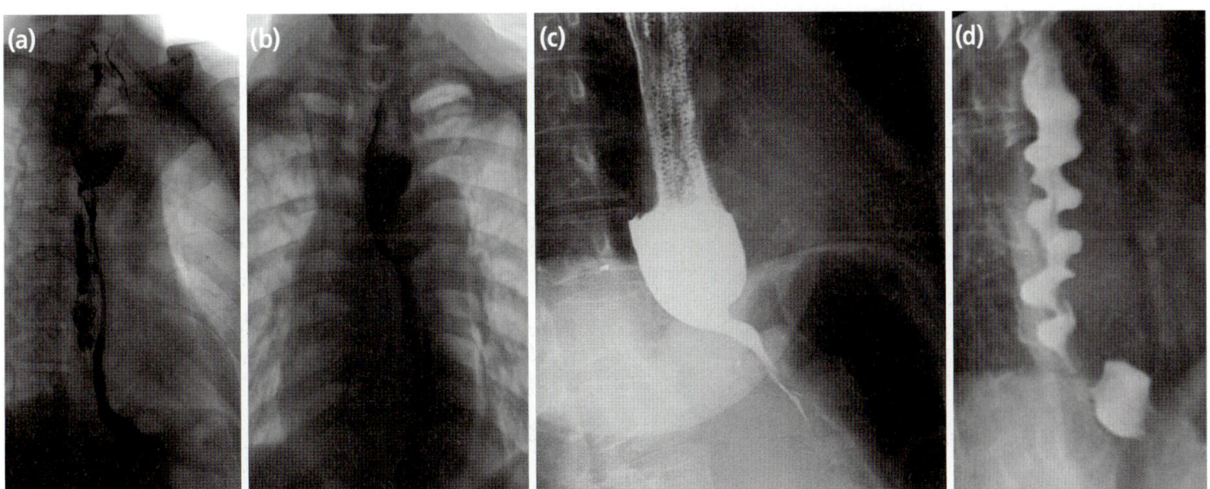

그림 19-2. 연하장애를 호소하는 환자에서의 다양한 식도조영술 소견

(a) 부식성 식도염(corrosive esophagitis)으로 인한 양성 협착, (b) 식도암(apple core sign), (c) 식도이완불능증(식도 내강의 확장 및 새부리 모양으로 좁아진 소견), (d) 미만성 식도경련(corkscrew sign)

익숙하지 않은 경우에는 매우 낯선 검사이다. 하지만 최근 고해상도 식도내압검사(high resolution esophageal manometry)를 통한 식도압력토포그래피(esophageal pressure topography)가 점차 많은 병원에서 시행되면서 보다 이해하기 쉬우면서 정확한 식도 질환 환자의 평가가 가능해졌다.

4. 식도 임피던스 검사(Esophageal impedance test)

식도내압검사가 식도 운동을 평가하는 표준 방법이기는 하지만 파형만으로는 내용물이 완전히 통과하였는지를 알 수 없다. 식도 내에 공기나 액체 중 어떤 내용물이 들어있는지, 또 그 내용물이 어떤 방향으로 이동하고 있는지도 알 수 없다. 이러한 내용들을 알 수 있는 것이 임피던스 검사법이다. 공기, 음식물, 식도 벽의 전기 저항의 차이를 이용하여 식도 내용물의 종류를 파악하고 동시에 여러 부위에서 임피던스를 측정하여 그 내용물이 어느 방향으로 이동하는지 알아낼 수 있다. 하지만 아직까지 연하장애 환자에서 식도 임피던스 검사의 임상적인 이용은 제한적이다.

표 19-1. 연하장애를 일으킬 수 있는 식도 질환

운동성 질환
1. 식도이완불능증(achalasia)
2. 하부(또는 미만성) 식도연축 및 이와 관련된 운동 질환
3. 식도를 침범하는 공피증
염증성 질환
1. 위식도역류질환 및 역류성 식도염
2. 감염성 식도염
1) 단순 헤르페스 바이러스 I형 및 II형
2) 수두대상포진(varicella-zoster) 바이러스
3) 거대세포바이러스
4) 칸디다 식도염
3. 기타 식도염
1) 방사선 식도염
2) 부식성 식도염
3) 약제 기인성 식도염
4) 호산구 식도염
5) 베체트병
6) 크론병
7) Stevens-Johnson 증후군
종양
1. 양성 종양
2. 악성 종양
기타 식도 질환
1. 젠커 게실(zenker's diverticulum)
2. 막 모양 혹은 고리 모양 협착
3. 식도 열공 탈장
4. 식도 내 이물

II. 연하장애를 일으킬 수 있는 다양한 식도 질환

연하장애이나 흉통을 일으킬 수 있는 식도 질환은 (표 19-1)과 같다. 제한된 지면에 이들 질환을 모두 자세히 알아보기는 어렵겠으나 본고에서는 대표적인 식도 질환에 몇 가지에 대해서만 간단히 정리하였다.

1. 종양

식도 양성 종양은 일반적으로 조직학적 소견으로 분류되며, 종양의 위치에 따라 증상의 발현 양상, 진단 및 치료 방법이 달라질 수 있다. 가장 흔한 양성 종양은 평활근종(leiomyoma)이다. 양성 종양이라도 일정 크기 이상으로 커지면 연하장애 증상을 일으킬 수 있고, 큰 종양의 경우 드물게 악성화 가능성이 있으므로 수술적인 치료가 필요하다.

우리나라도 식도암이 비교적 호발하는 지역에 포함되는데 조직학적으로는 편평식도암(squamous cell carcinoma)이 식도암 중 가장 흔하여 95% 이상을 차지하고 위식도 역류질환(gastroesophageal reflux disease) 및 바렛 식도(Barrett's esophagus)와 연관되어 있는 원발성 선암(adenocarcinoma)은 드물어 1~7%를 차지한다. 식도암의 진단은 내시경으로 가능하며 조직 검사를 통해 확진할 수 있다. 연하장애 증상이 있는 환자에서 내시경 소견은 궤양을 동반하는 종양으로 인해 식도 내강이 좁아져 있고, 심한 경우 내시경의 통과가 되지 않는 것이다(그림 19-3a). 연하장애를 동반하는 식도암 환자의 전형적인 식도조영술 소견은 사과 속 모양으로 좁아진 식도(apple core sign)이다(그림 19-2b). 식도암으로 확진이 되면 전산화 단층촬영(computed tomography, CT) 및 양전자 방출 단층촬영(positron emission tomography, PET) 등의 검사를 통해 병기를 결정하고 치료 방침을 결정하게 된다. 식도암의 치료는 수술, 방사선치료, 항암 화학 요법 등 다양한 치료 방법이 있으나 진단 당시에 이미 진행된 경우가 많아서 장기 생존 성적은 다른 암종에 비해 좋지 않다. 다만 최근 내시경 검진이 보편화되면서 무증상의 조기 식도암 환자가 많아지고 있으며 이 경우 수술로 좋은 예후를 기대할 수 있고, 일부 증례의 경우에는 내시경점막하박리술(endoscopic submucosal dissection)의 적응증이 된다. 한편 종격동에서 기원하는 종양(mediastinal tumor)에 의해 외부에서 식도를 압박하는 경우에도 연하장애 증상을 일으킬 수 있다.

(a) (b) (c) (d)

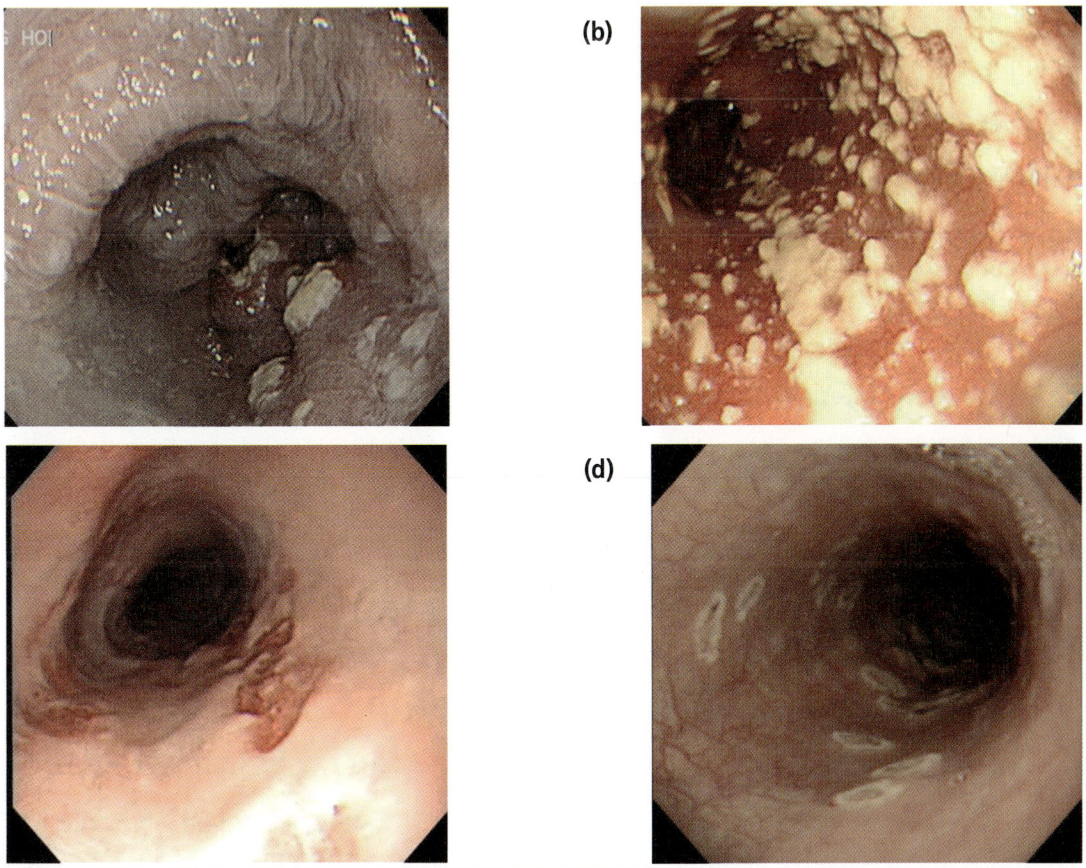

그림 19-3. 연하장애를 호소하는 환자에서의 다양한 내시경 소견
(a) 식도암, (b) 식도 캔디다증, (c) 거대세포바이러스 식도염, (d) 단순포진바이러스 식도염

2. 식도 게실

식도벽의 일부가 꽈리 모양으로 늘어져 식도 밖으로 불거져 나온 상태를 말한다. 발생 기전에 따라서 압출성(pulsion), 견인성(traction), 견인압출성 게실로 분류하고 해부학적 위치에 따라서 인두식도 게실, 기관분지부 식도 게실, 횡경막 상부 식도 게실로 분류하기도 한다. 특히 인두식도부의 압출성 게실을 젠커 게실(Zenker's diverticulum)이라고 한다. 식도 체부의 중간에 발생하는 견인성 게실은 폐, 기관지 등 식도 주위의 염증에 의해 발생하므로 우리나라에서는 결핵에 의한 경우가 많다. 대부분 증상이 없으나 때로는 인접 장기 압박, 게실염으로 인한 기침, 연하장애, 흉통의 증상을 동반할 수 있다. 식도 게실은 건강 검진에서 우연히 발견되는 경우가 흔하다. 큰 게실이 있는 경우 상부위장관 내시경 검사 도중 식도 내강을 확인하지 않고 무리해서 삽입하는 경우 식도 천공의 가능성이 있으므로 특히 주의해야 한다.

3. 식도염

1) 감염성 식도염(Infectious esophagitis)

(1) 칸디다 식도염(Esophageal candidiasis)

식도 칸디다증은 칸디다에 의한 위장관 감염 중 가장 흔하다. HIV 감염자, 면역 저하 환자, 고령, 당뇨 환자, 알코올 중독, 흡입 스테로이드를 포함하는 스테로이드 투여 환자, 장기간 항생제 치료를 받는 경우, 장기간 위산 억제제를 사용하였을 때 발생할 수 있다. 증상은 삼킴 곤란, 삼킴 통증, 흉통이 흔하고 구강 아구창(oral thrush)이 동반되는 경우가 75%까지 보고되고 있다. 칸디다 식도염이 있어도 면역저하가 심하지 않고 식도에 부착된 백색반(whitish plaque) 수가 적은 경우 증상이 전혀 없을 수도 있는데 이전 연구를 정리하면 무증상은 약 23%였다. 내시경 검사 소견은 다발성의 백색반이 전형적이며, 점막의 발적과 점막 취약성(mucosal friability)이 나타날 수 있다(그림 19-3b). 만일 백색판을 제거할 때 점막 표면에 손상이 관찰되면 침투성(invasive) 감염을 시사하는 소견이다. 진단은 내시경을 위한 생검이나 세포진 검사를 통해 후막포자(chlamydospore)나 가성균사(pseudohyphe)를 확인하는 것이다. 감별 진단은 심한 역류성 식도염, 단순포진바이러스(herpes simplex, HSV) 식도염, 거대세포바이러스(cytomegalovirus, CMV) 식도염 등이 있으며, 약제 유발성 식도염에서 삼킨 약이나 음식 찌꺼기 등이 칸디다 감염 때 보이는 백색반과 유사하게 보일 수 있다.

(2) 거대세포바이러스 식도염(CMV)

CMV 식도염은 정상인에서는 거의 발생하지 않으며 대부분 면역 저하 환자에서 발견된다. 특징적으로 단순포진바이러스 식도염에 비해 임상 증상이 천천히 나타나며 오심, 구토, 발열, 심와부 통증, 설사, 체중 감소가 더 흔하게 나타나는 반면 삼킴 통증이나 연하곤란 증상은 적다. 이는 CMV 감염이 전신 질환임을 반영하는 것이다. 내시경 소견은 초기에는 중부 또는 하부 식도에서 사행성의 궤양으로 나타나며 궤양들끼리 융합하면 더 큰 궤양을 형성하는데 통증이 심하기도 하고 출혈을 유발하기도 한다(그림 19-3c). 궤양은 뚜렷한 경계를 가지며, 주변 조직은 염증성 변화가 거의 관찰되지 않는다. 내시경 조직검사는 CMV 식도염을 진단하는 데 필수적인데, 궤양의 기저부와 주변부에서 여러 개의 조직을 얻어야 한다. 특히 깊은 곳에서 조직 검사를 할수록 진단율이 높은데 CMV 식도염은 특징적으로 바이러스가 편평상피를 감염시키지 않고 내피세포와 섬유아세포를 침범하기 때문이다. 조직학적 소견으로는 정상보다 3~4배 큰 거대세포 내부에 주변에 투명한 훈륜(halo)를 가지는 핵내봉입체(intranulcear inclusion body)를 관찰할 수 있고 급성 또는 만성의 염증성 반응과 조직 괴사, 선와 농양(crypt abscess)과 혈관 내 혈전을 발견할 수 있다. 거대세포바이러스에 대한 단세포항체를 이용한 면역조직화학 검사를 하거나 원심분리 배양에서 거대세포바이러스 DNA를 이용한 in situ hybridization을 시행하면 초기 진단에 도움이 된다. 바이러스 배양 검사는 조직 검사보다 민감도와 특이도가 낮고 위양성의 위험이 있다.

(3) 단순포진바이러스 식도염(HSV)

HSV 식도염은 일반적으로는 면역이 저하된 환자에서 흔히 발생하나 면역이 정상인 환자에서도 발생할 수 있다. 일반적으로 연하 곤란과 삼킴 통증이 주된 증상으로 발열, 심와부 통증, 오심과 구토를 호소하기도 하나 흉부 작열감은 드물다. 입 주위나 생식기 주변에도 HSV 감염이 동반되는 경우가 있다. 내시경적으로는 2 cm 미만의 경계가 분명한 궤양이 화산 분화구 모양(volcano-like appearance)으로 나타난다(그림 19-3d). 하지만 CMV 식도염과 같은 깊은 궤양은 매우 드물다. 삼출물, 백색반이나 미만성의 미란성 식도염의 양상으로 나타나기도 하며 가끔은 칸디다 식도염과 혼동될 수도 있다. 조직 검사나 솔질 검사는 바이러스성 세포변성 효과(cytopathic effect)가 가장 많이 있을 것으로 생각되는 병변의 변연 부위에서 하는 것이 좋다. 조직 소견은 특징적인 Cowdry A형의 핵 내 봉입체가 관찰되고 핵 내 간유리성 변화를 보이는 다핵성 상피세포가 관찰되나 세포 내 봉입체는 관찰되지 않는다. 세포변성 효과를 증명하기 어려운 경우에는 조직을 HSV 특이 단핵 항체로 면역조직화학염색을 시행함으로써 진단율을 높일 수 있다. 감별 진단으로는 CMV 식도염, 칸디다 식도염, 약제 유발성 식도염 등이다.

(4) 약제 유발성 식도염(pill-induced esophagitis)

약제 유발성 식도염을 유발시키는 약제는 항생제, 항바이러스제, 염화칼륨, 철분제제, 비스테로이드성 소염제, 비스포스포네이트 등이 대표적이다. Tetracycline, ascorbic acid, ferrous sulfate는 용액 상태에서 산성이 되고, phenytoin의 경우 알칼리성이 되어 식도 손상을 유발하게 된다. 일반적으로 서방형 제제(naproxen, bisphosphonate, ferrous sulfate 등)가 점막 손상을 더 일으키는 것으로 알려져 있다. 약을 누워서 먹거나 충분한 양의 물과 함께 먹지 않는 경우, 알약이 큰 경우, 알약의 표면의 접착성이 좋은 경우, 고령, 식도 운동 감소, 위 협착이나 외부 식도 압박, 식도 열공 탈장(hiatal hernia)이 있는 경우 잘 발생한다. 해부학적으로는 중부 식도가 가장 잘 발생하는 위치이다. 대개 식도 질환의 과거력이 없는 환자에서 약 복용 후에 삼킴 통증이 발생한 경우 의심해 볼 수 있다. 내시경 소견은 주변 점막이 정상인 하나 혹은 여러 개의 경계가 명확한 궤양이 관찰되는 것이다. 궤양은 크기가 다양하며 발적과 부종이 동반되기도 하고 수포가 생기기도 하며 출혈과 협착이 관찰되기도 한다. 종종 약제나 약 부스러기가 남아 진단의 단서를 제공하기도 한다. 대개 협착이나 출혈 등의 합병증이 동반되지 않는 한 보존적인 치료로 호전된다.

(5) 호산구 식도염(Eosinophilic esophagitis)

호산구성 식도염은 주로 음식 항원에 대한 항진된 T helper 2 (Th2) cell의 면역반응에 의해 식도 점막에 호산구 과증식이 관찰되면서 식도 증상이 동반되는 만성 염증 질환이다. 2018년 개정된 호산구성 식도염

진단에 대한 국제적인 합의에 따르면 호산구성 식도염은 ① 식도 증상이 있으면서, ② 식도 조직 생검에서 고배율 시야당 15개 이상의 호산구가 관찰되고, ③ 식도 호산구증을 초래할 수 있는 이차성 원인 질환들(호산구성 위장염, 결체조직 질환, 감염, 약물 과민증, 크론병 등)이 없는 경우 진단할 수 있다. 이전 정의에서는 PPI 8주 치료에 식도 호산구증이 호전되면 양성자펌프억제제 반응성 식도 호산구증(proton-pump inhibitor responsive esophageal eosinophilia)으로 명명하고, 호산구성 식도염과는 별개의 질환으로 분류하였으나, 임상 소견, 내시경 소견, 병태 생리에서 공통점이 많다는 연구 결과들이 축적되면서 2018년 개정판에서는 이 또한 호산구성 식도염의 아형으로 분류하였다.

호산구 식도염의 유병률은 높지 않으나 서구에서 식도의 삼킴 곤란 증상을 호소하는 성인 환자를 대상으로 한 연구에서는 호산구 식도염의 유병률이 13.8% (33/238)로 높았다는 보고가 있고, 같은 연구자들이 지난 30년 간 인구기반 연구를 한 결과, 호산구 식도염의 유병률은 인구 10만 명당 55명으로 보고하였다. 호산구 식도염은 성인과 소아 모두 여자보다 남자에서보다 흔한 질환이며, 전향 연구에서도 남자가 3배였고, 젊은 연령에서 빈도가 높았다. 최근 국내 연구에 따르면 3차 병원에서 12년간 시행된 총 25,271건의 식도 내시경 조직검사 중 72례에서 호산구 식도염으로 확진되었는데 연간 식도 조직검사 수로 보정하였을 때도 호산구식도염의 유병률은 증가하는 추세를 보였다. 부산 경남 지역에서 진행된 다기관 연구 역시 한국인에서도 호산구 식도염의 증가 추세를 보여주었다.

호산구 식도염의 병인은 잘 알려져 있지 않지만, 환자의 50−80%에서 아토피, 알레르기 비염, 천식 등의 알레르기 질환이 관찰되고 원인 음식을 제한하면 호전이 되는 등, 알레르기가 병인에 관여할 것으로 생각된다. 호산구 식도염은 처음에는 소아의 질환으로 여겨졌는데, 주된 임상 증상은 연령에 따라 다소 차이가 있다. 표현을 잘 못하는 2세 미만에서는 잘 먹지 못하고 성장 장애를 보이며, 3~12세에서는 구토, 복통, 역류 증상이, 13세 이상 청소년기부터는 대개 삼킴 곤란, 음식 막힘 등이 흔하였다. 특히, 소아에서는 음식 알레르기, 천식, 알레르기성 피부염, 만성 비후두염 등이 흔히 동반되어 원인이 되는 특이항원을 찾고 이를 제거하는 것이 치료에 중요하다. 성인에서는 삼킴 곤란, 음식 막힘, PPI 치료에 잘 반응하지 않는 역류성 증상이 흔하며, 그 외 흉통이나 상복부 통증을 호소하기도 한다. 특히 삼킴 곤란이나 음식 막힘은 고령에서 더 우세한 증상이다. 성인에서도 알레르기 질환의 동반이 흔하였다.

진단은 임상적으로 의심되는 환자에서 상부 소화관 내시경 검사를 통한 식도 조직 검사가 가장 중요하며, 치료는 국소 스테로이드 요법이 근간이 되며, 일부 식이 요법(음식 제한 요법) 등의 효과가 보고되어 있다.

4. 식도 운동 질환

1) 식도이완불능증

식도이완불능증은 드문 식도 질환으로 식도 근육층 신경얼기(myenteric plexus)의 억제성 신경의 소실에 의한 하부식도괄약근의 이완 장애와 식도 연동 운동의 소실을 특징으로 한다. 발생률은 연간 100,000명당 1명, 유병률은 100,000명당 10명 정도이며 인종이나 성별에 따른 차이는 없다. 한 연구에 따르면 환자들이 호소하는 주된 증상은 연하장애(dysphagia, 97%)

이나 역류(regurgitation, 75%), 체중 감소(58%), 흉통(43%), 가슴쓰림(heartburn, 36%) 등이다. 이 중 역류 증상의 경우 주로 소화되지 않은 음식물이나 침이 넘어오는 증상이 식사 후 수 시간 후에도 나타날 수 있으며 야간에 역류 증상이 나타나는 경우가 많은데 위산이나 담즙을 포함하지 않아 쓴물이 올라오는 양상의 위식도역류질환의 그것과는 차이가 있다. 하지만 아칼라지아 환자에서 역류뿐 아니라 가슴쓰림이나 비전형적 흉통 등을 호소하는 경우가 많아 불응성 위식도역류질환과의 감별이 중요하며 특히 항 역류 수술을 고려하거나 기능성 가슴쓰림(functional heartburn)과의 감별이 필요한 경우 식도 내압 검사를 시행하는 것을 고려해야 한다. 따라서 치료에 잘 반응하지 않는 위식도 역류질환 환자에서 자세한 병력 청취를 통해 식도이완불능증이 의심되는 경우에는 식도 내압 검사 등을 시행하여 식도이완불능증을 배제하는 것이 필요하다.

진단은 바륨 조영술을 우선 시행하여 식도 체부의 확장, 위 식도 접합 부위에서 새 부리 모양(Bird beak appearance)으로 좁아지는 특징적인 소견 및 조영제의 저류를 확인한다(그림 19-2c). 특징적인 내시경 소견으로는 식도 내강이 현저하게 확장되고 유효한 수축이 없으며 음식물의 저류가 관찰된다.

식도내압검사는 식도이완불능증 진단에 가장 중요한 검사(gold standard)이다. 고전적으로는 식도 체부의 무연동과 하부식도괄약근의 이완 부전이 특징적인 소견이었다. 고식적 식도내압검사에서도 식도이완불능증을 'classic' 식도이완불능증과 'vigorous' 식도이완불능증로 나누어 임상적 차이에 관한 연구가 있었으나 그 임상적인 의미는 불분명하였다. 하지만 최근 고해상도 식도내압검사에서 보이는 소견에 따라 식도이완불능증을 확연한 차이를 보이는 세 개의 아형(subtype)으로 분류할 수 있게 되었다(그림 19-4). 시카고 분류법 version 4.0에 의한 진단 기준은(표 19-2)에 정리하였다. 최근 임상 연구 결과 각각의 아형에 따라 치료에 대한 반응 및 예후가 다르며 발생 기전에 있어서도 차이가 있을 것이라는 것이 밝혀지게 되었다.

치료에 있어서는 아직까지 식도이완불능증에 대한 근본적인 치료 방법은 없으며, 공기확장술이나 수술적 방법 등을 통해 식도 위 접합부 유출로의 폐쇄(esophagogastric junction outflow obstruction)를 완화시킴으로써 증상을 완화시키고 식도가 비대상성

표 19-2. 식도이완불능증에 대한 시카고 분류법

Diagnosis	Diagnostic Criteria
Type I achalasia	Abnormal median IRP & 100% failed peristalsis
Type II achalasia	Abnormal median IRP, 100% failed peristalsis, & ≥20% swallows with panesophageal pressurization.
Type III achalasia	Abnormal median IRP & ≥20% swallows with premature/spastic contraction and no evidence of peristalsis
EGJ outflow obstruction	Abnormal median IRP (supine and upright), ≥20% elevated intrabolus pressure (supine), and not meeting criteria for achalasia

IRP is defined as Mean of the 4s of maximal deglutitive relaxation in the 10s window beginning at upper esophageal sphincter relaxation, contiguous or noncontiguous, referenced to gastric pressure. Abnormal deglutitive IRP relaxation is determined by the patient's position (supine or upright) and the manometry equipment company. IRP, integrated relaxation pressure; DCI, distal contractile integral.

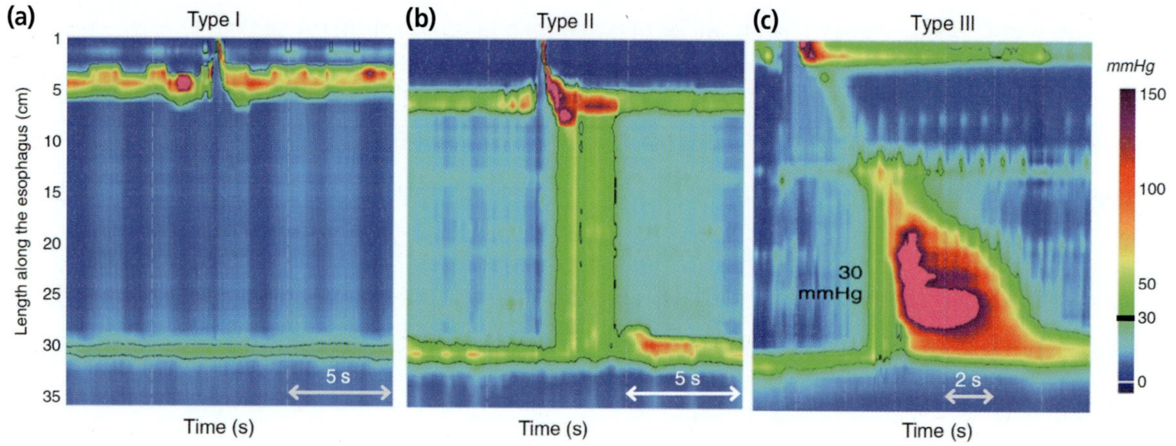

그림 19-4. 식도이완불능증의 세 아형 (subtype)에 따른 전형적인 고해상도 식도내압검사 소견
(a) 제I형 식도이완불능증, (b) 제II형 식도이완불능증, (c) 제III형 식도이완불능증(Reference: *Gastrointest Endosc Clin N Am* 2014;24:545-61.)

(decompensated) 확장으로 진행하는 것을 막는 것이 주된 치료 목표이다. 내과적인 치료 방법으로 칼슘길항제(calcium channel blocker) 혹은 질산염(nitrates) 제제를 투여해 볼 수 있으며 이 경우 증상 개선 효과는 0~50% 정도로 알려져 있으나 기립성 저혈압(orthostatic hypotension), 두통, 부종 등의 부작용이 많고 질병 경과를 늦추는 데에는 효과가 없어 다른 치료 방법을 적용할 수 없는 일부 환자에서만 차선책으로 고려되어야 한다. 공기확장술(pneumatic dilatation)은 아직까지 우리나라에서 가장 보편적으로 시행되고 있는 시술로 이는 하부식도괄약근을 풍선으로 인위적으로 확장하여 위 식도 접합부로 음식물이 쉽게 통과할 수 있게 한다. 수술적 방법으로는 현재 복강경 Heller 근절개술이 가장 보편적으로 이루어지고 있으며 대개 5-6 cm 하부식도 근육 절개 및 위 식도 접합부 상방 1-2 cm 근 절개를 시행한다. Heller 근절개술만 단독으로 시행하는 경우에는 수술 후 위식도역류질환의 위험이 크므로 대개 위저추벽성형술(fundoplication)을 함께 시행하게 된다. 최근 내시경적 치료 방법으로 경구 내시경 근절개술(peroral endoscopic myotomy, POEM)이 시도되고 있으며, 식도이완불능증의 새로운 치료로 정립되고 있는 추세이다. 이는 전신마취 하에 중부식도로부터 위 식도 접합부 3 cm 하방까지 긴 점막하 터널을 만들어 터널의 입구 2-3 cm 하방부터 위식도접합부 2 cm 하방까지 긴 근절개술을 내시경을 이용하여 시행하는 방법이다. 최근 전향적 연구에 따르면 식도이완불능증의 초기 치료로 POEM은 복강경 Heller근절개술과 동등한 효과를 보여주었으며, 공기확장술보다 증상개선 및 재발률 측면에서 더 우월하였다. 특히 제III형 식도이완불능증에서는 POEM이 초치료로 권고된다.

2) 미만성 식도경련(diffuse esophageal spasm, DES)

미만성 식도경련은 식도 관련 증상으로 식도내압검사를 시행한 환자의 약 4%에서 관찰된다고 알려져 있다. 병태 생리는 아직 규명되지 않았으나 식도 원위 2/3 부위 평활근의 미만성 비후 소견을 관찰한 보고가 있으며 아칼라지아와는 달리 신경절 세포의 감소는 없다고 알려져 있다. 최근에는 식도 체부의 동시성 수축이 대부분 식도 원위부에서만 관찰되므로 'diffuse esophageal spasm' 대신 'distal esophageal spasm'으로 명명하기도 한다. 임상적으로는 협심증과 감별이 되지 않을 정도의 심한 흉통, 연하장애를 호소하며 간헐적으로 오는 것이 특징적이다. 식도조영술에서 코르크마개 따개 모양의 식도를 관찰할 수 있으며, 고식적 식도내압검사에서는 물을 삼켰을 때 10% 이상(10번 삼켰을 때 1회 이상)에서 동시성(simultaneous) 식도 체부 수축이 관찰되고 평균 동시 수축압이 30 mmHg 이상인 경우 진단할 수 있다. 시카고 분류법에 따른 고해상도 식도내압검사 소견에서는 integrated relaxation pressure (IRP) 값이 정상 범위이면서 premature contraction (DL 〈 4.5s in the setting of a DCI ≥ 450 mmHg · s · cm)이 전체 검사 중 20% 이상에서 나타나는 것이다.

3) 공피증(scleroderma)

특징적인 피부 소견이 있는 공피증 환자의 약 3/4에서 부검 시 식도의 이상이 관찰되며, 임상적으로 증상을 나타내는 경우는 이보다 더욱 많다. 병리학적으로는 식도 평활근의 위축성 변화와 섬유화 소견이 관찰되며 그 결과 식도 체부의 무연동과 하부 식도 조임근의 기능 저하가 나타난다. 아직 공피증에 의한 식도 질환이 평활근의 이상인지 아니면 신경 조직의 이상에 의한 평활근의 이차적인 변화인지는 분명하지 않지만 일부 환자에서는 식도 평활근이 콜린성 자극에 반응을 보인다. 이는 평활근의 위축이나 섬유화에 앞서 신경 조직의 이상이 선행한다는 것을 의미한다.

공피증 환자는 주로 연하장애나 흉부 작열감 등의 증상을 호소한다. 연하장애는 식도 체부의 무연동에 의한 것과 역류성 식도염에 의한 이차적인 식도 협착이 주요 원인일 수 있다. 식도내압검사상 식도 체부의 무연동과 하부 식도 조임근 기저압의 감소가 관찰되는데 이러한 소견을 공피증 식도(scleroderma esophagus)라고 부르기도 한다. 하지만 이러한 소견이 특이적인 것은 아니며 이러한 소견을 가진 환자 중 40% 미만에서만 결체조직질환이 발견된다. 치료는 식도 협착이 동반되어 있지 않은 경우에는 역류성 식도염에 준하여 치료하게 된다.

III. 맺음말

연하장애는 인후두 및 식도의 다양한 질환에 의하여 발생할 수 있다. 식도 연하장애가 의심되는 경우 자세한 병력 청취를 통해 기계적 연하장애와 운동성 연하장애를 감별하는 것이 이후 적절한 진단적 검사의 선택에 중요하다. 또한 이비인후과, 소화기내과, 신경과, 재활의학과 등 여러 과의 활발한 협의를 통하여 정확히 진단을 할 수 있고 환자에게 최선인 치료 전략을 세울 수 있다.

참고문헌

1. 김수진, 최철웅, 황청수. 호산구성 식도염의 진단과 치료. 대한소화기학회지 2022;79:99-108.
2. 김정룡. 소화기계 질환. 일조각, 2011.
3. Cook IJ. Oropharyngeal dysphagia. Gastroenterol Clin North Am 2009;38:411-31.
4. Dellon ES, Liacouras CA, Molina-Infante J, et al. Updated international consensus diagnostic criteria for eosinophilic esophagitis: proceedings of the AGREE conference. Gastroenterology 2018;155:1022-33.e10.

5. Jung HK, Hong SJ, Lee OY, et al. 2019 Seoul Consensus on Esophageal Achalasia Guidelines. J Neurogastroenterol Motil. 202030;26:180-203.
6. Kahrilas PJ, Bredenoord AJ, Gyawali CP, et al. The Chicago Classification of esophageal motility disorders, v3.0. Neurogastroenterol Motil;2015:27;160-74.
7. Kahrilas PJ, Ergun GA. Esophageal dysphagia. Acta Otorhinolaryngol Belg 1994;48:171-90.
8. Kim GH, Park YS, Jung KW, et al. An increasing trend of eosinophilic esophagitis in Korea and the clinical implication of the biomarkers to determine disease activity and treatment response in eosinophilic esophagitis. J Neurogastroenterol Motil 2019;25:525-33.
9. Kim SJ, Park MI, Kim GH, et al. Practice patterns for eosinophilic esophagitis patients in Busan and Gyeongnam: a Korean multi-center database study. J Neurogastroenterol Motil 2021;27:71-7.
10. Lind CD. Dysphagia: evaluation and treatment. Gastroenterol Clin North Am 2003;32:553-75.
11. Ponds FA. Fockens P, Lei A et al. Effect of peroral endoscopic myotomy vs pneumatic dilation on symptom severity and treatment outcomes among treatment-naive patients with achalasia: a randomized clinical trial JAMA. 2019; 322:134-44.
12. Provenza CG, Romanelli JR. Achalasia: Diagnosis and Management. Surg Clin North Am. 2025 Feb;105(1):143-58. doi: 10.1016/j.suc.2024.06.011. Epub 2024 Sep 6. PMID: 39523069.
13. Roman S, Gyawali, CP, Xiao Y, et al. The Chicago Classification of Motility Disorders: an Update. Gastrointest Endosc Clin N Am 2014;24:545-61.
14. Schlottmann F, Patti MG. Laparoscopic Heller Myotomy versus Per Oral Endoscopic Myotomy: Evidence-Based Approach to the Treatment of Esophageal Achalasia. Am Surg. 2018;84:496-500.
15. Sealock RJ, Rendon G, El-Serag HB. Systematic review: the epidemiology of eosinophilic oesophagitis in adults. Aliment Pharmacol Ther 2010;32:712-9.
16. Yadlapati R, Kahrilas PJ, Fox MR, et al. Esophageal motility disorders on high-resolution manometry: Chicago classification version 4.0©. Neurogastroenterol Motil. 2021;33:e14058.

Chapter 20

기관삽관 및 기관절개술과 관련된 연하장애

| 이승원 |

연하곤란은 특정 질환이 아니라 다양한 질환으로 인해 나타나는 증상입니다. 따라서 이를 하나의 원인이나 기전, 치료법으로 정의하는 것은 매우 어렵습니다. 기도삽관이나 기관절개술이 필요한 환자는 수술 전부터 전신 상태가 좋지 않은 경우가 많습니다. 게다가 삽관과 기관절개술 후에는 탈수, 영양 불량, 분비물 흡인 등으로 인해 연하곤란이나 기도 흡인이 추가로 발생할 수 있습니다. 이는 환자에게 치명적인 결과를 초래할 수 있습니다.

특히 이런 환자들은 정상인에 비해 폐렴 발생 확률이 약 11배 높으며, 이는 생명을 위협할 수준입니다. 따라서 이들 환자의 연하곤란과 기도 흡인 문제에 대해 세심한 주의와 관심이 필요합니다.

I. 기관 절개술

1. 기관 절개술의 목적

기관절개술은 원래 상기도 폐쇄(upper airway obstruction)로 인한 호흡곤란(dyspnea) 시 생명을 구하기 위해 응급 상황에서 시행되는 수술입니다. 그러나 현대 의학의 발달과 인구 고령화로 인해, 최근에는 장기간 기도삽관이 필요한 경우나 폐 분비물을 제거해야 하는 만성적인 상황에서도 기관절개술이 자주 시행되고 있습니다.

2. 기관절개술의 합병증

기관절개술은 술식 자체는 비교적 간단하지만, 기관 주변에는 많은 혈관과 중요한 신경 조직이 있으며, 시술 과정에서 혈관, 신경, 기관 손상에 의한 합병증의 가능성이 있습니다. 따라서 시술 시 세심한 주의가 필요합니다. 기관절개술 직후 가장 주의해야 할 합병증으로는 가래로 인해 튜브가 막히는 경우(tube obstruction), 튜브가 빠지는 경우, 그리고 폐에 공기가 차는 기흉(pneumothorax) 등이 있습니다.

장기적인 합병증으로는 성문하부 협착(subglottic stenosis)과 같은 기도 협착, 기관-식도루(tracheoesophageal fistula), 무명동맥 지연 출혈(innominate artery delayed bleeding)과 같은 심각한 문제가 발생할 수 있습니다. 따라서, 기관절개술 후 적절한 관리와 관찰을 통해 단기 및

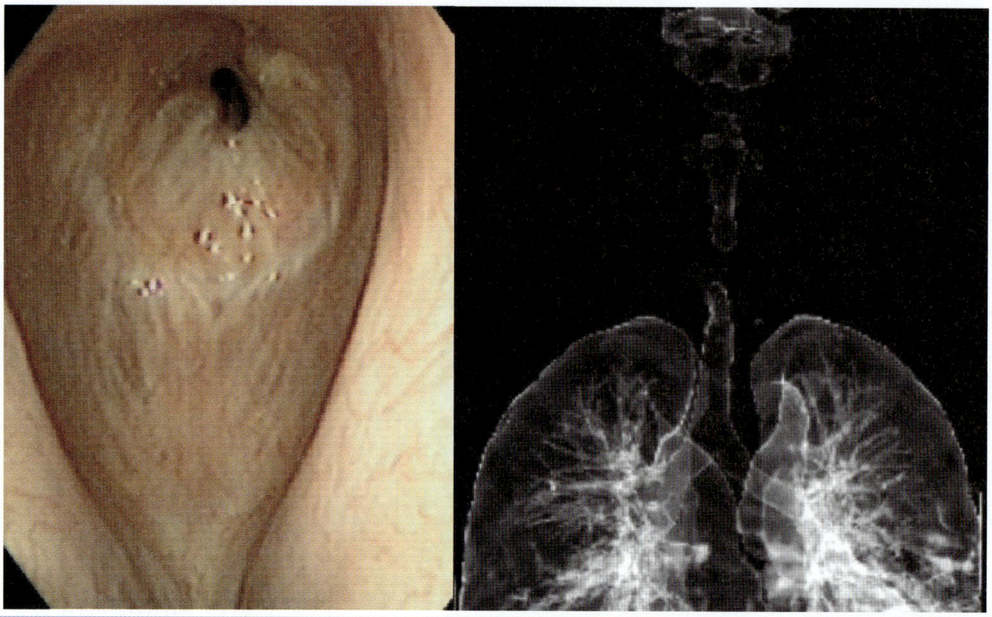

그림 20-1. 기관절개술의 장기 합병증으로 발생한 성문하협착(subglottic stenosis)의 굴곡내시경 소견(좌측)과 기도 3D 전산화 단층촬영 소견(우측).

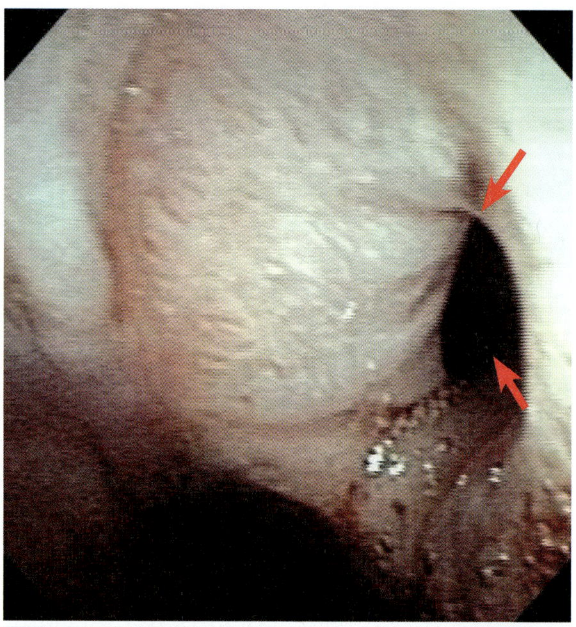

그림 20-2. 기관절개술의 장기 합병증 중 하나인 기관-식도루(tracheoesophageal fistula)의 굴곡내시경 소견.(화살표)

장기적인 합병증을 예방하기 위해 주의가 필요합니다.

3. 기관절개술 합병증 예방을 위한 주의사항

기관절개술 후 여러 합병증이 발생할 수 있으므로, 이를 예방하기 위해 체계적인 관리가 필요합니다. 다음과 같은 방법으로 관리하는 것을 권고합니다.

1) 정확한 기관절개술 시행

기관절개가 좌우로 편향되거나, 너무 높은 위치나(high tracheotomy) 낮은 위치(low tracheotomy)에서 절개하지 않도록 주의합니다. 수술 중 모든 구조물을 철저히 확인하면서 진행합니다.

2) 정확한 튜브 위치 유지

인공호흡기를 사용하는 경우, 연결된 튜브의 무게로 인해 기관절개 튜브가 한쪽 방향으로 눌리지 않도록 합니다. 응급 상황에 대비해 현재 사용 중인 튜브와 같은 크기의 소독된 튜브를 환자 곁에 준비해 둡니다.

3) 기관절개술 후의 환자 상태 확인

흉부 및 경부 방사선 사진을 촬영해 삽관된 튜브의 길이와 위치를 확인합니다. 기종격동(pneumomediastinum)이나 기흉(pneumothorax) 같은 합병증 여부를 확인하고 동맥혈분석(aBGA)을 시행합니다.

4) 기관절개 튜브 관리

초기 삽입된 기관절개 튜브는 최소 48시간 동안 교환 없이 유지하며, 저자의 경우 튜브교체 시 기관절개 튜브 재삽입을 못해 발생하는 사고를 방지하기 위해 주로 수술 후 1주일째 튜브를 교체하는 것을 선호합니다. 이때 튜브가 빠지지 않도록 목을 고정하는 줄은 너무 느슨하지 않게 유지합니다.

5) 분비물 관리 및 흡인

초기 며칠 동안 기관과 기관지의 분비물이 증가하므로 가래 흡인을 자주 시행합니다.

6) 기관절개관 커프(tracheotomy tube cuff) 관리

기관절개튜브의 풍선을 과도하게 팽창시키면 기관점막이 지속적으로 눌려서 허혈성 괴사(ischemic necrosis)가 발생할 수 있으므로, 적절한 압력을 유지합니다. 이상적으로는 매시간마다 약 15분 정도로 주기적 감압(decompression)이 추천됩니다.

위와 같은 관리를 통해 기관절개술 후 단기 및 장기 합병증 발생을 예방할 수 있습니다.

II. 기관절개술 후 연하장애의 기전

기관절개술은 다음과 같은 요인들로 인해 연하(삼킴) 과정에 영향을 미칩니다.

1. 연하장애에 영향을 미치는 요인

1) 후두 거상의 저하

후두가 정상적으로 상승하지 못해 음식물이나 액체를 기도로부터 차단하는 기능이 약화됩니다.

2) 후두 감각의 저하

후두 주변 감각이 감소하면서 흡인(aspiration)에 대한 반사작용이 둔해집니다.

3) 지연된 성문 폐쇄(latent glottal closure)

기관절개튜브 및 커프(cuff)에 의해서 성대가 완전히 닫히지 않거나, 성대가 늦게 닫혀 흡인 위험이 높아집니다.

4) 성문하압의 감소

기관절개튜브 삽입에 의한 성문 아래의 압력이 감소하면서 연하 과정 중 기도로 흡인될 가능성이 커집니다.

5) 기관절개관 커프(tracheotomy tube cuff)에 의한 식도 압박

기관절개관 커프가 식도를 압박하여 음식물 이동에 장애를 일으킬 수 있습니다. 기관절개술은 후두의 거상에 직접적인 영향을 주어 정상적인 연하 과정을 방해하지만, 단기적으로는 기관절개 튜브의 커프(cuff)가 기도로의 흡인을 방지하는 역할을 하기도 합니다.

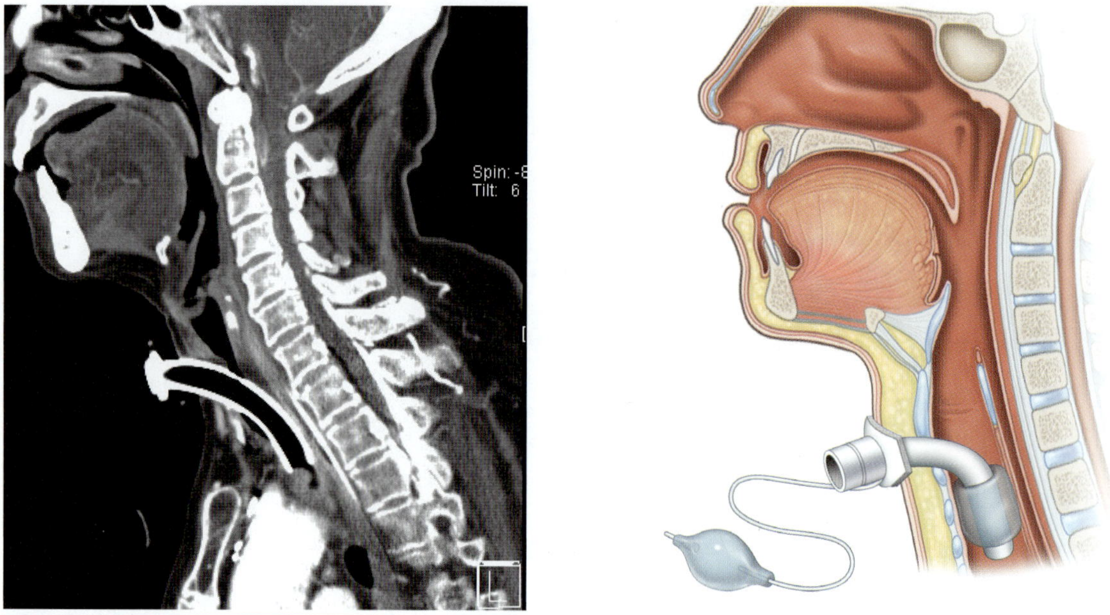

그림 20-3. 기관 튜브가 기도에 삽입된 경부 전산화 단층촬영 소견(왼쪽)과 모식도(오른쪽).

2. 기관절개술과 연하 장애 및 기도 흡인의 관계

대부분의 기관절개술은 장기간 기도 삽관과 같은 만성적인 이유로 주로 시행됩니다. 그러나 일부에서는 호흡기 분비물 조절이나 흡인 방지를 위해 시술되기도 합니다. 이는 기관절개술이 비교적 간단한 술식일 뿐 아니라, 기관 분비물을 직접 흡인(suction)하여 폐 상태를 호전시킬 수 있기 때문입니다. 하지만 기관절개술 자체는 장기적으로 기도 흡인을 예방하기 어렵고, 오히려 기도 흡인을 증가시킬 수 있으므로 주의가 필요합니다.

기관절개술이 연하 장애와 기도 흡인에 영향을 미치는 주요 기전 중 하나는 기관절개관 커프(tracheotomy tube cuff)가 후두의 거상(laryngeal elevation)을 방해하는 것입니다. 특히 성문하압(subglottic pressure)을 감소시켜 성문하 압력수용체(subglottic pressure receptor)가 자극되어 연하 반사(swallowing reflex)가 감소하게 됩니다. 보고에 따르면 기관절개 전후로 약 50%의 흡인 발생률이 관찰되었습니다.

대부분의 경우 기관절개관 커프(cuff deflation)를 줄이거나 제거하면 대부분의 연하 기능이 개선되는 것으로 나타났습니다.

기관절개술 후 발성밸브(speech valve)를 사용하거나 기관절개술 부위의 구멍을 막는 효과(tracheotomy occlusion)에 대해서는 아직 의견이 분분합니다. 예를 들어, 두경부암 수술 초기에는 기관튜브를 막는 것이(tracheal occlusion) 기도 흡인에 영향을 주지 않는 것으로 보고된 바 있습니다. 그러나 수술 후 6-8개월이 지난 후에도 튜브를 막지 않은 환자에서는 기도 흡인이 증가하는 소견이 관찰되었습니다. 이는 장기간의 기관 튜브 사용으로 인해 정상적인 후두 반사(adductor laryngeal reflex)가 손상되었기 때문으로 추정됩니다.

실제로 기관절개술을 받은 많은 환자가 연하 장애를 호소하며, 특히 뇌손상, 뇌졸중, 급성 신경병변, 근신경 질환 등이 있는 환자에서 이러한 증상이 더 심하게 나타납니다. 이는 해당 질환 자체의 진행으로 인한 기관절개술의 시행 가능성을 높이고, 동시에 원래 가지고 있던 만성질환 자체가 호흡부전(respiratory failure)과 연하 장애를 유발하기 때문입니다. 기관절개술은 호흡기계 처치를 위한 목적으로만 시행되어야 하며, 흡인 방지나 연하 장애의 개선을 목적으로 시행해서는 안 됩니다.

최근의 보고에 의하면 기관절개가 자체적으로 연하 장애를 유발한다는 충분한 증거는 없으며, 오히려 기관절개는 최근의 장기간 삽관 및 심각한 동반 질환을 나타내는 대체 지표로 고려됩니다. 따라서 기관절개를 원인으로 보는 대신, 삽관 제거 후 환자의 연하장애의 원인과 병리생리를 이해하는 데 관심이 필요합니다.

III. 기관삽관 환자에서의 연하장애

인공기도(artificial airway) 사용, 특히 기도삽관은 연하에 부정적인 영향을 미치며, 기도삽관 환자의 약 3%에서 62%까지 연하장애가 발생하는 것으로 알려져 있습니다. 현재까지 밝혀진 기도삽관 후 연하곤란의 가장 중요한 요인은 기도삽관 유지기간(intubation duration)입니다.

그러나 2010년 Cochrane 기관의 기관삽관 후 연하장애에 대한 체계적 고찰(systematic review)에 따르면, 논문의 질, 증거 수준, 연구 디자인 등의 문제로 인해 기도삽관과 연하장애 사이의 명확한 인과관계를 도출하기 어려웠습니다. 그럼에도 불구하고, 기관삽관 환자의 발관 후 내시경연하검사(fiberoptic endoscopic evaluation of swallowing, FEES) 결과, 약 44-55%의 환자에서 연하장애 및 기도흡인과 관련된 이상 소견이 발견되었습니다. 이를 고려할 때, 실제로 약 20% 이상의 기관삽관 환자에서 연하장애가 발생한다고 추정하고 있습니다.

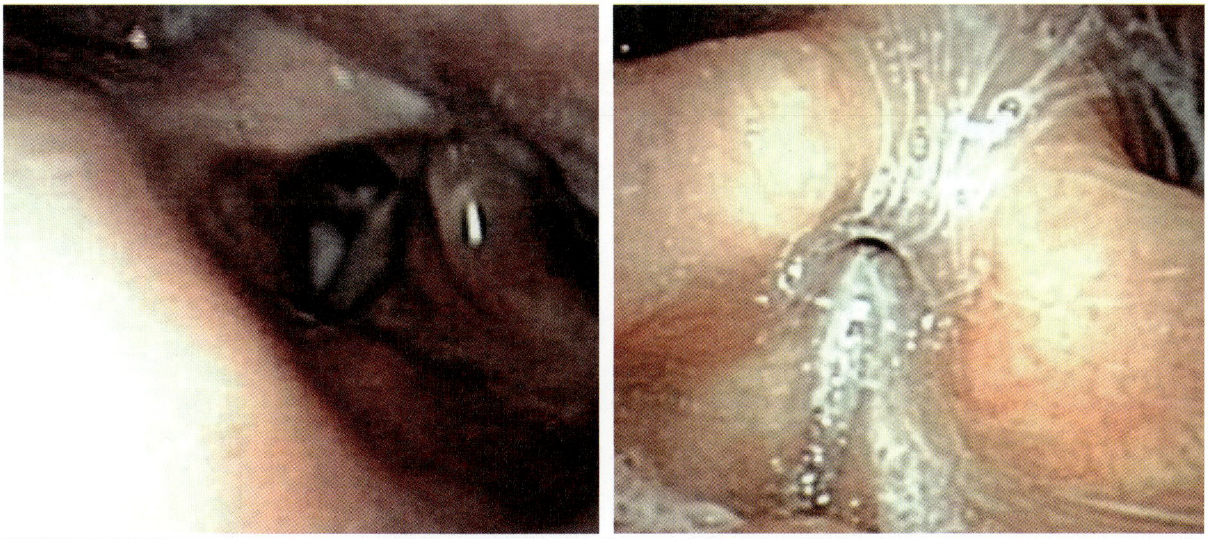

그림 20-4. 기관절개 환자에서 관찰되는 기도흡인소견(좌측)과 후두 침범(laryngeal penetration)의 굴곡 내시경 소견(우측).

1. 기관절개술 환자에서의 흡인

일반적으로 기관절개술 후 기관절개관 커프(tracheotomy tube cuff)가 일시적으로 흡인되는 물질의 기계적 차단 역할을 하여 일시적으로 흡인을 예방할 수 있습니다. 하지만 장기적으로는 기관절개술이 연하에 부정적인 영향을 미쳐 반대로 흡인성 폐렴(aspiration pneumonia)을 유발할 수 있습니다. 색소(dye)를 이용한 흡인 검사 연구에서 약 69%의 환자가 흡인이 발생하는 양성 소견(positive dye test)을 보였습니다. 하지만, 또다른 연구에서는 기관절개술이 기도 흡인의 발생을 증가시키지도, 감소시키지도 않는다는 상충된 결과가 보고되었습니다. 이러한 이유로 기관절개술과 기도흡인 사이의 관계는 여전히 논쟁의 여지가 있습니다.

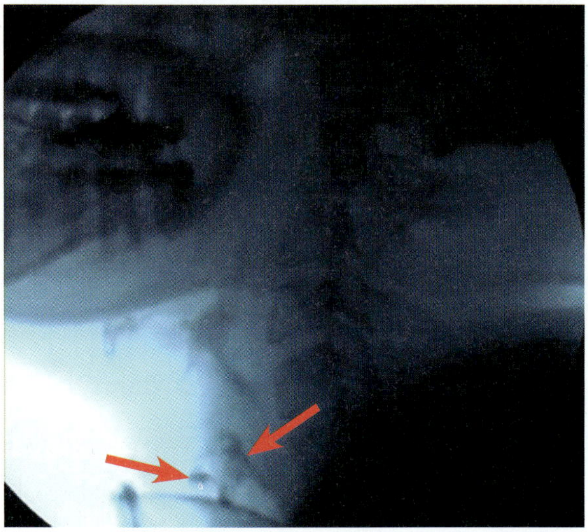

그림 20-5. 비디오투시삼킴 검사(VFSS, videofluoroscopic swallowing study) 에서 기관 절개술 환자에게서 관찰된 후두 흡인 소견.

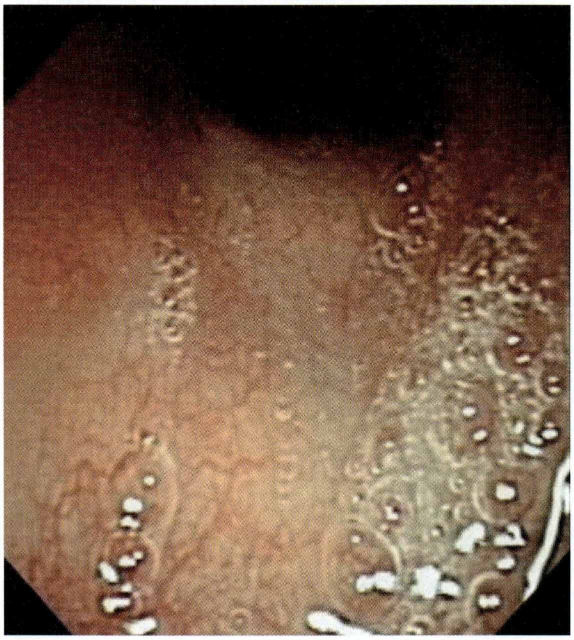

그림 20-6. 기관 절개 환자에서 성문하부 무증상 흡인(silent aspiration)을 굴곡 내시경으로 관찰한 소견(성문아래에서 위를 보는 내시경사진)

2. 기도삽관 및 기관절개술 환자의 연하곤란 관리

기도삽관이나 기관절개술을 받은 환자, 혹은 이를 제거한 환자의 흡인 여부를 주기적으로 평가하는 것은 중요합니다. 그러나 현재까지 이러한 환자를 위한 체계적인 프로토콜(protocol)은 정립되어 있지 않습니다.

대부분의 기도삽관 및 기관절개술 환자는 동반된 기저질환과 전반적으로 나쁜 건강 상태로 인해 기도삽관 및 기관절개술을 받게 됩니다. 이는 기존의 심각한 건강 상태 자체가 연하곤란과 기도 흡인, 그리고 흡인성 폐렴의 발생시키는 악순환으로 이어질 가능성이 높습니다.

기도삽관이나 기관절개술 후에 기도 흡인이나 연하장애가 의심될 경우, 주로 비위관(nasogastric tube)이나 경피적 위조루술(percutaneous endoscopic gastrostomy, PEG)을 통해 충분한 영양을 공급하는 것이 권장됩니다. 그러나 이러한 방법만으로는 기도 흡인을 완벽히 예방할 수 없습니다. 따라서 환자의 상태를 주기적으로 관찰하고 평가 및 조치하는 것이 필요합니다.

IV. 결론

현재 국내 의료 환경에서는 기도삽관, 기관절개술 후 혹은 발관 후 별다른 조치 없이 지내다가, 환자가 증상을 호소하거나 흡인성 폐렴이 발생했을 때 비로소 이비인후과, 재활의학과 협진을 통해 내시경검사 및 연하검사를 진행하는 경우가 대부분입니다.

현재까지 이에 대한 가이드라인이 정립되지 않은 상황에서, 연하곤란 및 기도 흡인의 가능성이 있는 환자에 대해서는 발관 후 최소한의 선별검사(screening)로 water swallow test와 흉부방사선 촬영을 시행하는 것이 추천됩니다. 추가적인 평가가 필요하다면, 이비인후과 와 재활의학과 전문의에게 의뢰하여 내시경연하검사(fiberoptic endoscopic evaluation of swallowing, FEES) 또는 비디오투시연하검사(videofluoroscopic swallowing study, VFSS)를 시행하게 됩니다.

참고문헌

1. Lundy DS, Smith C, Colangelo L, et al. Aspiration: cause and implications. Otolaryngol Head Neck Surg 1999;120:474-8.
2. Sharma OP, Oswanski MF, Singer D, et al. Swallowing disorders in trauma patients: impact of tracheostomy. Am Surg 2007;73:1117-21.
3. Leder SB, Joe JK, Ross DA, Coelho DH, Mendes J. Presence of a tracheotomy tube and aspiration status in early, postsurgical head and neck cancer patients. Head Neck 2005;27:757-61.
4. Gross RD, Mahlmann J, Grayhack JP. Physiologic effects of open and closed tracheostomy tubes on the pharyngeal swallow. Ann Otol Rhinol Laryngol 2003;112:143-52.
5. Skoretz SA, Anger N, Wellman L, Takai O, Empey A. A Systematic Review of Tracheostomy Modifications and Swallowing in Adults. Dysphagia 2020;35:935-47.
6. Leder SB, Ross DA, Burrell MI, Sasaki CT. Tracheotomy tube occlusion status and aspiration in early postsurgical head and neck cancer patients. Dysphagia 1998;13:167-71.
7. Sasaki CT, Suzuki M, Horiuchi M, Kirchner JA. The effect of tracheostomy on the laryngeal closure reflex. Laryngoscope 1977;87:1428-33.
8. Shama L, Connor NP, Ciucci MR, McCulloch TM. Surgical treatment of dysphagia. Phys Med Rehabil Clin N Am 2008;19:817-35, ix.
9. Panuganti BA, Pang J, Francis DO, et al. Clinicodemographic Predictors of Tracheotomy Tube Size and Decannulation: A Multiinstitutional Retrospective Cohort Study on Tracheotomy. Annals of surgery 2023;277:e1138-e42.
10. Barker J, Martino R, Reichardt B, Hickey EJ, Ralph-Edwards A. Incidence and impact of dysphagia in patients receiving prolonged endotracheal intubation after cardiac surgery. Can J Surg 2009;52:119-24.
11. Skoretz SA, Flowers HL, Martino R. The incidence of dysphagia following endotracheal intubation: a systematic review. Chest 2010;137:665-73.
12. Ajemian MS, Nirmul GB, Anderson MT, Zirlen DM, Kwasnik EM. Routine fiberoptic endoscopic evaluation of swallowing following prolonged intubation: implications for management. Arch Surg 2001;136:434-7.
13. Bone DK, Davis JL, Zuidema GD, Cameron JL. Aspiration pneumonia. Prevention of aspiration in patients with tracheostomies. Ann Thorac Surg 1974;18:30-7.
14. Kang JY, Choi KH, Yun GJ, Kim MY, Ryu JS. Does removal of tracheostomy affect dysphagia? A kinematic analysis. Dysphagia 2012;27:498-503.
15. Muz J, Mathog RH, Nelson R, Jones LA, Jr. Aspiration in patients with head and neck cancer and tracheostomy. Am J Otolaryngol 1989;10:282-6.

16. Martino R, Foley N, Bhogal S, Diamant N, Speechley M, Teasell R. Dysphagia after stroke: incidence, diagnosis, and pulmonary complications. Stroke 2005;36:2756-63.

4부 연하장애의 치료

DIFFICULTY OF SWALLOWING

Chapter 21

연하장애의 치료 원칙

| 박영학, 조정해 |

연하장애 치료의 목표는 환자의 기도 폐쇄 및 흡인을 예방하여 안전한 경구 섭취를 가능하게 하는 것이다. 이를 위해 치료 계획 수립 시 현재 환자의 연하 기능, 신체 상태, 질환의 정도 등을 정확히 평가하여 치료 시기를 결정하고, 적절한 치료 방법을 선택하는 것이 중요하다.

연하장애 치료는 환자의 개별적인 특성에 따라 맞춤형으로 진행되어야 한다. 일반적으로 건강 상태가 양호하고 회복 가능성이 높은 환자는 보상기법을 통해 비교적 빠르게 호전될 수 있다. 그러나 신경근육계 질환이나 치매 등의 경우 근육 훈련이나 치료 지시를 따르기 어려워 치료 효과가 제한적일 수 있으므로 환자의 질환, 연하 기능 저하 정도, 인지 기능, 호흡기 기능 등을 종합적으로 평가하여 환자 개인에게 맞는 치료 계획을 수립해야 한다.

구인두 연하장애를 효과적으로 치료하기 위해서는 질환 특성과 예후에 근거하여 연하의 해부학적, 생리학적 특성을 이해하고 비디오투시연하검사와 내시경연하검사 등 다양한 검사를 통해 연하 기능을 종합적으로 평가해야 한다. 이를 바탕으로 환자 상태에 가장 적합한 치료 계획을 수립하고 지속적인 치료를 통해 연하기능을 회복시킬 수 있다.

치료의 중요한 결정 중 하나는 구강 섭식을 할 것인지, 비위관(nasogastric tube) 혹은 경피위관(gastrostomy tube) 섭식을 할 것인지 결정하는 것이다. 여기에는 절대적인 기준은 없지만 일반적으로 음식물의 10% 이상이 흡인되거나 10% 이하일지라도 환자가 흡인을 감지하지 못하면 구강 섭식을 중단해야 한다. 또한 구강기와 인두기 연하의 시간이 모든 음식에서 10초 이상 지연되는 경우 흡인이 없어도 충분한 영양과 수분을 공급할 수 없기 때문에 비경구 영양 공급을 병행해야 한다. 비경구 영양 공급 방식을 결정할 때에는 환자의 병력, 경제적 상황 및 환자와 보호자의 선호도 등을 종합적으로 고려한다. 정해진 기준은 없지만 일반적으로 4–6주 이상 비위관을 유지해야 하거나 비위관 유지가 어려운 경우에는 경피위관을 사용한 식이를 고려할 수 있다. 기관절제술을 받은 관영양 섭식 환자의 경우에는 평상시 상체를 약간 높여 흡인 위험을 줄이고, 구강 내와 기관절개 부위의 분비물을 자주 제거하여 폐렴 등의 합병증을 예방해야 한다. 한편 비위관 섭식은 흡인을 감소시킬 수 있으나 경우에 따라서는 흡인을 조장할 수 있으므로 주의를 요한다.

연하장애 치료에는 자세 변화, 감각 자극 증강, 식이 조절, 연하 수기, 근육 운동, 전기자극치료, 수술적 치료 등 다양한 방법이 활용될 수 있으며 환자의 상태, 연하장애 종류 및 중증도에 따라 적절한 치료법을 선택하여 적용할 수 있다. 일반적으로는 보존적인 치료를 우선적으로 시행하고 이후에 수술적 치료를 고려하지만, 일측 성대 마비 환자의 경우 연하 검사 후 성대 주입술(성대 내전술)과 연하 재활치료를 병행하는 것이 치료에 더 효과적일 수 있다.

I. 자세 변화

연하검사를 시행하여 구인두 연하장애 환자에서 첫번째로 시도될 수 있는 치료법으로 연하장애에 의한 흡인의 50% 이상을 치료할 수 있다. 자세 변화를 통해 흡인을 치료하기 위해서는 검사를 통하여 환자의 연하 기능 및 흡인의 원인에 대한 정확한 평가가 이루어진 후, 연하 과정 중에 적절한 자세를 취함으로써 구조적이고 생리학적 원인에 의한 연하장애를 치료할 수 있다(표 21-1).

II. 감각 자극 증강

구강 및 인두의 감각 지각이 감소되어 구강기 연하가 지연되거나 또는 인두 연하반응이 지연되는 환자의 경우 적절한 감각 자극으로 연하 과정을 촉진할 수

표 21-1. 연하장애와 그에 따른 자세교정술

비디오투시연하검사상 이상소견 Disorder observed on fluoroscopy	자세전략 Posture applied	근거 Rationale
구강통과시간 이상 Inefficient oral transit	경추 신전 Head back	구강 내 잔유물을 중력 방향으로 유도 Utilize gravity to clear oral cavity
인두반사의 지연 Delay in triggering the pharyngeal swallow	턱 당기기 Chin down	후두개곡 공간 확장, 기도입구 좁힘, 후두개를 인두벽쪽으로 밀어줌 Widens valleculae, narrow airway enterance, push epiglottis posteriorly
설기저부 후방운동 감소 Reduced posterior motion of tongue base	턱 당기기 Chin down	설기저부를 인두벽쪽으로 밀어줌 Pushes tongue base backward toward pharyngeal wall
일측 후두 기능부전 Unilateral laryngeal dysfunction or reduced closure	병변측으로 머리 돌리기, 턱 당기기 Head rotated to damaged side, chin down	성문폐쇄 효과 증가 Increased vocal fold closure 기도입구 좁힘 Narrow airway enterance
일측 인두 기능부전 Unilateral pharyngeal paresis	병변측으로 머리 돌리기 Head rotated to damaged side	병변측의 삼킴통로를 닫아주는 효과 Eliminate damaged side from bolus path
일측 구강 및 인두 기능부전 Unilateral oral and pharyngeal weakness	건측으로 머리 기울이기 Head tilt to stronger side	건측으로 식괴를 유도하는 효과 Directs bolus down stronger side
윤상인두근 기능장애 Cricopharyngeal dysfunction	병변측으로 머리 돌리기 Head rotated to damaged side	건측의 윤상인두근 기저압력감소 Reduced resting pressure in cricopharyngeal sphincter
인두수축 저하 Reduced pharyngeal contraction	일측으로 눕기 Lying down on one side	인두잔류물 감소효과 Eliminate gravitational effect on pharyngeal residue

있다. 구강기 연하가 지연되는 경우 연하를 시작하기 전에 숟가락이나 설압자를 이용하여 혀에 강한 압력 자극을 주거나 식괴의 맛, 온도, 부피를 변화시켜(신 맛, 차가운 음식, 많은 양의 음식) 구강을 자극하여 구강 연하를 촉진시킬 수 있다. 또한 음식물을 씹게 하거나 스스로 음식물을 먹게 함으로써 구강 연하를 촉진시킬 수 있다. 인두 연하반응이 지연되는 경우에는 연하 전 오인을 초래하게 되는 데 이때 사용되는 치료로는 온도촉각자극법(thermal/tactile stimulation)으로 후두 반사경을 얼음물에 10초간 담근 후 양측 전구개궁(anterior tonsillar pilla)을 5회씩 수직 방향으로 문지른 후 음식을 삼키도록 함으로써 인두 연하반응을 촉진시킬 수 있다.

Ⅲ. 연하 수기

연하 수기(swallow maneuver)에는 설근부 수축을 증가시키는 노력형 연하법(effortful swallow), 후두 상승을 증가시키는 멘델손법(Mendelsohn maneuver), 기도 보호를 위한 성문상 연하법(supraglottic swallow) 및 최대성문상 연하법(super-supraglottic swallow)이 있다(표 21-2).

1. 노력형 연하법

방사선 치료를 받거나 설근부의 수술을 받은 환자는 설근부의 수축이 감소되어, 연하검사 결과 후두개곡에 식괴의 잔유물이 남는 것이 확인될 수 있다. 이런 환자에서 활용할 수 있는 연하 운동법으로 정상적인 연하과정 중 혀와 인두 근육을 의도적으로 짜내는 동작을 통해 설근부의 수축을 강화하는 방법이다.

2. 멘델손법

연하과정에 있어 후두의 운동성이 감소되어 있거나 윤상인두괄약근의 개방이 잘 되지 않는 경우 후두의 상방 운동을 촉진하여 윤상인두근이 열리는 것을 돕는 방법이다. 정상적인 연하 과정 중에 후두의 상승이 이루어지면 피대근 부위에 힘을 주어 후두가 상승되어 있는 상태를 수 초간 유지시켜 주는 방법이다. 필요시에는 갑상연골을 손가락으로 잡고 올려주면서 삼킨 후 후두가 내려가지 않도록 유지하는 훈련을 한다.

3. 성문상 연하법

성대의 폐쇄 부전이나 구강인두 연하 지연 환자에게 적용할 수 있으며, 숨을 깊이 들이 마신 후 호흡을 멈춘 상태에서 식괴를 삼키고 곧바로 기침을 하여 흡인을 방지할 수 있는 훈련법이다.

표 21-2. **연하수기(swallowing maneuver)**

연하수기 Swallowing Maneuver	연하문제 Swallow problem
노력형 연하법 Effortful swallow	설기저부의 인두벽 쪽 움직임 감소 Reduced posterior movement of the tongue base
멘델손법 Mendelsohn maneuver	후두상승 저하 Reduced laryngeal movement 연하과정의 부조화 Discoordinated swallow
성문상 연하법 Supraglottic swallow	성문폐쇄 감소 혹은 지연 Reduced or late vocal fold closure 인두 연하반사의 지연 Delayed pharyngeal swallow
최대성문상 연하법 Super-supraglottic swallow	기도입구 폐쇄 저하 Reduced closure of airway enterance

4. 최대성문위삼킴법

후두 입구부의 폐쇄가 적절히 이루어지지 않는 환자에서 시행하며 성문상 연하법과 유사하지만 멈춘 호흡을 유지하면서 억누르는 힘을 최대한으로 주면서 후두 입구부를 완전히 폐쇄시킨 후 연하를 개시한다는 점에서 차이가 있다.

Ⅳ. 식이 조절

환자의 병력을 청취하고 구강, 인두 및 후두의 조절 능력을 평가하여 식괴의 성상을 변화시켜 연하장애를 치료할 수 있다. 혀의 움직임이 저하되어 있거나 조절 능력이 저하된 경우 점도가 높은 음식은 인두 쪽으로 보낼 수 없기 때문에 점도가 낮은 액체식으로 변경한다. 인두 연하반응이 지연된 환자에게는 점도가 높은 식이를 섭취하도록 하여 인두 연하 전 흡인을 줄일 수 있다. 후두 폐쇄 부전 환자에게 점도가 높은 액체나 유동식을 제공하여 인두 연하 시 음식물이 기도로 들어가는 것을 줄일 수 있다. 설근부와 인두벽의 수축력이 감소되어 있거나 후두 거상과 윤상인두괄약근의 개방이 부적절한 경우에는 후두개곡과 이상와에 음식 잔류물이 남게 되므로 액체식이 도움이 된다.

Ⅴ. 연하 운동

연하장애 환자에서 부적절한 신경근육조절과 감소된 근육 운동을 개선하기 위하여 다양한 연하 운동이 도움이 된다. 구순, 혀, 턱의 운동 기능을 향상시킬 수 있고 후두 거상 운동, 기도 보호 연하법, 두부거상운동(head lifting exercise) 등이 연하장애의 치료에 응용된다.

1. 혀 운동

혀 운동법은 크게 혀의 움직임 범위를 넓히는 운동, 저작과 혀 조절 능력을 향상시키는 운동, 그리고 혀 근육 강화 운동 및 설근부 운동 등으로 나눌 수 있다.

운동성 강화를 위하여 최대한 힘을 주어 전방, 측방 및 상방으로 혀를 전위시킨다. 저작과 운동 조절 능력을 증대시키기 위해서 작은 막대기를 혀 위에 올려놓고 혀를 이용하여 이를 경구개 하면에 밀착시키는 운동, 좌우로 움직이는 연습과 상후방으로 밀어 넣는 운동을 반복한다. 혀근육을 강화하는 운동으로는 아래 입술을 설첨으로 강하게 밀치는 운동, 혀로 협부를 밀면서 손가락을 협부 외측에서 압박하는 운동과 설압자로 혀를 위에서 아래 방향으로 누르면서 혀에 힘을 주어 상방으로 밀어내는 운동을 실시한다. 설근부의 운동성이 떨어진 경우 노력 연하, 혀를 치아 사이에 물린 상태로 침을 삼키는 운동(Masako maneuver)과 하품을 하듯이 혀를 최대로 후방으로 당기는 운동을 시행한다.

2. 후두 거상 운동

후두 거상을 위한 운동법으로는 멘델슨법과 가성 발성법(falsetto voice)이 있다. 가성 발성법은 고음을 최대한 길게 내는 발성 기법으로 후두를 상승시키고 성대를 긴장시키는 운동이다. 이 운동을 통하여 상부식도괄약근의 이완을 유도하고 인후두 부위의 감각과 성대 폐쇄력을 높이는데 도움을 준다.

3. 기도 보호 운동

기도 보호를 위한 운동으로는 상기 기술된 성문상 연하법과 최대성문상 연하법이 있다.

4. 두부거상운동(Shaker exercise)

두부거상운동은 설골 상부의 피대근을 강화시켜 후두의 거상 및 전방 전위를 극대화시켜 윤상인두근의 개방을 유도하고 하인두 내의 식괴 내압을 감소시키는 운동으로 상부식도괄약근의 이상으로 인한 오연과 이상와의 잔류물이 있는 환자에서 연하 기능의 향상을 가져올 수 있다. 방법은 앙와위에서 어깨를 바닥에 고정하고 고개만 들어 올려 자신의 발가락을 쳐다보도록 지시한다. 고개를 든 상태를 1분간 유지하는 등척성 운동(isometric exercise)과 짧은 시간 동안 고개를 반복적으로 들었다 놓는 등장성 운동(isotonic exercise)으로 구성된다.

Ⅵ. 전기자극 치료

전기자극 치료 중 가장 널리 사용되고 있는 경피적 전기자극 치료기기인 VitalStim®은 1997년에 Freed에 의해 처음 소개되었으며 2001년에 연하장애 환자들을 대상으로 한 치료 기기로 FDA의 승인을 받았다. 피부에 전극패치를 부착하여 동조된 경부근육, 특히 피대근의 자극을 줌으로써 후두를 거상시키는 근육들을 강화시키고, 근위축을 예방하는 효과를 가져온다. 기존의 보조적인 운동법만을 시행하는 것보다는 효능이 뛰어나다는 보고도 있으나 아직은 효과에 대한 논란의 여지가 있다. 뇌졸중, 신경퇴화성 질환, 근위축증 등으로 발생한 연하장애에서 후두 거상근의 기능강화로 상부식도괄약근의 개방을 유도하여 연하 기능 개선에 도움이 될 수 있다. 금기증으로는 심장박동기를 착용한 경우, 목 부위의 피부 염증이 심한 경우, 경련성 질환이 조절되지 않는 경우, 임신한 경우 등이 있다. 안정성은 입증되어 있으나 주의해서 사용해야 할 필요가 있다.

Ⅶ. 수술적 치료

수술적 치료는 보존적인 치료로 연하장애가 개선이 안 되는 경우에 흡인을 방지하기 위해 고려할 수 있다. 이상적인 수술법은 흡인 위험을 없애고 안전하게 삼킬 수 있어야 하며 발성이 가능하고 필요에 따라 수술 전 상태로 되돌릴 수 있는 가역적 방법이어야 한다. 그리고 수술을 고려할 정도라면 전신상태가 좋지 않은 환자가 많으므로 가능하면 국소마취 하에서 수술을 시행하는 것이 좋다. 흡인을 방지하는 수술법은 환자의 전신 상태, 흡인의 원인과 정도, 연하기능의 회복 가능성, 환자나 가족의 요구 등 여러 가지를 고려하여 결정한다. 수술방법으로는 기관절개술, 성대내전술, 물리적 확장법, 보툴리눔독소 주입술, 윤상인두절개술, 후두 현수술(laryngeal suspension), 기관식도전환술(tracheoesophageal diversion)과 후두기관 분리술(laryngotracheal separation), 연골막하 윤상연골절제술(subperichondrial cricoidectomy) 및 협영역 후두전절제술(narrow–field laryngectomy) 등이 있다.

환자가 생명을 위협할 만한 흡인이 있는 경우 보존적 치료를 먼저 시도한 후 효과가 없다고 판단되면 이어서 적절한 수술 방법으로 교정해야 한다. 기관절개술과 위루술은 관영양 공급을 하면서 흡인성 폐렴 발생을 줄일 수 있으나 오랫동안 유지하기가 어려울 수 있고 특히 환자의 여명이 많이 남아 있다면 이 방법은 적절하지 않을 수 있다. 성대마비로 인한 흡인의 경우에는 성대내전술을 시행한다. 윤상인두 연하장애가 있으면 윤상인두근 보튤리눔독소 주입술이나 윤상인두근 절개술을 시행하며, 상부식도괄약근 부위의 협착이 있는 경우 물리적 확장술이 유용하다. 생명을 위협할 정도의 흡인이 지속된다면 일부 환자에선 후두현수술을 시도해 볼 수 있다. 또한 기능 회복의 가능성은 있으나 장기간의 치료를 요한다면 후두기관분리술이 유효하다. 그러나 연하기능의 회복을 기대할 수 없는 상황이면 연골막하 윤상연골절제술이나 후두전절제술을 고려한다.

1. 기관절개술

생명을 위협할 수 있는 심한 흡인이 있을 때 처음 시도될 수 있는 치료는 기관절개술과 위루술이다. 기관절개술과 위루술은 흡인환자에서 추가적인 흡인으로부터 기도를 보호하고 적절한 영양을 공급해줄 수 있는 방법이다. 다음 단계로 환자의 호흡과 연하에 대한 구체적인 평가를 하게 된다. 일부 환자에서는 보존적 연하치료가 도움이 될 수 있으며, 치료의 선택은 흡인의 회복가능성, 연하장애의 정도, 폐 기능, 인지상태(cognitive status), 질병의 정도에 따라 결정된다. 기관절개술이 연하장애와 흡인에 대한 영향에는 논란의 여지가 있다. 외상 환자나 두경부암 수술 후 초기엔 기도를 유지하고 흡인을 예방하지만, 장기적 사용은 후두의 상승과 연하 반사에 영향을 주어 흡인의 위험을 증가시킬 수 있다. 기관절개 튜브의 기낭(cuff)의 사용도 초기엔 흡인을 감소시키지만 기낭의 과도한 공기압으로 인하여 연하 시 후두의 상승을 막고 성대를 닫아주는 반사(adductor laryngeal reflex)가 저하되어 흡인을 초래할 수 있다.

실질적으로 기관절개술은 기도를 유지하고 기관 내 분비물을 제거하기 위한 방법이지 연하장애를 치료하는 방법은 아니다. 따라서 기관절개술은 흡인의 초기 치료로 고려될 수 있지만 장기간 사용 시 기관협착, 기관연하증, 기관식도누공 등의 합병증이 발생할 수 있기 때문에 기도가 충분히 유지된다면 조기 발관을 고려하여야 한다.

2. 성대내전술

연하 시 기도는 후두개, 가성대, 성대의 세 단계에서 흡인으로부터 보호되며 가성대와 성대는 반회후두신경의 지배를 받는다. 성대마비는 대부분 반회후두신경이나 미주신경의 손상에 의해 생기게 되며, 성대내전술은 목소리를 회복시킬 뿐만 아니라 흡인을 예방할 수 있다. 성대마비로 인한 만성흡인 환자는 다양한 성대내전술을 통하여 치료할 수 있다.

성대내전술의 방법은 성대주입술(vocal fold injection), 제1형 갑상성형술(type 1 thyroplasty)과 피열연골내전술(arytenoid adduction) 등이 있다. 성대 주입술은 자가지방, 콜라겐, 히알루론산(hyaluronic acid) 등을 성대내에 주사하여 성대를 내전시키는 시술이다. 제1형 갑상연골성형술은 가역적 술식으로 갑상연골에 창을 만들어 보형물을 삽입하여 성대를 내전시킨 후 고정하게 된다. 보형물의 재료로는 실리콘이나 하이드록시아파타이트(Hydroxyapatite, VoCom) 등이 사용된다. 국소마취로 가능하기 때문에 수술 중 생리적인 성대의 위치를 평가할 수 있고 성대의 진동점막부위의 손상을 덜 주는 점이 장점으로 알려져 있다. 그러나 정상 성대와 마비된 성대 사이의 간격이 큰 경우나 성대의 높낮이의 차이가 있는 경우에는 피열연골 내전술을 동시에 시행하는 방법이 필요하다.

3. 물리적 확장법(Mechanical dilatation)

식도 확장술은 17세기에 고래뼈를 사용하여 처음 시도되었으며 19세기에 부지(bougienage)가 처음 소개된 이후 윤상인두근의 섬유화가 심한 환자나 상부식도협착 환자에서 기계적 확장술이 시도되고 있다. 상부식도협착의 원인은 두경부암의 방사선 치료, 두경부암 수술 시 연합부 협착, 위산역류, 격막(web) 등에 의해 생길 수 있다. 기계적 확장술은 부지나 풍선확장기(balloon dilatation)를 사용하게 된다. 부지는 끝이 좁고 점차 굵어지는 형태의 기구로 상부로부터 밀어 넣기 때문에 횡적 확장뿐만 아니라 종적 전단력(shearing force)이 작용하며 긴 협착의 확장에 유용하다. 풍선확장기는 횡적으로만 힘이 가해지고 직접 협착부를 확인하며 위치시킬 수 있는 장점이 있으며 국소협착에 유용하다. 확장술 전 바륨 연하검사나 비디오투시연하검사, 내시경검사, CT 촬영 등으로 정확한 진단을 하고 전신 혹은 국소마취 여부, 확장기의 선택 등 시술방법을 선택하여 합병증을 예방하면서 충분히 확장하도록 한다. Clary 등의 연구에 따르면, 윤상인두연하장애 환자에 대한 부지 확장술을 시행한 결과, 약 2/3 환자에서 성공률을 보였다.

상부식도협착이 확장술로 치료가 되지 않는 경우에는 병변내 스테로이드주입술, 전기소작기절개, 일시적 스텐트삽입을 시도해 볼 수 있다. 방사선 치료 후 상부식도가 완전히 막힌 경우에는 순행성(antegrade) 및 역행성(retrograde) 접근법을 통해 협착부의 확장을 시도할 수 있으며 역행성 접근법은 위루술(gastrostomy) 부위를 통해서 시행한다. 후방접근은 위루술(gastrostomy) 부위를 통해서 실시한다.

4. 보툴리눔독소 주입술(Botulinum toxin injection)

윤상인두근에 보툴리눔독소를 주입하는 시술은 1994년 Schneider에 의해 윤상인두연하장애 환자에서 처음 보고된 이후 현재 윤상인두 연하장애의 진단 및 치료 목적으로 사용되고 있다. 가장 이상적인 적응증은 연하검사에서 후두 거상과 설근부 및 인두 수축이 정상인 윤상인두근의 기능장애이다. 상부식도괄약근 기능부전이 섬유화나 협착에 의한 경우는 적응이 되지 않는다.

진단적으로도 사용할 수 있어서 1회 주사 후 증상의 호전이 있으면 반복 시행하거나 윤상인두근 절개술을 시행하여 윤상인두 연하장애에 대한 치료 효과를 기대할 수 있다. 따라서 1회 주입 후 증상 호전이 뚜렷하면, 1차적 윤상인두연하장애로 진단하여 향후 반복적인 주입을 시행하거나 또는 윤상인두근 절개술을 시행할 수 있다.

다양한 접근법으로 윤상인두근에 보툴리눔독소를 주입하는 방법이 소개되어 있으며 근전도를 이용한 경피적 주사법, 근전도와 비디오 투시 검사를 활용하는 주사법, 전신마취 하에 근전도와 식도경을 사용하는 방법, CT나 초음파 유도하 주사 방법, 현미경하 미세수술적 접근법 등이 있다. 일반적으로 사용되는 보툴리눔독소의 양은 20~100 unit를 사용하며 효과는 최대 5-6개월 지속된다. 주입 시 원하지 않는 부위로 확산되는 것을 방지하기 위해서는 고농도로 소량을 윤상인두근에 주입할 수 있다.

5. 윤상인두근 절개술(Cricopharyngeal myotomy)

1951년 Kaplan이 소아마비 후유증으로 발생한 연하장애 환자에서 처음으로 윤상인두근 절개술을 시행하여 보고한 이래 이 시술법은 다양한 적용 방법이 고안되어 사용되고 있으며 접근 방법으로는 전통적인 외측 경부접근법과 내시경적 접근법이 있다.

이 술식은 뇌졸중 등의 신경학적 질환, 특발성 괄약근의 경련 등의 다양한 질환에서 윤상인두근의 이완장애가 발생하여 연하장애와 심각한 흡인이 있을 때 사용될 수 있으며 상부식도괄약근의 긴장을 감소시켜 인두기 연하가 식도기로 원활히 진행되게 한다. 수술의 적응증과 수술 후 결과에 대해서는 논란의 여지가 있으며 성공적으로 이 술식이 적용되기 위해서는 식괴에 압력을 생성할 수 있는 인두의 기능이 유지되어야 한다.

6. 후두현수술(Laryngeal suspension)

후두현수술은 후두를 봉합사를 이용하여 하악 쪽에 견인하여 후두를 상승시켜 만성흡인을 치료하는 술식이다. 수술의 적응증은 심한 흡인이나 재발하는 흡인성 폐렴이 있고 비수술적 연하치료에 실패한 환자에서 비디오투시연하검사상 심한 인두수축부전, 후두 거상부전과 상부식도괄약근 개대 부전이 있는 경우이다. 주로 윤상인두근 절개술과 동시에 시행된다. 심한 위식도역류가 있거나 후두와 하악에 방사선치료를 받았거나 전신상태가 좋지 않을 경우 시행할 수 없다. 수술 전 환자나 보호자에게 후두현수술은 흡인을 치료하는 것이지 연하를 정상으로 만드는 수술이 아님을 주지시켜야 한다. 심한 흡인환자 중 선택된 환자에서는 후두전적출술이나 후두기관분리술을 대신하여 시도할 수 있다.

7. 연골막하 윤상연골절제술(Subperichondrial cricoidectomy)

연골막하 윤상연골절제술은 후두 기능 회복이 불가능할 경우 상부 호흡기와 소화기를 분리시키는 술식이다. 윤상연골의 전방을 노출하여 윤상연골 중앙부의 연골막을 수직으로 절개하고 윤상연골을 노출시킨다. 그 후 외측 윤상연골막을 연골판까지 노출시키고 내측연골막을 윤상연골로부터 완전히 분리하여 윤상연골의 앞쪽 부분을 제거한다. 그리고 윤상연골의 내측 연골막과 성문하 점막을 수평으로 절개한 후 접합하여 맹관을 만든다. 윤상연골의 결손부위를 피대근으로 보강하여 접합하고 수술을 끝낸다. 이 방법은 간단하고 합병증도 적으며 국소마취하에 시행할 수 있는 장점이 있지만 영구 기관공(stoma)이 남고 비가역적인 수술방법 중 하나이다.

8. 후두기관 분리술과 기관식도전환술

후두기관 분리술은 기도와 상부소화기를 완전히 분리하는 술식으로 협영역 후두전적출술에 비해 합병증의 가능성이 높지만 가역적이라는 장점이 있다. 생명을 위협하는 만성 흡인 환자에서 환자나 보호자가 후두전적출술을 원하지 않을 경우 유용한 방법이다. 2번째, 3번째 기관 연골 사이 또는 기존의 기관절개창 수준에서 수평으로 자르고 기관의 근위부는 맹관으로 닫아버리고 원위부에는 기관절개창을 만들어 주는 방법이다. 한편 기관식도 전환술은 기관절개술을 시행받지 않은 환자의 제3번과 4번 기관환(tracheal ring) 사이를 절제한 후 상부 기관은 식도에 단측(end to side)으로, 하부 기관은 영구 기관절개창을 만드는 방법으로 흡인을 완전히 제거할 수 있고 후두를 보전할 수 있으며 잠재적으로 가역성이 있는 장점이 있다. 그러나 수술 중 반회후두신경 손상의 위험이 있고 수술 후 발성이 불가능한 단점이 있다. 대부분의 만성 흡인 환자들은 인두수축이 저하되어 있기 때문에 이와 같은 수술 시에 상부식도괄약근을 넓혀주는 윤상인두근 절제술이나 보툴리눔독소 주입술을 동시에 시행하는 것이 구강식이 회복에 도움을 줄 수 있다.

9. 협영역 후두전절제술

협영역 후두전절제술은 생명을 위협하는 흡인이 있으면서 음성을 이미 소실하였거나, 다른 수술로 만성 흡인이 치료되지 않는 환자에서 환자의 상태가 나쁜 경우에 가장 효과적이고 확실한 치료법이다. 특히 진행성 신경근육계 질환(근위축성측삭경화증 amyotrophic lateral sclerosis)이나 신경계 질환(뇌졸중) 환자, 두경부암 환자에서 광범위 수술을 받거나 고용량 방사선 치료를 받은 환자에서 생명을 위협하는 만성 흡인 시 시행될 수 있다. 술 전에 반드시 환자와 보호자에게 충분한 설명을 해야 하는 것이 필수적이며, 술 중에는 후두암수술에서 통상 시행되는 광범위 후두전절제술과 달리 설골, 피대근, 그리고 가능한 많은 하인두 점막을 보존하여 점막의 긴장이 없는 상태에서 접합하여야 인두피부누공 등의 수술 관련 합병증을 예방할 수 있다. 후두전절제술은 소화기와 호흡기를 완전히 분리하는 만성 흡인의 가장 결정적인 치료 방법이다.

참고문헌

1. 박영학. 구인두 연하장애의 치료. 한이인지. 2003:46:997-1004.
2. 박영학. 연하장애의 치료:두개저외과학.1판 서울:군자출판사. 2007:559-70.
3. 박영학, 송창은. 윤상인두 연하장애. 대한기관식도학회지 2007;13:9-16.
4. Ahsan SF, Meleca RJ, Dworkin JP. Botulinum toxin injection of the cricopharyngeus muscle for the treatment of dysphagia. Otolaryngol Head Neck Surg 2000;122:691-5.
5. Bisch EM, Logemann JA. Pharyngeal effects of bolus volume viscosity and temperature in patients with dysphagia resulting from neurologic impairment and in normal subjects. J Speech Hear Res 1994;37:1041-9.
6. Clary MS, Daniero JJ, Keith SW, et al. Efficacy of large-diameter dilatation in cricopharyngeal dysfunction. Laryngoscope 2011:121:2521-5.
7. Cook Ij, Dodds WJ, Dantas RO et al. Opening mechanisms of the human upper esophageal sphincter. Am J Physiol 1989;257:G748-G759.
8. Dellon ES, et al. Outcomes of a combined antegrade and retrograde approach for dilatation of tradiationinduced esophageal strictures. Gastrointest Endosc. 2010:71(7):1122-9.
9. Dnatas RO, Kern MK. Effect of swallowed bolus variables on oral and pharyngeal phases of swallowing. Am J Physiol 1990;258:G675-G681.
10. Freed ML, Freed L, Chatburn RL, Christian M. Electrical stimulation for swallowing disorders caused by stroke. Respir Care 2001;46:474.
11. Isshiki N, Tanabe M, Sawada M. Arytenoid adduction for unilateral vocal cord paralysis. Arch Otolaryngol. 1978;104:555-558.
12. Kaplan S. Paralysis of deglutition. Apost-polimyelitis complication treated by section of the cricopharyngeus muscle. Ann Surg 1951;133:572-573
13. Kelly JH. Management of Upper Esophageal Sphincter Disorders: Indications and Complications of Myotomy. Am J Med 2000;108:43S-46S.
14. Kiger M, Brown CS, Watkins L. Dysphagia management: an analysis of patient outcomes using VitalStim therapy compared to traditional swallow

therapy. Dysphagia 2006;21:243-53.
15. Lazzara G, Lazarus C, Logemann JA. Impact of thermal stimulation on the triggering of the swallowing reflex. Dysphagia 1986:1:73-7.
16. Logemann JA, Kahrilas P. The benefit of head rotation on pharygoesophageal dysphagia. Arch Phys Med Rehabil 1989;70:767-71.
17. Logemann, JA. A manual for videofluoroscopic evaluation of swallowing (2nd ed.). Austin, TX: Pro-Ed. 1993.
18. Logemann JA, et al. Dysphagia: Evaluation and treatment. Folia Phoniatr Logop 1995;47: 140-64.
19. Logemann, JA. Evaluation and treatment of swallowing disorders (2nd ed.). Austin, TX: Pro-Ed. 1998.
20. Martin BJ, Logemann JA, Shaker R et al. Normal laryngeal valving pattern during three breath-hold maneuver: A pilot study. Dysphagia. 1993;8:11-20.
21. Miller FR, Eliachar I. Managing the aspirating patient. Am J Otolaryngol. 1994;15:1-17.
22. Montgomery WW. Surgery to prevent aspiration. Arch Otolaryngol Head Neck Surg 1975;101:679-682.
23. Nash M. Swallowing problem in the tracheotomized patient. Otolaryngol Clin North Am 1988;21:701-9.
24. Pouderoux P & Kahris PJ. Deglutive tongue force modulation by volition, volume, and viscosity in humans. Gastroenterology 1995;108:1418-1426.
25. Sasaki CT, Milmore G, Yanagisawa E. Surgical closure fo the larynx for intractable aspiration. Arch Otolaryngol Head Neck Surg 1980;106:422-3.
26. SchneiderI. Treatment of dysfunction of cricopharyngeal muscle with botulinum A toxin: introduction of new, noninvasive method. Ann Otol Rhinol Laryngol 1994;103;31-5
27. Shaw GY, Sechtem PR, Searl J, Keller K, Rawi TA, Dowdy E. Transcutaneous neuromuscular electrical stimulation (VitalStim) curative therapy for severe dysphagia: myth or reality? Ann Otol Rhinol Laryngol. 2007;116:36-44.
28. Shaker R, Easterling C, Kern M. Rehabilitation of swallowing by exercise in tube-fed patients with pharyngeal dysphagia secondary to abnormal UES opening. Gastroenterol 2002; 125:1314-21.
29. Shaker R, Kern M. Barden E. Augmentation of deglutitive upper esophageal sphincter opening in the elderly by exercise. Am J Physiol. 1997; 272:G1518-G1522.
30. Welch MW, Logemann JA. Changes in pharyngeal dimensions effected by chin tuck. Arch Phys Med Rehabil. 1993;74:178-81.

Chapter 22

구강 위생 및 간호

| 박연환, 박명숙, 박정윤 |

구강간호는 청결한 구강위생과 구강건강 유지를 위해 대상자 스스로의 구강간호 수행을 격려하거나 돕는 것이다. 구강간호는 환자의 안위와 감염예방, 음식 섭취 유지와 입 냄새 감소에 도움이 되며, 청결한 구강위생을 유지하는 것은 병원감염폐렴의 예방에 필수적이다.

연하장애 대상자는 연하의 구강 단계에서 침 흘림, 부적절한 저작, 입안에 음식이 고여 있음, 머리가 한 쪽으로 기울어짐, 구강의 감각 감소 등의 증상을 보일 수 있다. 특히, 구강으로 기도삽관이 되어 있거나, 기관절개술 환자 및 경관영양 환자는 침 분비 자극이 줄고 정상적인 타액선의 작용이 일어나지 않아 침에 의해 구강 내부가 세척될 기회가 없어 세균증식 가능성이 높아지고 구강 위생이 불량해질 수 있다.

건강한 사람도 양치 후 몇 시간 뒤에는 구강 내 전체 세균 수가 타액 1 mL당 1억 개로 증가한다. 금식 중에도 양치를 하지 않으면 치태가 축적되고 혀에는 설태가 생긴다. 치태 1 g 중에는 수백억 개가 넘는 세균이 있기 때문에 치태가 제거되지 않으면 구강위생이 불량해질 수 있다.

따라서 근거 기반의 구강간호를 제공하는 것은 대상자의 구강 기능과 안위를 증진시키며, 구강 문제를 조기에 발견하여 필요한 구강 치료를 적시에 제공할 수 있고 궁극적으로 전신질환을 예방하고 삶의 질을 향상시킨다.

이 장에서는 구강위생이 구강 및 전신질환에 미치는 영향을 살펴보고, 연하장애 대상자의 구강위생 불량 요인과 근거기반 구강간호에 대해 기술하고자 한다.

I. 구강위생이 구강 및 전신질환에 미치는 영향

1. 당뇨병

1960년대부터 당뇨병으로 인한 합병증으로 치주건강에 대한 많은 연구가 진행되어 왔고 최근에는 치주염을 당뇨병의 합병증으로 언급하고 있다. 당뇨병 환자의 혈당이 증가하면 면역 기능을 저하시켜 치주 조직에서 교원질의 합성, 성숙, 항상성을 감소시키기 때문이다. 적절한 치주 치료는 당뇨병 환자의 혈당 조절의 개선에 도움을 준다는 보고도 있다. 국내에서 2016-2018년 국민건강영양조사를 분석하여 노인 환자의 만성질환, 구강건강행태와 치주질환과의 관련성을 조사한 연구에 의하면, 당뇨병군에서 정상보다 1.36배 치주질환 위험도를 나타냈다. 주관적인 구강건강은 '좋음'에 비해 '보통'이 0.63배, '나쁨'은 1.61배의 치주질환 위험도가 더 높게 나타났다.

최근에는 코호트 연구 결과 구강위생 불량으로 구강 내 치주염이나 만성 감염이 있는 사람은 구강위생 상태가 좋은 사람보다 향후 당뇨병이 발생할 위험이 증가되는 것으로 보고되면서 치주염 자체가 당뇨병 발생을 증가시킬 수 있다는 논의도 시작되고 있다.

유럽에서는 당뇨병 환자를 치료하는 의사와 건강의료전문가를 위한 당뇨병과 치주질환에 대한 다음과 같은 가이드라인을 제시하고 있다. 당뇨병 환자의 구강건강을 위해 당뇨병 환자에게는 치주질환의 위험이 높음을 공지해야 하고, 치주질환이 동반될 경우 혈당조절이 어려울 수 있고, 심혈관질환, 신장질환과 같은 당뇨병성 합병증에 대한 위험성도 높기 때문에 적절한 관리가 필요하다. 무엇보다 모든 당뇨병 환자는 초기평가 시에 포괄적인 치주검진을 포함한 구강검진을 받도록 해야 한다. 특히 당뇨병 환자가 치아 틈이 벌어졌거나 잇몸의 고름 등 명백한 치주염의 증상이나 징후를 보일 때는 즉시 치주 평가를 받아야 한다. 광범위한 치아 손실이 있는 당뇨병 환자는 적절한 영양섭취를 위해 치아 재건을 장려해야 한다. 국내에서도 대한치주과학회의 당뇨 환자 지침에 의하면 당뇨병은 구강건강 특히 치주질환을 악화시키는 위험요인이며, 침 분비 감소로 구강 작열감 및 구강건조증을 호소할 수 있으며 진균에 의한 감염성 질환인 구강 칸디다증도 증가될 수 있으므로 적절한 구강 건강 유지가 중요하다고 강조하고 있다.

2. 폐렴

사망원인 1위를 차지하고 있는 폐렴은 구강위생과 밀접한 관련이 있다. 중증 폐렴으로 입원한 환자의 65%는 60세 이상이고 폐렴으로 사망하는 환자의 90%는 65세 이상 노인이다. 폐렴은 폐에 염증이 생기는 질환으로 발열, 기침, 가래 등 감기로 오인하기 쉬운 증상들이 나타나고 전신무력감, 호흡곤란, 가슴통증 등을 동반하기도 한다. 폐렴은 세균, 바이러스 감염이나 약제에 의해 발생되는 경우도 있지만 구강위생이 불량한 상태에서 음식물이나 타액, 치태가 혼합된 구강 내 이물질이 기도와 폐로 들어가면 구강 내 존재하는 세균과 이물질로 인해 흡인성 폐렴으로 이어지기 쉽다.

구상위생관리를 받시 않은 집단은 구강위생관리를 받은 집단에 비해 폐렴 발생률이 1.6배 정도 높은 것으로 보고되었다. 또 고령자가 수면 중 의치를 장착하면 폐렴 위험성이 2배로 증가한다는 보고도 있다.

노인뿐 아니라 연하장애를 동반하는 질환인 인지장애나 뇌졸중을 앓고 있는 경우 불량한 구강위생으로 폐렴 발병에 더욱 취약하기 때문에 노인요양시설에서 구강위생관리와 교육이 매우 중요하다. 흡인성 폐렴을 예방하려면 구강 내 수분을 유지하고 혀와 입천장을 포함한 전반적인 구강 세정이 필수적이다.

3. 심혈관질환

치주질환과 심혈관질환의 위험 요소는 나이, 성별, 스트레스, 흡연 등으로 거의 동일하다. 따라서 많은 치주질환 환자들이 심혈관 질환을 앓고 있다. 심한 치주염을 앓고 있는 경우 심근경색의 발병률이 3.8배 증가한다는 보고도 있다. 치주질환 원인균은 혈소판에 달라붙어 혈소판을 응집시켜 혈전을 생성하고 결과적으로 심혈관 질환을 유발할 수 있다. 치주 감염이 전신으로 이환되면 혈청 섬유소와 백혈구 수가 증가하여 혈액 점도가 증가하고 혈류 속도는 감소하여 혈액 순환이 잘 되지 않아 심혈관 질환이 발생한다는 설명도 있다.

4. 기타 전신질환

2014년 한국인이 가장 많이 앓는 질병 2위인 '치은염 및 치주질환'은 구강위생과 관련이 있다. 구강위생은 구강뿐 아니라 전신질환과도 밀접한 관련이 있는 것으로 보고되고 있다.

치주염은 다양한 복합구강세균이 구강 내에 감염되어 치아 뿌리를 둘러싸고 있는 치조골이 흡수되는 만성질환으로 전 세계의 성인 2/3 이상이 이환되어 있고 성인이 치아를 발치하게 되는 가장 주요 원인이다. 치주질환을 일으키는 구강 내 복합 세균이나 세균에서 유리되는 여러 독성 물질들이 혈류를 통해 전신에 침투하여 심각한 전신질환을 야기할 수 있다. 현재까지 구강위생불량으로 인한 치주 질환과 관련이 있는 것으로 보고되고 있는 전신질환에는 류마티스 관절염, 암, 치매 등이 있다. 특히 치주질환을 일으키는 감염성 세균의 항원이 인체의 항원과 유사한 구조를 가지고 있기 때문에 자가면역질환을 유발한다는 학설도 제기되고 있다.

II. 연하장애 대상자의 구강위생불량 위험요인

1. 노화 과정

노인들은 수십 년간 치아를 사용해왔기 때문에 법랑질이 닳아 없어지는 치아교모증이나 부적절한 칫솔질 등에 의해 닳는 치아마모증, 치주질환 및 골다공증 등에 의한 치조골 흡수로 인한 잇몸의 퇴축 등으로 치아 뿌리의 상아질이 노출되어 치아우식증에 취약해질 수 있다. 또한, 치아 상실이 발생할 수 있고, 구강이 건조해져 구강 위생이 불량해지기 쉽다.

2. 약물 복용

연하장애가 있는 대상자들은 질병특성상 구강건조를 유발할 수 있는 항콜린약물, 항정신성 및 항우울증약물, 안정 및 수면제, 항히스타민제, 파킨슨병 치료제 및 기타 이뇨제, 소염제, 항고혈압제 등의 약물을 복용하는 경우가 많아 구강건조와 침샘의 기능저하 등의 부작용이 나타날 수 있다. 구강 건조는 통증을 유발하거나 구강점막의 손상, 구내염 발생 등 구강 건강에 부정적인 영향을 줄 수 있다. 스테로이드와 항생제는 면역체계의 변화를 일으킬 수 있고 환자에게 구강 칸디다증과 같은 진균 감염에 쉽게 이환될 수 있다.

3. 기타

연하장애 대상자의 경우 신체적 기능 저하뿐 아니라 인지적 기능저하로 구강위생을 해야 한다는 사실을 잊어버리거나 구강간호에 저항행동을 보이는 경우가 많으며 통증이나 불편감을 인식하거나 보고하는데 어려움이 있어 치과문제가 발생한다.

Chalmers와 Johnson은 인지 및 신경학적 손상이 있는 경우, 구강건조가 있는 경우, 치아 우식 발생 경험이 많은 경우, 연하장애가 있는 경우, 면역저하 및 당뇨환자를 노인의 구강질환 발생 위험군으로 제시하고 이들의 구강문제에 관심을 가지고 근거기반 가이드라인에 따른 구강간호 수행을 강조하였다.

III. 연하장애 대상자의 구강간호

연하장애 대상자는 연하의 구강 단계에서 침 흘림, 부적절한 저작, 입안에 음식이 고여 있음, 머리가 한쪽으로 기울어짐, 구강의 감각 감소 등의 증상을 보일 수 있고, 이런 증상으로 구강 위생이 불량해질 위험이 높다. 특히 스스로 치아를 닦지 못하는 연하장애 대상자는 다른 사람의 도움을 받아 구강관리를 해야 하기 때문에 구강 위생이 불량해질 위험이 매우 높다. 적어도 하루 4-6회 구강위생관리를 시행하여 치아뿐 아니라 혀를 포함 전체 구강 위생을 유지하도록 해야 한다.

연하장애는 뇌졸중, 파킨슨병, 치매 등 다양한 질환에 의해 발생할 수 있는 것으로 알려져 있다. 이들 질환을 가진 대상자들은 대부분 연하장애와 함께 인지기능 저하를 포함한 신체적 기능저하를 동반하고 있는 경우가 흔하다. 따라서 이들의 구강관리 정도를 확인하기 위해서는 인지 및 신체기능 상태를 고려하는 것이 중요하다. 먼저 자연치아 및 틀니관리방법에 대해 알아보고 인지기능 및 신체기능저하 대상자의 구강간호방법에 대해 기술하고자 한다.

1. 자연치아 관리

자연치아 우식증이나 치주질환을 예방하기 위한 방법으로 가장 효과적인 것은 칫솔질이다. 불소를 함유한 치약을 이용한 칫솔질은 치태를 기계적으로 제거하고 손상을 최소화할 수 있다. 불소는 치아 법랑질과 결합하여 세균의 산 생성 억제, 법랑질의 탈회 억제, 미세 경도 증가 및 재석회화 촉진 작용이 있는 것으로 알려져 있다. 1회 사용 시 치약은 콩알 정도 크기의 양이 적당하다. 칫솔질은 매 식후와 잠자기 전을 포함하여 하루에 총 4 회 하는 것이 이상적이지만 어려운 경우 적어도 잠자기 전에 하는 칫솔질만큼은 꼼꼼하게 하는 것이 좋다. 칫솔질은 매회 3분 정도를 권장하고 있으나 잘 안될 경우 치태가 잘 생길 수 있는 치아 뿌리(치근)쪽을 우선 닦도록 한다. 잇몸 밖으로 나와 있는 치관은 법랑질이라는 성분으로 되어 있어 산성물질에 강하지만 치조 골에 묻혀 있는 치근은 상아질로 되어 있어 잘 상할 수 있다(그림 22-1).

특히 나이가 들수록 치조골의 퇴화로 인해 치아뿌리쪽의 상아질이 잇몸 밖으로 노출되어 상하기 쉬우므로 치근을 잘 닦는 것이 중요하다. 칫솔질을 통해 치아표면이 잘 닦이도록 하기 위해서는 잇몸 선에서 45도 각도로 닦는 것이 좋다(그림 22-2). 칫솔질을 할 때 잇몸도 함께 마사지하면 혈액순환에 도움이 된다. 또한 칫솔로 입 천장, 혀도 닦아주면 구강 내 미생물의 숫자를 줄여 흡인성 폐렴의 위험이 감소한다. 칫솔질은 치아뿐만 아니라 입안을 닦는 것이므로 치아가 없어도 적어도 아침 저녁 1일 2회는 계속하는 것이 좋다.

단단한 칫솔모는 법랑질을 마모시키고 구강점막을 손상시킬 수 있는 위험 때문에 피하고 일반적인 대상자의 경우 보통 정도의 부드러운 세줄모로 치아 2-3개를 닦을 수 있는 중간크기가 좋다(그림 22-3). 그러나 연하장애가 있거나 입을 잘 안 벌리는 대상자의 경우 어린이용 칫솔과 같이 칫솔모가 작은 것을 사용하면 안쪽까지 잘 닦을 수 있다. 칫솔은 칫솔모가 벌어지면

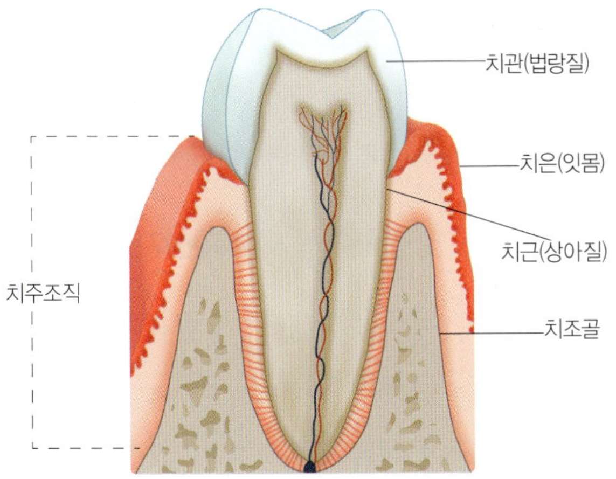

그림 22-1. 치아의 구조

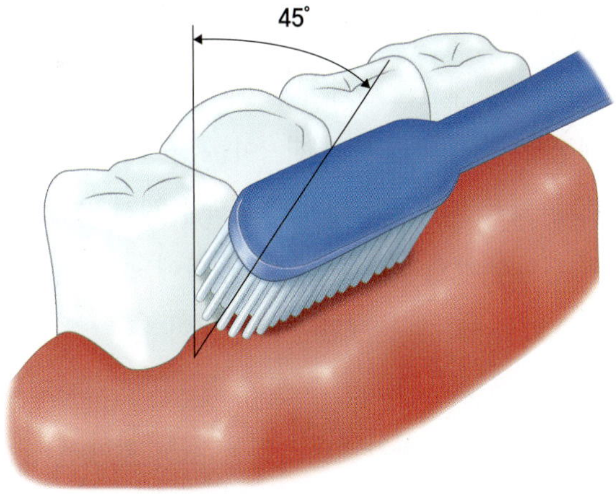

그림 22-2. 정확한 칫솔질 각도

바꿔주는 것이 좋은 데 그 주기가 대부분 3개월이다. 칫솔질 후에는 물기가 없게 탁탁 털어서 건조가 잘 되는 곳에 두도록 한다. 필요시 치아 사이의 음식물과 치태를 제거하기 위해 치아 사이의 넓이에 맞는 크기의 치간 칫솔을 사용하도록 하고 이쑤시개는 잇몸을 손상시킬 수 있으므로 사용하지 않도록 한다(그림 22-4).

구강소독제 중 과산화수소는 치아와 구강점막에 손상을 유발하거나 구강의 산도(pH)를 변화시키므로 피하는 것이 좋다. 무의식 대상자의 일반적인 구강간호는 주기적인 클로르헥시딘 활용은 권장하지 않으며 생리식염수 사용을 권장한다. 다만 칫솔질로 치석 제거가 어려운 대상자는 무알콜 클로르헥시딘(chlorhexidine)을 사용할 수 있다. 클로르헥시딘은 치태의 성장을 저해하고 치은과 치주질환 및 타 구강감염을 치료하므로 폐렴위험을 줄이고 예방할 수 있으므로 젤이나 스프레이 형태로 사용하면 편리하다.

2. 틀니(의치) 등의 보철관리

부분 틀니를 포함하여 보철물이 있는 치아에 대한 세심한 구강간호가 필요하다. 탈부착이 가능한 완전

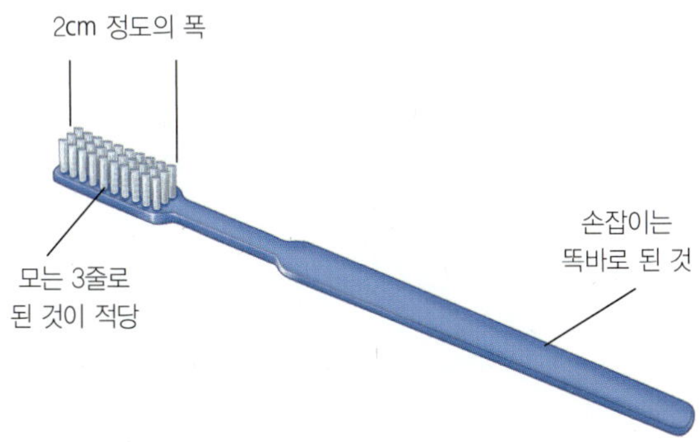

그림 22-3. 칫솔 선택기준

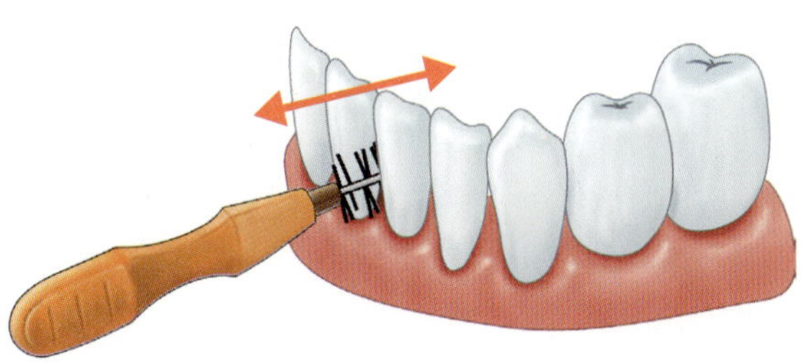

그림 22-4. 치간솔의 사용방법

틀니는 매 식사 후에 입에서 제거해서 물에 헹궈야 하며 틀니용 칫솔을 사용하여 1일 1회 이상 칫솔에 치약이 아닌 주방세제를 묻혀 세척하고 적어도 주 1회 틀니세정제로 소독하도록 한다. 이는 틀니를 제거하지 않거나 세척하지 않아 입안에 음식물 찌꺼기가 남게 되면 흡인성 폐렴과 같은 위험한 상황에 놓일 수도 있다는 NICE 지침의 권고안에 따른 것이다.

틀니를 뺄 때는 가능한 본인이 하도록 격려하되 불가능할 경우 간호자가 비닐장갑을 끼고 앞에서 양손의 엄지와 검지를 이용해서 빼도록 한다. 부분 틀니는 양쪽 고리를 엄지와 검지로 잡고 양쪽에 힘을 동시에 주어 한 번에 빼도록 한다(그림 22-5). 특히 부분 틀니는 자연치로 오해하기 쉬워 오랫동안 끼고 세척하지 않는 경우가 있을 수 있으므로 주의하도록 한다. 부분 틀니의 금속으로 된 고리 부분은 부러지지 않게 주의하고 임의로 기구를 이용해서 고치지 않도록 한다. 틀니를 세척할 때는 세면대나 싱크대에 떨어뜨려 깨지지 않도록 수건을 깔거나 작은 플라스틱 대야 등에 담아서 씻는 것이 좋다(그림 22-6).

잇몸의 혈액순환을 위해 밤에는 틀니를 빼서 찬물에 담궈 두어야 변형을 막을 수 있다. 틀니통은 주 1 회 이상 청소하고 희석한 락스용액에 1시간 정도 담궈 두고 사용 전에 비눗물로 씻도록 한다.

3. 인지 기능 및 신체기능저하 대상자 구강간호

연하장애 대상자의 경우 연하장애 심각도에 따른 구강위생 전략이 고려되어야 한다. 미미한(최소의) 연하장애(minimal dysphagia) 대상자의 경우 불소가 포함된 치약으로 1일 2회 정도의 일반적인 구강위생을 제공한다. 경증의 연하장애와 경증에서 중등도 사이의 연하장애(mild and mild-moderate dysphagia) 대상자는 최소 1일 2회, 고농도의 불소나 거품이 적은 치약으로 칫솔질을 하고 치실이나 치간솔 등을 이용해서 치아 사이를 청결하게 해주어야 한다. 중등도 연하장애(moderate dysphagia)인 경우 매 식사 후 고농도의 불소나 거품이 적은 치약으로 칫솔질을 하며, 거품 치약 사용이 불가능할 경우 중증 연하장애의 구강위생 전략을 따른다. 중등도 이상 연하장애와 중증 연하장애(moderately severe and severe dysphagia)의 경우 하루에 1~2회 칫솔질은 치약을 사용하지 않고 마른 칫솔질이

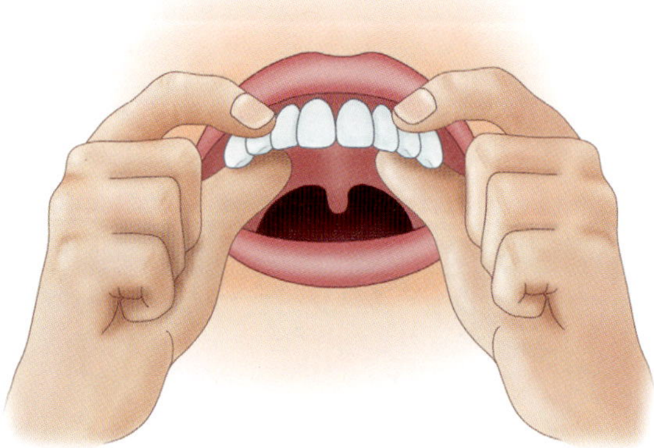

그림 22-5. 부분틀니 제거방법

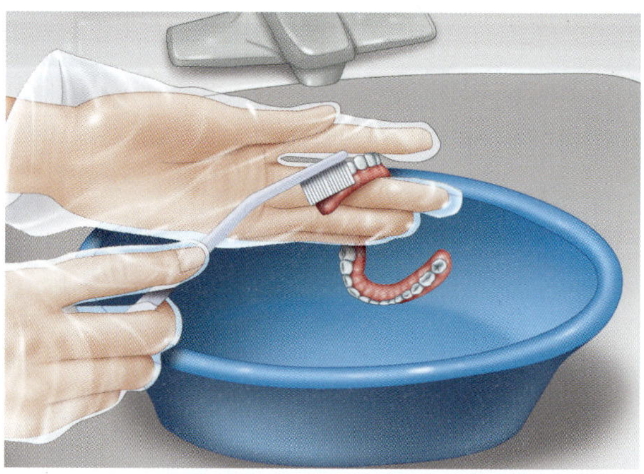

그림 22-6. 틀니 세척방법

표 22-1. 연하장애 심각도에 따른 구강위생 전략

연하장애 심각도	구강위생 전략
미미한(최소의) 연하장애(minimal dysphagia)	불소가 포함된 치약으로 1일 2회 정도의 일반적인 구강위생을 제공한다.
경증의 연하장애 (mild dysphagia) 경증에서 중등도 사이의 연하장애(mild-moderate dysphagia)	최소 1일 2회, 고농도의 불소나 거품이 적은 치약으로 칫솔질을 하고 치실이나 치간솔 등을 이용해서 치아사이를 청결하게 해준다.
중등도 연하장애(moderate dysphagia)	매 식사 후 고농도의 불소나 거품이 적은 치약으로 칫솔질을 하며 거품 치약 사용이 불가능할 경우 중증 연하장애의 구강위생법을 따른다.
중등도 이상 연하장애 (moderately severe dysphagia)	하루에 1~2회 칫솔질은 치약을 사용하지 않고 마른 칫솔질이나 습식 칫솔질을 하며 불소제품을 국소적으로 도포하고 제품이 입안에 남아있는 경우 면봉으로 제거하도록 한다.

나 습식 칫솔질을 하며 불소제품을 국소적으로 도포하고 제품이 입안에 남아있는 경우 면봉으로 제거하도록 한다(표 22-1).

흡인 위험이 있는 대상자의 경우는 구강간호 시 반드시 감독이 필요하다. 만약 대상자가 앉을 수 없는 경우 쿠션이나 베개를 이용해서 옆으로 눕도록 하고 곡반등을 대주어 가능한 혼자 칫솔질을 할 수 있도록 하는 것이 좋다(그림 22-7).

혼자서 칫솔질을 못할 경우 간호사가 대상자의 등 뒤쪽으로 가서 뒤쪽에서 대상자를 안아 살짝 일으킨 자세(cuddle position)로 칫솔질을 해줄 수 있다. 대상자가 앉을 수 있는 경우 자세는 상반신을 높게 하고 고개는 옆으로 하며 헹굼물은 소량만 사용하도록 한다. 칫솔질을 전적으로 해주는 경우 앞쪽에서 선 자세(standing in front position)에서 칫솔질을 해준다(그림 22-8). 양치액을 헹굴 때는 종이 컵을 살짝 접어서 구부리는 방법을 이용해 양치물을 넣어주고 뱉어내게 한다.

흡인 정도나 연하장애가 심한 경우 흡인 칫솔을 사용할 수도 있다. 전혀 뱉지 못하거나 흡인 위험이 높은 경우 거즈를 감은 설압자나 손가락에 알코올 성분이 없는 구강청결제나 거품 치약을 묻혀 치아와 입안을 닦아준다(그림 22-9). 치아 안쪽은 대상자가 간호자의 손가락을 깨물 수 있으므로 어금니 사이에 거즈를 감은 다른 설압자를 끼우고 구강간호를 실시하도록 한다.

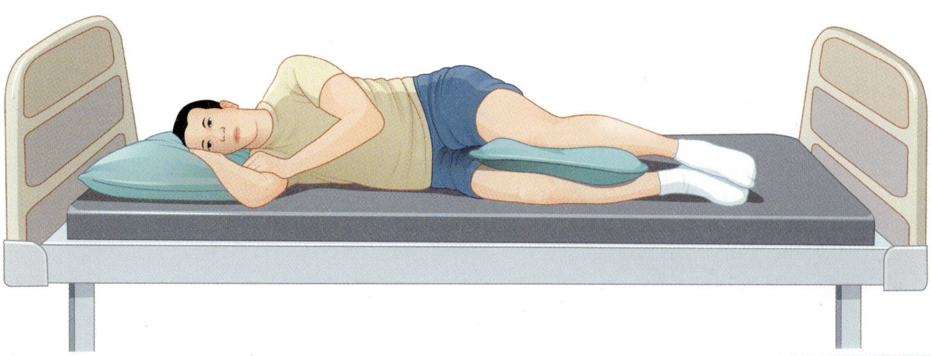

그림 22-7. 앉을 수 없는 대상자의 구강간호자세

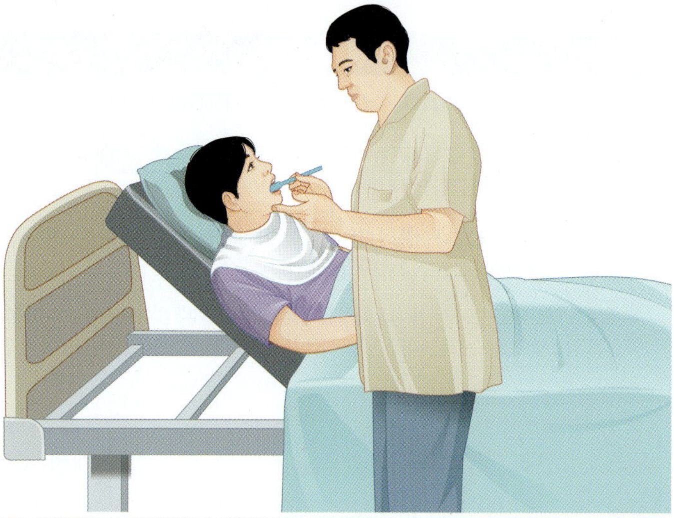

그림 22-8. 앉을 수 있는 대상자의 구강간호자세

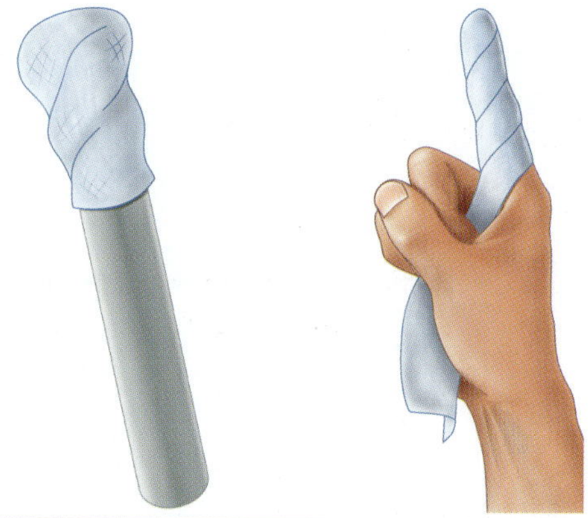

그림 22-9. 거즈를 이용한 구강간호방법

거즈로 입안을 닦을 때는 안쪽에서 바깥쪽을 향해 닦으면 흡인을 예방할 수 있다. 거즈는 더러워지면 바로 교환해야 하고, 물을 많이 적셔서 닦으면 입안에 물이 고일 수 있으므로 주의하도록 한다(그림 22-10).

인지장애가 동반된 대상자의 효과적인 칫솔질을 위한 몇 가지 전략은 다음과 같다. 칫솔질을 시작하려고 할 때는 먼저 칫솔질에 대해 설명을 하고 가능한 동의를 구하는 것이 좋다. 대상자의 눈높이에서 밝은 표정으로 천천히 말을 걸고 부드럽게 손을 잡아 친밀감을 갖도록 한다. 칫솔질을 할 때 입을 벌리지 않으려고 하는 경우 칫솔을 먼저 보여주고 만져보게 하며 거울을 통해 자신의 치아를 보도록 한다(그림 22-11).

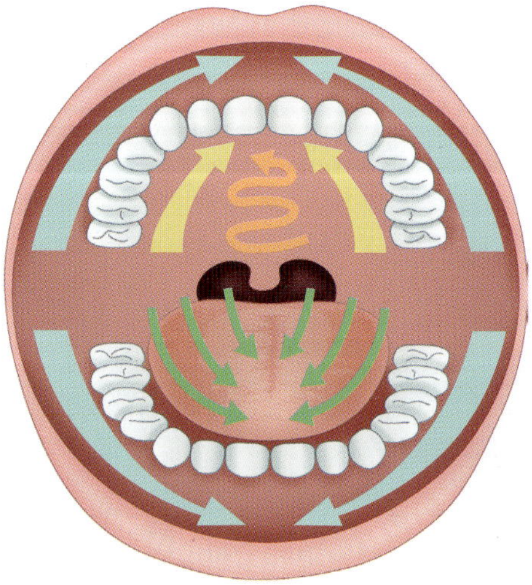

그림 22-10. 입안을 닦는 방법

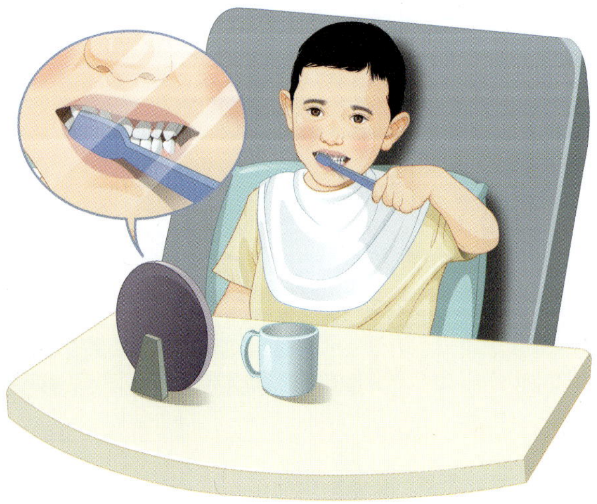

그림 22-11. 거울을 통한 칫솔질 준비

대상자가 먼저 칫솔질을 시작하지 못하는 경우 대상자가 칫솔을 치아에 갖다 대도록 도와준다(chaining). 칫솔을 치아에 갖다 대주어도 대상자가 칫솔질을 시작하지 못할 경우 칫솔을 잡고 있는 대상자의 손 위로 간호자가 손을 함께 잡아 칫솔질을 하게 한다(hand over hand). 칫솔질을 하는 동안 대상자의 두려움을 줄여 주기 위한 전환요법(distraction)으로 손에 수건이나 대상자 마음을 편안하게 해줄 수 있는 물건 등을 쥐어 주는 것도 좋다. 이러한 전략에도 불구하고 구강간호를 거부할 경우는 대상자를 붙잡아줄 수 있도록 다른 간호자에게 도움을 요청해야 한다(rescuing). 입을 벌리지 않는 대상자에게 먼저 설압자나 칫솔에 거즈를 두세 번 감아서 준비한 다음, 침대 머리를 낮추거나 잠깐 입을 벌릴 때, 또는 치아가 빠진 공간을 이용해서 이를 끼워서 공간을 확보한다. 끼운 설압자를 좌우로 옮겨가면서 칫솔질을 실시한다. 양치액이 흡인되지 않도록 고개를 살짝 숙인 자세를 취해준다(그림 22-12).

양치액을 삼키는 경우도 흔한데, 이때 양치물을 조금씩 입에 넣어주고 간호사가 함께 오글오글 가글하고 뱉는 흉내를 내어서 대상자가 스스로 뱉도록 유도한다. 또한 치약은 소량만 쓰거나 쓰지 않고 칫솔로만 양치질을 해준다(그림 22-13).

마지막으로 흡인위험이 매우 높은 경우 구강 세척법을 통해 구강간호를 할 수 있다. 구강세척방법은 그림 22-14과 같다. 먼저 세척액을 흡인할 수 있는 기구를 준비한 다음 건강한 쪽을 아래로 두고 마비된 쪽에서 건강한 쪽으로 주사기나 뚜껑 있는 용기에 담은 미지근한 물을 흘려보낸다. 이때 손가락으로 건강한 쪽 입꼬리를 아래로 잡아당기면 대상자가 물을 삼킬 수 없어 흡인을 예방할 수 있다. 입안에 남아있는 물은 거즈나 스펀지 솔 등으로 닦아낸다. 구강세척만을 실시하는 경우는 어디까지나 입안에 상쾌감을 주는 것이므로 칫솔질을 병행하고 양치물을 제거하는 방법을 활용할 것을 권한다.

무의식이거나 기관내 삽관된 대상자는 흡인과 칫솔질을 동시에 가능할 수 있는 흡인기능이 있는 칫솔이나 스펀지를 사용하여 기도흡인이 발생하지 않도록 주의한다(그림 22-15).

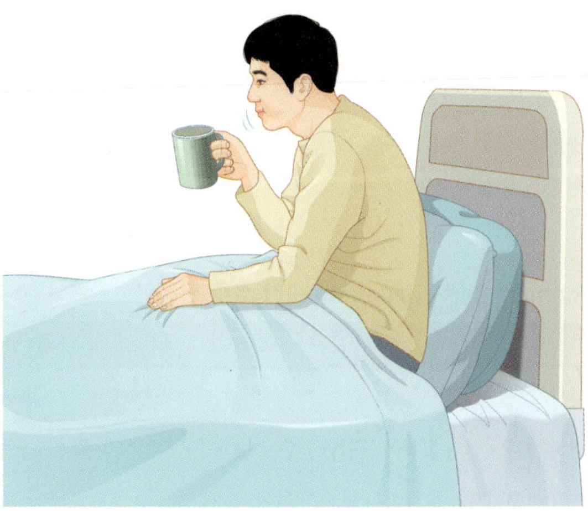

그림 22-12. 흡인 예방을 위한 자세

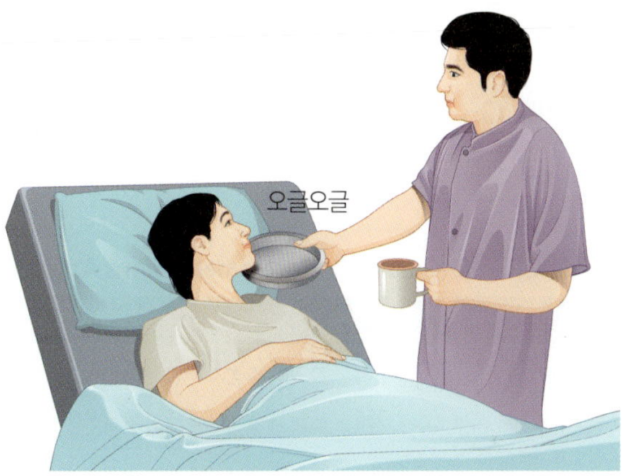

그림 22-13. 양치액 삼킴 예방법

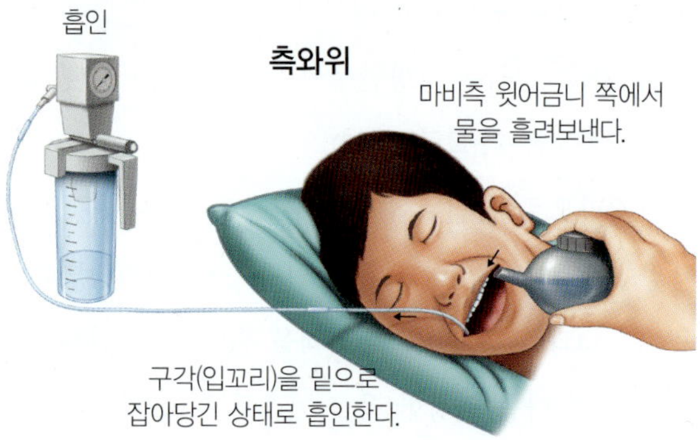

그림 22-14. 구강세척방법

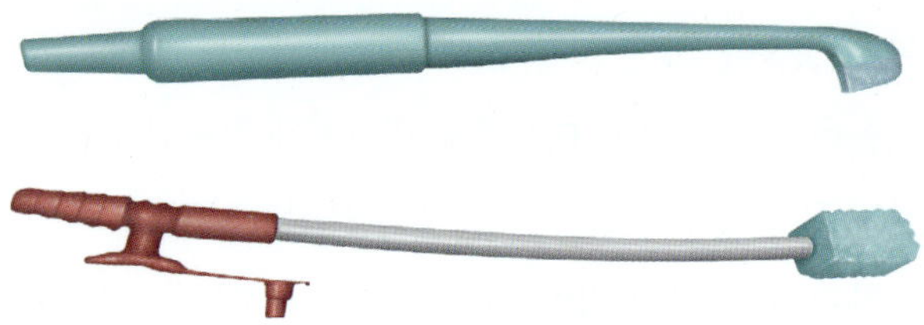

그림 22-15. 흡인 실리콘 칫솔, 스펀지(Suction toothbrush)

구강간호 시에는 잇몸, 치아, 구강점막, 입술, 혀 등의 감염이나 손상 등의 여부 등도 매일 관찰하여 이상이 발견되면 적절한 조치를 취하도록 한다.

IV. 연하장애 환자를 위한 근거기반 구강간호 실무지침

2023년 대한재활의학회와 대한연하장애학회에서 공동 발간한 구인두 연하장애 임상진료지침과 2020년 병원간호사회의 근거기반 구강간호 실무지침 개정판에서 제시한 연하장애 환자를 위한 근거기반 구강간호 실무지침은 다음과 같다. 각 실무지침은 GRADE (Grading of Recommendations Assessment Development and Evaluation) 등급체계와 방법론을 따랐으며, 근거수준(표 22-2)과 권고등급(표 22-3)을 제시하였다.

대한재활의학회와 대한연하장애학회는 연하장애 환자에서 구강의 위생관리 시행은 구강건강 관리와 음식 섭취 기능 호전에 효과가 있어 이를 시행하는 것을 권고문에 제시하였다. 권고등급은 '강하게 권고함'이었으며, 근거 수준은 '중등도'이다. 구강 내 청결한 위생상태는 치아우식증, 구강내 건조증을 방지하고, 구강내 감각과 타액분비를 향상시켜 구강건강 및 구강기 연하작용에 도움을 준다. 음식물을 적절하게 분쇄하고 음식물과 타액의 혼합을 적절하게 하여 인두기로 넘어가는 식괴를 형성하여 인두기 연하문제를 예방할 수 있다. 또한 적극적이고 전문적인 구강관리는 구강건강 사정 도구로 측정한 구강건강상태에서 향상된 것으로 나타났다. 구강내 위생관리를 시행하는 것

표 22-2. GRADE (Grading of Recommendations Assessment Development and Evaluation) 근거 수준과 정의

근거수준	정의
높음(High)	효과의 추정치가 실제 효과에 가깝다는 것을 매우 확신
중등도(Moderate)	효과의 추정치에 대해 중등도 정도로 확신, 즉 효과의 추정치는 실제 효과에 근접할 것으로 보이지만 상당히 다를 수도 있음
낮음(Low)	효과의 추정치에 대한 확신이 제한적임. 실제 효과는 효과 추정치와 상당히 다를 수 있음
매우 낮음(Very low)	효과의 추정치에 대한 확신이 거의 없음. 실제 효과는 효과의 추정치와 상당히 다를 것임

표 22-3. GRADE (Grading of Recommendations Assessment Development and Evaluation) 권고 등급과 정의

권고등급	정의
강하게 권고함(Strong recommendation)	해당 치료의 이득과 위해, 근거수준, 가치와 선호도, 자원을 고려했을 때 대부분의 임상 상황에서 강하게 권고
조건부 권고함 (Conditional recommendation)	해당 치료의 사용은 임상 상황 또는 환자/사회적 가치에 따라 달라질 수 있어, 선택적으로 사용하거나 조건부로 선택할 것 권고
시행을 권고하지 않음 (Against recommendation)	해당 치료의 위해가 이득보다 더 클 수 있고, 임상 상황 또는 환자/사회적 가치를 고려하여, 시행을 권고하지 않음
권고 보류(Inconclusive)	해당 치료의 이득과 위해, 근거수준, 가치와 선호도, 자원을 고려했을 때 근거수준이 너무 낮거나, 이득/위해 저울질이 심각하게 불확실하거나, 또는 변이가 커서 중재 시행 여부를 결정하지 않음 이는 치료의 사용을 권하거나 반대할 수 없다는 의미로서, 임상의의 판단을 따르도록 함
전문가 합의 권고(Expert consensus)	임상적 근거 문헌은 부족하나 해당 치료의 이득과 위해, 근거 수준, 가치와 선호도, 자원을 고려했을 때 임상적 경험과 전문가의 합의에 따라 사용을 권고

이 구강내 세균의 군집 정도를 감소시키고, 구강건강 상태와 연하기능의 향상에 기여하는 것으로 판단하여 강하게 권고하였다.

병원간호사회의 구강간호 실무지침 초판은 2014년에 발간되었으며, 구강간호 전반적인 실무를 포함하였다. 이후 2020년 개정판에서 암환자와 중환자의 구강간호 내용을 추가하였다. 연하장애 환자는 구강문제 발생 가능성이 높은 고위험 환자로 분류되었다.

구강 문제가 생길 위험이 있는 환자를 파악하기 위해 구강사정 도구를 이용하여 구강상태를 확인한다. 임상에서 환자의 구강상태를 사정하는데 많이 이용되는 도구는 Eilers, Berger와 Petersen이 개발한 구강사정지침(oral assessment guide, OAG)이다. 이 도구는 목소리, 연하, 입술, 혀, 침, 구강 점막, 잇몸, 치아의 8개 영역으로 구성되어 있으며, 평가자가 1–3 점의 점수를 배정한다. 1점은 정상, 2점은 상피의 통합성이나 구강기능에 심각한 손상이 없는 경증 변화, 3점은 점막의 통합성이나 구강기능에 확실한 손상이 있는 상태를 의미한다. 8개 영역의 평가 점수를 합산하여 점수가 8점 이하면 정상, 9–16점은 중등도 구내염, 17–24점은 중증 구내염으로 분류한다.

의식 저하가 있는 환자는 머리가 작은 칫솔을 이용하여 양치질을 하면서 동시에 분비물을 흡인하는 방식으로 구강간호를 제공할 것을 권고하고 있다. 칫솔의 크기는 치태 제거 능력과는 상관이 없으나 구강을 통해 삽관된 환자의 구강간호 편의성을 위해서는 머리가 작은 칫솔이 도움될 수 있다. 구강간호를 제공할 때 기도 흡인의 위험성이 있으므로 구강 분비물을 흡인하면서 시행해야 한다. 인공호흡기 적용 환자의 구강간호는 구강내 집락균의 기도 흡인으로 인한 인공호흡기 관련 폐렴(ventilator–associated pneumonia, VAP) 예방을 위해 매우 중요하다. 인공호흡기 관련 폐렴이 발생하면 높은 이환율과 사망률을 보이며, 이에 따라 재원일수와 의료비용 증가를 가져온다. 2022년 미국의료역학회(The Society for Healthcare Epidemiology of America, SHEA)는 업데이트된 인공호흡기 관련 폐렴 예방을 근거 기반 실무지침으로 제시하였으며, 기존 주기적인 클로르헥시딘을 활용한 구강간호에서 클로르헥시딘을 사용하지 않도록 하였고, 매일 칫솔질로 구강간호를 하는 것으로 변경되었다(표 22-4).

표 22-4. 의식저하 및 인공호흡기 적용 환자의 구강간호

권고사항	근거수준	권고등급
의식 저하가 있는 환자에게 흡인과 양치질이 동시에 가능한 재료를 사용할 수 있다. 칫솔이나 스폰지 등 구강간호에 사용하는 재료로 인한 기도 흡인(aspiration)이 발생하지 않도록 주의해야 한다	III	C
의식저하가 있는 환자에게 구강간호를 제공할 때 분비물이 기도 내로 넘어가지 않도록 주의한다	III	C
무의식 환자나 기관 내 삽관 환자는 기관의 지침에 따라 구강함수제를 이용하여 구강간호를 실시하고 필요시 추가로 시행한다.	III	C
기관내관으로 인한 입술이나 점막의 손상을 최소화하고 중환자의 입술 및 구강 내 점막 보습을 위해 기관의 지침에 따라 적절한 빈도로 구강 보습을 제공한다(예: 인공 타액, 구강보습 겔, 냉수 스프레이, 입술 보습제 등).	III	C

III: 전문가 의견, 임상적 경험, 서술적 연구, 전문가 위원회 보고서, 전문서적에 의한 근거
C: 사용을 권장 또는 반대하도록 지지할 근거가 미약함

표 22-5. 상황별 구강간호 전략과 간호중재

문제	전략	간호중재
입을 벌리지 않는 환자	• 구강간호를 완료하는 방법을 사정한다. 입 주위 근육의 경련을 없애고 다시 시도한다. 구강간호를 하는 동안 입을 벌리고 있게 한다.	-환자에게 절차를 설명한다. -환자에게 칫솔을 보여준다. -후각을 자극하기 위해 칫솔에 치약을 묻혀서 칫솔질 절차를 인지하게 한다. -다른 곳에 주의를 돌리는 전환방법을 이용한다. -환자가 협조적으로 응하는 시간에 다시 시도한다. -환자에게 성공적이었던 방법을 기록해 둔다.
구강간호를 거부하는 환자	• 구강간호를 끝내는 방법을 사정한다. • 구강간호를 거부하는 원인(환경, 통증, 두려움 등)을 사정한다.	-다른 간호자의 도움을 받는다. -다른 곳에 주의를 돌리는 전환방법을 이용한다. -환자가 협조적으로 응하는 시간이나 더 적합한 환경이 될 때 다시 시도한다. -환자에게 성공적이었던 방법을 기록한다.
칫솔을 무는 환자	• 구강간호를 끝내는 방법을 사정한다. • 칫솔을 무는 것이 공격적인 것인지 근강직 또는 다른 움직임 장애로 인한 것인지 사정한다.	-다른 간호자의 도움을 받는다. -다른 곳에 주의를 돌리는 전환방법을 이용한다. -간호자가 다른 칫솔로 구강간호를 하는 동안 한 손에 다른 칫솔을 쥐어 주고 씹게 한다. -근 강직이나 다른 움직임 장애가 있으면 의사 및 치과전문의에게 의뢰한다. -환자에게 성공적이었던 방법을 기록한다.
머리를 가슴 쪽으로 떨어뜨리는 환자	• 구강간호를 끝내는 방법을 사정한다.	-다른 간호자의 도움을 받는다. -여러 가지 자세를 취해보고 가능한 한 구강간호하기 좋은 자세를 취한다. -칫솔, 구강청결제, 스프레이, 흡인 칫솔 등 여러 가지 치아관련 제품을 이용하여 구강간호가 잘되는 것을 찾아본다. -다른 곳에 주의를 돌리는 전환 방법을 이용한다. -환자에게 성공적이었던 방법을 기록한다.
계속 머리를 움직이는 환자	• 구강간호를 끝내는 방법을 사정한다.	-다른 간호자의 도움을 받는다. -다른 곳에 주의를 돌리는 전환 방법을 이용한다. -여러 가지 자세를 취해보고 가능한 구강간호하기 좋은 자세를 취한다. -구강간호를 하는 동안 환자의 머리를 가볍게 잡아주도록 다른 간호자와 함께 간호한다. -환자에게 성공적이었던 방법을 기록한다.

구강간호를 하는 동안 환자가 입을 벌리지 않거나 구강간호를 거부하는 경우, 칫솔을 물거나, 머리를 숙이며, 계속 머리를 흔드는 경우 적절한 조치가 필요하다. 각각의 상황에 대한 전략과 간호중재는 다음과 같다(표 22-5).

참고문헌

1. 고홍섭, 곽재영, 김태일, 명훈, 박덕영. 장수를 위한 구강관리. 서울: 서울대학교 출판부; 2007.
2. 김백일. 구강관리용품론. 서울: 참윤퍼블리싱; 2010. pp.18-19.
3. 박명숙. (2012). 연하장애 대상자의 흡인성 폐렴 예방을 위한 구강위생관리전략. 대한연하장애학회지. 2012:2(1);31-4.
4. 박연환. 연하장애 대상자의 간호. 대한연하장애학회지. 2011;1(1):50-3.
5. 오타히토시, 미요시 하루키(김영주 편역). 환자가 주인이 되는 새로운 케어기술. 서울:그린홈; 2015. p.94-96.
6. 일본방문치과협회, 강부월, 박정란, 이형숙, 황윤숙 편역(2008). 노인을 위한 구강관리. 서울: 군자출판사;2008.
7. 조용애, 이선희, 김경숙, 임효민, 김태희, 최미영, 최희경 외. 근거기반 구강간호 실무지침 개정. 임상간호연구. 2020;26(2):141-53.
8. 황수현, & 유지수. 노인의 만성질환, 구강건강 행태와 치주질환의 관련성. 한국산학기술학회 논문지. 2024;25(5):116-22.
9. Chalmers J, Johnson V. Evidence-Based Practice Guideline, Oral hygienecare for functionally dependent and cognitive impaired older adults. Iowa City: The University of IOWA Gerontological Nursing Interventions Research Center Translation and Dissemination Core; 2002.
10. Chalmers J. Behavioral management and Communication Stratagies for Professionals When Caring for the Patients with Dementia. Special in Dentistry, 2000; 20(4):147-54.
11. Chapple IL, Genco R; Working group 2 of joint EFP/AAP workshop. Diabetes and periodontal diseases: consensus report of the Joint EFP/AAP Workshop on Periodontitis and Systemic Diseases.Journal of Clinical Periodontololgy. 2013;40 Suppl 14:S106-12. doi: 10.1111/jcpe.12077.
12. Darré L, Vergnes JN, Gourdy P, Sixou M. Efficacy of periodontal treatment on glycaemic control in diabetic patients: A meta-analysis of interventional studies. Diabetes Metabolism. 2008;34(5):497-506. doi: 10.1016/j.diabet.2008.03.006.
13. Field S, Fear SM, Higham RS, Ireland JR, Willetts RM, Longman LP. Age and medication are significant risk factors for xerostomia in an English population, attending general dental practice. 2001. Gerodontology; 18(1): 21-4.
14. Kanzigg LA, Hunt L. Oral Health and Hospital-Acquired Pneumonia in Elderly Patients: A Review of the Literature. J Dent Hyg. 2016 ;90 Suppl 1:15-21.
15. Klompas M, Branson R, Cawcutt K, Crist M, Eichenwald EC, Greene LR, et al. Strategies to prevent ventilator-associated pneumonia, ventilatorassociated events, and nonventilator hospitalacquired pneumonia in acute-care hospitals: 2022 Update. Infect Control Hosp Epidemiol. 2022;43:687-713.
16. Mathew Albert Wei Ting Lim. Basic oral care for patients with dysphagia: A Special Needs Dentistry perspective. Journal of Clinical Practice in Speech-Language Pathology 2018; 20(3): 142-49.
17. Pontes Andersen CC, Flyvbjerg A, Buschard K, Holmstrup P. Relationship between periodontitis and diabetes: lessons from rodent studies. Journal of Periodontology. 2007 ;78(7):1264-75.
18. Yang, S., Park, J. W., Min, K., Lee, Y. S., Song, Y. J., Choi, S. H., ... & Choi, K. H. (2023). Clinical practice guidelines for oropharyngeal dysphagia. Annals of Rehabilitation Medicine, 47(Suppl 1), S1-S26.

Chapter 23

연하장애의 행동적 접근법: 보상기법

| 송영진, 우희순 |

연하장애의 치료에서 고려해야 할 가장 중요한 두 가지 요소는 기도 보호와 충분한 영양 및 수분 공급이다. 임상가는 '구강으로 음식물을 먹는 것이 안전한가', '구강으로 충분한 양을 섭취할 수 있는가'에 초점을 맞추어 치료를 적용해야 한다.

연하장애에 대한 행동적 접근법의 분류는 여러 학자들에 의해 다양하게 정의되고 있다. Groher 등은 음식덩이 변형(점도, 질감, 부피, 온도, 맛 및 냄새), 식사 활동 수정(식사 일정 변경, 구인두 위생 또는 보습, 식사 보조기구 사용), 환자 조절(자세 변화 전략, 머리 위치 전략, 전신 위치 전략), 삼킴 기전 조절(운동, 감각 자극 및 보철 조절), 삼킴 변형(삼킴 시도의 생리학적 변화) 등으로 구분하여 제시하고 있다. 또 다른 분류로 미국언어청각협회(ASHA)에서는 보상기법과 회복을 촉진하는 재활치료 전략으로 구분하여 제시하고 있다. 보상기법은 삼킴의 효율을 변화시키지만 지속적인 기능적 변화를 만들지는 않아 생리학적으로 지속적인 이점이나 영구적인 개선은 기대하기 어렵다. 보상기법은 충분히 회복될 수 없거나 아직 회복되지 않은 결손을 보상시켜 구강으로의 섭식을 가능하도록 하는 기법으로, 연하장애와 관련된 합병증 발생을 예방하기 위하여 주로 적용된다. 반면 회복 및 촉진기법은 삼킴 기능의 향상과 지속적 유지를 목적으로 적용되며, 별도의 주의나 변형된 방법 없이도 안전하게 구강을 통하여 적절한 영양 상태와 수분 공급을 유지할 수 있도록 유도한다.

연하장애의 보상기법으로 자세변형, 음식덩이 변형, 식이 변형, 보조기 적용 등 다양한 방법들이 적용되고 있지만 임상가는 삼킴 기전에 미치는 영향을 고려하여 이론적 배경을 근거로 목적과 적용 방법에 적합하게 적용해야만 한다. 그러나 모든 치료기법들을 보상기법 또는 회복 및 촉진 기법으로 명확히 이분하여 판단하기는 어렵다. 예를 들어 수의적 기도보호 전략인 성문위삼킴법, 최대성문위삼킴법 등은 삼키는 동안 후두 폐쇄 타이밍을 변화시켜 흡인을 예방한다는 측면에서는 보상기법이라 할 수 있으나 이와 동시에 인두 내의 압력을 증가시키고 근 수축을 통해 삼킴의 생리학적 기능을 변화시킬 수 있다는 점에서는 회복 전략으로 분류되기도 한다. 임상가는 적용하고자 하는 기법이 환자 상태에 적절한지 또는 삼킴의 생리를 근본적으로 변화시킬 수 있는지, 치료의 적용으로 단기간 혹은 장기간의 효과를 기대할 수 있는지 등을 고려하여 적절한 중재의 방향을 수립해야 한다.

I. 자세 조절

자세 조절(postural control)은 보상기법의 대표적 방법으로 삼킬 때 음식물의 흐름을 변경시키는 목적으로 적용되는 전반적 신체 자세 조절과, 삼킴의 효율성을 높여 음식덩이(food bolus)의 이동을 촉진시키는 목과 인두 자세 조절 방법이 대표적이다. 자세 조절은 음식덩이의 이동 방향과 속도를 변경시켜 환자가 안전하게 음식물을 삼키도록 하는 힘과 시간을 확보해줄 수 있다. 자세 조절은 즉각적인 효과를 가져온다는 장점이 있지만, 음식물을 삼킬 때마다 매번 적용되어야 하는 만큼 인지적 문제가 동반된 경우 삼길 때마다 같은 자세를 재현하는 것이 어렵기 때문에 지속적인 감독이 필요하다.

1. 신체 자세 조절

1) 바로 앉은 자세

안전한 삼킴을 위해서는 식사할 때 환자가 의자에 바로 앉은 자세를 유지할 수 있도록 하는 것이 중요하며, 환자의 증상에 따라 중력에 대한 고려를 통하여 음식덩이가 안전하게 식도로 들어갈 수 있도록 해야 한다(그림 23-1). 바르게 앉은 자세는 근긴장도를 정상적으로 유지하는데 도움을 주며, 음식물을 삼키는데 중력의 보조를 받을 수 있으며 환자의 피로도를 최소화할 수 있다. 바로 앉은 자세는 누운 자세에 비하여 구강 내에서 음식물의 이동을 환자 스스로 조절하기 쉽도록 하여 흡인의 위험성을 낮추어 준다. 또한 목뿔-후두복합체(hyoid-larynx complex)의 움직임 및 물렁입천장의 수축을 보다 원활하게 하여 누워있는 자세와 비교하여 강한 힘으로 음식물을 추진시킬 수 있게 한다. 만약 신경학적 마비 등으로 인해 식사 시 앉은 자세를 스스로 할 수 없는 경우, 침대의 머리 부분을 올려 앉은 자세를 유지하게 하도록 하고, 베개나 랩보드 등을 이용하여 몸통과 팔을 지지하여 준다. 이를 통해 음식을 삼키는 것 외의 에너지 소비를 최소화하여 안전한 삼킴이 이루어지도록 유도한다.

바로 앉은 자세가 삼킴 기능에 어떠한 영향을 주는지에 대해 다양한 연구들이 진행되고 있다. 한 연구에서는 척추를 바로 세우지 못하고 라운드 백(후만) 자세로 앉은 경우(그림 23-2a) 후만증이 심해질수록 혀의 압력, 호흡 및 기침 기능이 저하된다고 하였다. 다른 연구에서는 정상 성인을 대상으로 흉추 후만증 정도가 심할수록 혀의 압력과 음식 이동속도, 혀의 협응력에 유의한 차이가 있다고 하여 바로 잎은 자세의 이짐을 보고하였다.

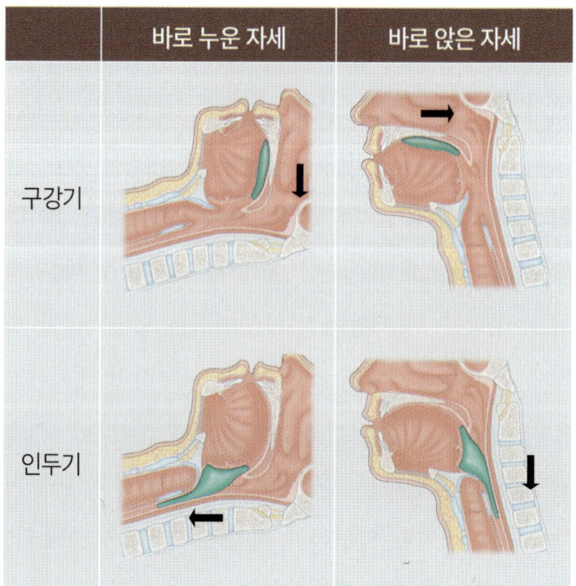

그림 23-1 자세에 따른 삼킴 단계별 음식의 이동

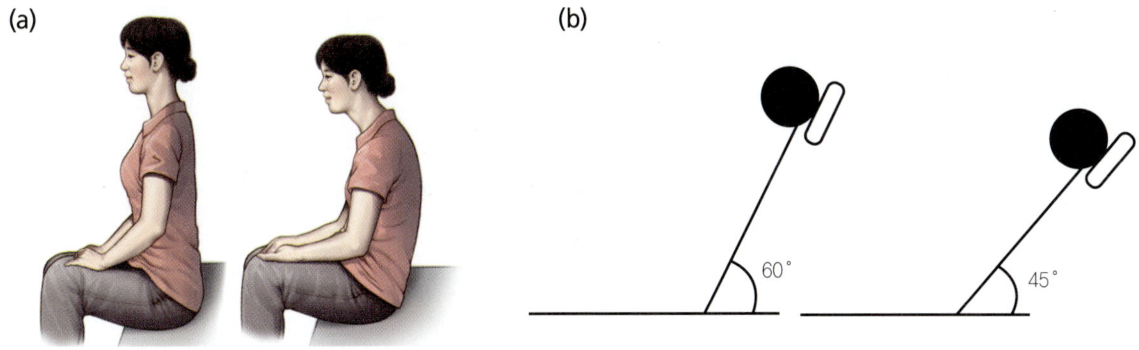

그림 23-2 (a) 바로 앉은 자세와 척추가 후만된 자세 (b) 몸통을 60°, 45°로 기울인 자세

몸통의 균형이 잡히지 않거나 바로 앉아 있는 자세 유지가 어려운 경우 환자의 휠체어나 침대의 기울기를 조정하여 경사지게 앉도록 유도할 수도 있는데, 이러한 자세가 삼킴 기능에 어떠한 영향을 주는지에 대해서도 여러 의견이 있다. 뇌졸중 환자 98명을 대상으로 바로 앉는 자세와 비교하여 경사를 60°, 45°로 조정하여(그림 23-2b) 삼킴 기능의 변화를 조사한 결과, 앉아 있는 각도가 90°에서 45°로 기울어질수록 침습-흡인척도 점수(PAS score)가 유의하게 낮았고, 후두덮개계곡과 조롱박오목의 잔류물 양이 유의하게 감소했다고 하여 바로 앉은 자세보다 긍정적인 효과가 있음을 보고하였다.

일반적으로 바로 앉은 자세가 신경생리학적으로 음식물이 이동하기 적절한 자세임에도 환자의 질병 상태에 따라 효과가 달라질 수 있음을 감안하여 조정이 필요한 것으로 보인다.

2) 바로 누운 자세

바로 누운 자세는 양쪽 인두벽 수축력이 저하된 경우나 후두 상승이 약화된 경우, 삼킴 후 인두에 음식 잔여물이 관찰되는 경우에 제한적으로 적용하는 자세이다. 바로 누운 자세에서는 중력의 방향이 후인두벽 쪽으로 작용하게 된다(그림 23-1). 앉은 자세에서는 구강에서 미성숙 유출된(premature spillage) 음식이 앞쪽 인두벽을 따라 후두덮개계곡을 지나 후두 입구에 도달하게 되지만, 바로 누운 자세에서는 중력에 의해 구강에서 바로 후인두벽쪽으로 음식이 이동하고, 후인두벽을 따라 조롱박오목에 도착하기 때문에 구조적인 관점에서 앞쪽에 위치한 기도로 음식물이 유입될 가능성을 낮출 수 있다. 또한 하인두 압력을 증가시켜 상부식도조임근이 최대로 열릴 수 있도록 돕는다. 하지만 바로 누운 자세는 위식도 역류를 증가시킬 수 있으므로, 이 경우 15–30°로 상체를 경사지게 하여 역류를 감소시킬 수 있다.

운동역학적인 관점에서 바로 누운 자세는 앉은 자세에 비하여 중력의 영향으로 인해 목뿔뼈의 위치가 뒤쪽에 위치하게 되고, 물렁입천장의 움직임이 감소되며, 혀의 위치도 뒤쪽으로 치우칠 수 있기 때문에 구강에서 음식물을 다룰 수 있는 시간적 여유가 없을 수 있다. 그러한 영향으로 음식덩이 조절 능력을 감소시키고, 이는 다량의 음식물이 인두로 유입되어 흡인의 가능성을 높인다. 이 때문에 구강 조절 능력이 저하된 환자나 삼킴 후 인두에 남아있는 음식 잔여물을 끌어올려 제거할 수 있는 능력이 저하된 경우에는 적용하지 않는다.

3) 옆으로 누운 자세

양측 인두의 기능에 차이가 있는 경우 보통 30°로 침대를 경사지게 한 후 건측으로 누운 자세를 취하게 하는데, 이는 중력에 의하여 음식덩이를 건측으로 이동시켜 삼킴을 촉진하기 위하여 적용되는 방법이다. Takagawa 등은 건강한 성인을 대상으로 옆으로 누운 자세에서 0°, 30°, 60°로 각도를 증가시켰을 때 바로 앉은 자세보다 주관적인 기준으로 삼킴에 어려움은 있었지만 삼키는 시간이나 삼키는 소리 수준에서 유의한 차이는 없었다고 하였다. 하지만 옆으로 누운 자세에서 독립적으로 음식을 떠서 입으로 가져가는게 쉽지 않나. 또한 흐르는 유동식은 흘리지 않고 섭취하기가 쉽지 않고, 빨대, 특수 컵 등 음식의 종류에 따라 다양한 보조도구가 필요할 수도 있다. 또한 침대의 경사도에 따라서 구강 및 인두의 움직임이 지연될 수도 있으며, 호흡과 삼킴의 협응에 부정적 영향을 줄 수 있으므로 자세 변화의 잇점이 큰 경우에 선별하여 적용한다.

2. 목과 인두 자세 조절

1) 턱 당기기/내리기(chin tuck/chin down)

턱 당기기는 신경학적으로 문제가 있는 연하장애 환자에게 가장 일반적으로 적용되는 방법으로 인두 삼킴이 지연된 경우, 혀 기저부의 수축력이 약한 경우, 삼키는 동안 후두 폐쇄가 약화된 경우 적용된다. 비디오투시연하검사로 턱 당기기의 효과를 측정한 결과, 이 자세는 후두덮개계곡의 공간을 넓혀주고 기도의 입구를 좁혀주며, 혀 기저부를 인두벽쪽으로 밀어주게 된다. 이 경우 음식덩이를 뒤쪽에 위치한 식도 쪽으로 흐르게 유도하여 흡인 가능성 저하 및 기도를 보호하는 효과를 기대할 수 있다. 이 자세는 보편적으로 적용되기는 하지만, 모든 연하장애 환자에게 효과가 있는 것은 아니며 삼킴 후 흡인(post-swallow aspiration)이 있는 경우 보다는 삼킴 전 흡인(pre-swallow aspiration)이 있는 경우에 보다 효과적이다. 또한 삼키는 동안(during swallow)과 무증상 흡인이 있는 경우에도 흡인을 예방하는 효과가 있는 것으로 알려져 있다.

'턱 당기기' 기법은 머리 굴곡(head flexion) 또는 목 굴곡(neck flexion) 등의 의미로 다양하게 시행되고 있다. 일반적인 턱 당기기는 '턱을 가슴 쪽으로 가볍게

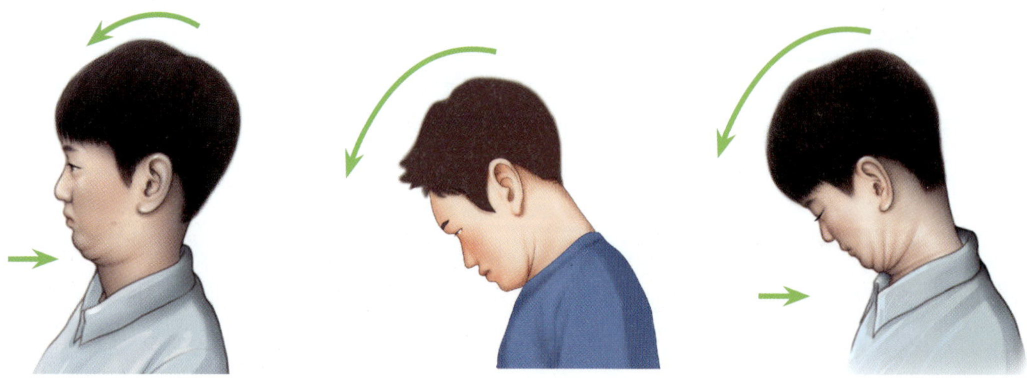

a) 머리굴곡 (O–C1–C2) b) 목굴곡 (C4–5–6) c) 복합(머리–목) 굴곡

그림 23-3. 턱당기기/내리기의 다양한 방법

표 23-1. 턱 당기기에서 굴곡의 위치와 효과

	위치	효과
머리의 굴곡	상부 경부(O-C1, C1-2)	후두덮개계곡의 공간을 넓혀줌 - 후두덮개계곡에 다량의 잔류물이 남아있는 경우 적용
목의 굴곡	중하부 경부(C4-5, C5-6)	혀 기저부가 뒤쪽으로 당겨짐 - 삼킴 반사의 지연이 있는 경우 적용
복합적인 굴곡	상부와 중하부 경부(O-C1, C1-2/ C4-5, C5-6)	머리 굴곡과 목 굴곡의 복합적인 효과를 얻고자 하는 경우

당긴 상태에서 삼키세요'라고 지시한다. 이는 목뼈 1번(atlas)과 2번(axis)에서 일어나는 머리 굴곡을 유도하는 것으로(그림 23-3a), 목뼈의 전반적인 굴곡을 유도하는 목 굴곡(그림 23-3b)과는 구분하여 적용되어야 한다. 임상가는 머리 굴곡, 또는 목 굴곡 자세에 따라 생리적, 기능적 변화가 어떻게 다른지 알고 적용하는 것이 중요하다(표 23-1). 또한 턱을 당긴 상태에서 목을 굴곡시켜 복합적인 효과를 얻을 수도 있다(그림 23-3c). 즉 목 위치의 변화를 통해 목뿔뼈 및 후두 거상 근육에 변화를 가져올 수 있고, 삼킴 시 무호흡(apnea) 지속 시간에도 영향을 줄 수 있다. 턱 내리기(당기기)자세에서 삼킴 기능의 변화를 연구한 14 편의 연구, 총 571명의 환자를 대상으로 한 메타 연구에서 흡인의 위험 감소, 구강기 음식 이동시간 단축, 상부식도조임근의 이완, 인두 잔여물의 감소 효과가 있음을 보고하였다.

2) 고개 돌리기(head rotation)

편측성 숨뇌마비(bulbar palsy) 등으로 인해 한쪽 인두에만 기능 저하를 보이는 경우, 약화가 있는 쪽으로 머리를 돌리면(그림 23-4a) 머리가 돌아간 쪽의 삼킴 통로를 좁히거나 닫아주는 효과를 가져온다. 머리를 한쪽으로 돌리게 되면 후두 연골과 아래인두벽 사이의 해부학적 관계가 변화하면서 머리를 돌린 쪽의 조롱박오목이 좁아져 음식물의 이동을 최소화시키는 효과를 가져온다. 반면 머리를 돌린 반대쪽의 공간은 넓어지게 되고 아래인두벽으로부터 후두를 잡아당겨

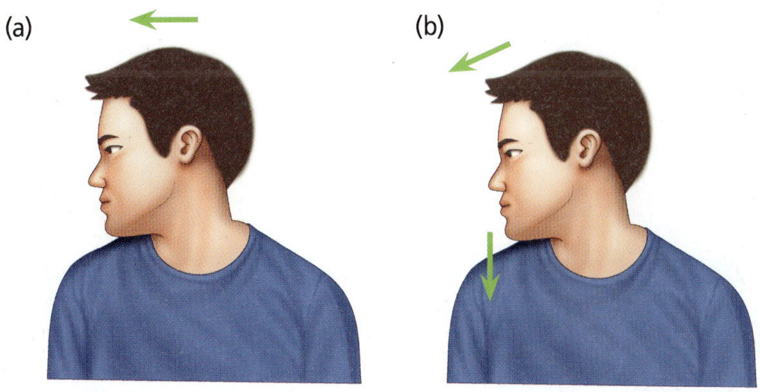

그림 23-4. (a) 마비측으로 고개 돌리기, (b) 고개돌리기와 턱당기기의 복합적 자세

반지인두조임근이 보다 이완되고 음식물이 주로 이완된 쪽으로 이동하게 한다. 또한 고개 돌리기는 고개를 돌린 쪽의 성대 압력을 증가시켜, 삼킴 후 흡인이 관찰되는 경우 흡인 예방의 효과를 기대할 수 있다. 머리를 회전하였을때 동적인 전산화단층촬영법을 통하여 삼킴의 동역학을 검사한 결과 후두덮개의 닫힘과 상부식도조임근의 열림이 빨라졌다고 하였고, 인두의 용적율이 넓어짐을 알 수 있었다. 또한 구조적으로 경추의 전방이나 편측 뼈곁돌기로 인해 인두부위가 좁아진 경우에도 고개 돌리기 자세를 취하면 반대측의 공간이 확장된다고 하였다.

3) 고개 기울이기(head tilting)

편측성 구강장애 및 한쪽 인두의 장애가 있는 경우 건측으로 고개를 기울이면 중력으로 인해 상대적으로 음식 조절이 잘되는 건측 인두로 음식이 흘러내리게 할 수 있다(그림 23-5). 이로 인해 구강에서는 보다 건강한 쪽으로 음식덩이를 형성하고 조절하도록 할 수 있으며, 인두 삼킴 반응이 좋은 쪽으로 음식덩이를 흐르도록 하는 이점이 있다. 고해상도 압력 측정법(HRM)을 사용하여 정상인 10명의 삼키기 과정에서 자세에 따른 인두 압력의 변화를 관찰한 결과 고개를 기울이면 반대쪽보다 아래 인두 압력이 높아져 음식덩이의 이동이 원활해진다고 하였고, 또 다른 연구에서는 구강 압력과 근육 활동을 변화시키는 데 사용될 수 있다고 제안하였다.

4) 고개 젖히기(head extension)

고개를 젖히는 동작은 입술과 혀 등 구강기에 장애가 심한 경우와 혀절제술, 구강내 절제술 또는 재건술로 인하여 음식덩이를 입 안에서 뒤쪽으로 이동시키는데 어려움이 있는 경우에 적용된다. 이 자세는 턱을 들어올려 입 안의 음식덩이가 인두 쪽으로 이동하도록 하는데 중력의 도움을 받는 것이다(그림 23-6). 또한 이 자세는 구강압력과 근육활동을 변화시키는데 효과적으로 적용될 수 있다. 이 자세를 적용하기 위해서는 인두와 후두의 기능이 정상적으로 작동하여 혹시라도 음식물이 흡인되더라도 기도보호 기전이 완벽하게 작동하는 환자에게만 한정적으로 적용해야 한다.

고개를 젖히고 음식물을 삼킬 경우 상부식도조임근의 이완 능력이 감소되고 삼킴 시 발생되는 압력 사이의 시간적 협응에 변화를 준다. 이는 젖혀지는 목의

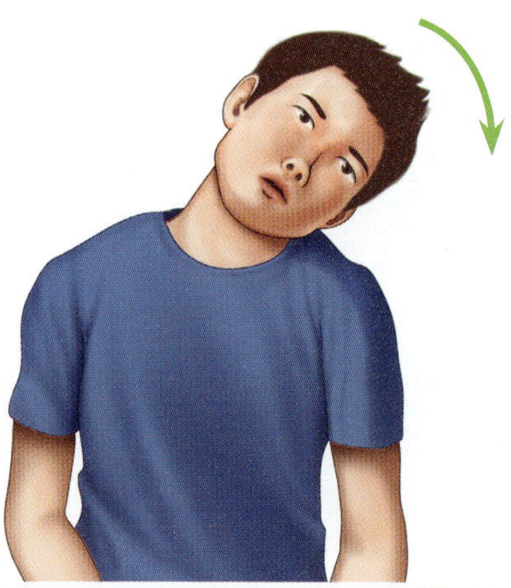

그림 23-5. 비마비측으로 고개 기울이기

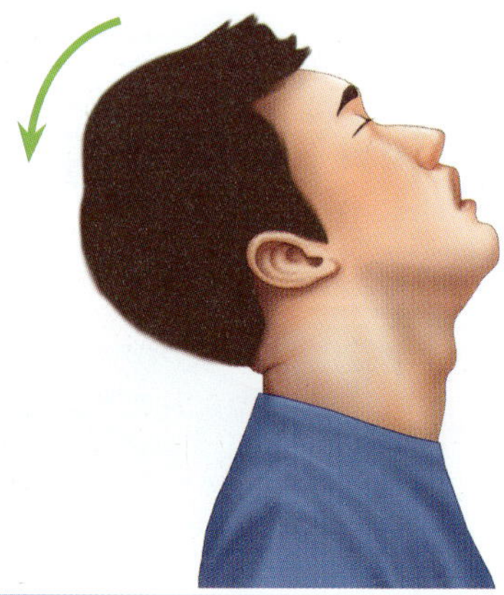

그림 23-6. 고개 젖히기

각도와 관계 있다. 신경학적 마비로 인두삼킴 지연이 있는 환자에게는 흡인의 위험이 높아지기 때문에 적용하지 않는 것이 일반적이며, 흡인이 예측될 경우 성대를 수의적으로 닫아주는 성문위삼킴법과 병행하여 시도할 수 있다.

II. 음식 변형

음식이 입 안에 들어가면 구강기(oral phase)에서는 혀와 연구개에 있는 촉각 및 압력 수용체를 통해 뇌줄기와 다리뇌의 경계에 위치한 중심패턴생성기를 자극하게 되고 피질의 삼킴 관련 중추신경계는 혀 모양과 관련된 압력을 가이드하게 되므로 활성화된다. 특히 부드럽게 혀에서 삼켜지는 음식보다 씹기가 요구되는 음식에서는 아랫턱과 위턱의 구분에서 나오는 삼차감각섬유가 자극되고, 침샘도 활성화되는 효과가 있다. 또한 음식의 특성에 따라 입안의 기계, 화학, 온도 감각 수용기는 지속적으로 음식의 성상을 감지하게 된다(그림 23-7). 인두기에서는 뇌신경 9번과 10번의 감각섬유가 활성화되어 뇌줄기의 고립로핵을 자극하고 대뇌피질을 활성화하여 인두의 삼킴반사의 기시를 촉진하는 효과가 있다. 식도기에서도 음식이 진입하게 되면 감각 입력은 식도의 신경절을 통해 뇌줄기와 국소적 신경 루프를 사용하면서 연동운동이 활발해지고 이는 다시 인두삼킴을 유발하는 효과가 있다.

따라서 특정한 음식 또는 음료에 대해서 흡인이 예상되거나 기능적인 구강 식이의 어려움을 보이는 경우에 음식 변형(food modification)을 통하여 구강기, 인두기에서의 다양한 감각 자극을 통해 삼킴을 유도할 수 있다. 음식물의 질감(texture), 부피(volume), 점도(viscosity), 맛(taste), 온도(temperature) 등을 조절하는 음식의 변형은 구강 또는 인두의 인지 및 감각저하로 음식에 대한 인식이 저하되어 있는 경우에도 음식의 성상을 변형하여 반응을 유도하는 효과적인 보상전략으로 선택될 수 있다. 또한 환자의 음식에 대한 선호도를 변화시켜 긍정적인 반응을 유도할 수도 있고, 음식물 섭취에 대한 거부감으로 이어질 수도 있다.

1. 질감(Texture) 변형

신경학적으로 마비가 있는 연하장애 환자 중에서 삼킴의 시작이 지연되는 경우나, 묽거나 질감이 없는 음식물에 반응하지 않고 물고 있는 경우는 구강 내 감각을 촉진할 수 있는 거친 음식이나 씹을 수 있는 단단한 음식의 제공이 도움이 될 수 있다. 음식물의 질감

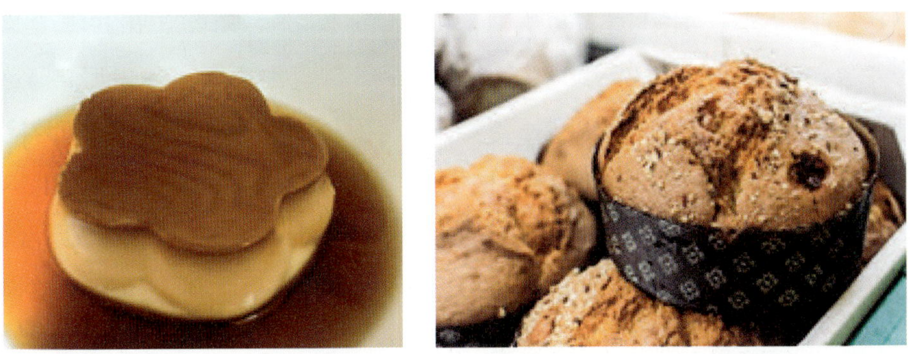

그림 23-7. 부드럽고 거친 음식 등 재질의 변화를 통해 삼킴을 유도할 수 있다.

강화를 통해 제공되는 감각을 증가시키면 씹는 동작이 시작되면서 구강 내 구조물들의 움직임에 의한 감각 자극으로 이어져 삼킴반사를 유도할 수 있다. 또한 거친 질감의 음식은 구강내 감각인식을 향상시켜 정상적인 삼킴 반응을 이끌어 내기도 한다.

2. 부피(Volume) 변형

연하장애가 있어 흡인이 발생하는 경우, 일반적으로 고형식의 '크기' 또는 액체류의 '양'을 고려하여 보다 안전한 삼킴을 위해 적은 양의 음식을 추천하는 것이 일반적이다. 제공하는 음식의 양을 작게 할 경우 구강조절이 어려운 환자는 음식덩이 형성을 보다 잘 할 수 있을 뿐 아니라, 음식물이 흡인되더라도 그 양이 비교적 소량이 된다는 장점이 있다.

임상가들은 주로 제공하는 음식물의 양을 줄여주는 선택을 많이 하지만, 삼킴 반시기 저하되어 있는 환자의 경우에는 티스푼 정도(5 cc 이하)의 적은 양을 주었을 때 삼킴 생리를 변화시키는 감각 자극이 역치에 다다르지 못하기 때문에 무증상 흡인이 나타날 수도 있다. 상대적으로 크기가 큰 음식덩이를 턱 당기기 자세를 취하여 삼켰을 때, 목뿔뼈의 전상방 움직임의 폭과 속도가 증가하며 흡인의 위험성을 낮추어주는 효과를 기대할 수도 있다.

임상 평가 시에도 티스푼보다 적은 양을 주었을 때보다 많은 양을 주었을 때 기침반사를 자극할 가능성이 높아지기 때문에 흡인의 징후를 쉽게 확인하는 경우가 많다. 그러나 음식의 크기를 변형했을 때 나타나는 단일 효과와는 다르게 복합적으로 변형시켰을 때는 예상외의 결과를 가져온다는 연구도 있었다. 한 연구에서 음식물의 부피를 변형했을 때보다 점성을 높이면서 동시에 크기를 증가시켰을 때 흡인량과 인두내 잔여량이 많아졌다고 하였다. 부피 조절을 포함한 음식 변형은 환자의 기능과 음식 선호에 대한 심리적 요인이 함께 관여하는 경우가 많으므로 객관적 검사를 통해 환자에게 개별화하여 적용하는 것이 중요하다. 최근 연구에서는 3D 동적 컴퓨터 단층촬영검사를 통해 한 입에 제공되는 액체의 부피가 증가하면 인두와 식도에 더 일찍 도달하여 더 빨리 운반될 뿐 아니라 진성대의 폐쇄 및 상부식도조임근의 개방이 유의하게 빨라진다고 보고하였다. 따라서 액체의 부피가 증가함에 따라 삼키기의 생리적 변화를 이해하는 것은 연하장애 환자의 진단 및 치료와 임상에서 삼키기 재활의 결과에 도움이 될 것이라고 하였다.

3. 점도(Viscosity) 변형

물이나 음료 등 액체류의 점도를 조절하면 구강 및 인두에서 음식물이 이동하는 속도와 입력되는 감각의 양에 변화를 줄 수 있다. 액체류의 점도가 높아지면 음식덩이의 이동이 느려지고 인두의 압력과 상부식도조임근의 이완이 증가된다. 점도의 변형은 농도가 가장 묽은 물에서 시작하여, 우유, 과일주스와 같은 액체(thin liquid) 농도부터 밀크셰이크, 크림 스프, 토마토주스와 같은 넥타(nectar thick) 농도, 으깬 감자를 넣은 스프나 갈은 과일과 같은 꿀 농도(honey thick), 음식이 올려진 숟가락을 뒤집어도 음식이 흐르지 않는 정도의 스푼-농도(spoon thick)의 단계로 구분한다. 점도가 높은 음식을 제공하면 구강기와 인두기의 삼킴 조절 시간을 확보할 수 있고, 입력되는 감각의 양을 증가시켜 삼킴 근육의 활성도를 높일 수 있다. 묽은 액체는 점도가 높은 음식에 비해 아래 인두까지 흐르는 시간이 단축되고, 성대 및 후두 폐쇄가 발생할 때까지의 시간을 벌어주는 장점이 있기 때문에 후두

기능에 문제가 있는 경우 점도 조절을 해주는 경우가 많다. 하지만 음식덩이의 점도가 지나치게 높을 경우, 오히려 구강 및 인두에 남아있는 잔여물의 양이 증가하면서 삼킴 후 흡인의 위험을 높일 수 있다.

묽은 액체의 농도를 증가시키기 위해 사용되는 점도증진제는 과거 녹말전분(starch)으로 만들어지는 경우가 많았다. 이러한 점도증진제는 조제한 후 시간이 지나면서 점도를 일정한 상태로 유지하기 어렵고, 침 속의 아밀라아제 성분이 점도증진제의 녹말전분을 분해하여 식사가 진행되면서 점도를 빠르게 감소시켜 흡인 예방에 도움이 되지 못하는 경우가 많았다. 또한 녹말전분으로 만든 점도증진제는 점도가 높아질수록 맛과 재질의 변화를 동반하여 환자에게 심한 거부감을 주기도 한다. 현재 주로 활용되는 점도증진제는 이러한 단점이 보완된 구아검(guar gum)계와 잔탄검(zantan gum)계를 사용하는 경우가 많다. 구아검은 점성 증가 능력이 녹말의 8배로 저지방식품이나 아이스크림의 점성 증가를 위해 사용되기도 한다. 구아검은 침 성분에 의한 점도 분해가 발생하지 않는다는 장점이 있지만, 과도한 점성으로 인하여 적정량보다 많이 사용할 경우 덩어리가 지거나 시간이 지날수록 점도가 증가할 수도 있어 주의가 필요하다. 잔탄검계는 물에 녹는 정도는 전분계와 구아검계의 중간 정도이며 pH에 관계없이 일정 점도 유지되는 장점이 있다. 또한 무색, 무취, 무미로 음식 고유의 맛과 향기를 유지할 수 있고 끈적함이 적고 부착성이 작아 목넘김이 좋다.

〈26장 식이조절과 점도 증진제의 사용〉에서 더 자세한 내용을 다루었다.

4. 맛(Taste)과 온도(Temperature) 변형

구강인두 연하장애 환자에게 음식의 맛과 온도를 변형하여 제공하였을 때 구강기와 인두기에서 삼킴 양상의 변화를 기대할 수 있다. 신맛, 매운맛, 탄산음료 등 자극성 있는 음식은 구강기에서는 혀와 물렁입천장의 압력을 증가시키며 자극된 구강 감각은 인두삼킴 반사의 시작과 반응을 증가시키고 이로 인해 음식덩이의 구강 및 인두 통과 시간이 단축된다.

또한 음식의 온도가 체온과 가까울수록 삼킴 반사는 지연되고 차이가 날수록 반응은 빨라진다. 맛과 온도와 관계된 감각 수용체를 자극하는 방법으로 캡사이신 맛의 캔디는 온각 수용체를 자극하여 지연된 연하반사를 자극할 수 있고, 박하향 캔디는 냉각 수용체를 자극하여 연하반사를 촉진할 수 있다는 보고도 있다. 음식의 온도는 식도기에도 영향을 미친다. 매우 차가운 액체(1~3℃)는 식도의 연동 운동을 지연시키고 매우 뜨거운 액체(58~61℃)는 식도의 연동 운동을 증가시킨다.

지연된 연하반사의 유발 속도를 낮은 온도를 통해 향상시키기 위해 고안된 방법으로 환자에게 입을 벌리게 한 다음 치료사가 차가운 후두경이나 아이스 스틱으로 앞쪽구개활(anterior faucial pillar)을 위아래로 문지르는 온도촉각자극(thermal tactile stimulation)을 적용할 수도 있다. 차가운 자극으로 앞쪽구개활을 자극하면 삼킴에 대한 민감도가 높아지고 환자가 자발적으로 삼키려 할 때 연하반사를 보다 빨리 유발시킨다. 이 방법은 식사 직전에 적용하는 것이 추천되며 장기 효과보다는 단기 효과를 목적으로 사용하는 것이 일반적이다.

III. 식사 변형

보상기법으로 식사 변형(diet modification) 은 매우 중요한 치료방법이다. 관영양법(tube feeding)에서 시작하여 정상적인 구강을 통한 식사가 가능해질 때까지 환자에게 안전하고도 효율적인 식사의 단계를 결정하기 위해서는 객관적인 평가 결과와 개인적인 선호도 고려하여 결정한다. 연하장애 환자에게 제공되는 식사는 일정한 농도와 재질이 유지되어야 하며 선호하는 음식이나 온도로 제공하고 흡인이 된다면 쉽게 제거할 수 있는 상태여야 한다. 연하보조식에서 고체와 액체의 단계는 점도나 재질에 따라 여러 단계로 나뉘게 된다. 대표적인 분류체계에는 미국언어청각협회의 NDD (National Dysphagia Diet) 체계와 IDDSI (International Dysphagia Diet Standardisation Initiative Inc) 가 있다. 식사 변형에 대한 중재 방법과 그 효과에 대해서는 〈26장 식이조절과 점도 증진제의 사용〉에서 자세한 내용을 다루었다.

IV. 연하 기법

연하 기법(swallow maneuver)은 수의적인 조절을 통해 삼킴의 생리적인 변화를 주는 동시에, 안전하고 효과적으로 삼킬 수 있도록 적용하는 보상기법의 하나이다. 이 방법들은 대부분 근수축이 강하게 요구되기 때문에 과도한 반복 사용으로 환자가 쉽게 피로를 느끼지 않는지 확인하는 것이 중요하다. 성문위삼킴법, 최대성문위삼킴법, 멘델슨법, 노력삼킴법 등이 임상에서 주로 사용되며, 이 방법들은 지시 따르기가 가능하고 인지 및 의사소통의 문제가 없는 경우 적용된다. 이러한 기법들은 연하기능의 회복 과정에서 안전성을 위해 일시적으로 사용하는 목적으로 개발되어 보상적 방법으로 분류되기도 하지만, 반복적으로 훈련하게 되면 연하의 신경생리적 변화를 가져올 수 있다는 점에서 회복적 기법으로 구분되기도 한다.

1. 성문위삼킴법(Supraglottic swallow)

성문위삼킴법은 수의적으로 숨을 강하게 참아 삼기기 전이나 삼키는 동안 성대주름 수준에서 기도 폐쇄를 유지시키는 방법이다(그림 23-8). 이 기법은 성문 폐쇄가 지연되어 있거나 인두연하가 지연되어 있을 때 적용한다. 방법으로는 깊게 숨을 들이마신 후 숨을 참고 숨을 참고 있는 동안 음식물을 삼킨 후, 삼킨 즉시

성문위삼킴법

1. 숨을 들이 마신다.
2. 숨을 멈춘다.
3. 숨을 멈추고 있는 동안 입안의 음식을 삼킨다.
4. 삼킨 후 바로 기침한다.
5. 숨을 내쉰다.

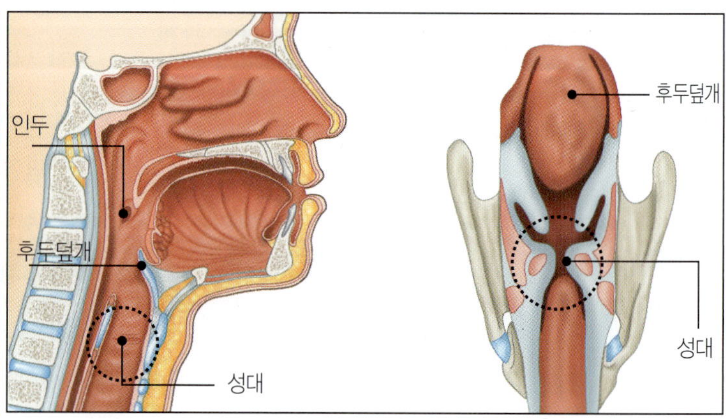

그림 23-8. 성문위삼킴법의 방법과 기도의 폐쇄 수준

강한 기침을 유도하여 혹시라도 기도로 진입한 음식물을 기침과 함께 배출하는 것을 목적으로 한다. 이 방법의 생리적 효과는 기도폐쇄를 연장시키고 후두 전방 움직임과 혀기저부의 움직임을 증가시키며, 상부식도조임근의 열림을 증가시키는데 도움이 된다. 삼키기 전에 기도를 확실하게 닫아 음식이나 액체의 흡인을 예방하고 삼킨 후 즉각적인 기침을 통해 인후두 부위에 남아 있는 잔여물을 제거한다(동영상 23-1).

동영상 23-1

Seong 등의 연구에서는 성문위삼킴법이 삼키는 동안 혀후두 운동, 특히 수직 혀후두 운동에 영향을 미치며 특히 노인 그룹에서 운동학적 변화는 더 두드러졌다고 하였다. 따라서 성문위삼킴법은 후두 폐쇄의 목적 외에도 삼키는 동안 혀후두 운동을 강화하여 삼키기 개선에 기여할 수 있음을 보고하였다. 그러나 후두 폐쇄에 문제가 있는 경우 이 기법을 삼킬 때마다 적용하는 것이 식사 전반에 걸쳐 너무 많은 노력과 시간이 소요되고 복잡한 단계의 과정을 거치므로 인지 기능이 저하된 환자에게 적용하기 어렵다. 또한 기침과 함께 구강내 잔여물이 입밖으로 배출될 확률이 높으므로 타인과의 동반 식사가 상호 불편감을 유발할 수 있다.

2. 최대성문위삼킴법(Super-supraglottic swallow)

최대성문위삼킴법은 성문위삼킴법과 대부분 유사하며, 숨을 참는 동안 가슴과 배에 힘을 주어 삼키기 전이나 삼키는 동안 후두덮개의 기저부쪽으로 모뿔연골을 강하게 움직이도록 하고 기도와 성대의 입구를 보다 강하게 닫는 방법이다(그림 23-9). 이는 성대주름 수준에서 기도를 닫는 것보다 후두덮개를 포함한 후두입구부에서의 폐쇄를 유도한다. 최대성문뒤삼킴법의 시행방법은 먼저 깊게 숨을 들이 마시고 숨을 참은 후 가슴과 배에서 아래로 힘을 준 후 삼키도록 지시한다. 삼킨 후 곧바로 기침을 한 후 숨을 내쉬도록 하는 것은 성문위삼킴법과 동일하다. 최대성문위삼킴법은 기도 보호의 측면에서 장점이 있으나 숨을 참는 동안 아래로 힘을 주는 것은 발살바 기법(Valsalva maneuver)의 변형으로 관상동맥 질환이나 부정맥이 있는 환자의 경우 적용

최대성문위삼킴법

1. 깊게 숨을 들이 마신다.
2. 숨을 멈추고 있는 동안 아래로 누르면서 힘을 준다.
3. 숨을 멈추고 있는 동안 입안의 음식을 삼킨다.
4. 삼킨 후 즉시 기침한다.
5. 숨을 내쉰다.

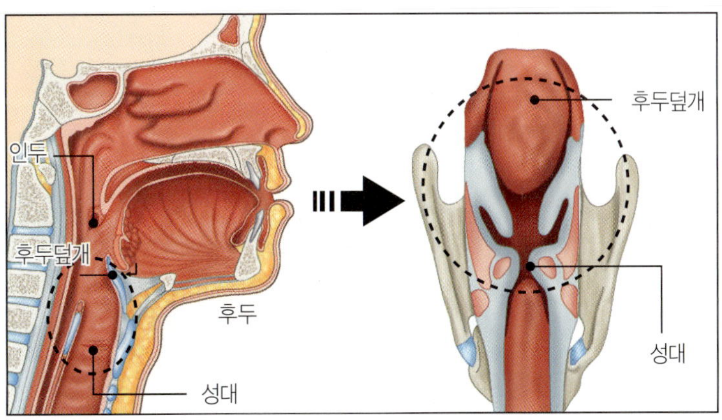

그림 23-9. 최대성문위삼킴법과 기도의 폐쇄 수준

해서는 안 되며, 후두 절개관(tracheostomy tube)이 있는 환자에게도 적용할 수 없다(동영상 23-2).

동영상 23-2

3. 멘델슨법(Mendelsohn's maneuver)

멘델슨법은 후두상승의 범위와 시간을 연장하고 상부식도조임근이 이완될 때의 범위와 시간을 증가시키기 위해 고안되었다. 이는 후두복합체(laryngeal complex)의 움직임이 최고 정점에 있을 때 수 초(2–3초)간 유지시키는 방법을 말한다. 이 방법은 후두복합체를 지속적으로 상승하도록 유지시켜 인두의 최고 수축과 지속 시간을 증가시키며, 목뿔위근육(suprahyoid muscle)을 활성화시키고 혀기저부와 후인두벽의 수축을 증가시키는 생리학적인 효과가 있다. 또한 실제 음식을 삼킬 때 음식덩이가 안전하게 이동할 수 있도록 시간을 벌어주는 보상적 방법으로 적용되기도 한다. 멘델슨법의 시행 방법은 삼키는 동안 방패연골의 상승 움직임을 스스로 느끼도록 지시하고, 삼켰을 때 방패연골이 최대로 상승된 지점에서 그 위치를 몇 초 동안 유지하도록 한다(그림 23-10). 후두가 최대로 상승되었을 때는 혀기저부가 최대로 후인두벽쪽으로 수축하게 되며 기도는 닫히게 된다(동영상 23-3).

동영상 23-3

Lazarus 등은 이 기법을 단일 환자에게 적용시켜 삼킴 관련 근육의 근력 및 협응력 증진을 도모하였으며, Neumann 등도 신경학적 손상으로 인하여 연하장애를 겪고 있는 코위관(nasogastric tube) 환자 58명에게 적용하여 2/3에서 성공적인 구강 식이로 전환시켰다는 연구결과를 보고하였다. 이 방법을 치료에 적용하는데 있어서 기간 및 횟수에 대한 획일적 방법은 제시

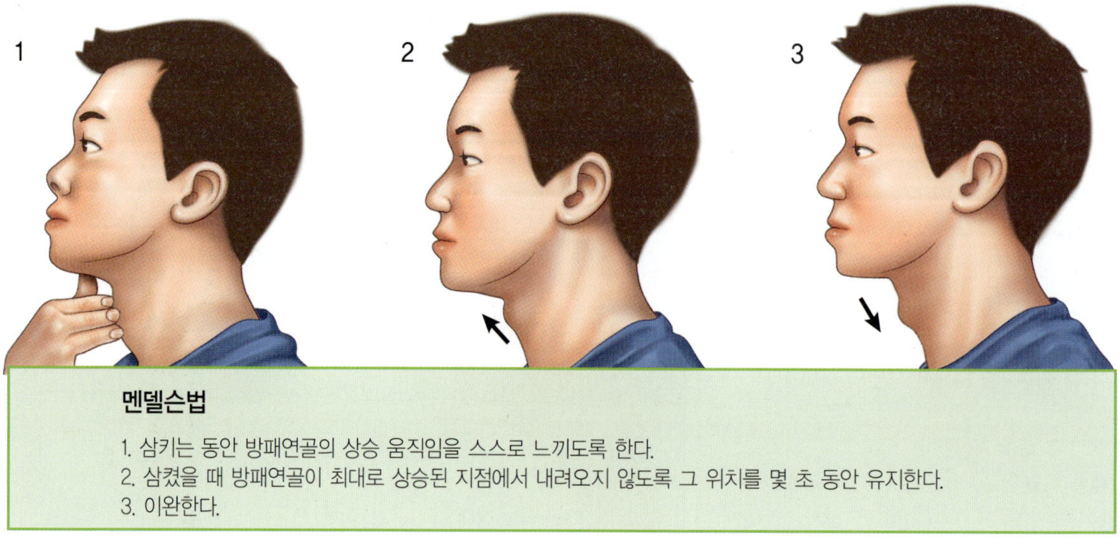

그림 23-10. 멘델슨법

된 바 없지만, Crary는 3주간 멘델슨법을 집중적으로 적용하여 6명의 대상 환자 모두를 구강 식이로 전환시켰으며, 이후의 연구에서 Crary 등은 45명의 연하장애 환자에게 10회의 치료 세션을 적용한 결과 87%에서 구강식사로 전환이 가능하였다고 보고한 바 있다.

멘델슨법을 단독으로 사용하기 보다 복합적으로 사용하여 효과를 증명한 연구도 다수 있다. 후두복합체의 상승을 임상가나 환자가 스스로 확인할 수 있도록 표면근전도를 통한 바이오 피드백을 이용하는 방법도 추천될 수 있다. 또한 뇌경색으로 인한 아급성 삼키기 장애 환자에게 복합치료(멘델슨법과 신경근 자극치료)를 적용하였을 때 신경근자극 치료군, 멘델슨법 치료군에 비해 기능적 삼키기 장애 척도(FDS) 점수와 삼키기 삶의 질이 향상되었다고 하였다. 또 다른 연구에서는 멘델슨법과 노력삼킴법을 결합한 방법이 흡인에 미치는 영향을 알아본 결과 모든 참여자에서 중재 전과 후에 액상 및 반고체형 음식에서 흡인이 감소하여 긍정적인 효과가 있다고 하였다. 하지만 멘델슨법은 연하의 무호흡 시간을 증가시키게 되므로 호흡질환자나 호흡 패턴이 불안정한 환자에게는 적용하지 않는 것이 좋다.

4. 노력삼킴법(Effortful swallow)

노력삼킴법은 삼키는 동안 혀의 기저부를 인두벽으로 강하게 수축하도록 하고 후두 상승을 최대화하기 위하여 적용되는 방법이다(그림 23-11). 노력삼킴법은 음식물을 삼킬 때 '찹쌀떡을 한입에 넣고 씹어서 단번에 삼킨다는 생각으로 강하게 삼키세요'라고 지시한다. 이렇게 강하게 음식물을 삼킬 때, 인두의 압력 증가와 지속적인 기도 폐쇄는 침습과 흡인을 감소시키고 후두덮개계곡이나 조롱박오목에 남아 있는 잔여물을 최소화하여 흡인의 가능성을 감소시킨다. 노력삼킴법은 음식물을 이용한 삼킴의 보상기법으로 고안되었으나, 반복해서 강한 삼킴을 유도할 경우 인두의 근육을 강화시키고 후두의 움직임 및 혀기저부와 인두 수축력을 강화시키는 효과가 있어 회복 기법으로 적용되기도 한다.

노력삼킴법은 후두 전정 폐쇄 반응 및 지속 시간, 인두 수축 지속 시간, 인두식도 부분 개방 지속 시간, 삼키기 지속 시간을 크게 증가시킬 수 있어 삼키기의 특정 시간적 및 운동학적 측면을 효과적으로 변경할 수 있다. 그러나 정상적인 노인에서 무리한 노력삼킴을 유도하면 인두수축의 감소 및 인두 잔여물 증가 등 부정적인 운동학과 기능에서의 역효과가 있을 수 있음을 유의해야 한다고 하였다(동영상 23-4).

동영상 23-4

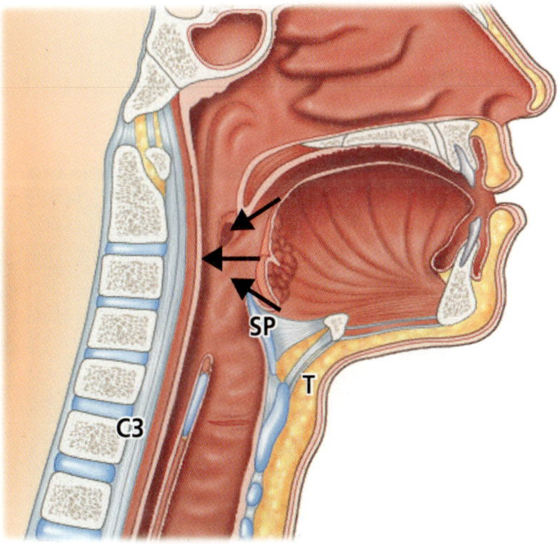

그림 23-11. 노력삼킴법으로 인한 혀 기저부의 압력 변화

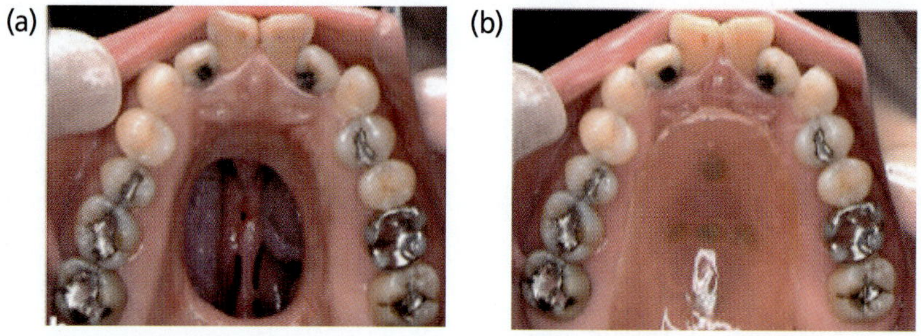

그림 23-12. 파열된 구개를 막아주는 밀폐 장치(obtrator). (a) 파열된 구개 (b) 밀폐 장치를 착용한 모습

V. 삼킴 관련 보장구

연하장애와 관련된 보장구에는 구조적인 결함으로 인해 적용하는 보장구와 신경학적 손상으로 인한 연하장애 환자에게 구강 내 음식덩이를 조절하는데 도움을 주는 밀폐장치(obturator), 구개확대보형물(palatal augmentation prosthesis), 구개 거상장치(palatal lift) 등의 보장구들이 있다.

밀폐장치(obturator)는 파열된 구개를 차단하고 구강과 비강을 구분 짓는 보장구로 구강암 환자 중 연구개 절개술을 받은 환자나 구개 파열이 있는 환자에게 적용된다(그림 23-12). 밀폐장치는 비강 역류(nasal regurgitation)를 방지하고 혀의 움직임을 원활하게 하며 음식덩이(bolus) 형성에 도움을 주는 효과가 있다. 또한 흡인(aspiration)에 대한 위험과 식사에 요구되는 시간이 감소한다.

구개확대보형물(palatal augmentation prosthesis)은 부분적인 혀절제술을 한 환자의 혀에 경구개 접촉을 개선하기 위해 제작되어 삼킴기능과 언어의 질을 향상시키는 효과가 있다(그림 23-13).

구개 거상장치(palatal lift)는 주로 정상적인 연구개의 길이를 갖고 있는 비인강폐쇄부전 환자에게 사용되며 연구개를 들어올려 비강을 닫는데 도움을 준다. 보조기의 기능과 효과에 대해서는 〈chapter 28 연하장애 치료를 위한 치과 보철〉에서 자세한 내용을 다루었다(그림 23-12c).

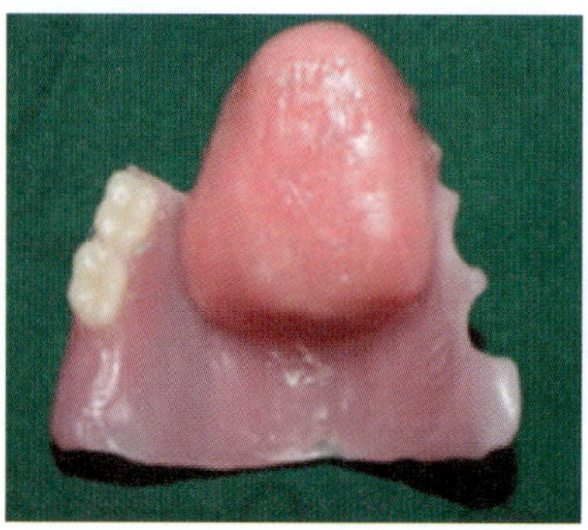

그림 23-13. 구개확대보형물(palatal augmentation prosthesis)

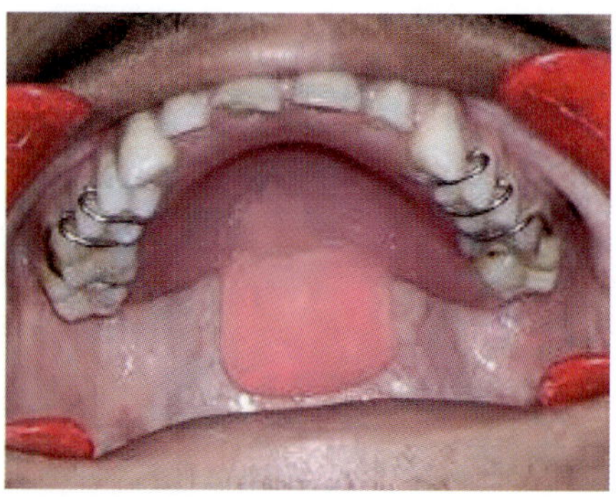

그림 23-14. 구개 거상장치(palatal lift)

VI. 맺음말

이 장에서는 일반적으로 잘 알려진 보상기법으로 자세 변형, 음식의 변형, 연하 기법, 연하 관련 보장구 등에 대해 알아보았다. 임상에서는 이 장에서 제시된 보상기법을 포함하여 다양한 방법들이 환자에게 적용되고 있지만 적절한 대상 선정을 통하여 치료 효과를 명확하게 검증한 방법들은 많지 않은 상태이다. 또한 근거에 기반한 치료기법의 효과가 검증되었다 할지라도, 적용하였을 때 모든 환자에서 동일한 효과를 얻기는 어려울 수 있으며 연하장애의 양상에 따라 다양한 반응이 나타날 수 있다. 따라서 객관적 평가를 통해 기능과 장애를 파악한 후 근거중심의 중재를 바탕으로 환자에게 개별화된 치료를 적용할 때 최고의 치료 효과를 얻을 수 있을 것이다.

참고문헌

1. Balasubramaniam MK, Chidambaranathan AS, Shanmugam G, Tah R. Rehabilitation of Glossectomy Cases with Tongue Prosthesis: A Literature Review. J Clin Diagn Res. 2016 Feb;10(2):ZE01-4. doi: 10.7860/JCDR/2016/15868.7184. Epub 2016 Feb 1. PMID: 27042596; PMCID: PMC4800663.
2. Balasubramaniam MK, Chidambaranathan AS, Shanmugam G, Tah R. Rehabilitation of Glossectomy Cases with Tongue Prosthesis: A Literature Review. J Clin Diagn Res. 2016 Feb;10(2):ZE01-4. doi: 10.7860/ JCDR/2016/15868.7184. Epub 2016 Feb 1. PMID:27042596; PMCID: PMC4800663.
3. Barikroo A. Effortful Swallow Maneuver and Modifications on Swallow Dynamics in Healthy Adults. Folia Phoniatr Logop. 2024 May 2:1-7. doi: 10.1159/000539171. Epub ahead of print. PMID: 38697023.
4. Benjapornlert P, Kagaya H, Inamoto Y, Mizokoshi E, Shibata S, Saitoh E. The effect of reclining position on swallowing function in stroke patients with dysphagia. J Oral Rehabil. 2020 Sep;47(9):1120-8. doi: 10.1111/joor.13037. Epub 2020 Jul 9. PMID: 32585726.
5. Byeon H. Combined Effects of NMES and Mendelsohn Maneuver on the Swallowing Function and Swallowing-Quality of Life of Patients with Stroke-Induced Sub-Acute Swallowing Disorders. Biomedicines. 2020 Jan 12;8(1):12. doi: 10.3390/ biomedicines8010012. PMID: 31940930; PMCID: PMC7167864.
6. Cathy AP. A comparison of consistency and taste of five commercial thickners.Dysphagia. 1997;12:74-8.
7. Cola PC, Gatto AR, da Silva RG, Spadotto AA, Ribeiro PW, Schelp AO, Carvalho LR, Henry MA. Taste and temperature in swallowing transit time after stroke. Cerebrovasc Dis Extra. 2012;2:45-51.
8. Crary MA, Carnaby-Mann GD, Groher ME. Helseth E. Functional Benefits of dysphagia therapy using adjunctive biofeedback. Dysphagia. 2004;19:160-4.
9. Crary MA. A direct intervention program for chronic neurogenic dysphagia secondary to brainstem stroke. Dysphagia. 1995;10:6-10.
10. Ebihara S, Kohzuki M, Sumi Y, Ebihara T. Sensory stimulation to improve swallowing reflex and prevent aspiration pneumonia in elderly dysphagic people. J Pharmacolsci 2011;115:99-104.
11. Fishman GC, Sonies BC. Effects of systematic bolus viscosity and volume changes on hyoid movement kinematics.Dysphagia. 2002;17:278-287.
12. Groher, M. E., Crary, M. A. (2020). Dysphagia -E-Book. : Mosby. https://www.asha.org/practice-portal/clinical-topics/adult-dysphagia/?srsltid
13. Hanson B, The effect of saliva on the viscosity of thickened drinks. Dysphagia. 2012;27:10-9.
14. Hitoshi K, Yoko I, Sumiko O, Eiichi S. Body

positions and functional training to reduce aspiration in patients with dysphagia. JMAJ. 2011;54:35-8.

15. Holley LR, Hamby GR, Taylor PP. Palatal lift for velopharyngeal incompetence: report of case. ASDC J Dent Child. 1973 Nov-Dec;40(6):467-70. PMID: 4583577.
16. Holley LR, Hamby GR, Taylor PP. Palatal lift for velopharyngeal incompetence: report of case. ASDC J Dent Child. 1973 Nov-Dec;40(6):467-70. PMID:4583577
17. Hori K, Tamine K, Barbezat C, Maeda Y, Yamori M, Muller F, Ono T. Influence of chin down posture on tongue pressure during dry swallow and bolus swallows in healthy subjects. Dysphagia. 2011;26:238-45.
18. Huckabee ML, Pelletier CA. Management of adult neurogenic dysphagia. San Diego: Singular Publishing, INC., 1999.
19. Iida Y, Katsumata A, Fujishita M. Effect of head rotation on the pathway of a food bolus through the pharynx as evaluated by a videofluoroscopic swallow study. Oral Radio.l 2011;27:17-21.
20. Inamoto Y, Saitoh E, Okada S, Kagaya H, Shibata S. The effect of bolus viscosity on laryngeal closure in swallowing: kinematic analysis using 320-row area detector CT. Dysphagia. 2012;5:9410-9414.
21. Kim JH, Kim YA, Lee HJ, Kim KS, Kim ST, Kim TS, Cho YS. Effect of the combination of Mendelsohn maneuver and effortful swallowing on aspiration in patients with dysphagia after stroke. J Phys Ther Sci. 2017 Nov;29(11):1967-1969. doi: 10.1589/jpts.29.1967. Epub 2017 Nov 24. PMID: 29200636; PMCID: PMC5702826
22. Kim TH, Kim DH. The effects of head rotation and tilt on oral pressure and muscle activity. Anat Cell Biol. 2019 Dec;52(4):378-384. doi: 10.5115/acb.19.191. Epub 2019 Dec 31. PMID: 31949975;PMCID: PMC6952685.
23. Kochi K, Sei H, Tanabe Y, Yasuda K, Kido T, Yamada H, Taguchi A, Hato N. The dynamics of deglutition during head rotation using dynamic 320-row area detector computed tomography. Laryngoscope Investig Otolaryngol. 2023 May 25;8(3):746-753. doi: 10.1002/lio2.1082. PMID: 37342115; PMCID: PMC10278121.
24. Krival K, Bates C. Effects of club soda and ginger brew on linguapalatal pressures in healthy swallowing. Dysphagia. 2012;27:228-39.
25. Lazarus C, Logemann JA, Gibbons P. Effects of maneuvers on swallowing function in a dysphagic oral cancer patients. ClinCommunDisord. 1993;3:11-9.
26. Lazzara G, Lazarus C, Logemann JA. Impact of thermal stimulation on the triggering of the swallowing reflex.Dysphagia. 1986;1:73-77
27. Lee KL, Kim DY, Kim WH, Kim EJ, Lee WS, Hahn SJ, Kang MS, Ahn SY. The influence of sour taste on dysphagia in brain injury: blind study. Ann Rehabil Med. 2012;36:365-370.
28. Li M, Huang S, Ding Y, Li X, Cui Y, Chen S. The effectiveness of chin-down manoeuvre in patients with dysphagia: A systematic review and metaanalysis. J Oral Rehabil. 2024 Apr;51(4):762-774. doi: 10.1111/joor.13631. Epub 2023 Nov 29. PMID: 38030571.
29. Logemann JA, Pauloski BR, Rademaker AW, Colangelo AL. Super-supraglottic swallowing in irradiated head and neck cancer patients. Head Neck. 1997;29:535-539.
30. Logemann JA. Evaluation and treatment of swallowing disorder., 2nd ed. Texas: Pro-ed INC., 1998.
31. Margareta B, Rolf O, Olle E. Supraglottic swallow, effort swallow, and chin tuck did not alter hypopharyngealintrabolus pressure in patients with pharyngeal dysfunction. Dysphagia. 2002;17:197-

201.

32. Molfenter SM, Hsu CY, Lu Y, Lazarus CL. Alterations to Swallowing Physiology as the Result of Effortful Swallowing in Healthy Seniors. Dysphagia. 2018 Jun;33(3):380-388. doi: 10.1007/s00455-017-9863-6. Epub 2017 Nov 17. PMID: 29147919; PMCID: PMC5957765.
33. Murakami, M., Nishi, Y., Shimizu, T., & Nishimura, M. (2020). A retainer-free obturator prosthesis in a fully dentulous patient with palatal defects. Journal of oral science, 62 1, 122-124 .
34. Nakamura K, Nagami S, Kurozumi C, Harayama S, Nakamura M, Ikeno M, Yano J, Yokoyama T, Kanai S, Fukunaga S. Effect of Spinal Sagittal Alignment in Sitting Posture on Swallowing Function in Healthy Adult Women: A Cross-Sectional Study. Dysphagia. 2023 Feb;38(1):379-388. doi: 10.1007/s00455-022-10476-8. Epub 2022 Jun 28. PMID: 35763121.
35. National Dysphagia Diet Task Force. National Dysphagia Diet: Standardization for Optimal Care. Chicago: American Dietetic Association, 2002.
36. Neumann S, Bartolome G, Buchholz D. Swallowing therapy of neurologic patients: correlation of outcome with pretreatment variables and therapeutic method. Dysphagia. 1995;10:6-15.
37. O'Sullivan N. Dysphaiga care team approach with acute and long term patient., 2nd ed. Valley Cottage: Cottage Square Press, 1995.
38. Perry JL, Bae Y, Kuehn DP.Effect of posture on deglutitive biomechanics in healthy individuals. Dysphagia. 2012;27:70-80.
39. Pongpipatpaiboon K, Inamoto Y, Aihara K, Kagaya H, Shibata S, Mukaino M, Saitoh E, Gonzalez-Fernandez M. Thin Liquid Bolus Volume Alters Pharyngeal Swallowing: Kinematic Analysis Using 3D Dynamic CT. Dysphagia. 2022 Dec;37(6):1423-30. doi: 10.1007/s00455-021-10397-y. Epub 2022 Jan 3. PMID: 34981256.
40. Selinger M, Prescott TE, HoffmanI: Temperatureaccelerationin cold oral stimulation. Dysphagia. 1994;9:83-87.
41. Seo M, Park JW. Head rotation as an effective compensatory technique for dysphagia caused by unilateral cervical osteophytes. J Int Med Res. 2022 Aug;50(8):3000605221116757. doi: 10.1177/03000605221116757. PMID: 36036241;PMCID: PMC9434682.
42. Seong MY, M.d. , Oh BM, M.d. , Ph.d. , Seo HG, M.d. , M.s. , Han TR, M.d. , Ph.d. . Influence of Supraglottic Swallow on Swallowing Kinematics: Comparison between the Young and the Elderly. J. Korean Dysphagia Soc. 2018;8:23-9.
43. Solazzo A, Monaco L, Vecchio LD, Tamburrini S, Iacobellis F, Berritto D, Pizza NL, Reginelli A, Martino ND, Grassi R. Investigation of compensatory postures with videofluoromanometry in dysphagia patients. World J Gastroenterol. 2012;18:2973-8.
44. Solazzo A, Vecchio LD, Reginelli A, Monaco L, Sagnelli A, Monsorro M, Martino ND, Tedeschi G,Grassi R. Search for compensation postures with video fluoromanometric investigation in dysphagic patients affected by amyotrophic lateral sclerosis. Radiol med 2011;116:1083-94.
45. Steele CM, Miller AJ. Sensory input pathways and mechanisms in swallowing: a review. Dysphagia. 2010 Dec;25(4):323-33. doi: 10.1007/s00455-010-9301-5. Epub 2010 Sep 3. PMID: 20814803; PMCID: PMC2992653.
46. Stephen F, Catriona MS. The effect of chin down position on penetration-aspiration in adults with dysphagia. CJSLPL. 2012;36:142-9.
47. Steven BL, Debra MS, Barry GG. Silent aspiration risk is volume-dependent. Dysphagia.2011;26:304-9.
48. Takagawa M, Goda A, Maki Y, Ishibashi R, Morita T, Katsura J, Yanagibashi K. Subjective and objective evaluation of swallowing in lateral decubitus

positions examined in healthy volunteers. Eur Arch Otorhinolaryngol. 2022 Feb;279(2):1071-80. doi: 10.1007/s00405-021-07001-2. Epub 2021 Jul 27. PMID: 34313834

49. Terre R, Mearin F. Effectiveness of chin-down posture to prevent tracheal aspiration in dysphagia secondary to acquired brain injury. A videofluorospopy study. NeurogastroenterolMotil. 2012;24:414-9.
50. Uchida M, Yamaguchi K, Tamai T, Kobayashi K, Tohara H. Effects of simulated kyphosis posture on swallowing and respiratory functions. J Phys Ther Sci. 2023 Aug;35(8):593-597. doi: 10.1589/jpts.35.593. Epub 2023 Aug 1. PMID: 37529064; PMCID: PMC10390037.
51. Yoon MJ, Kim Y, Park GY, Jang Y, Im S. Unilateral Head Rotation as an Effective Swallowing Compensation Method in Dysphagia Related to Anterior Cervical Spine Osteophyte. Am J Phys Med Rehabil. 2019 Jul;98(7):e82-e83. doi: 10.1097/PHM.0000000000001076. PMID: 30335635.

Chapter 24

연하장애의 행동적 접근법: 회복적 기법

| 박은정, 홍호진 |

회복적 기법은 연하장애의 생리학적인 측면을 훈련하는 방법으로 연하작용과 관련된 근육에 반복적으로 시행하는 감각자극과 운동이 포함된다. 생리학적인 변화를 위해서는 먼저 비디오투시연하검사나 내시경 연하검사와 같은 기기적인 검사 도구로 정확하게 기능 장애를 평가해야 한다. 회복적 기법에는 구강과 인후두의 근육 강화나 가동 범위 증진 훈련을 포함하며 23장에서 제시한 수기(maneuver)가 포함된다(표 24-1). 회복적 기법으로 인해 획득된 생리학적 변화는 보상적인 방법에 비해 지속된다는 장점이 있다. 치료의 목적을 이해하고 훈련에 잘 참가하기 위해서는 환자에게 적정한 수준의 인지가 필요하다. 두 방법 모두 환자의 인지 능력이 필요하며 집중력, 이해력, 기억력 등이 적절히 유지되어 있어야 한다. 연하곤란에 대한 재활치료를 조기에 적용할수록 흡인성 폐렴이나 영양장애, 탈수 등의 각종 합병증을 줄일 수 있다. 따라서 연하곤란의 진단이 이루어진 직후 최대한 빨리 훈련을 시작하는 것이 필요하다.

I. 감각자극

감각자극은 촉각, 온도, 전기자극을 포함하는 물리적 자극과 맛, 향을 이용하는 화학적 자극으로 분류할 수 있다. 이러한 촉진기법은 한 가지 기법만 사용하는 것보다 여러 가지 기법을 결합하여 사용하는 것이 더 큰 기능의 향상을 가져온다.

표 24-1. 보상적 기법과 회복적 기법의 종류

보상적 기법	보상, 회복적 기법	회복적 기법
자세조절(체간, 인두 조절) 음식 덩이 변형(재질, 점도, 양, 온도, 맛) 의지적인 조절 등	연하수기(성문상 연하법, 최대성문상 연하법, 멘델슨법, 노력연하법) 촉진기법(온도촉각자극) 등	감각자극 / 전기자극 구강운동 마사코수기 리실버만 음성치료 호기근강화훈련 샤케어 운동 등

1. 반사 조절을 위한 감각 자극

성인에서 나타나는 교합반사(bite reflex)나 혀 내밀기 반사(tongue thrust reflex), 항진된 구역반사(hyper gag reflex)는 비정상적 반사로 반사를 유도하는 자극을 최대한 피해야 한다.

교합반사는 3번째 대구치의 뒤쪽에 위치한 K-point를 검지손가락으로 자극하면 감소시킬 수 있고(그림 24-1), 혀내밀기반사는 설압자로 혀를 눌러주어 억제시킬 수 있다. 혀에 지속적인 압박 자극으로 구역반사를 둔감화 시킬 수 있으나 혀 뒤쪽 1/3은 수용체가 많이 분포하므로 주의해야 한다. 신맛의 음식덩이로 자극을 주면 삼킴의 시작이 빨라지고 음식덩이의 이동이 향상된다고 알려져 있으며, 삼킴 반사를 촉진하기 위한 다양한 방법이 연구되고 있다.

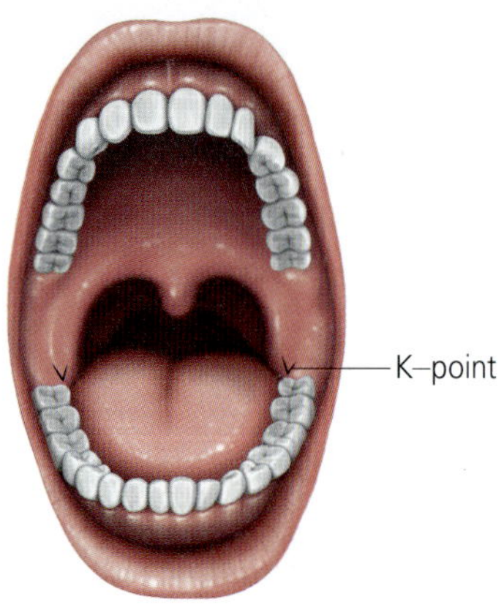

그림 24-1. 교합반사의 자극지점

2. 후각 및 기타 감각 자극을 이용한 반사 촉진

후각 자극은 삼킴 반사를 촉진하는 방법으로 연구되고 있다. 후추 오일을 사용한 강한 후각 자극이 삼차신경을 자극하여 삼킴 반사를 유도할 수 있다고 보고되고 있으며 이에 대한 메커니즘은 후각 자극이 뇌간의 고립로핵(nucleus of solitary tract, NST)을 자극하여 반사적인 삼킴 반사를 촉진하는 것으로 알려져 있다. 식사 시 또는 치료 시행 전에 1분 동안 코로 향을 들이 마시게 하여 연하장애가 있는 고령자나 뇌졸중 후 발생한 연하장애환자에게 후각 자극이 삼킴 빈도를 향상시키는 것을 확인하였다. 후각 자극을 활용한 삼킴 훈련은 아직은 연구단계이지만 방법이 쉽고 큰 노력이 필요하지 않는 장점이 있다. 또한 후각뿐만 아니라 캡사이신이나 멘톨을 이용하여 감각을 자극하는 방법이 연구되고 있다. 캡사이신은 TRPV1 수용체(transient receptor potential vanilloid 1;열, 화학자극에 반응)를 활성화하여 구강인두와 하인두의 감각입력을 증가시키고 몇몇 연구에서 삼킴 속도 증가, 흡인 감소 등의 효과가 있는 것으로 나타났다. 멘톨의 경우 TRPM8 수용체(transient receptor potential melastatin 8;낮은 온도, 멘톨에 반응)의 활성화에 기반하여 삼킴 반사 활동을 증가시키는데 기여한다는 보고가 있다. 이처럼 위험성이 높지 않은 비침습적 자극 방법을 다른 연하장애 치료 기법과 함께 사용한다면 흡인 위험을 줄이고 전반적인 삼킴 반사를 촉진시키는 데 기여할 수 있을 것이다.

3. 온도촉각자극(Thermal tactile stimulation) [동영상 24-1]

동영상 24-1

지연된 연하반사의 유발속도를 향상시키기 위해 고안된 방법으로 환자에게 입을 벌리게 한 다음 치료사가 차가운(00 size의) 후두 거울이나이나 아이스 스틱으로 전구개궁을 위아래로 5회 문지르고 삼키게 한다(그

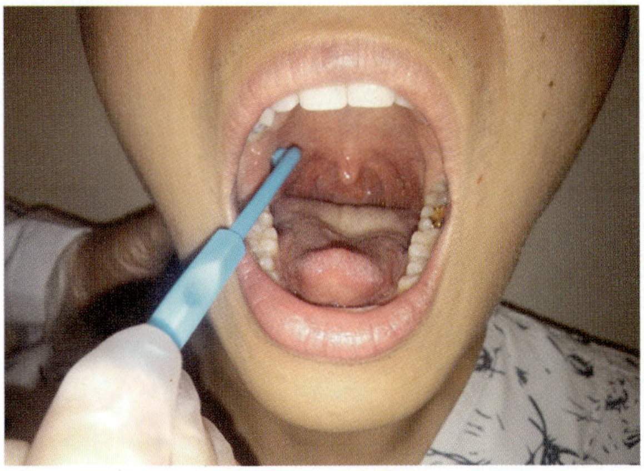

그림 24-2. 온도 촉각자극의 시행 모습(thetmal tactile stimulation)

림 24-2). 차가운 자극으로 전구개궁을 자극함으로써 삼키는 것에 대한 민감도가 높아지고, 환자가 자발적으로 삼키려 할 때 연하반사가 빨리 유발될 수 있다. 식사 동안에 적용할 수 있어 보상적 기법으로도 사용된다.

4. 심부인두신경근육자극법(Deep pharyngeal neuromuscular stimulation)

비침투적인 방법으로 1991년에서 1993년 사이 Mease Hospital의 Karlene H. Stefanakos에 의해 개발이 되었다. 뇌졸중, 다발성 경화증, 파킨슨과 외상성 뇌손상과 같은 신경손상 환자에게 적용할 수 있으나 뇌신경에는 손상이 없으며 의식이 있어야 적용이 가능하다. 전극이 부착된 비강 카테터를 사용하여 낮은 진폭의 전기 자극으로 인두를 수동적으로 자극하여 삼키는 감각운동피질의 흥분을 증가시킨다.

5. 전기자극법

촉진기법 중 최근 들어 가장 많이 적용되는 것은 전기자극법이다. 신경근 전기자극(neuromuscular electrical stimulation, NMES), 반복적 경두개자기자극(repetitive transcranial magnetic stimulation, rTMS), 경두개 직류자극(transcranial direct current stimulation, tDCS)이 있다.

1) 반복적 경두개자기자극(rTMS)

전기장을 변화시키는 코일을 통하여 자기장을 생성하고, 대뇌 부위에 비침습적으로 적용하여 연하기능에 도움이 된다. 자극빈도, 강도, 지속시간 등을 변형시켜 연하와 관련한 뇌신경세포를 촉진하거나 억제할 수 있다. 1 Hz 이하의 저빈도와 5 Hz의 고빈도 자극을 사용할 수 있으나 고빈도 자극은 경련을 일으킬 수 있으므로 가능한 낮은 자극을 권고한다. 자극의 위치로는 손상측 대뇌 반구의 외식도 피질 운동 영역(oesophageal cortical motor area)이나, 설골상근육(suprahyoid muscle) 혹은 악설골근(mylohyoid muscle)의 피질에 적용한 연구가 있다. 급성뇌졸중 환자에서 3 Hz의 rTMS를 5일간 적용하였는데, 치료 직후 의미 있는 삼킴 기능 향상을 보였으며, 이러한 삼킴 기능 향상은 치료 종료 후 2개월까지 유지됨을 보고하였다.

2) 경두개 직류자극(tDCS)

두피의 전극을 통해 낮은 강도의 직류 전류를 흐르게 하여 겉질을 자극하는 방법으로 나트륨, 칼슘 의존성 통로의 활성화를 통하여 자극의 극성에 따라 대뇌 피질의 활동성을 자극 또는 억제할 수 있는 방법이다. 양극(anodal)은 신경흥분성을 증가시키는 반면 음극(cathodal)은 신경 흥분성을 감소시킨다. 대뇌 피질에 자극으로 뇌간(brainstem)의 삼킴중추에 자극입력을 증가시키는 방법이므로 뇌간 손상이 없는 환자를 대상으로 일반적으로 5×5 cm (면적 25 cm^2) 이상 크기의 표면전극을 사용하여 피부의 저항을 낮출 수 있

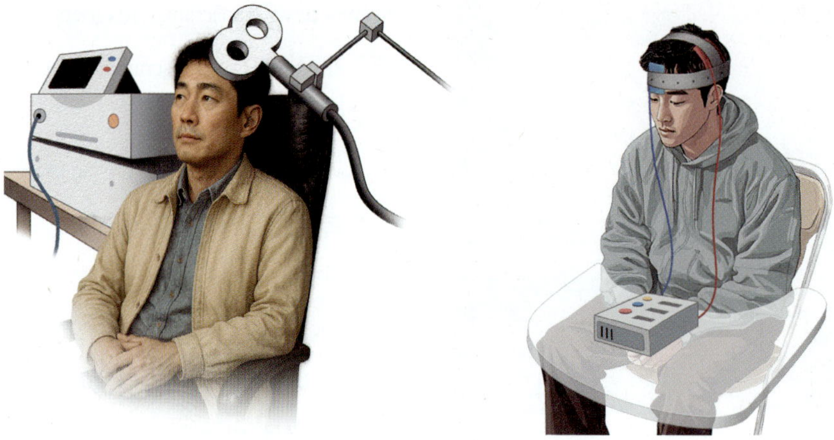

그림 24-3 반복적 경두개자기자극과 경두개 직류자극

도록 한다. 전극의 배치위치, 강도 및 지속시간, 삼키는 자극을 제공하는지에 따라 적용 방법이 매우 다양하게 제시되어 있다.

II. 운동기법

연하장애를 교정하기 위한 운동방법으로는 입술운동, 혀운동, 구개운동, 인두운동, 후두운동 등이 있으며, 구강 내외부 연하관련 근육들의 스트레칭 및 근력강화 등을 통하여 삼키기 전에 작용하는 근육들의 기본 운동특성을 향상시키는 방법을 말한다. 환자가 심한 흡인상태를 보인다면 운동기법을 통하여 연하기능을 향상시키는 것이 우선적으로 적용되어야 하고, 이러한 운동들은 구강전기, 구강기, 인두기 전반에 기능적인 회복에 도움을 준다. 근력과 근육크기를 증진시켜 음식을 삼키기 전 입술 밖으로 음식이 나오는 것을 방지하며 삼킬 때 압력을 증가시켜 흡인의 정도를 감소시켜 환자의 회복을 돕는다.

1. 고개 조절 운동

경부의 가동범위 제한은 구강운동에 악영향을 주므로 견갑골 주위나 상지의 가동능력이 필요하다. 턱 당기기, 고개 기울이기, 고개 돌리기와 같은 기도 보호를 위한 인두의 보상적인 접근을 하기 위해서도 경부의 굴곡과 회전 등의 움직임의 가동력 확보가 중요하다.

1) 목 스트레칭(neck stretch)

근력운동을 시행하기 전 목 스트레칭 운동을 시행하여 적절한 목의 가동범위를 갖도록 한다. 특히 보상적 방법으로 턱 당기기(chin tuck)를 시행하기 위해서 굴곡 가동범위가 가장 중요하다. 고개 기울이기나 고개 돌리기를 시행하기 위해서도 일정 이상의 회전 능력이 필수이다. 머리를 숙인 상태에서 양손을 깍지 끼고 뒤통수 부분을 지긋이 누르게 한다. 스트레칭을 시행할 때는 자세를 고정하는 것이 필요하므로 옆으로 머리를 기울일 때는 어깨가 움직이지 않도록 하고, 고개를 돌릴 때에는 반대편 손은 의자를 잡도록 한다. 머리를 들때에는 가슴에 한 손을 올려 바닥쪽으로 당기도록 하는 것이 도움이 된다. T-tube를 적용한 환자는 목 스트레칭 하는 동안 전체 범위를 시행하지 않고 굴곡과 폄, 기울기는 10°, 돌리는 자세는 20°로 제한하여 적용한 연구가 있다.

2) 고개 저항 운동(동영상 24-2)

환자를 바른 자세로 앉힌 후 치료사의 한 손은 체간에 고정하고 다른 한 손은 머리 쪽에 위치시킨 후 머리에 여러 방향으로 저항을 제공한다. 보통은 대각선 방향으로 시행하며 오른쪽 위로 향한 후 왼쪽 아래를 보도록 한다. 천천히 시작하여 운동 방법이 익숙해지면 자신의 손을 이용하여 저항을 제공하여 혼자서 할 수 있도록 한다.

2. 구강운동(동영상 24-3)

1) 입술운동

근긴장도가 높은 경우 장갑을 낀 손으로 입술 밖을 좌우, 위, 아래로 천천히 스트레칭 하도록 한다. 근긴장도가 낮은 경우 저항 없이 입술을 내밀거나 당기는 운동을 시행하거나 버튼을 실에 매달아 입안에 넣고 빠지지 않도록 여러 방향으로 실을 잡아당겨 저항을 제공할 수 있다. 4×4 사이즈의 거즈를 길게 말아 입술 사이에 넣고 입술의 움직임으로 입안으로 끌어당겨 입술을 내밀고 당기는 움직임을 연습할 수 있다.

2) 턱운동

턱을 벌리거나 좌우로 움직이는 동작이 포함되며 통증이 없는 한 가장 신장된 자세에서 3–5초 정도는 유지해야 한다. 자가 운동 전에 교근을 마사지해주는 것이 도움이 되며, 본인 손을 이용해 저항을 제공하거나, TheraBite와 같은 기구를 이용할 수도 있고 설압자를 입안에 여러 겹 넣어서 턱 벌림을 증진시킬 수 있다. Logemann은 턱운동을 하루에 5–10번 시행하며 한 번에 5–10번 반복하는 것을 최적으로 보았다(그림 24-4).

3) 혀 운동

근긴장도가 높은 경우 혀끝을 거즈로 잡고서 앞, 위, 좌우 방향으로 스트레칭 하도록 한다. 이때 턱 밑 근육을 바이오피드백하게 되면 근육의 조절과 근긴장도의 감소가 더욱 쉽게 일어난다. 혀를 내밀고 2초 정도 유지한 후 쉬는 동작을 반복하도록 하며 혀를 치조

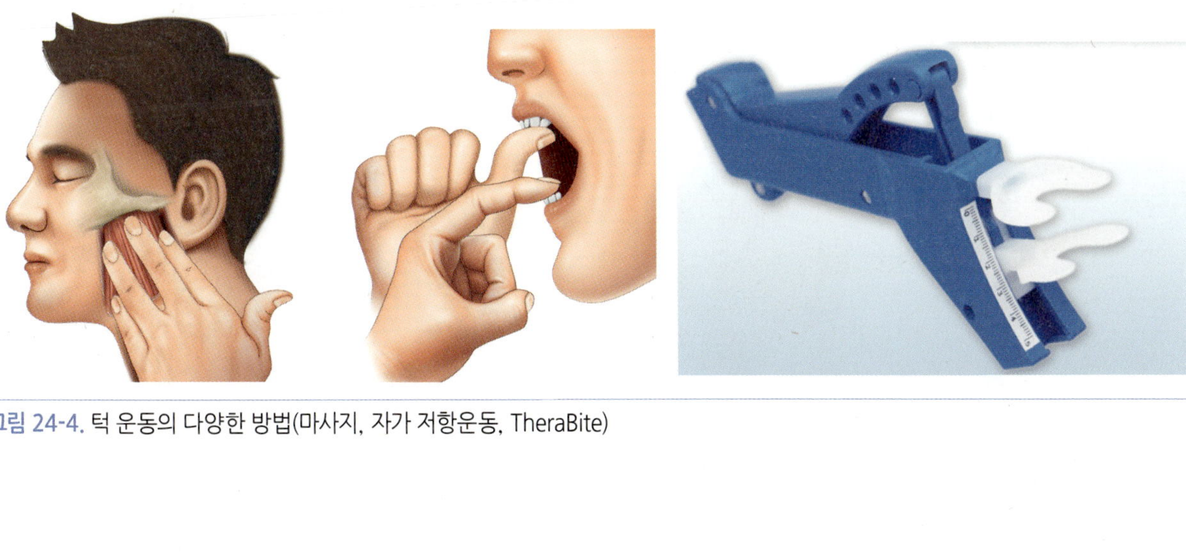

그림 24-4. 턱 운동의 다양한 방법(마사지, 자가 저항운동, TheraBite)

(alveolar)에 두고 아래턱을 벌리는 동작도 혀의 스트레칭을 돕는다. 근 긴장도가 낮은 경우 내밀기, 올리기, 당기기, 좌우로 움직이는 동작을 반복하도록 하며 이때 설압자를 사용하여 저항을 제공하거나 볼에 대항하여 훈련할 수 있다. 설압자와 IOPI (Iowa Oral Performance Instrument)와 같은 도구들을 사용하여 저항을 제공하면 혀의 근육 증가와 구강내 압력의 향상을 가져올 수 있다. /크/나 /그/ 발음을 하며 혀를 뒤로 당기기, 하품, 가글 등을 하면 혀기저부의 뒤쪽 움직임의 범위를 증가시키는데 도움을 준다.

4) 도구를 이용한 구강 훈련

(1) Iowa Oral Performance Instrument(IOPI)

혀의 압력을 정량적으로 분석할 수 있고 장소에 상관없이 간단하고 편리하게 환자에게 적용할 수 있다. 혀의 근력과 지구력을 그래프나 수치로 나타낼 수 있어 환자 자신이 혀의 근력을 시각적으로 볼 수 있고, 벌브의 위치에 따라 혀의 전반부와 기저부의 협응력을 평가할 수 있으며, 시각적 피드백을 활용하여 혀뿐만 아니라 입술과 볼의 등척성, 등장성 운동을 할 수 있다는 장점이 있다.

Robbins 등은 10명의 건강한 노인을 대상으로 IOPI를 이용하여 체계적인 혀저항 운동을 적용한 결과 혀의 등척성 힘과 삼킬 때의 압력이 향상되었다(그림 24-5).

(2) Tongueometer

압력 센서를 사용하여 혀의 최대 근력과 지구력을 측정하고 훈련하는 도구이다. 블루투스로 태블릿이나 휴대폰으로 연결 가능하며 앱을 보며 운동 목표를 설정하고 피드백을 받을 수 있어 치료 계획을 세우고 점진적 근력 운동을 하기 유용하다(그림 24-6).

5) 음식을 이용한 구강의 조절훈련

거즈나 막대사탕, 진득한 음식덩이, 껌 등을 이용하여 혀의 움직임을 유도할 수 있는데, 이러한 훈련은 초기 간접적인 방법만을 시행해야 하는 환자에게는

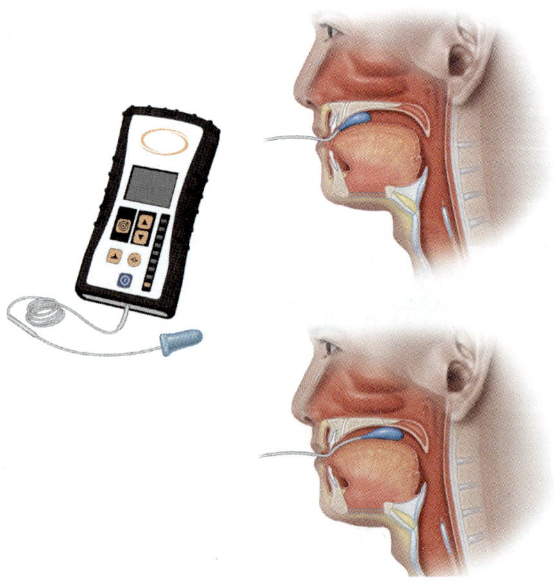

그림 24-5. Iowa Oral Performance Instrument

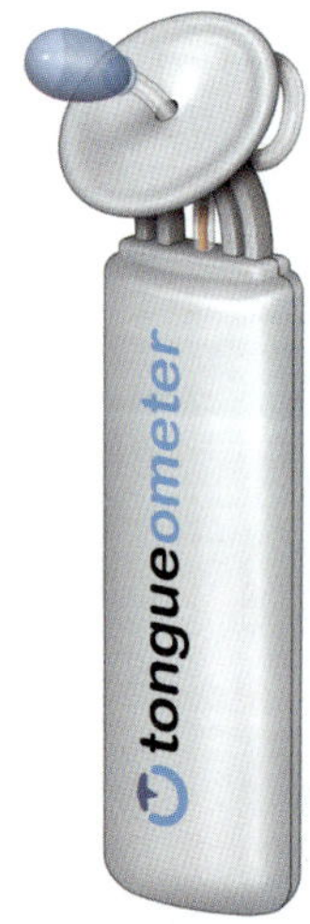

그림 24-6. Tongueometer

적용을 할 수 없다. 구강의 조절이 어려워 본인도 모르게 삼켜서 위험할 수도 있으니 반드시 보호자의 감독하에 이루어져야 한다. 운동을 시행한 후에는 입안에 남아 있는 음식이 있는지 확인을 한 후 환자가 성공적으로 참여했다. 다양한 크기와 농도의 음식덩이를 반복적으로 연습하도록 한다. 음식물을 이용한 직접적인 방법을 적용하기 어려운 환자라면 음식물 대신 거즈를 이용할 수 있다. 거즈를 이용하여 운동을 할 때에는 거즈를 앞에서 뒤로, 혹은 양옆으로 움직이게 할 수 있으며 임상가는 거즈를 입 앞에서 잡고 고정을 시켜야 거즈가 뒤로 넘어가지 않게 된다.

3. 인두 운동

1) 구개운동

연구개의 움직임이 약할 경우 비강으로 음식이 역류할 수 있으므로 차가운 후두경 또는 면봉을 이용해 연구개를 자극한다. 자극 후 '아' 소리를 내게 함으로써 연구개의 기능을 강화시킬 수 있다. 그 외에 연구개가 위로 당겨지는 것을 느끼며 하품을 하게 하거나 촛불, 풍선, 휴지, 빨대 등을 이용하여 부는 것도 가능하다.

2) 마사코 수기(동영상 24-4)

동영상 24-4

마사코 수기는 혀-유지 수기(tongue-hold maneuver)으로도 불리며 개발 초기에는 혀 뒤쪽의 근력을 보상하기 위한 보상적인 접근법으로 사용을 하였다. 하지만 이 기법을 보상적으로 사용하는 동안 혀가 음식덩이를 모아두거나 조절하기 어렵고 혀기저부 압력 생성에 방해를 받으므로 오히려 안전한 연하과정을 방해할 위험성이 높았다. 그리하여 현재는 운동방법으로만 사용이 된다.

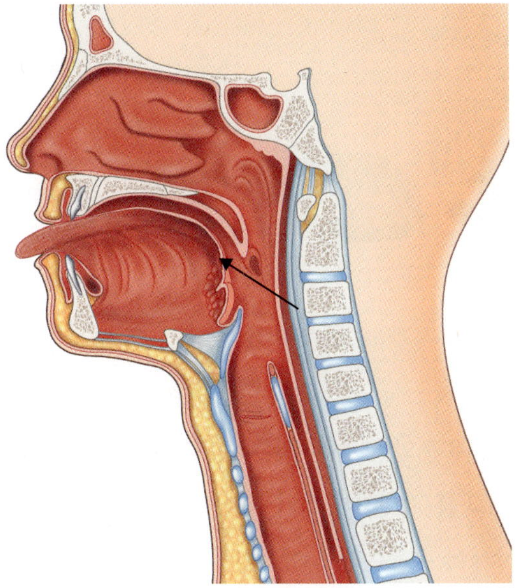

그림 24-7. 마사코 수기

혀 끝이 치아 밖으로 약 3/4 in (1.8 cm) 정도 나오도록 한 후 윗니와 아랫니로 살짝 물고 유지시킨다. 이 상태에서 마른 삼킴을 유도시키는데, 이때 목의 뒤쪽이 강하게 당겨지는 느낌이 느껴지는지를 확인한다. 이 운동을 통해 삼키는 동안에 후인두벽의 전방 움직임을 증가시키며 인두의 내경을 좁혀 음식덩이가 인두를 빠르게 지나가도록 하는 압력 생산을 돕는다 (그림 24-7).

4. 후두운동

1) 샤케어 운동(동영상 24-5)

동영상 24-5

샤케어 운동은 두부거상운동으로 불리우며 상부식도괄약근의 개방에 관여하는 근육군의 힘을 증가시켜 인두식도 분절의 개방을 향상시키는 방법이다.
삼키는 동안에 설골상근육군은 설골의 전방 움직임을 돕고, 후두의 전상방 움직임에 유의한 효과가 있어 괄약근을 전방향으로 끌어당긴다. 그러므로 약해진 설

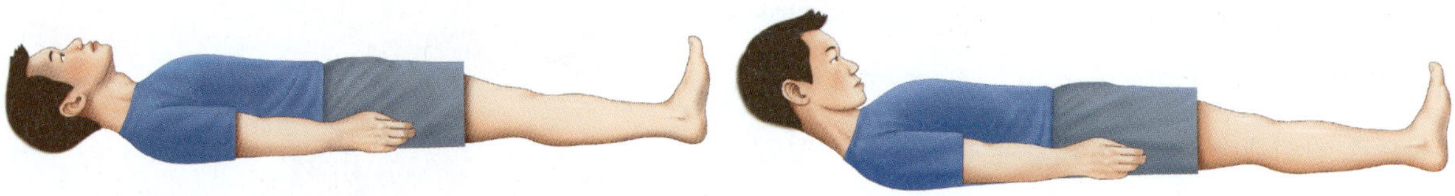

그림 24-8. 샤케어 운동(두부거상운동)

골상근육군의 강화는 상부식도괄약근 개방에 긍정적인 효과를 기대하게 한다.

샤케어 운동은 바닥에 바로 누운 채로 고개만을 들어올려 발끝을 보게 1분간 휴식하는 과정을 3번 반복하게 하는 것이다. 머리를 든 자세를 유지하지 않고 연속적으로 30회 들어올리게 하는 방법도 이용할 수 있다(그림 24-8). 하지만 연하장애가 없는 노인들을 대상으로 두부거상운동을 적용한 연구에서, 참여 노인들의 50%만이 반복하여 머리를 30회 들어 올리는 운동을 완벽히 실행할 수 있었고, 1분간 머리를 들어 유지하는 등척성 운동은 70%만이 완벽히 수행하였다. 또한 대부분의 연구 참여자들은 이 운동프로그램을 2주 내에 포기했다. 이러한 결과는 연하장애의 치료 기법으로 샤케어 운동을 적용할 경우 모니터링의 중요성을 시사한다. 그리하여 이 운동의 제한점을 보완하기 위해 CtC (Chin to Chest) 운동, CTAR (Chin Tuck Against Resistance), 턱벌리기(Jaw Opening)가 대안적으로 사용된다(그림 24-9).

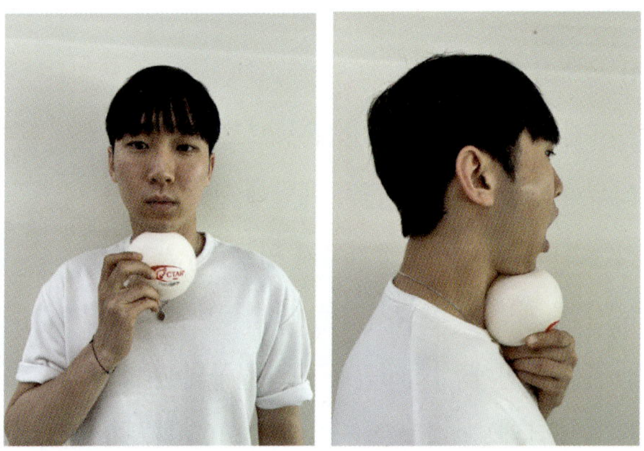

그림 24-9. 샤케어 운동의 대안적인 방법들

2) 성대폐쇄훈련(Vocal adduction exercise) (동영상 24-6)

동영상 24-6

지속적으로 발성을 하는 동안 가슴 앞에 양손을 깍지를 끼고 모아 양손을 밀거나 당기게 하거나 의자를 아래로 누르면서 소리를 내게 한다. 이는 후두의 근육 활동을 증가시켜 삼키는 동안 후두가 폐쇄되는 기능을 강화시켜준다. 성대의 수축력을 높이고 성대내전을 향상시키기 위해 기침, 그르렁거림(grunting), 웃음(laughing)도 도움이 된다.

3) 고음발성운동(Falsetto exercises)

'아' 소리나 '이' 소리를 높이 끌어올려 가장 높은 음역에 도달한 후 이를 유지하는 방법으로 후두거상을 개선한다. 이 운동을 통해 삼킴에 관여하는 설골상근을 수축시켜 삼킴 시 인두의 움직임과 비슷한 동작을 유도할 수 있다.

4) 리실버만 음성치료(Lee Silverman Voice Treatment, LSVT)

파킨슨 환자를 대상으로 음성을 향상시키기 위해 고안이 되었다. 모음을 최대한 길게 발음하기, 높은 소리내기, 기본적인 일상생활용어를 크게 발음하기의 운동 방법이 포함되어 있으며 큰소리로 말을 할 때에는 최대한 정확하게 발음하고 힘이 들어가는 것을 느끼면서 시행하도록 한다. 1주차에서는 단어 읽기부터 시작하여 2주차에 문장읽기 3주차에는 읽기자료 사용(여러 문장) 4주차에는 대화하기로 구성되어 있다. 이러한 집중적인 치료는 높은 강도의 발성을 필요로 하고 있고 이것은 성대의 내전을 증가시킨다. 치료 후 성대뿐만 아니라 혀와 혀기저부의 기능도 증가되어 구강이동 시간을 줄이고 구강내 음식물이 덜 남게 되어 효율적으로 삼키게 된다는 연구도 있다.

5) 호기근강화훈련(Expiratory Muscle Strength Training, EMST)

이 기구는 설정된 임계 압력 이상일 때만 밸브가 열리는 구조로, 만성 호흡기 질환을 가진 성인의 호기 근력을 향상 시키기 위해 개발되었다(그림 24-10). 호기 훈련을 위해 마우스피스를 입안에 넣어 입술로 입구를 고정한 후 기구를 힘껏 불게 한다. 밸브의 압력은 대상자의 기능 수준에 따라 설정이 가능하다. 파킨슨병 및 다발성경화증 환자를 대상으로 위 기구를 이용한 호기근강화훈련을 시행한 결과, 연구개와 설골의 상승이 관찰되었으며, 설골상근육이 강화되어 삼킴 과정에서도 도움이 될 수 있음을 확인하였다.

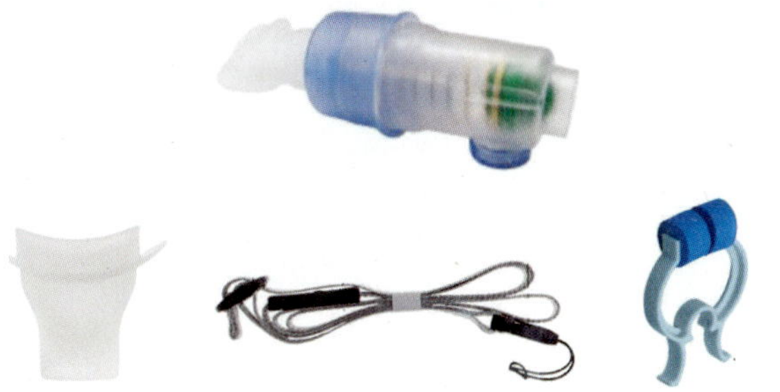

그림 24-10. 호기근강화훈련에 사용되는 기구

6) 표면 근전도(Surface Electro Myo Graphy; sEMG, Mobili-T)

표면 근전도 기기를 이용하면 환자가 운동 강도와 반복에 대해 실시간 피드백을 받을 수 있어 치료 참여와 효과를 높일 수 있다. 이 기기는 환자의 턱 아래에 부착되어 연하 시 근육의 활동을 감지하고, 이를 모바일 앱을 통해 환자와 연구자에게 피드백을 제공한다. 두경부암 수술 후 삼킴 문제가 있는 환자들에게 적용하여 훈련하였을 때 일부 삼킴 척도에 유의한 개선이 있었다. 이와 같이 표면 근전도를 이용한 바이오 피드백 훈련 프로토콜은 삼키기 기능에 긍정적인 효과를 발휘할 수 있다(그림 24-11).

III. 맺음말

회복적 기법은 훈련을 통해 기능적인 회복을 돕는 것으로 약화된 부분을 강화시킬 수 있으므로 최근 연구들이 많이 진행되고 있다. 임상에서는 위에서 제시한 기법 이외에도 다양한 방법들이 적용되고 있지만 아직은 그 대상자가 적고 연령, 질병, 환자군의 기준에 대한 부분은 논란이 있을 수도 있다. 따라서 임상가들은 기본적인 지식을 바탕으로 임상 경험을 쌓아

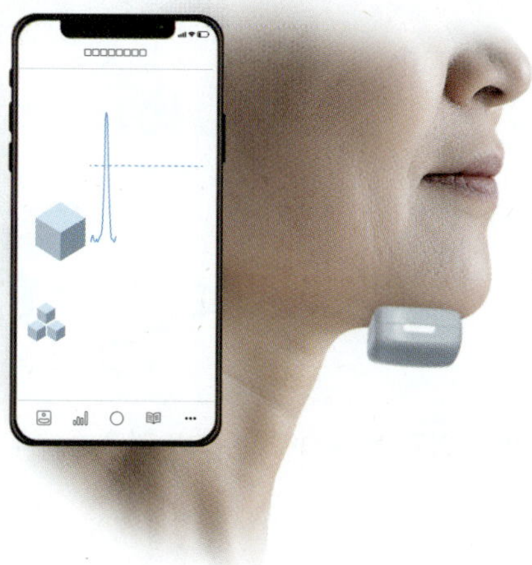

그림 24-11. 표면근전도(Mobili-T)

야 한다. 이를 바탕으로 다양한 연령과 질환의 환자를 대상으로 훈련을 적용하여 그 효과에 대한 검증을 높이기 위한 연구를 지속해야 할 것이다. 그러므로 기능적이고 안전하게 삼키기 위해서는 환자의 주요한 문제와 기능을 평가하고 그에 따른 적절한 전략들을 복합적으로 적용하여 빠르고 안전한 구강 식사를 진행하도록 하는 것이 필요하다.

참고문헌

1. Chen YT, Chen LY, Renn TY, Cheng MS, Wang CT, Klimenkov IV, Chang HM. Olfactory Stimulation Successfully Improves Swallowing Function of Aged Rats Through Activating Central Neuronal Networks and Downstream DHPR–RyRmediated Neuromuscular Activities. The Journals of Gerontology 2022;77:235-42.
2. Constantinescu G, Garcia R. Surface electromyography biofeedback as an adjuvant to dysphagia management: What it is, what it is not, why you need it, and how to get it. Perspectives of the ASHA Special Interest Groups, 2023; 10:1-12.
3. Crary MA, Carnaby-Mann GD, Faunce A. Electrical stimulation therapy for dysphagia: descriptive results of two surveys. Dysphagia 2007;22:165-73.
4. Donzelli J, Brady S. The effects of breath-holding on vocal fold adduction. Arch Otolaryngol Head and Neck Surgery 2004;130:208-10.
5. Easterling C, Grande B, Kern M, et al. Attaining and maintaining isometric and isokinetic goals of the Shaker exercise. Dysphagia 2005;20:133-8.
6. Easterling C, Shaker R, Kern M, et al. Rehabilitation of swallowing by exercise in tubefed patients with pharyngeal dysphagia secondary to abnormal UES opening. Gastroenterology 2002;122:1314-21.
7. Ebihara T, Ebihara S, Maruyama M, et al. A randomized trial of olfactory stimulation using black pepper oil in older people with swallowing dysfunction. J Am GeriatrSoc 2006;54:1401-6.
8. Ebihara T, Ebihara S, Watando A, Okazaki T, Asada M, Ohrui T, Yamaya M, Arai H. Effects of menthol on the triggering of the swallowing reflex in elderly patients with dysphagia. Br J Clin Pharmacol. 2006 Apr 21;62(3):369–371.
9. El Sharkawi A, Ramig L, Logemann JA, et al. Swallowing and voice effects of Lee Silverman Voice Treatment (LSVT): a pilot study. J NeurolNeurosurg Psychiatry 2002;72:31-6.
10. Foley N, Teasell R, Salter K, Kruger E, Martino R. Dysphagia treatment post stroke: A systematic review of randomised controlled trials. Age and Ageing, 2008;37:258–64.
11. Fujiu M, Logemann JA. Effect of a tongueholding maneuver on posterior pharyngeal wall movement during deglutition. Am J Speech LangPathol 1996;5:23-30.
12. Gonza'lez-Ferna'ndez M, Ottenstein L,Atanelov L, et al.Dysphagia after stroke: an overview. CurrPhys Med Rehabil Rep 2013;1:187-96.
13. Hagg M, Anniko M. Lip muscle training in stroke patients with dysphagia. ActaOto-Laryngologica

2008;128:1027-30.
14. Huckabee ML, Pelletier CA. Management of adult neurogenic dysphagia. San Diego: SingularPublishing INC.;1999.
15. Jung, J. S., & Park, J. H Treatment of Dysphagia in Total Thyroidectomy Patients : A Case Study. Korean Journal of Occupational Therapy, 2015;23:95-106.
16. Khedr EM, Abo-Elfetoh N. Therapeutic role of rTMS on re-covery of dysphagia in patients with lateral medullary syndrome and brainstem infarction. J Neurol Neuro surg Psychiatry 2010;81:495-9.
17. Kim, S., & Cho, S Comparison of Multilevel Growth Models for Respiratory Function in Patients with Tracheostomy and Stroke using Cervical Range of Motion Training. Physical Therapy Rehabilitation Science, 2021;10:328-36.
18. Logemann JA. Evaluation and treatment of swallowing disorder, 2nd ed, Texas: Pro-ed INC.;1998.
19. Robbins J, Gangnon R, Theis SM, et al. The effects of lingual exercise on swallowing in older adults. Ann Longterm Care 2005;53:1483-9.
20. Shaker R, Kern M, Bardan E, et al. Augmentation of deglutitive upper esophageal spincter opening in the elderly by exercise. Am J Physiol 1997;272:1518-22.
21. Solazzo A, Vecchio LD, Reginelli A, et al. Search for compensation postures with videoflu oromanometricinvestigation in dysphagic patients affected by amyotrophic lateral sclerosis. Radiol Med 2011;116:1083-1094.
22. Stefanakos KH. A dysphagia workshop on deep pharyngeal neuromuscular stimulation: Effective treatment for pharyngeal dysphagia FL: Speech Team; 1993.
23. Teismann IK, Steinsträter O, Warnecke T, et al. Tactile thermal oral stimulation increases the cortical representation of swallowing. BMC Neurosci 2009;10:710-7.
24. Wada S, Tohara H, Iida T, et al. Jaw opening exercise for insufficient opening of upper esophageal sphincter, Arch Phys Med Rehabil 2012;93:1995-9.
25. Watts C. Measurement of hyolaryngeal muscle activation using surface electromyography for comparison of two rehabilitative dysphagia exercises. ArchPhysMed Rehabil2013;94:2542-8.
26. Wheeler KM, Chiara T, Sapienza CM. Surface electromyographic activity of the submental muscles during swallow and expiratory pressure threshold training tasks. Dysphagia. 2007;22:108-16.
27. Yang CW, Chen RD, Feng MT, Zhang MZ, Liu W, Liu XC, Wang DC. The therapeutic effect of capsaicin on oropharyngeal dysphagia: A systematic review and meta-analysis. Front Aging Neurosci. 2022;14.
28. Yoon WL, Khoo JKP, Rickard Liow SJ. Chin Tuck Against Resistance (CTAR): new method for enhancing suprahyoid muscle activity using a Shaker-type exercise. Dysphagia 2014; 29:243-8.

Chapter 25

연하장애 환자를 위한 신경근 전기자극치료

| 윤인진, 이경희, 박상균 |

I. 서론

신경근 전기자극치료(neuromuscular electrical stimulation, NMES)는 근육 재활 및 신경 손상 회복을 목표로 신경근을 자극하는 치료적 전기자극 기법이다. 이 기술은 근육의 수축을 유도하거나 촉진하기 위해 피부 표면에 전극을 부착하여 전기 신호를 전달하는 방식으로 이루어지며, 특히 신경 손상, 근육 약화, 그리고 신체 기능 저하로 인한 질환에서 널리 활용되고 있다. 치료적 전기자극(therapeutic electrical stimulation, TES)은 전기자극을 통해 근육과 신경의 기능을 향상시키고, 손상된 조직의 회복을 돕는 비침습적 치료 방법으로, 다양한 임상적 적용 사례에서 그 유효성을 입증을 받았다. 치료적 전기자극은 근육 위축 예방, 혈류 개선, 통증 경감, 관절 운동 범위 유지 및 향상, 그리고 운동 재교육 등 여러 목적을 위해 사용된다.

신경근 전기자극치료는 자발적 근수축이 어려운 환자에게 외부 자극을 통해 근수축을 유도하여 신경근 기능 회복을 촉진하며, 신경 재교육(neuromuscular re-education)과 근육 강화에 효과적이다. 이 치료법은 물리치료, 재활의학, 스포츠 의학 등 다양한 분야에서 활발히 사용되고 있으며, 최신 기술 발전과 함께 전기자극 기기의 정밀성과 효율성이 지속적으로 개선되고 있다. 신경근 전기자극치료는 환자의 기능적 회복 가능성을 높이고, 일상생활의 자립을 지원하는 데 중요한 도구로 자리 잡고 있다. 또한, 연하장애 치료에서 중요한 역할을 수행하고 있다.

연하장애는 뇌졸중, 신경퇴행성 질환, 근육약화, 혹은 노화 등으로 인해 삼킴 기능이 저하되는 상태를 말하며, 환자의 영양 상태와 삶의 질에 심각한 영향을 미칠 수 있다. 연하장애는 흡인성 폐렴과 같은 이차적인 합병증의 위험을 증가시키므로, 효과적인 치료 전략이 필수적이다.

신경근 전기자극치료는 삼킴에 관여하는 근육과 신경을 전기적으로 자극하여 근육의 힘을 강화하고 운동 조절 능력을 개선하는 데 도움을 준다. 치료는 목과 턱 주변의 피부 표면에 부착된 전극을 통해 삼킴 근육에 전기자극을 전달하면서 수행된다. 이를 통해 신경근의 기능을 향상시키고, 삼킴 반사를 촉진하며,

삼킴 과정의 조화를 강화할 수 있다.

다양한 연구에 따르면, 신경근 전기자극치료는 연하장애 환자에서 삼킴 능력 개선, 흡인의 감소, 그리고 음식 섭취의 안전성 향상에 긍정적인 효과를 보이고 있다. 특히, 신경근 전기자극치료는 재활치료와 결합하여 삼킴 근육의 재교육과 신경 가소성(neuroplasticity)을 촉진하는 치료법으로 인정받고 있다.

II. 신경근 전기자극치료의 원리

신경근 전기자극치료는 전기자극을 통해 운동신경원을 작용하여 신경이 분포되어 있는 근육의 근력 강화, 경련 감소, 위축 예방, 근육 재교육 등 기능 강화를 위해 적용되는 치료로 운동 기능 회복을 위해 적용된다. 전기직 자극을 통해 근육을 인위직으로 활성화시키는 기술로, 신경근계의 생리학적 메커니즘을 기반으로 작동한다. 신경근 전기자극치료는 외부에서 전달된 전기자극이 신경과 근육을 자극하여 수의적(voluntary) 근수축과 유사한 효과를 유도하는 것을 목표로 한다. 이러한 과정은 근육과 신경의 기능적 회복과 재교육을 돕는 데 효과적이다. 이 때문에 신경근 전기자극치료의 적용 시 정상적인 운동 신경원을 필요로 한다. 또한 신경근 전기자극치료는 중추신경계와 말초신경계의 근육 활성화를 유도하고, 감각 입력을 조절하며 통증을 감소시킨다.

신경근 전기자극치료의 생리학적인 메커니즘은 전기자극이 운동신경막의 전위를 변화시켜 활동전위(action potential)를 생성하고 생성된 활동전위가 신경을 따라 이동하여 근육에 전달되고, 근섬유의 수축을 유발한다. 이는 근섬유 내부의 활동 전위를 발생하게 하고 칼슘 방출과 아세틸콜린 분비를 통해 이루어진다. 신경근 전기자극치료의 생리학적인 효과로 근력 강화(muscle strengthening), 신경 가소성, 혈류 개선(blood flow enhancement), 근육 위축 방지(atrophy prevention)가 있다. 첫째, 근력 강화는 근육의 크기와 강도를 증가시키는 효과가 있으며, 특히 비활동성 근육에서 효과적이다. 둘째, 신경 가소성은 지속적인 전기자극을 통해 신경회로의 재구성과 적응을 촉진시키며 손상된 신경계의 회복을 돕는다. 셋째, 혈류 개선은 근수축을 통해 국소 혈류량이 증가하여 조직 회복과 대사 과정을 지원한다. 넷째, 근육 위축 방지는 장기간 비활동으로 인해 약화된 근육의 위축을 방지한다. 이러한 생리학적인 효과들을 통해 근육의 수축성 단백질이 증가되어 근섬유가 수축하게 되고 유산소능력(aerobic capacity)에 이용되는 효소들이 증가하며, 미토콘드리아 크기와 수가 증가하고, 모세혈관의 밀도도 증가하는 것으로 보고되고 있다.

신경근 전기자극치료는 임상에서 다양하게 적용되고 있고, 연하장애 치료를 위한 목적으로도 사용되고 있다. 삼킴에 사용되는 신경근 전기자극치료는 전기자극의 위치와 전극의 형태에 따라 다양하다. 모든 종류의 치료가 실제 환자에게 사용되는 것은 아니며 삼킴 자극에 사용가능한 전기자극치료 기기를 사용하고 있다. 일반적으로 사용되는 신경근 전기자극치료의 전류와 파동은 낮은 자극의 강도와 빈도가 권장된다. 높은 자극은 강직성 수축을 유발시킬 수 있고 근육의 피로도를 증가시켜 통증을 유발할 수 있기 때문이다. 근력 강화를 위해 자극 지속 시간은 0.2–0.7 ms, 자극 강도는 100 mA까지, 빈도는 30 Hz까지 가능하지만 주로 30 Hz 전후로 강직성 수축이 유발된다. 동작주기는 1:3–1:5 자극 시간은 10초 이내를 권장하고 있다.

삼킴치료로 승인받아 사용되고 있는 기기는 일반적으로 경피 전기신경자극(transcutaneous electrical nerve stimulation, TENS)의 한 형태에 포함된다. 경피 전기신경자극의 역할은 근육의 수축을 유도하면서 움직임을 강화하는 것으로, 효과는 자극 강도, 주파수 그리고 자극 시간 등 설정된 매개 변수에 따라 달라진다. 고주파(50–120 Hz)는 급성 통증 완화에 효과적이고 저주파(1–10 Hz)는 만성 통증 관리에 효과적이다. 강도(intensity)에 따라 낮은 강도에서는 피부 감각을 자극하고, 높은 강도에서는 근수축을 유도할 수 있다. 파형(waveform)은 일반적으로 대칭적 또는 비대칭적 이중 위상(biphasic) 파형을 사용하여 효과와 안전성을 최적화한다. 경피 전기신경자극은 비침습적이고 부작용이 적어 안전성이 높은 치료법으로 평가된다.

삼킴에 사용되는 신경근 전기자극치료는 경피 전기신경자극의 한 종류로, 전류의 형태가 음극(cathode)과 양극(anode)에 의존하지 않는 교류 전류 자극이다. 교류 전류 자극은 지속적인 자극으로 인해 발생하는 근육 강축(tetanus)현상을 유발하지 않는다. 삼킴 치료에서 자극 근육을 특정할 수는 없지만 신경근 전기자극치료의 원리에 의한 근육 수축, 부착 부위와 자극 강도에 따른 효과를 예상할 수 있다. 근섬유의 분류에 따라 신경근 전기자극치료의 효과는 다르게 나타난다(표 25-1). 근섬유에는 근육의 크기가 작은 제 I 형 근섬유와 근육의 크기가 큰 제 II 형 근섬유가 있다. 정상적인 수축 과정에서는 제 I 형 근섬유들이 가장 먼저 동원되고 제 II 형의 근섬유들은 자발적인 움직임이 증가할 때 동원된다. 손상 후 재활치료의 과정 중, 초기 재활치료에 해당되는 낮은 강도의 반복적인 운동은 주로 제 I 형 근섬유들을 강화시키고, 재활치료의 마지막 단계에 해당되는 동적인 운동은 제 II 형 근섬유들을 강화시킨다. 일반적인 근육 수축 형태는 동원 패턴(recruitment pattern)과 기폭 패턴(firing pattern)으로 분류된다. 동원 패턴은 정상적인 수축과정에서 작은 운동단위가 먼저 탈분극되어 제 I 형 근섬유들이 먼저 수축한 다음 큰 운동단위의 근육 수축이 진행되어 제 II 형 근섬유들의 수축이 이루어진다. 기폭 패턴에서

표 25-1. 근섬유 형태에 따른 근육 수축 형태

구분	제 I 형 근섬유	제 II 형 근섬유
수축 속도	느림	빠른
지구력	높음	낮음
피로도	느림(피로도 낮음)	빠름(피로도 높음)
힘	낮음	높음
크기	작음	큼
기능	정적, 자세 유지	동적, 강도 높은 운동
정상적인 근수축	가장 먼저 수축	자발적인 움직임이 증가 할 때 수축
손상 후 재활	낮은 강도의 반복적인 운동(초기 재활 치료)	동적인 운동(재활치료의 마지막 단계)
신경근 전기자극	역치 값 이상일 경우 수축	가장 먼저 수축
삼킴 기능	삼킴 동안 주로 이용	70 - 90% 삼킴 기능에 관여

의 정상 수축 과정은 비동시적 수축으로 근육들이 일시에 수축하지 않으며 순차적으로 근육 수축이 일어나게 된다.

하지만 신경근 전기자극치료를 적용할 때 동원 패턴은 큰 운동단위가 먼저 탈분극되어 제Ⅱ형 근섬유들이 먼저 수축된다. 기폭 패턴은 근섬유들이 일시에 수축하게 되고 지속적인 긴장 상태를 유발하여 정상적인 수축보다 더 강하게 나타난다. 결과적으로 신경근 전기자극치료를 통해 제Ⅱ형 근섬유들이 우선적으로 강화되며 근력 강화를 위한 치료법으로 가장 효과적이라고 할 수 있다. 신경근 전기자극치료를 통해 더 많이 활성화되는 제Ⅱ형 근섬유들은 쉽게 피로해지기 때문에 자극과 자극 사이에 충분한 휴식이 필요하다. 이를 근거로 신경근 전기자극치료의 자극과 휴식의 시간 비율이 보통 1:3–1:5 정도로 적용된다. 삼킴에 사용되는 근육들은 주로 제Ⅱ형 근섬유가 많은 비율을 차지한다. 두힘살근과 인두수축근 등이 제Ⅱ형 근섬유에 해당된다. 제Ⅰ형 근섬유들은 삼킴 동안 자발적인 수축에 의해 먼저 활성화되고 연하치료를 위한 신경근 전기자극 시에는 제Ⅱ형 근섬유들이 먼저 활성화된다. 그렇기 때문에 연하장애 환자에게 신경근 전기자극치료를 적용할 때, 자발적인 움직임을 함께 적용하여 삼킴 기능 향상을 유도한다. 또한, 신경근 전기자극치료를 기존의 전통적인 삼킴재활치료 방법들과 함께 적용한다.

연하장애 치료에서 신경근 전기자극치료는 목과 턱 주변의 근육에 전기자극을 제공하여 삼킴 반사를 촉진하고 근육의 협응력을 개선한다. 특히, 목뿔뼈 근육(hyoid muscles) 및 후두 상승근(laryngeal elevator muscles)을 활성화하여 삼킴 과정의 효율성을 높이고, 흡인성 폐렴 등의 합병증을 예방하는 데 기여한다.

신경근 전기자극치료의 생리학적 원리는 전기자극을 통해 근육과 신경의 상호작용을 자극하고, 이를 통해 손상된 신경근을 재활 시키는 데 초점을 두고 있다. 이러한 원리를 기반으로, 신경근 전기자극치료는 다양한 재활 분야에서 중요한 치료 도구로 활용되고 있다.

Ⅲ. 신경근 전기자극치료 적용 방법

1. 적용 대상

신경근 전기자극치료는 뇌졸중, 두경부암, 파킨슨병, 다발성경화증, 폐렴 등을 비롯한 호흡기 질환, 뇌종양, 외상성 뇌손상, 뇌신경 손상, 퇴행성 신경질환, 뇌성마비, 유전질환, 정신과적 질환 등과 같이 연하장애를 보이는 다양한 질환에 적용할 수 있다. 그러나 운동신경 질환의 경우, 감각이 없는 근육 섬유나 매우 약화된 근육에 전기자극을 적용하지 않으며 더 이상 자발적인 움직임이 없는 경우에는 사용을 제한하도록 한다. 만약 운동신경원 질환의 환자에게 신경근 전기자극치료를 적용할 경우 기능 감소와 피로도를 관찰하며 적당한 운동 강도로 적용하도록 하고, 기능 감소가 관찰되지 않고 더 이상 악화 되지 않는다면 촉진 및 유지하기 위한 과정으로 적용한다. 하지만, 기능 감소가 관찰될 경우 전기자극치료를 중지해야 한다.

1) 성인

(1) 뇌졸중

뇌졸중은 연하장애 치료를 위해 신경근 전기자극치료를 적용하는 가장 주된 질환이다. 그러나 다수의 연구에서 신경근 전기자극치료를 단일 치료로 적용하기

보다 온도촉각자극치료, 전통적인 삼킴재활치료, 단계적 저항 훈련, 경두개전기자극술(transcranial direct current stimulation, tDCS)을 함께 적용했을 때 보다 유의하게 삼킴 기능이 향상되었다고 보고되었다. 신경근 전기자극치료의 효과로 목뿔뼈와 인두의 움직임 향상, 구강통과 시간의 감소, 인두통과 시간의 감소, 흡인의 감소, 환자 스스로가 인식하는 삼킴 기능의 향상, 식이 섭취량의 증가, 기관절개관의 제거율 증가, 삶의 질 증가 등이 보고되고 있다. 그러나 신경근 전기자극치료와 전통적인 삼킴재활치료를 비교하였을 때 유의한 차이가 없다는 연구들도 보고되고 있다.

(2) 두경부암

두경부암 환자를 대상으로 신경근 전기자극치료를 적용하였을 때, 연하장애가 진행되는 것을 예방할 수 있고 연하장애를 감소시킬 수 있으며 환자의 영양 상태나 삶의 질이 개선되었다는 보고도 있지만 침습-흡인 척도에서 악화된 결과를 보고한 연구도 있다.

비인두암 환자를 대상으로 신경근 전기자극치료를 적용한 연구에서는 환자의 삶의 질 향상, 목뿔뼈의 움직임 속도 증가, 조롱박오목과 후두개곡의 잔여량 감소, 구강통과 시간의 감소, 인두통과 시간의 감소 등과 같은 결과가 보고되었다.

설암 환자를 대상으로 한 연구에서는 성대 주름의 수축력이 향상되면서 성문 폐쇄가 잘 이루어지고 후두 기능이 향상되었다고 보고된 바 있다.

그러나 두경부암 환자는 수술, 방사선 또는 항암치료의 적용, 종양 크기, 결손 구조, 림프선 제거, 풍선 확장 등과 같은 연하장애 개선을 위해 함께 적용된 치료 등과 같은 다양한 변수가 있기 때문에 신경근 전기자극치료의 효과를 확인하기 위해서는 지속적인 연구가 필요하다.

(3) 파킨슨병

파킨슨병 환자에게 신경근 전기자극치료를 통해 목뿔뼈 아래쪽을 자극하면서 노력삼킴을 함께 적용한 결과, 목뿔뼈의 전방 움직임이 향상되었다고 보고된 바 있다. 또한 연하장애의 정도가 감소하고, 환자의 삶의 만족도가 향상되었다는 연구도 보고되었다.

(4) 기타 질환

다발성경화증, 쇼그렌증후군(sjogren's syndrome), 뇌염, 판개 증후군(opercular syndrome), 중증 신경성식욕부진증(severe anorexia nervosa) 등을 대상으로 신경근 전기자극치료를 적용한 연구에서 후두개곡과 조롱박오목의 잔류물 감소, 액체 섭취 시 발생하는 흡인의 감소, 혀의 뒤쪽 당김 강화, 흡인성 폐렴과 같은 합병증 감소, 음식 섭취 정도의 개선 등과 같은 효과가 보고된 바 있다.

2) 아동

(1) 뇌성마비

뇌성마비 아동을 대상으로 구강 감각자극치료와 신경근 전기자극치료를 적용한 연구에서 먹는 동안 입술 폐쇄 기능, 과도한 손실 없이 삼키는 기능, 액체를 섭취하는 기능, 기침 없이 삼키는 기능이 유의하게 향상되었다고 보고되었다.

(2) 인두단계 연하장애

인두단계 연하장애 아동을 대상으로 다양한 구강 자극도구를 이용한 구강 자극과 신경근 전기자극치료를 적용한 결과, 흡인의 감소, 후두 폐쇄 기능의 향상, 삼킬 때 발생하던 기침의 감소와 같은 삼킴 기능이 향상되었다고 보고되었다.

(3) 기타 질환

기관지폐이형성이상, 다운증후군, 구개열, 차지증

후군, 베크위트비데만증후군, 심장질환, 호흡기질환, 조산 등과 다양한 다양한 선천적 또는 후천적 연하장애를 동반한 아동을 대상으로 신경근 전기자극치료를 적용한 연구에서 아동의 삼킴 기능과 식이 단계가 유의하게 향상되었다고 보고된 바 있다.

2. 적용 순서(동영상 25-1)

동영상 25-1

비디오투시연하검사, 임상 평가 등의 평가를 통해 연하장애 증상에 따라 전극을 부착할 부위를 결정한다. 환자의 고개를 중립에 위치시킨 상태에서 목뿔뼈, 방패연골, 반지연골의 위치를 확인하여 촉진한 후에 전극을 부착할 위치를 확인한다(그림 25-1). 전극을 부착할 부위의 피부와 주변을 깨끗하게 정리하고, 알코올 솜을 이용해 전극을 부착할 피부를 소독한다. 남성의 경우 가능하면 면도를 하도록 하고, 침을 많이 흘리는 아동의 경우 부착할 피부에 묻은 침을 깨끗하게 닦아준다. 전극의 접착력이 높을수록 전기자극의 전도율이 높기 때문에

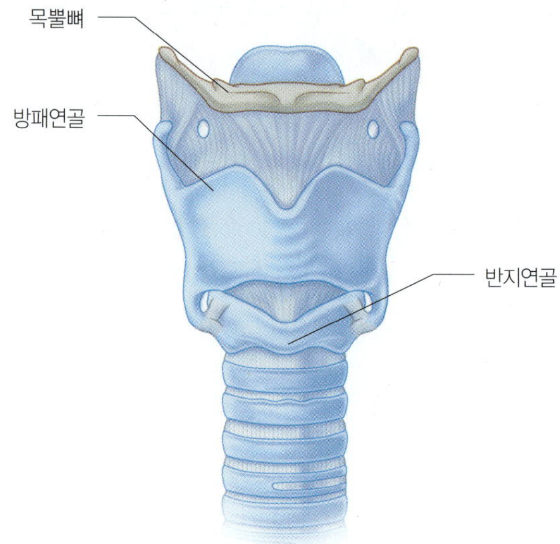

그림 25-1. 전극을 부착하기 위해 촉진하는 목뿔뼈, 방패연골, 반지연골의 위치

전극이 피부에 잘 부착될 수 있도록 한다. 전극을 부착하면서 전류기 봉합선이나 기관절개관 등에 흐르지 않도록 주의하여 전극을 부착한다. 피부에 전극을 부착한 후, 전극이 부착하려는 위치에 잘 부착되었는

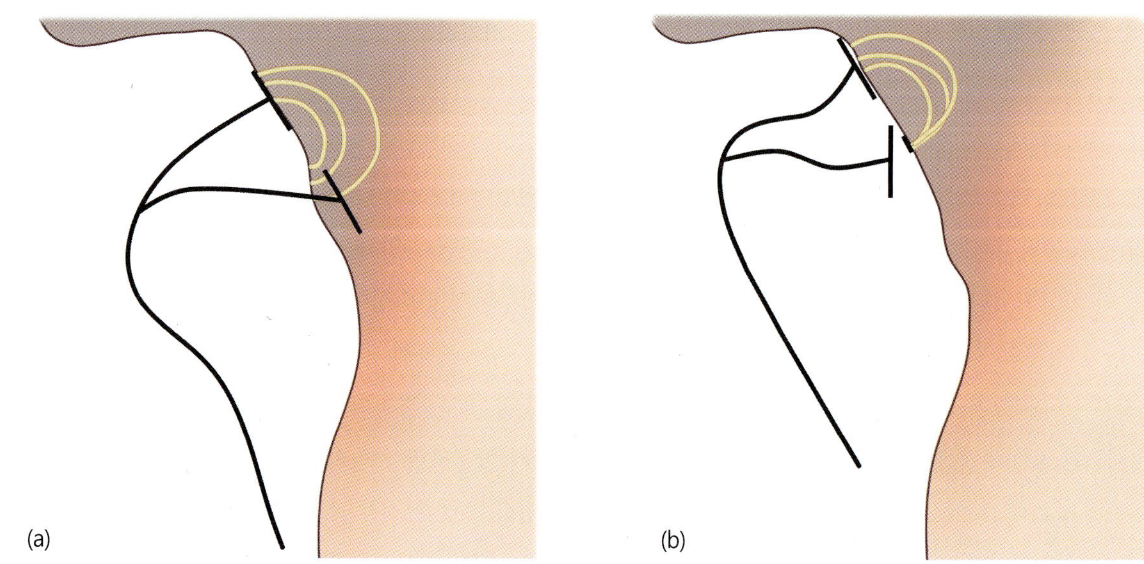

그림 25-2. 피부에 전극이 부착된 모습 (a) 피부에 전극이 잘 부착된 모습 (b) 피부에 전극이 제대로 부착되지 않아 전류가 부착된 곳으로만 전도되는 모습

지 확인하면서 전극이 피부 표면에서 떨어지지 않도록 테이프, 붕대, 끈 등을 이용해 고정한다. 전극이 피부에 제대로 부착되지 않는 경우 전류가 전극이 부착된 곳으로만 전도되어 환자가 찌르는 듯한 느낌, 쪼이는 느낌, 타는 듯한 느낌을 호소할 수 있다(그림 25-2). 환자가 이러한 증상을 호소하는 경우 전극과 피부의 접촉 상태를 재확인하여 다시 부착하여야 한다. 필요한 경우 전극에 물 한 방울을 떨어뜨리면 피부와의 접착력을 더 높일 수 있다. 안정적으로 전극이 부착되면 환자의 감각과 근수축 등의 반응을 확인하면서 치료적 단계까지 전기자극의 강도를 서서히 높인다. 신경근 전기자극치료를 적용하는 동안 침이나 음식을 삼키도록 하거나 삼킴 기능 강화를 위한 운동을 적용한다. 신경근 전기자극치료의 적용 순서는 그림 25-3과 같다.

3. 전극 부착 위치

신경근 전기자극치료는 목적에 따라 다양한 위치에 전극을 부착할 수 있다. 가장 일반적인 표적의 위치는 아래턱과 목뿔뼈 사이에 위치하여 목뿔위근육군이라

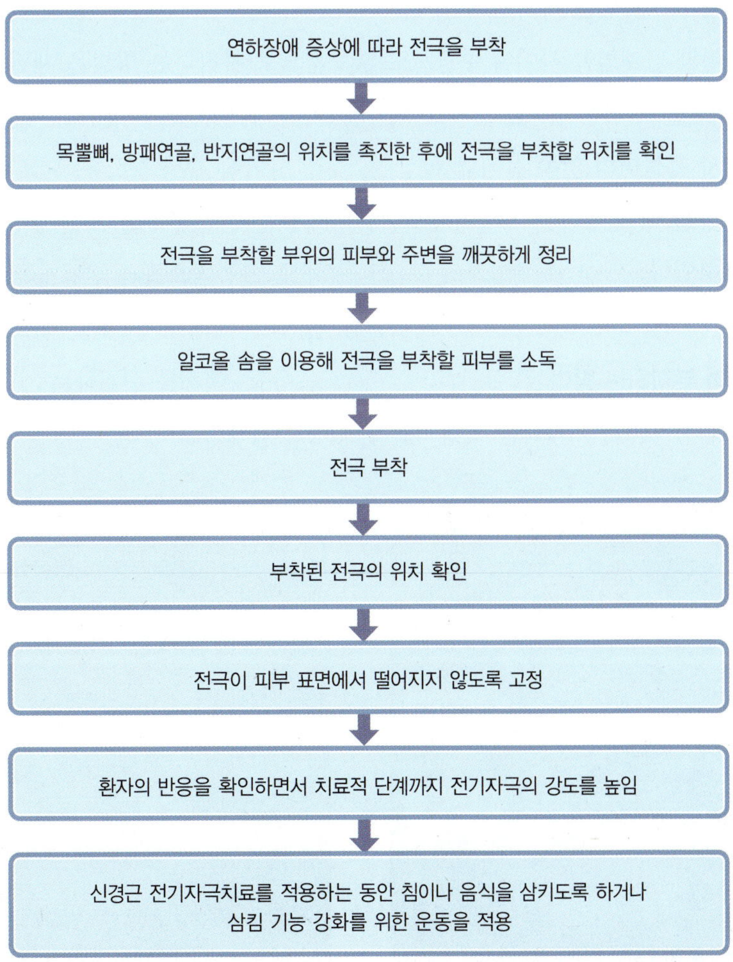

그림 25-3. 신경근 전기자극치료의 적용 순서

불리는 턱목뿔근과 턱끝목뿔근 또는 목뿔뼈 아래에 위치하여 목뿔아래근육군이라 불리는 방패목뿔근, 어깨목뿔근, 복장목뿔근, 복장방패근이다.

1) 채널 1개를 이용하여 부착하는 방법

채널 1개를 이용하여 신경근 전기자극을 적용하는 방법으로 턱 끝과 목뿔뼈 사이에 수평으로 부착하는 방법은 목뿔뼈 위쪽 턱 밑 부위에 수평으로 부착하여 목뿔위근육군을 자극한다(그림 25-4a). 이 방법을 적용한 연구에서 환자의 영양 상태 개선, 구강을 통한 식이 단계 향상, 흡인의 감소 등을 보고하였다.

다른 방법으로 목뿔뼈와 방패연골 사이에 수평으로 부착하는 방법은 목뿔뼈와 방패연골 사이에 수평으로 부착하여 목뿔아래근육군을 자극한다(그림 25-4b). 이 방법을 적용한 연구에서 목뿔뼈의 앞쪽 움직임 향상, 후두 폐쇄 기능 향상, 삼킬 때 발생하던 기침의 감소, 흡인의 감소 등을 보고하였다.

2) 채널 2개를 이용하여 부착하는 방법

채널 2개를 이용하여 신경근 전기자극을 적용하는 방법으로 목뿔뼈와 방패연골을 기준으로 수직으로 부착하는 방법은 목을 중심으로 채널 1은 목뿔뼈 위쪽과 목뿔뼈와 방패연골 사이에 부착하고, 채널 2는 채널 1과 대칭으로 배열하여 수직으로 부착한다(그림 25-5a). 이 방법을 적용한 연구에서 구강통과 시간 감소, 인두통과 시간 감소, 근활성화 증가, 성대 주름의 수축력 증가, 성문 폐쇄 기능 향상, 후두 기능 향상, 목뿔뼈와 후두의 움직임 증가, 환자가 느끼는 삼킴 기능의 향상 등을 보고하였다. 그러나 정상인을 대상으로 한 연구에서는 턱 밑 부위 근육의 전위 활동에 유의한 변화가 없다는 보고도 있다.

턱 끝과 목뿔뼈 사이, 목뿔뼈와 방패연골 사이에 수평으로 부착하는 방법은 채널 1은 턱 끝과 목뿔뼈 사이에 수평으로 부착하고, 채널 2는 목뿔뼈와 방패연골 사이에 수평으로 부착한다(그림 25-5b). 이 방법을 적용한 연구에서 삶의 질 향상, 목뿔뼈의 움직임 속도 향상, 조롱박오목과 후두개곡의 잔여물 감소, 먹는 동안 입술 폐쇄 기능 향상, 과도한 손실 없이 삼키는 기능 향상, 액체를 섭취하는 기능 향상, 식이 단계의 향상 등을 보고하였다.

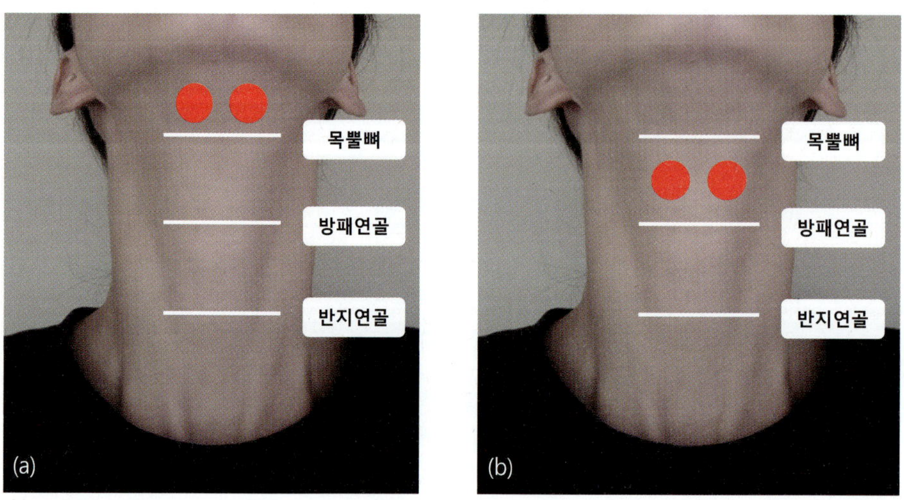

그림 25-4. 채널 1개를 이용하여 부착하는 방법

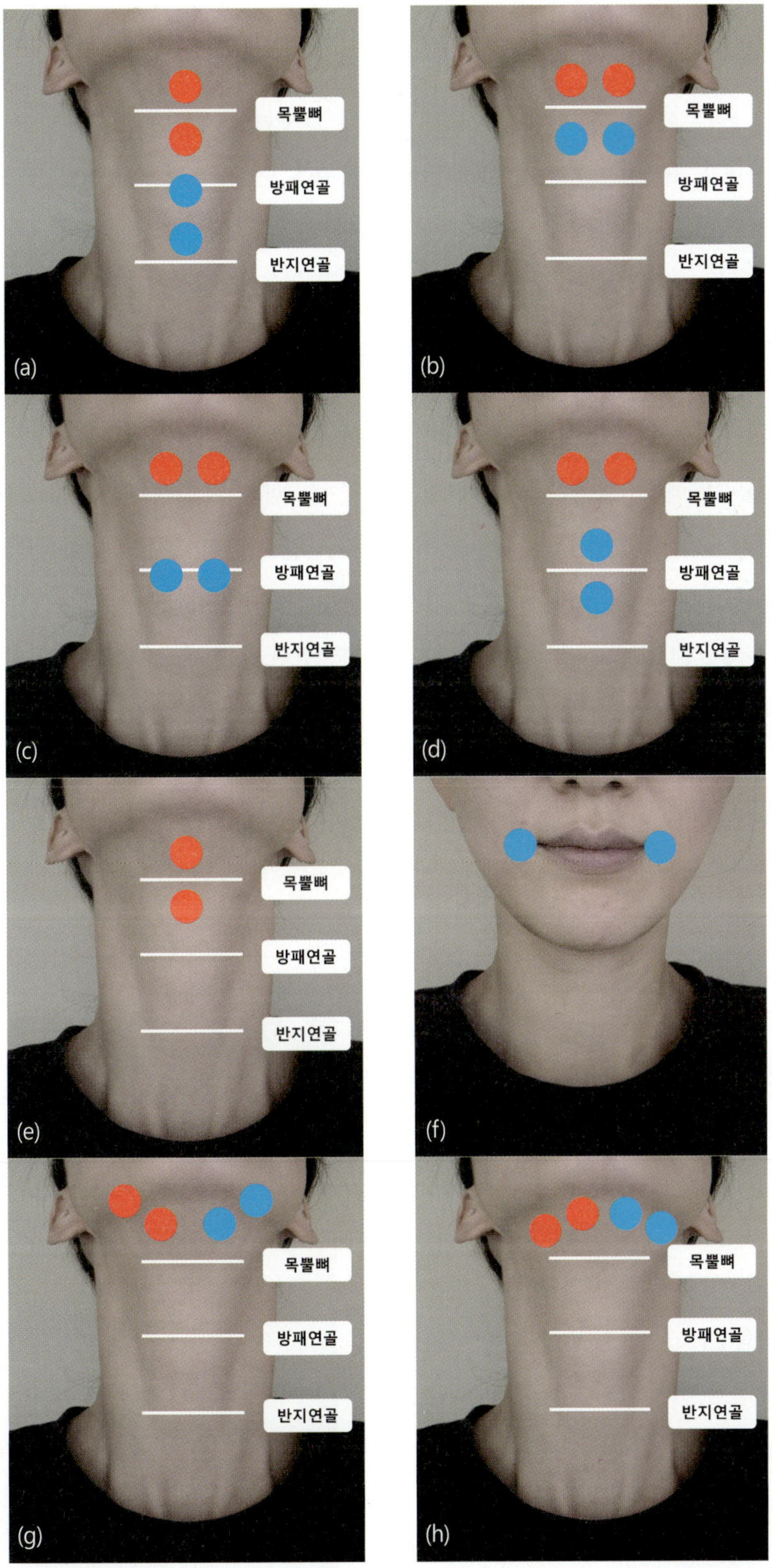

그림 25-5. 채널 2개를 이용하여 부착하는 방법

턱 끝과 목뿔뼈 사이, 방패연골 양쪽에 수평으로 부착하는 방법은 채널 1은 목뿔뼈 위쪽 턱밑에 수평으로 부착하고, 채널 2는 방패연골의 양쪽에 수평으로 부착한다(그림 25-5c). 이 방법을 적용한 연구에서 구강 섭취 기능 향상, 흡인의 감소, 환자 스스로가 인식하는 삼킴 기능의 향상, 흡인성 폐렴과 같은 합병증 감소 등을 보고하였다.

목뿔뼈 위에 수평방향, 방패연골을 기준으로 수직방향으로 부착하는 방법은 채널 1은 목뿔뼈 위쪽에 수평으로 부착하고, 채널 2는 방패연골의 위와 아래에 수직으로 부착한다(그림 25-5d). 이 방법을 적용한 연구 중, 삼킴 기능이 향상되고 흡인의 정도가 감소되었다는 보고도 있으나 후두 상승에 유의한 변화가 없고 목뿔뼈의 움직임에도 유의한 변화가 없다는 결과도 보고된 바 있다.

목뿔뼈를 기준으로 수직방향, 양쪽 입술에 부착하는 방법은 채널 1을 목뿔뼈의 위쪽과 아래쪽에 수직으로 부착하고(그림 25-5e), 채널 2를 양쪽 입술 끝에 부착한다(그림 25-5f). 이 방법을 적용한 연구에서 환자의 연하장애가 감소하고, 입둘레근과 깨물근이 강화되어 음식 섭취 기능이 향상되었다고 보고하였다.

아래턱각과 턱끝의 중간 지점, 턱끝과 목뿔뼈 가장자리의 중간 지점에 부착하는 방법은 채널 2개를 얼굴의 중심선을 기준으로 대칭적으로 아래턱각과 턱끝의 중간 지점에, 턱끝과 목뿔뼈 가장자리의 중간 지점에 전극을 부착한다(그림 25-5g). 이 방법을 적용한 연구에서 목뿔뼈의 최대 움직임과 속도 향상, 흡인의 감소, 식이 단계 향상 등을 보고하였으나 전통적인 삼킴 재활치료를 받은 환자와 유의한 차이가 없다는 연구도 있다.

턱밑 부위에 부착하는 방법은 채널 1과 2를 턱밑 부위에 수평으로 부착한다(그림 25-5h). 이 방법을 적용한 연구에서 환자의 목뿔후두복합체의 상승이 유의하게 향상되었으나 흡인의 정도에서는 변화가 없다고 하였다.

목뿔후두복합체를 상승시킬 수 있을 정도의 힘을 가지고 있고, 노력삼킴 훈련과정을 수행할 수 있는 인지기능을 가진 환자의 경우, 방패연골 아래에 수평 방향으로 부착하는 방법을 통해 전기자극이 느껴질 때 노력삼킴을 유도할 수 있다(그림 25-6). 이 방법을 적용한 연구에서 목뿔뼈의 수직 움직임과 상부식도조임근의 열림 시간이 유의하게 향상되었다고 하였다. 저항운동으로 전기자극이 들어갈 때마다 노력삼킴을 함께 적용하면 후두 상승에 효과적이기는 하지만 전기자극이 느껴질 때마다 목뿔후두복합체를 상승시킬 수 있을 정도의 힘과 인지기능을 가지고 있는 환자로 대상자가 제한된다.

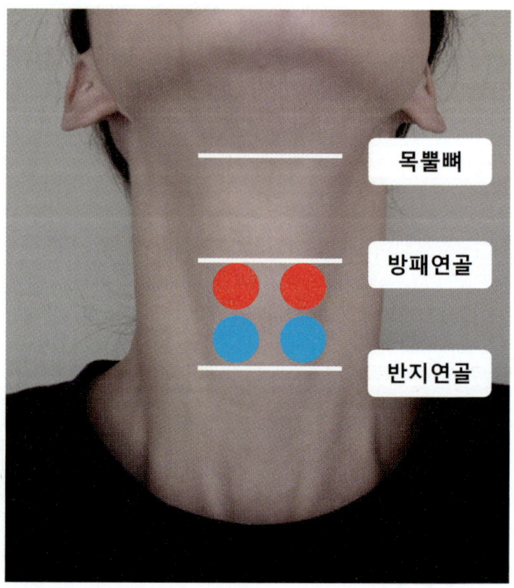

그림 25-6. 채널 2개를 이용하여 노력삼킴을 유도하는 방법

3) 채널 4개를 부착하는 방법

채널 4개를 부착하는 방법은 채널 1과 채널 2는 정중선에서 1 cm 떨어진 부위의 목뿔뼈 위쪽과 아래턱의 뒤쪽 사이에 부착하여 두힘살근과 턱목뿔근을 표적으로 한다. 채널 3은 방패연골의 양쪽에 부착하여 방패목뿔근을 표적으로 하고, 채널 4는 목빗근과 방패연골의 아래쪽 사이에 부착하여 목뿔아래근육군인 어깨목뿔근, 복장목뿔근, 복장방패근을 표적으로 한다(그림 25-7). 전기자극은 채널 1과 채널 2에서 동시에 시작되고, 채널 3은 150 ms 후에, 채널 4는 250 ms 후에 시작된다. 채널 1과 채널 2의 전기자극은 1200 ms 동안 지속되고, 채널 3은 1050 ms 동안, 채널 4는 950 ms 동안 지속되어 동시에 끝난다. 이 방법은 순차적 4 채널 신경근 전기자극치료로 삼킴 관련 근육의 정상적인 수축 순서를 기반으로 개발되었다. 순차적 4 채널 신경근 전기자극치료는 구강 및 인두 기능, 흡인의 정도, 구강 섭취 등에서 긍정적인 결과를 보였고, 기존 2 채널 신경근 전기자극치료보다 구강 및 인두 기능에서 유의한 향상을 보였다고 보고되었다.

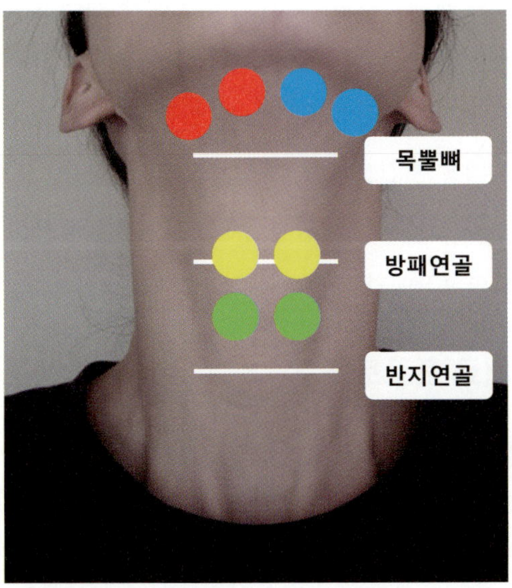

그림 25-7. 채널 4개를 이용하여 부착하는 방법

4. 적용 강도

환자의 반응을 확인하며 치료적 단계까지 전기자극의 강도를 서서히 높인다. 환자는 전기자극의 강도가 높아짐에 따라 따끔거리며 얼얼한 느낌(crawling, tingling), 떨림(vibration), 따뜻하면서 타는 듯한 느낌(warm, burning), 목을 움켜쥐며 쥐어짜는 듯한 느낌(squeezing, holding, grabbing)을 순차적으로 느끼게 된다. 얼얼한 느낌, 떨림, 따뜻하면서 타는 듯한 느낌은 신경근 전기자극치료가 감각역치자극으로 적용되는 단계이고, 목을 움켜지며 쥐어짜는 듯한 느낌은 운동역치자극으로 적용되는 단계이다(그림 25-8). 운동역치자극은 근수축을 유발하여 신체 기능을 향상시키기 위해 적용되고, 감각역치자극은 피부 자극을 통해 삼킴과 관계된 감각신경로를 자극함으로써 대뇌 피질의 재조직화에 영향을 끼쳐 삼킴 반응의 유도와 조절을 증진시키기 위해 적용된다.

의사소통이 가능한 환자의 경우 삼킴 시 들리는 삼킴 소리의 변화, 삼킴 반사의 유발, 더 잘 삼켜지는 느낌, 목소리의 변화, 목을 꽉 잡고 있는 듯한 느낌 또는 목을 쥐어 짜는 듯한 느낌과 같은 반응을 통해 확인한다. 운동역치자극까지 적용을 할 경우 환자가 목을 움켜쥐는 느낌이 든다고 표현하면서 근경련 없이 근수축이 눈으로 확인될 때까지 강도를 높이고, 감각역치자극까지 적용할 경우 환자가 피부에 톡톡 쏘는 듯한 느낌이 든다고 표현할 때까지 강도를 높여 적용한다. 의사소통이 불가능한 환자의 경우 갑자기 전극을 떼려는 행동을 보이거나 불편한 표정 또는 몸짓과 같은 신체 움직임의 변화를 통해 확인할 수 있다.

다수의 연구에서 근수축이 일어나는 운동역치자극까지 강도를 높여 적용하고 있다. 감각역치자극보다

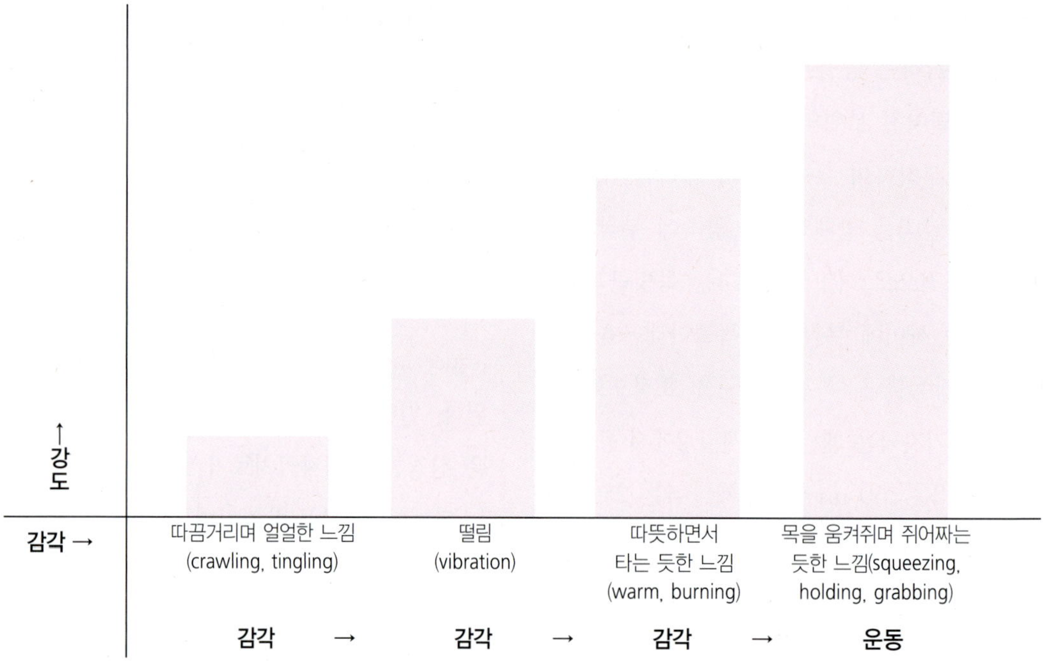

그림 25-8. 전기자극 강도에 따른 감각 단계

운동역치자극으로 적용할 때 인두 잔류물의 감소, 혀기저부와 아래 인두의 압력, 음식덩이가 통과하는 힘, 목뿔뼈의 움직임 속도, 목뿔후두복합체의 움직임, 상부식도조임근의 열림 시간 등이 유의하게 향상되었다고 보고되고 있다. 그러나 감각역치자극으로 적용해도 흡인, 삼킴 반응 시간, 잔류물 감소 등에 긍정적 영향을 미친다는 연구가 있으며 운동역치자극 보다 효과적이거나 운동역치자극의 효과와 유사한 효과가 있다는 연구들도 보고되고 있다. 따라서 환자의 진단, 증상, 반응 등을 고려하여 적용하도록 한다.

5. 적용 기간

신경근 전기자극치료는 다수의 연구에서 다양한 기간으로 적용되고 있다. 그중 2-4주간 일주일에 3-5회씩 30-60분 동안 적용한 연구가 다수였다. 여러 환자를 대상으로 한 연구에서는 일반적으로 3-5주간 일주일에 1-5회씩 20-60분 동안 총 12-20회 적용되었다. 사례 보고로 진행된 연구에서는 일주일에 1-5번씩 하루에 15-60분 동안 연하장애가 개선될 때까지 짧게는 2주에서 길게는 5개월까지 적용한 연구가 있었다. 신경근 전기자극치료는 연구 또는 치료 목적에 따라 적용 기간을 정하여 적용하지만, 염증, 상처, 합병증 등의 문제로 중단될 수도 있다. 일반적으로는 환자의 연하장애가 개선될 때까지 적용된다.

6. 치료 프로토콜

휴식 상태에서도 신경근 전기자극치료를 적용할 수 있다. 그러나 신경근 전기자극치료를 적용할 때 능동적 운동을 함께하면 치료 효과가 더 커지게 된다. 신경근 전기자극치료가 적용되는 동안 전기자극이 느껴질 때마다 침이나 음식을 함께 삼키도록 한다. 음식을 제공할 때는 환자의 삼킴 기능에 따라 음식의 크기와 점도, 삼키는 속도, 섭취하는 총량과 방법 등을 단계적으로 적용하고, 가능한 경우 삼킴 기법도 함께 적용한다. 신경근 전기자극치료가 적용되는 동안 단계적 저항 훈련으로 혀의 근력 운동, 후두폐쇄훈련, 노력삼킴, 멘델슨수기, 마사코수기, 샤케어운동 등을 시행하고, 감각되먹임 치료로 온도촉각자극 치료를 적용할 수 있다. 아동의 경우, 다양한 구강자극도구를 이용하여 구강 자극을 함께 적용하거나 공갈젖꼭지를 이용해 비영양적 빨기를 함께 적용하고, 구강감각자극치료를 함께 적용하기도 한다.

7. 주의 사항 및 부작용

전극은 경동맥이 있는 부위, 활성 단계에 있는 종양이 있는 부위, 감염 부위를 피해 부착해야 한다. 경동맥 위에 전극을 부착할 경우 혈압의 갑작스러운 변화가 발생할 수 있고, 활성 단계에 있는 종양이 있는 부위와 감염 부위에 전극을 부착할 경우 국소 부위의 대사 활동이 빨라지면서 악영향을 미칠 수 있다. 삽입형 제세동기나 심박조율기를 가지고 경우 전기자극으로 인해 고유 신호에 오류가 생겨 오작동할 수 있고, 경련성 질환을 가지고 있는 경우 강한 전기자극이 경련 유발의 원인이 될 수 있기 때문에 주의해야 한다.

신경근 전기자극치료의 부작용으로 급성 심부정맥, 심계 항진, 흉통, 저혈압, 어지러움, 심박조율기의 오작동, 화상, 미주신경 자극으로 인한 심혈관계 부작용, 고주파수 자극에 따른 후두근 경련 등이 발생할 수 있으므로 주의해서 적용한다.

Ⅳ. 신경근 전기자극치료 효과

신경근 전기자극치료는 약화된 근육의 운동 기능을 회복시키고, 근육을 재교육시키며, 삼킴 활동을 담당하는 대뇌 영역의 프로세스를 재생성한다. 또한 근육의 표층에 있는 감각신경종말을 활성화시켜 중추신경계 시스템에 감각 되먹임을 제공한다.

운동적 측면에서 얼굴 근육과 인두 근육 등의 마비로 인해 연하장애가 발생한 경우, 신경근 전기자극을 적용하면 효과적이다. 신경근 전기자극치료를 통해 삼킴관련 근육을 강화시키고, 근위축을 예방할 수 있다. 또한 신경근 전기자극치료를 통한 근수축으로 목뿔뼈, 방패연골, 후두의 움직임이 강화되어 이상와 등의 잔류물이 감소되고, 기도폐쇄 기능이 향상되며, 상부식도조임근의 개방 시간이 연장되어 음식덩이가 식도로 안전하게 이동하게 된다. 삼키는 동안 목뿔뼈의 움직임 범위가 향상되고 속도가 빨라지는 등 목뿔뼈의 상승 기능도 향상된다. 또한 구강 기능이 강화되어 입술 폐쇄 기능, 과도한 손실 없이 삼키는 기능도 향상된다.

신경근 전기자극을 통한 감각자극은 장기적으로 대뇌의 재조직에 긍정적인 영향을 미치고, 삼킴 기능을 향상시킨다. 인두를 통과하는 음식에 대한 감각 인식을 향상시켜 더 강하고 빠른 삼킴 반사를 유도한다. 삼킴 기능의 향상은 구강 식사와 연결되어 경장영양 공급을 하는 환자가 구강 식사를 시작하게 되고, 식이 단계도 점진적으로 향상되게 된다. 이와 같이 삼킴 기능이 향상되면서 전반적인 삶의 만족도도 향상되게 된다.

그러나 다수의 연구에서 신경근 전기자극치료가 단독으로 적용되었을 때보다 전통적인 삼킴재활치료 또는 노력삼킴과 함께 적용되었을 때 삼킴 기능 향상에 긍정적인 효과가 있다고 보고되고 있다. 또한 신경근 전기자극치료가 경도와 중등도 환자의 삼킴 기능 향상에는 유의한 효과가 있으나 중증 환자에게는 유의한 차이를 보이지 않는다는 연구도 보고되고 있다. 그리고 부착 위치에 따라 목뿔후두복합체의 하강 움직임이 유발된다는 연구도 있고, 목뿔뼈와 후두 상승에 유의한 차이가 없다는 연구도 있으며, 침습-흡인 척도에서 더 악화된 결과를 보였다는 연구도 있다.

V. 맺음말

신경근 전기자극치료는 연하장애 치료를 목적으로 임상에서 널리 사용되고 있는 비침습적 치료 방법으로, 삼킴 근육의 활성화와 기능 회복에 기여하고 있다. 이 치료법은 환자의 진단과 특성에 따라 전극 부착 위치, 자극 강도, 적용 기간이 다양하게 조정될 수 있습니다. 또한, 치료 프로토콜을 설계할 때 제공되는 음식의 크기와 점도, 삼키는 속도, 섭취량 및 방법, 그리고 삼킴 시 적용되는 보조 기법 등 환자 개인의 상태와 진단에 맞춘 세밀한 접근이 필수적이다.

신경근 전기자극치료의 효과는 많은 연구에서 보고되고 있으며, 연하장애 환자에게 안전하고 유의미한 개선을 제공할 수 있음을 시사한다. 특히, 삼킴 반사의 활성화, 후두 상승 개선, 그리고 근육 협응력 향상과 같은 긍정적인 결과가 주목받고 있다. 그러나 신경근 전기자극치료는 자극 근육을 정확히 특정하는 데 한계가 있어 치료사가 의도한 방향으로 근육 움직임을 유도하는 데 어려움이 있을 수 있다. 이는 치료 효과의 변동성을 증가시키기 때문에 임상 적용에서 신중함이 요구된다. 또한, 치료 효과와 관련된 논쟁은 여전히 지속되고 있으며, 현재까지 체계적이고 고품질의 연구가 부족한 상태이다.

결론적으로, 신경근 전기자극치료는 연하장애 환자 치료에 있어 중요한 도구로 자리 잡고 있지만, 효과를 극대화하기 위해선 환자 맞춤형 접근과 근거 기반 치료가 필수적이다. 향후 연구와 기술 발전을 통해 신경근 전기자극치료의 활용이 더욱 체계적이고 효과적으로 이루어지기를 기대한다. 또한 이를 통해 연하장애 환자의 기능적 회복과 삶의 질 개선에 더욱 기여할 수 있을 것이다.

참고문헌

1. Armon C. A randomized controlled trial of resistance exercise in individuals with ALS. Neurology 2008;71(11):864-5.
2. Byeon H. Tongue base exercises for oropharyngeal dysphagia: A systematic review. Journal of Rehabilitation Research 2016;53(5):278-90.
3. Christiaanse ME, Mabe B, Russell G, Simeone TL, Fortunato J, Rubin B. Neuromuscular electrical stimulation is no more effective than usual care for the treatment of primary dysphagia in children. Pediatric Pulmonology 2011;46:559-65.
4. Freed ML, Freed L, Chatburn RL, Christian M. Electrical stimulation for swallowing disorders caused by stroke. Respiratory Care 2001;46(5):466-74.
5. Kushner DS, Peters KM, Eickhoff J. Neuromuscular electrical stimulation efficacy in acute stroke feeding tube-dependent dysphagia during inpatient rehabilitation. Archives of Physical Medicine and Rehabilitation 2013;94(1):7-20.
6. Langmore SE, Pisegna JM. Efficacy of exercises to rehabilitate dysphagia: A critique of the literature. International Journal of Speech-Language Pathology 2015;17(3):222-9.
7. Ludlow CL, Humbert I, Saxon K, Poletto C, Sonies

B, Crujido L. Effects of surface electrical stimulation both at rest and during swallowing in chronic pharyngeal dysphagia. Dysphagia 2017;22(1):1-10.

8. Miller S, Peters K, Ptok M. Review of the effectiveness of neuromuscular electrical stimulation in the treatment of dysphagia – an update. Ger Med Sci 2022;14(20):1-8.
9. Park JS, Oh DH, Hwang NK, LEE JH. Effects of neuromuscular electrical stimulation in patients with Parkinson's disease and dysphagia: A randomized, single-blind, placebo-controlled trial. NeuroRehabilitation 2018;42(4):457-463.
10. Park T, Lee JH, Lee HJ, Cho SH. The effects of neuromuscular electrical stimulation on dysphagia in patients with stroke: A meta-analysis. Journal of Stroke and Cerebrovascular Diseases 2020;29(3):104-13.
11. Rice KL. Neuromuscular electrical stimulation in the early intervention population: A series of five case studies. The Internet Journal of Allied Health Sciences and Practice 2012;10(3):1-7.
12. Seo KH, Jang JY, Jang EG, Park YH, Lee SY, Kim BR, et al. Clinical effectiveness of the sequential 4-channel NMES compared with that of the conventional 2-channel NMES for the treatment of dysphagia in a prospective double-blind randomized controlled study. J Neuroeng Rehabil 2021;18(90):1-12.
13. Simone M, Peters K, Ptok M. Review of the effectiveness of neuromuscular electrical stimulation in the treatment of dysphagia – an update. German Medical Science 2022;20:1-8.
14. Song WJ, Park JH, Lee JH, Kim MY. Effects of neuromuscular electrical stimulation on swallowing functions in children with cerebral palsy: A piolt randomized controlled trial. Hong Kong Journal of Occupational Therapy 2015;25:1-6.

Chapter 26

식이조절과 점도 증진제의 사용

| 서한길, 신원선, 오병모 |

연하장애 환자는 음식을 섭취하는 효율성과 안전성 두 가지 측면 모두에서 어려움을 겪게 되는데, 적절하게 도와주지 않으면 장기적으로 건강과 생존이 중대한 위험에 직면하게 된다. 연하장애 환자들이 영양학적으로 균형 잡힌 충분한 양의 음식을 적절한 시간 내에 섭취할 수 있도록 하기 위한 보상 기법으로 가장 흔히 사용하는 것은 식이의 점도와 성상을 조정하는 것이다. 환자가 장애를 극복하여 충분하고 안전하게 음식을 섭취할 수 있도록 도와주기 위해 식감과 특성을 조정한 음식을 흔히 '연하장애식(食)', '연하곤란식(食)', 또는 더욱 줄여서 '연하식'이라고 부른다. 그러나, 환자마다 장애의 특징이 모두 다르기 때문에, 모든 환자에게 더 안전하다고 일반화할 수 있는 연하장애식은 존재하지 않는다. 예를 들어, 점도를 높인 음식은 많은 환자들에게 흡인의 위험을 줄여주지만, 어떤 환자들에게는 오히려 더 심각한 위험을 초래하기도 한다. 따라서, 정확한 평가를 통해 환자가 가진 장단점을 정확히 파악하여 이에 맞게 식이를 처방해야 한다. 그러나, 점도, 부착성(adhesiveness), 응집력(cohesiveness), 입자의 크기 등 음식의 수많은 특성들을 모두 조정하도록 처방하는 것은 불가능하기 때문에, 지금까지는 주로 액체 음식의 점도를 범주화하는 것에 노력을 집중해 왔다.

본 장에서는 연하장애식의 분류 체계와 임상적 근거, 흔히 사용하는 점도증진제의 종류와 특징을 검토한 후 마지막으로 연하장애식과 점도증진제의 실제 적용을 살펴보고자 한다.

I. 연하장애식의 분류 체계와 근거

1. 연하장애식의 개념

식이 변형은 연하장애에 대한 보상적 접근법의 핵심적인 요소이다. 연하장애식은 환자에게 적합하도록 고형식의 재질을 조절하거나(texture modification) 유동식의 점도(viscosity)를 높인 식이를 말한다. 고형식의 경우에는 유아의 식이 이행 과정과 유사하게, 부드럽고 덩어리가 없는 퓨레(puree) 형태의 식이에서 시작하여 다진 식이(minced food), 잘게 썬 식이(finely chopped food), 부드러운 식이를 거쳐 일반식으로 진행하는 것이 일반적이다. 하지만, 모든 연하장애 환자에게 이러한 식이 이행이 필요한 것은 아니다. 유동식의 경우에는 일반적으로 점도가 증가함에 따라 기도 흡인의 위험이 감소되므로 필요에 따라 점도증진제(thickner)를 섞어 점도를 높여주게 된다. 하지만, 높은 점도는 연하장애 환자에서 삼킴 후 인두의 잔류물을 증가시키고 이는 삼킴 후 잔류물에 의한 흡인의 위험을 높일 수 있어 항상 안전한 방법은 아니다. 그러므로 비디오투시연하검사(videofluoroscopic swallowing study, VFSS) 등 객관적인 평가를 통해 환자에게 적합한 고형식 및 유동식의 단계를 결정하는 개별적인 접근이 필요하다.

2. 연하장애식의 분류 체계

1) 국가별 연하장애식 분류

연하장애식의 분류는 크게 고형식과 유동식의 체계로 나뉘어진다. 여러 국가에서 개발된 연하장애식의 분류 체계가 알려져 있으며, 기본적인 개념은 유사하나 식이 변형 단계의 수나 명칭은 차이가 있다. 미국과 호주는 고형식 4단계, 유동식 4단계의 분류 체계인 반면, 일본은 고형식 6단계, 유동식 5단계로 더 세분화된 분류 체계를 사용하고 있다. 이 중, 미국영양협회(American Dietetic Association)의 National dysphagia diet (NDD) 체계가 가장 널리 인용된다.

2) National dysphagia diet 분류 체계: 고형식

고형식은 퓨레 단계(dysphagia-pureed; NDD Level 1), 기계적으로 변형된 단계(dysphagia-mechanically altered; NDD Level 2), 발전된 단계(dysphagia-advanced; NDD Level 3), 일반식(regular)의 4단계로 분류된다(표 26-1).

3) National dysphagia diet 분류 체계: 유동식

유동식은 점도에 따라 숟가락으로 떠야 하는 점도(spoon-thick), 꿀 정도의 점도(honey-like), 넥타 정도의 점도(nectar-like), 묽은 점도(thin)의 4단계로 분류된다(표 26-2). 점도 분류의 기준은 센티 포이즈(centipoise, cP) 단위를 사용하며 점도계를 이용하여 측정한다.

4) International Dysphagia Diet Standardisation Initiative 분류 체계

연하장애식의 용어와 정의의 국가 및 지역별 차이를 극복하기 위하여 International Dysphagia Diet Standardisation Initiative (IDDSI)는 고형식 식이 변형과 유동식 점도에 대한 현재의 근거를 바탕으로 국제

표 26-1. National dysphagia diet의 고형식 분류

단계	정의	예시
퓨레 단계(NDD 1)	균일하고 매우 응집력이 있는 푸딩과 같은 성상의 식이로 거의 씹을 필요가 없음	퓨레 형태의 식이, 소스를 얹은 다진 감자, 애플소스, 푸딩
기계적으로 변형된 단계(NDD 2)	응집력이 있고 수분이 있는 반고형식으로 약간의 저작이 필요	잘게 다진 연한 고기, 바나나와 같은 부드러운 과일, 연하게 조리된 채소, 스크램블 에그, 시럽을 얹은 팬케이크
발전된 단계(NDD 3)	부드러운 음식으로 더 많은 저작 능력이 필요	대부분의 부드러운 음식이 해당되나 견과류나 생야채 등 제외
일반식(regular)	모든 음식이 허용	

표 26-2. National dysphagia diet의 유동식 분류

단계	점도 (cP)
숟가락으로 떠야 하는 점도	> 1,750
꿀 정도의 점도	351~1,750
넥타 정도의 점도	51~350
묽은 점도	1~50

적으로 표준화된 용어와 정의의 틀을 제시하였다. 이를 위해 33개국의 전문가 및 관계자들로부터 국가별 연하장애식의 현황 및 용어를 조사하였고, 이후 체계적 고찰과 논의를 통해 도출된 초안을 57개국 관계자들의 피드백을 받아 개선하였다. 가장 두드러진 특징은 고형식과 유동식 사이의 겹치는 단계를 두면서 연속적인 8개의 단계로 분류한 점이며, 이를 통해 고형식과 유동식 사이의 주관적인 구분을 배제하였다(그림 26-1). 유동식의 각 단계는 10 ml 주사기를 이용한 중력 흐름 테스트(gravity flow test)로, 진한 액체와 고형식은 포크 혹은 스푼을 이용한 테스트(fork drip test, fork/spoon pressure test, spoon tilt test 등)로 표준화된 평가를 시행한다(그림 26-2). 유동식의 분류는 IDDSI의 2, 3, 4단계가 각각 NDD의 넥타, 꿀, 숟가락으로 떠야 하는 점도에 해당하며, 고형식의 분류는 4단계가 NDD level 1, 5단계가 NDD level 2, 6단계 및 7단계의 저작이 쉬운 음식(easy to chew)이 NDD level 3에 해당한다. 자세한 내용은 IDDSI 홈페이지(https://iddsi.org)에서 확인할 수 있으며, 다양한 국가의 번역본을 다운로드 할 수 있다.

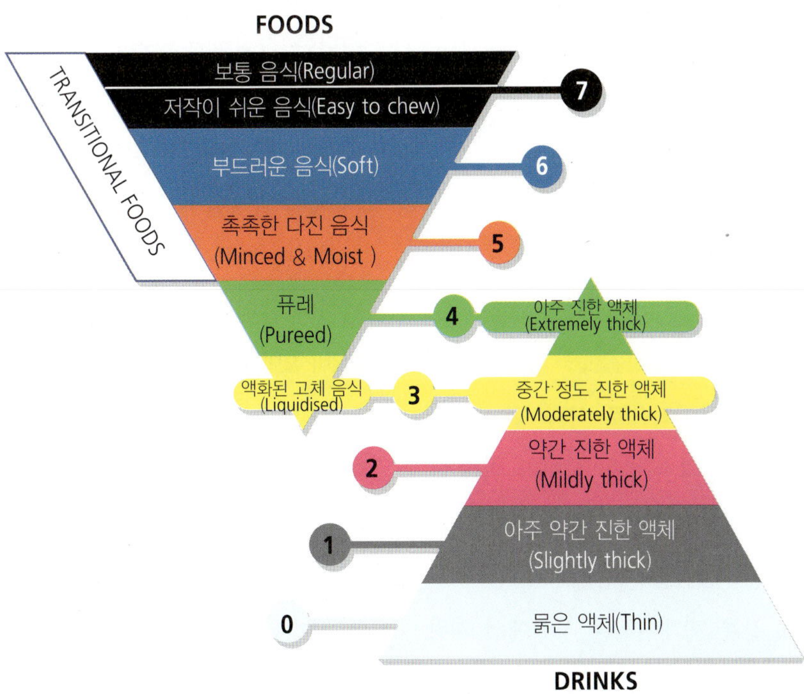

그림 26-1. IDDSI의 연하장애식 분류 체계

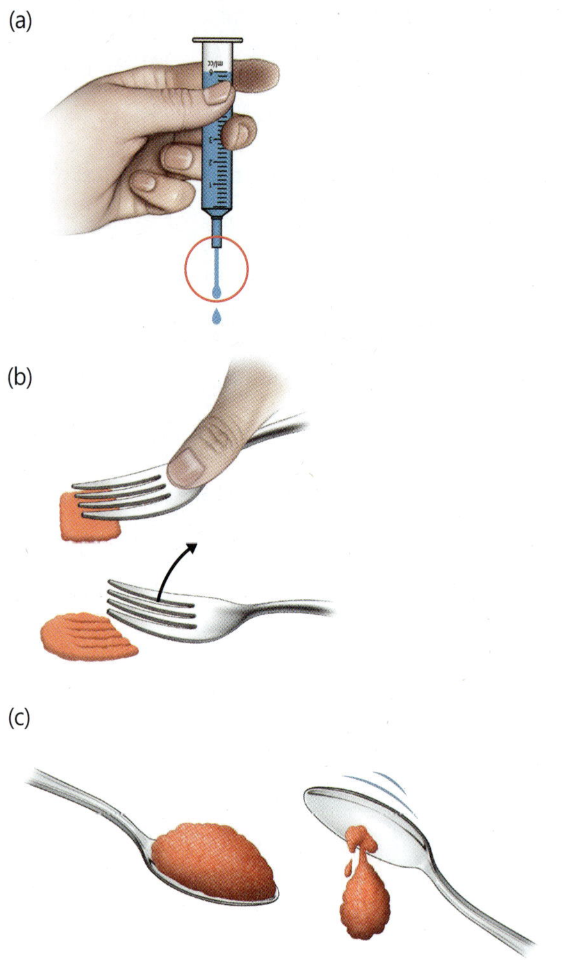

그림 26-2. IDDSI 평가 방법. (a) Gravity flow test, (b) Fork pressure test, (c) Spoon tilt test

3. 연하장애식의 근거

고형식 재질의 조절은 일반적으로 식사 중 음식물에 의한 기도 폐쇄(choking)의 위험을 줄이기 위해 시행되며, 저작 과정을 용이하게 하여 식사에 필요한 노력을 줄이고 충분한 영양섭취를 가능하게 하는 것도 그 목적이다. IDDSI 분류 체계에서는 성인에서 저작 후 삼키기 전 고형식 입자 크기가 2–4 mm인 것을 근거로 5단계 촉촉한 다진 음식의 입자 크기를 성인 4 mm, 소아 2 mm로 권고하였다. 또한, 기도 폐쇄의 위험을 줄이기 위해 기관지의 직경을 고려하여 6단계 부드러운 한 입 크기의 음식의 크기는 성인 1.5 cm, 소아 0.8 cm으로 권고하였다. 체계적 고찰 연구는 고형식의 경도, 응집력, 미끄러움의 성질이 연하 생리 및 식괴 이동 양상에 연관되어 있으나, 연하장애 환자에서 고형식의 적절한 조절에 대한 근거는 거의 없다고 보고하였다. 또한, 노인에서 재질이 조절된 식이를 하는 경우 일반 식이보다 열량과 단백질 섭취 수준이 낮았음이 보고된 바 있다. 실제 임상현장에서 고형식의 조절은 의료진의 경험과 주관에 의존하는 부분이 크기 때문에, 연하 자체의 위험 외에도 환자의 영양상태와 순응도를 고려하여 판단할 필요가 있다.

유동식에 대해서는 점도 증가가 기도 침투 및 흡인을 감소시키는 효과가 있으나 삼킴 후 인두 잔류물의 위험은 증가시킨다는 근거가 있다. 그러나, 점도가 높은 유동식이 연하장애 환자에서 폐렴 발생을 감소시킨다는 직접적인 근거는 부족하다. 파킨슨병 및 치매 환자를 대상으로 한 무작위 배정 대조군 연구에서 유동식의 점도 조절과 고개 숙이기 자세 사이에 3개월간의 폐렴 발생률의 차이가 없었다. 반면, 비디오투시연하검사에 따른 권고에 순응하지 않은 환자가 흉부 감염이나 흡인성 폐렴에 의한 입원이 더 많았음이 보고된 바 있다. 최근 임상적으로 연하장애가 의심되는 입원 중인 치매 환자를 대상으로 한 대규모 코호트 연구에서 묽은 점도와 진한 점도의 액체 식이를 제공받은 환자군 사이에 병원 내 사망 위험에 차이가 없었음을 보고하였다. 또한, 진한 점도의 액체를 제공받은 환자는 상대적으로 기관삽관의 가능성은 낮았지만 호흡기 합병증이 발생할 가능성은 더 높아, 유동식 점도조절이 임상적 결과에 미치는 영향을 명확히 확인할 수 없었다. 식이 변형이 환자의 먹는 즐거움을 제한하고 삶의 질을 저하시키는 측면이 있음을 고려할 때, 전향적 임상연구를 포함하여 최상의 임상진료를 위한 근거 확보가 필요하다.

II. 점도 증진제의 사용

음식의 특성은 먹는 사람이 인지하는 요소를 중심으로 식감(食感; texture)이라고도 일컬으며, 식감을 구성하는 성질에는 딱딱한 정도(hardness), 응집력, 점도, 탄성(springiness), 쫄깃한 정도, 부착성, 입자의 크기와 모양, 입자의 방향성, 습윤한 정도, 기름기 정도 등이 포함된다. 이 중에서 비교적 쉽게 측정하고 조정할 수 있는 특징으로 점도를 들 수 있다. 지금까지 연하장애 환자들이 섭취하는 액체의 점도를 높여 인두 내로 들어간 음식이 변형되고 흐르는 정도를 감소시키려고 노력해 왔다. 이를 통해, 궁극적으로는 흡인의 위험이 감소하기를 기대한 것이다. 다양한 방식으로 유동식의 점도를 증가시킬 수 있는데, 시판하는 점도 증진제 또는 증점제(增粘劑; thickener)를 사용하는 것은 매우 손쉬운 방법 중 하나이다.

1. 점도의 정의

일상에서는 음식에 대해서 '걸쭉하다' 또는 '묽다'는 표현은 많이 사용하지만, '점도가 높다' 와 같은 표현은 자주 사용하지 않는다. 그러나 음식의 점도는 연하장애 환자들에게 중대한 영향을 미칠 수 있기 때문에, 연하장애를 진료하는 의료진은 점도에 대한 기본 지식을 잘 알아야 한다. 유체역학에서는 '점도'를 '흐름에 대한 저항'으로 정의하고 있다. 쉽게 말하면, 잘 흐르지 않는 액체는 점도가 높은 것이다.

유체역학에서 등장하는 다음의 몇몇 개념들은 점도를 이해하는 데 도움을 준다. 물체의 표면에 접선 방향 즉, 표면과 평행한 방향의 힘을 전단력(shear force)이라고 하고, 이를 면적으로 나누어 단위면적당 힘을 계산한 것을 전단응력(shear stress)이라고 일컬으며 단위는 파스칼(Pa=N/m^2)을 사용한다. 액체에 전단력이 가해지면 모양이 바뀌거나 흐르게 된다. 점도(viscosity)는 전단속도(shear rate)에 대한 전단응력의 크기로 정의하는데, 다시 말해서 어떤 액체를 특정 속도로 흐르게 하기 위해서 큰 힘이 필요할 때 점도가 높다고 할 수 있다. 점도의 단위는 파스칼-초(Pascal second, Pa s)를 사용하며, 1 밀리파스칼-초(mPa s)가 흔히 사용하는 1 센티 포이즈(cP)와 같다. 20℃ 상온에서 물의 점도가 대략 1 cP이기 때문에, 센티 포이즈 단위를 사용하면 점도를 직관적으로 판단하기 쉽다는 장점이 있다.

맑은 물이나 꿀, 우유 등은 전단속도와 전단응력이 일정한 비율을 유지하기 때문에 전단 속도가 증가해도 일정한 점도를 유지하는 뉴톤 유체(Newtonian fluid)의 성질을 지니고 있으나, 대부분의 음식은 전단속도에 따라서 전단응력이 변하는 비뉴톤 유체(Non-Newtonian fluid)의 성질을 지닌다. 과일 퓨레(purée), 마요네즈, 야채수프 등의 음식은 전단속도가 증가하면 점도가 낮아지는 성질을 보이므로 전단박화(shear-thinning) 유체에 해당하고, 전분을 물에 섞어 만든 60% 농도의 현탁액(suspension)은 전단속도가 증가할수록 점도가 높아지는 전단후화(shear-thickening) 유체의 특징을 보인다. 이론적으로는 전단박화 유체가 연하장애 환자에게 유리할 가능성이 있는데, 전단력이 약한 구강기 또는 인두기 초기에는 점도가 높아서 흡인의 위험이 적고 전단력이 강한 인두기 중후반에는 점도가 낮아서 식도로 잘 흘러가며 잔류물이 적게 남을 수 있기 때문이다. 시판하는 증점제로 점도를 높인 액체는 대체로 전단박화 성질을 보인다. 사람이 음식을 먹을 때 구강 및 인두에서 식괴에 미치는 전단속도는 대략 10-100 s^{-1} 로 알려져 있고, 미국영양협회의 NDD 체계는 20℃ 상온에서 전단속도 50 s^{-1}에서 측정한 점도를 기준으로 분류하고 있다.

2. 점도의 측정

식품의 물성을 측정하는 방법으로는 모세관 점도계나 회전 점도계와 같이 물리적 성상을 평가하는 기초적(basic) 방법이 널리 쓰인다. 그러나 측정 시간이 오래 걸리고 실제 사람이 삼키는 조건과 다를 수 있기 때문에 식품을 먹는 사람이 실제로 느끼는 특징과 차이를 보일 수 있다. 이러한 단점을 보완하기 위해 신속하게 사용할 수 있는 경험적(empirical) 방법이나, 실제 음식을 삼킬 때와 유사한 조건에서 식품 물성을 측정하고자 하는 모방적(imitational) 방법 등이 소개되어 있다. 대표적으로 선상전개(line spread) 검사는 음식물을 동심원이 그려진 유리판 위에 흘러가게 하여 퍼진 정도를 측정하는 것으로, 간편하게 사용할 수 있으나 전단박화 성질이 강한 액체가 실제 인두기 연하 과정에서와 같이 전단력이 높은 상황에서 지니는 점도를 추정하기에는 부적합하다. 우리가 먹는 음식이나 식재료의 점도는 약 1 cP(예: 물)에서 10,000 cP 이상까지 넓은 범위에 걸쳐 있으며, 아주 높은 점도 범위의 식재료는 고체로 인식한다.

3. 점도 증진제의 구성 성분과 특징

시판 중인 점도 증진제는 주로 변형 전분(modified starch)과 검(고무; gum), 기타 식품 첨가제 성분으로 구성된다. 제품마다 사용하는 전분, 검, 식품 첨가제의 종류 및 비율이 조금씩 다르다.

1) 전분(澱粉) 또는 녹말(綠末; starch)

전분(녹말)은 대부분의 녹색 식물에 편만하게 존재하는 다당류로서 포도당을 기반으로 합성되며, 식물의 주요 에너지 저장소라고 할 수 있다. 전분은 아밀로팩틴(amylopectin)과 아밀로스(amylose)로 구성되며 두 성분의 구성비는 조금씩 다르지만, 한 종류의 식물에서 이 두 성분의 비는 비교적 일정하다. 예를 들어, 찰옥수수(waxy corn) 전분은 거의 대부분 아밀로팩틴으로만 구성되어 있는 반면, 사탕의 원료로 사용되는 옥수수 전분에는 아밀로스가 55-70%를 차지한다.

전분은 물에 섞어서 가열하면 부풀어 오르면서 점도가 강한 액체로 바뀌는데 이를 호화(糊化)라고 한다. 자연 상태 그대로의 전분이 요리에 사용되는 경우도 많으나 식품공학적으로는 원재료가 생산과정에서 안정성이 떨어진다. 이 때문에 다양한 화학적 또는 물리적 방법으로 전분을 변형시켜 사용한다. 변형되지 않은 전분 원재료는 호화에 필요한 온도가 높기 때문에 음식을 가온해야 하는데, 이 때문에 찬물이나 음료수의 점도도 높여야 하는 연하장애 식이에 사용하기에는 대단히 불편하다. 따라서, 다양한 화학적 또는 물리적 방법으로 전분을 변형시켜 호화 온도를 낮추고 투명도를 개선하여 점도 증진제로 시판하고 있다.

2) 검(gum)

전분만으로는 점도 증진의 효과가 부족할 수 있기 때문에 액체의 점도를 높여줄 수 있는 식품 첨가제를 추가하는 경우가 많다. 이 중에서도 '검(고무; gum)'이라고 부르는 식품 첨가제가 많은데, 서로 상승작용

(synergy)을 가지도록 적절하게 전분과 검을 혼합할 수 있다. 아래에 기술한 것 외에도 액체의 점도를 높이기 위해서 매우 다양한 식품 첨가제가 소개되어 있다.

(1) 구아 검(Guar gum)

구아 식물(Guar plant)로 불리는 Cyamopsis tetragonolobus의 씨앗의 배젖을 갈아서 얻기 때문에 '구아 검'으로 불린다. 분자량이 1000 kDa을 넘어서는 거대분자이지만, 탈중합 과정을 통해 증점력을 낮춘 제품도 시판되고 있다. 식물의 씨앗에서 얻기 때문에 원재료에는 '콩맛'이 날 수도 있는데, 생산 과정에서 이러한 풍미를 상당부분 제거한다. 찬물에서도 거의 완전히 용해되어 점도를 높이며, 전단력이 증가할수록 점도가 감소하는 전단박화(shear-thinning) 성질을 보인다. 또한 잔탄 검이나 메뚜기콩(locust bean) 검과 혼합하면 상승작용(synergy)을 기대할 수 있다.

(2) 잔탄 검(Xanthan gum)

잔탄 검은 Xanthamonas campestris 라는 박테리아에 의해 설탕이 발효될 때 생성되는 다당류이며, 박테리아의 이름을 따서 '잔탄(Xanthan)' 검이라고 부른다. 소스나 드레싱의 점도를 높이는 목적으로 자주 사용하며, pH의 변화나 열, 효소 활동에 대해서 비교적 안정적이기 때문에 식품 공업에 흔히 사용된다. 전형적인 전단박화(shear-thinning) 성질을 지니기 때문에 정지상태에서는 겔과 유사한 성질을 지니지만 전단력을 가하면 점도가 낮아진다. 수화(水化; hydration) 되는 속도가 매우 빠르기 때문에 가루를 한꺼번에 물에 넣으면 덩어리를 형성하는 단점이 있다.

(3) 캐러기넌(Carrageenan)

캐러기넌은 홍조류 강(綱; Rhodophyceae class)에 속하는 해조류에서 추출한 다당류이며, 겔화제나 점도 증진제로 사용된다. 우유에 포함된 카제인과 상호작용하여 우수한 점도 증진 효과를 보이기 때문에, 다른 검(gum)들에 비해서 적은 양으로 유제품의 점도를 높일 수 있다. 투명도가 아주 뛰어나서 물을 젤리로 만들 때 적합하다. 그러나 열과 낮은 pH에 약해서 산성의 액체나 뜨거운 요리에는 사용하기 어렵다. 전형적으로는 유제품으로 만든 디저트, 우유, 크림, 또는 아이스크림 등에 사용된다.

3) 젤라틴(gelatin)

젤라틴은 콜라겐(collagen) 단백질의 가수분해로 만들어진 단백질 및 펩티드의 중합체이며 대표적인 겔화제(gelling agent)이다. 동물의 피부, 뼈, 힘줄(건, 腱), 결합조직 등을 산성 또는 알칼리성 용액에서 40℃ 이상으로 가열하면 콜라겐 단백질이 분해되면서 추출되는데, 이것을 여과하고 원심분리하여 젤라틴을 얻는다. 판 또는 가루 형태로 판매되는 젤라틴을 찬물에 불린 후 가열하거나 뜨거운 물을 부은 후 저으면 녹아서 졸(sol) 형태로 바뀌는데, 다시 식으면 겔(gel)이 된다. 겔의 굳기는 주로 농도에 의해 결정된다. 디저트에 가장 흔히 사용되며 그 외에도 파이나 케이크 재료로도 흔히 사용된다. 전분과 상호 작용하여 최종 점도를 예측하기 어려운 점이 있어서 보통은 전분과 혼합하지 않는데, 젤라틴 젤리는 경관 급식을 하던 환자가 경구 섭식을 다시 시작할 때 사용하는 개시식(開始食)으로 적합하다.

4. 점도 증진제 처방 시 고려점

1) 낮은 순응도(compliance)

음식의 질감과 점도에 변화를 주어 보다 안전하게 식사를 할 수 있도록 하겠다는 취지는 이해하지만, 실제로 추천받은 대로 연하장애식을 먹지 않는 환자들

표 26-3. 점도증진제의 구성성분과 특징

성분	특성	장점	단점	적용 예시
전분(녹말)	물과 혼합 시 가열하면 호화되면서 점도를 형성	저렴하고 쉽게 구할 수 있음. 흔한 식재료로서 풍미에 거부감이 없음	시간이 지나면 점도 변화가 큼. 전단후화 특성 타액에 의해 점도 감소	음료, 수프, 유동식
구아 검 (Guar gum)	구아 식물에서 추출한 다당류 찬물에서도 용해됨	소량으로도 점도 증가 가능. 전단박화 성질	특유의 식물 맛 덩어리 형성 특성	드레싱, 수프, 음료
잔탄 검 (Xanthan gum)	박테리아 발효로 생성된 다당류 pH와 열에 안정적	전단박화 성질 빠른 수화 속도	가루가 쉽게 뭉쳐서 덩어리 형성	소스, 드레싱, 유동식
캐러기넌 (Carrageenan)	홍조류에서 추출한 다당류 우유 단백질과의 상호작용으로 점도 상승	적은 양으로도 강한 점도 형성 가능 투명도 높음	열과 산성에 약해 뜨거운 요리나 산성 음료에는 사용 어려움	유제품, 아이스크림, 푸딩
젤라틴(Gelatin)	동물의 콜라겐으로부터 추출된 단백질 가열 시 용해 후 냉각 시 겔 형성	부드러운 겔 형성 구강에서 체온에 의해 음식의 표면이 부드러워 짐 환자가 쉽게 삼킬 수 있음	전분과의 상호작용으로 최종 점도를 예측하기 어려움	디저트, 젤리, 파이, 연하곤란식(개시식)

이 대단히 많다. 입원한 상태에서는 90%의 환자들이 연하장애식 처방에 따르지만, 퇴원한 이후에는 순응도가 40%에 불과하다. 다양한 원인이 있겠지만, 순응하지 않는 이유로는 연하장애식의 맛과 질감에 대한 불평이 가장 많았고, 음식을 준비하는 것이 번거롭다는 것이 그 다음을 이었다. 더 편하게 준비할 수 있으면서 음식의 맛을 살려주는 증점제 개발이 시급한 이유다.

2) 인두 잔여물의 증가

점도를 높이면 같은 전단속도에 대해 전단응력이 증가한다. 그만큼 근육의 위약이 있는 환자들은 쉽게 피로에 빠질 우려가 있다. 또한 점도증진제를 사용할 경우에 점도가 증가하는 것은 물론, 입천장과 입 안에 음식이 붙는 정도(부착성)도 증가한다. 이 때문에 후두침투와 흡인은 감소하지만 인두 잔류물은 증가하여 오히려 질식의 위험이 증가할 수도 있다. 따라서 모든 환자에게 일반적으로 증점제를 추천할 수는 없고 비디오 투시 연하검사 등을 통해서 증점제의 효과를 확인하여 처방해야 한다.

3) 타액과의 혼입

점도 증진제를 사용하여 점도를 높인 액체를 섭취할 때는 타액과 섞이게 된다. 또한 식사 중에는 숟가락에 묻은 타액이 컵이나 그릇에 담긴 액체와 접촉하게 되는데, 이때 타액 속의 아밀라제가 점도 증진제의 주성분인 옥수수 전분을 분해하기 때문에 식사 후반으로 갈수록 액체의 점도가 낮아질 수 있다. 실제 연구를 통해서 검사를 해 보면 점도를 높인 10 mL의 물과 1 mL의 타액을 10초간 섞은 뒤 효소 활동을 중단시키고 점도를 측정해 보면 옥수수 전분은 대부분(90%)의 점도를 상실했다. 변형 검(gum)이 포함된 점도 증진제를 혼합한 경우에도 70%의 점도가 소실되는 것으로 나타났다. 아쉽게도 타액과 섞은 후 20분이 지나면 대부분의 점도가 사라졌다. 따라서 구강기가 지연되거나 식사 시간이 오래 걸리는 환자에 있어서는 이와 같은 타액의 효과를 고려해서 전략을 세워야 한다. 예를 들어, 식사 시간이 30분 이상으로 오래 걸리는 경우에는 숟가락에 묻은 타액 때문에 점도가 낮아지는 일을 예방하기 위해 국이나 물을 소량씩 미리 나누어 두는 것이 좋다.

4) 액체의 종류, 온도, 염분에 따른 변화

대부분의 연구는 증점제를 물에 혼합한 후 점도를 측정한 결과를 제시하고 있으며, 시판하는 점도 증진제마다 권장하는 증점제와 물의 비율을 표시하고 있다. 그러나, 국의 종류, 음료의 종류, 온도와 저장 시간, 염분에 따라 증점제의 효과는 달라진다. 따라서, 포크 검사법(fork test)과 같이 환자 및 가족들에게 집에서 간편히 사용할 수 있는 점도 측정 방법과 요령을 교육하는 것이 크게 도움이 될 것이다.

III. 연하장애(수준별) 식사와 점도증진제 적용 방안

1. 연하장애식을 위한 물성조정식

연하장애식은 연하장애 환자 개인의 연하능력을 수용할 수 있으면서 흡인 위험을 예방하기 위해 물성이 조절된 음식이다. 물성조절식(texture-modified food)은 음식의 질감이 균질하여 씹고 삼키기 편해야 하며, 구강의 잇몸, 점막 등에 달라붙지 않는 낮은 부착성, 식괴(bolus) 형성에 용이한 높은 응집력과 음식의 이동시간을 조절하는 적절한 점도(viscosity)를 지니고 있어야 한다.

일반적으로 고형식은 갈거나 다져서 음식의 입자 크기를 조절하고, 액상 음식은 전분이나 잔탄검, 구아검 등의 검 성분인 점도 증진제를 이용하여 점도를 조절한다. 고형상의 음식을 갈거나 다져서 물성을 조절할 경우 음식의 기존 질감이 사라져서 입안에서의 물량감(mouthfeeling)이나 풍미가 저하되고, 점도 증진제를 사용하는 경우 제품 별로 점도의 발현 정도가 다르고 온도와 시간의 변화에 따라 점도가 높아질 수 있어 음식을 먹는 대상자에 따라 수응도(palatability)가 달라질 수 있다. 이는, 평소에 좋아하는 음식 섭취에 제한이 따르게 되고 새롭게 질감과 맛이 변화된 물성조절식은 연하장애자들에게 조기 포만감을 들게 하거나, 먹는 즐거움을 상실하게 하면서 영양 불량으로 이어지기 쉽다. 특히, 고령의 연하대상자들은 다양한 식환경과 식경험이 있고, 익숙한 음식을 반복적으로 섭취하는 등 기억에 의존하는 음식 선택의 속성이 있기 때문에 새로운 음식을 받아들이는 것에 거부감을 가지게 되고 음식섭취량이 줄어들 수 있다.

연하장애식을 제조할 때에는 연하장애 대상자들의 연하 수준, 질환유무/중증도, 음식에 대한 기호도를 반영하여야 한다. 아울러, 음식의 물성을 조절하기 위해서는 식재료의 구조와 구성 성분, 입자의 크기, 음식의 수분감 등이 고려되어야 한다. 점도 증진제를 첨가할 경우 음식물이 지니고 있는 고유한 관능적 특성 변화(색상, 형태, 풍미 등)를 고려하여야 하며 개인의 구강 인두기 환경에 적절한 음식물의 크기와 양도 고려되어야 한다. 신경계 연하 장애자인 경우는 음식물의 점도가 낮고, 양이 많아질수록 인두 삼킴 반응(oropharyngeal swallowing response)이 느려져 흡인의 위험성이 높아진다. 그러므로 연하 장애 대상자의 음식물은 개인의 연하 수준에 알맞게 응집력, 부착성, 점도 등의 질감 특성들과 개인의 질환 유무, 중증도 등을 고려하여 영양 결핍, 탈수 및 흡인성 폐렴을 예방할 수 있도록 제공되어야 한다.

2. 연하장애식 물성 & 점도 증진제 사용기준

현재, 국내의 물성조정식의 기준은 한국산업표준(표준번호: KS H4897)이 있으며(표 26-4), 점도 증진제의 사용에 대한 기준은 식품의약품안전처의 특수의료용도식품의 연하곤란자용 점도조절 식품(식품 섭취가 어려운 연하곤란자의 기도 흡인의 위험을 감소시키기 위하여 사용하는 것으로 식품에 첨가하여 점도를 증진시키는 제품)에서 분류하고 있다.

한국산업표준(KS H4897)은 고령자의 저작-연하기능에 맞추어 경도(1, 2, 3단계)와 점도(3단계)로 물성을 구분하고 9종의 영양성분(단백질, 비타민 A, 비타민 C, 비타민 D, 리보플라빈, 나이아신, 칼슘, 칼륨, 식이섬유 등) 중 1개 이상을 충족하는 조건으로 고령친화 우수식품으로 인정하고 있다.

그러나 고령친화식품 한국산업표준은 고령자의 식품섭취를 돕기 위해 마련된 기준으로 저작이나 소화기능의 문제를 해결하기 위한 부분에 초점을 맞추고 있기 때문에, 연하수준별로 제공할 수 있는 식사의 점

표 26-4. 한국산업 표준(KS H4897) 물성 기준

구분	1단계 치아 섭취	2단계 잇몸 섭취	3단계 혀로 섭취
경도 (N/㎡) ⓐ	500,000 이하 ~ 50,000 초과	50,000 이하 ~ 20,000 초과	20,000 이하
점도 (mPa·s) ⓑ ⓒ	-	-	1,500 이상
성상	고유의 색택과 향미를 채점기준에 따라 채점한 결과 평균 3.5점 이상이어야 하며, 2점 이하의 항목이 없어야 한다.		
영양성분 ⓓ ⓕ	단백질 6 g/100 g 이상 비타민D 1.5 μg/100 g 이상 칼슘 80 mg/100 g 이상	비타민A 70 μg RAE/100 g 이상 리보플라빈 0.14 mg/100 g 이상 칼륨 0.35 g/100 g 이상	비타민C 10 mg/100 g 이상 나이아신 1.4 mg NE/100 g 이상 식이섬유 2.5 g/100 g 이상

ⓐ 단일 원재료가 아닌 경우, 경도가 가장 높은 원재료를 기준으로 하여 적용한다. 단, 씹지 않고 그대로 삼켜 섭취하는 정제, 캡슐, 환, 과립, 액상, 분말 형태의 제품은 해당 기준을 적용하지 아니한다.

ⓑ 점도 측정이 불가한 제품(예: 젤리, 두부 등), 경관급식 제품 및 국·찌개 등의 국물의 경우, 해당 기준을 적용하지 아니하며, LV형 점도계로 측정 가능한 상한값을 벗어나는 제품은 기준에 적합한 것으로 한다.

ⓒ 각주ⓐ의 단서 중 정제, 캡슐, 환, 과립 및 분말 형태의 제품의 경우에는 이와 혼합 또는 함께 섭취하는 용도의 유동성 식품에 대하여 해당 기준을 적용하여야 한다. 이 경우 점도조절제, 유동성 식품 등을 제품에 혼합하거나 별도로 동봉하여야 하고, 제품에 혼합된 경우에는 최종 섭취시의 형태에 해당 기준을 적용한다.

ⓓ 영양성분 중 1개 이상의 항목을 충족하여야 한다. 단, 1회 섭취 열량이 500 Kcal 이상인 제품(단, 특수용도식품 및 즉석섭취·편의식품류에 한함) 및 각주ⓐ에서 경도 기준을 적용하지 않는 제품은 3개 이상의 항목을 충족하여야 한다.

ⓕ 건강기능식품은 해당 기준을 적용하지 아니할 수 있다.

※ 표 이외의 요구사항은 「식품위생법」, 「건강기능식품에 관한 법률」에 적합해야 한다.

1단계(치아 섭취): 치아로 씹어서 섭취 가능한 물성을 가지도록 제조한 식품.
2단계(잇몸 섭취): 잇몸으로 으깨어 섭취 가능한 물성을 가지도록 제조한 식품
3단계(혀로 섭취): 혀로 섭취 가능한 물성을 가지도록 제조한 식품.

도 기준이 명확하지 않아 연하장애 대상자용 식사 분류에 적용하기에는 적절하지 않다.

3. 연하장애식 제조 시 고려할 점 (그림 26-3)

- 연하장애 환자를 위한 단계별 식사 결정: 선별검사와 비디오투시연하검사 등 검사와 전문가의 진단에 의해 개인의 연하 능력 정도에 알맞은 단계별 식사를 처방한다.
- 연하단계별 물성조절식: 연하장애 대상자의 건강수준(질환유무, 중증도 등)과 기호도를 고려하여 씹기 편하고, 삼키기 안전하며 흡인성 폐렴을 예방할 수 있는 질감으로 조정한다.
- 점도조절: 음식의 이동시간을 조절하여 기도로 음식이 들어가지 않게 후두덮개가 닫히는 시간을 확보하여 흡인의 위험을 예방할 수 있다. 연하수준에 맞는 단계로 점도 조절을 한다.
- 응집력: 음식의 입자가 입안에서 흩어지지 않도록 잘 뭉쳐지는지 응집력을 고려한다.
- 부착성: 음식이 입안의 치아, 잇몸, 잇천장에 달라붙는 잔여물이 남지 않도록 부착성이 낮도록 음식을 물성 조절한다.
- 균질성: 연하장애 환자의 음식은 균질한 질감이 고려되어야 한다.
- 이수방지: 연하장애 환자의 음식은 수분이 분리되지 않도록 점도를 조절한다.
- 안전한 삼킴이 가능한 크기와 온도: 목넘김이 안전한 음식의 크기는 성인의 경우 너비 4 mm, 길이 15 mm 이하, 어린이는 너비 2 mm, 길이 8 mm 이하이며, 차가운 온도의 음식이 연하반사에 도움을 줄 수 있다(출처: IDDSI)

또한, 연하장애 대상자를 위한 음식의 질감은 연하

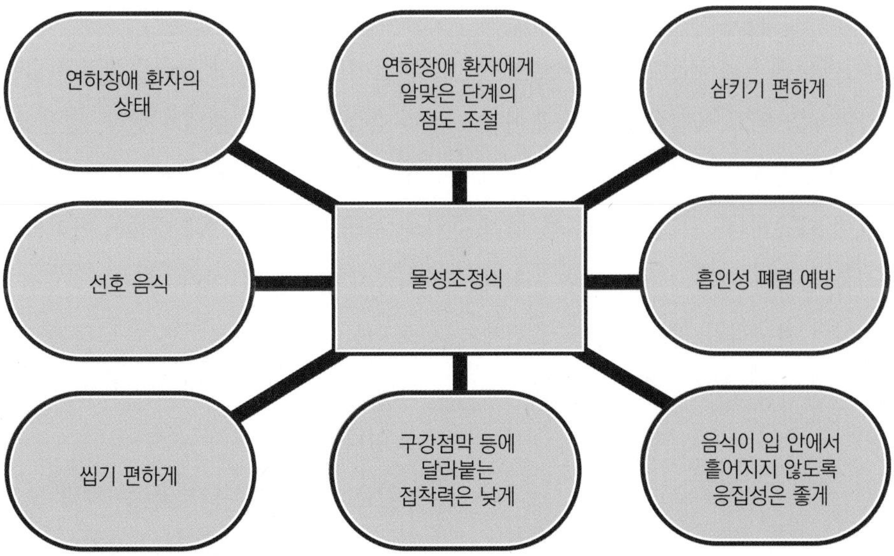

출처: 고령자를 위한 영양관리와 식사케어(창지사, 2023)

그림 26-3. 물성 조절 시 고려해야 할 사항

장애자의 구강 환경(저작 기능, 혀의 근력, 침의 분비, 치아 상태 등)을 반영하여 제공되어야 한다. 침의 분비는 음식물의 화학적 자극과 저작 과정의 물리적 자극에 의해 이루어지지만 연하 장애 대상자들은 일반적으로 화학적 자극에 대한 민감도가 저하되어 있는 것으로 알려져 있다. Loret C 등에 의하면 짠맛이나 신맛은 혀의 압력을 유의하게 증가시켜 구강기 내 음식의 이동에 효과적으로 작용한다고 보고하였다.

일반적으로 갈거나, 다짐식, 죽 등의 단조로운 식사는 장기간 연하곤란식을 섭취해야 하는 환자들에게 음식 섭취의 감소 요인으로 작용할 수 있어 영양불량을 초래하기 쉽다. 따라서, 연하장애 소비층의 선호음식을 고려하여 다양한 식단을 기반으로 물성을 조절하여 연하곤란식 단계별 분류 제시가 필요하다.

4. 점도 증진제 사용에 고려해야할 점

일반식을 갈거나 다져서 입자가 작아진다고 해서 삼키기 쉬운 연하식으로 제공할 수는 없다. 입자가 작아지면 흩어지기 쉽기 때문에 입안에 흩어지기 쉽고 사레 걸리기 쉽다. 이러한 음식은 음식의 점도가 높아지면 목넘김이 시간이 지연되고 음식물 조각이 흩어지지 않고 미끄럽게 넘어갈 수 있게 되므로 점도증진제를 사용하면 개선이 가능하다. 그러나, 음식에 따라 잘게 부서진 음식물 입자를 엉기게 해주거나 균질하게 갈아서 이수현상이 발생하기 않도록 점도 증진제를 첨가하게 되면 음식의 본연의 맛과 풍미가 떨어질 수 있는 단점도 있다.

1) 전분 식품

죽을 믹서에 갈게 되면 곡류의 전분이 용출되어 점도가 높아지고 시간이 지남에 따라 부착성이 증가한다. 점도가 높아진 죽은 입 속에서 끈적거리기 쉽고 믹서 죽은 인두에 잔류하게 되어 흡인의 위험으로 이어질 수 있다. 믹서에 갈은 죽이 부착성이 높아지는 것은 전분의 결착력에서 비롯된 것으로 전분 가수분해 효소를 이용하여 전분을 가수분해 시켜 부착성을 떨어뜨리거나 점도증진제를 첨가하여 뭉침성을 개선하여 매끄러운 목넘김을 제공할 수 있다. 그리고 죽을 먹기 시작할 때는 일반죽에서 수분이 분리되는 이수현상(synerisis)이 없다가 먹는 동안에 죽이 묽어지면서 이수현상이 발생할 수 있다. 이는 타액 중에 포함되어 있는 전분 분해 효소(알파-아밀라아제)의 작용으로 기인한 것인데 식사시간이 길어지면 원래 된 죽이 점점 묽어지게 되어 사레가 드는 원인이 될 수도 있다. 이는 개인의 차이가 있을 수 있지만 죽을 조금씩 덜어서 제공하는 것이 바람직하다.

2) 다지거나 갈은 음식

연하장애식은 부드럽게 조리하여 다지거나 갈아서 제공하는 경우가 대부분이다, 그러나, 음식을 다지게 되면 입자의 크기가 불균질해지고 음식의 종류에 따라 흩어지기 쉬운 형태가 된다. 입안에서 흩어지는 음식은 저작과정 중에 인두로 순차적으로 넘어가게 되어 사레 들기 쉽고 호흡대응이 어려울 경우 오인의 위험성이 높아진다. 이런 경우는 점도를 조정한 소스나 토핑을 얹어서 제공하면 음식의 뭉침성도 좋아지고 목넘김도 매끄러워 원활하고 안전한 식사를 진행할 수 있다.

갈은 음식은 입자가 균질하지만 맛과 향기 성분을 상당히 소실하여 입속에서 음식의 풍미를 느끼기 어렵다. 또한 갈은 음식의 종류에 따라 음식에서 수분이 빠져나오는 이수현상이 발생하여 목넘김 동안에 수분으로 인해 사레가 들기 쉽고 흡인되는 경우가 발생할 수 있다. 따라서, 수분감이 많은 갈은 음식은 점도 증진제를 첨가하여 고형분과 수분이 분리되는 것을 방지하고 목넘김을 매끄럽게 해준다. 단, 증점제의 농도가 너무 높으면 음식의 맛에 영향을 주고 이로 인해 식사에 대한 흥미를 잃게 되어 전체 섭취량이 적어질 수 있다.

3) 액체 식품(물, 주스 등)

연하장애 대상자는 수분섭취량이 일반인보다 현저히 적을 수 있다. 일반적으로 수분섭취는 식사량과 비례하는데 제공되는 식사를 충실하게 하면 하루에 필요한 수분섭취량을 1/2 이상 채울 수 있다. 하루에 필요한 수분섭취량을 정해놓고 물, 차, 주스 등 액상식품을 섭취하게 되는데 연하력 수준에 맞추어 점도를 조절하여 제공한다. 현재, 시판되고 있는 잔탄검 기반의 점도 증진제는 염, 당, 산도 등에 크게 영향을 받지 않는 안정한 물성을 유지하는 것으로 나타났다(그림 26-4). 액체 음식의 점도는 점도증진제를 넣고 점도가 발현되어 마시기 직전의 점도로 판단한다.

대부분의 연하장애 대상자들은 질환을 동반하는 경우가 많아 복약을 하는 동안 물을 마시게 되는 경우가 많다. 약을 먹을 때는 고개를 뒤로 젖히는 경우가 많아 물의 섭취가 필수불가결한데 점도 조절된 물을 약과 함께 마시면 목넘김도 원활하고 안전한 삼킴을 기대할 수 있다.

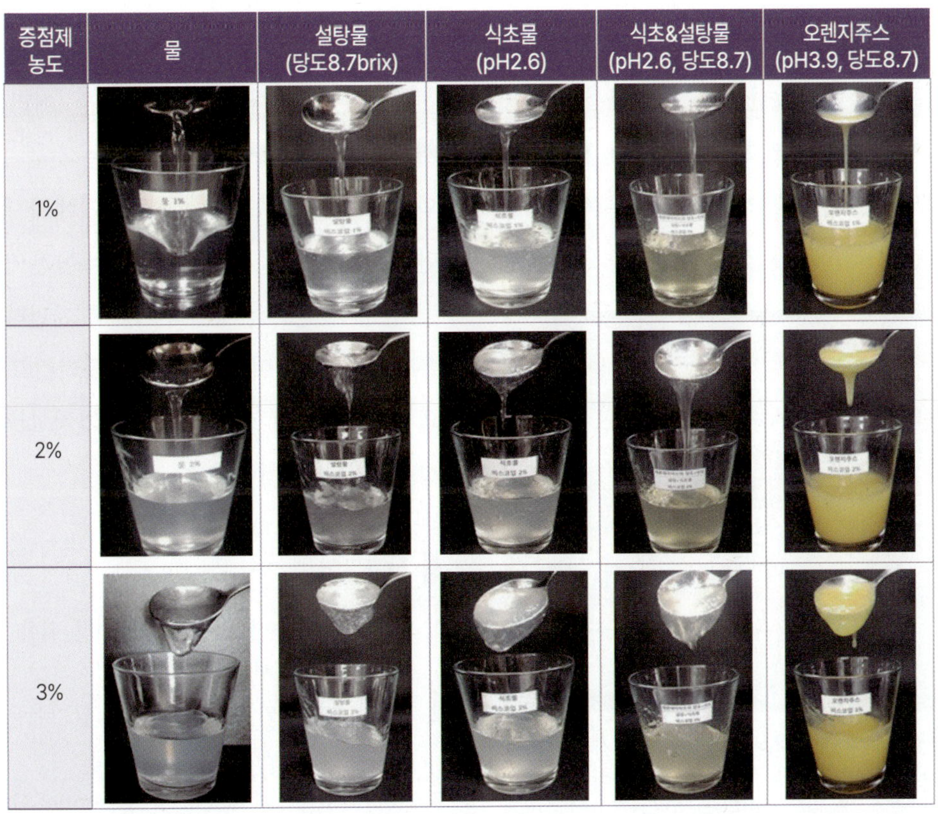

그림 26-4. 증점제 농도별/액상조건별 증점효과(한양대 연구실)

4) 국/탕류

한국인 영양소 섭취 기준의 수분섭취량은 음식 수분 섭취량과 액체 수분 섭취량을 더한 값으로써 우리나라 식문화의 국/탕/찌개류는 음식 수분 섭취에 유효한 음식이다. 하지만 국/탕/찌개류와 같은 액상 형태의 음식은 흡인의 위험 때문에 연하장애식 메뉴로 제공여부가 매우 제한적이다. 그러나, 국, 탕류 등의 국물음식의 경우 식재료의 종류와 조합에 따라 물성이 천차만별이고 국물과 건더기의 조합으로 이루어져 있어서 액상의 점도조절에 어려움이 있다.

특히, 된장국은 국물이 콜로이드상이고 건더기로 두부, 감자 등이 포함되어 있어 갈아서 제공하기에는 점도가 매우 높아진다. 미역국은 미역유래의 고분자 다당류인 알긴산을 유출로 국물의 점도가 형성된 상태이다. 그러나, 이들 국/탕류의 액상과 건더기가 함께 존재하는 불균질한 음식은 국물의 점도를 조절하여 건더기를 목넘김이 가능한 크기로 잘라서 걸쭉해진 국물에 입자가 작아진 건더기를 섞어서 제공하는 방식을 적용할 수 있다. 국물의 점도 조절은 식사제공 현장에서 국/탕의 레시피에 맞추어 점도를 조절하는 현장레시피를 확보하여야 한다.

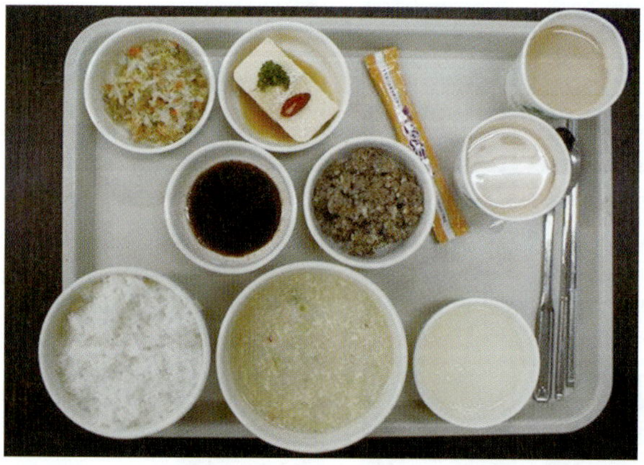

그림 26-5. 연하장애식의 예. 고기와 채소는 다져서 제공하고 밥은 죽식으로 제공하였으며 유동식은 증점제를 사용하여 점도를 높였다. 우상단 컵에 제공된 것은 젤라틴 젤리이다. 포장된 증점제를 추가하여 필요에 따라 점도를 조절할 수 있다.

아울러, 국의 온도가 낮아지면서 고분자 다당의 응집력을 높이게 되어 국물의 점도가 높아질 수 있으므로 점도 조절된 음식의 온도를 일정하게 유지하는 것도 중요하다.

IV. 맺음말

식이 변형은 연하장애 환자에서 흡인의 위험을 감소시키기 위해 아주 흔히 사용하는 보상적 방법이다. 병원에서는 환자의 연하장애 수준에 맞추어 단계별로 연하장애식을 제공하는 경우가 많다(그림 26-5). 연하장애식의 장기적 효과에 대해서는 연구가 필요한 부분이 아직 많지만, 현재로서는 정확한 평가를 통해서 환자에게 적합하도록 식이의 점도와 재질을 조절하여 주는 것이 최선이다. 유동식에는 시판하는 점도 증진제를 손쉽게 사용할 수 있지만, 여러 요소에 의해서 점도가 영향을 받을 수 있다는 것을 명심하고 환자와 보호자를 교육해야 한다. 우리에게 음식은 단순히 단백질, 탄수화물, 지방으로 이루어진 열량으로 환원될 수 없는 문화적 사회적 가치를 지닌다. 연하장애식은 환자들에게 이러한 가치를 돌려주고자 하는 노력의 하나로, 여러 직종이 관심을 가지고 지속적으로 향상시켜가야 할 것이다.

참고문헌

1. 신원선, 박수진, 김돈규 고령자를 위한 영양관리와 식사케어. 창지사, 2023(개정판)
2. 쯔바하라 아키오 (오병모 역). 알기쉬운 연하장애. 서울: 군자출판사, 2009.
3. Barlow S, Saltmarsh M. Essential Guide to Food Additives. Cambridge: Royal Society of Chemistry,

2013.
4. Chiu C-w, Solarek D. Chapter 17 - Modification of Starches. Starch (Third Edition). San Diego: Academic Press; 2009:629-55.
5. Cho HM, Yoo W, Yoo B. Effect of NaCl Addition on Rheological Behaviors of Commercial Gum-Based Food Thickener Used for Dysphagia Diets. Preventive nutrition and food science 2015;20(2):137-42. (In eng). DOI: 10.3746/pnf.2015.20.2.137.
6. Choi K.J., Jeon H.J., Hwang S.Y., Shin W.S. Development of Easy Cooking Methods for Dysphagia Patients Using Commercially Available Food. J. Kor Dys. Soc. (2024)14:18-30.
7. Choi K.J., Lee H.J., Shin W.S. Classification of Texture-Modified Korean Soups with a Thickener under IDDSI Criteria. J. Kor. Dys. Soc. 2022;12:123-33.
8. Choi K.J., Park Y.S., Seong M.Y., Oh B.M., SShin W.S. Designed Meal Development and Sensory Evaluation for Dysphagia Patients J. Kor Dys. Soc. 2021;11:15-24.
9. Cichero JA, Lam P, Steele CM, et al. Development of International Terminology and Definitions for Texture-Modified Foods and Thickened Fluids Used in Dysphagia Management: The IDDSI Framework. Dysphagia 2017;32(2):293-314. DOI: 10.1007/s00455-016-9758-y.
10. Cichero JA, Steele C, Duivestein J, et al. The Need for International Terminology and Definitions for Texture-Modified Foods and Thickened Liquids Used in Dysphagia Management: Foundations of a Global Initiative. Curr Phys Med Rehabil Rep 2013;1:280-91. DOI: 10.1007/s40141-013-0024-z.
11. Cichero JAY, Murdoch BE. Dysphagia: Foundation, Theory and Practice. Chichester, UK: John Wiley & Sons Ltd, 2006.
12. Djagny VB, Wang Z, Xu S. Gelatin: a valuable protein for food and pharmaceutical industries: review. Crit Rev Food Sci Nutr 2001;41(6):481-92. DOI: 10.1080/20014091091904.
13. Garin N, De Pourcq JT, Martin-Venegas R, Cardona D, Gich I, Mangues MA. Viscosity differences between thickened beverages suitable for elderly patients with dysphagia. Dysphagia 2014;29(4):483-8. (In eng). DOI: 10.1007/s00455-014-9533-x.
14. Hanson B, O'Leary MT, Smith CH. The effect of saliva on the viscosity of thickened drinks. Dysphagia. 2012;27(1):10-9. (In eng). DOI: 10.1007/s00455-011-9330-8.
15. Hanson B. A review of diet standardization and bolus rheology in the management of dysphagia. Curr Opin Otolaryngol Head Neck Surg 2016;24(3):183-90. DOI: 10.1097/MOO.0000000000000251.
16. International Dysphagia Diet Standardisation Initiative. The IDDSI Framework. (https://iddsi.org/Framework).
17. Kim SG, Yoo W, Yoo B. Effect of thickener type on the rheological properties of hot thickened soups suitable for elderly people with swallowing difficulty. Preventive nutrition and food science 2014;19(4):358-62. (In eng). DOI: 10.3746/pnf.2014.19.4.358.
18. Lee H.J., PPark Y.S., Choi K.J., Kim Y.H., Choi Y.H., Lee E.B., Kang B.K., Shin W.S. Impact of varying food hardness on mastication/swallowing. Food Sci. Biotech. 2023;32:959–67.
19. Loret C. Using sensory properties of food to trigger swallowing: a review. Food Sci Nutr. 2015;55:140-5.
20. Low J, Wyles C, Wilkinson T, Sainsbury R. The effect of compliance on clinical outcomes for patients with dysphagia on videofluoroscopy. Dysphagia 2001;16(2):123-7. (In eng) (http://www.ncbi.nlm.nih.gov/entrez/query.fcgi?cmd=Retrieve&db=PubMed&dopt=Citation&list_uids=11305222).
21. Makhnevich A, Perrin A, Talukder D, et al. Thick Liquids and Clinical Outcomes in Hospitalized Patients With Alzheimer Disease

and Related Dementias and Dysphagia. JAMA Intern Med 2024;184(7):778-785. DOI: 10.1001/jamainternmed.2024.0736.

22. Mason WR. Chapter 20 - Starch Use in Foods. Starch (Third Edition). San Diego: Academic Press; 2009:745-95.
23. National Dysphagia Diet Task Force. National dysphagia diet: standardization for optimal care. Chicago: American Dietetic Association; 2002.
24. Park JW, Kim IJ, Lee HJ. Fork test: A new simple and reliable consistency measurement for the dysphagia diet. Geriatr Nurs 2016;37(4):292-5. DOI: 10.1016/j.gerinurse.2016.04.011.
25. Robbins J, Gensler G, Hind J, et al. Comparison of 2 interventions for liquid aspiration on pneumonia incidence: a randomized trial. Ann Intern Med 2008;148(7):509-18. (In eng). DOI: 148/7/509 [pii].
26. Schwartz D, Whistler RL. Chapter 1 - History and Future of Starch. Starch (Third Edition). San Diego: Academic Press; 2009:1-10.
27. Seo CW, Yoo B. Steady and dynamic shear rheological properties of gum-based food thickeners used for diet modification of patients with dysphagia: effect of concentration. Dysphagia 2013;28(2):205-11. (In eng). DOI: 10.1007/s00455-012-9433-x.
28. Shim JS, Oh BM, Han TR. Factors associated with compliance with viscosity-modified diet among dysphagic patients. Annals of rehabilitation medicine 2013;37(5):628-32. (In eng). DOI: 10.5535/arm.2013.37.5.628.
29. Singh RP, Heldman DR. Chapter 2 - Fluid Flow in Food Processing. Introduction to Food Engineering (Fifth Edition). San Diego: Academic Press; 2014:65-209.
30. Steele CM, Alsanei WA, Ayanikalath S, et al. The influence of food texture and liquid consistency modification on swallowing physiology and function: a systematic review. Dysphagia 2015;30(1):2-26. DOI: 10.1007/s00455-014-9578-x.
31. Van Wazer JR. Viscosity and Flow Measurement. New York: Interscience Publishers, 1963.
32. Wright L, Cotter D, Hickson M, Frost G. Comparison of energy and protein intakes of older people consuming a texture modified diet with a normal hospital diet. J Hum Nutr Diet 2005;18(3):213-9. (In eng). DOI: JHN605 [pii] 10.1111/j.1365-277X.2005.00605.x.

Chapter 27

연하장애의 수술적 치료

| 최승호, 정아라 |

연하장애는 음식이 넘어가는 통로인 구강, 인두, 후두 및 식도의 구조적 또는 기능적 이상에 의해 발생하며 중추신경계를 포함한 신경근육계통의 이상으로 인한 경우가 많다. 수술적 치료는 연하장애의 주된 치료 수단은 아니지만 연하장애를 일으키는 구조적 이상이 있을 경우 이를 직접적으로 교정할 수 있고 연하장애에 수반된 흡인(aspiration)이나 침흘림(drooling)을 개선하는데 도움을 줄 수 있다. 넓은 의미에서는 인두, 식도의 악성 종양을 절제하는 수술이나 위루술(gastrostomy)도 연하장애를 개선시키는 수술이라고 볼 수 있겠으나 본 장에서는 윤상인두연하장애, 흡인 및 침흘림에 대한 치료에 국한하여 다루기로 한다.

I. 윤상인두연하장애에 대한 수술적 치료

음식물이 인두에서 식도로 넘어가는 과정은 짧은 시간 안에 일련의 작업이 착오 없이 순서대로 이루어져야 하는 매우 복잡한 과정이다. 상부식도괄약근(upper esophageal sphincter, UES)의 주요 성분인 윤상인두근(cricopharyngeal muscle)은 평상 시 지속적인 수축 상태를 유지하고 있다가 연하 시 이완되어 음식물이 인두로부터 식도로 넘어갈 수 있도록 하는 중요한 역할을 한다. 능동적인 윤상인두근 이완과 함께 후두 거상에 따른 수동적 신장, 그리고 식괴의 부피에 의한 확장이 합쳐져 상부식도괄약근을 개방시킨다. 상부식도괄약근이 개방되어도 인두 근육의 적절한 수축이 없으면 식괴가 식도로 진행하지 못하며 식괴의 흐름은 식괴 상부 인두 수축의 강도와 상부식도괄약근 개방에 따른 저항 감소의 정도에 따라 결정된다. 신경학적 이상에 의해 윤상인두근의 이완이 되지 않거나 인두근 약화, 후두거상 감소, 또한 방사선치료 후 섬유화 등으로 인한 윤상인두근의 신전성 감소 등 다양한 원인에 의해 윤상인두연하장애가 발생할 수 있다(표 27-1).

윤상인두연하장애는 정확한 진단이 무엇보다 중요한데 기본적으로 비디오투시연하검사(video fluoroscopic swallowing study, VFSS)가 널리 사용되며 식도내압검사(esophageal manometry)나 압력투시검사(manofluroscopy), 근전도 등도 진단에 도움을 줄 수 있다. 비디오투시연하검사 시에는 상부식도괄약근의 이완

표 27-1 윤상인두연하장애의 원인

원인
Central nervous system
Cerebellar infarct
Brainstem infarct
Parkinsonism
Amyotrophic lateral sclerosis
Base of skull neoplasm
Peripheral nervous system
Peripheral neuropathy
Diabetic neuropathy
Bulbar poliomyelitis
Myasthenia gravis
Neoplasm
Cricopharyngeal muscle
Polymyositis
Oculopharyngeal muscular dystrophy
Hyperthyroidism
Hypothyroidism
Cricopharyngeal disruption
Laryngectomy
Oropharyngectomy or hypopharyngectomy
Pulmonary resections
Cricopharyngeal spasm
Hiatal hernia
Gastroesophageal reflux
Idiopathic cricopharyngeal achalasia

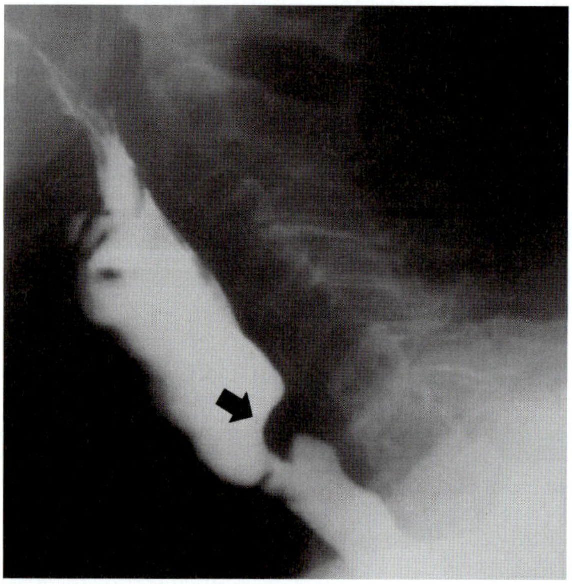

그림 27-1 비디오투시연하검사 시 보이는 cricppharyngeal bar (화살표)

불능으로 인하여 나타나는 cricopharyngeal bar를 특징적으로 관찰할 수 있지만, 뿐만 아니라 후두의 거상, 인두근의 수축, 흡인 여부 등을 관찰하는 것도 매우 중요하다(그림 27-1).

윤상인두연하장애의 치료는 확장술, 보툴리눔독소 주사, 근육절개술 등의 방법이 사용된다. 근육 조직이 섬유화되었다면 이론적으로 보툴리눔독소 주사보다는 확장술이 효과적이며 섬유화가 전혀 되지 않은 근육의 수축이 문제라면 확장술보다는 보툴리눔독소 주사가 효과적일 것이다. 또한 근육절개술은 섬유조직이든 근육이든 절개하는 것이기 때문에 두 경우에 모두 효과적일 가능성이 많다. 그러나 임상적으로는 섬유화와 근육의 강직을 구분하기 어려우며 두 가지가 혼재되어 있을 수 있고 윤상인두근뿐만 아니라 인두근육의 수축 부전, 후두 폐쇄 또는 거상의 문제, 신경근육계 부조화 등 여러 문제가 병합되어 있어 한 가지 특정 치료법만으로는 극적인 호전을 보이지 않을 수 있다.

1. 윤상인두 확장술(Cricopharyngeal dilatation)

확장술은 협착부위에 큰 부피를 가지는 도구를 넣어 협착을 확장하는 방법으로 가이드와이어 이용 여부 및 고정된 크기의 도구를 밀어 넣는 방식인 부지(bougie)를 사용하는가 또는 확장 가능한 풍선확장기(balloon dilator)를 사용하는가에 따라 다양한 도구가 사용된다. 부지는 끝이 좁고 점차 굵어지는 형태의 기구로서 상부로부터 밀어 넣기 때문에 횡적 확장뿐만 아니라 종적 전단력(shearing force)이 작용하므로 불필요한 조직 손상이 생길 수 있으나 사용이 간편하고 재사용이 가능하여 비용이 저렴한 장점이 있다. 반면 풍선확장기는 전단력이 없이 횡적으로만 힘이 작용하는 장점이 있으나 일회용이므로 비용이 비싼 단점이 있다.

확장술은 내시경 또는 투시 하에 시행하며 정확한 위치 및 적절한 직경의 기구 선정이 식도 천공 등의 합병증을 예방하고 성공적인 결과를 얻는데 매우 중요하다. 윤상인두 확장술에는 대개 식도확장술에 사용되는 다양한 기구를 사용할 수 있는데 대부분 최대 직경이 20 mm이다. 부지 또는 풍선확장기의 선택, 전신마취 여부, 가이드와이어 사용여부, 내시경 또는 투시 유도 등 술자의 선호도에 따라 시술 방법을 선택하되 점진적으로 확장하여 천공을 예방하되 충분한 확장이 되도록 하는 것이 중요하다. 윤상인두 부위는 식도에 비해 훨씬 직경이 크므로 최대 크기인 20 mm까지 기구를 사용하는 것이 바람직하며 윤상인두 확장술의 성공률은 54–100%로 보고되었다. 사용 가능한 부지 및 풍선확장기의 스펙, 가격 등 구체적 사항은 American Society for Gastrointestinal Endoscopy에서 보고한 문서를 참조하면 도움이 될 것이다.

2. 보툴리눔독소 주입술(Botulinum toxin injection)

윤상인두근에 대한 보툴리눔독소 주입술은 전통적으로 시행되던 경부 접근에 의한 윤상인두근 절개술에 비해 비침습적이라는 장점이 있어 1997년 Blitzer 등이 보고한 이래 널리 시술되고 있다. 전신마취 하에 현수후두내시경을 통하여 육안적으로 확인하며 주사하는 방법과 국소마취 하에 근전도 유도를 통해 주사하는 방법이 있다(그림 27-2). 전신마취 하에 현수후두경을 윤상연골 후방에 삽입한 후 전방으로 들어올리면 인두 후벽에 돌출되는 윤상인두근 부위를 관찰할 수 있고 쉽게 주입이 가능하다. 국소마취 하에는 한 손으로 후두를 잡아 반대편으로 회전시켜 후두 후방이 노출되도록 한 후 침전극을 윤상연골의 후측방에 삽입하고 근전도상 삼킬 때 이완되는 현상을 관찰하면 이론적으로 윤상인두근 확인이 가능하다. 그러나 윤상인두근 기능 부전 환자에서는 근육의 수축 및 이완 활동 자체가 활발하지 않으므로 근전도 상의 변화가 뚜렷하지 않을 수 있음을 고려하여야 한다. 주입하는 보툴리눔독소의 양은 10–100 unit으로 다양하며 다른 인두 근육이나 후두 근육의 마비를 일으킬 수 있

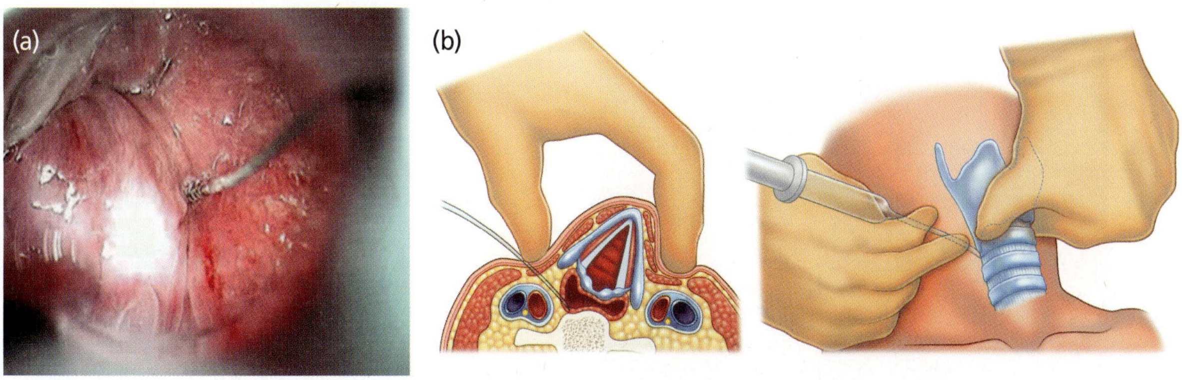

그림 27-2 윤상인두근에 대한 보툴리눔독소 주입술. 경구접근법(a) 및 근전도 유도 하 경부접근법(b)

으므로 윤상인두근에 정확히 주입하도록 주의하여야 한다. 보툴리눔독소 주입술은 효과 지속 시간이 6개월 이내로서 제한적이므로 반복 투여가 필요하며 추후 윤상인두근 절개술의 효과를 예측하기 위한 진단적 목적으로 사용하기도 한다. 보툴리눔독소 주입술의 성공률은 윤상인두근 기능부전이 연하장애의 원인인 대상 환자를 얼마나 적절히 선정했는가에 따라 크게 달라지겠지만 43-100% 정도로 보고되고 있다.

3. 윤상인두근 절개술(Cricopharyngeal myotomy)

윤상인두근 절개술은 윤상인두근의 강직 또는 섬유화 반흔에 의한 연하장애가 있을 때 윤상인두근을 절개함으로써 상부식도괄약근의 지속적 이완 상태를 만드는 술식이다. 일반적으로 윤상인두근 보툴리눔독소 주입술이 성공적인 경우 윤상인두근 절개술 역시 성공적일 가능성이 높으므로 반복적인 보툴리눔독소 주사를 피하기 위해 시행한다. 그러나 보툴리눔독소 주입술의 효과가 없었더라도 70% 정도에서는 윤상인두근 절개술이 성공적이었다는 보고도 있다. 윤상인두근 절개술은 전통적으로 경부 절개를 통하여 시행하여 왔지만 최근 시행되는 경구 레이저 수술은 수술 후 통증 감소나 미용적인 면에서 유리하다. 윤상인두근을 절개할 때는 근육 섬유를 완전히 절단하여야 하며 경부 접근법의 경우 인두 내에 기관삽관 튜브를 삽입하고 풍선을 확장시켜 놓으면 근육을 절단하면서 남은 조직의 두께를 판단하기에 용이하다. 절단된 근육이 다시 유착되는 것을 방지하기 위하여 술자에 따라서는 근육의 단면을 봉합하기도 한다. 경구 레이저 수술 시에는 현미경을 사용하므로 근육 섬유를 자세히 관찰하는 것이 가능하고 레이저를 사용하기 때문에 보다 정밀한 수술이 가능하다(그림 27-3).

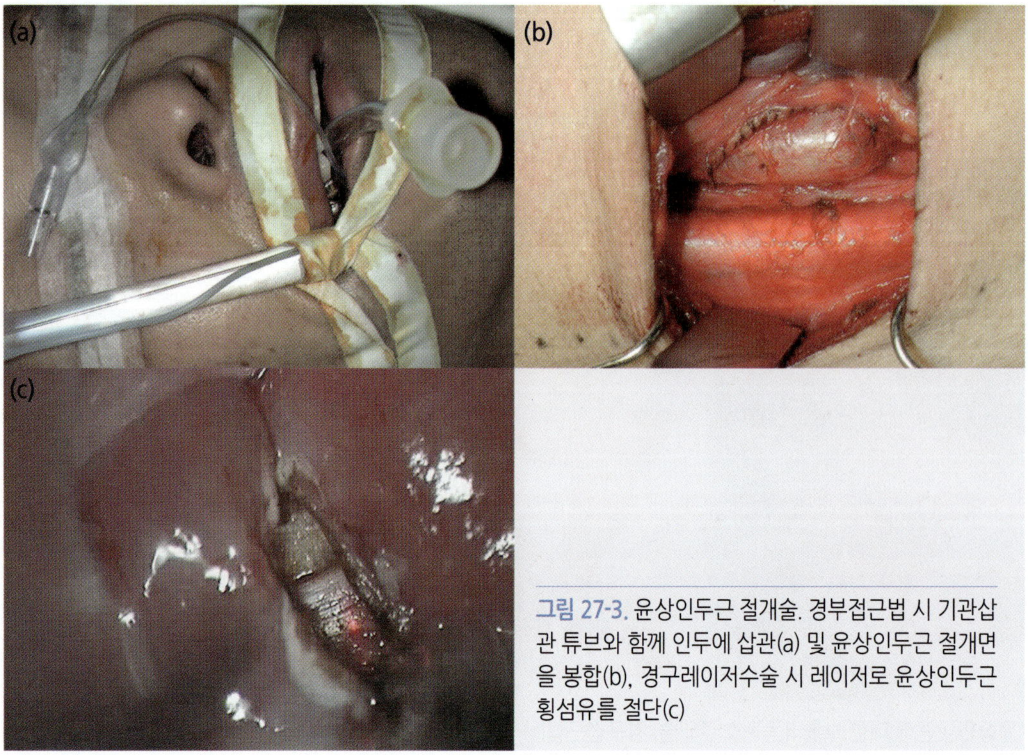

그림 27-3. 윤상인두근 절개술. 경부접근법 시 기관삽관 튜브와 함께 인두에 삽관(a) 및 윤상인두근 절개면을 봉합(b), 경구레이저수술 시 레이저로 윤상인두근 횡섬유를 절단(c)

II. 흡인에 대한 수술적 치료

후두는 발성과 호흡기관의 기능을 수행하는 동시에 기도를 보호하는 기능을 갖는다. 흡인, 특히 만성적인 흡인은 반복적인 흡인성 폐렴을 유발하여 재원 기간의 증가, 의료비 부담은 물론 전신 상태가 좋지 않은 환자에게 치명적일 수 있다. 만성 흡인이 보존적 치료로 조절이 되지 않는 경우 여러 가지 수술적 치료가 적용된다. 한쪽 성대마비가 있는 경우 성대주입술, 갑상성형술, 또는 피열연골내전술 등의 성대내전술을 시행할 수 있고, 심각한 흡인으로 인하여 발성 기능을 희생시키더라도 생명을 구하기 위하여 음식물과 공기의 통로를 분리하는 후두 봉합법(laryngeal closure), 후두-기관 분리법(laryngotracheal separation), 후두전적출술(total laryngectomy)이 시행될 수 있다(표 27-2).

1. 성대 주입술(Injection laryngoplasty)

성대 주입술은 마비된 성대에 이물질을 주입하여 성대 자유변연을 내측으로 이동시킴으로써 성대 간극을 줄이는 방법으로, 흡인의 원인이 일측성 성대마비일 경우 흡인을 방지하는데 매우 유용한 술식이다. 일측성 성대마비는 여러 신경학적 원인은 물론이고 갑상선 수술을 비롯한 폐, 식도, 뇌기저부 수술 등에 의한 원인에 의해 발생하는데 마비된 성대의 위치가 정중부에 위치한다면 환자는 별다른 증상이 없지만 마비의 위치가 외측으로 벌어진 경우 후두를 보호하는 중요한 기능이 약해지면서 흡인이 발생하게 된다. 이러한 경우 고식적인 갑상성형술(thyroplasty)가 주된 치료로 시행되었으나, 성대 주입술이 보편화 된 후 현재 대부분의 경우에서 성대 주입술로 충분한 효과를 기대할 수 있게 되었다. 성대 주입술은 대부분 국소 마취 하에 굴곡성 내시경을 삽입한 상태에서 시행하므로 성대내전의 정도를 술 중 정확히 판단할 수 있는 장점이 있다. 이상적인 주입 물질은 쉽게 구할 수 있고, 저렴하며, 다루기 쉽고, 생체 적합성이 높아야 하며 동시에 성대의 주위 성분과 viscoelasticity가 비슷하여 성대의 진동에 방해되지 않아야 한다. 과거에는 자가 지방(autologous fat)이 널리 사용되었으나 준비 과정이 번거롭고 흡수가 불규칙하여 결과를 예측하기 어려운 단점이 있어 근래에는 hyaluronic acid, calcium hydroxyapatite 및 콜라겐 제제로 상품화된 제품이 많이 사용된다. 국소마취 하에 굴곡성 후두경을 삽입한 상태에서 경피적으로 윤상갑상막을 통과하거나 갑상설골막을 통과하여 성대에 접근하는 방법이 흔히 사용되며 전신마취 하에 구강을 통하여 주입하기도 한다(그림 27-4). Hyaluronic acid는 입자의 크기 및 cross-link 여부에 따라 흡수 정도가 다르긴 하나 일반적으로 일시적 목적으로 사용하고, 영구적 마비로 판정되어 장기간의 효과를 기대할 때에는 콜라겐이나 calcium hydroxyapatite를 사용한다.

표 27-2. **만성흡인의 수술적 치료법**

만성흡인의 수술적 치료법
Reversible procedures
Laryngotracheal separation
Tracheoesophageal diversion
Epiglottic flap laryngeal closure
Endolaryngeal stent
Double barrel tracheostomy
Partial cricoidectomy
Vertical laryngoplasty
Irreversible procedures
Subperichondrial cricoidectomy
Narrow-field total laryngectomy
Glottic closure

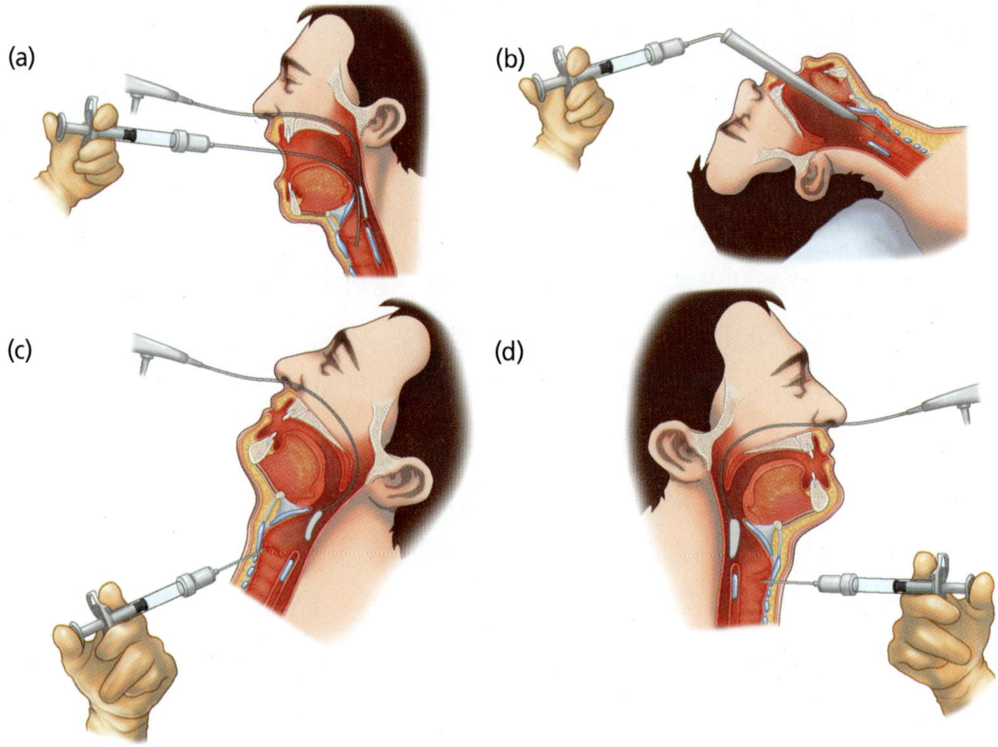

그림 27-4. 성대 주입술. 국소마취 하 경구접근법(a), 전신마취 하 경구접근법(b), 윤상갑상막 접근법(c) 및 갑상연골접근법(d)

2. 제1형 갑상성형술(Type I thyroplasty)

성대 주입술과 마찬가지로 일측성 성대마비 환자에서 성대를 내측으로 전위시킴으로써 발성 기능을 호전시키고 흡인을 방지하는 술식이다. 국소마취 하에서는 환자의 음성 개선 정도를 실시간으로 피드백 받을 수 있는 장점이 있으나, 제1형 갑상성형술 단독으로 시행하는 경우보다는 피열연골내전술(arytenoid adduction) 등과 동시에 시행하는 경우가 많아 전신마취를 선호한다.

갑상연골 중간 부위 경부에 4-5 cm 길이의 수평 피부절개를 가한 후 갑상연골이 노출되도록 박리한 후 성대 높이에 해당하는 갑상연골에 창(window)을 만들고 실리콘 쐐기(silastic shim), goretex strip 또는 제품화된 삽입물을 삽입하여 성대를 내측으로 전위시킨다.

3. 피열연골내전술(Arytenoid adduction)

피열연골내전술은 1948년 Morrison 등에 의해 처음 소개되었으며 피열연골의 근돌기(muscular process)를 봉합사로 당겨 외측윤상피열근(lateral cricoarytenoid muscle)의 기능을 모사하는 것이 주요 작용 기전이다. 성문 후방의 간격이 넓고 높낮이의 차가 있는 일측성 성대마비의 경우에는 제1형 갑상성형술만으로는 만족할 만한 결과를 얻기 어려워 함께 시행하는 경우가 많다. 피열연골내전술은 기술적인 어려움이 있지만 생리적인 방식으로 피열연골의 성대돌기를 내전 및 회전시켜 성문 후부의 간격을 좁히고 높아진 마비측 성대를 낮추어 양측 성대의 높이를 맞추는데 효과적이다.

4. 기관절개술

기관절개술은 비교적 간단히 시행할 수 있는 술식으로, 만성 흡인 환자에서 기도를 유지하고 폐분비물의 배출을 용이하게 하며, 풍선이 있는 기관절개 튜브를 삽입하면 흡인의 양을 어느 정도 줄일 수 있다. 그러나 기관절개술을 하게 되면 연하 시 후두거상과 효과적인 기침이 방해받고 경부 식도가 압박되며 기관절개 부위의 공기 유출로 인하여 인후의 적당한 압력이 형성되지 않아 오히려 연하장애를 악화시켜 흡인이 조장될 우려가 있다. 따라서 흡인에 대한 치료법으로 기관절개술을 선택하는 것은 신중할 필요가 있다.

5. 후두 거상법(Laryngeal suspension)

설골이나 갑상연골을 하악골에 거상하는 술식으로 후두를 앞쪽 및 위쪽으로 위치시켜 상부식도괄약근 개방을 돕는 술식이다(그림 27-5).

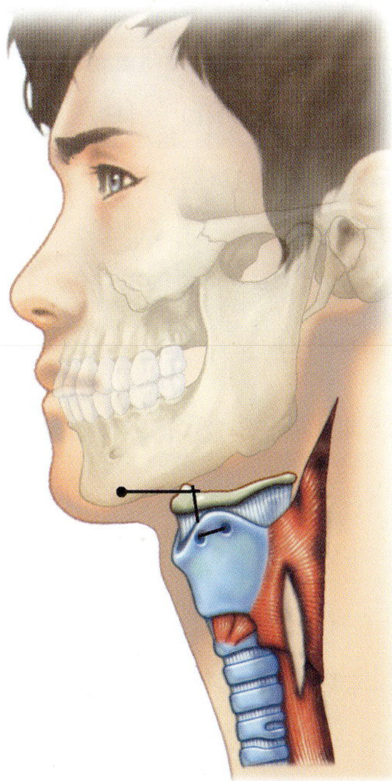

그림 27-5. 후두 거상법. 갑상연골과 설골을 조이고 하악골에 설골을 견인

6. 성대 봉합술(Glottic closure)

후두를 진성대(true vocal fold) 및 가성대(false vocal fold) 레벨에서 봉합하여 기도로의 흡인을 방지하는 술식이며 당연히 호흡을 위한 기관절개술이 필요하다(그림 27-6). 이론적으로는 만성적 흡인의 문제가 소실된 후 다시 개방하여 후두의 기능을 원상복구할 수 있다고 하나, 성대의 발성기능이 불완전하고 후두 협착이 발생할 우려가 있다.

7. 후두개피판 후두폐쇄술(Epiglottic flap laryngeal closure)

후두개, 피열후두개주름, 피열연골의 끝을 박리하여 접합하는 술식으로 진성대를 보호할 수 있어 추후 복원하였을 때 좋은 음성을 기대할 수 있다(그림 27-7). 그러나 수술 후에 접합한 부위가 벌어지는 경우가 많고 성문상부 협착 등의 합병증이 올 수 있는 것이 단점이다.

8. 수직 후두성형술(Vertical laryngoplasty)

설 전절제술 후 흡인을 막기 위하여 Biller가 소개한 술식으로, 외측 구인두 절개술 후 후두개의 외측연을 따라 절개를 가하고 피열후두개주름, 피열간극까지 절개선을 연장하여 윗부분은 열린 상태로 두고 두 층으로 관 형태를 만들어 봉합하는 방법이다(그림 27-8). 후두개피판 후두폐쇄술의 발전된 형태로 One-way valve를 통하여 발성이 가능하나 valve의 기능이 불완전하면 흡인이 완전히 해결되지 않을 가능성이 있다.

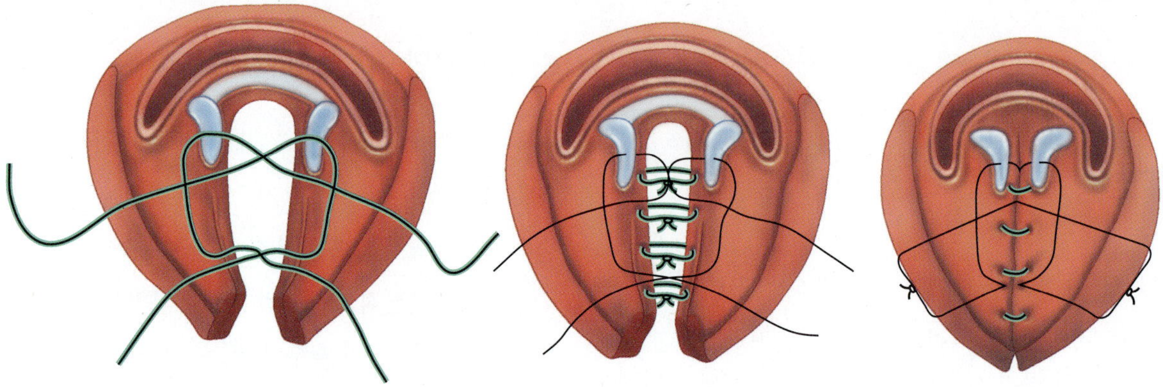

그림 27-6. 성대봉합술

9. 부분 윤상연골절제술(Partial cricoid resection)

윤상연골의 후방부위를 점막 아래로 박리하고 후방의 윤상연골을 제거하여 하인두를 넓히고 기도부위를 좁게 만들어 연하작용을 돕고 흡인되는 것을 방지하는 술식이다. 기도가 좁아지므로 기관절개술이 필요하며 성대의 움직임을 보존하면서 발성이 가능하다.

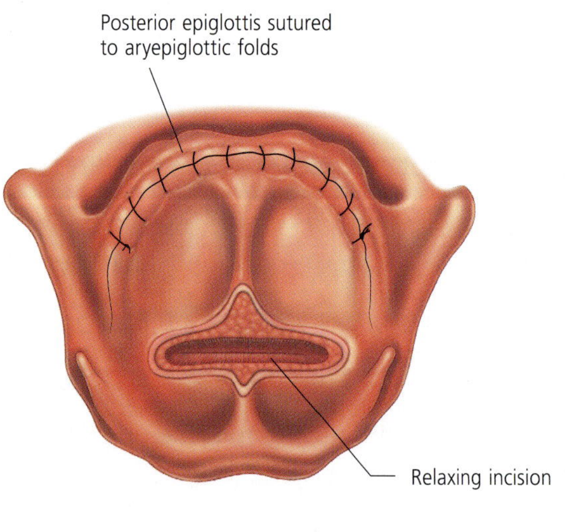

그림 27-7. 후두개피판 후두 폐쇄술

10. 연골막하 윤상연골절제술(Subperichondrial cricoidectomy)

윤상연골의 안팎에서 연골막을 분리하고 윤상연골을 제거한 후 횡절단하여 위아래를 각각 봉합하여 상부 기도를 폐쇄하는 술식이다. 인두를 봉합할 필요가 없으므로 후두전절제술보다 간단하고 합병증도 적다.

11. 협영역 후두전절제술(Narrow-field total laryngectomy)

협영역 후두전절제술은 이미 음성을 소실한 환자에서 진행하거나, 지속적으로 생명을 위협하는 만성흡인이 있을 때 가장 효과적인 수술법이다. 후두암 수술에서 통상 시행되는 후두전절제술과 달리 설골, 피대근, 그리고 가능한 많은 하인두 점막을 보존하여 점막의 긴장이 없는 상태에서 접합하므로 인두피부누공 등의 술 후 합병증이 적고 두경부외과의에게 친숙한 것이 장점이다(그림 27-9).

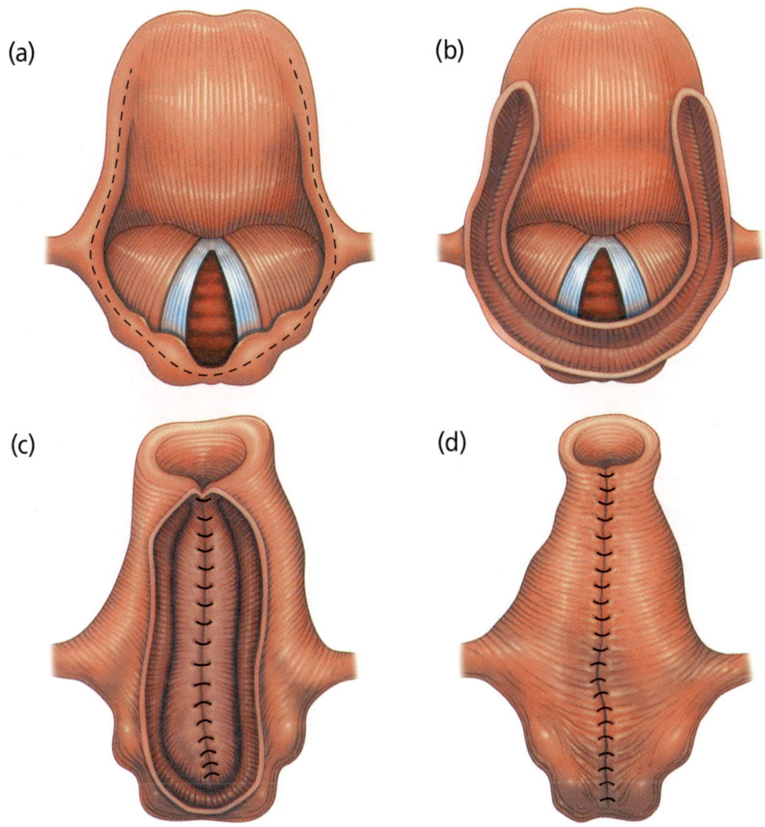

그림 27-8. 수직 후두성형술. 절개(a), 점막 박리(b), 내측 봉합(c) 및 최종 봉합상태(d)

12. 기관식도 전환술(Tracheoesophageal diversion) 및 후두기관 분리술 (Laryngotracheal seperation)

기도와 식도를 분리하고 기관을 피부에 봉합하여 영구적인 기공을 만드는 점에서는 동일하나 기관 절단 근위부를 식도 측벽에 접합하면 기관식도 전환술, 맹관으로 봉합하면 후두기관 분리술이라고 부른다(그림 27-10). 남아있는 후두의 분비물이 식도로 내려갈 수 있는 기관식도전환술이 보다 바람직하지만 이미 기관절개술이 되어 있는 환자는 식도외의 문합이 어렵기 때문에 후두기관 분리술을 시행하는 것이 일반적이다. 발성의 회복이 이론적으로 가능하며 환자가 신경학적으로 회복하였을 때 다시 이전상태로 복구가 가능한 가역적인 방법이다.

III. 침흘림에 대한 수술적 치료

침흘림은 연하기능은 정상이지만 침 분비가 과잉하거나 침 분비 자체는 정상적이지만 연하기능에 장애가 있을 경우 또는 둘 다 문제가 있을 경우 발생할 수 있다. 뇌성마비를 가진 소아나 파킨슨병, 뇌졸중 등 신경 질환을 가진 성인에서 흔히 발생한다. 침흘림에 대한 치료는 우선적으로 침 분비를 감소시키는 약

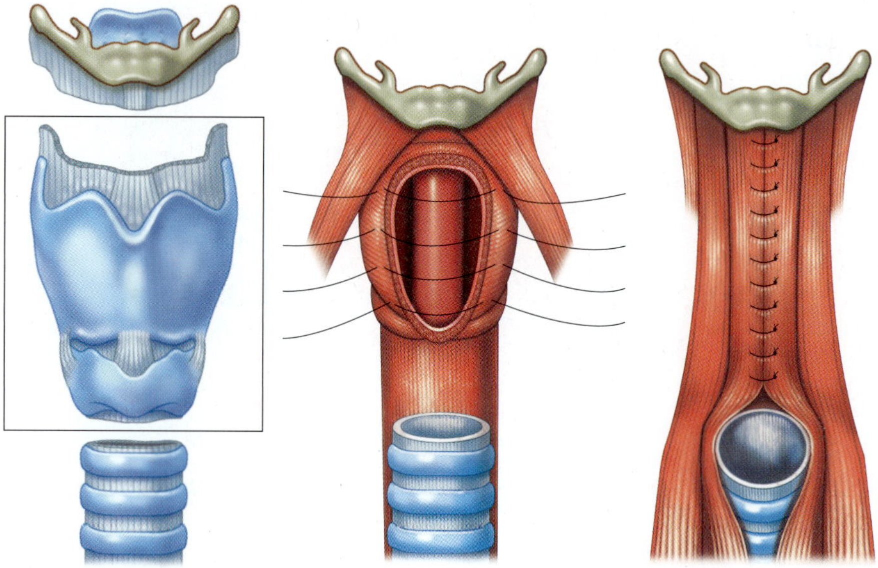

그림 27-9. 협영역 후두전절제술

물이나 침샘에 대한 보툴리눔독소 주사를 시도하지만 신경차단술, 침샘관 재배치술(salivary duct relocation), 침샘 제거술 등 다양한 수술적 치료도 시도해볼 수 있다. 신경차단술은 중이를 통과하는 침분비 기능 신경을 절단하는 매우 간단한 술식이나 신경 기능이 재생되면서 침분비 과잉이 재발하는 경향이 많다. 침샘관 재배치술 특히 악하선관 재배치술은 연하기능은 정상이지만 침분비 과잉으로 인한 침흘림 환자에서 침샘

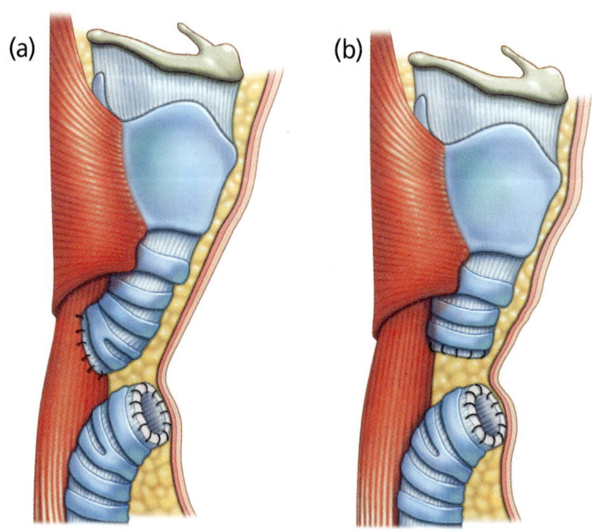

그림 27-10. 기관식도 전환술(a) 및 후두기관 분리술(b)

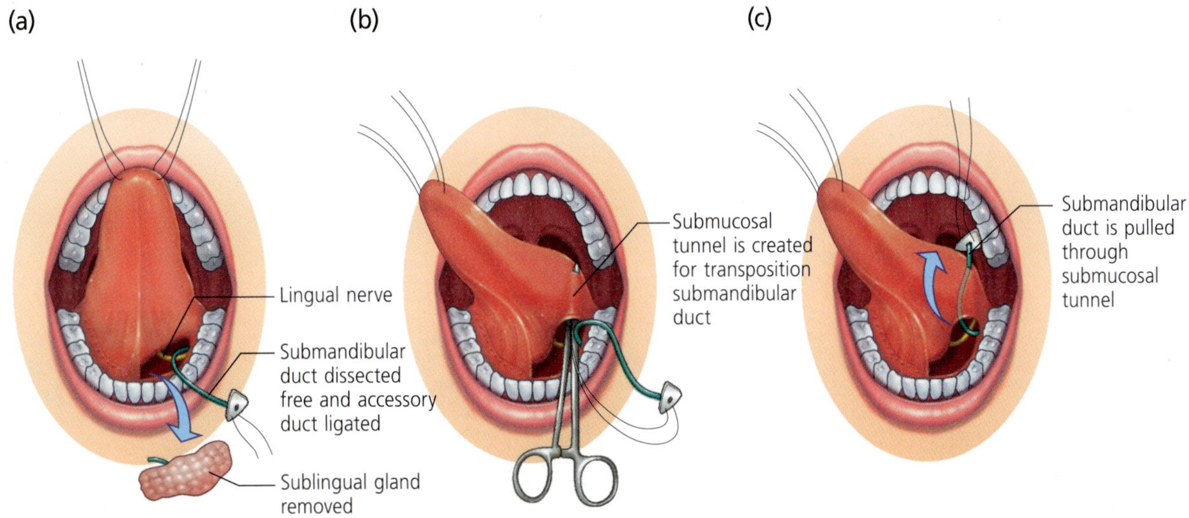

그림 27-11. 악하선관 재배치술. 악하선관 박리 및 설하선 절제(a), 점막하 터널박리(b) 및 설기저부에 악하선관 입구 재배치(c)

관 입구의 위치를 구강에서 인두 쪽으로 바꾸어 주어 침흘림을 방지하는데 효과적인 술식이다(그림 27-11).

참고문헌

1. Eibling DE, Snyderman CH, Eibling C. Laryngotracheal separation for intractable aspiration: a retrospective review of 34 patients. Laryngoscope 1995;105(1):83-5.
2. Frederick FJ, StewartI F. Effectiveness of transtympanic neurectomy in management of sialorrhea occurring in mentally retarded patients. J Otolaryngol 1982;11:289–92.
3. Greensmith AL, Johnstone BR, Reid SM, et al Prospective analysis of the outcome of surgical
4. Hricko P, Storck C, Schmid S, Stoeckli SJ. Partial cricotracheal resection for successful reversal of laryngotracheal separation in patients with chronic aspiration. Laryngoscope 2006;116(5):786-90.
5. Isshiki N. Phono surgery. Tokyo: Springer-Verlag;1989.
6. Kocdor P, Siegel ER, Tulunay-Ugur OE. Cricopharyngeal dysfunction: A systematic review comparing outcomes of dilatation, botulinum toxin injection, and myotomy. Laryngoscope 2016;126(1):135-41.
7. management of drooling in the pediatric population: a 10-year experience. Plast Reconstr Surg. 2005;116:1233–42.
8. Moerman MB. Cricopharyngeal Botox injection: indications and technique. Curr Opin Otolaryngol Head Neck Surg 2006;14(6):431-6.
9. O'Leary MA, Grillone GA. Injection laryngoplasty. Otolaryngol Clin North Am 2006;39(1):43-54.
10. Pitman M, Weissbrod P. Endoscopic CO2 laser crico pharyngealmyotomy. Laryngoscope. 2009;119(1):45-53.
11. Shama L, Connor NP, Ciucci MR, McCulloch TM. Surgical treatment of dysphagia. Phys Med Rehabil Clin N Am 2008;19(4):817-35.
12. Siddiqui UD, Banerjee S, Barth B, et al. Tools for endoscopic stricture dilation. Gastrointest Endosc 2013;78(3):391-404.
13. Zaninotto G, Marchese Ragona R, Briani C, et al. The role of botulinum toxin injection andupper

esophageal sphinctermyotomy in treating oropharyngeal dysphagia. J Gastrointest Surg 2004;8:997-1006.

Chapter 28

연하장애 치료를 위한 치과 보철

| 안강민, 이종호 |

초고령 사회는 수년 내에 다가오고 있고, 초고령 사회로 진입함에 따라 연하와 치과보철의 중요성이 커질 수밖에 없다. 일본은 일찍부터 80세까지 최소 20개 치아를 보존하는 캠페인(8020)을 해 왔으며 이로 인하여 노인의 식이와 구강건강의 개선뿐만 아니라 전신건강을 더 잘 유지하는 것을 증명했다. 이에 자연치 보존과 함께 치과 보철 치료는 노인의 저작 능력 향상과 인지능력 향상 등 다양한 전신 질환의 개선과 관련이 있다. 치과 보철은 치아 1개를 피개하는 크라운(crown)에서부터 여러 개 치아를 연결하는 브릿지(bridge), 치아가 결손된 부분에 심을 수 있는 치과용 임플란트(dental implant) 그리고 안면골이나 연조직의 결손부를 재건하는 악안면보철(maxillofacial prosthesis)까지 아주 다양한 종류를 포함한다. 연하장애와 관련이 있는 치과 보철은 상악골 절제 후 발생한 구강-비강 누공(oro-nasal fistula) 혹은 구강-상악동(oro-antral fistula)의 누공의 치료에 사용되는 누공폐쇄용 치과보철물(obturator)이 주로 해당된다. 구비강 혹은 구상악동의 누공이 발생하게 되면 입으로 섭취한 음식이 비강으로 나오게 되며 코 뒤로 역류하게 되는 현상이 발생하게 된다. 이 경우 연하의 첫 단계인 구강기(oral phase)와 두번째 단계인 인두기에서 문제가 되어 연하장애가 발생한다. 이러한 구강-비강-상악동의 누공의 치료는 크기에 따라서 다양하며, 원병소의 병태생리학적 상태와 주위조직의 침범 정도에 따라서 다양하게 적용될 수 있다. 본 절에서는 구강-비강-상악동 누공의 치료를 단계별로 알아보고 누공폐쇄용 치과보철물의 적응증과 사용법을 알아보고자 한다.

I. 국소 피판을 이용한 구강-비강-상악동 누공의 치료

구비강 혹은 구상악동의 누공은 다양한 원인에 의하여 발생하며 크기도 다양하다. 단순하게는 상악구치부의 발치 후에도 상악동 하방의 골에 결손이 발생하여 누공이 발생하기도 하며 최근에는 치과 임플란트 수술 후에 감염이 되어 누공이 발생하기도 한다. 대체적으로 1 cm 이하 크기의 누공은 아래 그림과 같이 국소피판이나 이완절개를 통하여 간단히 폐쇄할 수 있다(그림 28-1). 국소피판은 협측 혹은 구개측에서 조직

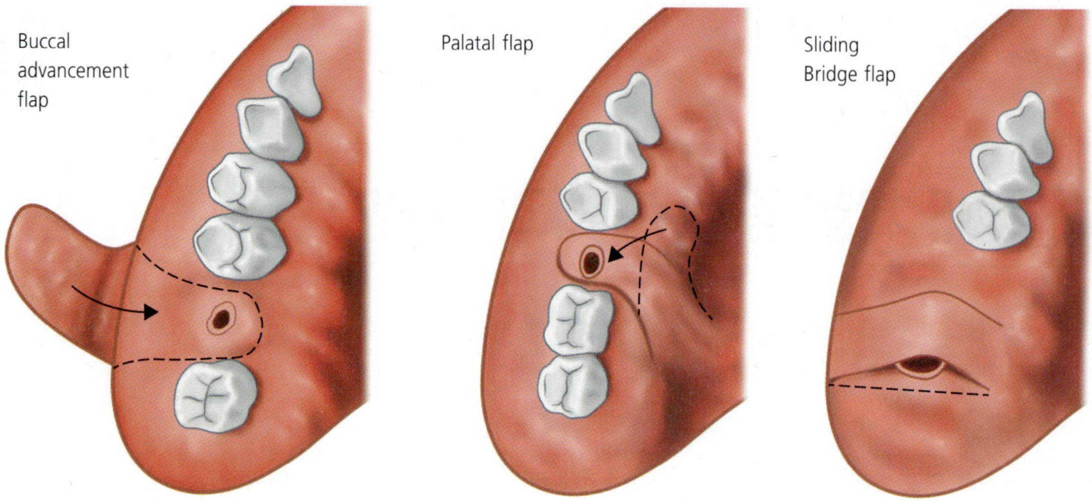

그림 28-1. 국소피판을 이용한 구강-상악동 누공의 폐쇄.

을 가져와서 봉합을 하게 되며 조직을 충분히 가져오기 위해서는 이완절개(releasing incision)을 충분히 하여야 한다. 아래 그림과 같이 구개측의 피판(palatal flap)을 사용하기 위해서는 회전해서 봉합할 부위를 충분히 앞으로 연장하여 조직이 수축해서 긴장(tension)이 생기는 것을 방지해야 한다. 슬라이딩 피판은 구치부에 치아가 없는 경우에 가능하나 피판의 혈류 공급이 끊어지지 않게 주의하여야 하며 반드시 전층피판(full-thickness)을 거상해야 하며 피판 하방의 골막(periosteum)을 잘 보존하여야 한다. 점막의 봉합 시에는 층별 봉합을 하여 2중 봉합을 하는 것이 수술 후 창상의 열개(dehiscence)를 막을 수 있다. 점막하 봉합은 반드시 흡수사로 봉합하여야 한다.

크기가 5~10 mm 정도 되는 누공의 경우는 단순한 점막의 봉합만 하면 다시 누공이 재발하는 경우가 많으므로 2~3겹의 층별 폐쇄를 하는 것이 좋다. 그림과 같이 발치 후에 발생한 구강-상악동 누공의 경우는 환자들이 음료를 마시거나 양치를 하게 되면 상악동을 통하여 코로 혹은 목 뒤로 이물질이 넘어가는 증상이 있으며 만성 상악동염이 발생한다(그림 28-2).

수술은 양측에 수직 절개를 하고 누공을 포함하는 치조정 절개를 한 뒤 피판을 거상한다. 상악동 점막은 조심스럽게 구강 내 점막과 분리를 해야 한다. 통상 구강 내로 점막이 노출되어 있는 경우에는 점막의 천공이 일어나는 경우가 많기 때문에 점막을 거상한 뒤에는 콜라겐 흡수성 막을 이용하여 상악동 내와 치조정 부위를 덮는 것이 안전하다. 그리고 협부지방을 이용하여 막의 상방을 추가로 피개하여 다시 누공이 재발하지 않도록 하는 것이 중요하다.

1. 구강 상악동 누공

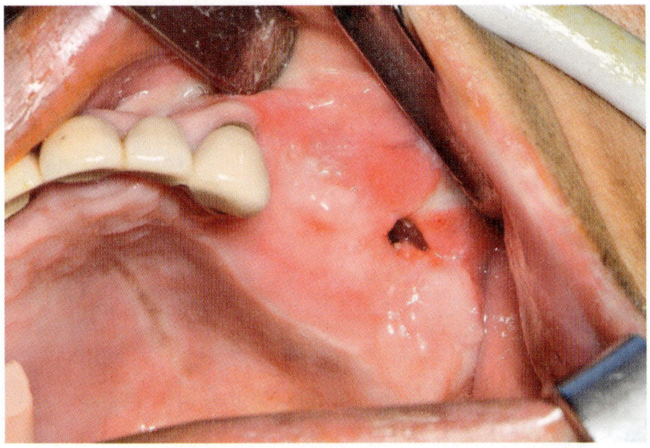

그림 28-2. 좌측 상악 구치 상악동 거상술과 골이식 후 발생한 구강-상악동 누공. 누공을 통하여 음식이 상악동 내로 들어가서 상악동염을 일으키며 코로 음식이나 음료의 역류를 호소한다.

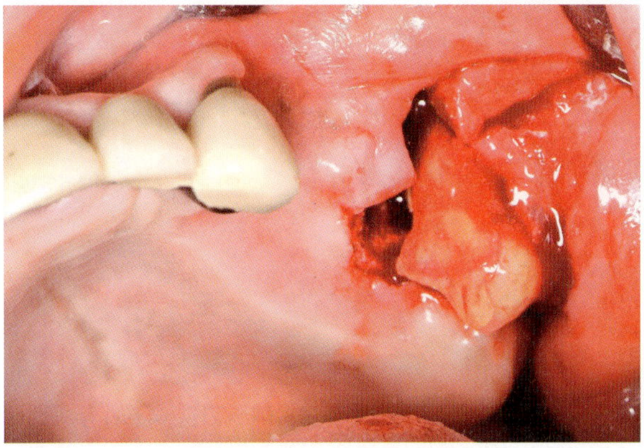

그림 28-3. 피판을 거상한 뒤에 상악동의 점막을 거상하여 상방으로 위치 시키고 협측의 지방을 이용하여 이식하는 사진.

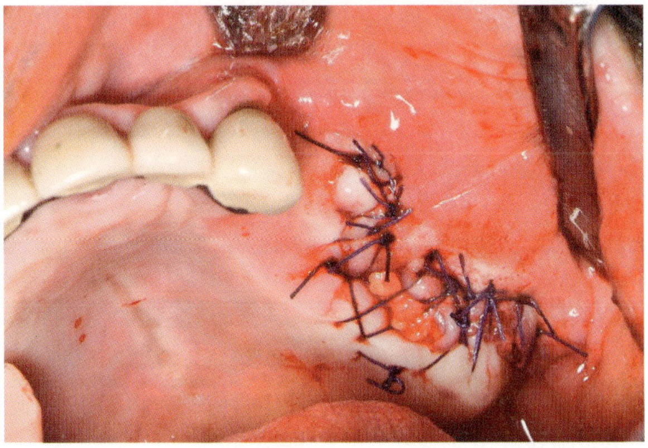

그림 28-4. 협지방과 구강 점막의 봉합으로 누공을 막는 사진.

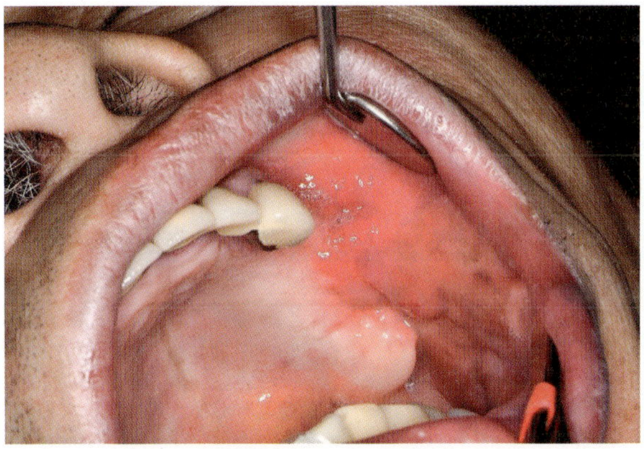

그림 28-5. 수술 후 2개월에 누공이 치유된 구내 사진.

II. 누공폐쇄용 치과보철물을 이용한 치료

상악이나 구개 혹은 상악동에 발생한 암의 절제 후에는 비교적 큰 구-비강-상악동 개통이 발생하며 이의 폐쇄는 다양한 방법으로 해결할 수 있다. 유리피판을 이용하여 폐쇄하는 것이 가장 좋은 방법이지만 유리피판은 수술 시간이 길어지며 환자의 상태에 따라서 적절히 선택하여야 한다. 상악동 후방에 재발 발생 가능성이 높은 암종의 경우에는 유리피판을 사용하게 되면 초기 재발 관찰이 어려우므로 재건은 2차로 시행한 것이 추천된다.

누공치료 중 가장 간단한 방법은 누공폐쇄용 치과보철물을 이용하는 것으로 수술 전에 상악의 치아모델을 제작한 뒤에 치과용 레진을 이용하여 삭제할 부분을 미리 표시한 뒤에 제작할 수 있다. 누공폐쇄용 치

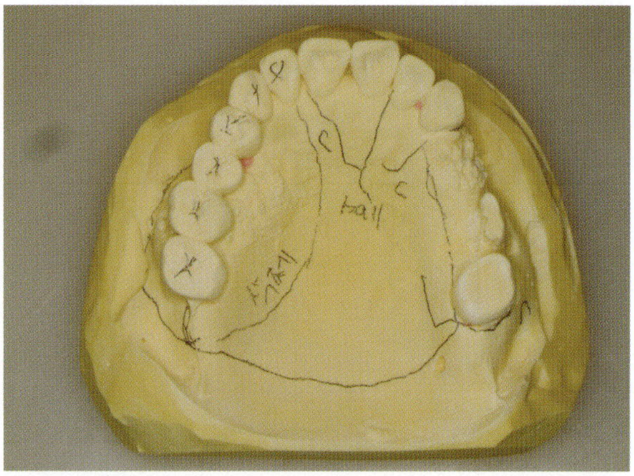

그림 28-6. 상악의 치과모델. 수술 중에 제거한 부분과 누공폐쇄용 치과보철물의 디자인을 수술 전에 협의하여 수술 직후에 환자가 누공폐쇄용 치과보철물을 착용할 수 있도록 하여야 한다.

과보철물의 제작은 구강악안면 외과의사와 치과 기공사가 수술 전에 반드시 상의하여 수술 범위를 치과모델에 반드시 표시하여야 한다(그림 28-6).

1. 구개에 발생한 선암종 제거 후 발생한 구강-비강 누공 치료

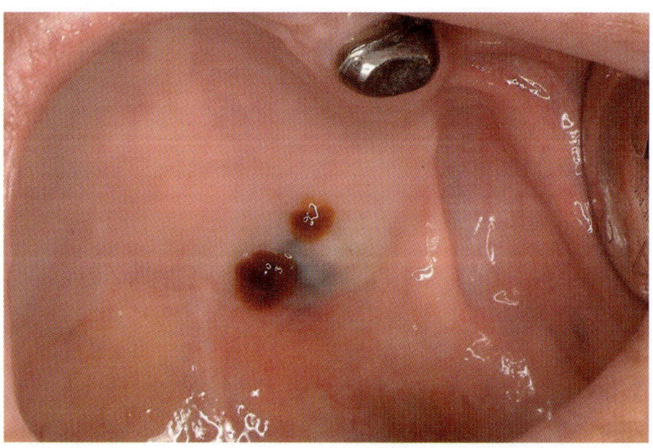

그림 28-7. 좌측 구개 및 상악골에 발생한 선암종(adenocarcinoma)

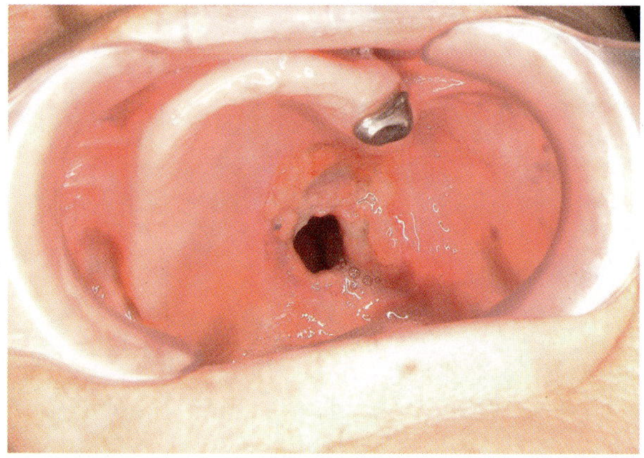

그림 28-8. 상악골 부분 절제술 후 발생한 구강-비강 누공
입으로 음식을 섭취하면 비강으로 음식이 나온다.

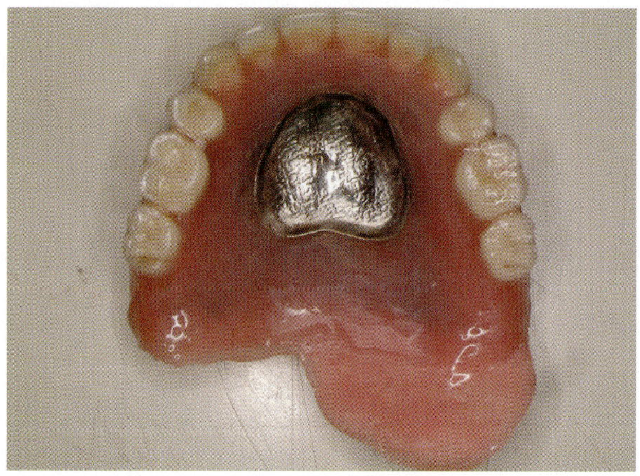

그림 28-9. 기존에 사용하고 있는 완전틀니의 후방에 치과용 레진을 이용하여 구-비강을 임시로 밀폐한다.

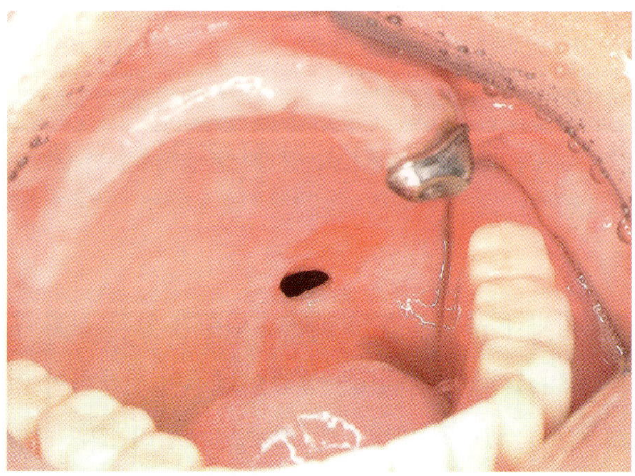

그림 28-10. 수술 후 1년 경과한 구내사진
구-비강 누공의 크기가 많이 줄어 들었으나 누공이 남아 있음.

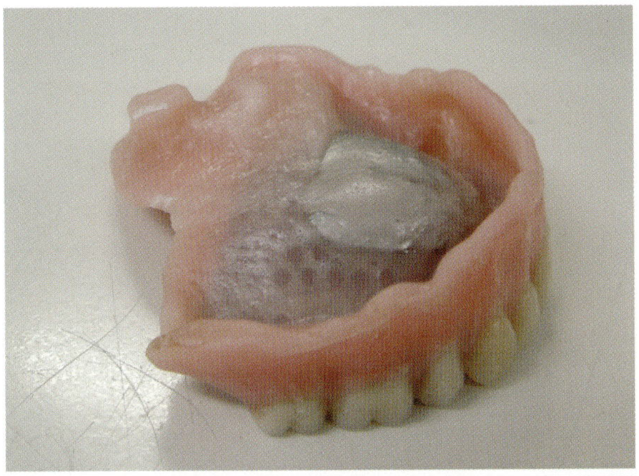

그림 28-11. 치과보철(obturator)의 상부 사진
점막에 닿는 부분은 연한(soft)한 재료를 추가해서 점막에 닿았을 때 통증을 예방한다.

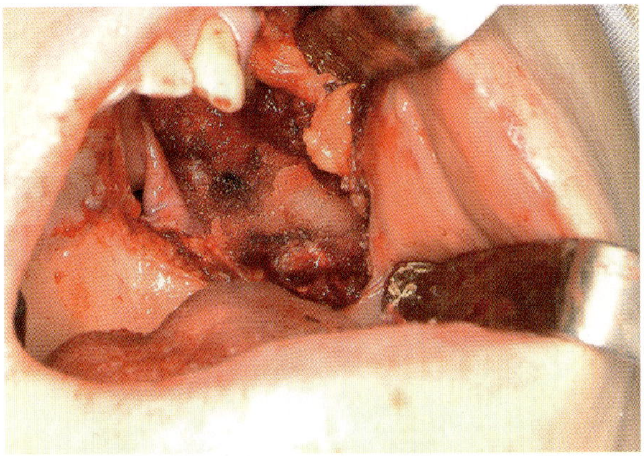

그림 28-13. 좌측 상악 부분 절제술 후 구내사진
구강-비강 및 구강-상악동의 개통이 관찰된다.

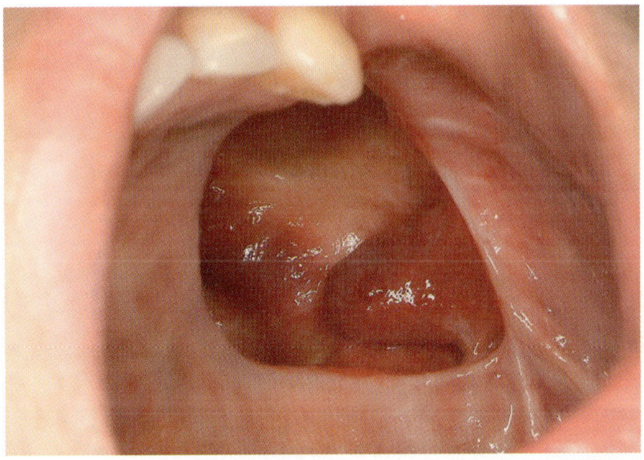

그림 28-14. 수술 후 1년 경과한 구내사진
조직의 치유가 잘 되었으나 4 cm 이상의 개통이 관찰된다.

2. 부분 상악골 절제술 후 발생한 구강-상악동의 치료

좀 더 확대된 부분적인 상악골의 절제는 비강과 상악동의 동시 노출이 되는 경우가 많으며 이 경우에는 치아가 남아 있는가 혹은 없는가에 따라서 치과보철의 디자인이 많이 달라진다.

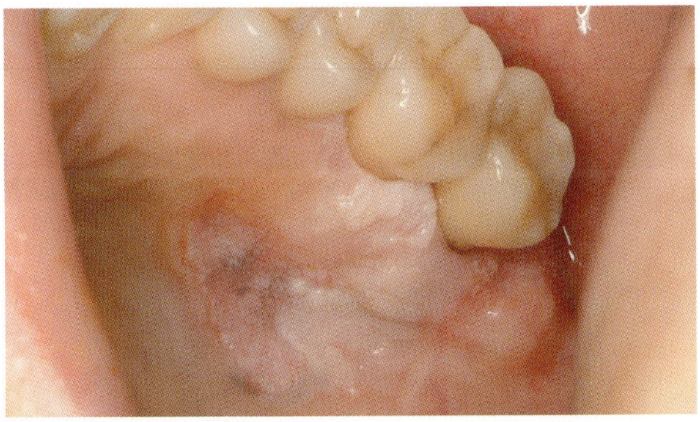

그림 28-12. 좌측 상악에 발생한 구강편평세포암종(oral squamous cell carcinoma).

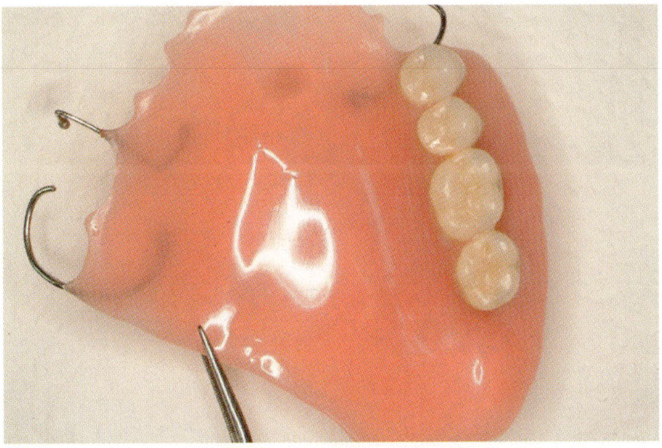

그림 28-15. 구강-상악동 누공 폐쇄를 위한 임시 치과보철물(temporary obturator). 잔존 치아가 남아 있는 경우에는 0.9 mm 교정용 와이어를 이용하여 치아의 형태에 맞게 제작하여 치과 보철물을 유지 할 수 있다.

3. 부분 상악골 절제술과 치과 보철을 이용한 구강-비강-상악동 누공의 처치

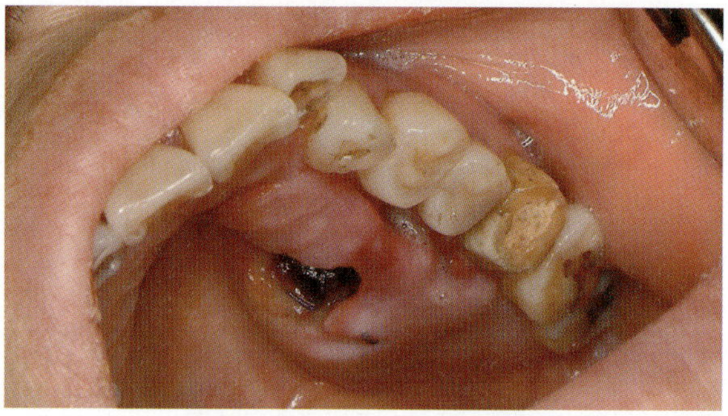

그림 28-16. 좌측 상악 점막에 발생한 유선양암종(adenocystic carcinoma).

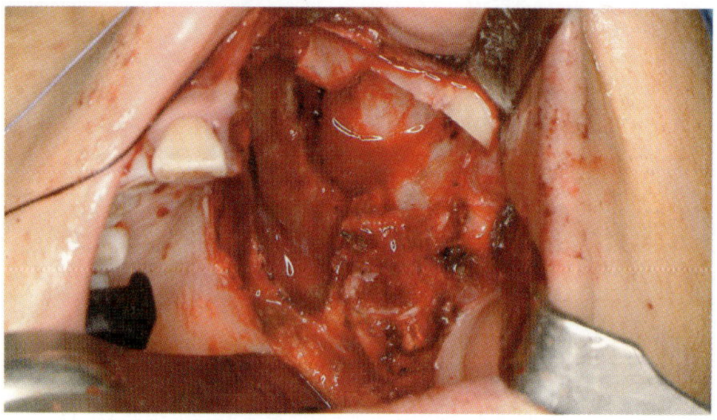

그림 28-17. 상악골 절제술 후 구내사진.

상악골 후방의 외내측 익돌판(pterygoid plate)가 노출되어 있다.

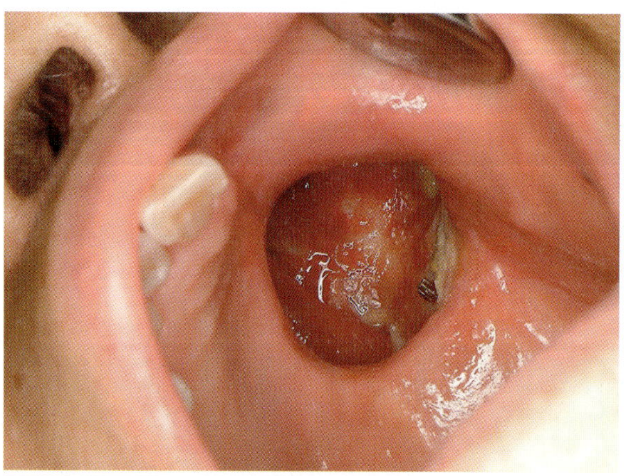

그림 28-18. 수술 후 6개월 경과한 사진.

구강 내 점막의 치유가 잘 되어 있으나 구-비강-상악동 개통이 되어 있다.

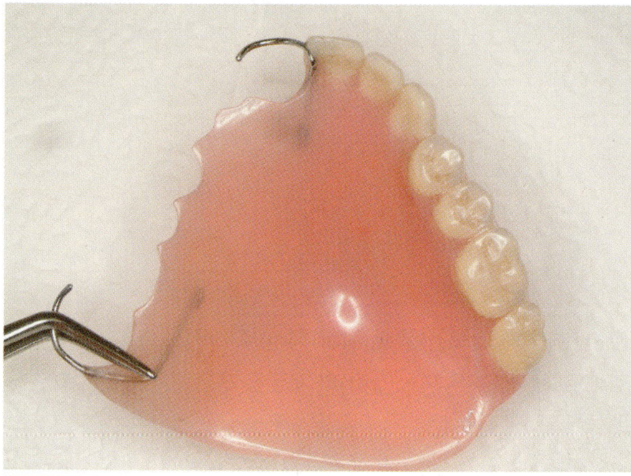

그림 28-19. 치과보철물(obturator)의 구내측 사진.

2개의 C자형 클래스프(C-clasp)가 치아를 감싸 장치의 유지가 될 수 있게 한다.

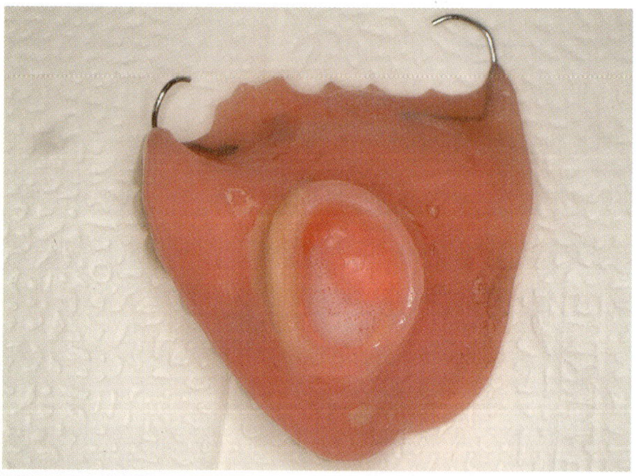

그림 28-20. 누공폐쇄용 치과보철물의 상방은 무겁지 않게 가운데 부분은 비워 두어 저작이나 기능 시 장치가 탈락하지 않도록 디자인 한다.

III. 유리 피판과 치과보철물을 이용한 누공폐쇄 치료

상악골에 발생한 암의 범위가 크기 않고 재발의 위험성이 적거나 양성종양 혹은 골수염에 의한 상악골의 절제술 후에는 비록 상악동이나 비강이 노출되더라도 유리 피판을 이용하여 재건하게 되면 환자의 수술 후에 환자의 삶의 질이 확연히 좋아지게 된다. 상악골의 부분 절제를 하고 난 뒤에는 상악동의 함기화(pneumatization)의 정도에 따라서 상악골의 노출정도가 결정되는데 상악동 점막을 보존할 수 있는 경우에는 연조직 피판으로 구강내만 재건하면 된다. 하지만 상악동 점막이 상악골과 같이 절제된 후 비교적 큰 개통이 발생한 경우에는 완전한 폐쇄를 위해서는 유리 피판의 양측면이 필요하게 된다. 상악동의 노출된 부분은 협부 지방이 충분한 경우에는 혈류공급이 끊어지지 않게 박리하여 구개측의 점막에 봉합을 하면 된다. 상악점막의 재건에 가장 유용한 유리피판은 전완요피판이다. 전완요피판은 피판이 얇고 동양인의 경우는 모근이 거의 없고 혈관이 일정하여 구강내 점막이나 혀의 결손 재건에 가장 많이 사용된다. 단점으로는 손목에 피부결손이 발생하게 되어 심미적으로 좋지 않고 엄지손가락의 감각이상이 자주 관찰된다.

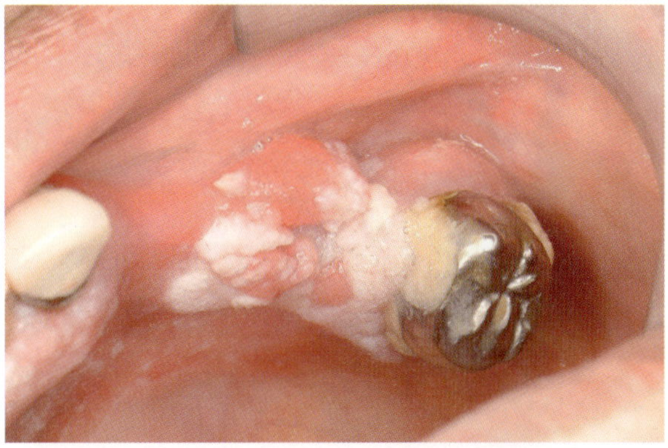

그림 28-21. 좌측 상악에 발생한 구강편평세포암종(oral squamous cell carcinoma)

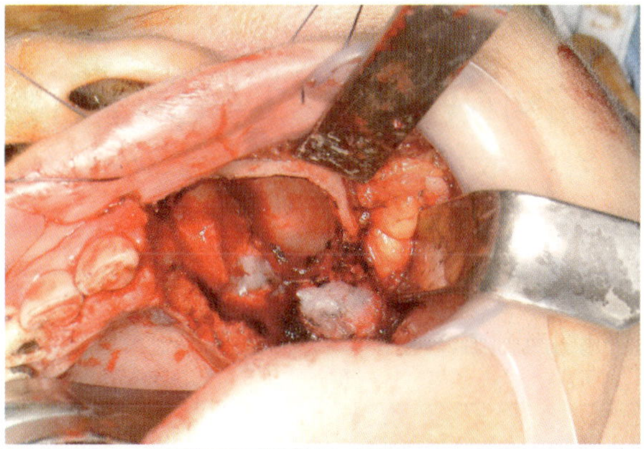

그림 28-22. 좌측 상악골 부분 절제 후에 노출된 비강 및 상악동.

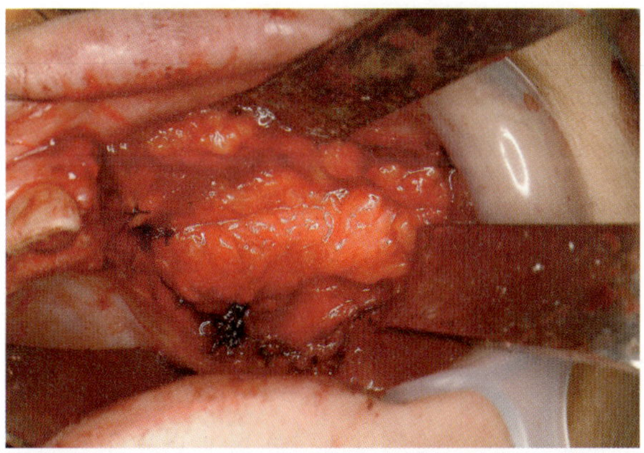

그림 28-23. 협측 지방을 이용하여 상악동-비강 노출 부위를 폐쇄한 사진.
유리피판의 피부 반대측 부분이 상악동에 노출되는 것을 방지한다.

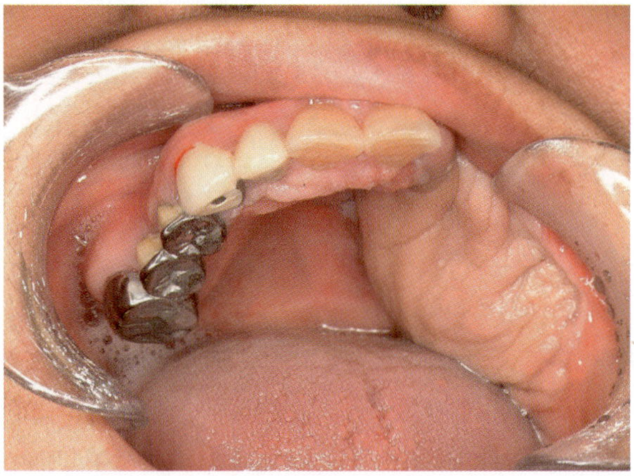

그림 28-24. 전완요피판을 이용한 상악점막의 재건 후 8개월 경과한 사진.

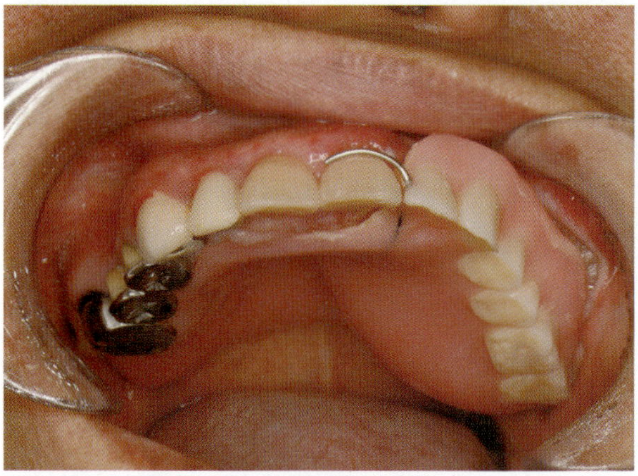

그림 28-25. 상악에 치과 보철물을 장착한 사진
환자는 누공이 없어서 음식물과 음료를 마셔도 코로 새는 것이 없다.

IV. 유리피판과 치과 임플란트를 이용한 누공의 재건

상악에 방사선 치료를 받은 경우 치아의 상태가 좋지 않아서 발치 혹은 외과적 처치 후에 방사선 골괴사증이 발생할 수 있다. 단순한 부골의 형성은 부골제거술과 협지방의 이식으로 누공을 막을 수 있으나 누공의 크기가 큰 경우 혹은 양측성으로 누공이 발생한 경우에는 유리피판의 재건을 요하며 이때는 치과 임플란트를 이용한 재건이 꼭 필요하다. 아래의 증례는 상악에 발생한 림프종의 방사선 치료 후 발생한 양측성 구강-상악동 누공을 비골피판을 이용하여 상악골을 재건하고 이후 치과 임플란트를 이용하여 상악 전체 치아를 치과 임플란트로 수복한 환자이다.(그림 28-26~35) 다수의 임플란트를 이용한 상악 전체의 재건은 정밀한 보철 기공 과정이 필요하여 최근에는 디지털 스캔을 이용하여 보철의 제작을 하여 더욱 정밀한 보철이 가능해졌다.

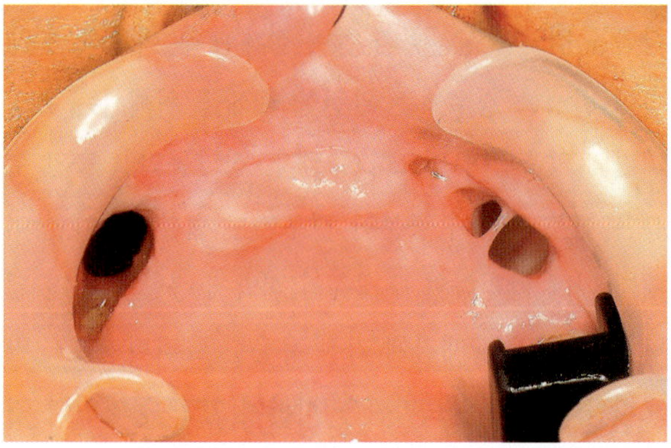

그림 28-26. 방사선 골괴사로 인한 양측성 구강-상악동 누공. 상악의 치조골이 없어서 틀니의 유지력이 떨어져서 틀니 사용이 어려우며 누공을 통하여 음식의 역류가 발생한다.

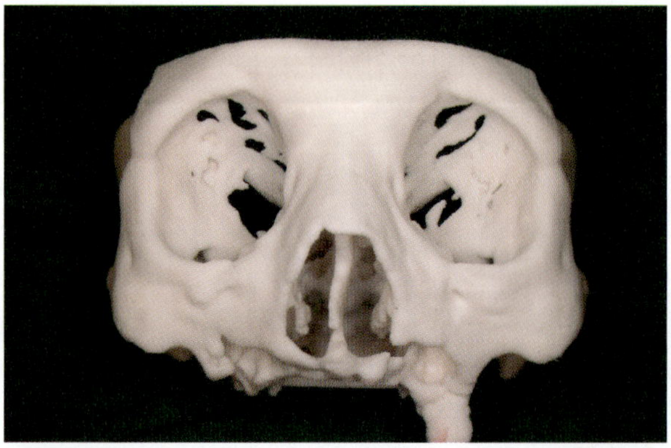

그림 28-27. PR model의 제작을 통하여 잔존 상악골의 양을 조사하며 이를 토대로 필요한 상악골의 량을 조사한다. 본 환자의 경우 상악골이 거의 없이 좌측 상악 치아 한 개만이 잔존해 있다.

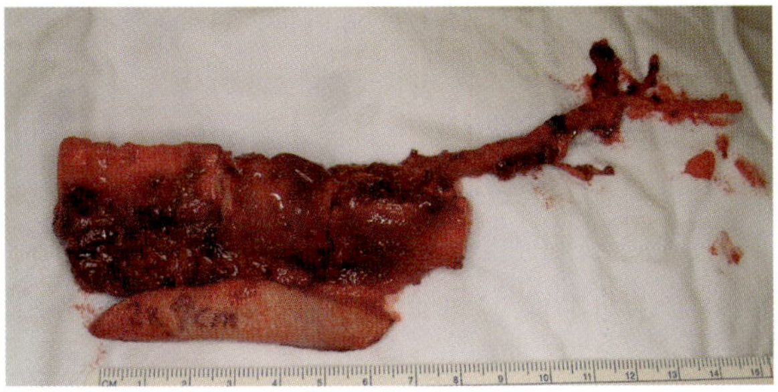

그림 28-28. 비골피판의 채취. 목에 있는 혈관에 연결하기 위하여 최대한 긴 혈관 길이를 확보 하였다.

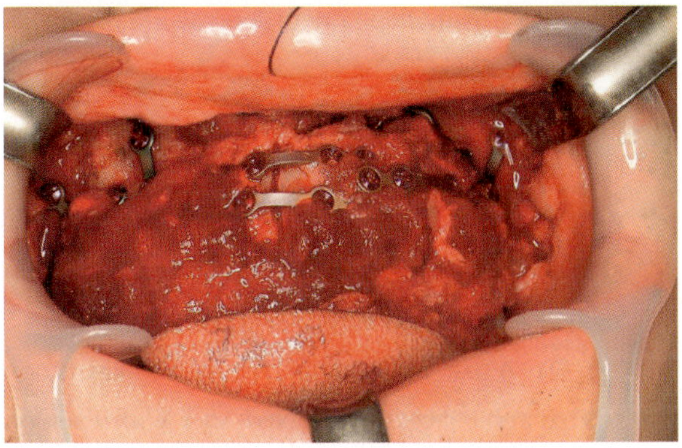

그림 28-29. 상악에 위치한 비골피판. 미니플레이트로 고정하였다.

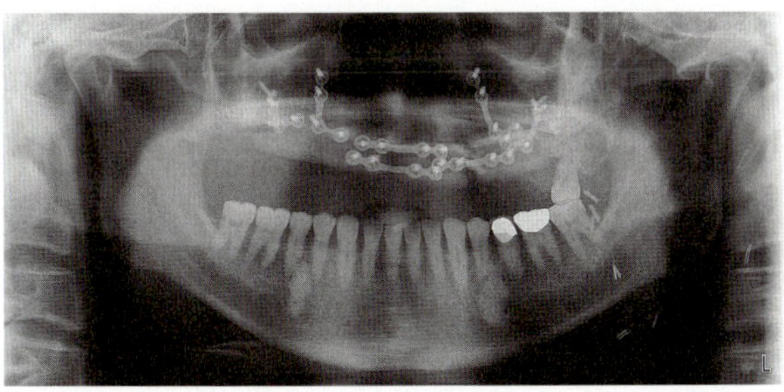

그림 28-30. 상악을 비골피판으로 재건 후 파노라마 영상.

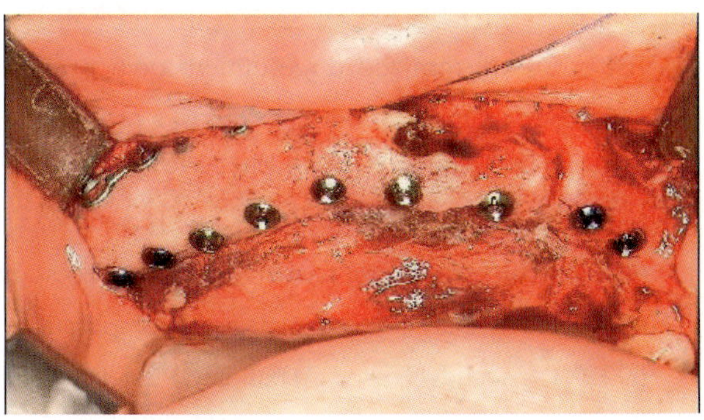

그림 28-31. 상악에 임플란트 식립 후 구내사진

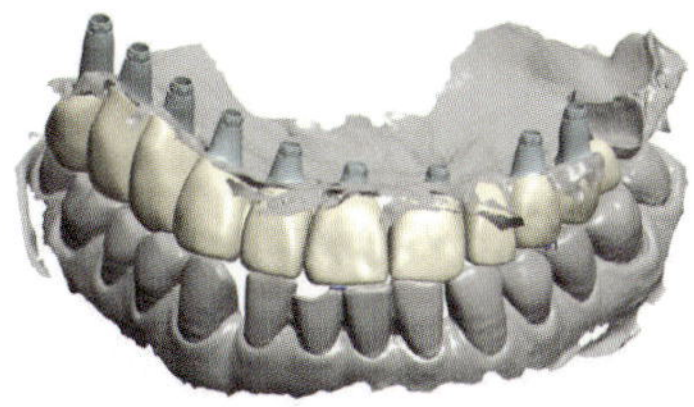

그림 28-32. 디지털 스캔을 이용한 치아 보철물 제작

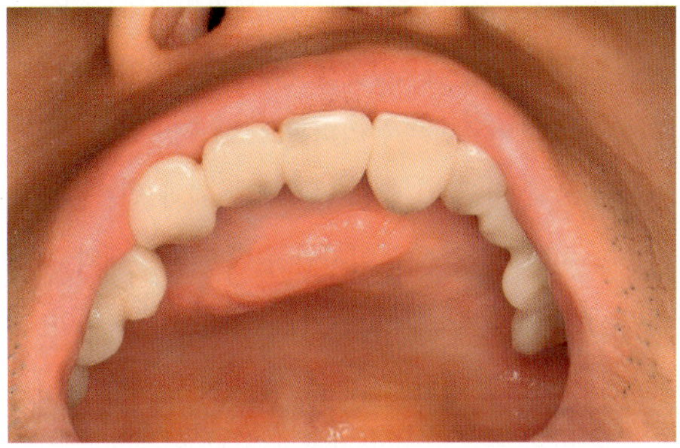

그림 28-33. 최종 보철물 접착 뒤 구내 사진

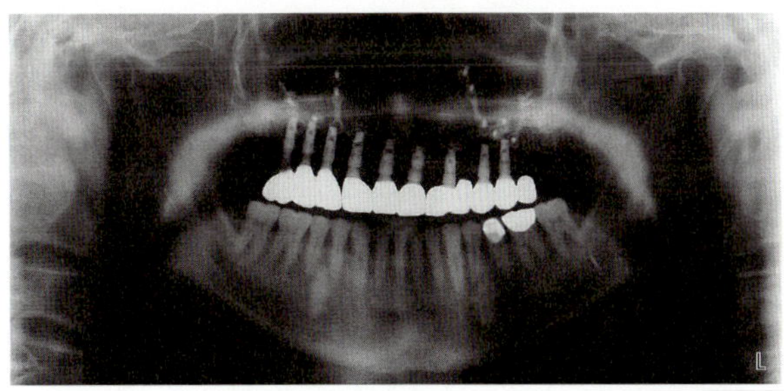

그림 28-34. 수술 후 5년 뒤 파노라마 사진. 치과 임플란트가 잘 유지 되고 있으며 환자는 식이와 연하가 정상이며 누공도 치유됨

V. 결론

음식을 저작하고 연하할 때 구강이 완전히 폐쇄가 되는 것은 정상적인 연하에 있어서 아주 중요하다. 구강-비강-상악동 누공이 발생한 경우에는 연하 장애가 발생할 수 있고 치료는 크기에 따라서 접근을 달리하여야 한다. 치료법은 간단한 봉합부터, 흡수성 콜라겐막의 적용, 협지방대의 사용, 유리피판의 사용 혹은 누공폐쇄용 치과보철물을 사용까지 다양하다. 가장 이상적인 치료법은 유리피판으로 구강-비강-상악동 누공을 완전히 폐쇄하고 난 뒤에 치과 임플란드를 이용한 치과보철의 수복이지만 원발부의 상태와 재발의 유무확인 등을 고려하여 신중하게 선택하여야 한다. 최근 디지털 기술의 발전으로 과거에 수복이 어려운 무치악의 경우도 비골피판과 치과 임플란트의 보칠 치료로 가능하게 되었다.

참고문헌

1. Anavi, Y., et al., Palatal rotation-advancement flap for delayed repair of oroantral fistula: a retrospective evaluation of 63 cases. Oral Surg Oral Med Oral Pathol Oral Radiol Endod, 2003. 96(5): p. 527-34.
2. Breeze, J., et al., Health-related quality of life after maxillectomy: obturator rehabilitation compared with flap reconstruction. Br J Oral Maxillofac Surg, 2016.
3. Byun SH, Ahn KM, Kim SM, Lee JH. Functional and cosmetic outcome after closure of radial forearm free flap donor defect with porcine collagen membrane. J Craniomaxillofac Surg. 2016;44:527-32.
4. Chen, C., et al., Function of obturator prosthesis after maxillectomy and prosthetic obturator rehabilitation. Braz J Otorhinolaryngol, 2016. 82(2): p. 177-83.
5. Cunningham, R., A laboratory technique for the production of immediate surgical appliances and 'one stage' obturators for the hemi-maxillectomy patient. Br J Oral Maxillofac Surg, 1990. 28(1): p. 59-61.
6. Daif, E.T., Long-Term Effectiveness of the Pedicled Buccal Fat Pad in the Closure of a Large Oroantral Fistula. J Oral Maxillofac Surg, 2016.
7. Davison, S.P., D.A. Sherris, and N.B. Meland, An algorithm for maxillectomy defect reconstruction. Laryngoscope, 1998. 108(2): p. 215-9.
8. Dergin, G., G. Gurler, and B. Gursoy, Modified connective tissue flap: a new approach to closure of an oroantral fistula. Br J Oral Maxillofac Surg, 2007. 45(3): p. 251-2.
9. Hashikawa, K., et al., Simple reconstruction with titanium mesh and radial forearm flap after globesparing total maxillectomy: a 5-year follow-up study. Plast Reconstr Surg, 2006. 117(3): p. 963-7.
10. Kim DY, Alfadil LO, Ahn KM, Lee JH. Reconstruction of Thin and Pliable Oral Mucosa After Wide Excision of Oral Cancer Using a Trimmed Anterolateral Thigh Free Flap as an Adipofascial Flap. J Craniofac Surg. 2018;29:e394-e6.
11. Kim HS, Lee, S.M., Ahn, K.M. Survival and success rate of implants in overdentures: Analyzing patients and implant factors. J Implantol Appl Sci. 2023;27:1-11.
12. Kim JW, Hwang JH, Ahn KM. Fibular flap for mandible reconstruction in osteoradionecrosis of the jaw: selection criteria of fibula flap. Maxillofac Plast Reconstr Surg. 2016;38:46.
13. Kim NH, Yang BE, On SW, Kwon IJ, Ahn KM, Lee JH, et al. Customized three-dimensional printed ceramic bone grafts for osseous defects: a prospective randomized study. Sci Rep. 2024;14:3397.
14. Kim S, Lee DH, Ahn KM. Microvascular reconstruction form axillo facial defects: a retrospective analysis of outcomes and complications in 121 consecutive cases. Maxillofac Plast Reconstr Surg. 2020;42:29.
15. Lee SM, Kim, H.S., Ahn, K.M. Survival rate of dental

implants in the irradiated jaw bones of patients with oral and head & neck maligancies. J Implantol Appl Sci. 2023;27:12-9.

16. Matsuyama, M., Y. Tsukiyama, and K. Koyano, Objective clinical assessment of change in swallowing ability of maxillectomy patients when wearing obturator prostheses. Int J Prosthodont, 2005. 18(6):p. 475-9.
17. Moreno, M.A., et al., Microvascular free flap reconstruction versus palatal obturation for maxillectomy defects . Head Neck, 2010. 32(7): p. 860-8.
18. Ortorp, A., Three tumor patients with total maxillectomy rehabilitated with implant-supported frameworks and maxillary obturators: a follow-up report. Clin Implant Dent Relat Res, 2010. 12(4): p.315-23.
19. Park HI, Cha, H.S., Ahn, K.M. Rehabilitation of Edentulous Maxilla and Mandible with Microstomia and Limited Mouth Opening using Commissurotomy, Vestibuloplasty, and Implant-retained Overdenture: A Long-term Follow-up of 12 years. J Implantol Appl Sci. 2022;26:164-71.
20. Park MJ, Park HI, Ahn KM, Kim JH, Chung YS, Jang YJ, et al. Features of Odontogenic Sinusitis Associated With Dental Implants. Laryngoscope. 2023;133:237-43.
21. Park TJ, Kim HJ, Ahn KM. Double-layered collagen graft to the radial forearm free flap donor sites without skin graft. Maxillofac Plast Reconstr Surg. 2015;37:45.
22. Radcliffe, G.J., et al., A new immediate temporary lightweight obturator for maxillectomy cavities. Br J Oral Maxillofac Surg, 1984. 22(1): p. 50-3.
23. Rogers, S.N., et al., Health-related quality of life after maxillectomy: a comparison between prosthetic obturation and free flap. J Oral Maxillofac Surg, 2003. 61(2): p. 174-81.
24. Sim YC, Hwang JH, Ahn KM. Overall and diseasespecific survival outcomes following primary surgery for oral squamous cell carcinoma: analysis of consecutive 67 patients. J Korean Assoc Oral Maxillofac Surg. 2019;45:83-90.
25. Wang, F., et al., Functional outcome and quality of life after a maxillectomy: a comparison between an implant supported obturator and implant supported fixed prostheses in a free vascularized flap. Clin Oral Implants Res, 2016.
26. Yang S, Park JW, Min K, Lee YS, Song YJ, Choi SH, et al. Clinical Practice Guidelines for Oropharyngeal Dysphagia. Ann Rehabil Med. 2023;47:S1-S26.

Chapter 29

비경구 식이의 선택, 시술 및 관리

| 편성범, 김은선, 이세광 |

비경구 식이(non-oral nutrition)는 경구 섭취가 어려운 환자에게 필수적인 영양 및 수분 공급 방법으로, 환자의 생존과 회복을 지원하며 이차적인 합병증(예: 흡인성 폐렴)을 예방하는 데 중요한 역할을 한다. 비경구 식이는 크게 경장영양(enteral nutrition)과 정맥영양(parenteral nutrition)으로 나눌 수 있으며, 각각 환자의 상태와 적응증에 따라 적절히 선택된다.

경장영양 중 경관식이법(tube feeding)은 연하장애를 가진 환자에서 원활히 수분과 영양을 공급하고 흡인성 폐렴 등 이차적인 합병증을 예방하기 위해서 매우 중요하다. 경관식이법은 내과 질환이나 수술에 따른 영양공급 방법으로 오랜 기간 임상에서 사용되어 왔지만, 최근 뇌졸중, 외상성 뇌손상, 중증의 치매, 파킨슨병 등 다양한 뇌질환에 동반된 연하장애 환자에서도 많이 사용하고 있다. 연하장애의 가장 흔한 원인 중 하나인 뇌졸중의 경우 약 27–64%의 환자에서 연하장애가 발생하는 것으로 알려져 있다. 이 중 50%의 환자는 대체로 2주 이내에 연하장애가 회복되지만, 약 15% 정도의 환자는 1개월까지 연하장애를 호소하게 된다. 이전 연구에서 뇌졸중 환자가 입원할 당시 영양 공급이 부족한 경우가 8–28% 정도로 높게 보고하고 있으며, 특히 경장 식이(enteral feeding)에 비해 입으로 음식을 섭취한 경우 수분 공급이 더 부족한 것으로 알려져 있다. 뇌졸중 환자에서 입원기간 동안 경관식이법을 실시하는 빈도는 입원 환자의 중증도와 각 병원의 고유한 의사결정방법에 따라 차이가 있겠지만, 약 10–15% 정도의 뇌졸중 환자에서 경관식이가 필요한 것으로 보고되었다.

본 장에서는 주로 뇌졸중 환자에서 시행되고 있는 경관식이법의 종류, 적응증과 금기, 시술 과정과 합병증, 그리고 경관식이법 선택 기준에 대해 논의하고자 한다. 특히, 흔히 사용되는 경관식이법인 비위관(nasogastric tube), 위루술(gastrostomy), 그리고 구강식도관(oroesophageal tube)에 대해 중점적으로 다룰 것이다.

I. 경관식이법의 종류

경장영양을 처음 시작할 때에는 비위관 혹은 구강위관(orogastric tube)을 삽입한다. 이 방법은 비교적 비침습적이며, 튜브를 코 또는 입을 통해 삽입하여 끝이 위 내부에 위치하도록 한다. 흡인 위험이 큰 환자나 위장관 기능 저하가 동반된 중증 환자(APACHE II score 〉20)에게는 소장(deep jejunum)에 위치하도록 카테터를 삽입해야 한다. 4주 이상 경장영양이 필요한 환자에게는 위루술 혹은 공장루술(jejunostomy)이 고려되어야 한다. 경피내시경위루술(percutaneous endoscopic gastrostomy, PEG)은 상부위장관 내시경이 가능한 환자에서 시행할 수 있다. 그러나 기도 또는 구강 내 문제로 내시경 시술이 불가능한 환자에게는 방사선 투시 유도하 경피위루술(percutancous radiologic gastrostomy, PRG)을 시행한다. 또한, 위 내용물로 인한 흡인의 위험이 높은 환자에게는 공장루술이 적합하다.

1. 비위관(Nasogastric tube)

비위관을 이용한 경장영양은 비교적 생리적인 방법으로, 숙련된 전문가가 아니더라도 시행할 수 있다. 또한, X-ray 촬영을 통해 위장 내 카테터 삽입 성공 여부를 쉽게 확인할 수 있어 경장영양을 신속히 시작하는 데 도움이 된다(그림 29-1). 반면, 소장 내 카테터 삽입은 높은 숙련도를 요구하므로, 초기에는 비위관 삽입을 우선적으로 고려하는 것이 바람직하다.

구강위관을 이용한 경장영양은 비위관 사용으로 인해 부비동염이 심하게 발생한 기계환기 유지 환자에서 대안으로 사용할 수 있다. 비위관 삽입은 임상에서 가장 흔히 사용되는 방법으로, 삽입 후 테이프로 코에 고정하지만, 고정 부위가 자주 떨어지거나 협조가 어려운 환자에서 쉽게 제거되는 경우가 있어 재삽입이 빈번하게 발생한다. 이러한 문제를 해결하기 위해 코에 고리형(nasal loop)으로 고정되는 비위관이 개발

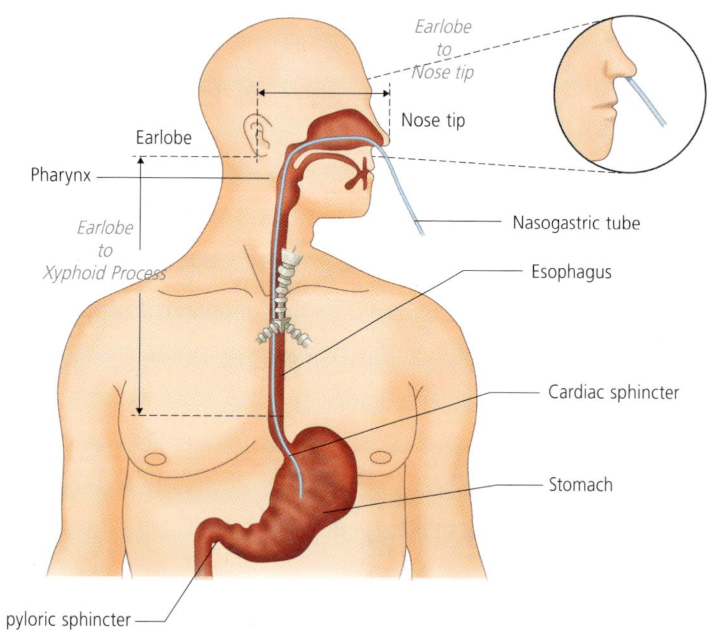

그림 29-1. 비위관 삽입방법

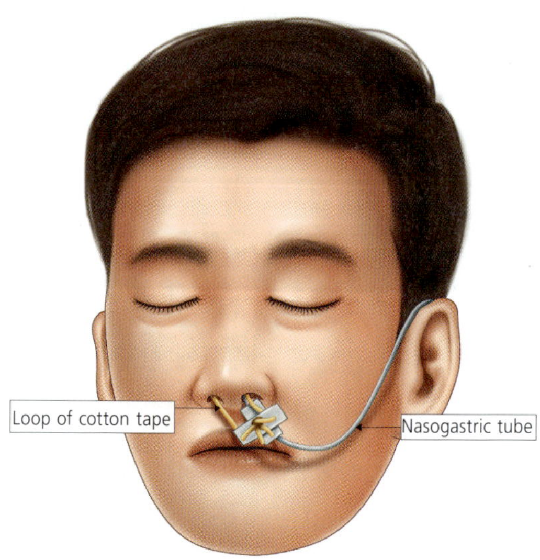

그림 29-2. 코의 고리를 이용한 비위관(Nasogastric tube with nasal loop)

되었다(그림 29-2). 고리형 비위관은 기존의 고정 방식에 비해 식이 공급(feed delivery)에는 효과적이라는 보고가 있으나, 임상적 효과의 차이는 크지 않은 것으로 알려져 있다.

2. 위루술(Gastrostomy)

위루술은 내시경(endoscopic gastrostomy), 복강경(laparoscopic gastrostomy) 또는 개복술(open surgery)을 통해 시술할 수 있다(그림 29-3). 최근에는 비교적 간단하게 내시경을 이용해 시행하는 경피내시경위루술(PEG)가 널리 사용되고 있다. 비위관은 대부분의 환자에서 손쉽게 삽입할 수 있는 반면, 위루술은 시술 후 합병증을 최소화하기 위해 환자의 내과적 상태와 감염 여부가 안정화된 시점에서 시행하는 것이 권장된다.

내과적인 문제 외에도 PEG 시술 시 환자와 보호자, 가족의 윤리적·정서적인 측면을 고려해야 한다. 특히 동양 문화권에서는 배에 튜브를 삽입하는 PEG 시술을 환자나 보호자가 납득하기 어려운 경우가 많다. 따라서, 시술의 장단점, 방법, 예상되는 합병증, 그리고 사후 관리에 대해 충분히 설명한 후 동의를 얻어 진행하는 것이 매우 중요하다.

3. 간헐적 구강식도관(Intermittent oroesophageal tube)

간헐적 구강식도관 식이법은 1988년 Campbell-Taylor 등이 처음 고안한 방법이다(그림 29-4). 이 방법의 합병증으로는 설사, 구역, 구토, 복부 팽만, 복부 경련 등이 보고되었으나, 발생률은 5-6.5%로 비교적 낮은 수준으로 나타났다. 또한 관 삽입 시 구강과 인두에 자극을 주어 삼킴 기능을 호전시킬 가능성도 제시되었다.

이 방법은 연하장애가 있으면서도 의식이 명료하고, 지시에 협조할 수 있는 인지 기능이 유지된 환자에게

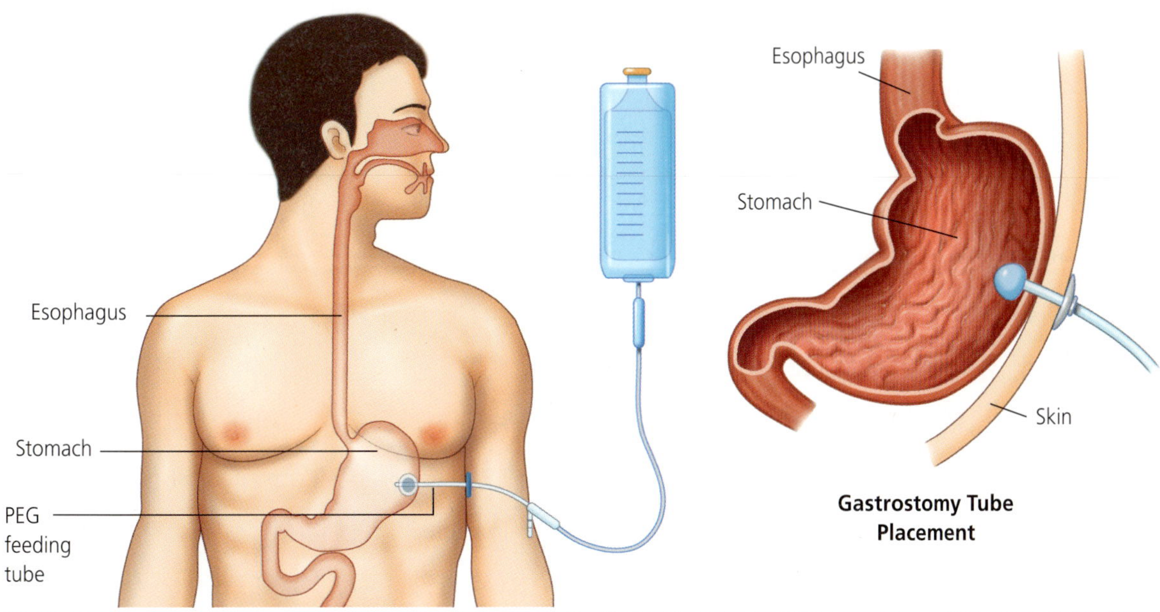

그림 29-3. 위루술을 이용한 영양 공급

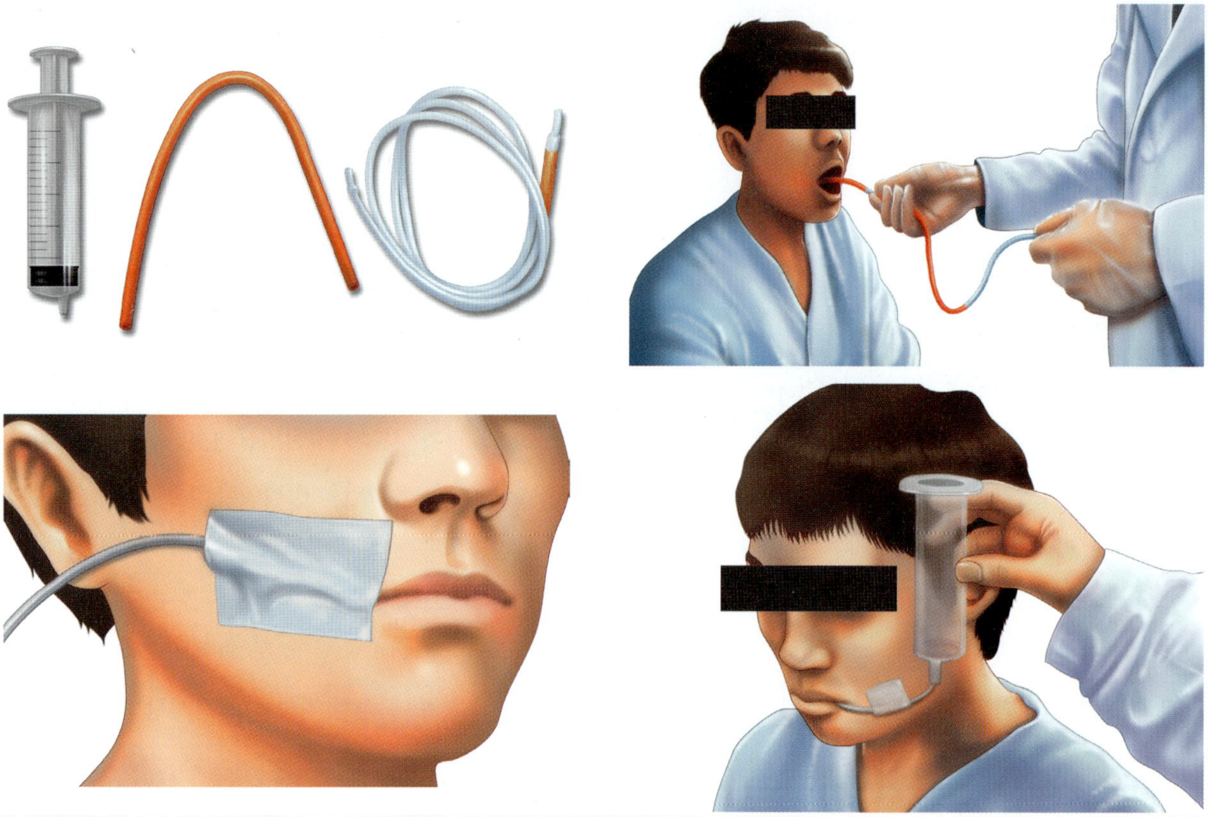

그림 29-4. 구강식도관 삽입을 위한 준비물(50mL 주사기, 10 F 넬라톤 카테터, 연장선), 삽입과정과 삽입 후 상태

적합하다. 특히, 구역반사(gag reflex)가 저하되거나 없는 환자가 주된 대상이다. 그러나 심한 인지장애, 인두나 식도의 폐색, 식도의 열공 탈장(hiatal hernia), 또는 식도 연동(peristalsis)이 저하된 환자에게는 사용하지 않는다. 구강식도관으로는 주로 10–14 F의 도뇨관을 사용하며, 환자는 앉은 상태에서 도뇨관을 입을 통해 삽입한다. 이때, 구역반사가 감소된 인두 쪽으로 관을 유도하며, 관이 인두 뒷벽에 도달하면 환자가 관을 삼키도록 한다. 관의 끝은 식도의 중간 또는 원위부 1/3 지점에 위치하게 한 후, 식이를 50 mL 이하로 천천히 주입한다. 이 방법은 주로 뇌간 손상으로 인한 연하장애가 있는 환자에서 비위관의 효과적인 대안으로 활용되며, 삼킴 기능을 개선하는 데에도 도움이 될 것으로 기대된다.

II. 경관식이법의 적응증 및 금기

경관식이를 하는 일차적인 목적은 흡인을 방지하고, 영양실조를 예방하여 삶을 연장하는 것이다. 위루술은 주로 연하장애가 있으면서 인두(pharynx)나 식도의 종양, 안면손상 등으로 비위관을 삽입하기 어려운 경우 고려할 수 있다. 그러나, 응고병(coagulopathy)이 조절이 안될 때, 복막염(peritonitis), 장 폐색(intestinal obstruction)이 있는 경우는 절대 금기에 해당한다. 그 외에도 복수(ascites)가 많이 차거나, 복부수술의 병력, 심한 비만, 위암 등은 상대적 금기에 해당한다(표 29-1).

표 29-1. **위조루술의 일반적인 적응증과 금기**

적응증
연하장애
인두와 식도의 종양
뇌졸중을 포함한 신경학적인 질환
안면 손상
절대적 금기
교정이 안된 혈액응고장애
복막염
장폐색
상대적 금기
다량의 복수(ascites)
큰 위의 정맥류(varix)
광범위한 개복술
매우 심한 비만
위종양

III. 경관식이법의 시술과 합병증 관리

1. 경피내시경위루술(PEG)

경피내시경위루술(PEG)은 다양한 술식이 개발되어 사용되고 있으며, 대표적으로 당김형(Ponsky-Gauderer 술기), 삽입기형(Russel 술기), 밀기형(Sacks-Vine 술기) 등이 있다. 이 중 밀기형이 가장 널리 이용되고 있다. PEG는 위 전정부(환자 배꼽 높이에 가까운 우측 지점)에 위치하도록 삽입하는 것을 권장한다. 이는 기존의 정중앙선 좌측 삽입법보다 위 전벽과 닿는 면이 넓고, 위마비가 심한 환자에서 소장 내 카테터(gastrojejunal tube)로 전환하기 용이하다는 장점이 있다. PEG 시술 후, 환자가 섬망, 치매, 통증 등으로 카테터를 스스로 제거할 위험이 있으므로 이를 예방하기 위한 조치가 필요하다.

PEG 시술 전에는 반드시 항혈소판제(예: 아스피린)를 1주일 전에, 항응고제(예: 와파린)는 3-5일 전에 중단해야 한다. 당김형 위루관 삽입 시술 전에는 최소 1회의 예방적 항생제를 투약한다. 시술 후 24시간 이내에 영양 공급을 시작할 수 있다. 식이를 투여할 때는 상체를 세운 자세를 유지하며, 식사 후에도 30분 이상 앉아 있도록 보호자를 교육해야 한다. 또한, 식이를 투여하는 속도는 120 mL/시간을 넘지 않도록 하며, 식사 후에는 관이 막히지 않도록 물로 세척한다. PEG 교환은 내부고정자형의 경우 파손, 이탈, 폐색, 누출, 감염 등이 없으면 주기적으로 교체하지 않으며, 풍선형의 경우 3-6개월 간격 혹은 제조사의 권고사항에 따라 주기적으로 교체한다. 위루관이 파손, 폐색, 이탈 또는 변성되는 경우에도 위루관의 교체를 권고한다.

2. 경관식이법의 합병증

경관식이법의 주된 합병증은 표 29-2에 요약되어 있다. 경관식이법을 시행하더라도 흡인성 폐렴(aspiration pneumonia)이 발생할 수 있으며, 특히 소화기계 출혈의 발생 빈도는 비위관에서 2.8명/1,000명, 위루술에서 0.9명/1,000명, 경구 식이에서 0.5명/1,000명으로 보고되어 비위관 사용 시 가장 높은 빈도를 보인다. 또한 PEG의 경우, 상처 감염과 관련된 농양(abscess),

표 29-2. **튜브를 이용한 비경구 식이의 잠재적인 합병증**

흡인성 폐렴(aspiration pneumonia)
상처 감염(wound infection)
위조루술 부위 누출(stomal leakage)
튜브의 이행 또는 폐색(tube migration or tube blockage)
복벽의 패혈증(abdominal wall sepsis)
복막오염(peritoneal contamination)
위장관 출혈(gastrointestinal bleeding)
위점막의 궤양 또는 괴사(ulceration or necrosis of the gastric mucosa)
설사(diarrhea)

패혈증(sepsis), 괴사성 근막염(necrotizing fasciitis) 등이 전체 합병증의 약 1/3을 차지하는 것으로 알려져 있다. 연하장애로 인해 비위관을 지속적으로 사용하는 경우에는 다양한 합병증 외에도 미용적인 문제로 인해 환자가 사회생활과 대인관계에서 어려움을 겪을 수 있다.

IV. 경관식이법의 선택

외국 연구에 따르면, 연하장애와 관련된 임상 전문가들이 경관식이법을 선택할 때 의사결정에 주로 영향을 미치는 요인으로는 흡인의 양과 빈도, 의식 수준, 진단의 종류, 폐렴의 기왕력, 환자의 의사 등이 보고되었다. 특히, 뇌졸중 환자의 경우, 다음과 같은 요인에 따라 경관식이법 선택이 달라지는 것으로 나타났다. 입원 당시 뇌졸중의 중증도가 높거나 입원 중 흡인성 폐렴이 발생한 경우, 또는 첫 연하검사를 제대로 수행하지 못한 환자에서는 PEG(경피내시경위루술)를 시행할 가능성이 높은 것으로 보고되었다. 반면, 신경학적 손상이 적은 경우에는 경구식이를 시행할 가능성이 더 높은 것으로 나타났다.

1. 경관식이법의 적용 기준

1) 초기 영양 공급

경장영양은 경구 섭취가 불가능한 입원 환자에서 가능한 한 빠르게(24–48시간 이내) 시작해야 한다. 48–72시간 이후에는 영양 공급량을 점진적으로 증가시키며, 5–7일 이내에 환자의 영양 목표량을 충족하도록 계획해야 한다. 다만, 급성호흡부전 환자나 BMI 30 이상의 비만 환자에서는 목표량보다 적은 양의 영양 공급도 허용된다.

2) 장기 영양 공급

4주 이상의 경장영양이 필요한 환자에게는 PEG 또는 공장루술 시행이 필요하다. 경장영양을 시행하는 동안에는 다음 사항을 지속적으로 감시해야 한다:

- 칼로리와 단백질의 적절한 공급 여부
- 흡인 발생 여부
- 경장영양에 대한 내성

효과적인 경장영양 공급을 위해서는 각 병원마다 표준화된 프로토콜이 필요하다. 또한, 입원 후 첫 1주 동안에도 충분한 경장영양 공급이 어려운 환자에게는 정맥영양의 보충이 중요하다.

2. 경관식이법의 비교

1) 비위관과 PEG의 비교

비위관은 삽입이 간단하지만, 장기적으로 사용 시 흡인성 폐렴과 식도 궤양 등의 합병증 발생 위험이 높다. 반면, PEG(경피내시경위루술)는 장기적인 영양 공급에 적합하며, 환자의 삶의 질을 개선하고 재활 치료를 촉진하는 것으로 알려져 있다. 뇌졸중 환자를 대상으로 비위관과 PEG의 효과를 비교한 주요 연구에서는 다음과 같은 결과가 보고되었다:

- Norton 등 연구(무작위 대조 연구, 30명): PEG를 시행한 군이 비위관군보다 사망률, 영양상태, 퇴원까지의 기간, 재삽입률에서 유의미하게 우수한 결과를 보였다. 다만, 연구 대상자 수가 적다는 한계가 지적되었다.
- FOOD Trial (2006년, 다기관 무작위 대조 연구, 321명): 비위관군과 PEG군 사이에 사망률, 뇌졸중 회복 정도, 입원 기간에서는 유의미한 차이가 없었으나, 비위관군에서 소화기계 출혈 발생률이 2–3배 더 높았다. PEG군에서는 욕창 발생률이

더 높았다는 결과도 보고되었다. 저자들은 뇌졸중 후 연하장애 환자에서 경관식이는 발병 1주일 이내에 시행해야 하며, PEG 시행이 강하게 요구되지 않는 경우에는 비위관을 먼저 사용할 것을 권장하였다.

- 33개의 연구(6,779명 대상)를 포함한 메타분석에서도 비위관과 PEG군 간 사망률, 뇌졸중 회복 정도, 입원 기간, 폐렴 발생률에서는 큰 차이가 없었다. 그러나 비위관군에서 치료 실패율과 소화기계 출혈 발생률이 PEG군보다 유의미하게 높았다.

2) 장기적인 경장영양의 합병증

4주 이상 비위관을 유지할 경우, 식도 궤양, 협착, 흡인성 폐렴, 부비동염 등의 합병증이 증가하는 것으로 보고되었다. 뇌졸중 환자에게는 조기에 PEG를 시행하는 것이 재활과 경구 섭취 회복에 더 유리하며, 급성기 이후 연하장애 발생률을 약 절반 수준으로 감소시키는 데 효과적이라는 연구 결과가 있다.

3) 기타 질환에서의 고려 사항

근위축성측삭경화증(amyotrophic lateral sclerosis, ALS) 환자에서는 폐활량(forced vital capacity)이 50% 이하로 감소하기 전에 위루술을 시행하는 것이 생존 기간 연장에 효과적이므로, 적절한 시점을 놓치지 않는 것이 매우 중요하다.

최근 평균 수명의 증가로 노인 인구가 늘면서 치매 환자 수도 함께 증가하고 있다. 치매의 유병률은 65세 이후 매 5년마다 약 2배씩 증가하며, 85세 이상 노인의 약 50%가 치매에 이환되는 것으로 보고되고 있다. 치매 환자는 병이 진행될수록 연하장애 발생률이 증가하며, 이로 인해 식이 공급 방식을 결정하는 과정이 다른 환자군에 비해 더 복잡해진다. 일반적으로 위루술을 시행하면 투약, 수분과 영양 공급, 간병의 수월성 등 여러 가지 장점이 있는 것으로 알려져 있다. 그러나 최근 체계적 문헌고찰에 따르면, 위루술이 치매 환자의 생존 기간을 유의미하게 연장한다는 근거는 명확하지 않으며, 향후 더 많은 연구가 필요하다. 따라서 치매 환자에서는 삶의 질, 수분과 영양 공급의 필요성, 윤리적 측면 등을 종합적으로 고려하여 식이 방법을 결정하는 것이 바람직하다.

V. 임상진료지침의 권고 사항

외국 임상진료지침에서도 뇌졸중 환자가 안전하게 먹을 수 없거나, 먹지 않으려고 할 때 원활한 영양과 수분의 공급을 위해 경관식이법을 고려하도록 권장하고 있다. 특히, 경관식이의 결정은 의사를 포함한 연하장애 관련 다양한 전문가와 환자, 보호자가 함께 논의하여 결정하도록 권장된다. 2023년 영국 뇌졸중 임상진료지침에서는 급성 뇌졸중 후 삼킴 곤란이 있는 환자는 안전한 식이 방법이 정해지기 전까지는 24시간 이내에 비위관 삽입을 고려하도록 권고했다. PEG의 경우 ① 비위관 영양이 필요하지만, 비위관 고정장치, 또는 튜브 테이핑 고정, 감독을 강화하는 등의 조치에도 불구하고 비위관을 견딜 수 없는 경우, ② 뇌졸중 발생 후 4주 이내에 구강으로 충분한 음식과 음료를 섭취할 수 없으며 장기적인 위루술 영양 공급이 필요하다고 판단되는 경우, ③ 뇌졸중 환자, 가족/간병인, 다학제 팀 간의 의사 결정을 통해 장기적인 영양 부족 위험이 높아서 인공영양이 적절하다고 합의한 경우 고려할 수 있다고 하였다.

2024 호주 및 뉴질랜드 뇌졸중 임상진료지침에서

는 기능적인 삼킴을 회복하지 못한 뇌졸중 환자의 경우 단기적으로는 비위관 영양을 선호되는 영양 공급 방법으로 권고했다(약한 권고). 비위관을 견디지 못하는 환자의 경우, 비강 고정 장치 사용 또는 위루술 장치의 조기 삽입을 고려해야 하며, 장기적인 경장영양이 필요하다는 것이 확인된 경우, 위루술 장치를 사용하는 것을 권고했다.

최근 국내 임상진료지침에서는 삼킴장애와 경장영양 관리에 대한 권고사항을 제시하고 있다. 2016년 대한뇌신경재활학회에서 개발한 '뇌졸중 재활치료를 위한 한국형 표준 진료 지침'에서는 뇌졸중 환자가 구강 식이만으로 충분한 양의 영양과 수분 섭취가 불가능하거나 안전하지 않을 경우 장관 급식을 시행하도록 권고하였다(권고 수준 B, 근거 수준 2+). 특히, 단기간(4주 미만)의 장관 식이가 필요한 경우 비위관 식이를 시행해야 하며, 장기간의 장관 식이가 필요한 경우 PEG를 고려할 것을 권고하였다(권고 수준 B, 근거 수준 1+).

2023년 대한연하장애학회와 대한재활의학회가 공동으로 개발한 '구인두 연하장애 임상진료지침'에서는, 구인두 연하장애 환자에서 조기 및 예방적 경관식 적용이 임상 경과, 생존율, 및 신경학적 예후를 개선할 수 있어 이를 약하게 권고하였다(권고등급: 약하게 권고, 근거 수준: 매우 낮음). 또한, 장기간 비위관을 유지하는 것보다 위루관을 시행하는 것이 임상 경과, 생존율, 신경학적 예후 및 영양 상태 개선에 유리하므로 이를 역시 약하게 권고하였다(권고등급: 약하게 권고, 근거 수준: 매우 낮음). 2023년 대한소화기학회에서 개발한 '경피내시경위루술 임상진료지침'에서는, 4주 이상 비위관 거치가 필요한 삼킴 곤란이 있는 경우 PEG 사용을 권고했다(권고강도: 전문가 합의, 근거 수준: 해당 없음).

VI. 결론

비경구 식이는 구강으로 충분한 영양과 수분을 섭취할 수 없거나 흡인을 예방해야 할 경우 필수적으로 시행된다. 그중에서도 비위관 식이와 PEG는 각각 장단점이 있으며, 뇌졸중 환자에서 사망률과 회복 정도에는 큰 차이가 없지만, 소화기계 출혈과 재삽입률은 비위관 식이에서 더 높은 경향을 보인다. 연하장애가 의심되는 경우, 연하장애의 정도를 평가한 뒤 경구식이가 어려운 환자에게는 우선 비위관을 삽입하고 연하재활 프로그램을 병행하며 경과를 관찰하는 것이 적절하다. 장기간(4주 이상) 비위관 유지가 필요한 경우에는 환자의 상태, 합병증, 윤리적 · 정서적 요인, 그리고 환자와 보호자의 요구를 종합적으로 고려하여 PEG 등 대체 방법을 결정해야 한다. 결론적으로, 경관식이법의 선택과 시행 시기는 환자의 상태와 필요에 따라 개별화되어야 하며, 적절한 평가와 지속적인 관찰이 필수적이다. 또한, 협조가 가능하고 구역반사가 감소된 연하장애 환자에서는 구강식도관 사용도 대안으로 고려될 수 있다.

참고문헌

1. Akner, G., PEG treatment: an increasing dilemma. 2005, Oxford University Press. p. 320-321.
2. Anderson, M.R., et al., The nasal loop provides an alternative to percutaneous endoscopic gastrostomy in high-risk dysphagic stroke patients. Clinical Nutrition, 2004. 23(4): p. 501-506.
3. Barer, D., The natural history and functional consequences of dysphagia after hemispheric stroke. Journal of Neurology, Neurosurgery & Psychiatry, 1989. 52(2): p. 236-241.
4. Blackmer, J., Tube feeding in stroke patients: a

medical and ethical perspective. Canadian journal of neurological sciences, 2001. 28(2): p. 101-106.
5. Borum, M.L., et al., The effect of nutritional supplementation on survival in seriously ill hospitalized adults: an evaluation of the SUPPORT data. journal of the American Geriatrics Society, 2000. 48(S1): p. S33-S38.
6. Campbell-Taylor, I., et al., Oro-esophageal tube feeding: an alternative to nasogastric or gastrostomy tubes. Dysphagia, 1988. 2: p. 220-221.
7. Dennis, M., et al., FOOD: a multicentre randomised trial evaluating feeding policies in patients admitted to hospital with a recent stroke. Health Technology Assessment, 2006. 10(2): p. 1.
8. Finestone, H.M., et al., Quantifying fluid intake in dysphagic stroke patients: a preliminary comparison of oral and nonoral strategies. Archives of physical medicine and rehabilitation, 2001. 82(12): p. 1744-1746.
9. Finestone, H.M., Safe feeding methods in stroke patients. The Lancet, 2000. 355(9216): p. 1662-1663.
10. Gariballa, S.E., et al., A randomized, controlled, single-blind trial of nutritional supplementation after acute stroke. Journal of Parenteral and Enteral Nutrition, 1998. 22(5): p. 315-319.
11. Geeganage, C., et al., Interventions for dysphagia and nutritional support in acute and subacute stroke. Cochrane Database of Systematic Reviews, 2012(10).
12. Goldberg, L.S. and K.W. Altman, The role of gastrostomy tube placement in advanced dementia with dysphagia: a critical review. Clinical interventions in aging, 2014: p. 1733-1739.
13. Han, T.R., N.J. Paik, and J.W. Park, The Followup of Oro-Esophageal (OE) Tube Feeding. Journal of the Korean Academy of Rehabilitation Medicine, 2001. 25(1): p. 58-61.
14. Intercollegiate Stroke Working Party, L., National Clinical Guideline for Stroke for the UK and Ireland, 2023. Available at: www.strokeguidelines.org.
15. Karin Axelsson DMSc, R., K. Asplund, and M. Sture Eriksson, Eating problems and nutritional status during hospital stay of patients with severe stroke. Journal of the American Dietetic Association, 1989. 89(8): p. 1092-1096.
16. Kim, D.Y., et al., Clinical practice guideline for stroke rehabilitation in Korea 2016. Brain & Neurorehabilitation, 2017. 10(Suppl 1).
17. LIM, Y.-J. and C.-H. YANG, Technique, management and complications of percutaneous endoscopic gastrostomy. Korean Journal of Gastrointestinal Endoscopy, 2009: p. 119-124.
18. MacKay, K., Percutaneous endoscopic gastrostomy feeding after acute dysphagic stroke. Staff find it harder to stop feeding patients with a gastrostomy. BMJ: British Medical Journal, 1996. 312(7036): p.972.
19. Mann G, GJ Hankey, and D. Cameron, Swallowing function after stroke: prognosis and prognostic factors at 6 months. Stroke, 1999. 30(4): p. 744-748.
20. McClave, S.A. and W.-K. Chang, Complications of enteral access. Gastrointestinal endoscopy, 2003. 58(5): p. 739-51.
21. McClave, S.A., Techniques in enteral access, in Clinical gastrointestinal endoscopy. 2019, Elsevier. p. 467-487. e2.
22. Miller, R.G., et al., Practice Parameter update: the care of the patient with amyotrophic lateral sclerosis: drug, nutritional, and respiratory therapies (an evidence-based review) Report of the Quality Standards Subcommittee of the American Academy of Neurology. Neurology, 2009. 73(15): p. 1218-26.
23. Nakajima, M., et al., Intermittent oro-esophageal tube feeding in acute stroke patients–a pilot study. Acta neurologica scandinavica, 2006. 113(1): p. 36-39.
24. Nakajima, M., et al., Oral intake 6 months after acute ischemic stroke. Internal Medicine, 2012. 51(1): p. 45-50.
25. Norton, B., et al., A randomised prospective

comparison of percutaneous endoscopic gastrostomy and nasogastric tube feeding after acute dysphagic stroke. Bmj, 1996. 312(7022): p. 13-16.

26. San Luis, C.O.H.V., et al., Percutaneous endoscopic gastrostomy tube placement in left versus right middle cerebral artery stroke: effects of laterality. NeuroRehabilitation, 2013. 33(2): p. 201-208.
27. Smithard, D.G., et al., The natural history of dysphagia following a stroke. Dysphagia, 1997. 12: p. 188-193.
28. Song, Y.-J., Tube feeding of dysphagia: the effect of oroesophageal tube feeding. Korean Journal of Occupational Therapy, 2010. 18(1): p. 31-41.
29. Stroke Foundation. Australian and New Zealand Living Clinical Guidelines for Stroke Management – Chapter 6 of 8: Managing complications (Version 11.0), 2024. Available from: https://www.strokefoundation.org.au.
30. Tae, C.H., et al., Clinical Practice Guideline for Percutaneous Endoscopic Gastrostomy. Gut Liver, 2024. 18(1): p. 10-26.
31. Teasell, R., et al., Canadian Stroke Best Practice Recommendations: Rehabilitation, Recovery, and Community Participation following Stroke. Part One: Rehabilitation and Recovery Following Stroke; 6th Edition Update 2019. International Journal of Stroke, 2020. 15(7): p. 763-788.
32. Yang, S., et al., Clinical Practice Guidelines for Oropharyngeal Dysphagia. Ann Rehabil Med, 2023. 47(Suppl 1): p. S1-s26.
33. You, D.S., et al., The effectiveness of oro-esophageal tube feeding with dysphagia after brainstem stroke. J Korean Acad Rehabil Med, 2011. 35(35): p. 27-33

5부 소아에서 연하장애의 평가와 치료

DIFFICULTY OF SWALLOWING

Chapter 30

소아의 정상 삼킴 기능의 발달

| 김성우, 홍승빈 |

소아 삼킴장애의 정확한 유병률은 명확하지 않으나, 미국의 경우 5세 미만의 어린이 중 섭식장애는 2-4%이며, 복잡한 만성 질환 상태에서는 20-33%에 달한다고 보고하고 있다. 과거에 비하여 소아기 삼킴장애는 원인 질환이 보다 다양해지고 있으며, 성장과 발달에 큰 영향을 끼치고 나아가 사춘기나 성인 이후에도 지속될 수 있다는 점에서 조기에 문제를 인식하고 적절한 조치를 취해야 한다.

국내에서도 미숙아, 저체중 출생아 출산이 점점 늘고 있고 이외에도 선천성 이상, 주산기 가사, 수술 후 상태, 패혈증 등 삼킴장애와 관련된 고위험 요인이 증가하고 있다. 또한 발달 장애(developmental disability)의 임상 증상은 월령, 연령에 따라 다르게 표현되는데, 태어나 돌 까지는 운동 발달의 지연이 주 호소가 되고 이후 2-3세까지는 언어 발달의 지연이 주 호소가 된다. 그러나 고개를 가누기도 전인 신생아, 영아 시기에는 빠는 힘이 약하고 잘 삼키지 못하는 문제가 발달 장애를 의심하는 주 호소일 수 있다. 그러므로 신생아집중치료실의 고위험 신생아와 영유아 시기에 섭식기능에 대한 선별과 재활의학과적 개입이 점점 중요해지고 있다.

소아기는 적절한 성장을 위한 영양 공급과 수분 섭취가 필수적인 시기이다. 이 시기의 삼킴장애(dysphagia, swallowing disability)와 섭식장애(feeding disorder)는 단지 구강 움직임이나 삼킴과 관련된 감각운동 신경 기능만의 문제가 아니다. 잘 삼키거나 먹지 못 하는 소아를 진료하거나 치료할 때는 성인기와 달리 환경, 부모 자녀 간 상호작용, 부모의 염려, 아동의 건강 상태 등 고려해야 할 점이 더욱 많다. 섭식 장애는 음식물을 삼키는 과정의 어려움 동반 여부와 상관없이 넓은 의미에서 먹는 활동의 문제를 일컬으며, 삼킴 장애는 삼키는 과정 중 1 개 이상의 기능에 문제가 있을 때를 말한다.

구강 섭식과 삼킴 기능은 혀와 입술, 식도 근육 등의 여러 근육과 치아, 턱 관절 등의 골격 그리고 연구개, 경구개 등의 연부조직 등이 복합적으로 작용하는 복잡한 과정이다. 소아에서 삼킴 기능은 음식의 섭취를 통한 신체적 성장 및 발달 뿐 아니라, 의사소통능력, 심리적인 면, 사회성 발달에서도 중요한 역할을 한다.

정상적인 삼킴 기능의 발달은 태어나기 전부터 시작하여 보통 3세까지 진행하며, 4세경부터 다양한 종류와 질감의 음식물을 안전하게 섭취할 수 있다.

삼킴 발달은 환경, 감각, 행동, 위장관 기능, 구강구조, 인지, 호흡, 자세, 운동 능력 등의 복합적인 상호작용에 의해 일어난다.

본 장에서는 소아기의 정상적인 삼킴 기능의 발달에 대하여 기술하고자 한다.

I. 소아기의 특징

삼킴 기능에 대하여 소아기와 성인기를 구별하는 연령이나 시기가 확고하게 있을 수 없으나, 본 장에서는 삼킴 기능의 성숙과 발달이 완성되지 않은 단계를 소아기라고 편의상 기술하겠다.

1. 소아기의 삼킴 단계

소아기의 정상적인 삼킴 작용의 단계는 어른과 마찬가지로 구강 준비기, 구강기, 인두기, 식도기 4단계로 이루어져 있으나 그 내용과 과정에 다소 다른 점이 있다.

1) 구강 준비기

구강 준비기는 음식물이 구강에 들어가는 시기부터 음식물을 삼키기 좋게 만들어 구강 뒤쪽으로 운반하기 시작하는 시점까지 말한다. 젖꼭지나 우유병 빨기, 숟가락에서 음식물을 입안으로 옮기는 과정, 부드러운 고형 음식이나 으깬 음식의 저작, 음식을 작은 덩어리 형태로 만들기, 혀의 가운데 부위에 음식물을 유지하기, 숟가락, 포크, 컵 등의 기구 사용 등이 이 단계에 해당한다. 구강 준비기 동안 인두와 후두는 이완된 상태이며 기도는 열려 있다. 젖꼭지나 우유병을 빠는 동작이 성인과 크게 다른 점이다.

2) 구강기

구강기는 음식물이 구강 뒤쪽으로 이동하는 시점에서부터 전구 협능(anterior faucial arches)에 닿아 연하반사가 일어나는 순간까지다. 이 시기에는 작은 덩어리 형태의 음식물을 뒤쪽으로 이동시키기, 혀의 연동운동, 경구개 및 연구개와 혀의 접촉, 삼킴 작용의 유발과 함께 연구개의 상승 등의 작용이 일어난다.

3) 인두기

인두기는 구강기가 끝나는 시점부터 음식물이 상부식도 괄약근을 완전히 통과하는 순간까지를 의미하며, 이 시기에는 불수의적 삼키기가 나타나며, 후두의 상승과 앞쪽으로의 이동이 일어나 후두가 닫힌다.

4) 식도기

식도기는 음식물이 식도로 들어간 후 일어나게 되는 과정으로, 중력의 작용과 더불어 식도 근육의 연동운동으로 음식물은 식도를 통과하게 된다. 이후 상승되었던 후두가 다시 제자리로 돌아오며 인두기에 중지되었던 호흡이 재개되고, 상부식도 괄약근이 수축하여 음식물이 인두 및 호흡기계로 역류 되는 것을 막아준다.

2. 성인과 다른 점

1) 신경계 발달

소아에서 성인처럼 어떤 형태나 재질의 음식물에 상관없이 안전하게 섭취할 수 있게 되기까지는 출생 전, 출생 후 지속적인 신경계 발달이 이루어져야 한다.

정상적인 빨기, 삼키기, 숨쉬기의 연속적 움직임은 중추 신경계 내의 뇌간과 감각과 운동을 담당하는 많은 뇌신경들로 구성된 구심성, 원심성 체계의 통합적 연결을 필요로 한다. 뇌간에 위치한 central pattern generator는 걷거나 헤엄치기와 마찬가지로 씹기, 호흡하기, 삼키기의 율동적 움직임 패턴을 조절한다. 뇌신경 발달의 일정에 맞추어 출생 전 뇌간에서 신경 세포 간의 연결이 이루어지면서 태아가 양수를 삼키는 동작이 나타나게 된다.

신경계는 발달이 마무리된 상태로 출생하는 것이 아니므로 출생 후 여러 단계를 지나면서 신경계의 성숙이 이루어진다. 이는 대근육, 소근육, 말과 언어 등 모든 영역의 발달에 공통적으로 일어난다. 이 시기는 신경계의 성숙과 더불어 많은 시간 동안의 전형적이고 다양한 구강 자극을 경험하는 감각-운동 발달의 단계를 거치면서 완성되어간다. 특히 구강준비기의 빨기 작용이 활발히 나타나는 신생아 시기는 소아의 향후 전체 발달에 중요한 영향을 미칠 수 있는 민감한 시기(sensitive period)이다. 여러 가지 이유로 미숙아들이 경관 섭식에 대한 의존 기간이 길어지게 되면 민감한 시기에 신경 발달에 반드시 필요한 구강 감각 박탈이 초기 섭식 발달에 부정적 영향을 끼칠 가능성이 높아진다. 이러한 경우 감각 자극을 통한 개입이 섭식 발달을 촉진시킬 수 있을 것이다. 또한 신경계 발달에 문제가 있어서 삼킴 기능에 문제가 있는 경우뿐만 아니라 신경계 문제가 뚜렷하지 않아도 삼킴 기능에 문제가 나타나는 모든 경우에 이에 대한 개입이 반드시 시행되어야 한다.

2) 수의성

성인의 경우 저작(mastication)은 입 안으로 들어온 음식물의 적절한 감각 등록과 이에 대한 운동 협응 반응의 수의적 활동으로 인지적 과정에 영향을 받는다. 삼킴 반사는 수의적으로 조절될 수는 있으나 대체적으로 불수의적 반사 활동이며, 인두기와 식도기는 불수의적 활동이다. 그러나 신생아나 영아기는 삼킴의 모든 단계가 반사적이고 불수의적으로 이루어지며, 유아 후기에 들어가야 구강기의 수의적 조절이 시작된다.

3. 소아기 해부학적 변화

출생 후 월령의 증가에 따라 삼킴 기능과 관련 있는 해부학적 구조물의 변화는 다음과 같이 진행된다.

1) 두개골

신생아에서 두개골의 안면부는 전체 두개골의 1/8 정도가 된다. 두개골의 성장은 다른 주요한 골격의 성장에 비해 천천히 일어나며, 머리뼈의 성장은 영유아기 동안에 3배가 되며, 이후 성장속도가 느려지고, 10세경 뇌의 용적은 90%에 이르게 된다. 안면부의 성장은 1세 이후 머리뼈 성장보다 빨라지며, 안면부 아래쪽의 성장은 경구개의 외측 확장과 상악동의 발달에 의해 야기된다. 안면부위는 점차 길어지게 되며, 구강/구강인두도 점차 커지게 된다. 2세경이 되면 안와가 출생 후 2배까지 커지게 된다.

2) 구강과 혀

신생아기에 혀는 구강을 가득 채우고 있으며, 단독으로 구강 내에 위치하게 된다. 혀는 잇몸과 양측으로 닿아 있으며, 위로는 입의 천장과 닿아 있다. 영아의 구강은 성인과 비교하였을 때 두개골에 비례하여 작다. 2세에서 4세 사이에 혀의 뒤 1/3 부분이 인두 쪽으로 하강하기 시작하며, 혀는 뒤아래로 움직이게 된다. 이것은 9세경까지 일어난다. 태어날 때 경구개는 짧고 넓으며 약간의 아치 모양으로 되어 있다. 입천장은 5-6개 주름이 있으며, 이것은 젖꼭지를 붙들고 있는 동안 suckling을 도와준다. 연구개는 18개월부터 24개월경에 길이와 두께가 뚜렷하게 커지며 입천장의 두께는 14-16세경이 되면 안정된다.

3) 지방패드

지방세포는 저작근에 위치하게 된다. 이 세포는 외측구를 채우고 있으며, 빨기의 안정성(sucking stability)를 제공한다. 지방 세포의 비율은 시간이 지날수록 감소한다.

4) 아래턱

신생아기에 아래턱은 아직 유합되어 있지 않다. 태어났을 때 턱뼈 가지들은 짧고 폭이 넓으며, 몸체와 140도의 각도를 이룬다. 몸체는 가지들보다 길다. 태어났을 때 아래턱은 상대적으로 작아서 구강 크기도 작아지는 것이다. 1세 말에서 2세 초 경에 반 정도가 융합하게 되며, 성년이 되면 턱뼈 가지는 110-120도를 이루고, 아래턱의 몸체와 가지의 길이가 동일하게 된다.

5) 후두

신생아의 후두는 짧고(약 2 cm), 성인 후두의 약 1/3 정도이다. 후두개는 크며 연구개와 직접적으로 닿아있다. 조롱박오목(pyriform sinus)은 영아에서 작고 올라가 있다. 출생 시 설골과 갑상연골 사이의 공간은 작고, 후두와 설골은 수유시 비호흡을 촉진하기 위해 올라가 있다. 2-4세 경 혀가 하강하는데, 이때 후두도 하강하게 된다. 후두는 5세경 경추 3, 4번에서 경추 6번 정도까지 내려가며, 성인이 되면 경추 7번 위치까지 내려가게 된다.

6) 인두

출생 시 인두의 비부는 좁은 관 형태로, 점차 아래쪽으로 꺾여 내려가 인두의 경구 부분과 만나게 된다. 5세경 인두 비부의 뒷면과 인두의 경구 부분이 비스듬한 각도로 교차하게 되고, 사춘기가 되면 90°를 이루게 된다.

7) 기관

출생 시 기관은 경추 6번 위치에 있으며, 성인기까지 유지된다. 영아기에 기관은 뒤쪽으로 사선으로 기울어져 있고, 유아기가 되면 좀 더 수직이 된다.

8) 식도

출생 시 식도는 경추 4-6번 정도에서 시작하여 흉추 9번에서 끝난다. 성인이 되면 식도의 시작은 경추 6번, 끝은 흉추 11번에 위치한다.

9) 척추

출생 시 경추 1번에서 요추 5번까지 길이는 평균 19-20 cm 정도이고, 커브가 고정되어 있지 않다. 경추 커브가 영아가 고개를 가눌 때 나타나며, 요추 커브는 걷기 시작하는 1-2세 사이에 나타난다. 경추 2번(축추; axis)은 4개의 골화점으로 이루어져 있으며, 이것은 3세에서 6세 사이에 하나의 뼈로 융합된다.

4. 섭식 기능 발달의 과정

1) 출생 전

출생 전 태아기에서 삼킴 기능은 양수의 양과 구성을 조절하여 태내 환경의 재순환과 위장관 성숙에 중요한 역할을 한다. 인두를 통한 삼킴은 재태기간 10-14주 때 관찰되며 만삭에 가까워지면 하루 500~1000 mL의 양수를 삼킨다.

2) 출생 후

출생 후 구강 섭식은 신생아기에 즉각적으로 요구되는 가장 복잡한 운동 신경 활동이다. 안전하고 효율적인 영양섭취를 위한 섭식은 단지 빠는 동작만이 아니라, 빨기(suckling)와 삼키기, 호흡, 그리고 식도 기능의 동시적 협응 활동으로 구성된다.

(1) 빨기 발달

젖꼭지로부터 액체를 나오게 하기 위해서 혀와 경구개 사이에 젖꼭지를 압박하여 짜내는 동작이 필요하다. 신생아의 경구개는 수평 능선(horizontal ridges)이 있어 이 동작을 용이하게 하도록 한다. 또한 구강 내 음압을 형성해야 액체가 입안으로 들어오는데, 이는 젖꼭지 주위를 혀나 입술로 봉인(lip seal)해서 이루어질 때 가능하다. 이때 혀와 하악이 아래로 내려가 구강 크기가 증가하는데 이로 인해 젖병 내의 양압과 구강의 음압 차이가 더 커져 구강으로 액체가 쉽게 빨려 나오게 하는 작용을 한다. 그러므로 성공적인 빨기를 위해서는 충분한 압박과 압력차가 매우 중요하다.

소아에서 음식물 섭취를 위한 빠는 동작은 한글로는 '빨기'만 있지만 정확하게는 suckling과 sucking으로 구분한다. Suckling은 sucking의 보다 원시적인 형태로 신생아에서 관찰되며 영아가 점점 발달하면서 suckling은 sucking으로 진행된다.

Suckling은 출생 직후 구강 공간이 좁고 혀 움직임이 감소된 상태에서 젖꼭지를 빨 때 관찰되는 움직임이다. 이때는 입술 봉인이 헐거우며 대신 혀가 젖꼭지 주변을 봉인하는 역할을 한다. 하악의 움직임은 폭이 넓으며 빨 때 혀의 움직임은 앞뒤로 움직이게 된다. 이는 주로 반사적 움직임이다.

생후 6개월이 지나면 아기의 안면부 크기 성장과 함께, 생리학적 굴곡 상태로 유지하던 자세에서 머리, 목, 몸통의 신전 유지가 보다 안정적인 상태로 발달하면서 구강 크기가 커지고 혀의 움직임이 증가한다. 그래서 9개월까지 suckling보다 성숙된 형태의 sucking이 출현한다. Sucking의 특징은 suckling과 달리 혀의 봉인이 감소하고 입술 봉인 힘이 좋아지고 하악의 움직임도 감소하여, 혀가 앞뒤가 아닌 위아래로 움직이게 된다. 이 시기가 되면 반사에 의한 움직임에서 자발적인 운동 형태로 나아간다.

(2) 빨기와 삼킴의 협응 발달

미숙아와 만삭아에서 빨기와 삼킴(suck and swallow) 발달은 차이를 보인다. 삼키는 리듬은 재태기간 32주에 이미 발달되어 40주까지 변화가 없다. 그러나 빠는 리듬은 32주부터 40주까지 지속적으로 증가한다. 32주에 빨기는 진폭이 작고 빈도가 빠르며 삼킴 반응과 연결되어 나타나지 않는다. 33주에는 빨기가 불규칙하고 1초에 2-3회 출현한다. 35-40주에는 1초에 1회의 빨기가 나타나고 빨기와 삼키기가 1회씩 연결된다. 이런 식으로 발달하여 만삭아는 한번 빨고 한번 삼키는 1:1 섭식 형태가 뚜렷해진다. 이후 월령이 증가하면 이 비율이 차차 감소하여 여러 번 빨고 한 번에 삼키는 2:1, 3:1의 형태로 발달하게 된다.

(3) 삼킴과 호흡의 협응 발달

삼킴과 호흡의 협응은 34주에서 42주까지 현저하게 발달하게 된다. 미숙아 혹은 만삭아 출생 후 첫 주에는 구강 섭식때 분당 환기량, 호흡회수, 일회호흡량의 감소를 보일 수 있다가 주수가 증가하면서 차차 호전을 보이게 된다.

그러나 빨기와 삼킴, 호흡의 협응 발달과 식도 기능의 성숙은 각각 다른 속도와 수준으로 발달하며, 같은 재태기간의 영유아라도 성숙의 정도는 변이가 있을 수 있다. 그러므로 안전하고 효율적인 구강 섭식이 진행되지 않는 경우 구강부터 식도까지 매우 다양한 문제에 의해 발생할 수 있다.

II. 소아기 삼킴 기능의 발달

1. 삼킴 발달과 원시 반사

원시 반사(primitive reflex)는 특정 감각 자극에 의하여 나타나는 정형적인 운동 반응을 말하는 것으로 반사의 중추는 주로 뇌간이나 척수이다. 출생 이후 여러 가지 원시 반사가 관찰되지만 중추신경계의 발달에 따라 점차 사라지게 된다. 그러므로 소아의 신경학적 진찰에서 원시 반사의 유무, 비정상적인 반응은 주요한 역할을 한다.

소아기 운동 발달단계에서는 모로반사(moro reflex), 파악반사(grasp reflex), 긴장성경반사(tonic neck reflex) 등과 같은 원시 반사가 신생아시기에 관찰되다가 월령이 높아지면서 원시 반사의 형태가 억제되고 자발적이고 정확한 운동 기능이 발달하는 것이 정상적이다. 삼킴 기능도 이러한 전형적인 발달 과정을 따라가는데, 마찬가지로 삼킴과 관련된 원시 반사가 존재하며 이러한 삼킴 기능과 관련된 원시 반사는 성공적인 수유와 생존에 필수적인 요소이다.

섭식에 있어 원시 반사의 역할은 아기가 구강 영양을 정확하고 안전하게 섭취할 수 있도록 하고, 삼킬 때 기도로 음식물이 넘어가지 않도록 보호하는 역할을 한다. 또한 원시 반사를 일으키게 하는 자극은 대부분 촉각 자극이다. 얼굴과 구강 내의 촉각 자극을 허용하고 받아들이는 과정은 성공적인 섭식에 매우 중요한 과정이며 이는 생존과 직결된다.

여러 가지 원시 반사가 존재하지만 그중 임상적으로 중요한 반사를 살펴보겠다.

1) 구역 반사(gag reflex)

혀의 뒤쪽과 후두에 촉각 자극이 들어가면 입을 벌리고(jaw opening) 혀를 내미는 반응(tongue thrust)이 나타난다. 재태기간 26-27주에 출현하며 일생동안 지속된다. 이상이 있을 때 과반응 혹은 반응 저하로 나타날 수 있다.

2) 씹기 반사(phasic bite reflex)

잇몸을 촉각 자극하면 턱관절이 위 아래로 움직이게 되는 반응이 나타난다. 재태기간 28주에 출현하며 출생후 9-12개월에 소실된다. 저작 반응의 전구 단계로 볼 수 있다.

3) 횡행혀반사(transverse tongue reflex)

혀의 바깥쪽을 자극하면 자극하는 쪽으로 혀가 움직이는 반응으로 재태기간 28주에 출현하고 출생 후 6개월에 소실된다. 저작 시 혀의 외측 운동(lateral movement)의 전구 단계이다.

4) 혀 내밀기 반사(tongue protrusion reflex)

혀의 앞쪽을 자극하면 혀를 앞으로 내미는 반응으로 재태기간 38–40주에 출현하고 출생 후 6개월에 소실된다. 이유식을 시작하여 숟가락으로 섭식을 유도할 때가 되면 사라져야 한다.

5) 젖 찾기 반사(rooting reflex)

뺨이나 입 주변을 건드리면 자극 방향으로 고개를 돌리는 반응이다. 재태기간 32주에 출현하며 출생 후 3개월에 소실되나 모유 수유 시에 오래 지속될 수 있다.

6) Suckling 반사(suckling reflex)

젖꼭지가 입안으로 들어오거나 혀를 건드릴 때, 혹은 경구개를 촉각 자극할 때 나타나며 혀는 앞 뒤로 움직이고 턱관절은 위 아래로 움직인다. 재태기간 18주에 출현하며 생후 3–6개월에 소실한다. 영양 섭취를 위한(nutritive) 빨기지만 영양 섭취가 아닌(nonnutritive) 빨기로도 나타난다.

7) 빨기 반사(sucking reflex)

Suckling 반사와 같은 자극이 주어질 때 다른 반응으로 나타나는데 혀는 위 아래로 움직이고 턱관절은 독립적으로 움직인다. 생후 3–6개월에 출현하며 24개월 이상에서 소실된다.

2. 구강 운동 발달

태어나서 모유나 분유 수유를 시작하고 이후 이유식을 먹고 점차 연식과 고형식을 먹기 시작하는 연하의 발달 과정에서 반드시 필요한 것은 구강 운동 발달이다. 삼킴 과정에서 기능적으로 중요하게 작용하는 턱관절, 혀, 입술과 볼 기능의 운동 발달이 정상적으로 일어나지 못하면 삼킴 과정의 발달이 이루어질 수 없다. 이들의 발달에 대해서 월령별로 살펴보면 다음과 같다.

1) 신생아 시기

턱관절은 씹기 반사(phasic bite reflex)의 영향을 받으며 혀의 움직임은 제한적이다. 입술과 뺨은 suckling을 위하여 오므릴 수 있다.

2) 1–2개월

턱관절은 씹기 반사(phasic bite reflex)의 영향을 받으며 혀는 앞뒤로 움직일 수 있다. 입술은 안면부와 함께 움직인다.

3) 3–5개월

턱관절은 씹기 반사(phasic bite reflex)의 영향이 감소하는 단계이고 혀는 삼킬 때 앞으로 내민다. 입술은 위 아래가 따로 움직일 수 있다.

4) 6–9개월

턱관절은 옆으로 움직일 수 있고 혀의 움직임이 다양해지며 으깨기(munching) 시 위 아래로 움직인다. 입 안에 든 액체를 흘리지 않으며 어금니 위치에 음식물을 잡고 있을 수 있다.

5) 10–12개월

턱 관절의 움직임이 자연스러워지며 혀는 모든 가동범위에서 움직일 수 있다. 고형물을 먹을 때 입술과 뺨을 적극적으로 사용하며 아랫입술에 묻은 음식을 치아나 잇몸으로 닦을 수 있다.

6) 13-24개월

턱관절의 회전 움직임이 나타나고 혀는 중심을 지나서 움직이고 혀로 입술을 닦을 수 있다. 입술의 움직임이 정교해진다.

7) 24개월 이후

턱관절의 움직임은 다양해지고 복잡하며 혀 끝의 움직임이 정교하고 혀로 음식물을 빠르게 나를 수 있다. 침이나 음식물을 흘리지 않고 삼킬 수 있으며 씹을 때 입술을 잘 다물고 있다.

3. 전체 운동 기능 발달에 따른 섭식 운동의 변화

삼킴 기능의 발달을 위해서는 위에서 언급한 원시 반사나 턱, 혀, 입술, 볼 기능의 조화가 중요하다. 하지만 이와 더불어 손과 신체의 기능, 즉 전체적인 신체의 운동 기능의 발달이 섭식 발달에 함께 작용하게 되고 이를 통해 음식 섭취의 기술이 점차 발달하게 된다.

1) 신생아 시기

신생아 시기에는 머리와 몸의 자세 조절이 어려우며, 아래턱은 씹기 반사(phasic bite reflex)의 영향을 받아 위 아래로 움직이고, 혀의 움직임은 매우 제한적이며 아래턱과 함께 움직인다. 입술과 뺨을 젖 찾기(rooting), 빨기(suckling) 시에 오므릴 수 있는 정도로 움직인다.

2) 1-2개월

이 시기에는 아래턱은 여전히 씹기 반사(phasic bite reflex)의 영향을 받고 혀는 suckling이 나타나면서 앞뒤로 움직인다. 젖 찾기 반사(rooting reflex)는 강하게 나타나고 입술과 안면 근육이 함께 움직인다.

3) 3-5개월

3개월이 지나면 차차 근육 긴장도가 발달되면서 자세 조절이 용이하고 손을 입으로 가져갈 수 있을 정도로 발달한다. 아래턱은 씹기 반사(phasic bite reflex)의 영향을 덜 받게 되며 혀도 이완이 되고 삼킬 때 앞으로 내밀 수 있다. Rooting 반사는 약해지고 윗입술과 아랫입술을 따로 움직일 수 있다. Suckling 시 입술과 뺨의 움직임이 증가한다.

4) 6-9개월

6개월이 되면 보조 하에 앉은 자세를 유지할 수 있고 손바닥으로 물건을 쥐게 되며 숟가락을 인지하게 된다. 이 시기에는 퓌레 형태의 이유식을 시작할 수 있다. 아래턱은 내외측으로 움직일 수 있고 혀는 다양한 움직임이 나타나서 8-9개월이 되면 입 안에서 음식물을 어금니 쪽으로 움직일 수 있게 된다. 입술의 힘이 강해져서 액체를 입안에 머금고 흘리지 않을 수 있다. 혼자 앉기 가능하고 손으로 음식물을 쥘 수 있고 한 손에서 다른 손으로 음식물을 옮길 수 있게 되면 으깬 음식을 먹게 된다. 숟가락에서 음식물을 받아먹기가 쉬워지고 좀 흘리지만 컵으로 음료를 마실 수 있게 된다.

5) 8-11개월

8-11개월 사이가 되면 음식물을 손으로 들고 입으로 가져갈 수 있고 엄지와 인지를 사용하게 된다. 이때는 잘게 다진 음식이나 부드러운 음식물을 먹을 수 있다. 아래턱은 부드럽게 움직일 수 있고 혀의 움직임은 보다 다양해진다. 고형물을 먹을 때 입술과 뺨을

보다 적극적으로 사용한다.

6) 12-24개월

돌이 되면 혼자 음식을 먹을 수 있고 숟가락을 사용하기 시작하며 두 손으로 컵을 잡을 수 있고 빨대도 사용 가능하다. 다진 고형물이나 부드러운 음식을 먹을 수 있고, 음식을 깨물 수도 있다. 아래턱은 회전운동이 가능해지며 혀는 중심을 지나서 다른 쪽으로 이동할 수 있다. 입술과 혀, 아래턱의 움직임은 분리해서 조절할 수 있다.

7) 24개월 이후

이 시기는 아래턱의 움직임은 매우 다양하고 복잡하게 움직일 수 있게 되며 혀의 끝부분을 자유롭게 사용한다. 음식물을 입 안에서 빠르고 정교하게 이동시킬 수 있다. 모든 음식물을 밖으로 흘리지 않고 삼킬 수 있으며 음식물을 씹으면서 입술을 분리해서 움직일 수 있다.

4. 호흡 기능 발달

삼킴 발달에 있어 매우 중요한 또 다른 요소는 호흡 기능으로, 삼킴 기능과 호흡 기능의 상호 의존적인 작용이 섭식에 필수 불가결한 요소이다.

소아의 정상 호흡 패턴을 살펴보면 다음과 같다.

먼저 생후 5개월까지 흉곽의 움직임이 거의 없고 복부의 움직임이 두드러지는 복식 호흡을 하게 되고, 분당 57-80회 정도 일어난다. 바렐 흉곽(Barrel-chested) 모양을 보이며, 내장이 눌려 있고 울음 소리는 짧고 과비음(hypernasal voice)을 낸다.

3개월에서 5개월경에는 목 가누기가 되며 머리와 목의 정렬이 좋아지고, 후두의 안정성으로 발성 시간이 길어진다. 흉부 근력이 강화되고 중력에 저항하는 힘이 생기며, 2개월 이후에는 과비음 소리도 감소하게 된다.

6개월에서 12개월까지는 흉곽 확장과 함께 흉곽 진폭이 최소화 되며, 흉부와 내장이 아래로 내려가며, 발성이 더 길어지고 음 높이의 변화도 더 커지며 소리의 세기 조절도 가능해진다.

12개월 이후에는 문단읽기에서의 호흡이 발달하고, 일관된 성문하 공기압이 몸통 지지를 통해 이루어지며, 분당 41회의 호흡을 하게 된다.

영아에서는 빨기-삼키기-호흡하기의 패턴을 보이게 되며, 건강한 만삭 아이의 경우 출생 이후 수유를 시작하면 빨기-삼키기-호흡하기의 조화로운 작용을 보이게 된다. 그러나 이 패턴에 어려움을 보이는 경우 정상적인 삼킴 기능의 발달이 어려워진다.

삼킴 작용과 호흡 작용은 여러 가지 근육 구성 요소(genioglossus, styloglossus, stylopharyngeus, cricopharyngeus muscles 등)와 해부학적 구조물(nasal cavity, pharyngeal cavity, velopharyngeal port, tongue 등)을 공유하며, 인두에서 연결되어 통한다.

삼킴 작용은 날숨 동안에 일어나게 되며(내쉬기-삼킴-내쉬기), 삼킴 작용 시 흡인을 막기 위해 일어나는 기전(삼키는 중 잠시 숨을 멈춤, 설골과 후두가 위앞쪽으로 당겨짐, 성대주름이 닫혀 성문을 막음 등)들이 삼킴 작용과 호흡 작용의 상호 의존적인 작용의 중요성을 설명해준다.

참고문헌

1. Arvedson JC. Assessment of pediatric dysphagia and feeding disorders: clinical and instrumental approaches. Dev Disabil Res Rev. 2008;14:118-27.
2. Audrey van der M, Gunhild H, Ruud van der

M. Coordination of sucking, swallowing, and breathing in healthy newborns. J Ped Neonatol. 2005;2(2):NT69-72.

3. Barlow SM. Central pattern generation involved in oral and respiratory control for feeding in the term infant. Curr Opin Otolaryngol Head Neck Surg. 2009;17(3):187-93.
4. Betty RC, Paula JZ, Anne G, et al. Developmental milestones and self-feeding behaviors in infants and toddlers. J Am Diet Assoc. 2004:51-6.
5. Bingham PM. Deprivation and dysphagia in premature infants. J Child Neurol. 2009;24(6):743-9.
6. Bonnie Martin-Harris. Coordination of Respiration and Swallowing. GI Motility online (2006).
7. Delaney AL, Arvedson JC. Development of swallowing and feeding: prenatal through first year of life. Dev Disabil Res Rev. 2008;14:105-17.
8. Dodrill P, Gosa MM. Pediatric dysphagia: physiology, assessment, and management. Ann Nutr Metab. 2015;66 (supp 5):24-31.
9. Groher ME, Crary MA. Dysphagia. Clinical management in adults and children. 2nd ed.. Elsevier; 2010.
10. Kelly Dailey Hall. Pediatric Dysphagia Resource Guide. Singular; 2001. p.8-17.
11. Kovacic K, Rein LE, Szabo A, Kommareddy S, Bhaggavarula P, Goday PS. Pediatric feeding disorder: a nationwide prevalence study. J Pediatr. 2021;228(126-131):e123.
12. Lau C, Smith EO, Schanle RJ. Coordination of suck-swallow and swallow respiration in preterm infants. Acta Paediatr. 2003; 92:721-7.
13. Lau C. Development of suck and swallow mechanisms in infants. Ann Nutr Metab. 2015;66(05):7-14.
14. Lau C. Interventions to improve oral feeding performance of preterm infants. Perspectives on Swallowing and Swallowing disorders (Dysphagia). 2014;23:23-45.
15. Logan W, Bosma J. Oral and pharyngeal dysphagia in infancy. Pediatric Clinics of North America. 1967;14:47-61.
16. Mattew O. The science of bottle feeding. The Journal of Pediatrics. 1991;119:511-9.
17. Ramasamy M, Jay AP. Pediatric feeding disorders. J Clin Gastroenterol. 2000;30(1):34-46.
18. Rogers B, Arvedson J. Assessment of infant oral sensorimotor and swallowing function. Ment RetardDev Disabil Res Rev. 2005;11:74-82.
19. Stiles J, Jernigan T. The basics of brain development. Neuropsychol Rev. 2010;20(4):327.
20. Wolf L, Glass R. Feeding and swallowing disorders in infancy. Tucson, AZ: Therapy Skill Builders.

Chapter 31

소아 연하장애의 임상적 평가

| 박주현, 장대현, 박은영 |

I. 서론

연하장애(dysphagia, swallowing disability)를 갖는 영유아 및 아동은 여러 가지 문제로 인해 연하장애가 발생하기 때문에 포괄적인 평가(comprehensive assessment)가 필요하다. 이러한 포괄적인 평가는 아동이 식사에 참여할 때 관련된 다양한 신체적, 사회적 환경들에 관한 정보가 고려되어야 하며, 주 양육자와 아동의 관계, 아동의 신체적, 발달적 상태 및 아동이 가지고 있는 질병 상태들에 관한 내용을 포함한다. 연하장애 임상평가의 목표는 아동의 치료적 잠재력(potential)을 부각시키면서 이러한 섭식과 성장 문제를 일으키는 요소들을 알아내는 것이다. 평가를 통해 알게 되는 정보는 흡인의 위험성을 최소화하고 가장 적절한 영양을 공급하며, 구강 섭식의 양적 및 질적 개선을 위한 치료 계획을 세우는 데 중요한 자료가 된다. 부정확한 평가와 진단은 아동의 영양 부족은 물론 장기적으로는 인지, 의사소통, 감각운동발달 저하 등의 영향을 미치게 된다. 따라서 연하장애 아동의 평가는 아동과 관련된 여러 분야(multidisciplinary team)의 전문적 평가가 요구되며 조기 중재(early intervention)의 개념에 입각한 중요한 과정이다.

평가과정에 있어 아동의 병력 또는 보호자의 면담에서 얻어지는 정보도 중요하지만 섭식에 대한 직접적인 관찰의 가치는 분명하다. 그러나 임상에서는 대부분 연하장애 아동의 섭식 평가 시 기술식 평가를 실시하고 있어, 연하치료의 결과를 보다 객관적으로 증명하기 어려운 단점이 있다. 따라서 본 단락에서는 연하장애 아동의 직접적 관찰에 의한 임상적 평가와 정량화된 평가도구를 소개 위주로 기술하고자 한다.

II. 소아 연하장애의 임상적 평가의 목적

소아 연하장애의 임상적 평가는 아동의 구강구조와 기능, 식사 과정에 대한 태도와 감각반응, 스스로 먹는 기술, 액체와 고체 음식에 따른 구강 능력과 보호자의 섭식 기술 등을 평가한다. 그 밖에 호흡, 자세조절, 일반적인 움직임 양상, 인지, 언어, 감각발달 등 섭식에 영향을 미치는 검사들을 포함한다. 소아 연하장애의 전반적 평가 과정에 있어 아동의 질환에 대한 가족의 이해도와 문화적 요인들을 파악하는 것 또한 중요하여 가족의 적극적 참여가 요구된다. 임상적 평가를 통해 아동의 현재 연하장애의 중증도와 수준을 설정 및 아동의 잠재력을 확인하여 치료사와 가족의 목표를 통해 치료계획을 수립하며, 지속적 섭식연습을 위한 가정 프로그램으로 연계될 수 있다. 또한 소아가 도구 평가 절차에 참여할 수 있는 능력이 있는지 미리 평가하여 그 근거를 마련할 수 있다.

III. 소아 연하장애의 임상적 평가가 요구되는 일반적 기준

빨고 삼키기의 부조화, 약한 빨기, 섭식 시 호흡곤란, 과도한 기침, 연하장애나 영양결핍에 관련된 질환의 진단, 2-3개월 동안 체중의 감소, 식사 동안 지나친 과민이나 행동적 문제, 반복된 흡인, 식사 중 흡인 가능성의 우려, 식사 중 무기력이나 감소된 각성상태, 식사시간의 30-40분 이상 지연, 설명할 수 없는 음식 거부, 5세 이상 침 흘림의 지속, 식사 중 비인두 역류, 식이 발달의 지연, 머리얼굴기형의 경우 등에 있어서 효과적인 구강 섭식 방법을 위하여 임상적 평가가 요구된다. 그 외 전반적 발달지연을 보이는 아동, 호흡기계 문제점 등이 동반되는 뇌손상, 뇌성마비 아동도 임상 연하 평가가 요구된다.

IV. 소아 연하장애의 임상적 평가의 구성

소아 연하장애의 임상 연하평가는

- 의학적 과거력(병력; medical history)
- 섭식에 관한 과거력(feeding history)
- 현재 식이에 관한 정보
- 발달 및 성장에 관한 정보
- 섭식과 관련된 해부학적 구조 및 생리학적 상태 평가
- 정서적 및 심리적 상태 평가
- 부모 또는 주 양육자 인터뷰
- 직접적인 섭식 및 섭식 기술 평가

을 포함하는 과정으로 아래와 같이 크게 4가지로 구분된다.

① 가족력, 병력, 발달력, 섭식 상태의 검토(family, medical, developmental, feeding history)

② 신체적 검사(physical examination) 및 섭식 전 관찰(pre-feeding observation)

③ 임상적 섭식 및 연하 평가(feeding and swallowing evaluation)

④ 성장에 대한 평가, 신경발달 평가, 심폐기능 평가 및 다른 소화기관 평가

1. 가족력, 병력, 발달력, 섭식 이력의 검토

구강의 감각운동과 섭식평가는 이력의 검토로부터 시작된다. 이력에 대한 정보는 의무기록, 해당 전문가, 부모 등을 통해서 얻을 수 있으며 가족력, 병력, 발달력, 섭식 관련 이력을 모두 검토한다. 가족력의 검토를 통해 아동의 신경학적 문제점, 머리얼굴기형, 호흡기계, 섭식 문제점 등이 가족 구성원과 유사하게 나타나는 것인지 알아낼 수 있다.

발달력은 성공적 섭식에 관련된 운동발달, 인지, 언어, 구강운동기능 등을 중점적으로 다룬다. 섭식 관련 이력은 부모와 가장 관련된 부분으로 부모 인터뷰 또는 아동의 섭식 문제점을 지각하고 있는 전문가를 통

하여 정보를 얻을 수 있다.

섭식에 관련된 질문지에는 섭식 자세와 배치, 평균 섭식시간, 식사시간 간격, 관영양의 유형과 양, 유아의 경우 모유, 젖병수유 확인, 아동이 좋아하는 음식의 질감과 식사도구, 식사에 스스로 참여하는 수준, 영양가치와 칼로리를 파악하기 위한 최소 3일간 섭식한 음식과 액체의 양, 호흡상태, 음식거부나 편식 등의 스트레스 양상, 수면패턴, 인지와 소통상태, 식사 시 보이는 행동, 발달이나 섭식 문제점으로 인한 치료적 중재의 이력 등을 포함한다.

대부분의 경우 부모는 여러 식사 시간에 걸쳐 섭식 행동을 관찰하므로 부모 설문지는 총체적인 관점을 제공할 수 있는 효율적인 평가이다. 평가자는 첫 평가를 위하여 아동을 대면하기 전 설문지를 부모에게 제공하거나, 부모와 처음 대면 시 질문을 통하여 직접 내용을 기록할 수 있다.

1) 행동 소아 섭식 평가척도(behavioral pediatrics feeding assessment scale, BPFAS)

행동 소아 섭식 평가척도는 식사 시간 및 수유 행동에 대한 널리 사용되는 부모 보고 척도이다(Crist & Napier-Phillips, 2001; Crist et al., 1994). 이 척도는 35개 항목으로 구성되어 있으며, 그중 처음 25개 항목은 아동 행동에 초점을 맞추고, 마지막 10개 항목은 식사 시간 및 수유 문제에 대한 부모의 감정과 전략 설문이다. 발생빈도를 5점척도로 매겨 전체 점수가 높을수록 더 높은 수준의 식사 시간 및 수유 행동의 문제를 나타낸다.

2) 아동 식습관 설문지(The child eating behavior questionnaire, CEBQ)

아동 식습관 설문지는 아동의 식사 행동 및 경험에 대한 35개 항목으로 구성되며, 5점 척도의 부모 설문지이다(Wardle et al.,2001). 음식 반응성, 음식의 즐거움, 정서적 과식, 음료 욕구, 포만감 반응, 식사 속도 저하, 정서적 결식, 까다로움 등 8가지 척도를 평가한다.

3) 식사 시간 행동 설문지(The mealtime behavior questionnaire, MBQ)

식사 시간 행동 설문지는 4가지 하위척도로 33개의 항목이며 5점 척도이다. 음식 거부, 음식 다루기, 식사시간에 공격성, 질식, 구역질, 구토 등의 항목들을 포함한다(Berlin et al., 2010)

4) 몬트리올 어린이 병원 섭식 척도(The Montreal children's hospital feeding scale, MCHFS)

몬트리올 어린이 병원 섭식 척도는 생후 6개월에서 6세 사이의 어린이의 섭식 문제를 신속하게 파악하기 위해 고안된 간단한 14가지 항목의 부모 보고서이다(Ramsay et al., 2011). 항목은 식사 시간에 대한 부모의 인식과 걱정, 자녀의 섭식과 성장, 식욕, 식사 시간, 식사 행동, 씹기, 빨기, 구역질, 구토, 입에 음식물을 머금고 있기, 먹기 위해 주의를 분산시키거나 힘을 사용, 식사가 관계에 미치는 영향을 포함한다.

2. 신체 검사(Physical examination)

1) 섭식 전 관찰(pre-feeding observation)

섭식 전 평가는 얼굴, 입 등 어느 한 부분에 초점을 맞추기보다 먼저 아동의 전체적인 관찰로부터 시작한다. 주된 관찰 내용으로는 아동과 부모의 상호작용, 전반적 자세에 초점을 맞춘 움직임 유형, 호흡수와 호흡노력 상태 등 호흡 패턴, 전체적인 반응, 각성상태 및 과제 참여 집중도, 촉각, 시각, 청각, 후각을 포함한 모든 감각자극에 대한 반응, 자기조절과 진정 능력 등이 포함된다. 유아가 구강섭식을 위한 기본 상태가 되었는지 결정하는 것은 유아의 행동상태의 관찰을 통해서이다. 유아의 행동상태는 1단계 깊은 수면, 2단계 얕은 수면, 3단계 졸린 상태, 4단계 조용한 각성상태, 5단계 활발한 각성상태, 6단계 동요, 울음, 높은 각성상태 등으로 분류할 수 있고, 이 중 2~5단계까지가 최적의 구강섭식 상태라고 할 수 있다.

2) 구강 구조와 기능의 평가(examining oral structure and function)

각각의 구강 구조와 기능은 평가를 위한 놀이 시간이나, 섭식과정 동안 평가할 수 있다.

움직임의 내칭, 협응, 리듬, 범위, 근력 등을 평가하며, 각각의 구조나 기능의 차이가 섭식 시 미치는 영향에 대해 주의 깊게 평가한다. 얼굴의 대칭성과 눈, 코, 입의 기형 여부와 구강 안면근육의 긴장도를 관찰한다. 자세와 섭식 시 턱의 안정성 및 근력과 지구력을 평가한다. 깨물고 씹기에 적당한 치아의 정렬과 상태인지 평가한다. 입술의 대칭성과 다물고 유지하는 기능 및 긴장도를 평가한다. 혀는 입안에 적절한 크기와 대칭으로 잘 위치하여 있는지, 액체와 고체의 모든 음식물을 잘 다룰 수 있는 다양한 움직임과 긴장도를 가지고 있는지 평가한다. 구개의 아치와 구인두 공간이 적당한지, 목젖과 편도의 모양과 움직임을 평가한다. 섭식 과정 동안 뇌신경과 관련한 기능을 관찰한다. V번 뇌신경은 혀 위에 놓인 음식을 씹기 시작하는 반응을 관찰한다. VII번 뇌신경은 빨 때, 입술을 오므려 유두를 감싸는 반응, 아랫입술에 음식물을 놓았을 때 입술을 다무는 반응, 미소 지을 때 입술 뒤당김 반응에 관여한다. IX, X번 뇌신경은 입안 뒤쪽으로 음식을 주었을 때 2초 내 삼킴과 연구개의 상승 및 뒤당김 반응에 관여한다. XII번 뇌신경은 혀 위에 놓인 음식에 따라 혀가 가리키고 돌출하며 모양을 만드는 반응에 관여한다.

3) 구강 감각 평가(oral sensory assessment)

아동의 구강자극에 대한 반응은 주변 밝기의 정도, 소음, 견고하거나 가벼운 접촉 등에 의해 다르게 반응할 수 있으므로 주의한다. 일반적으로 감각자극에 대해 비정상적 반응을 보이는 아동의 경우를 저반응, 과반응, 방어적 반응으로 설명할 수 있다. 저반응 아동은 증가된 구강입력을 제공하는 강한 맛, 온도, 질감의 음식을 선호하며, 입안에 많은 음식을 넣고, 적절한 감각입력을 받지 못하여 충분히 빨거나 잘 씹지 않는 양상과 침흘림을 보인다. 과반응 아동은 근육긴장 항진과 비정상 움직임이 있는 아동에게 주로 나타나며, 구강주변의 촉각과 맛, 온도에 과민한 반응을 나타낸다. 구강 과민성은 주로 호흡곤란, 식도염, 위식도역류가 동반된 아동에게 보일 수 있는 증상이다. 구강 감각방어 아동은 많은 질감과 맛을 회피하며, 자신의 손가락은 입안에 넣지만, 그 외 양치질 등 다른 구강감각입력을 거부하는 양상을 보인다. 구강 감각에 문제점을 보이는 아동의 경우, 환경으로부터 감각 자극을 조절하여 받아들이는 능력에 있어 어려움을 겪게 되며, 따라서 구강 내 감각 자극을 구별하는 능력이 어렵게 되어 구강 운동 기능에도 영향을 주게 된다. 감각 프로파일(sensory profile)은 일상에서 겪는 감각적 사건에 자녀가 보이는 반응을 부모가 기록하는 것으로 구강 감각처리 부분을 참고로 할 수 있다. 또한 다전문가적 섭식 프로필(multidisciplinary feeding profile)의 구강-안면의 감각 평가 부분을 참고로 할 수 있다.

3. 섭식 평가(Feeding assessment)

구강과 전체적인 신체 검사 후에는 가능한 주 양육자에 의한 전형적인 섭식을 관찰한다. 섭식 관찰 과정에서 아동이 안전한 삼킴의 모습을 하는지 면밀히 파악하여 치료적으로 다뤄야 할 점을 고려하게 된다. 평가자는 아동의 섭식 관찰 시 흡인, 기도의 안정성, 위식도역류 등의 위험이 관찰되면 추가적인 검사를 의뢰해야 한다. 유아의 경우, 섭식관찰 시간은 유아가 전체 섭식 시간 동안 피로해지거나 비효율적인 섭식을 하는지 관찰해야 하므로 최소한 15-20분 동안 관찰해야만 한다. 손상, 활동, 참여 수준에서 아동의 섭식의 모든 면을 임상적으로 평가하는 도구는 없으므로, 평가자는 필요한 부분들을 위해 몇 가지 도구를 병행하여 사용할 필요가 있다.

다음은 임상에서 소아 연하장애를 대상으로 사용할 수 있는 임상적 평가도구를 소개하고자 한다.

1) 아동 기본 섭식과 삼킴 능력 척도(ability for basic feeding and swallowing scale for children, ABFS-C)

아동 기본 섭식과 삼킴 능력 척도(ABFS-C)는 각성, 머리 조절, 과민증, 구강 운동 능력, 타액 조절의 5개의 항목으로 구성되며, 각 항목은 4점 척도로 평가한다.

각성은 수유전이나, 삼키기 전 일반적인 상태를 반영하는 음식에 대한 인지도이다. Glasgow Coma Scale에 따라 통증에 반응하지 않는 상태는 0, 몸을 흔들어 깨어나는 경우 1, 말로 깨어난 경우 2, 아무런 자극없이 깨어 있는 경우 3점이다.

머리 조절은 섭식자세에서 운동활동의 발달이나 신경학적 증상의 심각도에 관한 정보를 제공한다. 목이 완전히 불안정한 경우 0, 양쪽 어깨를 45° 들어올렸을 때 머리가 따라오면 1점, 양쪽 어깨를 90°까지 들어 올렸을 때, 10초 미만으로 유지되면 2점, 목이 완벽하게 안정되면 3점이다. 과민증은 소아의 특별한 감각이상의 유형으로 먹고 삼키는 경험의 부족 정도의 지표이다. 검사자의 손바닥으로 말초에서 중심까지 상지에서 하지의 순서로, 얼굴, 입술, 구강 등 환자의 신체표면을 만지는 동안 환자의 표정변화로 과민성을 관찰한다. 신체 전체에 과민증이 있으면 0점, 입술 주변에 있으면 1점, 구강에 있으면 2점, 과민증이 없으면 3점이다.

구강운동능력은 혀와 입술운동기능의 발달정도와 신경학적 증상의 심각도의 지표이다. 0점은 입술을 닫을 수 없거나, 혀를 움직일 수 없다. 1점은 혀를 움직이는 능력은 부족하나, 입술은 닫을 수 있다. 2점은 혀의 움직임이 구강내부로 제한된다. 3점은 입술 넘어서 혀의 자발적 움직임이 가능하다. 타액조절은 음식물의 타액조절과 인두에 음식물의 잔여물로 추정되는 흡인에 대한 위험지수이다. 0점은 아이가 항상 침을 삼키지 못해 구강에 고였을 때, 1점은 인두 분비물이 항상 만들어져서 소리를 낼 때, 2점은 구강자극 후에만 인두 분비물 소리를 낼 때, 3점은 구강자극 후에도 인두 분비물의 소리가 없다.

2) 구강기능의 행동적 평가(behavioral assessment scale of oral functions in feeding)

구강기능의 행동적 평가는 연하장애와 관련하여 주로 구강 기능을 객관적인 방법으로 확인하기 위해 등급화하는 방법으로 고안되었다. 아동의 실제 일상적인 식사 시간 동안 평가하거나, 실제 식사 상황과 가장 유사한 상태에서 평가한다. 평가 동안 구강조절을 위한 외부적 지지나 기술 등은 영향을 줄 수 있으므로 배제한다. 섭식에 관련된 각각의 구강 기능이 6단계로 점수화 되어 있다. 0단계는 섭식과정에 전적으로 의존하는 경우, 1-3단계는 주로 비정상적 반사와 근긴장도와 관련된 일련의 심한 섭식 문제점들을 보이는 경우, 4단계는 기능적 섭식 기술을 보이며, 5단계는 정상 연하기능인 경우이다.

3) 운동기능 요약평가-구강운동 연하(brief assessment of motor function-oral motor deglutition)

운동기능 요약 평가는 대동작, 미세동작, 구강운동 기술을 신속하게 평가하기 위해 설계된 5개의 파트로 구성되며, 이러한 각 영역에 대해 계층적 기술을 10점 계층적 척도로 통합한다. 구강운동 연하척도는 비효과적 구강 인두 삼킴 단계인 0점부터 빨대 사용과 모든 질감의 음식을 먹을 수 있는 10점 단계까지 11개 수준 점수로 구성되며, 간단한 행동 관찰 후 가장 높은 구강운동 기술 수준을 신속하게 평가할 수 있다.

4) 섭식 전 발달 평가표(developmental pre-feeding checklist)

섭식 전 발달 평가표는 항목에 대한 점수가 없으며 두 가지 유형으로 되어 있다. 아동의 전체 섭식 기술의 발달과 문제해결을 강조하는 총체적 접근방식과 섭식 문제점에 기인할 수 있는 특별한 요인들을 평가하기 위해 각각의 섭식 전 기술 부분에 대해 구체적, 발달적으로 순차적 접근을 하는 평가표로 되어 있다. 이 평가표는 발달 단계별로 요구되고, 획득되는 섭식 전 기술이 자세하게 순차적으로 기술되어 있어 발달 지연 아동들에게 현재 어느 시점까지 섭식에 필요한 기능이 도달해 있고, 다음 단계에 필요한 기능이 무엇인지 알 수 있도록 도움을 준다.

5) 연하장애 조사(dysphagia disorder survey)

연하장애 조사(DDS)는 아동부터 성인까지 삼킴 및 섭식 병리를 감별할 수 있는 정량적 관찰도구로, 표준화된 평가 실시를 위한 인증 훈련이 있다. 두 부분으로 구성되며, 파트 1은 섭식에 관련된 7개의 요인들로, 체질량 지수, 식사 독립성, 식사 중 자세 조절, 식이 일관성, 적응형 식사도구, 특별한 섭식 기술, 좌석 지지대 및 정렬로 구성된다.

파트 2는 식사관찰을 통해 삼킴 및 섭식능력을 평가하는 부분으로, 먹기 위한 각성과 자세조절부터, 삼킴 후 위식도 기능까지 삼킴 단계의 감각운동 구성요소 면에서 분석된 8개의 항목으로 구성된다. Benfer 외(2014)는 뇌성마비 아동 중 구강인두 연하장애가 있는지 구별하기 위한 최선의 척도를 알아보기 위한 연구에서 DDS는 100%의 높은 민감도 결과였으나, 특이도는 47.1%의 결과가 있다.

6) 초기 수유기술평가(early feeding skills assessment for preterm infants, EFS)

초기 수유 기술 평가(EFS)는 구강수유 시작시기부터 성숙시기까지 이용할 수 있는 구강수유기술에 대한 36개 항목의 관찰 척도이다. 처음 부분은 구강수유 준비 상태로, 아기가 수유가능한 충분한 에너지를 가지고 있는 최적의 상태인지 평가한다. 중간 부분은 구강 수유 기술로써 성공적인 수유에 중요한 4가지 기술 영역을 평가하는 항목이 있다. 마지막 부분은 구강수유 회복기로 유아의 각성상태, 에너지 수준 및 생리적 시스템 등 수유에 영향을 미치는 항목을 평가한다. 수유 중인 아기 옆에 앉아서 점수를 측정하며, 일부 평가 항목 중에는 맥박 산소 측정기와 같은 생리학적 모니터를 사용해야 할 수도 있으며, 더 이상 모니터링이 필요하지 않은 유아는 이 항목은 시행하지 않을 수 있다. EFS를 통해 유아의 기술 발달을 추적하고, 치료 전략을 계획 및 치료의 효과성을 확인할 수 있다.

7) 다전문가적 섭식 프로필(multidisciplinary feeding profile, MFP)

다전문가적 섭식 프로필(MFP)는 심한 기능장애아동의 섭식 기능을 정량적으로 평가하기 위해 마련된 표준화된 평가도구이다. 신체적/신경학적 평가, 구강-안면의 구조, 구강-안면의 감각, 구강-안면의 운동 기능, 환기/발성, 기능적 섭식평가 등 6개의 부분으로 나뉘어 총 198개의 항목으로 이루어져 있다. 각 평가항목에는 기능의 범위를 나타내기 위해 1-5점까지의 점수를 포함하고 있다. 5점은 정상 기능, 1점은 수행할 수 없거나 수행할 수 있지만 평가가 불가한 상태를 나타낸다. 평가 도구의 개발 대상은 6-18세이며, 총점에 대한 평가자 간 신뢰도는 0.86-0.90이다.

그러나 점수에 대한 해석은 없으며, 섭식에 필요한 모든 기능을 포괄적으로 평가할 수 있는 장점은 있으나 전 과정을 평가 시 많은 평가 시간이 필요한 단점이 있다. 따라서 6개의 부분 중 특히 알고자 하는 부분을 선택적으로 평가하면 좋을 것이라 생각한다.

8) 신생아 구강 운동 평가표(neonatal oral-motor assessment scales, NOMAS)

신생아 구강 운동 평가표(NOMAS)는 모유나 우유병으로 먹는 신생아의 구강 감각운동 유형 중 주로 혀와 턱 운동에 초점을 맞추어 정상과 정상에서 벗어난 정도를 확인한다. 출생 후 약 8주 정도까지의 영아의 영양적 빨기와 비영양적 빨기를 관찰에 의해 측정하는 평가도구이다.

평가 내용은 빨기를 관찰하여, 턱과 혀의 움직임의 13개의 항목들로 구성되며, 정상(normal), 부조화(disorganized), 기능적 곤란(dysfunction)의 섭식장애 영아로 분류한다.

부조화된 빨기는 전체 빨기 활동의 리듬이 부족한 것을 말하며, 기능적 곤란은 혀와 턱의 비정상적 움직임에 의한 섭식과정의 곤란을 말한다. NOMAS의 26개 항목 중 17개 항목은 검사자들 사이에 80% 이상의 신뢰도 결과를 통해 임상관찰과 평가도구로써 유용성을 검증하였고, 각 항목의 가이드라인으로 이용한 신뢰도 연구를 통해, NOMAS는 개정되었다.

9) 구강 운동 평가 척도(oral motor assessment scale, OMAS)

구강 운동 평가 척도(OMAS)는 중추신경계에 신경학적 손상을 입은 사람들에게 구강 운동 능력을 평가하기 위해 개발되었다. 따라서 중재 후 연구에서 변화에 민감하게 사용될 수 있다. 총 7개의 항목으로 입 다물기, 식사도구 위에서 입술 다물기, 삼킴 동안 입술 다물기, 고형음식과 액체의 조절, 빨대 빨기, 저작으로 구성되며, 각 항목은 30초 동안 동영상 촬영한 것을 보고 평가한다.

각 항목의 점수 체계는 0-3점까지의 점수를 포함하고 있다. 0점은 수동적이고 수행할 수 없는 상태이며 3점은 기능적인 상태를 나타낸다. 0.89에서 0.95까지의 신뢰도 연구결과가 있다.

10) 미숙아 모유수유 행동척도(preterm infant breastfeeding behavior scale, PIBBS)

미숙아 모유수유 행동척도(PIBBS)는 미숙아의 수유 행동을 측정하기 위한 평가로, 먹이찾기반사(rooting)부터 삼킴까지 6가지 수유행동 전 영역의 항목을 평가한다. 문항의 신뢰성은 신생아 10명을 대상으로 0.791의 신뢰도 결과가 있다.

11) 아동 섭식문제 선별도구(screening tool of feeding problems–children, STEP–CHILD)

섭식문제 선별도구인 STEP (Matson et al., 2001)을 이용하여, 24개월에서 18세 아동을 대상으로 6개 하위의 아동 섭식 문제로 구성된 총 15개 항목의 STEP–CHILD가 Seiverling 외(2011)에 의해 개발되었다. 하위 항목은 씹기 문제점, 먹는 속도, 음식 거부, 음식 선택성, 구토, stealing foods의 6개 항목으로 구성되며, 평균 내적 신뢰도는 0.62이다. 3점 평점으로 아동이 섭식문제를 몇 번 보였는지에 따라 0점은 전혀 없음, 1점은 1회에서 10회, 2점은 월 10회 이상으로 체크한다.

12) 구강 운동 평가표(schedule for oral–motor assessment, SOMA)

구강 운동 평가표(SOMA)는 8–24개월의 언어습득 전 아동에게 구강 운동 기술을 객관적으로 평가하여, 부족한 구강 운동영역을 알아내고자 개발되었다. 인증 훈련을 받은 평가자가 특별한 장비 없이 수행할 수 있으며, 아동의 평가 시 자세는 최적의 섭식자세를 유지할 수 있도록 지지해 줄 수 있다. 기록지에 머리와 신체의 자세를 기록하고, 머리가 지지된 단계를 기록한다. 표준화된 방법에 의해 섭식 도구들과 다양한 질감과 형태의 음식을 먹이면서, 동영상 녹화를 보면서 요구되는 구강운동기술 능력을 관찰 및 평가하여 기록하며, 평균 20분 정도 소요된다. 퓨레, 반고형식, 고형식, 크래커, 액체 유형을 위한 젖병, 훈련용 컵, 일반 컵, 빨대 등 다양한 유형의 음식물을 먹이면서 평가한다. 그러나 아동의 연령과 음식에 대한 선호도 등에 따라 음식 유형의 선택이 제한적이면 해당 유형의 식이만을 평가한다. 평가 항목은 각 음식물을 먹을 때 반응성, 받아들이는 정도, 먹기 시작하기, 입술, 혀, 턱의 운동, 음식물 흘리는 정도, 음식을 먹는 과정, 삼키기 등에 있어 성공 또는 실패로 채점한다. 평가 결과는 각각 식이 평가마다 구강 운동 기능이 정상인지, 기능장애에 속하는지 절단 점수가 있어 각 음식의 형태를 먹기 위한 구강기능의 상태를 판별할 수 있다. 연하장애 아동에게 특히 어떤 식이 단계에서 문제점이 있는지 파악하는데 도움이 되며, 결과에 따른 구체적 구강운동기술 치료를 접근하기에 용이할 수 있다. 구강운동기술 부분에 문제가 있는 유아를 구별할 수 있는 90% 이상의 긍정적 예측 타당도와 85% 이상의 민감도의 연구결과가 있다.

V. 결론

아동에서 섭식은 해부학적 통합성, 신경근육의 조절 및 조화, 감각 기능, 적절한 위장기능, 심폐 기능, 자율신경계의 통합 등 여러 계통의 복합적 기술과 더불어 행동적 반응과도 밀접한 관계가 있다. 따라서 아동의 포괄적 임상 연하평가는 섭식 과정상의 많은 구성 요소들의 평가가 포함된다. 평가자는 구강운동 기능, 근긴장도, 자세, 감각에 대한 반응, 섭식 행동, 스스로 먹는 능력, 부모와 아동 간의 상호작용, 사회적, 환경적 요소들과 전체적인 신체적, 발달적 능력 등을 면밀히 평가해야 한다. 직접적 섭식 관찰 평가에 앞서 가족력, 병력, 발달 정도, 섭식 과거력에 대한 정보를 파악하는 것도 중요한 가치가 있다.

아동에서 정확한 임상 연하평가는 치료의 가능성을 찾고 연하장애를 일으키는 요소들을 알아내어 적절한 치료 계획을 세우는데 중요한 자료가 되기 때문에, 이를 숙지하고 임상현장에서 올바르게 사용하는 것이 반드시 필요하다.

참고문헌

1. Arvedson JC, Brodsky L. Pediatric swallowing and feeding: Assessment and Management, 2nd ed, New York, Delmar Cengage Learning, 2002;283-340.
2. Arvedson JC. Assessment of pediatric dysphagia and feeding disorders: Clinical and instrumental approaches. Dev Disabil Res Rev 2008;14(2):118-27.
3. Benfer, K. A., Weir, K. A., Bell, K. L., Ware, R. S., Davies, P. S., & Boyd, R. N. Validity and reproducibility of measures of oropharyngeal dysphagia in preschool children with cerebral palsy. Developmental Medicine & Child Neurology. 2015;57(4):358-65.
4. Dunn W. Sensory Profile, San Antonio, Pearson. 2001;31-57.
5. Kamide, Anri, et al. Assessment of feeding and swallowing in children: validity and reliability of the Ability for Basic Feeding and Swallowing Scale for Children (ABFS-C). Brain and development. 2015;37:508-14.
6. Kenny DJ, Koheil RM, Greenberg J, Reid D, Milner M, Moran R, Judd PL. Development of a Multidisciplinary Feeding Profile for children who are dependent feeders. Dysphagia 1989;4:16-28.
7. Ko, Moon Ju, et al. Clinical usefulness of Schedule for Oral-Motor Assessment (SOMA) in children with dysphagia. Annals of rehabilitation medicine. 2011;35:477-84.
8. Michael E. Groher, Michael A. Crary. Clinical management in adults and children. Mosby. 2010;225-6.
9. Morris SE, Klein MD. Pre-feeding skills: a comprehensive resource for feeding development, 2nd ed, San Antonio, Therapy Skill Buillders. 2000;61-82:99-114.
10. Ortega Ade O, Ciamponi AL, Mendes FM, Santos MT. Assessment scale of the oral motor performance of children and adolescents with neurological damages. J Oral Rehabil. 2009;36:653-9.
11. Palmer, Marjorie Meyer; CRAWLEY, Kathryn; BLANCO, Isabel A. Neonatal Oral-Motor Assessment scale: a reliability study. Journal of perinatology: official journal of the California Perinatal Association. 1993;13:28-35.
12. Saakje P da Costa, et al. New scoring system improves inter-rater reliability of the Neonatal Oral-Motor Assessment Scale. Acta Paediatrica. 2016;105:339-44.
13. Sanchez, K., Spittle, A. J., Allinson, L., & Morgan, A. Parent questionnaires measuring feeding disorders in preschool children: a systematic review. Developmental Medicine & Child Neurology. 2015;57(9):798-807.
14. Seiverling, L., Hendy, H. M., & Williams, K. The screening tool of feeding problems applied to children (STEP-CHILD): Psychometric characteristics and associations with child and parent variables. Research in developmental disabilities. 2011;32(3):1122-9.
15. Sheppard, J. J., Hochman, R., & Baer, C. The dysphagia disorder survey: validation of an assessment for swallowing and feeding function in developmental disability. Research in developmental disabilities. 2014;35(5):929-42.
16. Sonies, Barbara C., et al. "Brief assessment of motor

function: content validity and reliability of the oral motor scales. American journal of physical medicine & rehabilitation. 2009;88(6):464-72.

17. Stratton M. Behavioral Assessment Scale of Oral functions in feeding. Am J Occup Ther. 1981;35(11):719-21.
18. Thoyre, Suzanne M., Catherine S. Shaker, and Karen F. Pridham. The early feeding skills assessment for preterm infants. Neonatal network. 2005;24:7-16.

Chapter 32

소아 연하장애의 비디오투시연하검사

| 권정이, 서지현 |

소아에서 만성적인 연하장애는 성장 및 발달을 저해할 뿐만 아니라, 반복적인 폐렴의 위험성을 높이며 장기적인 호흡기계 질병 이환율을 증가시킨다. 연하장애를 가진 소아에서 흡인의 유병률은 20–40%에 달하며, 이 중 약 80%가 기침반사나 질식 반응 없이 무증상으로 발생한다고 알려져 있다. 무증상 흡인은 반복적인 폐렴의 위험을 크게 증가시키지만, 수유 시 이를 발견하기가 어렵다. 연하장애가 있는 소아는 연하의 여러 단계에서 문제가 있을 수 있으므로, 연하 과정의 문제 및 흡인의 위험도에 대한 정확한 평가가 필요하다.

비디오투시연하검사(videofluoroscopic swallowing study, VFSS)는 연하 과정을 동적으로 관찰할 수 있는 방사선 영상 검사로, 소아 환자의 연하장애의 감별 진단 및 흡인의 위험도 평가 등을 객관적으로 평가하기 위하여 시행된다. 이는 실제 식이를 시행하면서 흡인을 정확하게 감별할 수 있으며 다양한 질감의 음식에 대한 평가가 가능하다는 장점이 있는 반면, 아동의 협조가 필요하며 방사선 조사로 인하여 시간 제한이 필요하다는 한계점이 있다.

본 파트에서는 현재 소아에서 최적 표준 검사로 여겨지는 비디오투시연하검사의 준비 및 방법, 해석 등에 대하여 다루고자 한다.

1. 소아에서 비디오투시연하검사를 시행하는 주요 질환

연하와 호흡은 인두에서 공통의 공간을 공유하므로 연하장애는 영양 섭취를 저해할 뿐만 아니라 흡인성 폐렴 등을 유발하여 소아에게 부정적인 영향을 미칠 수 있다. 이러한 연하장애는 전체 소아의 약 1%에서 발생하는 것으로 알려져 있으며, 미숙아에서는 25%, 선천성 심질환 환아에서는 42.9%에서 발생하는 것으로 보고되고 있다. 소아의 연하장애는 성인의 연하장애와 다른 원인인 경우가 흔하므로, 감별 진단 시 다양한 원인을 고려하여야 한다(표 32-1). 즉, 소아에서의 연하 장애 원인을 평가하기 위해서는 생리적/의학적 문제 및 행동적 문제, 발달 등 다양한 측면에 대한 종합적인 고려가 필요하다. 호흡기계, 신경계 및 대사성 문제 및 소화기관과 두개안면 구조의 문제와 같은 의학적 문제는 일시적일 수도 있으나, 만성적이거나

표 32-1 소아에서 연하장애를 유발하는 요인들

종류	대표질환
조산과 관련된 문제	부당경량아, 저체중 출생아, 조산과 관련된 동반 질환
호흡기 및 심장 질환	신생아 무호흡, 기관지폐 형성이상, 호흡곤란증후군, 후두/기관/기관지연화증, 청색성 및 무청색성 선천성 심장 질환
위장관 질환	괴사성 장염, 히르슈슈프룽병(Hirschsprung's disease), 배벽갈림증, 기관식도루 및 식도폐쇄, 선천성 횡격막 탈장, 위식도 역류질환(gastroesophageal reflux disease, GERD), 호산성 식도염, 식품 알레르기 및 불내증
신경학적 질환	소두증, 수두증, 뇌실내출혈, 뇌실주위 백질연화증, 신생아 가사 및 뇌성마비, 후천적 뇌 손상, 경련
선천적 기형	구순구개열, 뫼비우스 증후군(Moebius syndrome), 다운 증후군
모성 및 주산기 문제	황달, 당뇨병, 태아 알코올 증후군, 신생아 금단 증후군(neonatal abstinence syndrome)
의인성 후유증	경관영양, 기관절개술, 인공 호흡기 지원, 특정 약물 사용(각성 및 근 긴장도, 침 분비에 영향을 미치는 약물)
부식성 손상	청소용 약품, 배터리

진행성일 수 있다. 이러한 의학적 문제는 연하와 관련된 많은 시스템에 영향을 미치게 된다. 그 외에도 소아가 예민한 경우, 먹는 것을 거부하거나 구강 감각 저하 또는 과잉 감각 등의 경우에도 연하장애가 나타날 수 있다.

구강 준비기, 구강기, 인두기, 식도기의 연하 과정을 관찰할 필요가 있거나, 지속적인 식이 거부 또는 호흡기적 원인으로 연하장애가 의심되는 경우 및 연하의 효율성을 개선하고 흡인 위험을 줄이기 위한 치료 계획을 세우기 위하여 비디오투시연하검사를 시행해 볼 수 있다. 그러나 구강으로 음식을 공급해 본 적이 없거나, 의학적 불안정성, 불안 등으로 인하여 검사 중 올바른 자세를 유지할 수 없거나 검사실로 이동이 불가능한 경우 및 바륨 조영제 알레르기가 있는 경우에는 비디오투시연하검사를 진행하기 어려우므로 내시경연하검사(fiberoptic endoscopic evaluation of swallowing, FEES) 등으로 대체하는 것을 고려하여야 한다.

2. 소아에서 비디오투시연하검사를 시행하기 전 필요한 정보 수집과 임상평가

소아에서 비디오투시연하검사를 시행하기 전 검사자는 병력 청취 및 문진, 신체 진찰을 통하여 선행 질환에 대한 충분한 정보를 수집하여야 한다.

병력 청취 시 선행 질환이 무엇인지, 연하장애가 언제부터 시작되었는지, 현재 식이 방법은 무엇이며 식이 제한은 없는지, 수술을 받았는지, 연령에 맞는 식이를 섭취하고 있는지, 연령에 맞는 연하 기술을 획득하였는지, 현재 영양상태는 어떠한지, 영유아의 경우 맥박, 호흡, 산소포화도 등이 안정적인지 정보를 수집한다.

문진 시 식사 중이나 식사 후 쌕쌕거림, 기침, 가래, 사레 걸림 등이 있는지 확인하여야 하며, 최근 중이염이나 폐렴이 자주 걸리는지 등을 확인해야 한다. 환아가 식사 시 지나치게 보채거나 식이 거부 여부와 함께 밤에 갑자기 깨는지 등도 확인하여야 한다.

신체 진찰 시 안면부의 해부학적 이상 유무 및 식이 섭취 시 자세 유지, 호흡 등을 확인하여야 한다. 전신의 근긴장도의 항진 또는 저하 유무도 진찰하도록 한다. 또한 경구 섭취가 가능한 아동의 경우 직접 연하를 관찰하여야 한다. 경구 섭취 시 구강 운동 기능의 이상 및 구조를 관찰하며, 연하장애의 증상을 직접 확인하여 어떻게 비디오투시연하검사를 시행할지 계획을 세우도록 한다. 안정적인 호흡이 안전한 삼킴을 수행하는데 필수 조건이므로, 젖병을 사용하는 영유아의 경우, 빨기–삼키기–숨쉬기 리듬의 규칙성을 파악한다.

3. 소아에서 비디오투시연하검사 준비사항

비디오투시연하검사 시행 시, 보호자 및 아동은 새로운 검사에 대한 불안 및 결과에 대한 걱정을 가지고 내원하게 된다. 그러므로 검사 전에 해당 검사에 대한 정보를 보호자 및 아동에게 충분히 제공하여야 하며 안내문 등을 배포하는 것이 도움이 된다. 또한 검사 시 익숙한 도구들(젖병, 컵, 숟가락 등)을 가지고 내원하도록 하며, 가능하다면 아이에게 최적의 자세를 취할 수 있도록 식사 시 사용하는 의자 및 자세보조용구 등을 가지고 오도록 한다(그림 32-1).

또한 비위관 또는 위루관으로 식이 중인 환아의 경우, 가능하다면 검사 1–2주 전부터 소량씩 구강으로 맛을 느끼도록 해주는 것이 검사의 순응도를 높이는데 도움이 될 수 있다.

4. 소아에서 비디오투시연하검사의 시행

비위관 식이 중인 아동의 경우, 비위관이 연하 속도를 늦추기는 하지만 연하 기능 및 기도 보호에는 영향을 미치지 않으며, 비위관을 다시 삽입하는 과정에서 불편감이나 외상이 발생할 수 있어 비위관을 제거하는 것은 대부분의 경우 필수적이지 않다.

비디오투시연하검사 시 국제 연하곤란식 표준화 체계(International Dysphagia Diet Standardization Initiative, IDDSI)에 따라 0–7단계의 표준화된 식이로 검사를 시행한다. 약간 걸쭉한 액체인 1단계 식이가 소아에게 유용한 검사 식이이다. 이유식을 시작하지

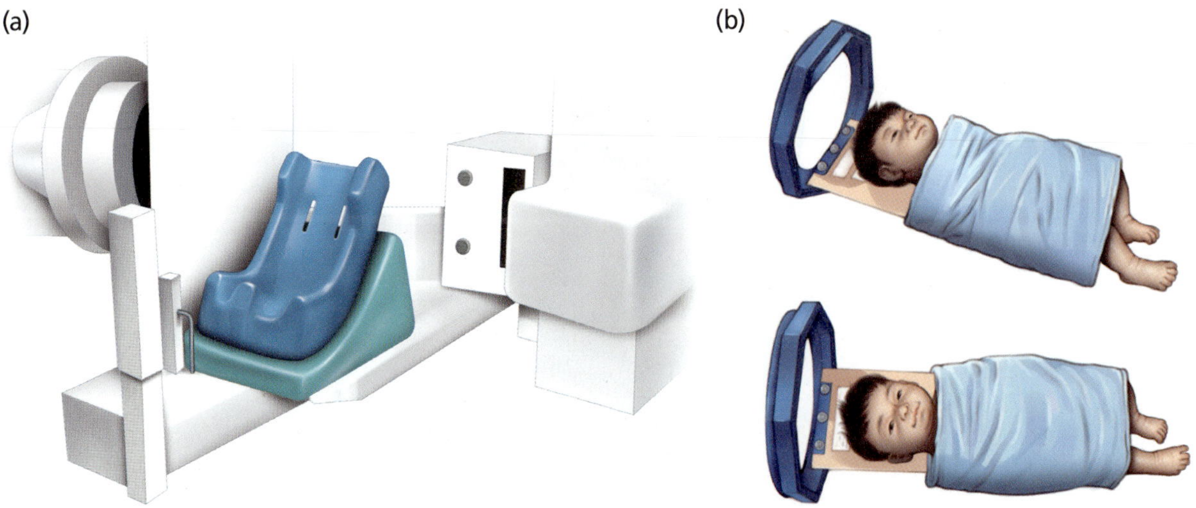

그림 32-1 (a) 소아 비디오투시연하검사 시 피더시트 등 아이에게 알맞은 자세보조용구를 사용하도록 한다. (b) 신생아의 경우, 앙와위에서의 삼킴도 안전하므로 다음과 같은 소아 고정장치를 이용할 수 있다.

않은 환아의 경우, 분유와 바륨액을 혼합하여 검사를 시행하는데 바륨과 분유의 비율을 1:2로 유지하는 것이 방사선학적으로 투시가 잘 되면서 분유의 맛을 유지할 수 있다. 이유식이나 밥을 먹는 아동은 평상 시 좋아하는 음식물을 준비하여 검사할 수 있다.

검사 시 사용하는 음식은 소아에서 주된 식이이자 삼킨 뒤 잔여물이 남을 가능성이 가장 적은 액체부터 시작하는 것이 권장된다. 삼킨 뒤 잔여물이 남으면 다른 종류의 음식에 대한 검사 결과를 해석하는데 어려움을 줄 수 있기 때문이다. 그러나 소아의 비디오투시 연하검사의 경우, 아이의 순응도가 매우 중요하므로, 처음에 좋아하는 음식을 제공하여 협조를 유도하여 신뢰를 준 뒤, 이후 더 어려운 음식을 제공하는 것이 더 많은 정보를 얻을 가능성이 높을 수 있다. 만약, 아이의 협조 수준이 낮을 것이 명확할 경우, 검사가 조기 중단되어 중요한 평가를 놓치지 않기 위하여 실제 식이 시 가장 걱정되었던 음식을 먼저 제공하여야 한다.

또한 첫번째 삼킴에서는 정상 소견을 보이다가 반복적으로 삼킬 때 후두 침투, 폐 흡인 또는 비인두 역류 등이 확인되는 경우가 흔하므로 검사 시 여러 번 삼키는 것을 확인하는 것이 필요하다. 특히 이런 반복적 삼킴으로 인한 피로가 삼킴 기능에 영향을 줄 수 있으므로, 신경근육 질환, 만성 심폐질환 아동에서는 지속적인 식이 중에 삼킴 기능을 확인하는 것이 필요하다.

검사 시 보호자가 아이를 직접 데리고 들어오도록 하며, 아이가 검사 의자에 앉은 상태에서 보호자가 직접 음식을 먹임으로써 아이의 협조를 얻도록 하며, 보호자가 평상시에 아이에게 어떻게 음식을 먹이는지 검사자가 직접 확인할 수 있도록 한다(그림 32-2). 그러나 아이가 검사 의자에 혼자 앉을 수 없거나 협조가 어려운 경우, 보호자가 의자에 앉은 뒤 아동을 무릎에 앉혀 안고 검사를 하도록 한다. 이때, 보호자의 임신 가능성을 확인하여야 하며, 납가운 등 차폐 복장을 입어 방사선 노출을 최소화하도록 한다.

검사 시 방사선 투시는 아동의 측면에서 조사하게 된다. 방사선 투시 시 이미지의 구성은 상단은 눈 영역이 제외되도록 하며, 하단은 쇄골을 포함하도록 하며, 한쪽 측면은 경추가, 반대쪽은 입술의 앞부분이

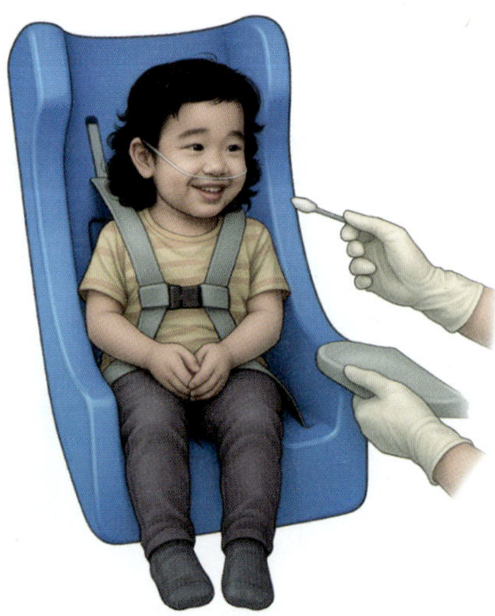

그림 32-2 소아 비디오투시연하검사 장면: 알맞은 의자에 앉아 검사를 시행하며, 긴장하지 않도록 장난감 등을 활용한다.

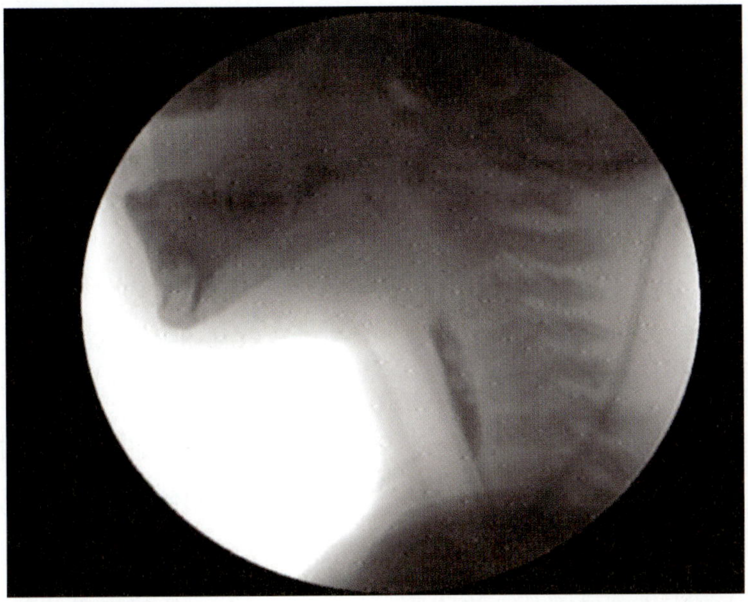

그림 32-3. 비디오투시연하검사 시 입술, 비강, 경추 및 식도가 각각 전면, 상단, 후면, 하단의 경계에 위치한다.

이미지의 한계선이 되도록 한다(그림 32-3). 전후면부 촬영(antero-posterior view)는 구조적 및 기능적 대칭성 평가가 필요한 경우 시행하며 항상 시행하지는 않는다. 소아에서 비디오투시연하검사 시 투시되는 방사선 양은 크게 문제가 되지 않다고 보고되고 있으나, 소아에서는 방사선 유발 암의 예민도가 성인의 10배에 달하므로, 되도록이면 방사선 노출을 2분 이내로 할 것이 권고되고 있다. 이러한 스크리닝 시간의 조절 외에도 납가운 등을 이용한 차폐 및 콜리메이션(collimation) 등을 통한 방사선 노출 조절이 필요하다.

비디오투시연하검사는 검사자가 검사 목표를 달성하였다고 판단될 때 종료한다. 심각한 흡인, 산소포화도의 현저한 감소 및 아동의 울음이나 몸부림으로 연하 과정에 변화가 생길 경우를 제외하고는 흡인이 관찰된다고 해서 검사를 중단할 필요는 없다. 검사를 안전하게 진행할 수 있고 흡인 위험도를 줄일 방법을 모색하기 위하여 식이를 어떻게 조절해야 할지 확인할 필요가 있을 경우, 검사를 지속할 수 있다.

5. 비디오투시연하검사의 해석

비디오투시연하검사 시 구강준비기, 구강기, 인두기, 식도기를 관찰하며 정상과 비정상을 판정한다. 소아에서 비디오투시연하검사 시 관찰하여야 하는 사항은 표 32-2와 같다. 소아에서는 구강안면기형, 구개열 및 기관식도류 등 선천성 기형이 종종 동반되어 있으므로 이러한 해부학적 이상을 놓치지 않는 것이 매우 중요하다. 또한 비인두역류 및 위식도역류 등이 흔하므로 역류가 의심되는 경우 투시 시간을 조금 길게 하거나 연하 후 지연 영상을 확인하는 과정을 추가하는 것이 도움이 된다. 또한 신생아 또는 선천심장병, 폐질환이 있을 경우 빨기-삼키기-숨쉬기 과정이 규칙적으로 부드럽게 잘 이루어지는지, 삼킬 때 심박수 및 산소포화도의 저하 등이 있지 않은지 관찰한다.

비디오투시연하검사에서 확인하여야 할 가장 중요

한 사항은 폐 흡인 여부이다. 소아에서는 무증상 흡인이 흔하므로, 비디오투시연하검사를 통하여 무증상 흡인을 발견하는 것이 중요하다. 침투 흡인 척도(penetration-aspiration scale)은 비디오투시연하검사 시 침투 및 흡인을 정량화한, 신뢰도 높은 척도이다. 소아에서 침투 흡인 척도의 신뢰도 및 타당도에 대한 연구는 아직 부족하므로, 침투 흡인 척도만으로 연하장애의 중증도를 판단하기에는 한계가 있다.

6. 비디오투시연하검사의 보고서 작성

검사 전 임상평가 소견, 검사 시 자세 및 검사자(보호자, 의사, 치료사 등), 검사의 진행 순서 등을 기록한다. 검사 식이의 종류에 따라 구강기, 인두기, 식도기의 관찰 사항을 기록한다. 검사 시 보상기법으로 연하장애가 호전되었다면 이를 자세하게 기술하여 의뢰한 임상의나 치료사, 보호자가 이를 시도할 수 있도록 한다. 검사가 조기 종료되었다면 그 이유를 기록한다.

제언란에는 환아에게 필요한 보상법, 식이 시의 자세, 알맞은 식이 성상(점도 증진제 사용), 허용되는 식이의 종류 및 양, 경관 식이의 필요성 및 지속 여부에 대하여 기술한다. 경관 식이가 필요한 경우이더라도 치료 시 소량씩 경구 식이 시도가 가능한지, 구강 자극의 필요성에 대하여 언급하고 그 방법에 대하여 기술한다. 아직 젖병을 사용하는 소아의 경우, 비영양빨기의 방법, 수유 시 환경의 조절, 각성 상태 및 스트레스 조절, 수유 자세 및 젖꼭지의 종류 및 유량, 농축유의 사용, 적절한 페이싱 등에 대하여 제언한다. 검사 시 해부학적 이상, 구강운동 이상, 감각 이상 등이 관찰되었을 경우 추가적인 평가의 필요성도 언급한다. 또한 보호자 교육 내용 및 필요성, 연하치료의 필요성 및 방법, 추적 검사의 필요성 등에 대하여 자세히 기술하도록 한다.

표 32-2 소아에서 비디오투시연하검사 시 주요 관찰사항

주요 관찰사항
젖꼭지 찾기, 빨기(latching, sucking)
전방누출(anterior spillage)
식괴의 조절(bolus control)
혀와 턱의 움직임
인두로의 조기 누출(premature spillage onto pharynx)
연하반사의 지연(delayed swallowing reflex)
구개인두기능(velopharyngeal function)
비인두 역류(nasopharyngeal reflux)
후두덮개의 전도(epiglottic inversion)
인두통과시간(pharyngeal transit time)
침투(penetration)
흡인(aspiration)
잔유류물(residue in valleculae and pyriform sinuses)
윤상인두 이완(cricopharyngeal dilation)
위식도역류(gastroesophageal reflux)
기타 해부학적 이상

참고문헌

1. Adams-Chapman, I. et al. Association between feeding difficulties and language delay in preterm infants using Bayley Scales of Infant Development-Third Edition. J Pediatr 163, 680-685 e681-683, doi:10.1016/j.jpeds.2013.03.006 (2013).
2. Bhattacharyya, N. The prevalence of pediatric voice and swallowing problems in the United States. Laryngoscope 125, 746-750, doi:10.1002/lary.24931 (2015).
3. Dewi, D. J. et al. Risk of dysphagia in a population of infants born pre-term: characteristic risk factors in a tertiary NICU. J Pediatr (Rio J) 100, 169-176, doi:10.1016/j.jped.2023.09.004 (2024).
4. Dodrill, P. & Gosa, M. M. Pediatric Dysphagia: Physiology, Assessment, and Management. Ann Nutr Metab 66 Suppl 5, 24-31, doi:10.1159/000381372 (2015).
5. Hall, E. J. Lessons we have learned from our children: cancer risks from diagnostic radiology.

Pediatr Radiol 32, 700-706, doi:10.1007/s00247-002-0774-8 (2002).

6. Hiorns, M. P. & Ryan, M. M. Current practice in paediatric videofluoroscopy. Pediatr Radiol 36, 911-919, doi:10.1007/s00247-006-0124-3 (2006).
7. Huggins, P. S., Tuomi, S. K. & Young, C. Effects of nasogastric tubes on the young, normal swallowing mechanism. Dysphagia 14, 157-161, doi:10.1007/PL00009598 (1999).
8. Im, H. W., Kim, S. Y., Oh, B. M., Han, T. R. & Seo, H. G. Radiation Dose During Videofluoroscopic Swallowing Studies and Associated Factors in Pediatric Patients. Dysphagia 35, 84-89, doi:10.1007/s00455-019-10006-z (2020).
9. Martin-Harris, B. & Jones, B. The videofluorographic swallowing study. Phys Med Rehabil Clin N Am 19, 769-785, viii, doi:10.1016/j.pmr.2008.06.004 (2008).
10. Martin-Harris, B., Logemann, J. A., McMahon, S., Schleicher, M. & Sandidge, J. Clinical utility of the modified barium swallow. Dysphagia 15, 136-141, doi:10.1007/s004550010015 (2000).
11. Newman, L. A., Keckley, C., Petersen, M. C. & Hamner, A. Swallowing function and medical diagnoses in infants suspected of Dysphagia. Pediatrics 108, E106, doi:10.1542/peds.108.6.e106 (2001).
12. Norman, V., Zuhlke, L., Murray, K. & Morrow, B. Prevalence of Feeding and Swallowing Disorders in Congenital Heart Disease: A Scoping Review. Front Pediatr 10, 843023, doi:10.3389/fped.2022.843023 (2022).
13. O'Donoghue, S. & Bagnall, A. Videofluoroscopic evaluation in the assessment of swallowing disorders in paediatric and adult populations. Folia Phoniatr Logop 51, 158-171, doi:10.1159/000021494 (1999).
14. Page, M. & Jeffery, H. E. Airway protection in sleeping infants in response to pharyngeal fluid stimulation in the supine position. Pediatr Res 44, 691-698, doi:10.1203/00006450-199811000-00011 (1998).
15. Re, G. L. et al. Swallowing evaluation with videofluoroscopy in the paediatric population. Acta Otorhinolaryngol Ital 39, 279-288, doi:10.14639/0392-100X-1942 (2019).
16. Rosenbek, J. C., Robbins, J. A., Roecker, E. B., Coyle, J. L. & Wood, J. L. A penetration-aspiration scale. Dysphagia 11, 93-98, doi:10.1007/BF00417897 (1996).
17. Weir, K. A., McMahon, S., Taylor, S. & Chang, A. B. Oropharyngeal aspiration and silent aspiration in children. Chest 140, 589-597, doi:10.1378/chest.10-1618 (2011).
18. Wick, E. H. et al. Reliability and Construct Validity of the Penetration-Aspiration Scale for Quantifying Pediatric Outcomes after Interarytenoid Augmentation. Otolaryngol Head Neck Surg 161, 862-869, doi:10.1177/0194599819856299 (2019).

Chapter 33

소아 연하장애와 관련된 임상질환

| 정한영, 정세희, 신현이 |

영유아 및 소아의 연하장애는 여러 선천적 혹은 후천적 질환에서 동반된다. 이러한 질환에는 중추 및 말초신경계 질환, 조산 혹은 저체중 출산, 심폐 질환, 선천성 기형, 유전질환 및 대사이상 질환, 소화기계질환, 지적장애 등이 있으며, 기타 발달 지연에서도 연하장애는 드물지 않다. 본 장에서는 소아 연하장애와 관련된 임상질환과 각 임상질환에서 나타나는 연하장애의 특징을 살펴보고자 한다.

I. 미숙아

미숙아는 영아 연하장애의 흔한 원인이다. 대규모 인구 기반 코호트 연구에 따르면, 37주 미만에 태어난 미숙아에서 섭식 문제의 유병률은 10.5%이며, 출생 체중이 1500 g 미만인 극소 저체중 출생아에서는 이 비율이 24.5%로 증가한다. 머리 조절, 혀 움직임, 구개 기능, 구역 반사, 후두 감각의 발달 지연은 연하 기능의 저하를 초래할 수 있다. 또한 미숙아는 폐 및 중추 신경계 질환을 동반하는 경우가 많아 연하장애가 더욱 복잡해진다. 후두 연화증과 같은 기도 소화기계의 이상이나 장기적인 삽관 또는 기관절개술과 같은 호흡기 지원으로 인한 의인성 손상도 정상적인 연하 발달을 더욱 지연시킬 수 있다.

극저체중 출생아의 영양성 빨기(nutritive sucking) 분석 결과, 구강 근육 기능 약화와 빨기 기술 미숙으로 인해 빠는 힘이 약해지고, 압력 강도와 시간이 불안정하여 섭식 효율이 낮아지고 흡입당 섭취하는 우유의 양이 줄어들게 된다. 이러한 문제는 극저체중 출생아 그룹에서 만기 출생아 그룹보다 더 오래 지속되었다. 37주 이후에도 지속적으로 불안정한 빨기 패턴을 보이는 경우, 이는 6개월 및 12개월 시점에서의 신경발달 결과를 예측하는 지표가 될 수 있다고 알려졌다. 비록 경장 영양 공급이 최적의 성장과 발달을 위해 필수적이지만, 대부분의 미숙아는 출생 직후 충분한 구강 섭식을 하지 못한다. 결과적으로 이러한 아기들은 병원에서 구강 섭식을 배우는 동안 오랜 기간 동안 튜브 급식을 받게 되며, 이는 의료 비용 증가와 가족의 스트레스를 높이는 요인이 된다.

신생아중환자실에서는 완전한 구강 섭식을 촉진하기 위한 구강 및 구주변 자극 프로그램도 일반적으로 시행된다. 이러한 프로그램은 보통 입술, 뺨, 혀 또는 다른 구강 구조에 부드럽게 문지르거나 압력을 가하는 방식으로 이루어진다. 구강 또는 구주변 자극의 주요 목적은 감각 과민성을 줄이고, 운동 범위와 근력을 개선하며 구강 운동의 조직화를 향상시키고, 영양성 빨기를 촉진할 수 있는 반사 행동을 활성화하는 데 있다.

미숙아는 기관내관 삽입, 흡인, 구강위관 삽입과 같은 많은 부정적인 구강 경험을 겪는다. 이러한 부정적인 경험은 구강 회피로 이어져 신생아가 입에 닿는 모든 물체를 거부하게 만들 수 있다. 음식 섭취 후 구역질과 구토가 발생하면 음식에 대한 거부감을 초래할 수 있다. 역류는 구역질, 구토 및 식도염을 유발할 수 있다. 비위관(NG tube) 자체가 역류와 구토를 유발할 수 있다. 영아기 구강 섭취 부족은 구강과 대뇌 피질을 연결하는 감각 및 운동 경로가 형성되지 않아 대뇌 피질 발달의 결핍을 초래할 수 있다.

II. 뇌성마비

뇌성마비 아동에서 연하장애는 매우 흔하다. 약 80%의 뇌성마비 아동이 구강 운동 장애를 보이는 것으로 알려져 있다. 연하장애로 인해 식사 시간이 길어지고 식사가 아동이나 가족에게 스트레스 요인이 되기도 한다. 영양 섭취에 문제가 생겨 성장이나 체중 증가를 저해하거나, 흡인에 따른 다양한 건강 문제도 발생한다. 따라서 뇌성마비 아동의 연하장애에 관 하여 재활의학과 의사 외에도 부모, 영양사, 작업치료사, 언어치료사, 소아과 의사, 이비인후과 의사, 치과 의사 등이 조기부터 종합적으로 면밀히 평가하고, 아동별로 개개인에 맞는 치료 계획을 수립해야 한다. 뇌성마비 아동에서 관찰되는 연하장애는 구강기 혹은 인두기의 연하가 주로 문제가 되는 구강인두기 연하장애(oropharyngeal dysphagia)의 형태로 주로 나타나는데, 뇌성마비 아동의 43–85%에서 구강인두기 연하장애를 보인다. 구강인두기 연하장애를 가진 아동은 자발적인 구강 운동뿐 아니라 반사적인 인두기운동에 문제를 보이며, 식도기 역시 문제를 보일 수 있다. 부적절한 입 다물기(lip closure), 혀 운동 저하(poor tongue function), 혀 내밀기(tongue thrust), 과도한 깨물기(exaggerated bite), 연하 반사의 지연, 인두기 운동성 저하, 침흘림 등이 흔한 증상, 징후이다. 또한 연하 무호흡(deglutition apnea)의 기간이 일정하지 않거나 호흡 주기 내에 비정상적인 시점에서 삼키기가 일어나는 등 호흡과 연하의 조절에 문제를 보이기도 한다. 삼키기–숨쉬기 간 조절 부전(swallow–breathe incoordination)이 있는 경우에도 역시 흡인의 위험이 증가하여, 실제로 뇌성마비 아동에서 흡인에 의한 폐렴도 자주 발생한다.

연하장애를 포함한 구강 운동 장애는 대운동기능이 나쁠수록 더 심하여, 대근육 운동 기능 분류 시스템(gross motor function classification system, GMFCS) 1등급의 경우 약 55–70%에서, 5등급의 경우 100%에서 구강 운동 장애가 있다. GMFCS 1등급에 비해 GMFCS 5등급의 아동이 연하장애를 가질 위험은 약 17.9배에 달하는 것으로 알려져 있으며, GMFCS 1등급 역시 정상 발달 아동에 비하면 구강기 연하장애의 위험이 2배에 달한다. 따라서 일부 GMFCS 1등급 아동을 제외하고는 거의 모든 뇌성마비 아동이 구강기 연하장애를 지닌다고 간주해야 한다.

연하장애가 있는 경우 의사소통 장애도 더 흔한 것으로 알려져 있다. 소화기계 장애도 흔하여 식도 운동성의 저하, 위식도 역류, 구토, 만성 변비 등도 자주 관찰된다. 위식도역류는 편도 비대를 유발할 수 있어 아동이 숨쉬기 어렵게 만들고 삼키기-숨쉬기 간 조절 부전(swallow-breathe incoordination)을 심화시키거나 반복적인 폐렴의 원인이 되기도 한다.

한 연구에서는 뇌성마비 아동의 50%가 삼키는 빈도가 감소되어 있었고, 2/3 이상에서 빨기-삼키기 조절 부전(suck-swallow incoordination)이 관찰된다고 보고하였다. 구강 감각(oral sensitivity)은 25%에서만 정상이었으며, 75%가 구강감각의 이상을 보였는데 이 중 감각 과민이나 감각 저하의 빈도는 비슷하였고, 75%에서 과도한 침흘림이 관찰되었다. 침흘림은 전면 및 후면으로 모두 발생하는데, 전방 침흘림(anterior drooling)은 입 밖으로 침을 흘리는 것을 일컬으며 뇌성마비 아동의 심리적, 사회적, 신체적 측면 등 일상생활에 상당한 영향을 끼친다. 후방 침흘림(posterior drooling)은 침이 구개협부(faucial isthmus)를 넘어 인후두부로 넘어가는 것을 일컬으며 침 흡인(saliva aspiration) 및 이에 따른 폐질환의 위험을 증가시킨다.

연하장애가 의심되는 뇌성마비 아동은 비디오투시연하검사(VFSS)나 내시경연하검사(FEES)와 같은 검사를 통해 연하기능을 평가해야 한다. 이들에서 흔히 관찰되는 이상 소견은, 부적절한 입 다물기, 부적절한 식괴 형성, 구강 잔여물 증가, 나눠 삼키기(piecemeal deglutition), 인두기 개시 지연(delayedtriggering of pharyngeal swallow), 후두 거상 감소, 인두벽코팅(coating on the pharyngeal wall), 인두기 지연(delayed pharyngeal transit time), 여러 번 삼키기, 흡인 등이다.

대운동기능이 나쁠수록 연하 기능 검사 상 흡인은 흔히 관찰되며, 60-97%가 무증상 흡인의 형태로 발생한다.

구강인두기 연하장애에 의해 섭식 장애가 심한 경우, 흡인이나 이로 인한 폐렴이 반복되는 경우, 영양 섭취가 충분하지 않은 경우 등에서, 위루술(gastrostomy) 등의 추가적인 조치가 필요할 수도 있다. 심한 위식도역류가 동반된 경우에는 위바닥주름술(Nissen fundoplication)을 함께 시행하기도 한다. 아직까지 이러한 수술적 치료의 효과에 대한 근거는 충분히 밝혀져 있지 않으나, 체중 증가나 성장에는 긍정적인 영향을 주는 것으로 알려져 있다.

아동은 연령이 증가하면서 연하 기능도 점차 발달하는데, 대운동기능 저하가 심한 뇌성마비 아동의 경우 연하기능 발달이 조기에 정체기에 도달할 가능성이 높아 GMFCS 5등급 아동은 18-24개월 이후에 연하기능이 더 이상 호전되지 않는 경우가 많다. 따라서 GMFCS 5등급 아동의 경우는 연하 기능에 대한 치료 자체보다는 안전한 식이 공급 및 영양 측면에 더 중점을 두는 것이 더 바람직할 수 있다. 반면에 이보다 좋은 대운동기능을 보이는 아동은 당연히 연하 치료의 효과를 기대할 수 있다.

III. 조산 및 저체중 출생아

출생 체중이 2500 g 미만, 1500 g 미만인 신생아를 각각 저체중 출생아, 극소 저체중 출생아라 하며, 재태 기간 37주 미만에 태어난 신생아를 조산아라고 정의한다. 저체중 출생아 및 조산아의 경우 심폐계통, 중추신경계통, 빨기-삼키기-숨쉬기 간 조절(suck-swallow-breathe coordination)을 담당하는 구강 조직의 발달 미숙으로 인하여 연하장애가 동반되기 쉽다.

또한 저체중 출생아 및 조산아는 동반질환의 유무,

신 경학적 상태, 호흡기계 질환의 유무 등에 연관하여 다양한 정도의 연하장애를 보인다.

신생아 호흡곤란 증후군(respiratory distress syndrome)이나 기관지폐이형성이상(bronchopulmonary dysplasia)이 있는 경우 빨기-삼키기-숨쉬기 간 조절 부전이나 빨기 압력의 저하가 흔히 관찰된다. 빨기 압력이 저하된 경우 연하 무호흡이 길어지는데, 삼키는 횟수를 줄여 긴 연하 무호흡을 보상하려 한다. 산소를 장기간 흡인하는 신생아의 경우, 비영양 빨기(nonnutritive sucking)를 잘 수행하지 못하고 연하장애가 발생할 가능성이 높다. 비침습적 인공 호흡(non-invasive ventilation)을 하는 경우, 복부 팽만이나 장관 혈류 저하를 유발할 수 있어 식이 진행을 더욱 조심스럽게 할 필요가 있다.

연하장애를 보이는 조산아 혹은 저체중 출생아는 한동안 경관 식이에 의존할 수 있는데, 이 경우 구강 식이 경험의 결여로 인하여 연하 기능 발달이 지연될 수 있다. 또한 경관 식이를 하는 동안, 배고픔 및 식욕과 음식 섭취 및 포만감에 대한 일련의 경험을 하지 못하게 되면서, 먹는 것에 대하여 적절하게 학습하지 못하게 되고 이 역시 연하기능 발달을 지연시킬 수 있다. 석션 등 구강 내 불쾌한 감각 자극에 반복적으로 노출되는 경우에도, 구강 감각 과민 등의 연하장애로 이어질 수 있으므로 유의해야 한다.

신생아가 비영양 빨기를 조화롭게 수행할 수 있으면 구강 섭취를 시도해 볼 수 있으므로, 공갈 젖꼭지 등을 이용한 비영양 빨기 훈련이 유용하다.

IV. 유전질환 및 대사이상질환

연하장애를 비교적 흔히 유발하는 유전질환에는 다운 증후군, 프래더-윌리 증후군, 윌리엄스 증후군, 레트 증후군 등이 있으며, 그 외의 다양한 유전질환이나 대사이상 질환에서도 초기 신경학적 이상 징후로 연하장애가 나타날 수 있다. 따라서 원인 불명의 연하장애를 보이는 신생아, 영유아의 경우 유전질환이나 대사이상 질환의 여부를 확인해야 한다.

이러한 유전질환에서는 신생아기에 저긴장증 및 이에 따른 대운동발달 지연이 두드러지는 특징이 있으며, 저긴장증 및 대운동발달 지연을 보이는 다운 증후군이나 프래더-윌리 증후군의 경우 영유아기에 연하장애가 흔하여 다운 증후군에서는 연하장애가 50-80%까지 보고되기도 한다. 잘 빨지 못하거나 침흘림, 부조화된 삼킴 등이 흔한 증상이다. 저긴장증 등이 호전되면서 연하장애가 호전되어 일반적으로 아동기가 되면 독립적으로 먹을 수 있게 되지만, 동반된 구강 감각운동 기능 저하, 인지기능 저하 등에 따라 연하장애가 지속되는 경우도 드물지 않다.

다운 증후군 아동을 대상으로 한 코호트 연구에서 비디오투시연하검사상 약 58%의 아동이 인두기 연하장애를 보였다. 이 중 연하장애가 해결된 경우는 10% 미만에 불과하였으며, 기관지 절개를 가지거나 유의한 신경학적 발달 지연을 보인 아동의 경우 연하 장애가 지속 혹은 악화되는 경우가 더 흔하였다. 다운 증후군에서 흔히 동반되는 심장 기형, 위장관계 문제 외에도 편도선 비대, 후두연화증, 기타 상기도 폐색(upper airway obstruction) 역시 연하장애의 위험을 증가시킬 수 있다. 그러나 상기도 폐색에 대한 수술적 치료가 다운 증후군의 연하장애를 개선하지 못하는 것으로 알려져, 다양한 원인이 다운 증후군 아동의 인두기 연하장애에 기여할 것으로 추정할 수 있다. 프래더-윌리 증후군의 경우 영유아기 때에는 저긴장증,

연하장애, 체중 증가 부진 등을 보이다가 만 2-3 세부터는 과잉 식욕을 보이기 시작해 오히려 과체중이나 비만으로 진행하는 경우가 흔하다.

일반적으로 이러한 유전질환에서는 저긴장증 및 대운동발달 지연을 보이는 시기에는 식이 조절, 적절한 자세 지지, 구강운동발달 촉진 등의 치료적 접근이 필요하다. 식이 조절로서는 구강 운동의 발달 수준, 흡인 위험 등을 고려하여 식이의 물성을 조절해야 하고, 우유가 잘 나오는 젖꼭지를 사용할 때에는 분출되는 우유의 속도가 영유아가 잘 삼킬 수 있는 수준인지를 잘 확인하여 되려 흡인이나 질식이 유발되지 않도록 한다. 적절한 자세 지지에는 빨기와 같은 구강기 기능을 돕기 위해 턱이나 뺨을 잡아주거나, 안정적인 두경부 정렬을 제공하고, 고개를 잘 가누지 못하는 경우에는 옆으로 기울여 먹이기 등도 시도해 볼 수 있으므로 아동의 상태에 맞는 방법을 적용한다. 젖꼭지 물기를 잘 하지 못하거나 혀의 근긴장도가 저하된 경우에는 구강 내압의 형성에 제한되어 빨기를 효율적으로 수행하지 못하므로, 비영양 빨기를 치료적으로 사용해 볼 수 있다.

V. 기타 뇌질환

외상성 뇌손상, 뇌종양, 뇌전증, 소뇌증, 수두증 등에서 연하장애가 발생할 수 있다. 여기에서는 연하장애를 동반하는 대표적인 뇌질환인 외상성 뇌손상과 뇌종양에 대하여 기술하고자 한다.

1. 외상성 뇌손상

외상성 뇌손상은 운동, 언어, 인지, 감각, 행동, 정서적 측면에 걸쳐 다양한 문제를 초래하는 데, 다양하고 복잡한 요인이 연하기능에 영향을 미쳐 연하장애가 비교적 흔히 동반되며 연하장애의 중증도는 뇌손상의 중증도와 연관된다. 외상성 뇌손상 소아의 연하 장애는 성인만큼 많이 연구되지는 않았으나, 최근에 발표된 대규모 후향적 연구에서 외상성 뇌손상으로 수술받은 소아 중 12.3%가 심한 연하장애를 가지는 것으로 보고한 바 있다. 외상성 뇌손상 소아는 급성기에 부적절한 혀 운동 조절, 식괴의 조기 소실(premature bolus loss), 무증상 흡인을 포함한 기도 내 흡인, 연하 반사의 지연, 후두 거상 감소, 불완전한 후두 폐쇄 등 구강기 및 인두기 연하장애의 소견을 흔히 보인다. 성인에서는 외상성 뇌손상 이후 구강 식이를 재개하는 데 인지 기능이 가장 중요하며 그 외에도 운동 기능, 감각 기능, 행동 및 언어 기능 역시 연관된다고 알려져 있으나, 소아에서는 연령, 사고 전 발달 상태, 사고의 기전, 인공호흡 기간, 사고 이후 임상 경과와 관련있는 것으로 알려져 있다. 외상성 뇌손상에서의 연하장애는 신경학적 손상에 대한 치료 이외에도 인지, 언어, 행동, 감각, 정서 등 여러 측면을 고려한 다각적인 치료적 접근을 요한다.

2. 뇌종양

연하장애는 뇌종양의 초기 증상으로 나타날 수도 있으며, 수술이나 방사선 치료와 같은 국소 치료 후의 후유증으로 나타날 수도 있다. 특히 후두와(posterior fossa)에 발생하는 뇌종양에서 연하장애가 흔하며, 이 경우 뇌종양 자체 혹은 수술 등에 따른 뇌신경손상에 의해 유발될 수도 있다. 후두와 뇌종양 수술을 받은 소아 중 약 15%가 급성기에, 약 6%가 수술 후 1년 뒤에도 연하장애를 보이며, 뇌종양이 뇌간을 침범한 경우 및 수술 후에 시행한 비디오투시연하검사상 연하

반사의 지연이나 인두 벽 코팅(pharyngeal wall coating)이 보이는 경우에 경구 식이로의 회복이 지연되는 것으로 알려져 있다. 연하장애는 뇌종양 치료 후 삶의 질에 영향을 주는 중요한 인자이기도 하다.

VI. 신경근육질환

연하장애가 동반되는 신경근육질환에는 근디스트로피(muscular dystrophy), 척수성 근위축(spinal muscular atrophy), 선천성 근육병증(congenital myopathy), 근긴장디스트로피(myotonic dystrophy), 대사성 근육병증(metabolic myopathy), 길랑바레 증후군 등이 있다. 중추신경계질환의 연하장애가 조절 이상으로 유발되는 것과는 달리, 신경근육질환에서 관찰되는 연하장애는 진행성의 위약이 주 원인이다. 따라서 질환이 진행할수록 보통 연하장애도 악화되며 신댁적으로 구근위약(bulbar weakness)을 초래하는 신경근육질환의 경우에는 초기부터 연하장애가 관찰될 수 있다. 구강기 및 인두기의 연하장애가 흔하기 때문에, 과도한 인후 잔여물이 특징이고 고형식이 섭취에 어려움을 겪을 수 있다. 기도 내 흡인 위험이 증가하는데, 침 및 식이의 반복적 흡인은 신경근육질환 자체로 저하되어 있는 호흡기계 문제를 더욱 악화시킬 수 있다. 따라서 호흡기계 분비물 관리 및 호흡기능에 대한 적극적 개입이 다른 질환에 비해 특히 중요하다.

VII. 기타 발달지연 및 지적장애

발달지연 아동에서의 식이 문제는 연하 기능 자체의 문제보다는 발달학적, 생리학적, 행동학적 문제의 조합으로 다양한 양상의 식이 장애의 형태로 나타날 수 있다. 구강 감각과민, 구강 감각저하 등이 동반되어 있을 수 있으며, 음식 거부, 편식, 되새김질, 이식증, 식사 시간의 공격성 등 다양한 행동학적 문제가 있을 수 있으므로 식이 장애에 대한 평가가 반드시 필요하며 치료도 흔히 요구된다.

자폐성 장애 아동에게 발견되는 섭식 문제로는 일반적으로 다음과 같은 세 가지 유형으로 분류된다. ① 편식, ② 음식 거부, ③ 식사 시간 방해 행동이며, 보다 구체적으로는 제한된 식이 다양성, 음식 공포증,

표 33-1. 신경근육질환을 갖고 있는 아동의 삼킴 시기에 따라 관찰될 수 있는 문제들

삼킴 시기	관찰될 수 있는 문제들
구강준비기	불완전한 입술 닫힘과 비정상적인 혀의 움직임으로 신생아기의 빨기 문제, 음식의 흘림 및 저작 문제가 있을 수 있음.
구강전달기	혀의 강도 감소로 인한 식괴 형성 및 구강 이송 지연 문제가 있을 수 있음.
인두기	전방 혀 올림, 후방 혀 움직임 역화 및 구강내 식괴 조절 약화로 인한 인두 내 식괴 고임 현상 발생 인두 삼킴의 시작을 지연시키는 추진력 저하 인두 수축의 불협화 또는 비인두의 불충분한 폐쇄로 인한 비강 역류 삼킴과 호흡의 조정 결함으로 인한 후두개 아래 음식물 침투 또는 흡인. 연하근(submental M)의 활동 감소로 인한 연하 및 유문동의 삼킨 후 잔류물이 생기며, 나아가 설골의 전상방 운동 감소, 혀 기저부 수축 감소, 또는 인두 수축이 감소 발생
식도기	상부 식도 괄약근의 제한된 개방으로 인해 괄약근 위에 잔류물이 남을 수 있으며, 식도 운동성 문제 또는 위식도 역류로 인한 상부 식도에 잔류물이 보일 수 있음

음식 거부, 질감에 따른 제한된 식단, 비정상적인 음식 선호도(예: 특정 음식 색상, 모양, 질감, 표현 또는 특정 배열), 특정 도구/접시로만 음식을 먹으려는 고집, 식사 중 비정상적인 자세, 구강 운동 문제 및 과체중 경향이 자주 발견된다고 한다.

지적 장애(intellectual disability) 아동에게 나타나는 식이 장애로는 수유 중 떼쓰기, 기괴한 음식 습관, 여러 가지 음식 싫어하기, 질감에 따른 편식, 씹는 지연 또는 어려움, 빨거나 삼키는 어려움, 자가 수유 지연 및/또는 부족, 부적절한 음식 섭취량, 구토, 구토, 역류, 너무 빨리 먹기, 혹은 식욕 부진 등이 있다. 대표적인 지적장애 아동인 다운증후군 환자의 50–80%가 수유 및 삼킴과 관련된 문제를 겪는다고 하며, 이들은 미숙한 씹기 패턴, 음식량 조절 및 조작 미숙, 입천장에 대한 혀의 원시적인 앞뒤 움직임, 혀 밀어내기, 혀의 좌우 움직임 불량, 입안에 음식물 고임, 크고 잘 씹지 않은 음식물의 삼킴, 식도 폐쇄 및 위식도 역류도 보고되고 있다.

참고문헌

1. Arvedson JC. Assessment of pediatric dysphagia and feeding disorders: Clinical and instrumental approaches. Dev Disabil Res Rev. 2008;14(2):118-27.
2. Benfer KA, Weir KA, Bell KL, Ware RS, Davies PS, Boyd RN. Longitudinal Study of Oropharyngeal Dysphagia in Preschool Children With Cerebral Palsy. Archives of physical medicine and rehabilitation 2016;97:552-60. e9.
3. Benfer KA, Weir KA, Bell KL, Ware RS, Davies PS, Boyd RN. Oropharyngeal dysphagia and gross motor skills in children with cerebral palsy. Pediatrics. 2013;131:e1553-e62.
4. Benfer KA, Weir KA, Bell KL, Ware RS, Davies PS, Boyd RN. Oropharyngeal dysphagia in preschool children with cerebral palsy: Oral phase impairments. Research in developmental disabilities 2014;35:3469-81.
5. Benfer KA, Weir KA, Bell KL, Ware RS, Davies PS, Boyd RN. Validity and reproducibility of measures of oropharyngeal dysphagia in preschool children with cerebral palsy. Developmental Medicine & Child Neurology. 2015;57:358-65.
6. Cermak, S. A., Curtin, C., & Bandini, L. G. Food selectivity and sensory sensitivity in children with autism spectrum disorders. Journal of the Academy of Nutrition and Dietetics. 2010:110(2);238–46.
7. Cooper-Brown L, Copeland S, Dailey S, et al. Feeding and swallowing dysfunction in genetic syndromes. Developmental disabilities research reviews 2008;14:147-57.
8. Edvinsson SE, Lundqvist LO. Prevalence of orofacial dysfunction in cerebral palsy and its association with gross motor function and manual ability. Developmental Medicine & Child Neurology 2015.
9. Ferluga ED, Sathe NA, Krishnaswami S, Mcpheeters ML. Surgical intervention for feeding and nutrition difficulties in cerebral palsy: a systematic review. Developmental Medicine & Child Neurology. 2014;56:31-43.
10. Howle AA, Baguley IJ, Brown L. Management of dysphagia following traumatic brain injury. Current Physical Medicine and Rehabilitation Reports 2014;2:219-30.
11. Huang C-T, Lin W-C, Ho C-H, et al. Incidence of severe dysphagia after brain surgery in pediatric traumatic brain injury: a nationwide population based retrospective study. The Journal of head trauma rehabilitation 2014;29:E31-E6.
12. Khatwa UA, Dy FJ. Pulmonary manifestations of neuromuscular diseases. The Indian Journal of Pediatrics. 2015;82:841-51.

13. Kim J-S, Han Z-A, Song DH, Oh H-M, Chung ME. Characteristics of dysphagia in children with cerebral palsy, related to gross motor function. American Journal of Physical Medicine & Rehabilitation 2013;92:912-9.
14. Kuhn DE, Matson JL. Assessment of feeding and mealtime behavior problems in persons with mental retardation. Behavior Modification. 2004;28:638-48.
15. Matson JL, Fodstad JC, Dempsey T. The relationship of children's feeding problems to core symptoms of autism and PDD-NOS. Research in Autism Spectrum Disorders. 2009;3:759-66.
16. Matson, J. L., Gardner, W. I., Coe, D. A., & Sovner, R. A scale for evaluating emotional disorders in severely and profoundly mentally retarded person development of the diagnostic assessment for the severely handicapped (DASH) scale. The British Journal of Psychiatry. 1991;159(3):404–9.
17. Miller CK. Updates on pediatric feeding and swallowing problems. Current opinion in otolaryngology & head and neck surgery 2009;17:194-9.
18. Morgan A, Ward E, Murdoch B, Bilbie K. Acute characteristics of pediatric dysphagia subsequent to traumatic brain injury: videofluoroscopic assessment. The Journal of head trauma rehabilitation. 2002;17:220-41.
19. Parkes J, Hill N, Platt MJ, Donnelly C. Oromotor dysfunction and communication impairments in children with cerebral palsy: a register study. Developmental Medicine & Child Neurology. 2010;52:1113-9.
20. Rogers, L. G., Magill-Evans, J., & Rempel, G. R. Mothers' challenges in feeding their children with autism spectrum disorder - Managing more than just picky eating. Journal of Developmental and Physical Disabilities. 2012:24(1);19–33.
21. Santoro A, Lang MBD, Moretti E, et al. A proposed multidisciplinary approach for identifying feeding abnormalities in children with cerebral palsy. Journal of child neurology 2012;27:708-12.
22. Sheppard JJ, Hochman R, Baer C. The dysphagia disorder survey: validation of an assessment for swallowing and feeding function in developmental disability. Research in developmental disabilities 2014;35:929-42.
23. Stumm SL, Barlow SM, Estep M, et al. Respiratory distress syndrome degrades the fine structure of the non-nutritive suck in preterm infants. Journal of Neonatal Nursing 2008;14:9-16.
24. Tian X, Yi L-J, Zhang L, et al. Oral motor intervention improved the oral feeding in preterm infants: evidence based on a meta-analysis with trial sequential analysis. Medicine 2015;94.
25. Tomita T, Grahovac G. Cerebellopontine angle tumors in infants and children. Child's Nervous System 2015;31:1739-50.
26. Toussaint M, Davidson Z, Bouvoie V, Evenepoel N, Haan J, Soudon P. Dysphagia in Duchenne muscular dystrophy: practical recommendations to guide management. Disability and rehabilitation. 2015:1-11.
27. van den Engel-Hoek L, Erasmus CE, van Hulst KC, Arvedson JC, de Groot IJ, de Swart BJ. Children with central and peripheral neurologic disorders have distinguishable patterns of dysphagia on videofluoroscopic swallow study. Journal of child neurology 2013:0883073813501871.

Chapter 34

소아에서 해부학적 구조 이상에 따른 연하장애

| 김한수 |

소아의 연하장애는 다양한 원인에 의해 발생할 수 있으며 성인과는 다른 임상증상을 호소하는 경우가 많다. 식사 시간의 지연, 불편감, 기침과 같은 가벼운 증상부터 영양장애, 탈수, 흡인성 폐렴과 같은 심각한 증상까지 다양한 형태로 나타난다. 예를 들어 건강한 소아가 갑작스러운 연하장애를 호소한다면 식도 이물을 감별해야 하며, 열과 동반된 연하장애는 감염성 질환을 의심할 수 있다. 반면 영아에서의 설명하기 어려운 연하장애는 먼저 해부학적 이상을 감별해야 한다. 소아의 연하장애는 성장 및 발달에 지대한 영향을 미치고 환아가 자신의 증상을 제대로 표현하지 못하는 경우가 많아 제때 치료가 이루어지지 않을 경우 심각한 합병증을 평생 남기는 경우가 많다.

연하는 구강전기(oral preparatory phase), 구강기(oral phase), 인두기(pharyngeal phase) 및 식도기(esophageal phase)의 네 단계로 이루어지는데, 각 과정은 구강, 인두, 후두, 식도에 존재하는 25쌍의 근육의 연속적이고 조화된 수축과 이완을 통해 이루어 지며 각 과정은 중추신경계에 의해 조절된다. 따라서 미숙아, 선천적 혹은 후천적으로 연하단계에 관여하는 기관에 해부학적 문제가 있는 소아라면 필연적으로 연하장애가 발생하게 된다. 이처럼 해부학적 구조이상에 의해 발생하는 연하장애는 병인을 정확히 이해하고 조기에 수술적 치료와 적절한 재활치료를 병행하면 좋은 치료 결과를 얻을 수 있다. 본 장에서는 소아의 해부학적 구조적 이상과 관계된 연하장애를 각 연하단계에 따라서 알아보고자 한다(표 34-1).

표 34-1. **해부학적 장애부위와 관련 증상**

해부학적 장애	연하에 미치는 영향
구순열, 구개열	젖병 섭취 어려움, 흡인 위험 증가
설소대단축증	혀 운동 제한, 젖 빨기 및 고형식 섭취 어려움
후두개연화증	호흡 곤란, 흡인 위험 증가
식도 협착	연하 시 통증, 음식물 역류
뇌성마비	근육 긴장도 이상, 구강 운동 조절 곤란

I. 구강전기 및 구강기

구순열/구개열, 후비공폐쇄증, 편도비대, 설소대단축증, 안면기형과 같은 구조적 이상 및 뇌성마비, 외

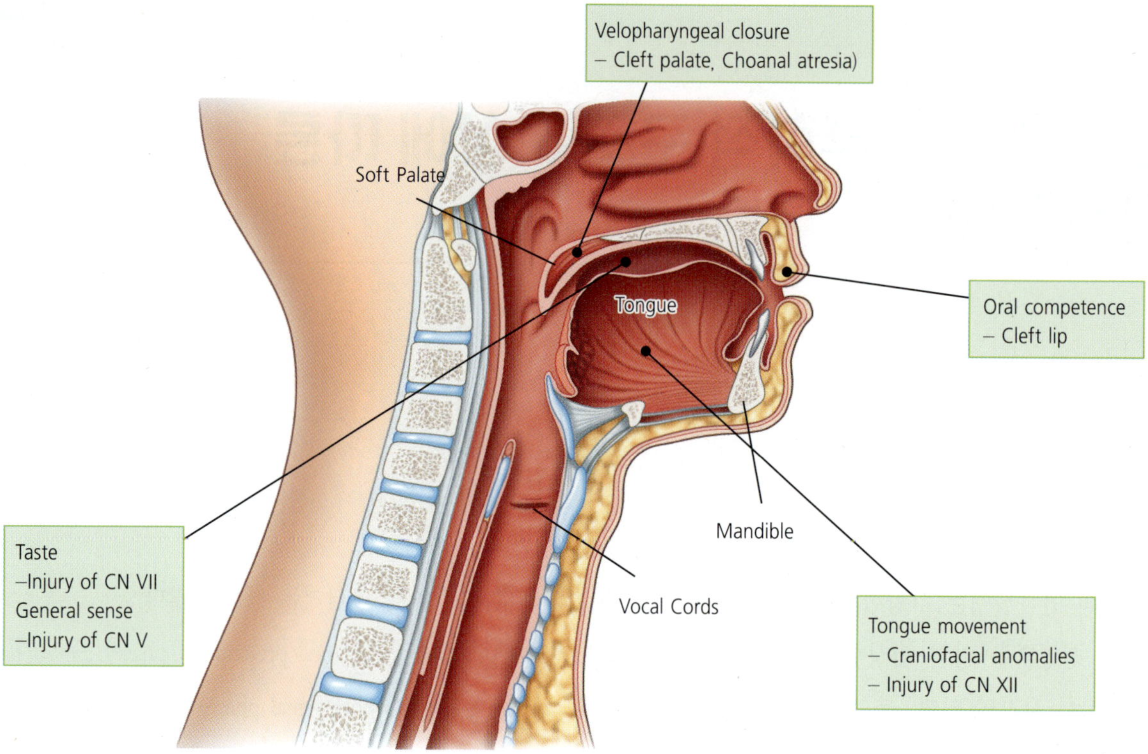

그림 34-1. 구강전기 및 구강기의 연하장애.

상성뇌손상과 같은 신경학적 손상에 의한 뇌신경병변이 있는 경우 구강전기 및 구강기에 큰 영향을 미치게 된다(그림 34-1).

1. 구순열/구개열(Cleft lip and palate)

얼굴에서 가장 흔한 선천성 기형의 하나로, 우리나라의 경우 약 650–1,000명당 한 명꼴로 나타나며 남자가 여자보다 발생률이 약 2배 정도 높다. 태아의 얼굴은 임신 5주에서 12주 사이에 형성되는데 이 과정이 불완전하게 되면 발생한다. 태생 6주에 양쪽의 상악돌기에서 구개돌기가 하나씩 자라나와 서로 유합하여 2차 구개를 형성하고, 안쪽 코돌기에서 발생한 1차 구개와 유착하여 9–12주에 완전한 구개가 형성되어 구강과 비강이 분리가 된다. 그러나 이 과정이 원할하지 않아 완전한 유합이 일어나지 않으면 파열(틈)이 발생하는데 그 부위에 따라 구순열(입술갈림증), 구개열(입천장갈림증)이 나타나게 된다(그림 34-2).

출생 후 구개열 환아가 가지는 가장 큰 문제는 입천장이 뚫려 있어 구강 내 음압을 형성하기가 어려워 젖꼭지를 빠는 힘이 약해져 수유 문제가 발생하는 것이다. 수유 장애가 지속되면 성장 및 발육 저하를 초래하므로 적절한 영양 공급이 필수적이다. 구개열 환아의 수유는 젖병을 이용하는 것이 좋다. 구개열 환아용 특수 젖꼭지를 사용하거나 일반 고무 젖꼭지의 끝을 조금 잘라내어 빨기 쉽도록 해준다. 아니면 모유나 우유를 주사기에 담아 입에 조금씩 넣어주는 것도 대

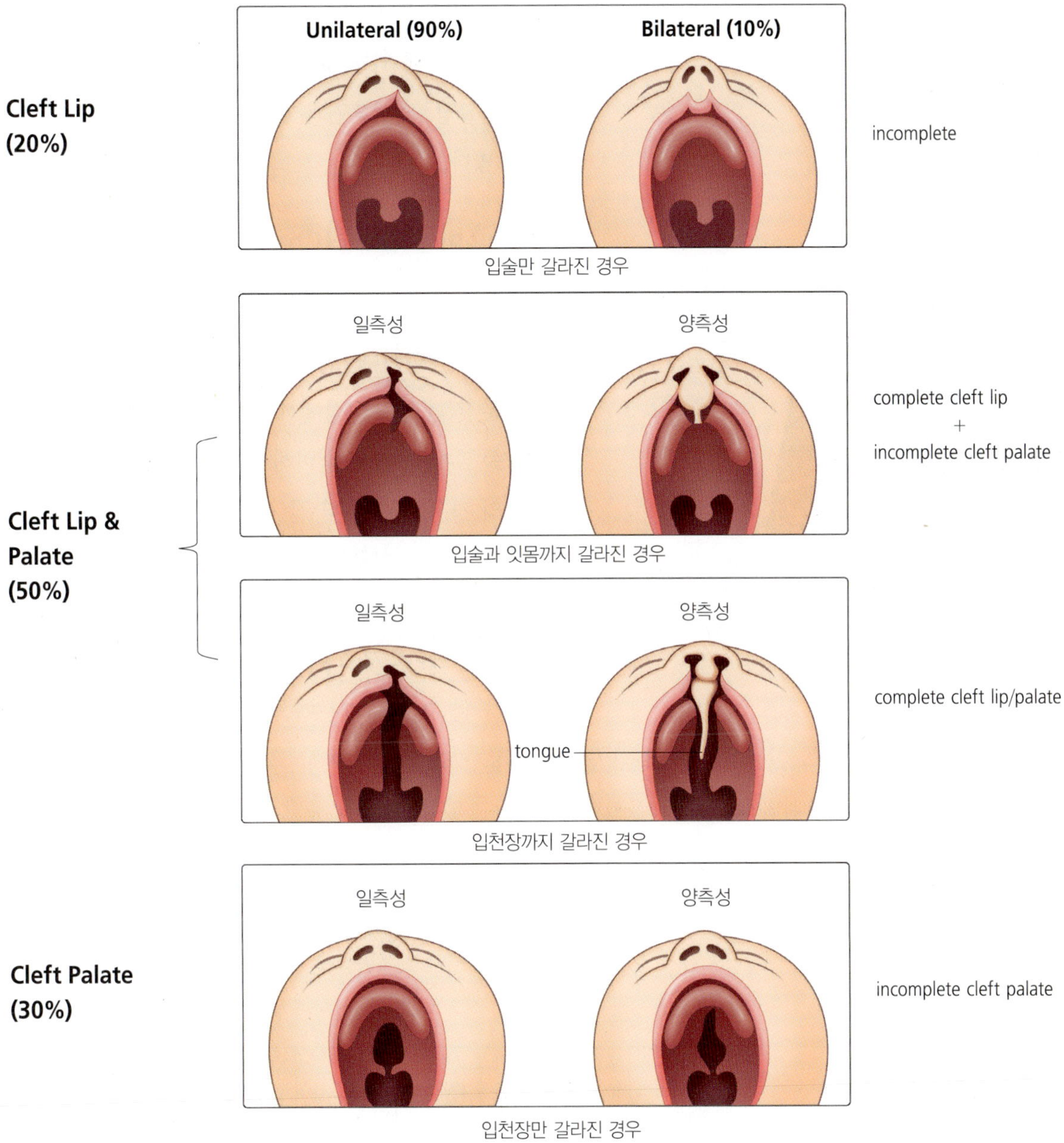

그림 34-2. 구순열 및 구개열 분류.

안이 될 수 있다. 수유 시 환아의 자세는 눕히지 않고, 45° 정도로 앉는 자세를 취하는 것이 좋다. 아이를 무릎에 앉혀서 우유가 비강으로 역류하지 않도록 천천히 조금씩 수유를 하며, 수유 후에는 반드시 트림을 하도록 해서 수유한 우유가 다시 흘러나오지 않게 해야 한다(그림 34-3). 비강과 구강 사이의 틈을 막아주는 구강내장치(palatal obturator)를 착용시킨 후 수유를 할 수도 있다.

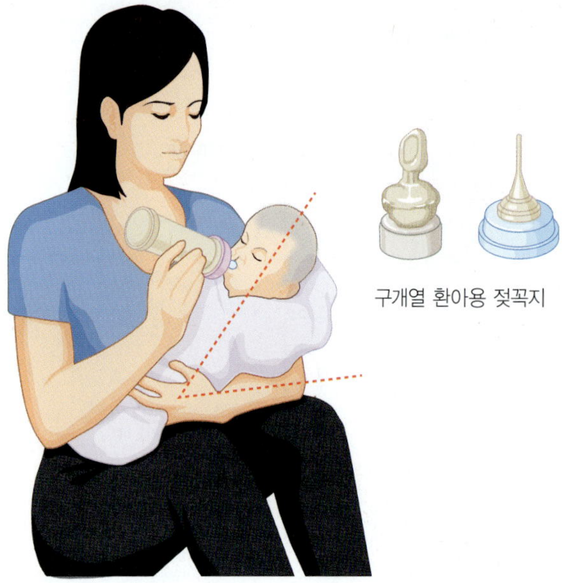

그림 34-3. 구개열 유아의 수유자세. 환아가 45° 정도로 앉은 자세가 되도록 무릎과 손으로 받친다. 젖꼭지의 넓은 면이 혀 쪽으로 오게 위치하여 우유가 코 쪽으로 역류하지 않도록 하면서 천천히 조금씩 수유를 한다.

수술적 치료는 환아가 가지고 있는 구순구개열의 형태와 정도에 따라서 시기별 단계별로 나누어서 시행한다(그림 34-4). 일반적으로 구순성형술은 생후 3개월에 주로 시행하고 구개성형술은 생후 12개월에서 18개월 전후에 시행한다. 대부분의 경우 두 세 차례의 수술을 받게 되는 것이 일반적이다. 또한 수술 후에도 치열교정, 언어훈련과 같은 추가 치료가 필요한 경우가 많다.

2. 후비공폐쇄증(Choanal atresia)

한쪽 또는 양쪽의 후비공이 격막에 의해 막혀 있는 선천성 기형이다. 인구 10만 명당 약 8명이 발생하는 드문 질환으로 여성에서 흔하며 한쪽 후비공 폐쇄가 양쪽 후비공 폐쇄에 비해 2배 정도 호발하며 일측 폐쇄의 경우 우측에 더 잘 생기는 것으로 되어 있다. 증상의 정도는 한쪽인지 양쪽인지에 따라 다르다. 양측 폐쇄가 있는 경우 수유 시 숨을 쉴 수 없기 때문에 청색증을 보이면서 오랜 시간 수유를 하지 못한다. 코로 숨을 쉴 수 없기 때문에 항상 입을 벌리고 있고 콧물이 뒤로 넘어갈 수 없어서 코로 콧물이 많이 나오면 의심할 수 있다. 폐쇄를 유발하는 격막이 점막만으로 구성되어 있는 경우와 점막과 골에 의해 구성되어 있는 경우에 따라서 두 종류로 분류할 수 있다(그림 34-5).

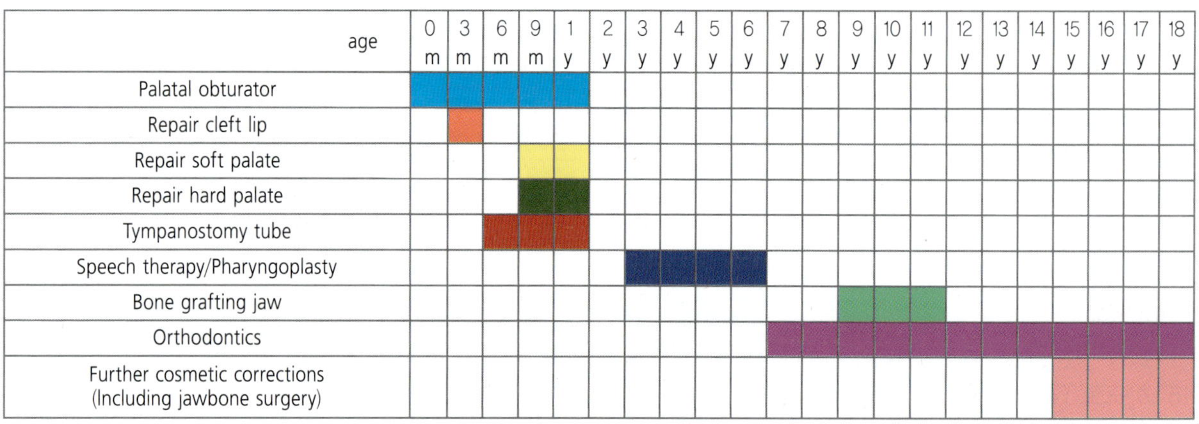

그림 34-4. 구개열/구술열의 수술적 치료 시기. 출생직후 원활한 수유를 위하여 구강내 보조 장치를 바로 사용할 수 있다. 구술열의 수술은 환아와 보호자의 애착관계가 형성되는 3개월 전후에 가장 먼저 시행한다. 이후 12개월 전후에 걸쳐 구개열 수술을 시행한다.

비강 내시경을 통해 후비공 폐쇄여부를 쉽게 진단할 수 있으며 CT촬영을 통해 점막성인지 골성 격막인지 감별이 가능하다. 일측성의 경우 증상이 심하지 않아 진단이 늦어질 수 있다. 신생아에서 한쪽 코에서만 콧물이 지속적으로 나오면 의심해 볼 수 있다. 양측성의 경우 수유 시 증상이 바로 나타나기 때문에 비교적 조기에 진단이 되며 수술 전까지는 기도 확보를 위하여 구강에 젖꼭지 형태의 기구(McGovern Nipple)을 위치시켜 놓는다. 치료는 수술적으로 격막을 제거하는 것이다. 내시경을 이용해 비강과 구강을 통하여 제거가 가능하다. 간혹 재협착이 발생하여 재수술이 필요하기도 하다. 재협착을 방지하기 위하여 스텐트를 삽입할 수도 있으며 최근에는 mitomycin-C 등의 약물을 도포하여 재협착을 방지하는 방법을 사용하기도 하지만 임상적 유효성에 대해서는 아직 논란이 있다.

3. 설소대단축증(Ankyloglossia)

설소대단축증은 혀와 구강저를 연결하는 설소대(frenulum)가 비정상적으로 짧거나 두꺼워서 혀의 움직임이 제한되는 선천적인 기형이다. 정확한 원인은 아직 밝혀지지 않았으며, 태내 발달 과정에서 입술, 혀, 하악의 균형적인 발달을 지지하기 위해 존재하는 설소대의 태아 조직이 퇴화되지 않고 남아있게 되면서 나타나는 질환이다. 남자에서 약 2배 정도 높은 발생률을 보이는 것으로 되어 있으나, 유병률은 정확한 진단 기준이 없기 때문에 0.1%에서 12%까지 다양하게 보고된다.

증상은 설소대의 길이, 탄성, 부착부위에 따라서 무증상부터 다양하게 나타난다(표 34-2, 34-3). 신생아 시기에는 수유와 관련된 증상이 중요한데 환아 측면에서는 혀의 움직임이 제한되어 젖빨기(latch)에 문제가 있는지 여부를, 엄마 입장에서는 수유과정 중 통증이

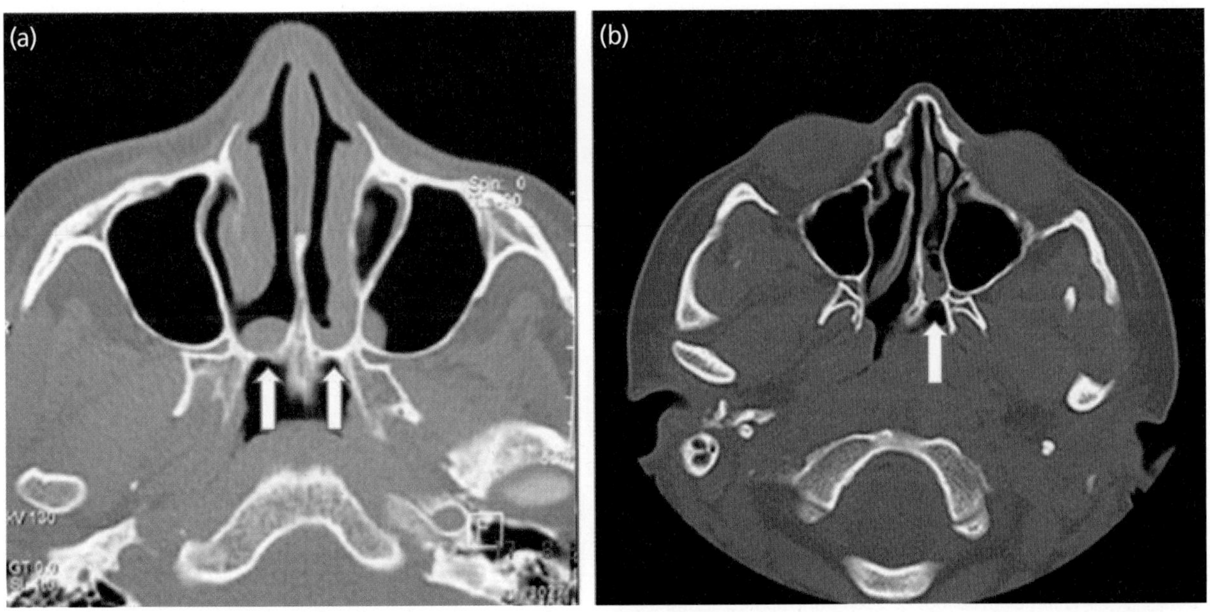

그림 34-5. 후비공폐쇄증의 예. (a) 양측성 골성후비공폐쇄증의 CT 소견. 양측 후비공이 얇은 골성 격막으로 막혀있는 것이 관찰된다. (b) 일측성 막성후비공폐쇄증의 CT 소견. 좌측 후비공이 점막으로 막혀있는 것이 관찰된다.

발생하는지를 고려해야 한다. 대부분 경미한 경우에는 약 50%에서 자연적으로 개선되기도 하지만, 젖 빨기 어려움, 체중 증가 부진, 수유를 중단할 정도의 통증 등이 있는 경우에는 수술적 치료를 고려해야 한다.

치료는 증상의 정도가 심하지 않다면 수유방법 개선 등의 비수술적 방법을 먼저 고려하고 이를 통해 호전이 없다면 수술적 치료를 시행한다. 점막형태의 탄성이 있는 설소대라면 설소대절개술(frenotomy)을 시행할 수 있다. 설소대절개술은 국소마취 하에 iris scissor를 이용하여 점막 부위를 단순절개 하는 것으로 출혈은 거즈로 압박하여 지혈이 가능하고 봉합 등의 추가 처치가 필요 없어 생후 2주 이내의 신생아에서 외래에서 간단히 시행 가능하다. 반면 밴드 형태의 설소대라면 설소대절제술(frenectomy)이나 설소대성형술(frenoplasty)이 필요하며 대부분의 경우 전신마취가 필요하다.

표 34-2. Kotlow's classification of ankyloglossia ("free tongue" length)

Normal, clinically acceptable range of "free tongue" > 16 mm	
Class I (Mild)	12 to 16 mm
Class II (Moderate)	8 to 11 mm
Class III (Severe)	3 to 7 mm
Class IV (Complete)	< 3 mm

표 34-3. Coryllos's classification of ankyloglossia

Type I	Fine and elastic frenulum; the tongue is anchored from the tip to the alveolar ridge and it is found be heart-shaped
Type II	Fine and elastic frenulum; the tongue is anchored 2-4 mm from the tip near the alveolar ridge.
Type III	Thick, fibrous non-elastic frenulum: the tongue is anchored from its middle to the floor of the mouth
Type IV	The frenulum cannot be seen but palpated; it had a fibrous and/or thick and shiny submucous anchoring from the base of the tongue to the floor of the mouth

4. 편도비대(Tonsillar hypertrophy)

편도선은 비강 및 구강 주변에 위치하는 대표적인 점막연관림프조직(mucosa-associated lymphoid tissue, MALT)으로 구개편도(palatine tonsil), 인두편두(adenoid), 혀편도(lingual tonsil) 및 이관편도(tubal tonsil)로 구성되며, 편도비대로 인한 임상증상은 이중 주로 구개 및 인두편도의 크기 증가에 의해 나타나게 된다.

가장 흔한 증상은 기도 및 인두 공간의 협소화로 인한 기계적 폐쇄 증상이다. 수면 중에 코골이 및 구강 호흡과 같은 호흡통로 장애에 의한 증상이 흔하며, 비대가 심한 경우에는 혀 및 연구개 근육의 조화로운 움직임에 제한이 발생하고 음식물의 원활한 이동이 방해되어 구강기 및 구강전기 과정에 영향을 미쳐 연하장애도 초래하게 된다. 음식 삼킴의 어려움(특히 고형식), 음식물의 느린 섭취 속도 및 음식 잔류감, 연하 과정 중 질식 감각 또는 기침 등의 증상이 있을 수 있고 드물게는 흡인으로 인한 폐렴까지 진행할 수 있다.

진단은 구개편도의 경우 시진으로 편도선의 크기를 직접 확인하여 쉽게 할 수 있다(그림 34-6). 아데노이드의 경우 비강내시경 검사를 하거나 측면 경부 X-ray를 통해 진단할 수 있다.

편도선은 성장하면서 대부분 자연적으로 크기가 감소하고 상대적으로 인두 공간은 증가하기 때문에 경증의 경우 주기적 관찰하면서 대증치료를 한다. 알레르기성 요인이 동반된 경우 항히스타민제나 스테로이드제제를 처방할 수 있다. 반복되는 연하 장애 및 흡

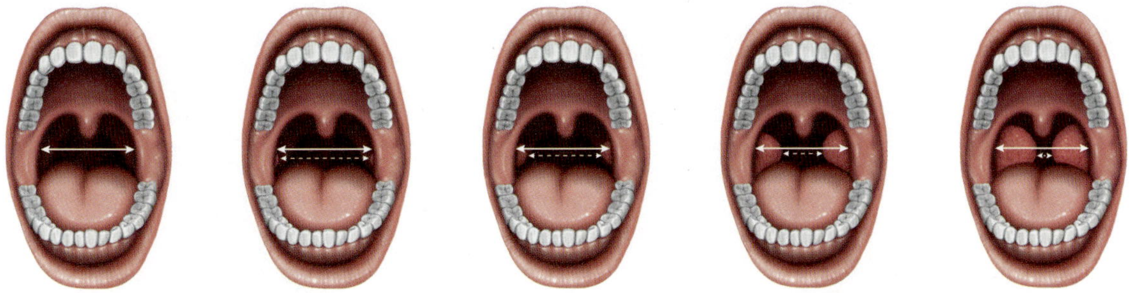

그림 34-6. 구개편도 비대 Brodsky's Grade. 편도의 상대적 부피를 구강 인두에서 차지하는 비율로 평가한다; Grade 0: 편도 없음/Grade 1: 구강 인두 공간의 <25% /Grade 2: 25~50% Grade 3: 50~75%/Grade 4: >75% 폐쇄.

인의 원인이 되고 수면무호흡과 같은 심한 기계적 폐쇄 증상이 확실 할 때는 편도 및 아데노이드 절제술을 고려할 수 있다. 대부분의 경우, 편도 및 아데노이드 절제술 후 연하장애가 현저히 개선된다.

5. 기타 안면형성기형증

선천성 증후군 중에 몇몇 질환은 안면형성기형을 유발하며 섭식장애를 동반하게 된다. Pierre Robin 증후군은 염색체 2번, 11번, 17번의 이상에 의해 발생하는 증후군으로 구개열, 하악후퇴(retrognathia), 설하수(glossoptosis)의 3대 증상을 특징으로 한다. Treacher Collins 중후군은 상염색체 우성으로 유전되는 질환으로 소악증(micrognathia)과 관골(zygoma)의 미성숙 발달을 특징으로 하는 질환으로 mandibulofacial dystosis 라고 하기도 한다. Apert 증후군 또한 상염색체 우성으로 유전되는 매우 드문 질환으로 두개골조기유합증(craniosynostosis)과 이에 따른 얼굴 중간 부위의 저형성증(midface hypoplasia) 및 매우 심한 합지증(syndactyly)을 나타내는 증후군이다. 각 증후군의 섭식장애 정도는 구강 및 안면부의 해부학적 구조의 이상 정도에 따라 다르며 증상의 정도에 따라서 수술 및 대증 치료를 시행한다.

II. 인두기

인두기는 구강전기에서 만들어진 식괴가 인두에서 식도로 이동하는 과정으로 음식물이 후두부로 흡인이 되지 않도록 방지하는 기도폐쇄의 과정이 매우 중요하다. 기도흡인 방지기전은 크게 후두상승(laryngeal elevation)과 성문폐쇄로 구성된다. 후두는 평상시에는 경추 6번 높이에 위치하는데 인두기에는 경추 2–3번 높이까지 상승한다. 이 상승운동을 통하여 구강 바로 뒤에 식도의 입구인 상부괄약근이 위치하도록 함으로써 소위 기류와 음식물이 교차하는 후인두(laryngopharynx) 부위의 길이를 감소시켜 흡인이 될 수 있는 가능성을 줄이는 것이다. 또한 이 상승운동을 통해 설기저부(base of tongue)가 후두개를 누름으로써 후두개가 마치 뚜껑처럼 성문을 폐쇄하는 효과까지 기대할 수 있다. 영아 및 소아에서 인두기에 발생하는 구조 관련 연하장애는 대부분 후두부의 이상에 의해 흡인인 발생하는 것으로 대표적인 질환으로는 후두개연화증(laryngomalacia)과 성대마비가 있다(그림 34-7).

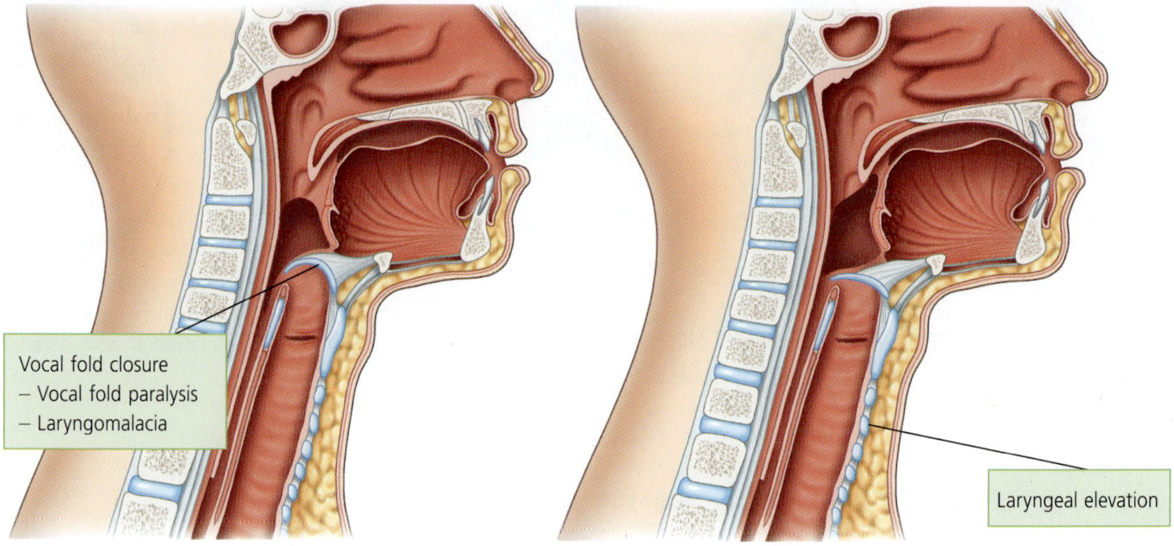

그림 34-7. 인두기의 연하장애.

1. 후두연화증(Laryngomalacia)

가장 흔한 선천성 후두질환으로 원인은 후두 연골의 발육이 완전하지 않아서 흡기 시 후두에 발생하는 음압에 의해 후두개 및 성문 상부의 점막이 내측으로 함몰되면서 발생하는 질환이다. 가장 특징적인 증상은 출생 후 몇 일 또는 몇 주 뒤부터 나타나는 흡기성 천명(stridor)이다. 천명은 엎드린 자세 또는 고개가 젖혀져 있는 상태에서 완화되고 바로 눕거나 고개가 굽혀져 있는 자세에서는 커지는 양상을 보인다. 또한 심하게 울거나, 먹을 때, 또는 운동량이 많을 때 증가한다. 천명에 비해 울음 소리는 대부분 정상이고 청색증(cyanosis)도 거의 발생하지 않는다. 수유시간이 길어지고 천명이 심해질 수는 있으나 연하장애가 심하지는 않다. 만약 흡인을 비롯한 연하장애가 있고 청색증이 심하면 다른 질환의 동반 여부를 꼭 확인해야 한다.

굴곡형 내시경으로 특징적인 오메가 형태의 후두개와 성문 상부의 점막이 흡인 시 성문 쪽으로 함입되는 것을 확인하면 쉽게 진단할 수 있다.

대부분의 후두연화증 환아는 정상적인 체중증가와 성장을 보인다. 또한 시간이 지나면서 후두연골의 탄성이 증가함에 따라 증상이 서서히 완화되고 생후 18개월 이전에 자연 치유되므로 특별한 치료는 필요 없다. 그러나 성장장애/체중감소, 폐쇄성 무호흡, 청색증, 폐동맥고혈압 등의 증상이 동반되는 일부의 경우는 수술적 치료가 필요하다. 레이저로 과도한 점막을 절제해 주는 내시경 수술로 대부분 치료가 가능하다.

2. 성대마비

소아의 성대마비는 후두개연화증 다음으로 선천성 천명을 유발하는 두 번째 흔한 질환으로 출생 시 손상, 신경계기형, 심장기형 등의 원인에 의해 발생한다. 양측성대마비의 경우 호흡곤란이 동반되는 경우가 흔하므로 초기에 진단되는 경우가 많으나 일측성 대마비의 경우 증상이 심하지 않은 경우 진단이 늦어질 수 있다. 약 50%에서 양측성대마비이며 증상은 마비된 성대의 위치에 따라 다르게 나타난다. 마비된 양측 성대의 위치가 정중위에서 가까울수록 호흡곤란이 심하게 동반되므로 섭식 자체가 곤란할 수 있다. 반면 외측 마비인 경우 당장의 증상은 없을 수 있으나 불완전한 성문폐쇄에 의한 흡인으로 인해 수유 도중 반복적으로 기침을 할 수 있으며 흡인이 과도하게 된 경우 흡인성 폐렴이 발생할 수 있다. 치료방법의 선택은 호흡곤란 증상의 정도에 따라 결정한다. 섭식장애의 해결보다는 기도확보가 우선시되어야 한다. 많은 경우에서 자연회복 되는 경우가 있으므로 증상이 심하지 않은 경우에는 보존적 치료를 하면서 추적관찰을 할 수 있다. 대부분의 일측성대마비는 증상이 심하지 않으므로 추적관찰을 일차적으로 고려할 수 있으며 흡인이 심하거나 음성의 질이 나빠 일상생활에 장애가 심하면 성대주입술과 같은 가역적 치료방법을 우선적으로 시행한다.

III. 식도기

1. 식도폐쇄증 및 기관식도누공(Esophageal atresia & Tracheoesophageal fistula)

식도와 기관은 원시전장(primitive foregut)에서 함께 기원하는 장기로 태생 4-6주에 걸쳐 서로 분리가 된다. 이 시기에 두 장기의 분리가 제대로 일어나지 못하게 되면 발생하는 질환이 식도폐쇄증으로 약 90%에서 기관식도누공이 동반된다. 가장 흔한 형태는 식도가 맹관으로 끝나고 식도의 하부의 상단이 기간과 누공을 형성하고 있는 형태로 전체 기형의 85% 이상을 차지한다(그림 34-8). 발생원인은 미상이며 3000-4500 명당 한 명 정도의 신생아에서 발생하는데 최근 들어 발생률은 감소하는 추세이다.

임신 기간 중 양수과다증(polyhydramnios)가 있으면

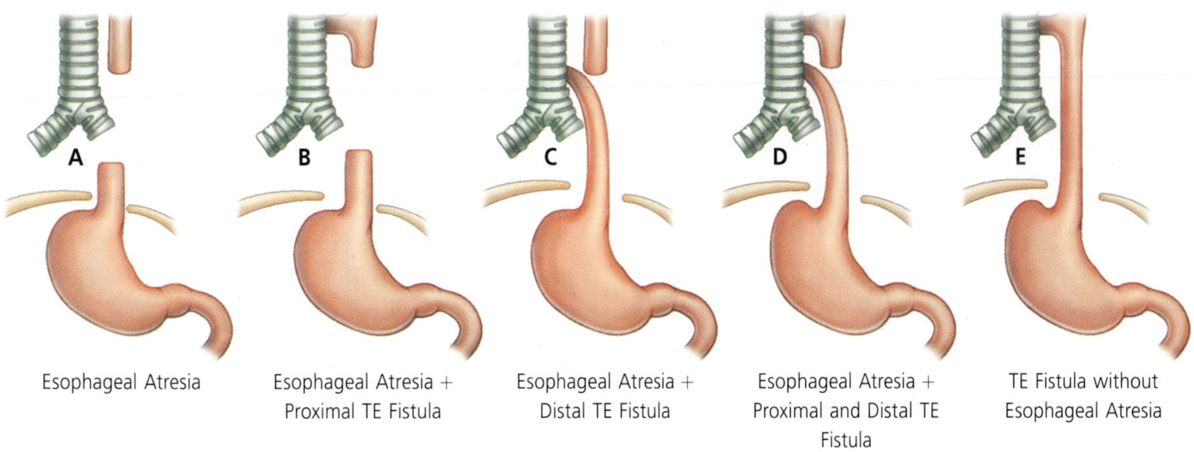

그림 34-8. 식도폐쇄증의 Gross classification. 식도 하부가 맹관으로 형성되고 하부 식도가 기도와 누공을 형성한 형태인 Type C가 약 85% 이상으로 가장 흔하다.

의심해 볼 수 있다. Type C의 경우 약 33%에서 양수과다증이 보고되며 Type A의 경우 100%에서 증상이 나타난다. 출생 직후 신생아가 구강 및 비강으로 맑은 색의 거품 형태의 분비물을 많이 분비하고 석션 후에도 금방 차는 것을 보면 의심할 수 있다. 비위관을 삽입해 보면 약 10 cm 길이를 전후해서 비위관이 더 이상 삽입이 되지 않고 흉복부 사진촬영에서 비위관이 식도의 맹관 부위에서 굽혀 있는 것을 확인하면 확진할 수 있다(그림 34-9). 약 1/5의 환아에서 심장기형, 타 위장관 기형을 동반하므로 중복 기형 여부를 꼭 확인해야 한다.

진단이 되면 곧바로 치료를 시작해야 한다. 만약 진단이 늦어져 수유를 하는 경우 흡인성 폐렴을 유발하여 심각하면 사망에 이를 수 있다. 수술적 치료 전까지는 비위관을 삽입하여 지속적으로 식도 맹관에 있는 침이나 점액을 제거해서 기도로 흡인이 되는 것을 방지해 주어야 한다. 45° 정도 앉은 자세가 도움이 되며 예방적 광범위 항생제를 투여한다. 또한 전비경구영양 공급(total parenteral nutrition)을 시작한다.

수술적 치료의 시행여부 및 시기는 식도폐쇄증의 형태 및 환아의 상태에 따라 개별적으로 결정해야 한다. 예후를 예측하기 위한 다양한 분류가 있으며(표 34-4) 일반적으로 상태가 좋은 경우에는 가급적 조기에(생후 24–48시간 이내)에 수술 치료를 시행하며 그렇지 않은 경우에는 환아의 상태를 관찰하면서 수술치료 시기를 결정하거나 단계수술(staged operation)을 계획한다.

수술 후 조기 합병증으로는 단단문합부위의 누출, 기관식도누공의 재발, 문합부위의 협착이 있으며 후기 합병증으로는 위식도역류증, 식도연동운동장애 등이 발생할 수 있는데 이는 모두 연하장애를 초래하는 문제이므로 잘 이해하고 대처해야 한다.

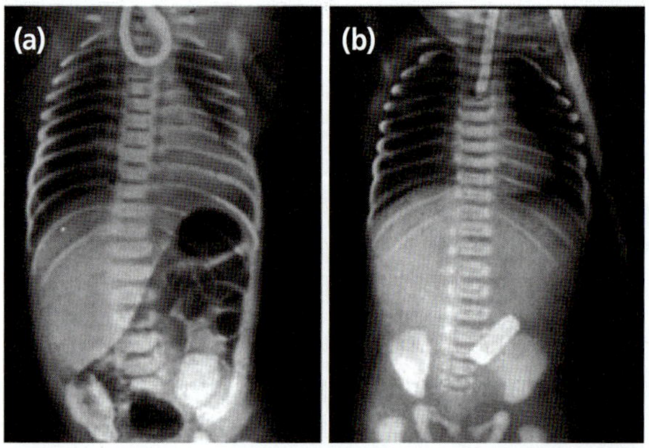

그림 34-9. 식도폐쇄증을 가진 2명의 신생아의 plain X-ray의 소견. (a) 비위관이 더 이상 삽입되지 못하고 굽혀져 있고 위(stomach)에 공기가 차 있는 것으로 보아 Type C의 식도폐쇄증이 의심된다. (b) 비위관이 삽입되지 못하고 식도의 맹관 부위에 위치하고 위에 공기가 없으므로 기관식도누공이 없는 식도폐쇄증에 해당한다.

표 34-4. 식도폐쇄증의 예후 분류표

Waterson classificaition (1962)	
Category A	Birth weight > 2.5kg, well condition
Category B	Birth weight 1.8~2.5kg, well condition Birth weight > 2.5kg, moderate pneumonia Birth weight > 2.5kg, congenital anomalies
Category C	Birth weight < 1.8kg, well condition Birth weight > 1.8kg, severe pneumonia Birth weight > 1.8kg, severe congenital anomalies
Spitz classification (1994)	
Group I	Birth weight > 1.5kg and no major cardiac disease
Group II	Birth weight < 1.5kg or major cardiac disease
Group III	Birth weight < 1.5kg and major cardiac disease

참고문헌

1. Ashcraft KW, Holder TM. Pediatric Esophageal Surgery. Orlando, FL: Grune and Stratton; 1996.
2. Assanasen P, Metheetrairut C. Choanal atresia. J Med Assoc Thai. May 2009;92(5):699-706.
3. Brown OE, Pownell P, Manning SC. Choanal atresia: a new anatomic classification and clinical management applications. Laryngoscope. Jan 1996;106(1 Pt 1):97-101.
4. Brzęcka D, Garbacz M, Micał M, Zych B, Lewandowski B. Diagnosis, classification and management of ankyloglossia including its influence on breastfeeding. Dev Period Med. 2019;23(1):79-87.
5. Carter JM, Lawlor C, Guarisco JL. The efficacy of mitomycin and stenting in choanal atresia repair: a 20 year experience. Int J Pediatr Otorhinolaryngol. 2014;78(2):307-11.
6. Chittmittrapap S, Spitz L, Kiely EM, Brereton RJ. Anastomotic leakage following surgery for esophageal atresia. J Pediatr Surg. 1992;27(1):29-32.
7. Ciminello FS, Morin RJ, Nguyen TJ, Wolfe SA. Cleft lip and palate: review. Compr Ther. Spring 2009;35(1):37-43.
8. Clayburgh D, Milczuk H, Gorsek S, Sinden N, Bowman K, MacArthur C. Efficacy of tonsillectomy for pediatric patients with Dysphagia and tonsillar hypertrophy. Arch Otolaryngol Head Neck Surg. 2011;137(12):1197-202.
9. Cohen MM Jr, Kreiborg S. An updated pediatric perspective on the Apert syndrome. Am J Dis Child. 1993;147(9):989-93.
10. Dodds WJ, Stewart ET, Logemann JA. Physiology and radiology of the normal oral and pharyngeal phases of swallowing. AJR Am J Roentgenol 1990; 154: 953-963
11. Dunn JC, Fonkalsrud EW, Atkinson JB. Simplifying the Waterston's stratification of infants with tracheoesophageal fistula. Am Surg. 1999;65(10):908-10.
12. Edmondson NE, Bent JP 3rd, Chan C. Laryngomalacia: the role of gender and ethnicity. Int J Pediatr Otorhinolaryngol. Dec 2011;75(12):1562-4.
13. Friedman NR, Mitchell RB, Bailey CM, Albert DM, Leighton SE. Management and outcome of choanal atresia correction. Int J Pediatr Otorhinolaryngol. Jan 30 2000;52(1):45-51.
14. Frota AE, Paes V, Esquenazi D et al. Bilateral Congenital Choanal Atresia: 35 Years Old Patient. Int Arch Otorhinolaryngology. 2008;12(3):454-8.
15. Habel A, Sell D, Mars M. Management of cleft lip and palate. Arch Dis Child. Apr 1996;74(4):360-6.
16. Hassan M, AboEl-Ezz T, Youssef T. Combined transoral-transnasal approach in the repair of congenital posterior choanal atresia: clinical experience. J Otolaryngol Head Neck Surg. 2011;40:271-6.
17. Jakobsen LP, Knudsen MA, Lespinasse J, et al. The genetic basis of the Pierre Robin Sequence. Cleft Palate Craniofac J. 2006;43(2):155-9.
18. King EF, Blumin JH. Vocal cord paralysis in children. Curr Opin Otolaryngol Head Neck Surg. 2009;17(6):483-7.
19. Leonard R, Kendall K. Dysphagia assessment and treatment planning. A team approach., 2nd edition ed. San Diego: Plural Publishing, 2008
20. Lv C, Yang L, Ngan P, Xiao W, Zhao T, Tang B, Chen X, He H. Role of the tonsil-oropharynx ratio on lateral cephalograms in assessing tonsillar hypertrophy in children seeking orthodontic treatment. BMC Oral Health. 2023 Nov 7;23(1):836.
21. Pinheiro PFM, Simões e Silva AC, Pereira RM. Current knowledge on esophageal atresia. World J Gastroenterol 2012; 18(28): 3662-72.
22. Richter GT, Thompson DM. The surgical management of laryngomalacia. Otolaryngol Clin North Am. Oct 2008;41(5):837-64.
23. Romero M, Docio B, Talayero j, Gómez M.

Ankyloglossia in breastfeeding infants. An update. Arch Argent Pediatr 2021;119(6):e600-e609.

24. Sillen U, Hagberg S, Rubenson A, Werkmaster K. Management of esophageal atresia: review of 16 years' experience. J Pediatr Surg. 1988;23:805–9.
25. Sinha V, Gurnani D, Modi NR, Barot DA, Maniyar HR, Pandey A. Choanal Atresia: Surgical Management by Hegar's Dilators. Indian J Otolaryngol Head Neck Surg. 2014;66(3):272-5.
26. Spitz L. Esophageal atresia: past, present, and future. J Pediatr Surg. 1996;31:19–25.
27. Trainor PA, Andrews BT. Facial dysostoses: Etiology, pathogenesis and management. Am J Med Genet C Semin Med Genet. 2013;163C(4):283-94.
28. Webb AN, Hao W, Hong P. The effect of tongue-tie division on breastfeeding and speech articulation: a systematic reviewInt J Pediatr Otorhinolaryngol. 2013;77(5):635-46.

Chapter 35

침흘림의 관리

| 이지인, 이유경 |

I. 서론

침은 각각 한 쌍의 귀밑샘(parotid gland), 턱밑샘(submandibular gland), 혀밑샘(sublingual gland)과 수백 개의 작은 침샘들에서 생성되며 하루에 성인은 약 0.5–1.5 L, 소아는 약 0.5–0.6 L 정도의 침을 분비한다. 침은 소화액 역할, 항균 작용, 윤활 작용, 수분 균형 유지, 구강 청결 및 치아 건강 유지에 중요한 역할을 한다(그림 35-1).

과도한 침흘림은 반복적 자극에 의한 피부손상 및

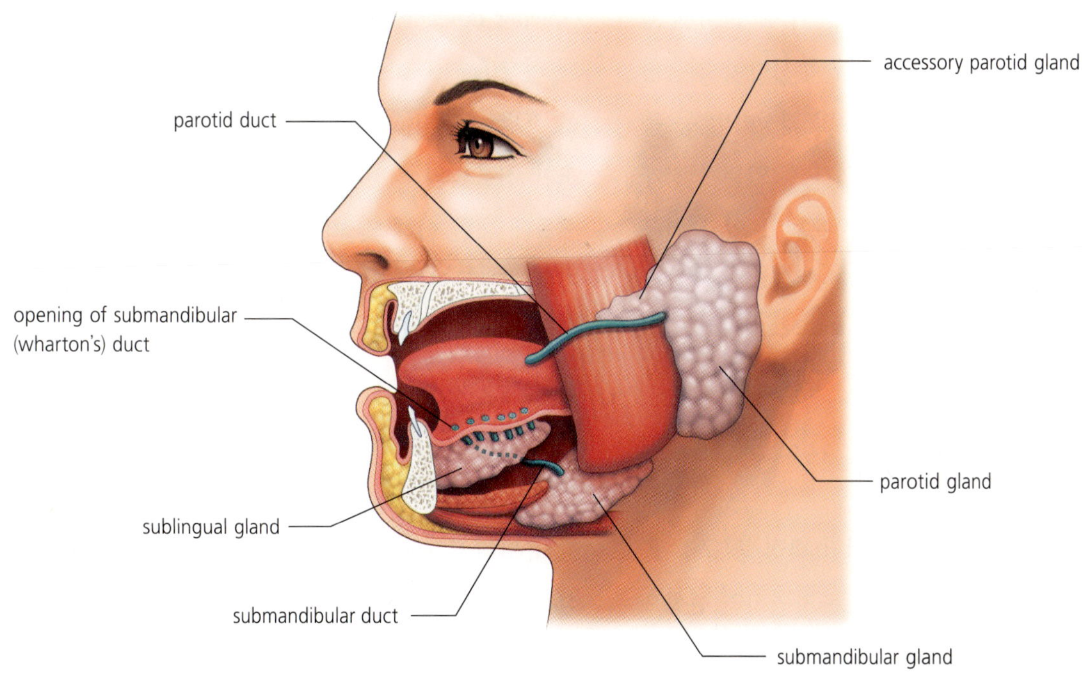

그림 35-1. 3개의 주된 침샘과 침샘관의 경로

감염 등 위생상의 문제를 초래할 뿐만 아니라, 불쾌한 냄새, 의복이나 가구의 오염, 사회적 상호작용과 자존심에 문제를 일으키는 등의 여러 가지 부작용을 초래하게 되며 특히 삼킴 장애가 있는 환자들에서는 기침, 구역, 구토 혹은 때때로 기도 흡인 등이 일어나게 되거나 심한 경우 흡인성 폐렴과 같은 심각한 합병증을 야기할 수도 있다.

침흘림을 치료하기 위하여 구강운동치료, 행동요법, 약물치료, 보툴리눔 톡신 주사, 방사선 치료 및 수술 등의 다양한 방법들이 사용되고 있다. 구강운동치료와 행동요법은 침흘림을 조절하는 비침습적 방법으로, 특히 소아 환자에서 유용한 방법이다. 약물치료는 주로 경구 약물 형태로 침분비를 감소시켜서 침흘림을 줄이는 방법이다. 침흘림에 대한 치료는 모든 치료법들이 모든 환자에게 동일한 효과를 보이는 것은 아니고 또한 각 방법의 장단점이 다르기 때문에 상황에 맞는 치료법을 선택하는 것이 중요하다.

최근에 침샘의 신경 전달을 차단하여 침 분비를 억제하는 보툴리눔 톡신을 침샘 내에 주사하여 침흘림을 개선시키는 치료법이 파킨슨병 및 뇌성마비 등 특히 침흘림이 심각한 합병증을 일으킬 수 있는 신경계 질환 환자에서 유용한 방법으로 주목받고 있고 연구들에 따르면 이 치료 방법은 비교적 안전하고 효과적인 방법으로 입증되고 있다.

II. 침흘림의 정의

영유아의 경우 침흘림은 정상 발달 과정 중 구강 운동기능 미성숙으로 인하여 나타나는 자연적인 현상으로 침조절은 일반적으로 생후 15-18개월 사이에 발달하게 된다. 그러나 만 4세 이후에도 침흘림이 지속된다면 비정상적인 현상으로 고려하게 된다.

신경학적 손상이 있는 환자들에서 흔히 보이는 침흘림은 과도한 침의 생성보다는 연하 혹은 저작기능의 미성숙이나 손상으로 인한 침조절의 이상으로 일어나는 것으로 알려져 있다. 연구자에 따라 차이는 있으나 유병률은 운동 신경원성 질환 약 50%, 파킨슨병 30% 이상, 뇌성마비 약 58%, 발달 장애 35%, 뇌전증 18%, 근육신경질환 20-40% 등으로 보고되어 있다.

침흘림의 정의는 1978년 Poling이 많은 양의 침이 시각적으로 명백히 존재하는 것이라고 단순히 정의한 것에서부터 2009년 Van der Burg가 아랫입술선 아래에 존재하는 침 혹은 얼굴을 기울이지 않고 2초 이상 입에서 떨어지는 침 줄기(sling)라고 정의한 것까지 다양한 의견들이 제시되어왔다. 1992년 Blasco와 Allaire 연구와 2010년 Reddihough 등의 연구에서는 침흘림이란 입 밖으로 침의 의도하지 않은 소실이 명백히 보이는 현상이라고 정의하고 특히 이를 전방 침흘림(anterior drooling)이라고 정의하였으며, 반면 침이 구개 협부(faucial isthmus)를 통해 뒤쪽으로 넘어가는 것을 후방 침흘림(posterior drooling)이라고 정의하였다. 또한 침흘림의 원인과 침흘림으로 인해 야기되는 문제들에 대한 이해 및 치료의 목적에서 이들을 구분할 것을 권유하였다.

전방 침흘림은 피부 손상 및 감염, 불쾌한 냄새, 사회적 상호작용 장애, 자존심 저하 등의 부작용을 초래할 수 있으며 후방 침흘림은 만성 기침, 구역, 구토, 울혈된 호흡(congested breathing)과 같은 호흡기 문제를 유발하고, 심할 경우 흡인성 폐렴 등으로 이어져 심각한 건강 문제를 일으킬 수 있어서 환자의 삶의 질을 크게 저하시킨다. 특히, 심한 운동조절장애로 인해 대부분의 시간을 앙와위(누운 자세)로 보내야 하는 뇌병변 환자들은 만성 후방 침흘림으로 인해 이차적 질환의 발생 빈도가 높다. 그러므로 침흘림 관리는 신체적 건강뿐 아니라 사회적, 정서적 측면에서도 중요한 치료 목표가 된다.

III. 침분비 기전

침 분비는 자율 신경계에 의해 조절되고, 특히 부교감 신경이 침샘들을 직접 자극하여 침 분비를 촉진하며, 교감 신경은 침 분비관의 수축을 유도하여 침 분비를 돕거나 침의 조성을 조절한다. 자극이 없는 휴지기에는 하루에 약 1.5 L의 침이 생성되며, 이 중 약 65%는 턱밑샘, 23%는 귀밑샘, 4%는 혀밑샘에서 분비된다. 음식물과 같은 자극이 있을 때는 침 생성이 최대 5배 증가하며, 이때 약 69%는 귀밑샘, 26%는 턱밑샘, 5%는 혀밑샘에서 분비된다. 귀밑샘은 장액 세포(serous cell)로만 구성된 반면, 턱밑샘과 혀밑샘은 장액 세포와 점액 세포(mucous cell)가 섞여 있다. 턱밑샘은 장액 세포가 더 많은 반면, 혀밑샘은 점액 세포가 더 많아 침의 점도가 높아지고 끈적거리는 특징을 갖게 된다(그림 35-2).

IV. 침흘림의 원인

침흘림은 다양한 원인에 의해 일어날 수 있고 이러한 침흘림을 분류하는 방법도 여러 가지가 있다. 구강이나 인두의 염증성 질환에 의해 발생하는 급성 침흘림과 해부학적 구조의 이상, 약물이나 감염, 또는 뇌성마비, 지능저하, 뇌졸중, 파킨슨병 및 근위축성 측삭 경화증 등의 다양한 질환에서 발생하는 만성 침흘림으로 분류하기도 하고 침분비 자체의 증가에 의한 일차적 침흘림과 침삼킴의 장애로 인한 이차적 침흘림으로 분류하기도 한다(표 35-1).

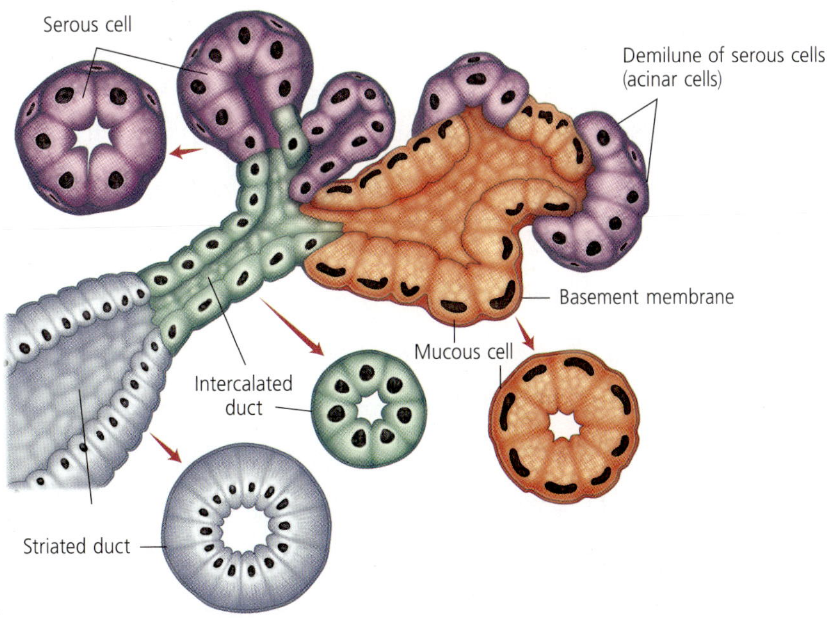

그림 35-2. 악하선의 미세구조

표 35-1. **침흘림의 원인**

Acute
(1) Odynophagia/ dysphagia from inflammatory conditions of mouth and pharynx
Severe tonsillitis
Quinsy
Retropharyngeal abscess
Epiglottitis
Chronic
(1) Impaired neuromuscular control
Cerebral palsy
Parkinson's disease
Mental retardation
Stroke
Pseudobulbar palsy (e.g. multiple sclerosis)
Bulbar palsy (e.g. amyotrophic lateral sclerosis)
(2) Hypersecretion
Inflammatory conditions of oral cavity (e.g. dental caries and teething)
Medications with cholinergic effects (e.g. tranquillisers and anticonvulsants)
Gastrooesophageal reflux
(3) Anatomical abnormalities
Macroglossia
Oral incompetence due to orthognathic problems
Oesophageal obstruction
'Andy gump' deformity

V. 침흘림의 평가

침흘림에 대한 적절한 치료를 위하여 침흘림에 대한 정확한 평가가 필요하다. 먼저 침흘림의 원인, 정도 및 빈도, 기여하는 요인들에 대한 병력 조사와 함께 혀와 구강 구조물뿐만 아니라 삼킴과 관련된 구조물들의 해부학적 및 기능적 평가, 목 가누기 및 몸통 가누기 등의 운동발달평가, 그리고 뇌신경검사와 같은 신경학적 평가 등의 자세한 신체검사도 필요하다. 침흘림을 평가하는 방법은 환자나 보호자에 의해 보고되는 주관적 척도로서 Visual analogue scale, Drooling rating scale, Drooling impact scale(표 35-2), Drooling frequency and severity scale(표 35-3), Global impression of change, Teacher drooling scale(표 35-4) 등이 있고, 객관적 척도로서 치과 솜을 일정 시간 입안에 두었다가 무게를 측정하는 것과 같은 침 분비량을 측정하는 방법, 떨어지는 침 방울수를 세는 것과 같은 직접 침 흘림을 관찰하는 방법, 혹은 사용된 휴지나 턱받이의 수를 세는 방법, Drooling quotient 등 다양한 방법이 있으며 삶의 질을 평가하는 방법도 있다. 또한 만성적인 침흡인을 진단하기 위한 검사로 후두 감각 검사를 포함한 내시경연하검사 혹은 방사핵종 침조영술(radionuclide salivagram)(그림 35-3) 등도 있으나 현재까지 표준화된 검사는 없는 상태이다.

표 35-2. Drooling Impact Scale

1. How frequently did your chil dribble

Not at all 1 2 3 4 5 6 7 8 9 10 Constantly

2. How severe was the drooling?

Remained dry 1 2 3 4 5 6 7 8 9 10 Profuse

3. How many times a day did you have to change bibs or clothing due to drooling?

once or not at all 1 2 3 4 5 6 7 8 9 10 10 or more

4. How offensive was the smell of the saliva on your child?

Not offensive 1 2 3 4 5 6 7 8 9 10 Very offensive

5. How much skin irritation has your child had due to drooling

None 1 2 3 4 5 6 7 8 9 10 Severe rash

6. How frequently did your child's mouth need wiping?

Not at all 1 2 3 4 5 6 7 8 9 10 All the time

7. How embarrassed did your child seem to be about his/her dribbling?

Not at all 1 2 3 4 5 6 7 8 9 10 Very embarrassed

8. how much do you have to wipe or clean saliva from household items, e.g. toys, furniture, computers?

Not at all 1 2 3 4 5 6 7 8 9 10 All the time

9. To what extent did your child's drooling affect his or her life?

Not at all 1 2 3 4 5 6 7 8 9 10 Greatly

10. To what extent did your child's dribbling affect you and your family's life?

Not at all 1 2 3 4 5 6 7 8 9 10 Greatly

표 35-3. Drooling Frequency and Severity Scale

- **Drooling Severity Scale**

Level	Description
1	Never drools, dry
2	Mild drooling, only lips wet
3	Moderate drooling, reaches the lips and chin
4	Severe drooling, drips off chin & onto clothing
5	Profuse drooling, off the body and onto objects (furniture, books)

- **Drooling Frequency Scale**

Level	Description
1	No drooling
2	Occasionally drools
3	Frequently drools
4	Constant drooling

표 35-4. Teacher Drooling Scale

Grade	Description
Grade 1	No drooling
Grade 2	Infrequent drooling, small amount
Grade 3	Occasional drooling, intermittent all day
Grade 4	Frequent drooling, but not profuse
Grade 5	Constant drooling, always wet

VI. 침흘림의 치료

자세 교정, 구강의 감각 및 운동치료, 행동수정기법 등의 보존적 치료와 함께 약물치료, 보툴리눔 톡신 주사요법, 방사선치료, 침술 및 수술 등의 다양한 치료 방법들이 시도되고 있고 이에 대한 많은 연구들이 진행되고 있으나 현재까지는 어떤 치료 방법이 가장 적절한 치료법인지 혹은 상대적으로 더 우수한 치료법인지에 대한 근거도 미약하고 또한 각 치료 방법의 정확한 적응증 및 치료 지침 등의 확립도 이루어지지 않은 상태이다. 그러나 효과적인 치료를 위해서는 팀 접근이 중요하다는 점에서는 공통적으로 인정되고 강조되고 있다.

1. 보존적 치료

1) 자세 교정

침 흘림을 조절하는 선행 조건으로는 머리 및 몸통의 적절한 자세 유지와 턱의 안정성이 중요하므로 머리와 함께 전반적인 자세 교정이 필요하다. 뇌성마비 같은 신경학적 질환은 근 긴장도 이상을 유발하여 자세 불균형과 침 흘림을 악화시킬 수 있다. 이를 개선하기 위해 머리 지지대가 장착된 휠체어나 목 지지대(collar) 등이 사용될 수 있고 맞춤형 자세 쿠션이나 보조 의자를 활용할 수도 있으며 휠체어를 기울이거나 책상 위에 기울임 판을 배치하여 작업 환경을 적절히 조절하는 방법도 고려된다.

2) 구강 감각 자극

침 흘림 조절에 어려움을 겪는 주요 감각 문제로는 구강 내 감각 민감도 저하, 낮은 촉각 인식, 입술 등 구강 앞부분의 감각 반응 감소, 구강 감각 처리의 어려움 등이 있다. 아동의 얼굴, 입술, 혀에 가벼운 접촉이나 심부 압박 등의 자극을 주어 구강과 얼굴의 긴장도를 정상화하고, 감각 인지를 강화시키며 삼킴 반응을 자극하여 침 흘림의 완화를 도울 수 있으며, icing, brushing, vibration, manipulation, oral awareness 등의 방법을 사용할 수도 있다.

3) 구강 근육 운동

침 흘림을 조절하기 위해서는 적절한 구강의 닫힘과 연하 능력이 필요하므로 입술, 턱, 혀, 연구개, 후두 및 호흡근의 조절 훈련을 시행하게 되고 이 치료 방법은 연령에 관계없이 적용 가능하며, 장기적인 효과와 안전성이 높은 것으로 알려져 있다. 주로 사용되는 방법은 머리 조절과 신체 자세 안정화, 구강 감각과 인식 증진, 근 긴장도 조절, 근력 강화 등이 있다. 수동운동은 치료사나 보호자의 도움으로 마사지, 자극(stroking), 두들기기(tapping), 진동, 수동적 움직임, 감각 자극 적용을 통한 감각입력 등의 방법을 사용하여 구강 부위 감각 예민도를 감소시키고 관절 유연성을 유지시키며 이상 구강반사를 정상화시키고, 정상 근 긴장도를 촉진하는 기법이다. 능동운동(active exercises)은 얼굴 표정 훈련이나 입술 닫기 등의 방법을 사용하여 섬유의 운동단위를 동원(recruitment)시켜 능동적 움직임 범위를 넓히고, 근력 및 지구력을 증진시키는 방법이다.

4) 입 다물기를 통한 턱 안정성 강화

감각 이상, 근 긴장도 저하, 근력 약화 등으로 특히 평소에 입을 벌리고 있는 시간이 많은 환자의 경우 볼과 입술에 감각 자극을 주거나 도구를 입술로 물기 혹은 씹기 등의 능동적 운동을 통하여 턱과 입술의 안정성을 강화하여 입 다물고 유지하는 능력을 증진시키면 침 흘림을 개선할 수도 있다.

5) 섭식 및 삼킴 기능 강화

침 흘림으로 인한 호흡기계 부작용을 예방하려면 하루 평균 2,000회 발생하는 침 삼킴을 원활히 조절하는 것이 필요하므로 섭식 및 삼킴 기능을 강화하는 치료도 침 흘림 치료 방법 중 중요한 점이다. 특히 혀의 근력 강화와 움직임 조절이 필요하며, 이는 음식물을 효율적으로 이동시키고 삼키는 과정을 돕는다. 빨대 사용 훈련도 침 흘림을 줄이는 데 긍정적인 영향을 준다.

6) 행동수정기법

행동수정기법은 침 흘림의 정도가 가볍거나 드문 환자에서 사용할 수 있고 침 삼킴, 침 닦기, 목가누기, 입술 닫기 등의 행동 중 목표 행동의 강화에 목적을 두는 것으로 ① 지시(instruction), prompting과 긍정적 강화(positive reinforcement) ② 부정적 사회적 강화(negative social reinforcement)와 선언 절차(declarative procedure), ③ cueing techniques, ④ 자기관리 절차(self-management procedures) 등의 방법이 있다.

2. 약물치료

약물치료로는 항콜린제가 주로 사용되고 대표적인 항콜린제는 아트로핀(atropine), 벤조트로핀(benztropine), 글리코피롤레이트 브로마이드(glycopyrrolate bromide), 벤즈헥솔 염산염(트리헥시페니딜; benzhexol hydrochloride, trihexybenidyl) 및 스코폴아민(scopolamine) 등이 있다. 또한 위-식도역류 억제제(anti-reflux medication)가 사용되기도 한다.

이러한 약물들은 투여방법, 용량, 투여횟수 및 치료기간 등이 다양하다. 투여방법으로는 경구, 근육 주사, 정맥 주사, 피부 첩포 및 분무 등이 있다. 그러나 약물이 침샘 자극만을 선택적으로 차단하지 못하기 때문에 전신적인 부작용 발생 가능성이 높고, 신체가 쉽게 약에 적응하게 되기도 하여 사용에 제한이 있다.

보고된 부작용으로는 구강 건조, 진득한 침 분비, 탈수, 소변 저류, 요로 감염, 변비, 얼굴 홍조, 발열, 어지럼증, 두통, 흐린 시력, 경련, 과잉행동 또는 충동조절 이상 같은 행동 변화 등이 있다. 특히 경피적 스코폴아민 첩포는 피부를 통해 방출되는 약물 공급 속도를 조절해 지속적으로 흡수되며 혈중 농도를 낮고 일정하게 유지할 수 있어 상대적으로 부작용이 적은 것으로 알려져 있으나 약물 흡수율이 첩포 부착 위치에 따라 크게 달라질 수 있어 주로 귀 뒤쪽에 부착했을 때 가장 흡수율이 좋다고 한다.

현재 국내에서는 8세 이하의 침흘림을 호소하는 소아에게 사용이 허가된 약은 없는 실정이나 미국에서는 2010년부터 글리코피롤레이트 구강 용액(glycopyrrolate oral solution, CUVPOSA)이 신경학적 이상이 있는, 만성적으로 심한 침 흘림을 보이는, 3-16세 소아환자를 대상으로 FDA에서 허가 받고 사용되고 있으며 국내에서는 식약처의 자가치료의약품 신청을 통한 해외구매 대행 방식으로 사용할 수 있다.

3. 침샘 내 보툴리눔 톡신 주사요법

보툴리눔 톡신은 Clostridium botulinum에 의해 만들어지는 신경 독소로 중쇄(heavy chain)와 경쇄(light chain)로 구성된다. 이 독소는 신경-샘 접합부에 도달하게 되면 신경 말단에서 신경 세포 안쪽으로 내재화된다. 이후 경쇄가 아세틸콜린 방출에 관여하는 SNARE (Soluble N-ethylmaleimide-sensitive factor attachment protein receptor) 단백질 복합체에 결합하여 단백 분해를 일으킨다. 이 과정은 아세틸콜린 소포가 세포막 안쪽 표면에 결합하는 것을 방해하여 연접 틈새(synaptic cleft)로의 유리를 차단하며(그림 35-4), 결과적으로 부교감 신경을 통한 침샘에서의 분비 작용을 억제하게 된다.

1997년 근위축성 측삭 경화증 환자들에서 A형 보툴리눔 톡신의 침샘 내 주사가 침 흘림 증상을 개선시켰다는 연구가 보고된 이후 근위축성 측삭 경화증, 뇌성마비, 파킨슨병 등의 신경학적 손상 환자들을 대상으로 보툴리눔 톡신 주사를 시행한 많은 연구들이 보고되고 있고 항콜린성 약물이나 수술 등 기존의 방법들에 비해 큰 부작용 없이 효과적으로 침 흘림 증상을 개선시킬 수 있는 좋은 치료방법으로 인정되고 있다. 그러나 현재까지는 시술 방법, 보툴리눔 톡신의 적절한 용량, 작용기간, 효과의 평가 방법 및 부작용 등에 대한 특별한 지침이 없는 상태이다. 주사 부위는 해부학적 표지만을 이용하거나 초음파를 이용하여 확인할 수 있고 초음파 유도 하에 침샘 내 보툴리눔 톡신 주사를 시행하는 것에 대하여 일부 연구들에서는 특별한 도움이 되는 것이 없다고 하였으나 또 다른 연구들에서는 이 방법이 더욱 정확하고 부작용도 적다고 보고하였다. 또한 귀밑샘에만 주사한 경우, 턱밑샘에만 주사한 경우, 귀밑샘과 턱밑샘에 주사한 경우에 대한 연구들도 있고 이들의 효과를 비교한 연구들도 시행되었으며 이러한 연구들은 다양한 결과들을 보고하였다. 최근 침흘림에 대한 보툴리눔 톡신 주사에 대한 국제적 합의를 만들고자 한 Reddihough 등에 의하면 초음파 유도 하에 귀밑샘과 턱밑샘에 함께 주사할 것을 권장하고 있다(그림 35-5). 보툴리눔 톡신의 적절한 용량에 대하여 여러 가지 연구들이 시행되어 왔고 최소 10단위에서 100단위까지 다양한 용량이 사용되었으며 Rodwell 등의 연구에 의하면 여러 연구자들이 침샘 당 사용한 평균 용량은 25단위 혹은 몸무게당 2단위였다고 한다. 일반적으로 보툴리눔 톡신의 침 흘림 감소에 대한 효과는 약의 용량에 비례하는 것으로 알려지고 있다. 보툴리눔 톡신 A 와 B의 효과에 대한 비교 연구들에 의하면 보툴리눔 톡신 A가 더 효과적이라는 결과도 있고 반대로 보툴리눔 톡신 B의 효과가 더 크다는 연구도 있으며 또 다른 연구에 의하면 효과

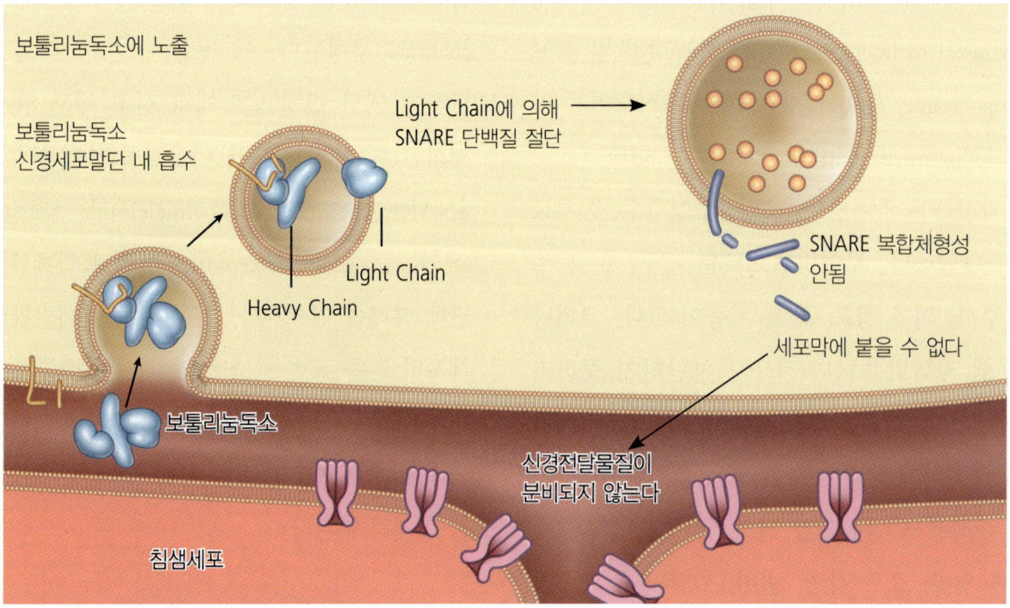

그림 35-4. 보툴리눔톡신의 작용기전

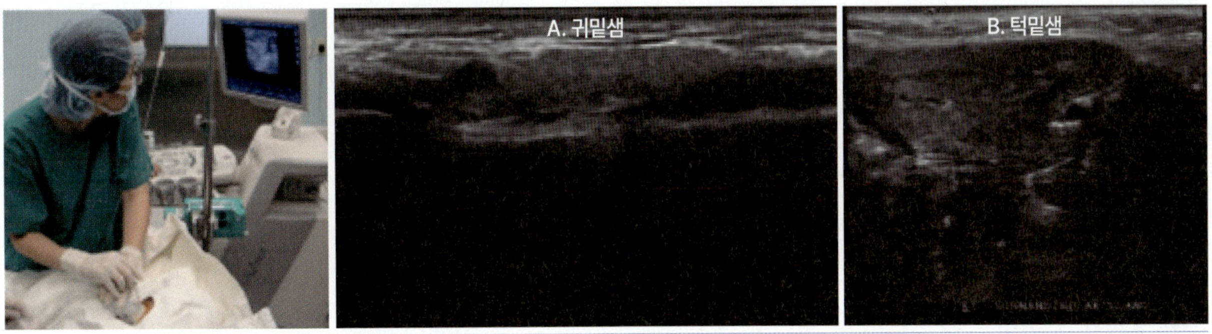

그림 35-5. 초음파 유도하 침샘에 보툴리눔독소 주사

가 나타날 때까지의 시간은 보툴리눔 톡신 B가 더 짧으나 효과의 지속시간은 비슷하다고 하였다. Lim 등의 연구에 의하면 두 종류의 보툴리눔 톡신의 효과에 차이가 있다는 과학적 근거는 현재까지 없는 것으로 보고하고 있다. Reddihough 등은 한 가지 형태의 보툴리눔 톡신이 효과가 없을 때 다른 형태의 보툴리눔 톡신을 사용해 볼 것을 권하기도 한다. 보툴리눔 톡신의 침샘 내 주사 이후 심각한 부작용이 보고된 적은 없으나 국소적 부종, 일시적 씹기의 어려움, 구강 건조 및 침의 끈적거림이 심해지는 등의 경미한 부작용이 생길 수 있다.

4. 방사선 치료

방사선 치료는 침 흘림 치료로 일반적으로 사용되지는 않지만, 완화 치료(palliative treatment)로 고려될 수 있다. 통계적으로 유의한 효과를 보이지는 않으나, 편측 턱밑샘에 저용량 방사선을 적용하면 큰 부작용 없이 침 흘림을 줄일 수 있다는 보고가 있다. 흔한 부작용으로는 구강 건조, 턱밑샘 부위의 통증, 침의 점도 증가 등이 있다.

5. 수술적 처치

수술적 처치는 64.1-87.8%의 높은 성공률을 보여 침 흘림에 대한 효과적인 치료 방법 중 하나로 알려져 있으나, 어떤 수술적 처치가 가장 적절한 방법인지에 대해서는 공통된 의견이 부족한 상태이다. 부교감 신경 경로를 절단하여 침샘에 대한 신경학적 자극을 줄이는 방법, 턱밑샘관 또는 귀밑샘관의 우회술, 턱밑샘관 또는 귀밑샘관 결찰을 통한 침샘의 위축 유도, 턱밑샘 혹은 혀밑샘 제거 등의 다양한 방법이 시도되어 왔다. 이 중 양측 턱밑샘 제거와 귀밑 샘관 우회를 동시에 하는 것이 높은 성공률을 보이는 것으로 알려져 있다. 부작용으로는 혈종, 감염, 구강 건조, 치석 형성, 두꺼비종(ranula), 침샘 위축 또는 종창 등이 보고되고 있다.

VII. 결론

침 흘림 치료에 대한 연구는 활발히 진행되어 왔지만, 현재까지 개별 치료 방법의 효과와 안전성에 대한 과학적 근거는 여전히 부족하며, 임상 현장에서 적용할 수 있는 명확한 적응증과 치료 지침이 확립되지 않은 상태이다.

최근 신경학적 손상 환자들에서는 보툴리늄 톡신 주사가 효과적이고 안전한 치료 방법으로 인정되고 있으나 주사부위, 방법, 용량 및 주사 후 관리 등에 대한 구체적인 지침이 부족한 상태로 향후 이에 대한 연구들이 지속되어야 할 것이다.

침 흘림은 환자의 개인 위생뿐만 아니라 대인관계와 사회 활동에 큰 제약을 초래하며, 보호자에게도 상당한 부담이 될 수 있으므로 침 흘림의 존재와 정도에 대한 정확한 진단 하에 팀 접근법을 통한 적극적인 치료가 필요할 것이다.

참고문헌

1. Bhatia KP, Munchau A, Brown P. Botulinum toxin is a useful treatment in excessive drooling in saliva. J Neurol Neurosurg Psychiatry. 1999;67:697.
2. Blasco PA, Allaire JH. Drooling in the developmentally disabled: management practices and recommendations. Consortium on Drooling. Dev Med Child Neurol 1992; 34:849-62.
3. Blasco PA. Surgical management of drooling. Dev Med Child Neurol. 1992;34:368-9.
4. Dand P, Sakel M. The management of drooling in motor neuron disease. Int J Palliat Nurs 2010; 16:560-4.
5. Dressler D, Adib Saberi F. Botulinum toxin:mechanisms of action. Eur Neurol. 2005;53:3-9.
6. Guidubaldi A, Fasano A, Lalongo T, et al. Botulinum toxin A versus B in sialorrhea: aprospective, randomized, double-blind, crossover pilot study in patients with amyotrophic lateral sclerosis or Parkinson's disease. Mov Disord 2011;26:313-9.
7. Harriman M, Morrison M, Hay J, et al. Use of radiotherapy for control of sialorrhea in patients with amyotrophic lateral sclerosis. J otolaryngol 2001;30:242-5.
8. Harris SR, Purdy AH. Drooling and its management in cerebral palsy. Dev Med Child Neurol. 1987;29:807-11.
9. Jongerius PH, van Hulst K, Frank JA. van den Hoogen, Rotteveel JJ. The treatment of posterior drooling by botulinum toxin in a child with cerebral palsy. J Pediatr Gastroenterol Nutr. 2005 41:351-3.
10. Kalf J, Smith A, Bloem B, et al. Botulinum toxin A for drooling in Parkinson's disease:a pilot study to compare submandibular to parotid gland injections. Parkinsonism Relat disord 2007;13:532-4.
11. Lim M, Mace A, Reza Nouraei, Sandhu G. Botulinum toxin in the management of sialorrhea: a systemic review. Clinical Otolaryngol. 2006;31:267-72.
12. Reddihough D. Erasmus CE, Johnson H. McKeller GM. Jongerius PH. Botulinum toxin assessment, intervention and aftercare for paediatric and adult drooling:International consensus statement. Eur J Neurol. 2010;17 Suppl 2:109-21.
13. Reid SM, Johnson HM, Reddihough DS. The Drooling Impact Scale: a measure of the impact of drooling in children with developmental disabilities. Dev Med Child Neurol. 2010;52(2):e23-8.
14. Rodwell K, Edwards P, Ware RS, Boyd R. Salivary gland botulinum toxin injections for drooling in children with cerebral palsy and neurodevelopmental disability: a systematic review. Dev Med Child Neurol. 2012;54(11):977-87
15. Savarese R, Diamond M, Elovic E, Millis SR. Intraparotid injection of botulinum toxin A as a treatment to control sialorrhea in children with cerebral palsy. Am J Phys Med Rehabil. 2004;83(4):304-311.
16. Sriskandan N, Moody A, Howlett D. Ultrasoundguided submandibular gland injection of botulinum tosin for hypersalivation in cerebral palsy. Br J Oral Maxillofac Surg. 2010; 48:58-60.

17. Suskind DL, Tilton A. Clinical study of botulinum-A toxin in the treatment of sialorrhea in children with cerebral palsy. Laryngoscope. 2002;112(1):73-81.
18. Tahmassebi JF, Curzon ME. Prevalence of drooling in children with cerebral palsy attending special schools. Dev Med Child Neurol 2003; 45:613-617.
19. Thomas-Stonell N, Greenberg J. Three treatment approaches and clinical factors in the reduction of drooling. Dysphagia 1988;3:73-8.

Chapter 36

신생아 중환자실과 영유아기 섭식관리

| 유미 |

I. 신생아 중환자실 섭식관리

1. 신생아 중환자실 환아 특성

신생아기는 일반적으로 생후 첫 4주, 혹은 1개월까지의 기간을 의미한다. 신생아가 모체밖으로 나와 외부환경에 적응하는 시기로, 신체 각 부분이 많은 생리적 변화를 겪게 되며, 일생 중 매우 취약한 시기로 사망률 및 이환율이 높아 영아 사망의 약 2/3가 이 시기에 일어난다.

신생아는 재태기간(gestational age)과 출생체중에 따라 분류되며 그 분류기준은 아래와 같다.

1) 재태기간에 따른 분류

- 미숙아(preterm): 마지막 월경주기의 시작 날로부터 37주가 시작되기 전주의 말 또는 그 이전에 출생한 신생아(37주 미만)
- 만삭아(term): 37주가 시작되는 첫날~41주가 끝나는 마지막 날까지 태어난 신생아(37~41 + 6주)
- 과숙아(post term): 42주가 시작되는 첫 번째 날부터 태어난 신생아(42주 이상)

2) 출생체중에 따른 분류

- 저출생체중아(low birth weight infant): 출생체중 1500~2500 gm 미만
- 극소저출생체중아(very low birth weight infant): 출생체중 1000~1500 gm 미만
- 초극소저출생체중아(extremely low birth weight infant): 출생체중 1000 gm 미만

고위험신생아(high risk newborn)는 자궁 외 생활에 적응하지 못하거나 출생과 관련된 건강문제로 질병 이환율과 사망률이 높은 신생아를 말한다. 신생아중환자실은 재태기간이 짧은 조산아(preterm infant) 혹은 미숙아(premature infant), 출생체중이 적은 저출생체중아의 입실빈도가 많으며, 조산으로 인해 호흡기, 심장, 신경계, 위장관계, 대사이상, 면역계, 안과적 문제를 동반하는 경우가 많다. 이러한 질환들은 미숙아의 수유에 부정적 영향을 미칠 수 있으며, 이로 인해 신생아기뿐만 아니라 영유아기 섭식에 영향을 주거

나 문제를 일으킬 수 있는 상황이 야기될 수 있다. 수유와 관련된 미숙아 질환으로는 호흡기계질환(신생아 호흡곤란 증후군, 기관지폐이형성이상, 무호흡), 심혈관계질환(신생아지속성폐고혈압), 신경계질환(저산소허혈성뇌손상, 뇌실내출혈), 위장관계질환(괴사성장염, 위식도역류), 선천성 기형아(구순구개열, 기관식도누공), 대사이상, 유전질환, 패혈증 등이 이에 해당된다.

신생아 중환자실에서 퇴원할 수 있는 주요 요건은 성공적인 수유와 신생아의 충분한 체중 증가이다. 조산아, 저출생체중아, 복잡한 질환이 동반된 신생아는 수유기술 습득의 지연, 삼킴문제로 퇴원이 지연되거나, 퇴원 후에도 수유 거부, 삼킴 중 기침이나 질식, 구강 운동 문제, 씹기 문제 등으로 전문가의 도움이 필요한 경우가 발생한다.

2. 미숙아의 위장관계 특성 및 영양관리

신생아 중환자 의료기술이 발달함에 따라 전문적 집중치료가 필요한 미숙아의 생존율이 증가하고 있다. 그러나 미숙아는 태반을 통해 영양소를 저장하지 못하고 조기에 출생함에 따라 여러 원인에 의한 수유문제가 발생할 수 있어 이에 대한 관리가 매우 중요하다.

1) 위장관계 기능적 발달 특성

미숙아는 장관의 소화효소와 성장인자생산이 제한되어있다. 재태기간 28주가 되어 소화와 흡수를 위한 생화학적, 생리적 능력이 생기며, 장관-조절 폴리펩타이드(gastrin, motilin, cholecystokinin, pancreatic polypeptide, somatostatin)도 임신 1기말에 소량 나타나기 시작하여 임신말기에 성인분포를 보인다. 유당분해효소 활동은 임신 9주에 나타나 24주에는 만삭아의 1/4 수준이 되며 임신 32~34주 사이에 만삭아 수준까지 증가한다.

위선분비활동은 임신 20주에 나타나 만삭아가 될 때까지도 성인보다 낮으며 장관수유 시작으로 활성화된다. 담즙산 분비는 재태기간 22주에 발견되며 혀와 위의 지방분해효소인 리파아제는 재태기간 26주에 나타난다.

비영양적 흡철조절은 임신 28주경에 나타나고 엄마의 젖꼭지에서 젖이 분비되도록 빨고 삼키기 능력은 재태기간 30~32주 후에 향상되어 34~36주 가까이 되어야 발달한다.

식도-위-장의 연동운동은 미숙하여 장내 소화에 제약이 된다.

하부 식도괄약근 조절 미숙으로 발생하는 위식도역류도 임신말기가 되어야 서서히 감소한다.

영양을 공급하지 않는 빨기와 삼키는 행동은 임신 15주에 나타나며, 일관된 삼키기 행동은 임신 22-24주에 관찰된다. 임신 33-34주 이전에는 호흡, 빨기, 삼키기를 통한 구강수유를 할 수 있을 만큼 중추 신경통제와 효율성이 충분히 발달하지 않는다. 따라서 조산은 이러한 자궁 내 발달을 갑자기 중단시키기는 것이 되므로, 조기에 출생한 미숙아의 40-70% 정도에서 수유 및 삼킴 장애(FSD)가 발생한다.

2) 영양관리

미숙아의 섭식에서 구강 섭식 시작 및 중지의 적절한 시기에 대한 결정은 의료진에 의해 평가된다.

(1) 조기수유진행

극소저출생체중아 이하의 미숙아의 장관영양 개시

는 괴사성장염 발생 우려가 있어 출생 초기에는 경정맥 영양만 진행하다가 호흡과 순환이 안정되는 1~2주 이후에 시작하는 경우가 대부분이었다. 그러나 요즘은 소량으로 경장관영양을 진행하는 최소 장관 영양(minimal enteral feeding) 혹은 trophic feeding, gastrointestinal priming 방법이 적용되고 있다.

미숙아들은 락토오즈, 담즙산, 췌장 리파제의 결핍, 장 운동 장애, 느린 위 배출속도 등으로 인해 장관영양이 쉽지 않으나 조기에 소량의 위장관 영양을 시작함으로 위장관 기능을 증진시키고, 감염 및 만성폐질환 형성 등을 예방할 수 있다. 다음은 최소 장관 영양의 장점이다.

- 괴사성장염 발생과 무관하다.
- 다른 병원체에 의한 군집은 제한하고, 장 내 정상 상재균의 군집화를 유도하여 위장 관계의 선천성 면역 시스템 발달을 도우며 외부항원의 장내점막 침투를 방지한다.
- 장 내 peptide 와 호르몬 반응을 증가시킨다.
- 장점막의 비후와 섬모의 위축을 방지하며 장운동을 증가시킨다.
- 수유 내성(intolerance)을 감소시키고 완전장관수유에 더 빨리 도달하게 한다.
- 체중증가가 잘 되며 입원기간을 줄인다.
- 골의 미네랄화를 증가시킨다.
- 산소 요구도가 줄어든다.

(2) 극소저출생체중아의 수유 진행

① 극소저출생체중아에 있어 수유 금기사항은 다음과 같다.

출생 시 저 산소성-허혈(낮은 아프가점수), 무호흡 또는 서맥, 패혈증, 제대동맥 도관, 인도메타신(indomethacin) 투약, 근 수축제, 혈변이 있는 경우이다.

무호흡과 서맥은 장에 일시적인 허혈을 가져와 괴사성장염(necrotizing enterocolitis) 유발할 수 있으므로 수유하지 않는 것이 좋다.

제대동맥 도관이 삽입되어 있는 경우, 빈번한 혈액채취와 밀어주기는 장의 혈액순환을 손상시킬 수 있으며 혈전 가능성 때문에 괴사성 장염의 위험 인자가 될 수 있다.

② 장관 영양 진행 속도는 일일 체중당 20 mL보다 빠른 경우 괴사성 장염의 발병률 증가와 관련될 수 있으므로 주의해야 한다.

③ 수유 내성과 불내성을 사정해야 한다. 미숙아는 분유의 탄수화물에 대한 유당불내성 혹은 모유나 분유가 소화되지 않는 수유불내성이 생길 수 있으며 이에 따라 먹기 전 잔유량, 색 및 복부 팽만, 구토, 혈변의 유무, 무호흡과 서맥 등 임상증상을 확인해야 한다.

a) 잔유량 확인: 수유 직전 위 흡인을 통해 잔유량을 확인한다.

- 재태기간 28~37주 사이의 아기가 금식하는 동안 기본적인 위 잔유량은 평균적으로 4시간에 3 mL이다. 760 g 미만 아기는 2 mL 이상, 750 g 아기는 3 mL 정도이다. 이전 수유한 분유량의 30% 이상 잔유가 있는 경우, 비정상적인 것이므로 보다 세밀한 평가가 필요하다.
- 10-15 mL 이상의 잔유는 많은 것으로 간주한다.
- 담즙이 섞인 잔유는 수유를 중단하는 충분한 이유가 될 수 없다. 장 운동이 미숙하여 주기적인으로 역 연동이 발생한 경우일 수 있다.

b) 임상증상 확인: 복부팽만, 구토, 혈변, 무호흡 및 서맥

- 복부팽만: 눈에 보이는 장 루프(bowel loops), 홍반을 시진하고, 장음을 청진하며, 어디가 부드럽고 단단한지 압통을 보기 위해 촉진한다. 마지막 배변이 언제였는지 확인한다.
- 구토: 하부식도 괄약근 또는 괴사성장염, 장폐색, 소화되지 않은 우유로 인한 복압의 증가가 원인일 수 있다.
- 혈변: 비위관에 의한 손상. 출생 직후라면 모체의 피를 삼켰을 경우, 비타민 K 결핍증, 파종성 혈관내 응고, 선천성 응고 장애와 같은 출혈성 질환 등이 원인일 수 있다.
- 스트레스성 무호흡과 서맥: 패혈증, 괴사성장염, 상태 변화에 대한 일반적인 반응이다.

(3) 영양요구

미숙아 및 저출생체중아의 영양요구는 정상 신생아보다 높아 만족스러운 성장을 위해 하루에 체중 당 105-130 kcal의 열량을 섭취해야 한다.

대부분의 영양은 재태기간 마지막 달에 저장되기 때문에, 미숙아의 경우 칼슘, 철, 인, 단백질, 비타민 A와 C의 저장이 부족하여 결핍 증상이 생길 수 있다. 수유방법과 양은 신생아의 몸무게와 상태에 따라 결정된다.

① 모유수유

미숙아를 낳은 산모의 모유에는 조금 더 높은 농도의 단백질, 나트륨 및 염소가 포함되어 있다. 지방, 에너지, 비타민 및 미량 원소와 면역글로불린A (immunoglobulin A, IgA)를 함유하고 있다. 만삭아 산모의 모유보다 칼슘 농도와 삼투압은 더 낮다. 이러한 차이는 젖 분비가 진행되면서 감소하고 2-4주 사이에 구성 성분이 비슷해진다(표 36-1).

모유의 면역글로불린 A은 장관 내에서 박테리아를 통제하며, 장내 상피 표면에서 박테리아의 부착과 증식을 방해한다. 또한 모유에는 백혈구, 락토페린, 라이소좀이 있어 감염으로부터 보호하는 작용을 한다. 따라서 산모가 아기를 위해 적극적으로 유축하고 모유를 공급하도록 지지하고 격려한다. 부모가 처음 방문했을 때 미숙아를 위한 모유의 중요성에 대해 이야기하여 분만 후 최대한 빨리 유축을 시작하는 것이 중요하다. 초기 모유량은 산후 24-48시간 동안은 소량 유출되지만 36시간 이후 일일 약 50 mL에서 500-600 mL까지 증가한다. 또한 하루에 적어도 8번 이상

표 36-1. 미숙아와 만삭아 모유의 구성성분

성분	미숙아 모유 (1 week)	만삭아 모유 (1 month)
Volume (mL)	100	100
Energy (kcal)	67	70
Protain (g)	2.4	1.8
% Whey/casein	70/30	70/30
Fat (g)	3.8	4
% MCTs/LCTs	2/98	2/98
Carbohydrate (g)	6.1	7
% Lactose	100	100
Calcium (mg)	25	22
Phosphorus (mg)	14	14
magnesium (mg)	3.1	2.5
Sodium (mg)	50	30
Potassium (mg)	70	60
Chloride (mg)	90	60
Zine (mcg)	500	320
Copper (mcg)	80	60
Vitamin A (IU)	560	400
Vitamin D (IU)	4	4
Vitamin E (mg)	1	0.3
Vitamin C (mg)	5.4	5.6

유축하도록 독려한다. 모유공급이 안정되는 시기에 자주 유축하지 않으면 모유 생산량이 늘어날 가능성이 감소된다. 모유 생산은 일반적으로 산후 14일째에 안정기에 접어드며, 10–14일에 일일 600–750 mL 정도 생산된다.

산모가 자신의 모유를 줄 수 없을 때, 특히 미숙아에게는 공여자 모유가 조제 분유보다 더 선호된다. 다만 HIV, 거대 세포바이러스, B형 및 C형 간염을 줄이기 위해서 저온 살균법이 권장된다.

② 모유강화제

모유는 영양학적으로 우수하지만, 모유만으로는 미숙아의 필요한 영양을 보충할 수가 없다. 극저출생체중아에 있어 장기간의 모유수유는 저단백혈증인 구루병, 저나트륨혈증, 빈혈 등이 나타날 수 있으므로 모유수유 시 보충해 주어야 한다. 따라서 모유에 부족한 영양분을 보충하기 위한 강화제를 추가하기도 한다. 태아는 임신말기 3개월간 신체 내에 영양분이 축적되는데 미숙아의 경우 이러한 기간을 거치지 못하기 때문에 철분, 칼슘, 인, 비타민 등이 부족한 상태로 출생한다. 또한 모유만 사용하였을 경우 단백질, 나트륨, 인, 칼슘이 부족하며 모유량을 증가시키기에는 수분과잉의 우려도 있으므로 모유강화제를 이용하는 방법이 합리적이다. 장관영양이 10 mL/kg/일 이상이 되면 모유 30 mL당 모유강화제(HMS–1) 1팩 정도 첨가한다.

③ 미숙아분유 및 MCT 오일

미숙아용 분유는 모유에 비해 칼로리가 70–82 kcal/mL로 높고, 단백조성은 시스틴과 타우린이 강화되어 있으며, 전해질, 미네랄, 칼슘과 인이 강화되어 있다. 또한 지방산은 중쇄지방산 비율이 높은데 중쇄지방산(midium–chain fatty acids)은 담즙산이 없어도 리파아제에 의해 쉽게 가수분해되기 때문에 간 기능이 미숙한 미숙아의 지방흡수에 도움이 된다. MCT (medium–chain triglyceride) 오일의 경우 중쇄지방산과 글리세린으로 구성된 트리글리세라이드제로 미숙아의 에너지 보충 및 지방의 체내흡수에 도움이 된다.

④ 영양보충제

철분 저장량은 출생 체중에 의존하므로, 미숙아에서는 생후 2–3개월에 철분결핍상태가 온다. 장관영양이 확보되면 2–6 mg/kg/일 철분을 첨가한다. 극소 저출생체중아는 엽산을 보충하여 빈혈을 예방한다.

재태기간 32주 미만의 미숙아는 생후 3개월경 구루병(rickets)이 발생하기 쉬운데 이는 인 섭취부족에 기인한다. 따라서 혈청 인 수준을 자주 측정하고 골 강화를 촉진하기 위해 인과 비타민 D를 투여한다. 또한 용혈성 빈혈을 예방하기 위해 매일 비타민 E 10 mg을 투여한다.

장관영양이 개시되면 비피더스균(프리바이오틱스, 프로바이오틱스)을 투여할 수 있다.

(4) 수유종류

① 위관영양

간헐적인 위관영양(gavage feeding)은 32주 이전에 출생하였거나 체중이 1,500 gm 이하인 영아에게 가장 안전한 영양 공급 방법이다.

미숙아들은 너무 약해서 효과적으로 빨지 못하여, 빨기(sucking)와 연하(swallowing)의 협응(coordination)이 안 되기 때문이다. 큰 신생아라 하더라도 지나치게 피로하거나 불안정하거나 청색증이 나타나면 에너지를 보존하기 위해 위관영양을 실시한다.

한편 위관영양을 하는 동안 신생아를 자극하여 빨기와 연하를 시도한다. 즉 비영양 빨기(nonnutritive sucking)인 공갈 젖꼭지를 빨려서 영아의 흡철 능력을 사정하고, 신생아에게 음식물에 대한 느낌과 흡철 행동을 관련시킬 수 있게 한다. 비영양 빨기는 젖병 수유 준비가 더 빨리 되게 하고 위관영양 기간을 단축시키며, 체중 증가가 더 잘 되고 더 일찍 퇴원하며 합병증 발생을 감소시키는 장점이 있다.

② 젖병수유

미숙아는 신경계 성숙에 따라 상호작용하는 능력이 발달하며 재태기간 32주 이전에는 생리학적 방법에만 의존하여 주로 수면상태로 지내며, 인공호흡기의 도움을 필요로 한다. 그러나 32주가 지나면 생리적으로 안정화되며 각성시간이 증가하고 시각, 청각반응 및 사회적 상호작용에 일부 참여할 수 있고 천천히 섭식과정을 시작한다. 또한 36주 이상이 되면 생리학적 안정성을 가지고 보호자와의 상호작용 경험에 의한 성숙과 내성을 가지게 된다.

미숙아 젖병수유는 빨기–삼키기–숨쉬기 긴 조절이 나타나는 재태기간 32–33주 이후에 가능하며 체중, 활동수준, 호흡상태(무호흡이 없고 적당한 산소 포화도 수준), 강하게 빠는 능력 정도에 따라 결정 된다.

미숙아는 빨기–삼키기–숨쉬기 간 조절에 어려움이 있어 무호흡, 서맥, 산소포화도의 감소가 나타난다. 이는 무호흡 상태에서 삼킴 지속 시간이 길며, 주로 호흡의 흡기 시기에 삼키는 양상을 보이기 때문이다. 반면 만삭아는 무호흡 기간이 짧고 흡기 시작 전에 삼키기를 한다. 이는 성인이 주로 호기동안 삼키는 것과는 매우 다른 양상이다.

미숙아가 달래기 젖꼭지를 빤다고 해서 수유할 수 있는 준비가 되었다고 단정할 수는 없다. 따라서 젖병수유는 점진적으로 시작해야 하며, 빠는 동안 적절한 심폐기능이 유지되는지 주의 깊게 평가해야 한다.

수유 시 사용하는 젖꼭지는 비교적 단단하고 안전해야 한다. 젖이 많이 나오고 유연한 젖꼭지는 더 적은 에너지가 요구되기는 하지만, 젖이 흘러나오는 속도가 너무 빨라서 미숙아에게는 주의가 필요하다. 단단한 젖꼭지는 젖이 흘러나오는 속도를 조절하면서 먹일 수 있다.

미숙아가 수유를 잘하고 필요한 만큼 먹을 수 있다면, 젖병수유를 계속한다. 수유하기 전에 신생아의 입, 뺨, 혀를 두드리는 것은 구강 감각을 돕는다. 아기가 졸려하면 삼키기 전에 이완된 인두에 우유가 차게 되어 흡인될 수 있기 때문에 천천히 먹인다. 또한 미숙아는 천천히 빨므로 인내를 갖고 자주 쉬면서 자주 트림을 시킨다.

(5) 수유 지침

모유 수유를 우선으로 하되 모체 후천성면역결핍증, C형, B형간염 항원보유 시, 엄마가 복용하는 약제 중 모유를 먹이면 안 되는 경우는 예외로 한다. 만삭아는 시판되는 분유를 이용할 수 있으며, 1800 gm 미만의 미숙아는 미숙아분유나 모유를 먹인다. 20 kcal/30mL의 분유를 먹이며 수분제한 혹은 칼로리를 높여야 할 경우 22 kcal나 24 kcal의 분유를 먹인다. 미숙아분유는 설명서대로 조제하면 24 kcal/30 mL가 되므로 희석하여 수유를 시작하는 것이 좋다. 일일 15–20 g 체중증가를 위해서 일일 체중당 120 kcal의 열량이 필요하다. 이는 보통 20 kcal/30mL의 분유 180 mL/kg/day의 양과 동일하다. 젖병수유는 32–34주, 체중 1250 gm 이상 되었을 때 시도하며 불가능한 경우 간헐적 위관영양을 실시한다. 제대도관을 가지고 있는 아기는 보통 장관수유를 시작하기 전 제거한다. 미숙아의 경우 퇴원 시에도 특수분유 수유가 필요할 수 있다. 수유시작 전 식도개폐여부를 확인하기 위해 모유나 인공수유를 시작하기 전 멸균증류수를 몇 방울 먹인다. 조유농도는 1000 gm 미만에서는 희석한 분유나 모유로 시작하고 서서히 진행한다. 1000 gm 이상인 경우 모유나 희석하지 않은 분유를 사용한다. 수유량 증가는 만삭아는 아기가 원하는 만큼 증가시키며, 미숙아는 수유경과에 따라 진행하는 데, 보통 20-30 ml/kg/day 수준으로 증량한다. 철분보충의 경우 미숙아는 완전수유가 되는 즉시 철분보충을 하며 필요 시 1세까지 보충한다. 모유수유 아기는 생후 4개월 이후 필요시 철분보충을 시작한다. 모든 만삭아는 철분이 강화된 우유를 먹이도록 한다.

3) 신생아 수유방법

수유 시작 시기는 신생아의 상태와 수유법에 따라 다르다. 모유수유를 하고자 하는 산모는 장기간의 성공적인 모유수유를 위해 분만 직후에 아기 입에 젖을 물린다. 인공영양을 하고자 하는 산모는 조제유를 준비하고 신생아의 신체적 · 정서적 욕구를 만족시키기 위해 노력해야 한다.

보통 출생 후 6-8시간 금식시켰다가 수유를 시작하는데, 이 시기가 신생아가 깨어있고 배고픔을 느끼기 시작하기 때문이다. 장음이 활발하게 들리고 복부팽만이 없으며 울 때 입 주위를 자극하면 찾기와 빨기 반사가 보이면서 조용해지는 행동은 수유가 준비되었음을 나타내는 징후이다.

팔과 다리가 이완되어 펴지거나 몸을 뒤로 젖히고 젖꼭지를 밀어내며 젖 빠는 소리가 작아지고 얼굴이 무표정해지거나 수면에 빠지는 행동은 포만감의 징후이다. 수유 시 아기의 여러 가지 증상을 확인할 필요가 있는데, 빠른 호흡, 구강주위 청색증 등은 선천성 심혈관계 합병증일 수 있으며, 구강 점액 과다나 심한 역류 혹은 수유 시 청색증이 나타나면 식도폐색증일 가능성이 있기 때문이다.

(1) 수유 전 확인사항

① 생리적 안정성

고위험신생아의 경우 수유 전 호흡양상, 심박수, 산소포화도 등을 관찰해야 한다. 호흡수가 빨라지거나 느려지는지, 콧구멍의 확장과 벌렁거림, 호흡보조근을 사용하여 흉부견축이 나타나는지, 청색증, 울음, 자세위축 등은 수유를 시작하기에 부적절한 상태이다.

② 구강반사

구강내부 구조의 감각과 운동능력을 평가한다.

젖 찾기 반사(rooting reflex)의 경우 출생 후 6개월까지 지속되는데 입의 옆 부분을 살짝 건드리면 자극을 향해 고개를 돌리고 입을 벌리는 반사이다(그림 36-1).

빨기 반사(sucking reflex)는 영아의 입에 비닐장갑을 낀 손가락을 넣어봄으로 혀의 기능과 빠는 힘과 리듬을 느낄 수 있다.

구역반사(gag reflex)는 입안 뒤쪽에 새끼손가락을 넣어봄으로 확인할 수 있다.

물기 반사(phasic bite reflex)는 아래턱 융기의 어

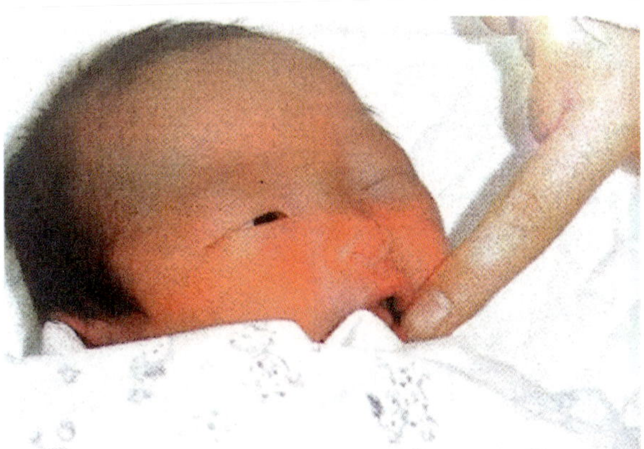

그림 36-1. 젖 찾기 반사

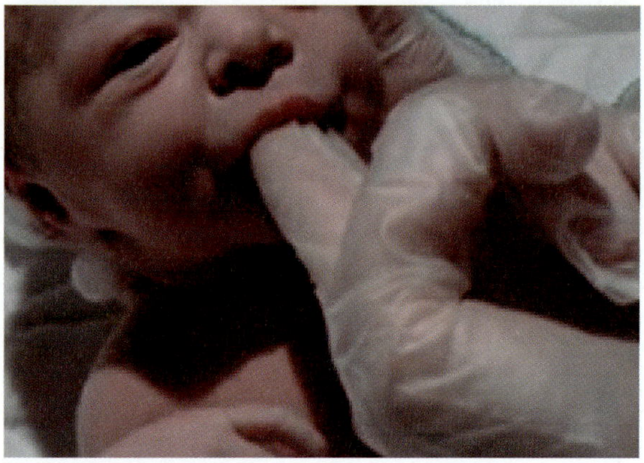

그림 36-2. 비영양적 빨기

금니부위를 자극하는 것인데 아래턱이 위아래로 리듬있게 움직이는지 확인한다.

③ 비영양적 빨기(non-nutritive sucking)

비영양적 빨기는 새끼 손가락이나 고무젖꼭지를 아기의 입 안에 넣어 확인하는 것으로 섭식과 신경학적 준비로 중요하다(그림 36-2). 정상 속도는 초당 2회 정도로 피로를 예방하기 위해 1분 정도 빨기의 힘, 리듬, 지구력, 속도 및 호흡에 영향 여부를 확인한다.

④ 영양적 빨기

젖 찾기 반사를 유도하기 위해 아기의 아래 입술이나 입의 모서리에 젖꼭지나 젖병을 입을 연다면 젖꼭지를 혀의 위쪽에 둔다. 빨다가 멈추고 다시 빨기를 반복하는데 정상적인 빨기 속도는 초당 1회 정도이며 20–30회 폭발적으로 빨다가 숨쉬기 위해 잠시 멈추게 된다. 충분한 수유시간은 15–20분 정도지만 30분을 넘기지는 않는다. 30분 이상 소요될 경우 경관 영양법을 병행하는 것이 좋다. 건강한 영아는 수유동안 '빨기–삼키기–호흡'의 통합적 조절이 가능하다.

(2) 수유 준비 시 고려할 점

젖병의 젖꼭지는 젖꼭지 모양, 부드러움 정도, 유출량을 고려하여 선택한다. 빠는 힘이 약한 경우 부드러운 젖꼭지(누크, 그림 36-3)와 빨 때 유출량이 비교적 많은 것이 좋다. 입이 작은 경우, 작은 젖꼭지를 선택하거나 젖꼭지 반 정도만 구강 내에 삽입한다. 미숙아의 경우 미숙아용 젖꼭지(그림 36-4)가 따로 있다. 구역반사가 심한 경우는 짧은 젖꼭지를 사용한다.

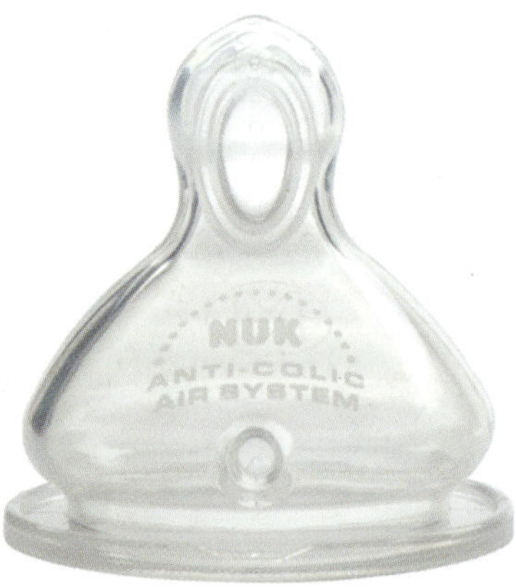

그림 36-3. 누크젖꼭지

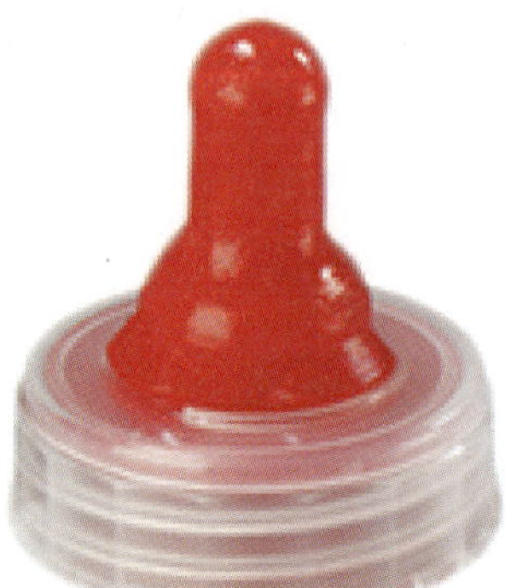

그림 36-4. 미숙아용 젖꼭지

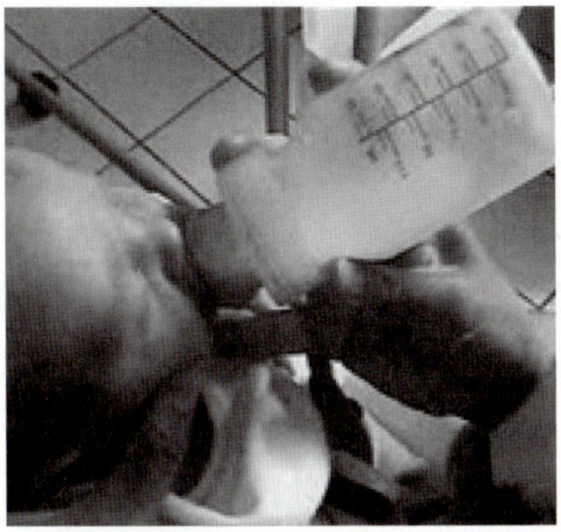

그림 36-5. 수유방법

(3) 젖빨기 장애와 대처방법

① 비효율적 빨기

전신의 근 긴장 상태가 저하되어있고 빠는 힘이 약하거나 입술이 잘 닫히지 않고 구강 내 음압의 저하 등과 관련된다. 따라서 다음과 같은 지지방법이 도움이 된다.

아기의 머리를 중립으로 위치시키고 목 뒤를 지지해준 다음 턱은 아래로 당기는 것처럼 하고 먹이기 직전 입 주위, 입 안에 마사지를 하여 자극을 준다. 입술이 닫히지 못하는 경우 젖병을 쥔 손가락이나 반대편 손가락으로 아기의 양쪽 뺨을 가볍게 압박하고 뒤에서 전하방을 향해 끌어당겨 입을 막아준다. 또 젖병을 쥔 손의 새끼손가락 등을 이용해 하악을 가볍게 들고 지지하여 빨기 운동을 돕는다(그림 36-5).

② 빨기-삼키기-숨쉬기 간 조절 부전

미숙아에게 흔히 나타나며 무호흡이나 청색증이 있기 때문에 심박수, 호흡, 산소포화도 모니터링을 하며 아기의 호흡과 얼굴색을 관찰하면서 속도를 조절한다. 젖꼭지는 유출량이 많은 것은 피하며 아기가 깨어있는 상태에서 먹이도록 한다. 빨기가 길어지거나 호흡이 얕아지거나 멈추면 젖병을 기울여 유출을 멈춘다. 필요하면 입에서 젖꼭지를 빼고 호흡을 시킨다. 수유시간을 조금씩 늘리면서 아기에게 맞는 속도를 찾는다.

4) 신생아중환자실 퇴원 후 수유

(1) 인공영양(post discharge formula, PDF)

일반 분유와 동일한 영양소를 포함하고 있되 대부분의 영양소가 최대량을 함유하고 있다. 단백질, 비타민 증강, 칼슘과 인, 아연, 미량원소가 첨가가 되어있으며 국외제품이 많다. 퇴원 시 체중이 10백분위수 미만에 있는 영아들은 미숙아분유나 퇴원 후 인공분유를 교정연령 3~6개월까지, 길게는 12개월까지 먹이는 방법을 추천한다.

(2) 모유영양

신생아 중환자실에 입원해 있는 동안 모유를 먹이는 경우가 많으나 퇴원 후에도 지속적으로 모유영양만을 하는 경우는 상대적으로 적다. 또한 모유영양만으로 영양적 중재의 이익이 증명된 바 없으므로 인공영양으로 보충하거나 마그네슘, 구리, 아연, 비타민 A, D, E가 보충된 상품화된 모유강화제를 사용하여 보충하기도 한다.

퇴원 시 체중 10백분위수 미만의 영아는 1/3 열량은 미숙아분유 또는 PDF로 공급(미숙아분류 2회/일, PDF 3회/일) 하거나 유축한 모유에 모유강화제를 섞는다[Emfamil, Similac 모유강화제의 경우 100 mL에 2 포, 매일 모유강화제는 12 mL에 1포(10g)].

(3) 수유저항

수유저항을 보이는 신생아는 젖병에서 머리를 돌리거나 젖꼭지를 혀로 밀어내거나 구역질을 하거나 심지어 토하기도 한다. 구강 외 수유기간이 길수록 수유저항 문제는 더 심하다. 특히 이 기간이 영아가 반사적 수유에서 학습된 자발적인 수유행동으로 진행해 가는 과정에서 일어난다면 더욱 심해진다.

영아기는 입으로 자극과 만족감을 받아들이는 시기이다. 수유저항의 위험성이 있는 신생아는 입 주위를 톡톡 치거나, 혀를 접촉하거나 입술과 혀 위에 우유를 대어 보는 것 등 규칙적인 구강자극을 주거나, 안아 주기, 이야기하기 등 좋아하는 행동을 수유와 연관시켜 본다. 수유저항이 있는 신생아는 자극 프로그램을 시작해야 하는데, 장기간이 요구되므로 부모의 참여와 동일한 간호사의 꾸준한 간호가 필수적이다.

II. 정상 신생아 및 영유아기 섭식관리

1. 신생아기와 영유아기 발달특성

1) 연하발달시기

정상 신생아기 및 영유아기의 발달 패턴을 이해하는 것은 해당 시기에 장애 유무를 판단하는 근거가 된다. 섭식에 있어 영유아는 고형식으로 진행하는 데 있어 특정한 발달 이정표를 달성해야 된다. 표 36-2는 영유아의 발달시기에 따른 연하발달 및 관련 식이와 방법을 제시하였다.

2. 영양관리

생후 첫 6개월 동안 영아에게 가장 이상적인 식품은 모유이다. 완전 모유 수유는 생후 6개월 동안 장려해야 하고, 이때는 상호보완적인 음식들을 소개해 주는 시기이다.

1) 모유수유

모유 수유는 적어도 생후 1년 동안 권장되고, 엄마와 아기가 서로 원하는 만큼 할 수 있다. 만삭아 조제분유는 모유수유가 금기일 때 주로 사용하고, 모유량이 부족할 경우 모유수유를 보충하기 위해서 혹은 성장부진, 산모가 모유 수유하는 것을 선호하지 않을 때 이용한다. 신생아기에는 하루 120 kcal/kg이 필요하고 칼로리 공급원으로 단백질 6–12%, 지방 30–55%, 탄수화물로 나머지를 구성하는 것이 이상적이고 수분은 하루 140–160 mL/kg 정도가 필요하다. 1일 6회 정도 수유하며 6개월에는 1일 4–5회 정도 점차 줄여나간다. 6–12개월에도 모유나 분유를 일차적 영양 공급원으로 제공하되 보충식이를 통해 고갈된 철분, 칼슘, 구리 등을 보충해야 한다.

(1) 모유 수유의 특징

모유는 초유, 이행유, 성유(성숙유)의 순서를 거치는데, 초유는 임신 말에서 분만 후 첫 주 동안 소량 분비되고, 성유에 비해 단백질과 지용성 비타민, 무기질이 많고, 탄수화물과 지방은 적다. 특히 비타민 A와 E가 많다. 또한 면역글로불린 중 IgA가 높고 태변 배출에 도움을 준다.

이행유는 초유보다 칼로리가 높고 분만 후 첫 주에서 둘째 주 동안 분비된다. 단백질, 면역글로불린과 지용성 비타민이 감소되고, 지방, 락토오즈와 수용성 비타민의 농도가 증가한다.

성유는 분만 2주 후부터 분비되기 시작한다. 성유의 조성은 수유시간에 따라 변하는 데 수유 시작 시 분비되는 전유는 수분이 많고 비타민과 단백질을 포함한다. 전유 이후에 분비되는 후유는 지방이 많다. 성유는 20 kcal/30 g 정도의 칼로리를 공급하는 데 단백질보다 지방에 의한 칼로리가 더 높다.

표 36-2. 연하발달시기에 따른 식이

시기	연하발달	식이/방법
정상 출생 전	임신 12~13주: 연하(삼킴) 시작 임신 28주: 찾기반사, 빨기 반사 출현 임신 30-31주: 빨고 삼키기 협응능력 가능 임신 34-35주: 흡철(빨기) - 연하 호흡의 통합 안정	
신생아	초기 흡철 형태: 혀가 아래턱과 함께 움직이면서 혀의 앞뒤 움직임을 통해 젖꼭지에서 젖을 짜낸다. 빨기 동안 뺨과 볼은 움직이지 않는다. 혀는 입술을 지나가지 않고 입술자체는 유두 주변을 느슨하게 물고 있는 정도이다. 볼 안쪽의 sucking pads 는 출생 직전 발달한다.	모유, 인공수유
1개월	초기 흡철 형태우세, 2회 흡철 후 호흡과 삼킴 반응이 나타난다.	모유, 인공수유
2~3개월	혀와 턱의 움직임이 커지면서 침 흘림이 많아진다. 빨고 삼키는 과정이 20회 이상 길게 나타나며 간헐적으로 빨기가 나타난다.	모유, 인공수유
4개월	혀의 위아래 움직임이 나타나면서 음압을 형성하여 빠는 힘이 증가하고 활동적인 턱과 뺨에 의해 진정한 흡철 형태가 나타남	모유, 인공수유
5~6개월	입술움직임이 활발해지며 턱을 위아래로 움직이는 형태(munching pattern)가 나타난다. 혀를 양옆으로 굴리거나 이동할 수 있다. 컵이나 스푼 사용 시 입술압력을 사용하며 컵으로 마실 경우 액체흐름과 속도조절 능력이 떨어져 액체를 흘리고 숨막혀하거나 뱉어낸다.	이유식 - 스푼을 이용해 제공
7~9개월	Munching pattern과 씹기를 함께 사용하며 스푼 사용 시 윗 입술이 잘 움직인다. 컵으로 마실 때 협응력이 좋아져 2~3회 삼킬 수 있다.	혼자 젖병수유 가능, 조금 더 단단한 음식 - 부드럽게 으깬 음식 - 입에서 녹는 고형식
10~11개월	턱 조절, 혀끝 올리기 증진 스푼 사용 시 입술 다물기 가능	컵을 이용한 분유 제공, 손으로 집어먹을 수 있는 음식 - 과일, 삶은 야채, 바나나, 치즈, 요구르트 - 부드러운 면류
12개월	컵을 물거나 컵 아래에 혀를 넣어서 안정성이 있게되며 컵 주위에 입술 닫힘이 완전해진다. 음식을 입 양쪽으로 움직일 수 있으며 음식에 대한 턱의 압력조절이 가능하다.	손끝으로 집기가 가능해지므로 스푼조절능력이 향상된다. 전유 가능 부드러운 음식으로 일부 스푼으로 먹을 수 있는 종류 제공
13~18개월	혀를 이용해 아래쪽 입술을 핥을 수 있고 딱딱한 음식을 씹는 능력이 발달 한다.	단백질, 과일, 채소 등 다양한 음식 제공, 컵이나 스푼을 들고 먹을 수있으나 조금씩 흘린다. 쿠키같은 약간 딱딱한 음식 가능
19~24개월	입의 한쪽면으로 물기를 지속할 수 있고 음식을 좌우로 이동시킨다.	포크사용 가능하다.

모유는 탄수화물은 유당으로 조제유보다 농도가 높고 포도당, 갈락토오즈, 글루코사민 등이 함유한다. 모유의 단백질 성분은 유당(lactalbumin)과 카제인(casein)이며 지방은 지질, 트리글리세라이드, 콜레스테롤로 구성되어 있다.

(2) 모유수유의 장단점

모유가 아기에게 좋은 점은 아기에게 가장 이상적인 음식인 모유가 위장계 성숙을 증진할 뿐 아니라 인지발달을 높여 정서적 안정을 높이고 사회성을 향상시키며 면역체를 포함하여 설사, 장염, 크론병, 소아지방병증에 걸릴 가능성을 낮춘다. 또한 중추신경계 발달에 중요한 콜레스테롤과 DHA가 풍부하게 들어 있고, 특이 항체와 세포매개성 면역체 면역요소를 아기에게 전해주어 중이염이나 호흡기계 질환을 예방해 준다. 또한 알레르기 질환으로부터 보호를 해주고 급성 영아 돌연사, 임파종, 인슐린 의존성 당뇨로부터 보호해 준다. 모유는 철분이 많아서 빈혈 발생을 낮춘다.

모유수유의 단점은 비타민 K 이외에 조제유에 비해 무기질 함량이 적고, 위를 빠르게 비워서 자주 수유를 해야 한다는 것이다.

모유 보관 시 손이나 유축기로 짠 젖을 깨끗하게 건조한 병이나 모유 전용 보관 용기에 넣어서 냉장실에 보관하고 가능하면 24시간 내에 먹인다. 짜 놓은지 24시간 내에 먹이지 않는다면 냉동해야 한다. 냉장 보관은 72시간 이내, 냉동 보관은 3개월 이내 먹인다.

2) 조제유

(1) 조제유의 특징

조제유는 우유를 저온살균 처리과정과 비타민, 무기질, 미량원소 첨가과정을 거쳐 만든 것으로, 깡통에 밀봉된 분말, 액상 조제유 및 농축 액체형 조제유가 있다. 우유와 칼로리 함량은 비슷하나 단백질에 의한 칼로리가 높고, 탄수화물에 의한 칼로리 비율은 낮다. 단백질은 모유의 3배 정도이며 85%가 카제인이고 유장(lactalbumin)은 15%에 불과하다. 따라서 응유(curd)가 크고 소화가 느리다. 탄수화물은 모유보다 적으나 무기질은 더 많다.

(2) 조제유 주의사항

조제유는 성분이 모유와 비슷하고 위생적이어서 모유수유가 어려운 신생아에게 안전하게 먹일 수 있다. 단 조유과정이 필요하며 소화흡수가 느리고, 조유와 보관이 적절하지 못하면 감염의 우려가 있다.

수유 후 복통, 설사, 복부팽만, 가스배출 등과 같은 우유 단백질에 대한 알레르기 증상이 있는 신생아에게는 저알레르기성 조제유(hypoallergic, HA)를 먹인다.

HA분유는 철분이나 미량 원소가 부족하고 지방함량이 낮아 장기간 수유 시 영양장애를 유발하므로 설사가 1~2주 이상 지속되면 만성 설사용 분유를 먹인다.

3) 고형식

생후 6개월이 되면 복합적인 영양소를 충분히 소화시킬 수 있을 정도로 위장관이 성숙하게 되며 이가 나면서 음식을 씹을 수 있고 혀를 내미는 반사가 사라지

모유수유 영아의 영양보충 원칙

1. 출생 후 6개월까지는 반드시 모유수유를 하도록 한다. 그 이후에는 모유수유를 하면서 보충식이를 도입한다.
2. 아기의 요구에 따라 2세 혹은 더 늦은 나이까지도 지속적으로 모유수유를 한다.
3. 사회 심리적 돌봄의 원칙 하에 반응적인 영양(responsive feeding)을 제공한다.
4. 좋은 위생과 적절한 음식을 제공한다.
5. 6개월 경 소량의 음식을 주도록 하고 모유수유는 계속하면서 음식 양을 점차 늘려나간다.
6. 점차적으로 음식의 강도를 증가시킨다. 아이의 요구와 능력에 맞게 적응시키면서 다양한 종류의 음식을 늘려간다.
7. 아이가 성장하면서 보충식이 빈도를 늘려나간다.
8. 영양요구를 맞출 수 있도록 모든 영양성분이 포함된 다양한 음식을 준다.
9. 필요하면 강화된 보충식이와 비타민 보충제를 준다.
10. 질병기 동안에는 모유수유를 자주 하고 아이가 좋아하는 부드러운 음식을 먹이면서 수액섭취량을 증가시킨다. 질병 회복 후에는 평소보다 음식 양을 좀더 늘리고 많이 먹도록 격려한다.

(World Health Organization. Complementary feeding. Infant and young child feeding. Model chapter for textbooks for medical students and allied health professionals. Geneva: WHO; 2009. p. 19-28)

출처: Giselia AP Silva, Karla AO Costa, Elsa RJ Giugliani. Infant feeding: beyond the nutritional aspects. Journal of Pediatria (Rio J). 2016;92(3 Suppl 1):S2–S7.

고 삼키는 능력이 발달한다.

첫 고형식은 철분이 많은 곡류를 묽게 하여 먹이는데 쌀은 알레르기 유발이 적다. 6개월 이후는 과일주스–채소–고기 순으로 준다. 과일은 바나나, 사과를 으깨거나 갈아서 준다. 오렌지의 경우 알레르기를 유발할 수 있다. 채소는 삶아서 곱게 으깨서 준다. 8~10개월에는 소고기, 닭고기, 생선은 찌거나 삶아서 주며 달걀노른자는 으깨서 주되 흰자는 알레르기를 유발할 수 있으므로 1세 이후에 준다.

우유를 먹인 후 새로운 음식을 주는 것보다 새로운 음식을 먼저 준 후 우유를 준다. 새로운 음식은 일주일 간격을 두고 한 가지씩 먹인다.

4) 이유식

이유식은 모유나 젖병수유를 끊고 스푼이나 컵으로 먹는 것을 의미하는데 8–9개월이 되면 컵 사용을 즐기게 된다. 고형식은 젖병에 담아 구멍이 큰 젖꼭지로 먹이면 안 되고 반드시 스푼으로 제공한다.

III. 특별한 영양이 필요한 아기

1. 기관지폐이형성이상(Bronchopulmonary disease, BPD)

기관지폐이형성이상은 장기간의 입원으로 정상적인 자극이 부족하고 영양을 적절히 공급받기가 어려워 흔히 성장이 지연되고, 생후 성장 부진이 흔하며 초기 신생아기를 넘어 몇 년간 지속된다. 회복을 위해 폐조직 성장과 폐혈관증의 재구조화가 필요하기 때문에 영양 요구량은 평균 요구량보다 훨씬 많다. 또한 대사 요구, 호흡일, 산소 소비를 증가시킨다. 에너지 요구는 건강한 아기보다 20–40%까지 증가할 수 있으며 성장에 필요한 적절한 열량(일 24–30 kcal/30 mL fomula)과 단백질(3.5 g/kg/day)을 공급해야 하는데 적절한 영양 요구를 만족시키면서 수분 과다 등의 부작용을 예방하는 것이 매우 중요하다.

또한 비타민 E와 항산화 효소는 산소독성을 감소시키며 비타민 A는 내피세포의 복원을 촉진하고 섬유화를 최소화한다.

또한 기관지폐이형성이상을 가진 영아들은 호흡을 위해 많은 에너지가 요구되므로 적절한 영양공급과 더불어 충분한 휴식도 매우 중요하다. 영아가 많은 양을 수유하면 쉽게 지칠 수 있고 호흡 능력이 저하될 수도 있으므로 적은 양을 여러 번 나누어 수유하는 것이 바람직하다. 수유 시에는 고농도의 산소를 공급하고, 주변 환경의 자극을 줄임으로써 산소 소모가 증가하지 않도록 한다.

매일 체중을 측정하여 변화량을 확인하고, 전해질, 배설량, 요 비중, 부종의 증상 등을 관찰하여 탈수 상태 혹은 수분과다 상태를 평가한다.

2. 심장 문제

심장과 호흡일이 증가되면서 대사 요구도, 대사율과 산소 소비가 증가하여 성장이 지연될 수 있다. 조직 저산소증, 단백질 소실, 감염의 빈도증가 및 비장의 혈류량이 감소함에 따라 영양소의 흡수감소가 나타난다. 과순환을 줄이기 위해 수액과 나트륨을 제한한다. 아기는 쉽게 피로하고 빈 호흡을 보이며, 수유하는 동안 아기는 양육자에게 신호를 잘 보내지 않고 반응도 적다.

성장을 촉진하기 위해서 고열량 분유와 모유 혼합물로 열량 요구량을 만족시킨다.

분유와 모유는 고열량 필요를 충족하기 위해 강화될 수 있고, 가능한 열량 밀도를 증가하면서 정상 수분 공급을 초과하지 않는다.

3. 괴사성장염(Necrotizing enterocolitis, NEC)

괴사성장염은 소장과 대장의 점막 및 전층의 괴사를 특징으로, 원위 회장과 가까운 직장에 가장 흔히 발생한다. 미숙아 천 명당 0.3-2.4명으로 극소저체중출생아의 5-10%에서 발생하며 높은 사망률을 보이는 응급질환이다.

발생원인은 위 장관의 미성숙이 중요한 원인이다. 위 장관의 허혈성 저산소성 손상, 숙주의 면역기능의 장애, 박테리아의 집락화, 경관 영양과다 등이 관련된다. 출생 전후 질식, 호흡곤란 증후군, 수혈의 교환, 제대동맥 카테터가 장의 울혈을 일으킬 수 있으며 생후 48시간 이내 수유, 모유보다 조제유 수유, 고장성 장관 영양도 위험요인이다.

분만 전후에 생길 수 있는 여러 가지 요인들로 인하여 장으로의 혈류가 감소하여 장 점막의 허혈을 가져오며 장 점막 장벽의 파괴는 특정적인 감염의 취약성을 가져온다.

또한 고농도의 수유로 순환이 결핍된 장에 스트레스를 주고 박테리아 증식의 배지가 되기 때문에 발생한다고도 한다. 이로 인해 장 점막에서의 보호성 분비물이나 윤활성 점액이 생산되지 않아 장 점막으로 세균(Klebsiella pneumoniae, E.coli)이 유입된다. 따라서 장벽이 계속 붓거나 파괴되어 IgM을 생산할 수 없게 되고 외독소가 장벽을 통과해서 배출되므로 장내 방어체계는 더욱 악화된다. 따라서 조직의 염증이 증가하고 파괴되며 괴사되면 패혈증과 장 천공이 발생할 수 있다.

4. 구순(Cleft lip) 구개열(Cleft palate)

구순과 구개열은 입과 비강 사이에 통로를 형성하여 코를 통한 역류와 흡인이 잘 일어나고 구강 내를 진공 상태로 만들지 못하므로 빨고 삼키는 데 어려움이 있고 수유 중 공기를 많이 삼키게 된다. 따라서 알맞은 수유방법을 결정하고 익숙해지도록 부모를 지지해준다.

수유는 영아의 머리를 45-80도 똑바로 세운 자세에서 수유한다(그림 36-6).

수유 한시간정도 경과한 후 앙와위로 눕히는 것은 가능하나 엎드린 자세는 피한다. 수유 시 공기를 많이 삼키므로 트림을 자주 시켜주어 구토나 흡인을 예방한다. 수유 시 일반젖꼭지는 부적합하고 젖꼭지구멍이 크거나 구개열용 특수젖꼭지나(그림 36-7) 부드럽고 긴 젖꼭지를 입속에 깊숙이 넣어주는 방법을 사용

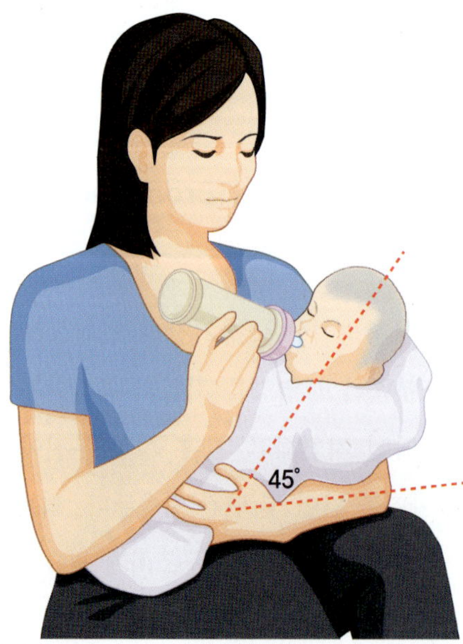

그림 36-6. 구순구개열 수유자세

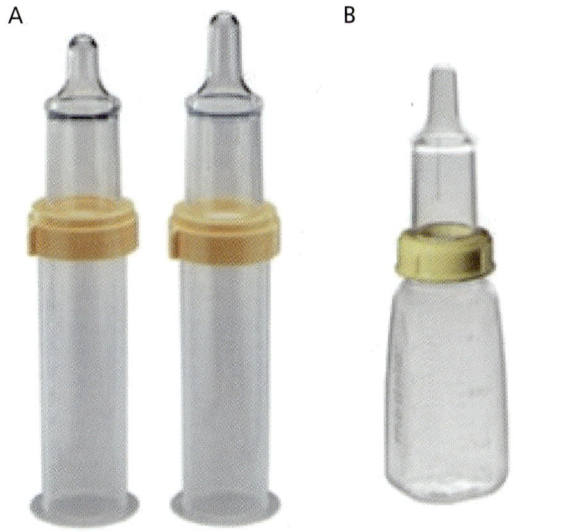

그림 36-7. 구개열용 특수수유기
a. Mead Johnson Cleft Palate Nurser b. Haberman 수유기

한다. 점막하열이나 구개수열, 부분 구순열 신생아는 모유수유도 가능하다. 젖을 빨 때 어려움이 있는 경우 엄마의 엄지손가락이나 유방으로 구순부위를 눌러서 막으면서 수유할 수 있다.

5. 위식도역류(Gastroesophaseal reflux, GER)

정상 영아는 하루에 한번 이상 구토를 보이며 1500 gm 미만 미숙아에서 증상을 동반한 위식도역류는 3–10%이다. 병적 역류는 영양, 호흡, 식도염 등의 문제를 일으킨다.

단순역류인 경우 수유의 점도를 올리고, 천천히 수유하며 자주 트림시키거나 소량씩 자주 수유한다. 잦은 흡인이나 흉부물리요법을 삼가하고, 흡연 환경을 피한다.

수유 후에 30분간 세우는 자세를 취하는 것이 좋다. 앙와위, 반좌위는 피하고 엎드려 두거나 반듯이 세운 복위 자세를 유지한다. 단 복위자세는 깨어있는 상태이거나 보호자가 반드시 관찰해야 한다. 수유 후 1시간 이내에는 아이를 심하게 흔들지 않도록 한다.

(1) 자세

모유수유를 한다면 엄마의 식이부터 바꾸어 2–4주 동안 우유나 달걀 섭취를 피하도록 한다. 분유종류를 수화된 단백질이나 아미노산 제제의 분유로 바꾼다. 분유농도를 진하게 하는 방법도 있는데, 진한 농도 분유가 미숙아에게 괴사성장염과 관련이 있다는 보고도 있으므로 유의한다.

(2) 수유

우선 모유수유를 한다면 엄마의 식이부터 바꾼다. 2~4주 동안 우유나 달걀 섭취를 피하고, 분유종류를 변경한다. 수화된 단백질이나 아미노산 제제의 분유를 사용한다[Alimentum (Similac, Abbott Nutrition, Columbus, OH), Nutramigen (Enfamil, Mead Johnson & Company, Irving, TX), or Pregestimil (Enfamil)] 분유농도를 진하게 하는 방법도 있는데, 진한 농도 분유가 미숙아에게 있어 괴사성장염과 관련이 있다는 경우도 있으므로 주의한다.

참고문헌

1. 김이경. 미숙아의 퇴원 후 영양, 대한신생아학회지. 2009;16(2):131-6.
2. 방경숙 외. 아동간호학, 서울:정담미디어;2014.
3. 쯔바하라 야키오. 알기쉬운 연하장애, 서울:군자출판사; 2015.
4. Dodrill P, Gosa M, Thoyre S, Shaker C, Pados B, Park J, DePalma N, Hirst K, Larson K, Perez J., et al. First, Do No Harm: A response to "oral alimentation in neonatal and adult populations requiring highflow

oxygen via nasal cannula". Dysphagia. 2016:31;781-2.

5. Dodrill P, Gosa MM. Pediatric dysphagia: Physiology, assessment, and management. Ann. Nutr. Metab. 2015;66:24-31.
6. Dumpa V, Kamity R, Ferrara L, Akerman M, Hanna N. The effects of oral feeding while on nasal continuous positive airway pressure (NCPAP) in preterm infants. J. Perinatol. 2020;40:909-15.
7. Groher ME, Crary MA. 연하장애, 서울:군자출판사;2011.
8. Jadcherla SR, Bhandari V. "Pressure" to feed the preterm newborn: Associated with "positive" outcomes? Pediatr. Res. 2017, 82, 899-900.
9. Miller JL, Sonies BC, Macedonia C. Emergence of oropharyngeal, laryngeal and swallowing activity in the developing fetal upper aerodigestive tract: An ultrasound evaluation. Early Hum. Dev. 2003;71:61-87.
10. Moore, K.L. The developing human: Clinically oriented embryology, 7th ed.; Moore, K.L., Persaud, T.V.N., Eds.; Saunders: Philadelphia, PA, USA, 2003; ISBN 978-0-7216-9412-2.
11. Papachrisantho MM, Davis RL. Clinical practice guidelines for the management of gastroesophageal reflux and gastroesophageal reflux disease: Birth to 1 year of age. J Pediatr Health Care. 2015:29(6);558-64.
12. Pike C, Pike M, Kritzinger A, Krüger E, Viviers M. Risk profiles of infants _32 weeks' gestational age with oropharyngeal and esophageal dysphagia in neonatal care. S. Afr. J. Child Health. 2016;10:130.
13. Verklan MT, Walden M. Core curriculum for neonatal intensive care nursing, 5th ed. Elesevier.
14. Zimmerman, E.; Rosner, A. Feeding Swallowing Difficulties in the First Three Years of Life: A Preterm and Full-Term Infant Comparison. J. Neonatal Nurs. 2018;24:331-5.

Chapter 37

영아기 연하장애 치료

서상민, 오혜원, 신진용

Ⅰ. 자세 조절

1. 목적

영아의 신체 전반에 근긴장도를 정상화하기 위한 자세 조절은 식사 동안 영아의 몸통 운동조절 및 구강운동조절에 밀접한 영향을 미친다. 부적절한 신체 정렬로 인해 잘못된 자세를 유지하게 되면, 이는 비정상적인 섭식 패턴으로 이어져 연하장애에 부정적인 영향을 미칠 수 있다. 따라서 올바른 자세 조절은 영아의 신체 정렬을 개선하고 몸통의 안정성을 높여 구강 운동 기능을 효과적으로 증진시킨다. 특히, 영아가 중립적인 신체 정렬을 유지하면 구강 감각운동을 보다 효율적으로 사용할 수 있게 되며, 이는 식사 활동을 위한 신체와 구강의 협응을 위한 기초를 형성할 수 있다.

따라서 영아의 섭식 자세 조절의 주요 치료 목표는 다음과 같다.

① 식사 중 영아의 자세 안정성(postural stability)을 강화

② 구강 감각운동 기능(oral sensory-motor function)을 향상

③ 가족과의 식사 시간 참여를 통해 긍정적이고 즐거운 식사 경험을 형성

2. 자세 조절의 치료 접근(Therapeutic approaches for postural control)

1) 일반적인 자세 조절

영아의 식사 시 적절한 자세는 신체 배열을 중립 정렬로 유지하며, 머리와 목을 안정적으로 조정하는 것

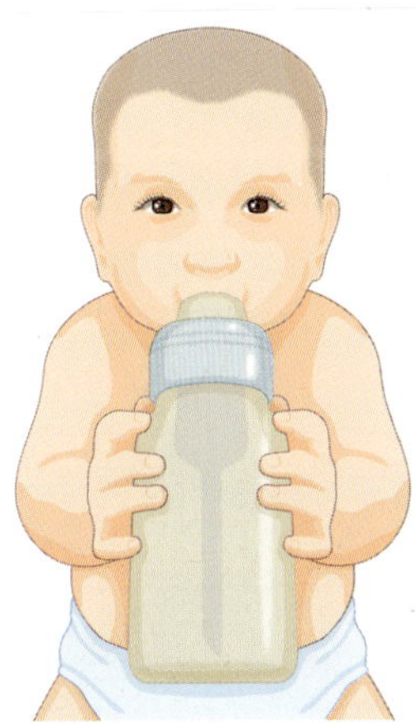

그림 37-1. 신체 대칭 자세

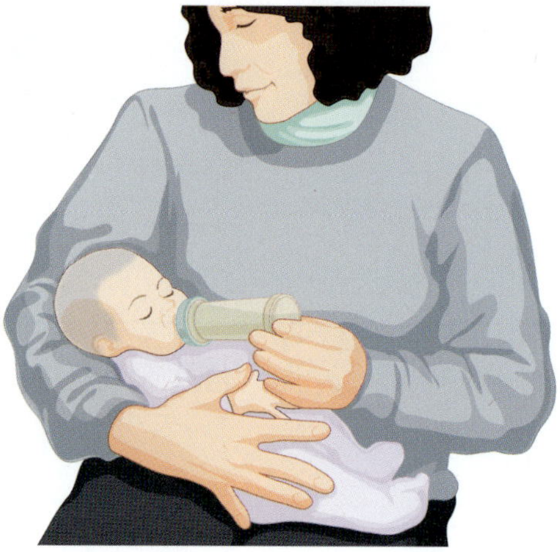

그림 37-2. 수유 시 적절한 자세

을 기본으로 한다. 머리는 약간 굽힘(flexion)되거나 중립 상태를 유지해야 하며, 치료적 필요에 따라 폄(extension)이나 굽힘을 조정할 수 있다. 어깨는 좌우 대칭을 이루고, 팔과 다리는 신체의 정중선으로 모아야 한다. 팔은 몸 안쪽으로 자연스럽게 모으고, 고관절은 45~90° 굽힘 상태를 유지하는 것이 이상적이다.

이러한 자세 조절은 몸통의 안정성을 강화하고, 구강 운동과 삼킴 기능을 지원하며, 보호자와의 시각적 접촉과 신체적 밀착을 통해 영아에게 정서적 안정감을 제공한다. 이를 통해 영아는 안전하고 기능적으로 식사 활동에 참여할 수 있는 환경을 갖추게 될 것이다(그림 37-1, 37-2).

2) 눈 맞춤 자세(eye–contact position)

눈 맞춤 자세는 영아를 보호자의 대퇴부에 마주 보게 놓아 정서적 안정감을 강화하고 신체 정렬을 유지하는데 효과적인 방법이다(그림 37-3). 이 자세는 식사 중 안정적인 자세를 제공하며, 영아의 정중선 교차(midline crossing)을 촉진한다. 또한 보호자는 영아의 머리를 다양하게 조절할 수 있어 치료적 유연성을 확보할 수 있다. 영아의 체간 지지가 필요할 경우 담요 등을 활용하여 안정성을 높이고, 상황에 따라 직립자세를 병행할 수 있다.

눈 맞춤 자세의 다른 방법으로는 영아를 보호자의 무릎 사이에 눕혀 시각적 접촉을 유지하는 것이다(그림 37-4). 이 자세는 보호자의 양손을 자유롭게 사용할

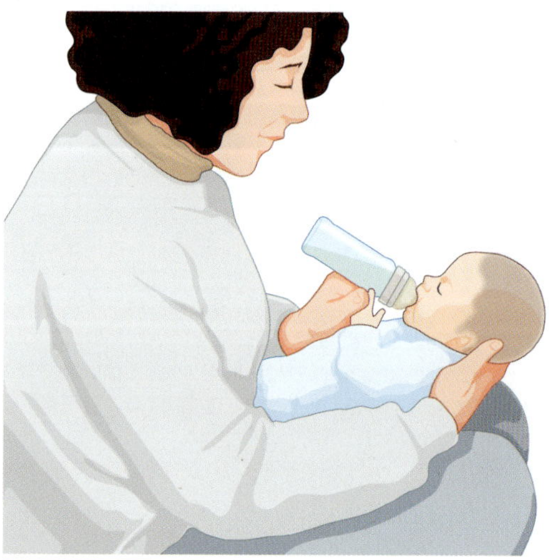

그림 37-3. 눈 맞춤 자세 1

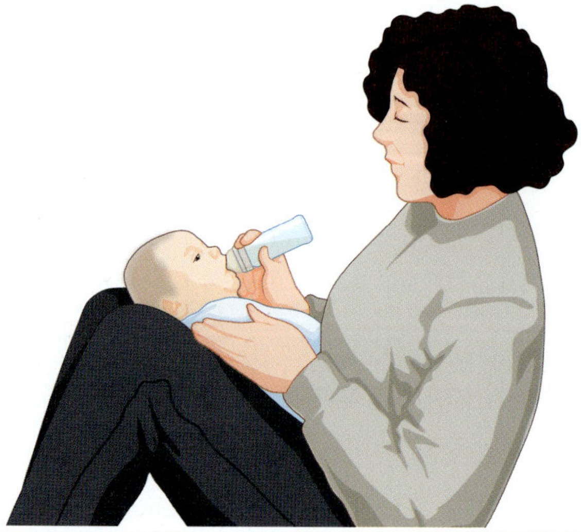

그림 37-4. 눈 맞춤 자세 2

수 있다는 장점이 있으나, 영아의 머리를 좌우로 조절하기가 어렵다는 한계가 있다. 또한 개월 수가 많은 영아에게는 적용하기 어려울 수 있으며, 영아의 머리가 보호자의 무릎 위로 과도하게 펴지지 않도록 세심한 주의가 필요하다.

3) 옆으로 누운 자세(side-lying position)

옆으로 누운 자세는 영아의 몸통을 옆으로 세우고 머리를 약간 앞으로 기울여 중력의 영향을 최소화하여 구강 운동과 삼킴 기능을 증진시키는데 효과적인 방법이다(그림 37-5, 37-6). 이 자세는 입술 다물기가 쉬워지고, 혀의 수축력을 강화하여 빨기(sucking)를 촉진하며, 후두의 움직임과 기도 보호 기능을 개선하는데 도움을 줄 수 있다. 또한, 치료사는 이 자세를 활용해 빨기-삼키기-숨쉬기(suck-swallow-breathe) 조절을 보다 효과적으로 수행할 수 있으며, 섭식 속도를 조절하여 질식이나 무호흡(apnea)을 예방할 수 있다. 단, 보호자는 영아의 머리가 과도하게 뻗지 않도록 지속적으로 관찰해야 한다.

4) 보조도구 활용

영아의 안정적인 자세 유지와 섭식 활동을 위해 담요와 같은 포대기나 보조 도구를 활용할 수 있다. 이러한 도구들은 영아의 몸통의 안정성을 강화하고 보호자의 부담을 덜어주며, 영아가 섭식 과정에 더욱 능동적으로 참여할 수 있도록 돕는다.

담요와 같은 포대기로 영아를 감싸는 방법은 과도한 사지 움직임을 제한하고 신체 정렬을 유지하는 데 효과적이다(그림 37-7). 또한 이러한 방법은 촉각 자극 및 고유수용성 감각을 자극하여 영아를 진정시키고 안정감을 높인다. 이를 통해 영아는 신체적 안정감과 정서적 안정감을 동시에 느껴 섭식 활동에 더욱 집중할 수 있다.

신체 지지 의자나 자세 보조 장치 등의 보조도구를 활용하면, 유아와 아동은 보다 독립적으로 식사에 참여할 수 있으며(그림 37-8, 9, 10), 영아의 경우에는 몸통 안정성을 유지하면서 보호자의 손을 자유롭게 하여 섭식 중 다양한 도움을 받을 수 있다. 이러한 도구들은 이동성과 세척의 편의성을 갖추어 가정이나 외부 환경에서도 유아와 영아가 적극적으로 식사 활동

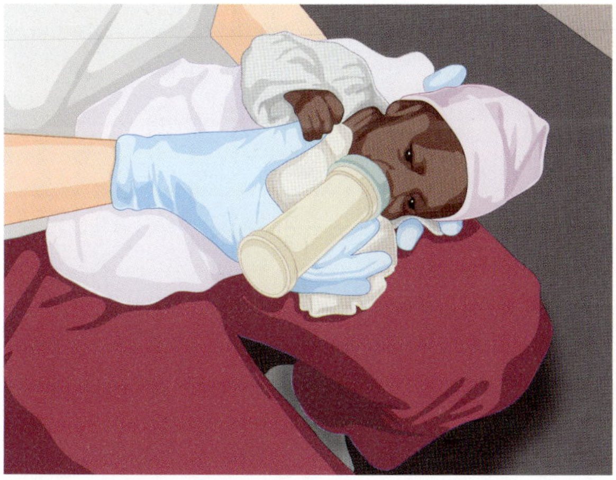

그림 37-5. 옆으로 누운 자세 1

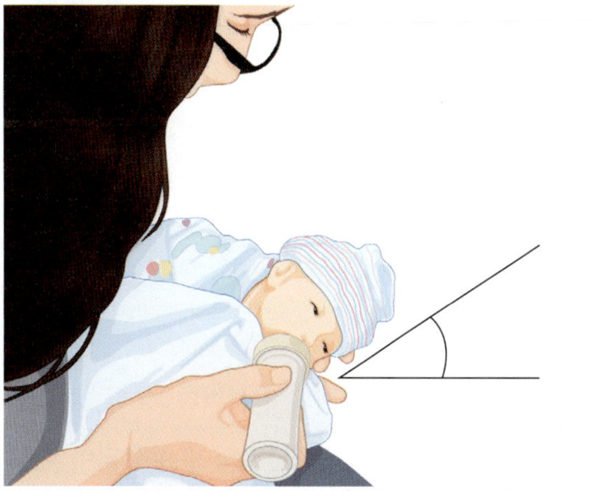

그림 37-6. 옆으로 누운 자세 2

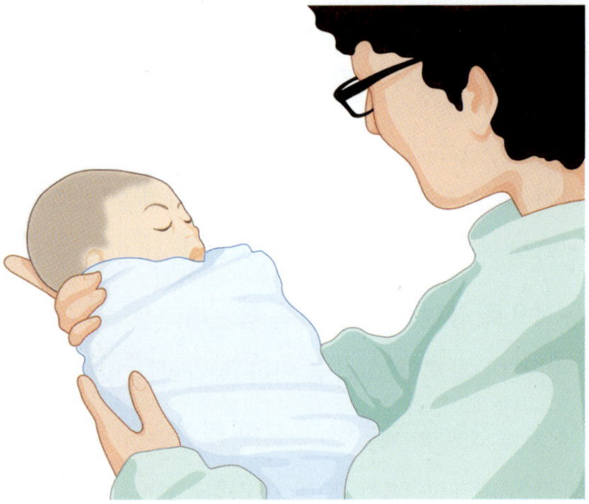

그림 37-7. 영아를 감싸 놓은 모습

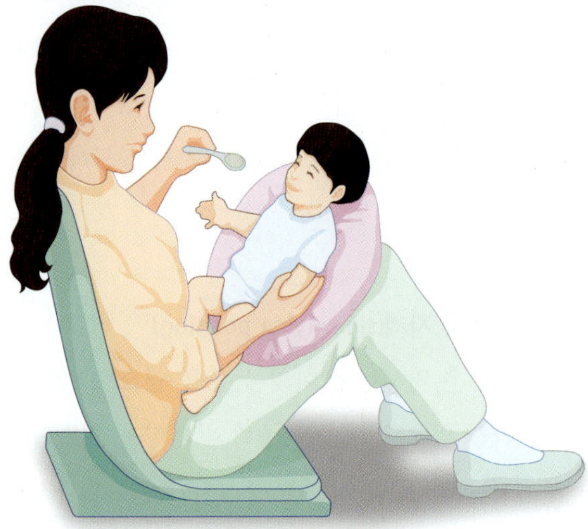

그림 37-8. 신체 지지 보조 도구 및 의자 1

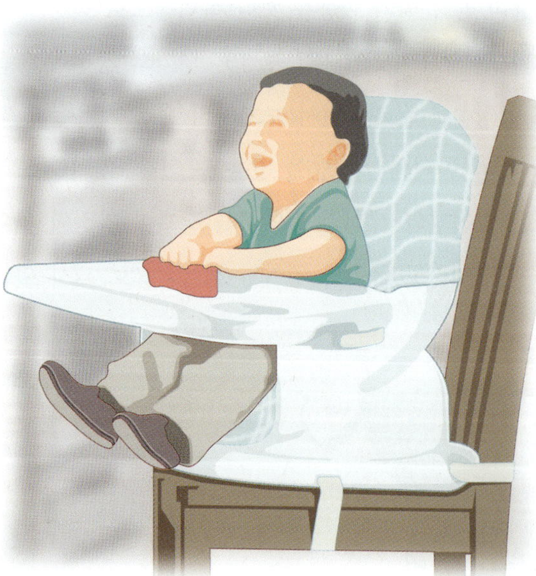

그림 37-9. 신체 지지 보조 도구 및 의자 2

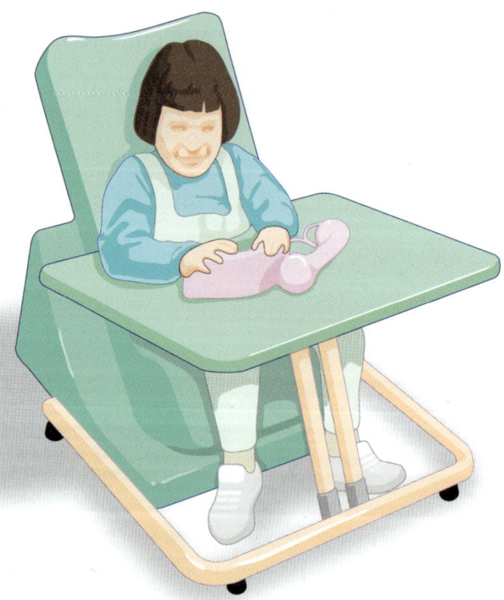

그림 37-10. 신체 지지 보조 도구 및 의자 3

에 참여할 수 있도록 설계되어야 한다. 또한, 이러한 보조도구를 활용하면 몸통 안정성이 향상되어 손과 손가락의 소근육 발달이 촉진될 수 있으며, 이를 통해 유아와 영아는 숟가락이나 컵을 보다 효과적으로 사용하여 독립적인 섭식 기술을 향상시킬 수 있다. 따라서 적절한 보조도구의 사용은 섭식 기술 발달뿐만 아니라 일상생활 참여도를 높이는 데에도 중요한 역할을 한다.

5) 사례별 자세 조절

영아의 근긴장 상태에 따라 적절한 자세 조절을 적용하는 것은 안정적인 자세 유지와 기능적 활동을 지원하는 데 매우 중요하다. 과긴장성과 저긴장성을 보이는 영아는 각각의 특성에 맞는 접근이 필요하다.

과긴장성 근긴장도를 가진 영아는 몸통의 과도한 긴장을 완화하고 근위부 안정성을 제공하는 것이 핵심이다. 이를 위해 몸통과 골반을 안정적으로 지지할 수 있는 보조 도구를 활용하거나, 보호자의 손을 이용하여 신체를 지지하고 안정감을 제공한다. 반면, 저긴장성 근긴장도를 보이는 영아는 전반적인 자세 안정성과 몸통 정렬을 강화하는 데 초점을 맞춘다. 외부 지지 도구를 사용하여 몸통의 안정성을 확보하고, 중간 범위에서 근긴장도를 조절하는 것이 중요하다. 이때 포대기와 같은 압박 기법을 활용하여 적절한 근긴장도를 유도하면, 영아의 안정성을 높이고 섭식 활동에 집중할 수 있는 환경을 조성할 수 있다.

Ⅱ. 빨기-삼키기-숨쉬기의 치료

1. 비영양적 빨기(Non-nutritive sucking)와 영양적 빨기(Nutritive sucking)

비영양적 빨기는 공갈 젖꼭지나 감염 예방을 위한 장갑을 착용한 손가락을 사용하여 영아의 입안에 삽입해 빨기 반응을 유도하는 치료 방법이다. 필요한 경우, 모유나 적절한 형태의 유동식 1-2방울을 함께 사용해 빨기 반응을 강화할 수도 있다. 이 치료의 주요 목표는 빨기-삼키기 반사를 활성화하고, 구강 근력을 증진하며, 구토 반사와 구강 민감도를 정상화하는 것이다.

치료 중재는 영아가 기민한 각성 상태에 있고, 배고픔과 연관된 활동이 함께 이루어질 때, 10-15분 동안 진행되는 것이 가장 효과적이다. 따라서 정해진 스케줄에 맞춰 규칙적으로 적용하는 것보다는 영아의 상태와 반응을 평가해 적절한 시간에 제공하는 것이 중요하다. 비영양적 빨기는 삼킴 기능을 향상시키고, 구강 섭식으로 전환되는 시기를 단축하며, 영아를 진정시키는 데에도 도움을 줄 수 있다. 특히, 위관 영양을 받고 있는 영아의 경우, 긍정적인 구강 감각 자극을 제공하는 유용한 방법이 된다. 치료 과정에서는 먼저 치료사의 손가락으로 영아의 경구개를 자극한다. 손가락을 경구개와 연구개 접합부까지 삽입한 뒤, 경구개 위쪽을 향해 부드럽게 누르고, 1초에 한 번씩 손가락을 뒤에서 앞으로 천천히 움직이며 자극한다. 이후에는 혀를 자극하여 손가락으로 혀를 아래 방향으로 가볍게 누른 뒤, 동일한 방식으로 천천히 뒤에서 앞으로 움직이며 자극한다.

한편, 비영양적 빨기에 반응하지 않는 영아의 경우, 영양적 빨기가 더 효과적인 반응을 유도할 수 있다. 빨기와 삼키기는 신경적으로 밀접하게 연결되어 있어, 삼킴 반사가 발생하면 자연스럽게 빨기 반응이 이어지는 경우가 많다. 다만, 영양적 빨기는 섭취량보다는 섭식 과정의 질적 측면에 초점을 두어야 하며, 스트레스를 유발하지 않도록 환경을 조성하는 것이 중요하다. 스트레스가 유발될 경우, 영아는 구강 섭식에 대해 부정적인 인식을 가질 수 있기 때문이다.

치료 중재에서는 먼저 경구개에 적절한 압력을 제공하여 빨기 반응을 유도한다. 단단하고 곧은 젖병을 사용해 경구개 뒤쪽 연구개 접합부까지 삽입한 후, 부드럽게 위로 압력을 가하면서 영아가 빨기를 시작하는지 관찰한다. 만약 빨기 반응이 나타나지 않으면 젖병으로 구개를 3-4회 가볍게 자극한 후 다시 관찰한다. 또한 묽은 식이보다 걸쭉한 점도의 음식을 제공하면 구강과 인두에서 더 많은 감각 자극을 줄 수 있어 빨기와 삼키기 과정을 더욱 효과적으로 유도할 수 있다.

2. 섭식 속도의 외부 조절

영아의 섭식 속도를 조절하는 것은 섭식 중 호흡을 원활히 할 수 있도록 돕는 중요한 방법이다. 특히, 빨기를 멈추지 못해 호흡이 어려운 영아에게 외부적인 조절은 필수적이다. 이를 통해 영아는 삼킴과 호흡의 균형을 유지할 수 있으며, 섭식 과정에서의 안전성이 크게 향상된다.

젖병의 기울기나 젖꼭지의 제거를 통해 섭식 속도를 조절할 수 있다. 첫 번째로, 젖병을 기울여 식이가 더 이상 나오지 않도록 함으로써 영아가 숨을 쉴 수 있는 시간을 확보할 수 있다(그림 37-11). 두 번째로, 젖병을 기울여도 빨기를 지속하는 경우에는 젖꼭지를 영아의 입에서 완전히 제거하여 빨기를 중단시키고 호흡할 시간을 제공한다.

이 과정에서 치료사는 영아의 반응을 세심히 관찰해야 한다. 영아의 얼굴에 불편한 표정이 나타나거나 젖병을 밀어내는 행동을 보일 경우, 빨기를 멈출 수 있도록 젖꼭지를 떼는 것이 적절하다. 일반적으로 영아는 3-4번 빨기를 한 후 숨을 쉬기 위한 간격이 필요하므로, 섭식 과정에서 주기적으로 젖꼭지를 제거하여 휴식을 제공하는 것이 바람직하다.

이러한 섭식 속도의 조절은 영아의 호흡과 삼킴의 협응을 지원하고, 섭식 과정 중 발생할 수 있는 질식이나 호흡 곤란을 예방하는 데 효과적이다.

3. 유속의 감소

섭식 중 유속을 감소시키는 것은 영아가 삼키는 동안 원활하게 숨을 쉴 수 있는 시간을 확보하기 위해 중요한 방법이다. 유속을 적절히 조절하면 섭식의 안전성이 높아지고, 삼킴과 호흡의 협응을 개선할 수 있다.

유속을 조절하는 첫 번째 방법은 젖꼭지의 구멍 크기와 질감을 고려해 유속이 느린 젖병을 사용하는 것

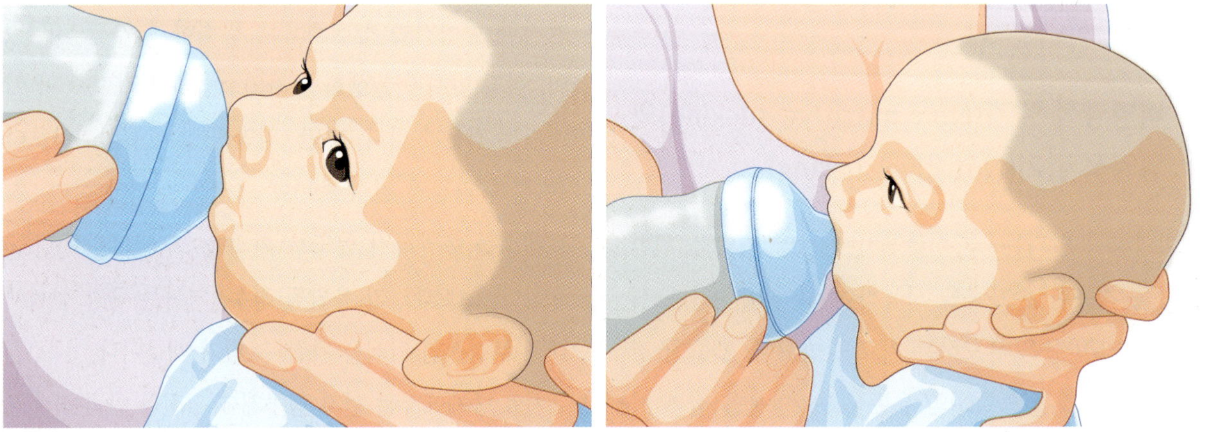

그림 37-11. 젖병을 기울이는 모습

이다. 젖꼭지의 크기와 단단함은 식이 흐름에 큰 영향을 미치므로, 유속을 줄이는 특수 젖병을 선택하여 영아가 삼키는 속도에 맞춰 섭식할 수 있도록 돕는다.

두 번째로, 영아의 자세를 조정하는 것도 효과적이다. 직립 자세에서 젖병이 수평으로 유지되도록 하면 중력의 영향을 줄여, 영아가 자발적으로 빨기를 하지 않을 때에도 식이가 구강으로 흘러들어가지 않도록 예방할 수 있다(그림 37-12). 이와 함께, 옆으로 누운 자세를 활용하면 중력의 영향을 최소화하여 식이가 구강-인두로 비정상적으로 흘러가는 것을 방지하고, 삼킴과 호흡 사이의 시간을 늘릴 수 있다(그림 37-13).

세 번째로, 식이의 점도를 조절하여 걸쭉한 식이를 제공하는 방법이 있다. 점도가 높은 식이는 구강과 인두에서 감각 자극을 증대시키고, 유속을 줄여 영아가 삼킴과 호흡을 더욱 효과적으로 조절할 수 있도록 돕는다. 이 방법은 유속 감소를 위한 젖병 선택이나 자세 조정만으로 충분하지 않을 경우 의료진과 협의해 적용할 수 있다.

마지막으로, 모유수유와 유사한 방식으로 젖병을 사용하는 방법이 있다. 젖꼭지를 영아의 경구개와 연구개 접합부까지 깊이 삽입하여 빨기를 유도하면 유속이 효과적으로 조절되고, 식이가 천천히 영아의 구강으로 들어가도록 도울 수 있다.

이러한 유속 감소 기법은 영아의 삼킴과 호흡 협응을 최적화하며, 섭식 과정의 효율성과 안전성을 높이는 데 중요한 역할을 한다.

4. 증상에 따른 치료 접근

영아의 섭식 과정에서 빨기 반응이나 패턴에 이상이 나타날 경우, 증상에 따라 적절한 치료 접근이 필요하다. 이를 통해 영아의 섭식 기능을 개선하고, 섭식 과정의 안전성을 확보할 수 있다.

빨기 반응이 나타나지 않는 경우, 비영양적 빨기(NNS) 또는 영양적 빨기(NS)를 활용하여 빨기 반사

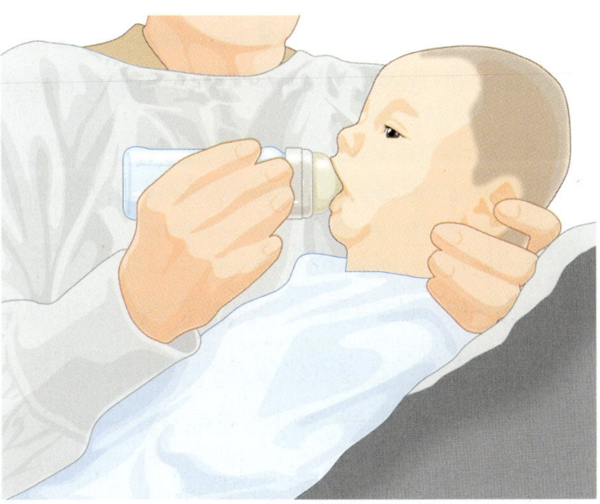

그림 37-12. 직립한 자세

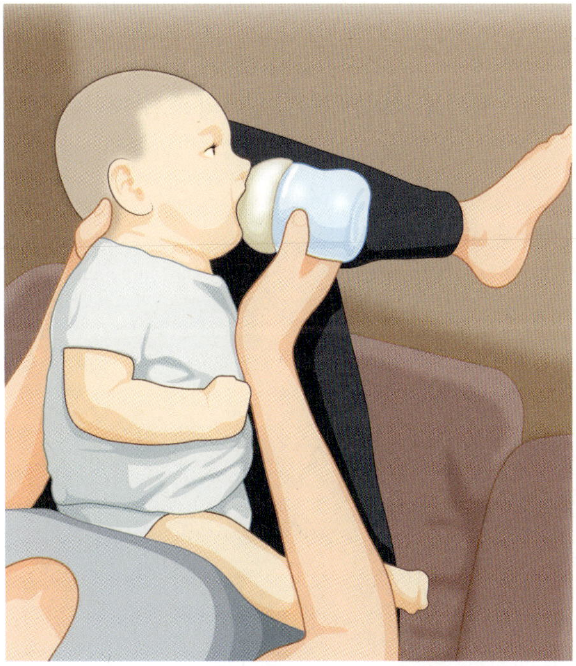

그림 37-13. 옆으로 누운 자세

를 자극하는 것이 중요하다. 영아가 한 번이라도 빨기 경험을 하게 되면, 이후 빨기 반응을 유도하고 유지하기가 더욱 쉬워지며, 나아가 젖병수유로의 전환도 가능해질 수 있다. 이를 위해 영아의 입에 더 많은 감각 자극을 제공해야 한다. 예를 들어, 치료 환경은 영아가 집중할 수 있도록 조성되어야 하며, 소음을 줄이고 조명을 낮추는 한편, 영아를 부드럽게 흔들며 리듬감 있는 음악을 들려주는 것이 도움이 된다.

약한 빨기를 보이는 경우, 영아의 전반적인 근긴장도(normalized muscle tone)를 조정하기 위해 자세 조절부터 시작한다. 그 다음으로, 치료사는 영아의 아래턱을 지지하며 안정성을 높인다. 치료사의 세 번째 손가락(중지)을 이용해 아래턱을 위로 살짝 올리고, 첫 번째와 두 번째 손가락(엄지와 검지)을 사용하여 영아의 양볼을 가볍게 쥐고 전방으로 당겨준다(그림 37-14). 이러한 접근은 턱의 안정성을 높이고, 젖꼭지 주변에서 영아가 입술을 잘 다물 수 있도록 돕는다. 또한, 젖병수유 중 젖꼭지를 약간씩 빼주는 방식으로 빨기를 자극할 수 있다.

짧은 빨기를 보이는 경우, 영아의 호흡 패턴을 면밀히 관찰하는 것이 중요하다. 섭식 중 짧은 빨기와 함께 호흡이 이루어질 경우, 빨기를 잠시 중단시키고 영아가 정상적인 호흡 패턴을 회복할 때까지 기다려야 한다. 이를 통해 영아는 삼킴과 호흡의 협응을 다시 조율할 수 있다.

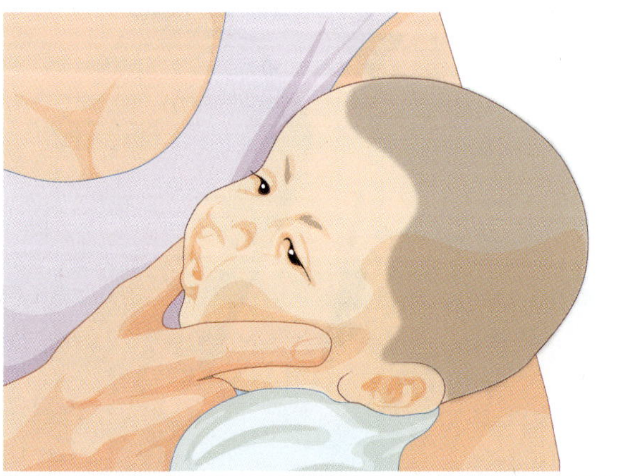

그림 37-14. 약한 빨기 시 치료 자세

이와 같은 증상별 치료 접근은 영아의 섭식 능력을 단계적으로 개선하며, 안전하고 효과적인 섭식을 유도하는 데 필수적인 요소이다.

Ⅲ. 구강 감각 운동 자극 치료

1. 구강 감각 운동

구강 감각 운동의 문제를 가진 영아는 젖병이나 모유 수유 시 비 영양적 빨기에서 영양적 빨기로 전환에 어려움을 겪는다. 구강 감각 저하(oral hyposensitivitiy)가 있는 경우, 반사 지연, 빨기의 부재, 낮은 각성 상태, 느린 반응 행동을 보이는 경우가 많다. 반면, 구강 감각 과민(oral hypersensitivity)이 있는 영아는 소리나 보호자의 자세 변화와 같은 작은 자극에도 과도하게 반응하여 놀라거나 구강 수유 시도 시, 구역질, 짜증, 거부반응, 젖꼭지를 찾기 위해 입을 과도하게 벌리는 행동, 체온 및 심박수의 변화로 인한 불안정한 반응을 보일 수 있다.

특히, 기관 내 삽관을 장기간 하고 있거나 위식도 역류로 인해서 구강을 통해 섭식을 경험하지 못한 영아에게는 구강 감각운동 자극을 제공하는 것이 필요하다. 이러한 자극은 영아가 입을 적절히 벌리고 혀를 움직여 젖꼭지를 잘 물 수 있게 하며, 빨기 능력을 향상시킨다. 이를 통해 영아의 구강 운동 기능이 개선되어 비구강 섭식에서 구강 섭식으로의 전환 시간이 단축되고, 섭식 효율성과 섭취량이 증가하는 효과를 기대할 수 있다.

구강 감각운동 자극은 일반적으로 입 주변 자극(perioral stimulation)과 입 안의 자극(intraoral stimulation)으로 나눌 수 있다. 입 안의 자극에 앞서 입 주변의 자극이 먼저 이루어지며, 이는 볼과 입술에 압력을 제공하는 자극과 함께 천천히 두드려주는 방법(stroking)으로 이루어져 있다. 입 주변 부위 자극의 치료적 목표는 지향반응(orientation response)을 향상시키며, 입 주변의 근력 강화 및 운동조절을 향상시키는 데 있다. 입 안의 자극은 잇몸, 혀, 구개를 따라 압력을 제공하면서 움직이거나 또는 움직이지 않고 잠시 멈춰서 자극을 제공하는 비영양적 빨기가 포함된다. 입 안 자극의 치료적 목표는 빨고 삼키는 반사를 강화시켜주고 구역 반사 및 구강의 민감도를 정상화시켜주는 중재 방법이 있다(표 37-1). 또한 영아의 구강 구

표 37-1. 구강 감각운동 자극 치료 방법

구 성	자 극	목 적
볼	1) 검지를 인중에 놓는다. 2) 지그시 눌러 압력을 주며 귀로 향했다가 다시 입 꼬리로 돌아온다.(C자를 그리며)	볼의 가동범위와 근력 증진, 입술 다물기 향상
윗입술	1) 검지를 한쪽 윗입술 꼬리에 놓는다. 2) 지그시 누른다. 3) 둥글게 원을 그리면서 한쪽 끝에서 출발해 입술 중앙을 지나 반대쪽 끝으로 움직인다.	입술의 가동범위와 입술 다물기 향상
아랫입술	1) 검지를 한쪽 아랫입술 꼬리에 놓는다. 2) 지그시 누른다. 3) 둥글게 원을 그리면서 한쪽 끝에서 출발해 입술 중앙을 지나 반대쪽 끝으로 움직인다.	입술의 가동범위와 입술 다물기 향상
위, 아래 입술 말아당기기	1) 검지를 윗입술의 중앙에 놓는다. 2) 계속 누르면서 아래로 당겨 말아준다. 3) 아랫입술의 중앙에 검지를 놓고 누르면서 위쪽으로 당겨 말아준다.	입술의 근력, 가동범위와 입술 다물기 향상
윗잇몸	1) 손가락을 윗잇몸의 중앙에 대고 강하게 누르며 천천히 입 안쪽으로 이동한다. 2) 천천히 중앙으로 다시 돌아온다.	혀의 가동범위, 연하 자극, 빨기 향상
아랫잇몸	1) 손가락을 아랫잇몸의 중앙에 대고 강하게 누르며 천천히 입 안쪽으로 이동한다. 2) 천천히 중앙으로 다시 돌아온다.	혀의 가동범위, 연하 자극, 빨기 향상
볼 안쪽	1) 입 꼬리의 안쪽에 손가락을 위치한다. 2) 지그시 누르며 어금니 방향으로 이동했다가 다시 입 꼬리로 돌아온다.	볼의 가동범위와 입술 다물기 향상
혀 옆면	1) 어금니 쪽에 닿는 혀의 옆면과 잇몸 사이에 손가락을 위치한다. 2) 손가락을 가운데로 가져오며 혀를 반대쪽 방향으로 민다. 3) 혀를 밀고 나서 바로 볼로 돌아와 최대한 많이 늘려준다.	혀의 가동범위와 근력 증진
혀 윗면	1) 검지를 입의 중앙에 위치한다. 2) 경구개를 3초간 눌러준다. 3) 손가락을 혀의 중앙에 대고 강하게 아래로 눌러준다. 4) 혀를 누른 즉시 다시 경구개의 중앙으로 돌아온다.	혀의 가동범위와 근력 증진, 연하 자극, 빨기 향상
빨기 유발하기	손가락을 입천장의 중앙에 위치하고 부드럽게 문질러 빨기를 유발한다.	빨기 향상, 연구개 활성화
공갈 젖꼭지	공갈 젖꼭지를 입에 물리고 위/아래, 앞/뒤 방향으로 부드럽게 움직인다.	빨기 향상, 연구개 활성화

표 37-2. 구강 구조 및 움직임의 문제에 따른 치료 방법

구조 및 문제	치 료
턱 내밀기(Jaw thrust) - 높은 근긴장도	부드러운 장난감을 치아 사이에 물고 있게 한다.
턱 뒤당김(Jaw retraction) - 높은 근긴장도	엎드린 자세에서 턱을 아래-앞 방향으로 당긴다.
턱 강하게 다물기(Jaw clenching) - 낮은 근긴장도	입을 서서히 벌릴 수 있도록 구강 놀이 및 얼굴에 수용 가능한 긍정적인 자극을 제공한다.
턱 불안정성(Jaw instability) - 낮은 근긴장도	턱을 다물 수 있도록 감각 자극을 준다.
긴장성 물기 반사(Tonic bite reflex) - 근긴장도와 관련 없는 경우	측두하악 관절을 눌러 압력을 준다. 감각 자극을 제공한다.
입술 뒤당김(Lip retraction) - 낮은 근긴장도	턱을 지지하여 안정성을 제공한다. 볼과 입술을 손가락으로 두드린다(tapping).
윗입술 움직임의 제한(Limited upper lip movement) - 높거나 낮은 근긴장도	손가락으로 두드리거나 쳐준다(tapping, stroking). 다양한 질감의 음식과 온도로 자극을 제공한다.
볼의 감소된 근긴장도 (Cheeks reduced tone)	손가락으로 두드리거나 쳐준다(특히, 측두하악 관절 부위).
감소된 감각인식 (Reduced sensory awareness)	입술 양끝에 액체 방울을 떨어뜨려 자극한다. 다양한 질감의 음식과 온도로 자극을 제공한다.
혀 내밀기(Tongue thrust) - 높거나 낮은 근긴장도 - 호흡관여 스트레스	턱을 지지하여 안정성을 제공한다. 어금니 옆쪽으로 음식을 넣어준다. 숟가락을 사용하여 혀 중간 부위를 아래 방향으로 누른다.
혀 뒤당김(Tongue retraction) - 높거나 낮은 근긴장도	뒤에서 앞 방향으로 혀를 누르며 당겨준다(엎드린 자세). 곧은 자세에서 턱 당김 자세를 취한다. 턱 아래 부위를 위 방향으로 두드려준다.
혀 근긴장저하(Tongue hypotonia) - 낮은 근긴장도	다양한 질감과 맛으로 감각 입력을 증가시킨다.
혀 치우침(Tongue deviation)	정중선에 머리가 맞게 자세를 조절한다. 혀의 움직임이 감소된 쪽으로 자극을 제공한다.
혀 움직임 제한 (Tongue limited movement)	다양한 질감, 온도, 맛의 감각 자극을 준다. 진동 자극을 제공한다.
연구개(Soft palate) - 비인두 역류	곧은 자세를 한다. 걸쭉한 액체를 제공한다. 볼과 혀의 기능적인 활동을 위한 감각 자극을 준다.

조 및 움직임의 문제로 인해 비정상적 식사 패턴 방식으로 발달하는 것을 예방하기 위해서는, 가급적 조기에 구강 감각운동 자극을 제공해 주는 것이 필요하다(표 37-2). 구강 감각운동 자극 치료 시간은 일반적으

로 위관 영양 공급 30분 내에서 10-15분 정도 시행하는 경우가 대부분이다.

2. 구강 감각운동 자극을 위한 평가와 치료

영아의 구강 감각운동 기술을 향상시키고 젖병 수유나 모유 수유를 잘 할 수 있도록 도와주기 위해서는 여러 영역에 대한 평가가 수반되어야 한다. 예를 들면, 정상 반사 유무, 구강 구조, 입 주변 및 입 안의 감각 민감도, 근육 긴장도, 자세 긴장도, 호흡 및 기침 소리, 시청각 자극에 대한 반응 행동, 분비물 양, 수유 전체 과정 동안 각성 수준, 심폐 기능, 수유 도구, 비영양적 빨기와 영양적 빨기 형태에 대해 지속적으로 관찰해야 한다. 이와 더불어 젖병이나 모유 수유 동안 이루어져야 할 구강 감각운동 기술에 따른 빨기, 삼키기, 호흡하기에 대한 협응 능력 평가 내용들을 확인하는 것이 필요하다.

비영양적 빨기에서 영양적 빨기 패턴으로 발달시키기 위해서는 먼저 찾기 반사 및 빨기 반사를 촉진시키기 위해 공갈 젖꼭지를 사용하여 반응을 유도하고 준비시키며, 수유를 하는 동안 빨기와 삼키기, 숨쉬기에 대한 협응력을 증진시키기 위해 적절한 자세로 변화시키면서 각성 상태를 조절할 수 있도록 한다. 살짝 단단하고 곧은 젖꼭지를 사용해서 젖꼭지를 위로 기울여 단단 입천장에 충분하게 닿도록 대주면 스스로 빨기의 시작과 멈춤, 빨기 폭발이 일어날 때 입 안 압력 감각을 인식하며 견딜 수 있는 지구력을 기르는데 도움을 줄 수 있다. 이때 구역 반사(gag reflex)가 심하거나 혀를 과도하게 밀어내는 경우에는 젖꼭지를 혀끝 부분에 닿지 않도록 하고 천천히 단단 입천장에 대주어 스스로 젖꼭지를 찾을 수 있는 기회를 주는 것이 필요하다. 단단 입천장 뒤쪽 부분에서 앞쪽 방향으로 1회 1초씩 규칙적인 속도로 쓸어내리기 방법, 손가락으로 혀의 중앙 부분을 지긋이 누른 다음 뒤쪽에서 앞쪽 방향으로 1회 1초씩 규칙적인 속도로 쓸어내리기 방법, 젖꼭지를 친숙하게 받아들이기 위한 습관화 방법을 사용하는 것도 도움을 줄 수 있다. 감각이 저하되어 있고 빠는 힘이 약한 영유아의 경우에는 수유 과정 초기에 볼을 지지하고 젖꼭지를 넣었다가 빼 가면서 젖꼭지의 아래 부분과 밀착시켜 삼키는 동안 충분한 양의 액체를 빨아들일 수 있도록 빨기 강도를 촉진시켜주는 감각운동 자극 치료가 효과적이다.

참고문헌

1. 송영진, 이한석, 정원미. 삼킴장애. 서울:계축문화사;2007.
2. 송영진,박은정 외. 삼킴장애(3판). 서울:계축문화사;2018.
3. American Occupational Therapy Association. Occupational therapy practice framework: Domain and process (4th ed.). American Journal of Occupational Therapy. 2020;74(Suppl. 2).
4. Arvedson J, Clark H, Lazarus C, et al. Evidence based systematic review: Effects of oral motor interventions on feeding and swallowing in preterm infants. American Journal of Speech-Language Pathology. 2010;19:321-40.
5. Arvedson JC, Brodsky L. Pediatric swallowing and feeding: assessment and management. New York: Delmar Publishers; 2001
6. Bache M, Pizon E, Jacobs J, et al. Effects of prefeeding oral stimulation on oral feeding in preterm infants: a randomized clinical trial. Early Hum Dev. 2014;90:125-9.
7. Barlow S. Oral and respiratory control for preterm feeding. Current Opinion on Otolaryngology and Head and Neck Surgery. 2009;17(3):179-86.
8. Boerman, M. K., & Bos, A. F. Sucking patterns in

fullterm infants between birth and 10 weeks of age. Infant Behavior and Development. 2010;33(1):61–7.

9. Boiron M, Da Nobrega L, Roux S, et al. Effects of oral stimulation and oral support on non-nutritive sucking and feeding performance in preterm infants. Dev Med Child Neurol. 2007;49:439-44.

10. Frolek Clark, G., & Kingsley, K. L. Occupational therapy practice guidelines for early childhood: Birth–5 years. American Journal of Occupational Therapy. 2020;74:7403397010.

11. Fucile S, Gisel E, Lau C. Effect of oral stimulation program on sucking skill maturation of preterm infants. Developmental Medicine & Child Neurology. 2005;47:158-62.

12. Fucile S, Gisel E, Lau C. Oral stimulation accelerates the transition from tube to oral feeding in preterm infants. J Pediatr. 2002;141:230-6.

13. Fucile S, McFarland DH, Gisel EG, et al. Oral and nonoral sensorimotor interventions facilitate suckswallow-respiration functions and their coordination in preterm infants. Early human 2012;88(6):345-50.

14. Garber J. Oral-Motor Function and Feeding Intervention. occupational therapy Physical in & pediatrics. 2013;33(1):111-38.

15. Girgin, B. A., Gözen, D., & Karatekin, G. Effects of two different feeding positions on physiological characteristics and feeding performance of preterm infants: A randomized controlled trial. Journal for Specialists in Pediatric Nursing. 2018;23, e12214.

16. Groher ME, Crary MA. Dysphagia: clinical management in adults and children. St Louise: Mosby; 2009.

17. Jones, C. E., Desai, H., Fogel, J. L., Negrin, K. A., Torzone, A., Willette, S., Butler, S. C. Disruptions in the development of feeding for infants with congenital heart disease. Cardiology in the Young. 2021;31:589–96.

18. Kassing D. Bottle feeding as a tool to reinforce breast feeding. Journal of Human Lactation. 2002;18:56-60.

19. Kirk AT, Alder SC, King JD. Cue-based oral feeding clinical pathway results in earlier attainment of full oral feeding in premature infants. Journal of Perinatology. 2007;27:572-8.

20. Kovacic, K., Rein, L. E., Szabo, A., Kommareddy, S., Bhagavatula, P., & Goday, P. S. Pediatric feeding disorder: A nationwide prevalence study. Journal of Pediatrics. 2021;228:126–131.e3.

21. Lyu T-C, Zhang Y-X, Hu X-J, et al. The effect of an early oral stimulation program on oral feeding of preterm infants. Int J Nurs Sci. 2014;1:42-7.

22. Marcus S, Breton S. Infant and child feeding and swallowing. Bethesda: AOTA Press; 2013

23. Modrell, A. K., & Tadi, P. Primitive reflexes. In StatsPearls [Ebook]. StatsPearls Publishing; 2021.

24. Palmer MM. Identification and management of the transitional suck pattern in premature infants. Journal of Perinatal and Neonatal Nursing. 1993;7(1):66-75.

25. Premji SS, McNeil DA, Scotland J. Regional neonatal oral feeding protocol. Changing the ethos of feeding preterm infants. Journal of Perinatal and Neonatal Nursing. 2004;18(4):371-84.

26. Sherna Marcus, Suzanne Breton. Infant and Child Feeding and Swallowing Occupational Therapy Assessment and intervention. American Occupational Therapy Association, Inc; 2022.

27. Tian X, Yi LJ, Zhang L, et al. Oral Motor Intervention Improved the Oral Feeding in Preterm Infants: Evidence Based on a Meta-Analysis With Trial Sequential Analysis. Medicine 2015;94(31):1-10.

28. Vandenberg KA. Nippling management of the sick neonate in the NICU: The disorganized feeder. Neonatal Network.. 1990;9:9-16.

29. Wolf LS, Glass RP. Feeding and swallowing disorders in infancy: assessment and management. San Antonio: Therapy Skill.

Chapter 38

유아기/아동기 연하장애 치료

| 민경철, 백지영, 이혜연 |

I. 유아기/아동기의 섭식 및 먹기

먹기(eating)는 인간이 생존하고 활동하며 성장하는 데 필수적인 요소로 음식을 입에 가져가고 입 안에서 효율적으로 처리하여 음식덩이를 만들어 안전하게 삼키는 매우 복잡한 과정이다. 그중 유아기 및 아동기는 새로운 맛, 질감, 다양한 종류의 음식을 경험하고 씹기, 삼키기 등 구강 운동 기능을 습득하며 숟가락, 컵, 빨대 등 다양한 도구를 사용하여 음식 먹기를 배우는 시기이다. 또한 다양한 음식 먹기, 새로운 음식 섭취하기, 식사 시간에 적합한 행동 및 식습관 습득이 이뤄진다.

유아기/아동기 연하장애는 성인과는 달리 음식을 입에 넣고 처리하는 과정이 포함된 섭식(feeding)과 삼킴(swallowing)으로 나누어 이해할 수 있고, 입으로 충분한 영양소를 섭취하는데 어려움이 생기는 감각, 운동, 행동 문제를 말하는 섭식 장애(feeding disorder)라는 표현이 주로 사용된다. 이렇듯 아동의 섭식 장애는 구강 감각, 구강 운동, 먹기 행동 등 종합적인 원인으로 발생하며, 연하장애, 성장 지연, 가족과 사회적 상호작용을 하는 식사 시간에 일어나는 문제 행동에 이르기까지 다양한 문제가 나타날 수 있다. 섭식은 아동의 전반적인 건강 및 발달 상태, 섭식 경험 여부와 정도에 영향을 받으며 아동에게 나타날 수 있는 다양한 섭식 문제는 발달 초기에 의학적, 구조적 문제로 발생하여 이후에 행동 문제로 연결되기도 한다.

섭식에 어려움이 있는 아동들은 식이 제한, 성장 문제, 장기간의 튜브 영양 의존에 의한 고형식으로의 음식 전환 어려움, 편식, 음식 거부, 새로운 음식 먹기 시작 어려움 등의 문제가 나타난다. 발달 초기 튜브 영양 등을 통한 젖병 빨기 경험 저하, 적절한 구강 감각 노출 및 적응 부족, 구강 감각 처리 어려움, 음식 섭취에 대한 심리적 거부나 불안 등이 원인이 될 수 있다.

유아기/아동기에는 다양한 질감, 맛, 향, 형태, 종류의 음식을 새로 접하고 섭취하게 되기 때문에 연령과 기능에 적합한 음식을 먹고, 적절한 섭식 행동을 습득하는 것이 주요한 연하재활치료의 목표가 된다. 세부 목표는 구강으로의 음식 전환, 음식 섭취량 증가, 다양한 음식 먹기, 식사 시간 중 문제 행동 감소, 식사 시간 중 보호자 스트레스 저하, 아동–보호자 간 즐거운 상호작용 증진 등이다. 일반적으로 섭식은 아동의 생활 연령이 아닌 발달 연령에 기초하여 현재 발달 수준과 능력을 평가하고 그에 맞는 치료 및 중재를 제공한다.

1. 섭식 발달에 영향을 주는 기본 발달

1) 영양 및 이유식 발달

유아는 출생 후 모유 및 분유에서 얻은 영양분을 통해 성장과 발달을 한다. 생후 6개월이 지나면 모유나 분유만으로는 아기의 성장에 필요한 철분, 아연 등 일부 영양소가 충분히 공급되지 않을 수 있다. 따라서 이 시기에 이유식을 시작하게 되며 이유식은 아동의 성장과 발달에 필요한 영양 제공, 새로운 음식 경험, 씹고, 삼키기 기술 발달 및 올바른 식습관 형성을 위한 준비를 위해 중요하다. 구강 감각 및 구강 운동 기능 발달을 통해 음식의 종류, 질감, 맛 등을 처리할 수 있는 능력이 발달하기 때문에 연령 및 발달을 고려한 이유식을 제공하는 것이 필요하다(그림 38-1).

단계	초기(5~6개월)	중기(7~8개월)	후기(9~11개월)	완료기(12~15개월)
영양 특징	• 다양한 음식의 맛과 질감을 배우는 시기 • 철분이 부족하지 않게 유의해야 하는 시기	• 여러가지 식품의 맛에 익숙해지도록 하는 시기 • 철과 단백질 보충이 중요한 시기	• 이유식이 주식이 되는 시기로 영양적으로 균형 잡힌 식사를 제공해야 하는 시기	• 음식에 대한 기호가 생기는 시기로 편식하지 않는 식습관 형성 필요
단계별 원재료 정보	+ 곡류(쌀, 찹쌀) / 감자, 고구마, 단호박 + 육류(쇠고기) + 채소류(애호박, 양배추, 브로콜리, 당근) + 과일류(바나나, 사과,배)			
		+ 고기/생선류(닭고기,흰살생선) + 채소류(시금치) + 버섯류 + 해조류(미역,김)		
			+ 곡류(밀가루) + 고기/생선류(돼지고기) + 두부 + 채소류(우엉, 연근) + 과일류(귤, 오렌지)	
				+ 곡류(잡곡) + 고기/생선류(등푸른 생선, 조개, 오징어) + 과일류(키위, 딸기, 토마토)
먹는 방법	혀를 움직여 음식을 목구멍으로 이동시킬 수 있는 시기	혀와 입천장으로 으깨는 시기	잇몸이나 앞니로 음식을 으깨거나 씹어먹는 시기	잇몸이나 앞니로 음식을 으깨거나 씹어먹는 시기
형태	곱게 갈은 형태 (10배 미음)	부드러운 죽의 형태 (7배 죽)	무른 밥의 형태 (5배 죽)	약간 진밥의 형태 (2배 밥)
섭취 횟수	하루 1회, 한끼 30~80 g, 서서히 양을 늘려 제공	하루 2회, 한끼 70~100 g, 간식 1회	하루 3회, 한끼 100~150 g, 간식 1회	하루 3회 한끼 120~180 g, 간식 2회

* 출처: "영양만점 단계별 이유식" 보건복지부, 한국건강증진개발원

그림 38-1. 단계별 이유식 특징

2) 치아 발달

치아는 음식을 자르고(앞니), 찢고(송곳니), 갈아서(어금니) 음식을 처리하고 씹는데 큰 역할을 하는 구강 구조물이다. 일반적으로 유치는 생후 6개월에서 12개월 사이에 아래 앞니가 나는 것을 시작으로 어금니까지 완전히 나는 데는 약 2~3년이 걸리며 개인에 따라 차이가 있다(그림 38-2).

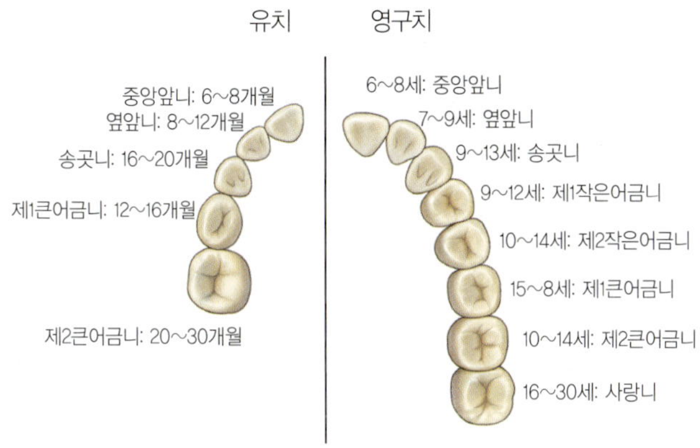

그림 38-2. 치아가 나는 시기

II. 섭식 치료 중재

1. 구강 감각 중재

어린 시절 구강 섭취 경험 부족, 튜브 영양, 예민하거나 둔감한 구강 감각 등 감각 처리에 어려움이 있는 아동은 새로운 음식을 섭취하거나 섭식 경험을 견디는데 어려움을 겪을 수 있다. 특히, 모유 및 젖병 수유를 통한 액체 음식에서 퓨레, 고형식으로 전환하거나 새로운 음식을 시작할 때 어려움이 나타날 수 있다. 구강 감각 처리가 어려운 아동은 구강 감각 과민(oral hyper-sensitivity) 또는 구강 감각 저하(oral hypo-sensitivity)를 보일 수 있다. 감각 과민이 있는 아동은 감각 역치가 낮아 미각, 후각, 촉각(질감) 등의 감각 입력에 대해 예민하게 반응하며 구역질, 얼굴 찡그림 등 민감하거나 방어적인 반응이 나타난다. 감각 저하가 있는 아동의 경우에는 감각 역치가 높아 구강 감각이나 음식에 대한 반응이 감소할 수 있다. 음식 섭취에 대한 관심 부족, 입 안의 음식물 위치 인지 어려움, 구강 내 음식을 입에 가득 물고 있기, 음식 덩어리 조절 능력 저하 및 음식 잔여물이 남을 수 있고 감각 특성이 강한 음식에 대한 선호가 나타날 수 있다.

구강 감각 정상화를 위해서 다음과 같은 방법으로 자극을 제공한다.

- 자극에 대해 반응을 느낄 수 있을 때까지 접촉을 유지한다.
- 가벼운 압박보다는 깊은 압박(deep pressure)을 제공한다.
- 가장 덜 민감한 부분부터 시작하여 민감한 부분으로 옮겨간다.
- 몸 전체에서 머리, 얼굴, 볼, 입 주위, 잇몸, 입천장, 혀 등의 순서로 진행한다.
- 구강 바깥쪽에서 시작하여 구강 안쪽으로 이동한다.
- 혀를 자극할 때 구역 반사가 정상보다 앞쪽에서 나타나면 혀 앞부분부터 점차적으로 자극을 준다.
- 자극하기 전과 자극하는 동안의 반응에 대하여 말로 표현하여 피드백을 제공한다.
- 자극에 대하여 참는 정도를 관찰하여 치료를 조절한다.

감각 자극은 촉각/압력 자극, 진동 자극, 온도 감각, 다양한 질감의 장난감 또는 음식 등을 이용하여 제공할 수 있다. 아동 스스로 자신의 손이나 장난감을 입으로 탐색하는 구강 탐색 경험이 중요하다.

2. 구강 운동 중재

구강 운동 기능은 목, 얼굴, 구강 구조물의 협응, 근긴장도 등에 영향을 받으며 이는 구강 내 음식물 처리, 음식물이나 침 흘리지 않기, 효율적인 음식물 조절, 적절한 삼킴 타이밍 조절 등의 섭식 및 연하 능력에 큰 영향을 미친다. 구강 운동 기능은 액체 음식에서 퓨레, 고형식으로 전환, 질기거나 단단한 음식 씹기 등 보다 발전된 구강 협응이 요구되는 구강 섭식 능력 발달에 필수적이다.

1) 구강 근긴장도 중재

(1) 저긴장

얼굴과 구강 구조물의 저긴장은 입술 다물기 저하, 혀를 포함한 구강 구조물의 충분한 움직임 제한, 입술 및 턱관절 안정성 저하를 유발한다. 구강운동촉진기술, 가볍게 두드리기, 손가락 또는 진동기를 이용한 진동 자극을 통해 근긴장도를 증진시킬 수 있다. 또한 손가락, 치료 도구 등을 이용하여 혀를 자극하여 혀의 근긴장도를 향상시킬 수 있다.

(2) 과긴장

근긴장도가 증가되면 몸통이나 목의 폄(extension) 자세가 강화되어 삼킴 안정성 및 효율성에 영향을 줄 수 있다. 또한 얼굴, 입술, 볼, 혀 등의 얼굴과 구강의 과긴장은 구강 구조물의 뒷당김(retraction), 움직임 범위 제한 등으로 효율적인 구강 움직임을 방해한다. 몸통과 목 주변을 굽히거나(flexion) 신장(elongation)시켜 근긴장도를 저하시킨다. 얼굴, 입술, 턱관절, 혀를 지긋이 누르는 압박과 구강운동촉진기술, 부드러운 스트레칭과 마사지를 통한 촉각/압력 자극을 주어 과긴장을 저하시킬 수 있다.

2) 구강 구조물별 구강 운동

(1) 입술

입술의 주요 기능은 볼과 함께 입술을 다물어 음식

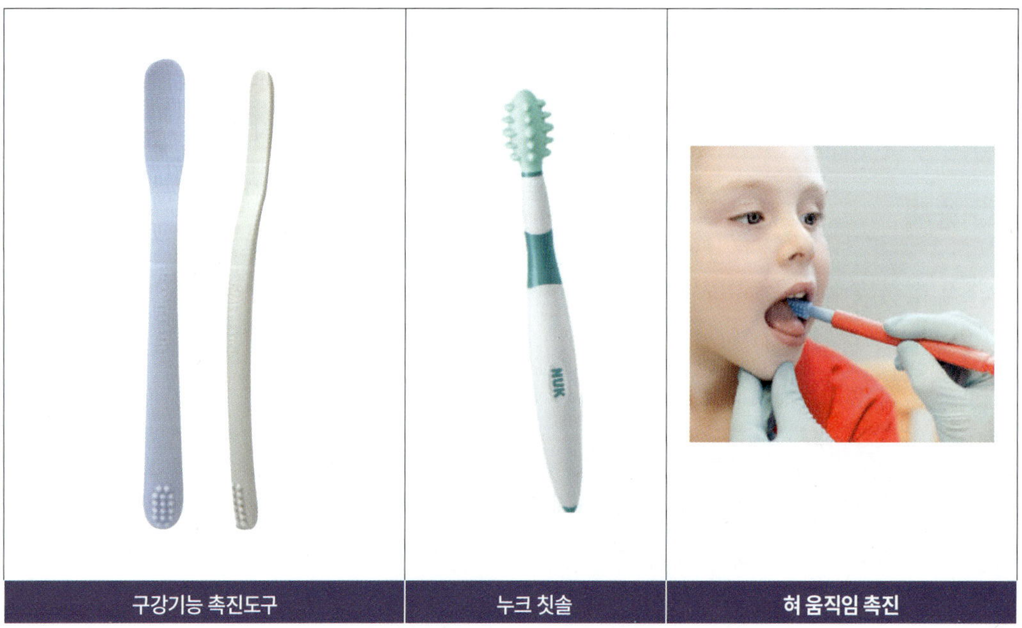

그림 38-3. 치료 도구

을 처리할 때 음식이 입 밖으로 흘러나오지 않게 하고 구강 내 음압을 형성하는 것이다. 또한 윗입술을 이용하여 숟가락에서 음식을 입 안으로 이동시키는 기능을 한다. 입술 주변에 다양한 감각 자극을 제공하여 입술에 대한 신체 인식 증진, 입술 주변의 근긴장도 및 근력을 정상화한다. 윗입술은 아래 방향으로, 아래 입술은 위 방향으로 지긋이 자극을 주어 입술을 다물도록 하고 손으로 턱을 고정해주어 외부적 도움을 줄 수 있다.

(2) 혀

혀는 위, 아래, 좌, 우, 회전하여 움직이면서 구강 내 음식 처리를 하는데 가장 큰 역할을 하는 구강 구조물이다. 안전한 범위에서 치료사의 손가락이나 치료 도구(그림 38-3)를 이용하여 혀 가운데를 눌러주거나 혀끝 올리기, 혀 옆면 지긋이 밀기 등의 자극을 통해 혀의 움직임을 촉진한다. 특히 혀의 측면 움직임은 음식을 어금니로 옮기는데 중요하기 때문에 혀 옆면을 몸의 정중선 방향으로 밀어주고 저항을 주는 등의 운동을 통해 혀의 측면 움직임 능력을 향상시킬 수 있다.

3) 깨물기, 씹기

깨물기(bite)는 앞니를 사용하여 음식을 조각으로 끊어내는 것을 말하며 씹기(chewing)은 어금니로 음식을 갈아서 음식덩이를 만들어 삼킬 수 있는 점도로 바꾸는 과정을 말한다. 따라서 깨물기는 적당하게 입을 벌리고 앞니의 적절한 힘을 사용하여 음식을 깨물 수 있는 능력이 필요하며, 씹기는 턱과 어금니의 회전 움직임을 통해 음식을 갈고, 혀와 볼의 기능으로 안전하고

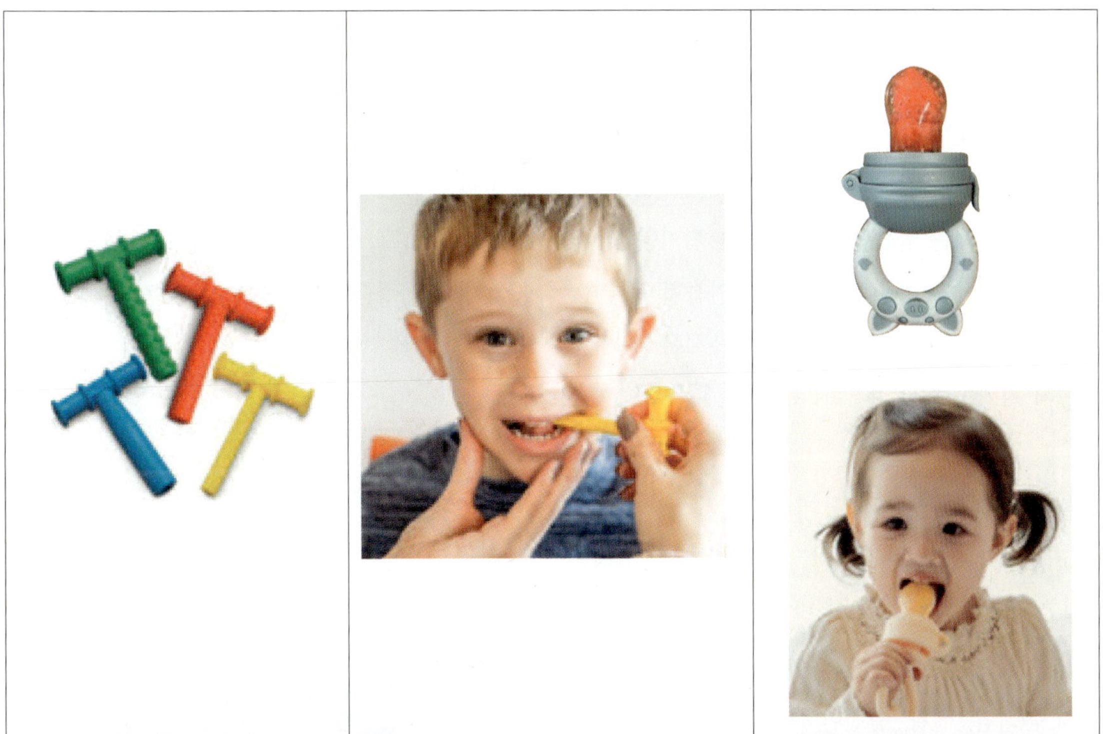

씹기 훈련 튜브(chewy tube)	씹기 훈련 튜브를 이용한 씹기 연습	과즙망

그림 38-4. 씹기 훈련 도구

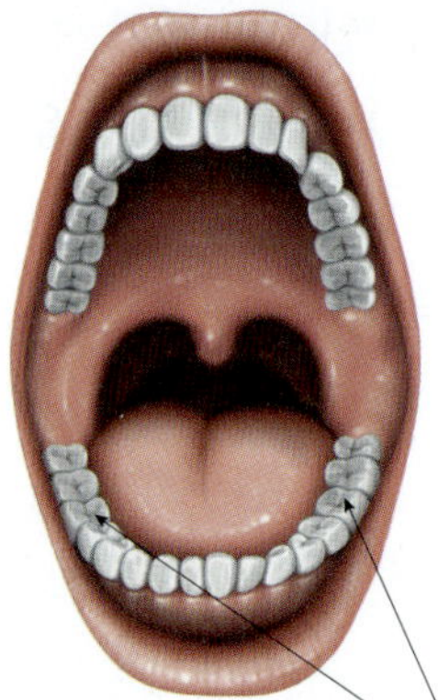

그림 38-5. 음식물을 넣어주는 위치

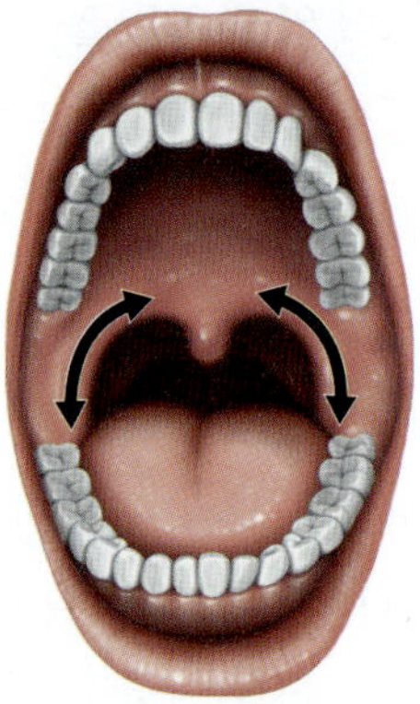

그림 38-6. 앞입천장활에 촉각 자극을 주는 방법

효율적으로 음식을 처리하는 능력이 요구된다.

치료는 구강촉진 치료도구 또는 씹기 훈련 튜브(chewy tube)(그림 38-4) 등을 활용하여 어금니 또는 어금니 쪽 잇몸 사이에 놓고 아동이 이를 씹을 수 있도록 한다. 아동이 지시를 따르지 못하는 경우, 도구를 3~4회 리듬감 있게 위, 아래 방향으로 눌러 주는 자극을 통해 씹기를 자극할 수 있다. 음식을 거즈에 싸거나 시중에 판매되는 과즙망을 사용하여 씹기를 연습할 수 있다. 음식을 이용하여 씹기를 연습할 경우 어금니 쪽에 음식을 놓아주면 어금니로 음식을 옮기는 노력 없이 씹기 연습이 가능하다(그림 38-5).

4) 직접적 음식 삼킴 연습

안전하고 효율적으로 음식을 처리하고 삼키는 섭식 및 연하치료에서 가장 효과적인 방법은 실제 음식을 활용한 방법이다. 실제 음식을 먹는 과정을 통해 입술 다물기, 혀 움직임, 씹기, 안전한 삼킴 연습이 가능하다. 구강 움직임 저하로 음식 처리 능력과 삼킴 기능이 저하된 아동의 경우 다양한 구강 움직임의 연습을 통하여 삼킴을 촉진할 수 있으며 마른 침을 여러 번 삼키기(dry swallow)를 통하여 연습할 수 있다. 삼킴 반사 지연으로 삼킴 기능이 저하된 경우 앞입천장활에 촉각, 냉각 감각을 제공하여 삼킴을 촉진한다(그림 38-6).

3. 자세 조절

식사 시 아동의 자세를 적절히 조절하는 것은 안전하고 기능적인 식사 경험을 위해 매우 중요하다. 잘못된 자세는 삼킴 장애, 소화 문제, 혹은 질식 위험을 증가시킬 수 있으므로 올바른 자세 유지가 필수적이다. 구강 내에서 성공적인 음식물 처리는 머리와 몸통 조

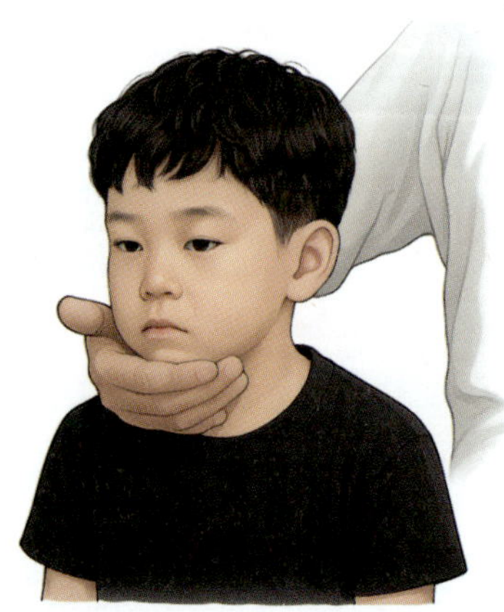

그림 38-7. 머리를 지지하는 자세

절을 기반으로 한 턱, 입술, 혀 등 구강 구조물의 협응된 움직임에 달려 있다. 몸통과 머리 조절 능력 저하는 구강 구조물의 독립적이고 협응된 움직임에 부정적 영향을 끼친다. 자세 조절이 어려운 아동은 몸통 안정성 제공, 몸통, 머리, 목, 사지의 정렬 유지를 위해 유아용 식탁, 피더시트(feeder seat) 등과 같은 보조 도구를 활용할 수 있다. 또한 목과 머리의 안정성이 저하되어 있는 아동의 경우 치료사의 팔로 머리와 목을 지지해 주고, 턱 안정성이 부족한 아동은 아래턱을 지지해 줄 수 있다(그림 38-7).

4. 식사 도구 사용

아동의 발달 단계에 맞는 적절한 식사 도구를 사용하면 식사 시간을 더 즐겁고 안전하게 해주며 자율적이고 독립적인 식사 능력을 키우는 데 도움을 준다.

1) 숟가락

숟가락으로 음식을 먹는 초기에는 숟가락의 크기가 작으며, 깊이가 얕은 부드러운 실리콘 또는 플라스틱 숟가락을 사용하여 소량의 음식에 적응할 수 있도록 한다. 이후 아동의 성장과 섭식 기능 발달에 따라 숟가락 크기가 커지고 깊이가 깊어지며 더 딱딱한 재질로 변경이 가능하다(그림 38-8).

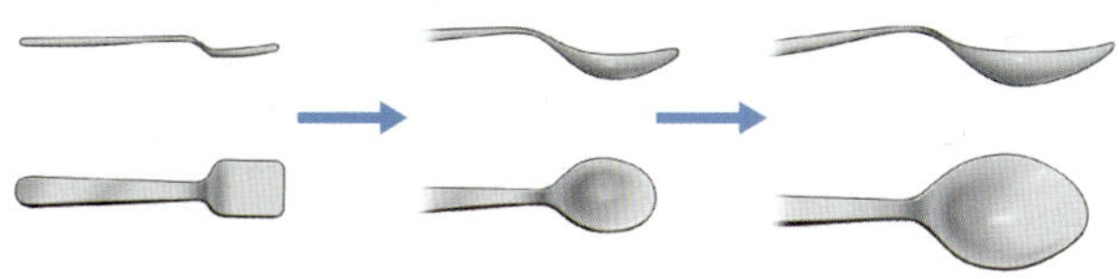

그림 38-8. 섭식기능의 발달에 따른 숟가락의 형태 변화

정상적인 숟가락으로 먹기 과정은 적당한 크기로 입을 벌려 숟가락을 입 안에 넣은 다음 입술을 다물고 윗입술로 숟가락 위에 있는 음식물을 긁듯이 입 안으로 옮기는 것이다. 따라서 숟가락으로 음식을 입으로 넣어줄 때 머리가 뒤로 젖히지 않도록 하고 잠시 기다려 주어 아동이 윗입술로 숟가락 위에 놓인 음식을 입 안으로 긁어내어 옮길 수 있도록 한다(그림 38-9).

아동이 윗입술로 숟가락 위에 놓인 음식을 스스로 긁어내듯 입 안으로 옮기기 어렵다면 치료사는 턱을 다물도록 도와주고 윗입술을 아래로 내려주는 등 신체적인 도움을 줄 수 있다(그림 38-10).

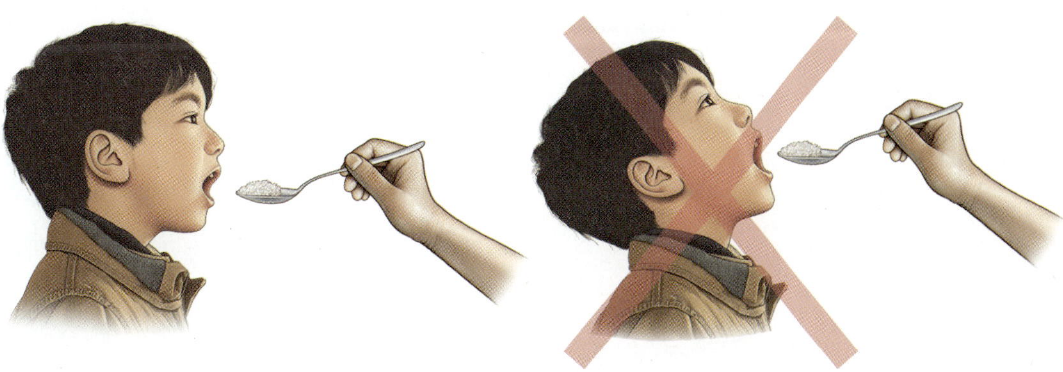

그림 38-9. 올바른 숟가락의 위치

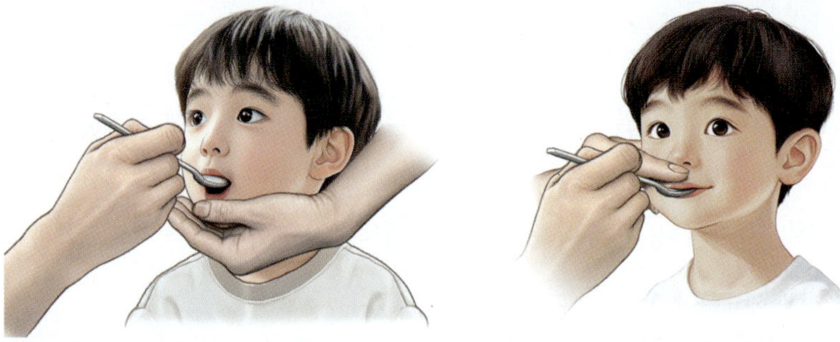

그림 38-10. 입술을 사용하여 숟가락의 음식 긁어내기

2) 컵

컵으로 마시기 연습을 할 때에는 먼저 숟가락으로 소량의 액체를 먹도록 하거나 작은 컵 또는 기울어진 컵을 사용하여 아동이 입술을 다물고 액체를 구강 안쪽으로 빨아들이도록 촉진한다. 이때 젖병 빨기와 같이 한 번 빨고 삼키고 숨 쉬는 협응이 나타날 수 있으며, 이후 기능이 향상되었을 때 컵으로 마시면서 빨기–삼키기–숨쉬기 협응이 안정적인지 확인한다(그림 38-11). 상황에 따라 주사기, 약병, 투명한 컵, 스파우트 컵, 코가 닿는 부분이 잘린 컵(cutout cup) 등을 사용할 수 있다(그림 38-12).

3) 빨대

생후 9개월에서 12개월 사이에 빨대 사용을 연습하

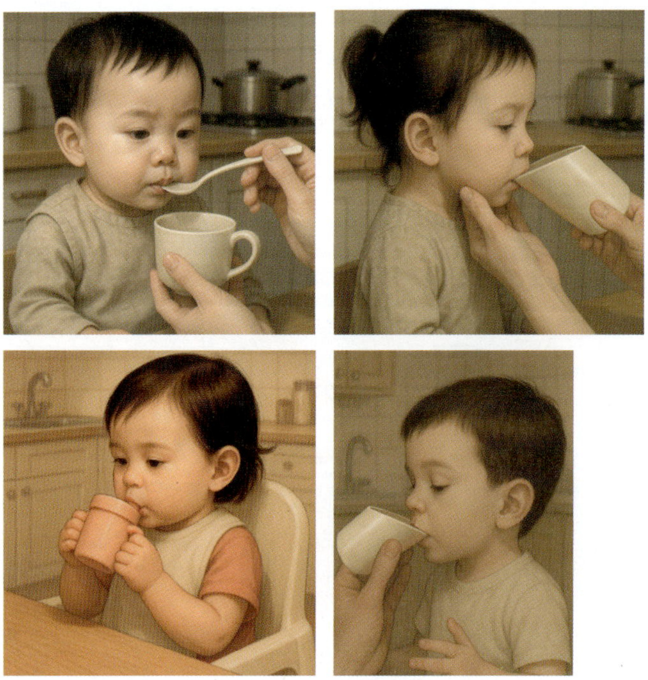

그림 38-11. 컵 사용을 위한 다양한 연습 방법들

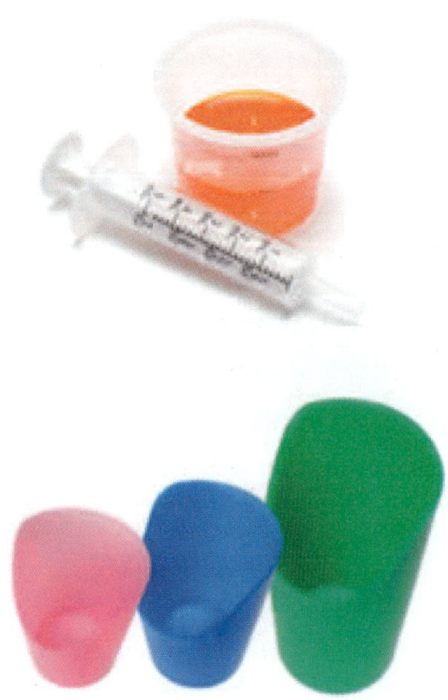

그림 38-12. 컵 사용을 위한 연습 도구들

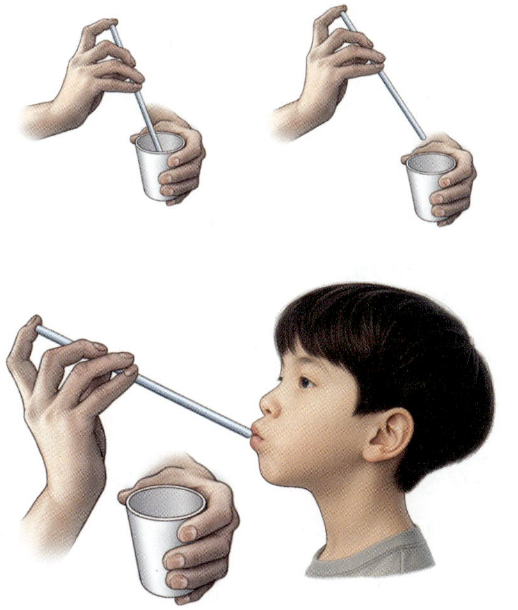

그림 38-13. 빨대 사용을 위한 초기 연습 방법

기 시작한다. 초기에는 빨대에 액체를 채우고 한쪽 끝을 막은 뒤, 다른 쪽 끝을 아동의 입으로 가져가 아동이 액체의 흐름을 느끼고 입에 받아들일 수 있도록 도와준다(그림 38-13). 아동이 빨대를 통해 스스로 액체를 빨아내지 못한다면 빨대가 달린 짜서 먹을 수 있는 용기를 활용하거나 빨대의 음료를 살짝 짜주어 소량의 액체가 입에 들어가도록 유도하고 입 속에서 액체를 처리할 수 있도록 한다. 초기에는 길이가 짧고, 투명한 빨대를 사용하여 아동이 빨대를 빠는 행동과 액체의 이동 관계를 이해하도록 하면 도움이 된다.

III. 섭식 문제 행동

1. 음식 거부(Food Refusal)

음식 거부는 적절한 영양 및 수분 섭취에 방해가 될 정도로 음식을 먹지 않는 질환적 상태를 말한다. 초기에는 튜브 영양, 위식도관 역류 등 소화기, 호흡기 질환 등 의학적, 기질적 원인일 수 있으나, 이후에는 부정적 경험, 통증으로 인한 불편함 등의 심리적인 문제로 먹기를 거부할 수 있다.

음식 거부의 원인은 의학적 요인과 심리 행동 문제적 요인으로 나누어 볼 수 있다. 의학적 원인으로는 ① 대사 문제 및 소화 장애, ② 위식도관 역류 등 위장관 문제, ③ 구조적, 해부학적 문제, ④ 구강 운동 저하, ⑤ 음식의 질감, 냄새, 맛 등에 감각 과민(hypersensitivity), ⑥ 감각 처리 능력 저하 등이 있으며 구강으로의 섭취 경험 부족과 구강 감각 처리 어려움이 주요 문제로 보인다.

심리 행동 문제로는 잘못된 강화, 부모로부터 부적절한 먹기 행동 모방, 부적절한 구조화된 섭식 환경 등이 있다. 먹기를 거부하는 행동은 음식 받아들이기에 부정적인 영향을 미친다. 예를 들어 머리를 돌리거나 입 막기, 음식 뱉기, 숟가락을 입으로 넣지 않고 두드리기 등 먹기를 방해하는 행동, 음식물을 오래 물고 있기 등이 있다. 이는 지속적인 영양 섭취 및 섭식 기능 발달에 영향을 미친다. 먹기를 방해하거나 불편감이 동반되는 질환이 있는 아동, 조산, 튜브 식이 등으로 경험이 부족한 아동에서 흔하게 나타날 수 있다. 이러한 행동들은 새로운 질감, 맛, 향, 다양한 종류의 음식으로 전환하는 시기에 주로 발생한다.

2. 식성이 까다로운 아이(Picky eater)

식성이 까다로운 아이는 적은 종류나 양의 음식 섭취가 특징으로, 친숙하거나 새로운 음식 등 다양한 음식 먹기를 거부하는 아동을 말한다. 식성이 까다로운 아이는 탄수화물, 단백질 등 특정 음식 군을 주로 섭취하려 하거나 특정 음식에 강한 음식 선호도를 나타내며 향, 질감, 맛, 느낌 등의 이유로 먹기에 어려움을 보인다.

식성이 까다로운 아이는 감각적으로 촉각 방어(tactile defensiveness) 또는 구강 방어(oral defensiveness)를 보이고 구강 감각 처리(oral sensory processing)가 어려운 증상을 보일 수 있다. 촉각 방어란 신체에 들어오는 다양한 감각 중 촉각 자극을 적절하게 수용하고 처리하는데 어려움이 있어 감각에 둔감하거나 예민한 상태를 말한다. 그중 구강 방어는 특히, 얼굴, 구강 주변, 구강 내 들어오는 자극 수용 및 처리에 어려움을 보이는 증상이다. 구강 방어가 있는 아동은 발달에 꼭 필요한 구강 탐색을 하지 않거나 입 안에 손이나 도구가 들어오는 것, 칫솔질 등을 거부할 수 있다. 또한 특정 질감의 음식을 새롭게 경험하는 것에 문제가 나타날 수 있으며 아동에 따라서 부드러운 음식을 거부하거나 딱딱한 음식을 싫어하기도 한다. 유병률은 새로운 음식에 많이 노출되기 시작하는 어린 나이(2세, 13%)에 특히 높게 나타나며, 일부는 6세 이후에도 남아있기도 한다.

장애 진단 중 특히, 자폐 범주성 장애(autism spectrum disorder, ASD) 아동은 구강감각 처리에 어려움이 많은 것이 특징이며, 식성이 까다로운 아이가 될 가능성이 높다. ASD 아동은 음식 섭취 제한, 음식 다양성 부족, 새로운 음식 거부, 식사 환경 변화 적응 부족 등 먹기와 관련된 문제가 나타날 수 있으며, 감각이 예민한 경우가 많아 음식을 먹고 나서 구역질, 구토 등을 할 수 있으며 심한 경우 음식만 보더라도 증상이 나타날 수 있다. 정상 발달 아동을 포함해서 익숙한 음식과 새로운 음식 섭취를 회피하는 새로운 음식 공포증(food neophobia)이 나타나기도 하며 식성이 까다로운 아이와 새로운 음식 공포증은 상관관

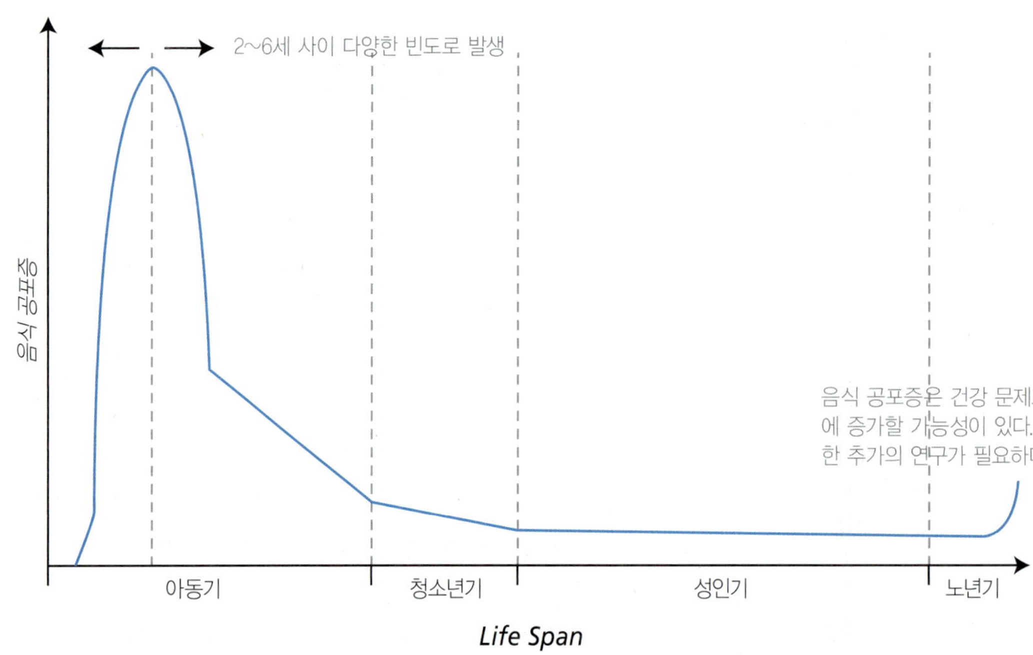

그림 38-14. 음식 공포증의 잠재성에 대한 모델(A potential lifespan model for levels of food neophobia in humans)

계가 있을 수 있다. 식성이 까다로운 아이와 마찬가지로 2~6세 사이에 많이 발생하였다가 이후 감소되는 것으로 보고되고 있다(그림 38-14).

IV. 행동 치료 접근법

1. 행동 치료의 이론적 배경 및 일반적 원리

일반적으로 행동은 학습되는 것으로, 특정 환경에서 선행 자극에 의해 행동을 하고 행동 직후에 나타나는 다양한 주변 반응에 따라서 행동이 형성된다. 같은 자극이더라도 행동이 일어나게 된 환경, 행동 이후에 일어나는 후속 반응에 따라 이후의 행동이 증가하기도, 감소하기도 한다. 먹기와 관련된 행동 역시 환경, 다양한 선행 경험, 이후의 반응에 의해서 만들어질 수 있다. 특히 장애가 있는 아동은 의학적인 상태, 질환 또는 건강 수준에 따라서 문제 행동이 나타날 수 있다. 예를 들어 아동이 위식도역류가 있는 경우, 역류로 인한 불편함과 통증 때문에 먹기를 거부할 수 있다. 또한 오랫동안 오랜 기간 튜브를 통해 영양 섭취를 한 아동의 경우, 구강 섭취 경험 저하, 구강 감각 조절 문제 등으로 음식 섭취에 어려움이 발생하기도 한다.

행동 치료는 이러한 문제 행동을 일으키는 사전 환경, 선행 자극, 사후 반응, 조건화 등의 전후 관계를 파악하여 사회적으로 적합한 행동을 증진시키고 적합하지 않은 문제 행동을 감소시키는 것을 목적으로 하는 치료법이다. 섭식 관련 문제 행동이 나타나는 이유는 음식을 먹기 싫은 표현, 사회적 관심이나 보상을 얻기 위해, 좋아하는 활동을 하기 위해, 어렵고 싫은 것을 피하기 위해, 좋아하는 자극을 찾고 불편함과 통증을 피하기 위해서 등 다양하다. 이러한 원인과 동기들로 인해서 아동은 적응 행동 또는 부적응 행동을 하게 된다. 적응 행동의 예로는 음식 받아들이기(음식 제시 후 5초 안에 입을 벌리고 입 안에 음식 넣기), 부적응 행동의 예로는 음식 거부하기(음식을 제시하고 5초가 지나도 음식을 받아들이지 않거나 입을 충분히 벌리지 않기, 머리를 돌리거나 입 막기 등)가 있으며, 문제 행동은 구체적으로 정의하고 정량화하여 관찰하고 설명할 수 있어야 한다.

행동 치료를 시작하기 전 환경을 구조화하고 정해진 규칙을 따르는 것이 중요하다. 아동은 식사 시간임을 알고 식탁 등 정해진 장소나 위치에 앉도록 한다. 식사 시작과 관련된 활동과 규칙을 정하는 등 아동이 인식할 수 있도록 환경 및 선행 자극을 조작할 수 있다(예: 식탁 의자에 앉아서 식사 시작 전 잠시 장난감 가지고 놀기, 식사 시간이 되면 TV 끄기 등). 아동이 부정적 행동이 나타나지 않도록 환경을 조작하고, 긍정적인 표현 사용을 통하여 먹기와 관련된 아동의 흥미와 관심과 참여를 긍정적으로 연결하도록 한다.

일반적으로 여러 문제 행동이 동시에 나타나는 경향이 많기 때문에, 모든 문제 행동을 한 번에 고치기보다는 한 번에 한 가지 문제를 해결하는 것이 효과적이다. 아동의 섭식 관련 문제 행동은 아동의 먹기 행동 평가(Children's Eating Behavior Inventory, CEBI) 등을 활용하여 식사 시간 문제 행동 및 가정에서의 문제 등을 확인할 수 있다(표 38-1). 또한 ASD 아동의 경우 간단하게 식사 시간 문제 행동을 평가할 수 있는 간편 자폐 아동 식사 시간 평가(Brief Autism Mealtime Behavior Inventory, BAMBI)를 활용할 수 있다(표 38-2). 두 평가 모두 아동의 문제 행동이나 음식 거부 행동들이 응답자가 어느 정도의 빈도와 정도로 일어나

표 38-1. 아동의 먹기 행동(Children's Eating Behavior Inventory, CEBI) 평가지

Children's Eating Behavior Inventory (CEBI)						
아동 이름 :	연 령 : 년 월		성 별:	남 / 여		
얼마나 자주 나타나나요?	없음 Never	가끔 Seldom	때때로 Sometimes	자주 Often	항상 Always	당신에게 문제가 되나요?
1. 아이는 연령에 기대되는 만큼 씹지 않는다.	1	2	3	4	5	Y / N
2. 아이는 식탁 정리하는 것을 도와준다.	1	2	3	4	5	Y / N
3. 아이는 식사 중에 텔레비전을 본다.	1	2	3	4	5	Y / N
4. 나는 아이가 먹지 않는다고 느낀다.	1	2	3	4	5	Y / N
5. 아이는 먹는데 30분 이상 걸린다.	1	2	3	4	5	Y / N
6. 친척들이 아이가 먹는 것에 대해 불평을 한다.	1	2	3	4	5	Y / N
7. 아이는 먹는 것을 즐긴다.	1	2	3	4	5	Y / N
8. 아이는 먹지 말아야 할 음식을 요구한다.	1	2	3	4	5	Y / N
9. 아이는 연령에 기대되는 만큼 음식을 스스로 먹는다.	1	2	3	4	5	Y / N
10. 아이는 식사 중에 구역질을 한다.	1	2	3	4	5	Y / N
11. 나는 아이가 먹는 양을 확신한다.	1	2	3	4	5	Y / N
12. 나는 식사 시간이 스트레스이다.	1	2	3	4	5	Y / N
13. 아이는 식사 시간에 토를 한다.	1	2	3	4	5	Y / N
14. 아이는 식사 시간 사이에 허락을 받지 않고 음식을 먹는다.	1	2	3	4	5	Y / N
15. 아이는 내가 부른 후 1~2 분 후 식탁에 온다.	1	2	3	4	5	Y / N
16. 아이는 식사 시간에 사래에 걸린다.	1	2	3	4	5	Y / N
17. 아이는 급하게 먹는다.	1	2	3	4	5	Y / N
18. 아이는 허락되지 않은 상황에서 음식을 혼자 먹는다.	1	2	3	4	5	Y / N
19. 나는 아이가 먹지 않을 때 화가 난다.	1	2	3	4	5	Y / N
20. 아이는 집에서 먹지 말아야 할 음식을 먹는다.	1	2	3	4	5	Y / N
21. 아이는 다양한 맛의 음식을 먹는다.	1	2	3	4	5	Y / N
22. 나는 아이가 밥을 안 먹으면 간식을 허용한다.	1	2	3	4	5	Y / N
23. 아이는 연령에 기대되는 식사 도구를 사용한다.	1	2	3	4	5	Y / N
24. 아이는 친구의 집에서 먹지 말아야 할 음식을 먹는다.	1	2	3	4	5	Y / N
25. 아이는 식사 시간 사이에 먹을 것을 요구한다.	1	2	3	4	5	Y / N
26. 나는 식사 시간을 생각하면 화가 난다.	1	2	3	4	5	Y / N
27. 아이는 덩어리 음식을 먹는다.	1	2	3	4	5	Y / N
28. 아이는 음식을 입 안에 물고 있는다.	1	2	3	4	5	Y / N
29. 나는 식사 시간에 아이가 원하는 음식을 고를 수 있게 한다.	1	2	3	4	5	Y / N
혼자 아이을 키우시는 경우 34번으로 가세요.						
30. 식사 시간 동안의 아이의 행동이 배우자를 화나게 한다.	1	2	3	4	5	Y / N
31. 나는 아이가 먹는 양에 대해 배우자와 동의한다.	1	2	3	4	5	Y / N
32. 아이는 식사 시간에 배우자와의 의사 소통을 방해한다.	1	2	3	4	5	Y / N
33. 나는 식사 시간에 배우자 대문에 화가 난다.	1	2	3	4	5	Y / N
34. 아이는 화를 내면서 먹는다.	1	2	3	4	5	Y / N
35. 아이는 배가 고픈 것을 이야기한다.	1	2	3	4	5	Y / N
36. 아이는 많이 먹어서 배가 고픈 것을 이야기한다.	1	2	3	4	5	Y / N
37. 아이는 식탁을 정리하는 것을 돕는다.	1	2	3	4	5	Y / N
38. 아이는 음식을 숨긴다.	1	2	3	4	5	Y / N
39. 아이는 식탁에 장난감이나 책을 가지고 온다.	1	2	3	4	5	Y / N
아이가 하나라면 40번은 넘어가세요.						
40. 식사 시간 아이의 행동이 다른 아이를 화나게 한다.	1	2	3	4	5	Y / N
모든 항목에 답변해 주세요.						

표 38-2. 간편 자폐 아동 식사 시간 평가(Brief Autism Mealtime Behavior Inventory, BAMBI)

1	아동은 식사 시간에 울거나 소리를 지릅니다.	1 2 3 4 5	예	아니오
2	아동은 음식에서 몸이나 얼굴을 돌립니다(피합니다).	1 2 3 4 5	예	아니오
3	아동은 식사가 끝날 때까지 의자에 앉아 있습니다.	1 2 3 4 5	예	아니오
4	아동은 먹은 음식을 밀어냅니다(뱉어냅니다).	1 2 3 4 5	예	아니오
5	아동은 식사 시간에 공격적입니다(다른 사람 때리기, 발로 차기, 할퀴기.).	1 2 3 4 5	예	아니오
6	아동은 식사 시간에 자해 행동을 보입니다(자신 때리기, 물기).	1 2 3 4 5	예	아니오
7	아동은 식사 시간에 파괴적입니다(식기, 음식을 밀거나 던짐)	1 2 3 4 5	예	아니오
8	아동은 음식이 제시되면 입을 꼭 다뭅니다.	1 2 3 4 5	예	아니오
9	아동은 식사 시간 일과(예: 식사 시간, 좌석 배치, 장소 세팅)에 대해 유연하게 대처합니다.	1 2 3 4 5	예	아니오
10	아동은 새로운 음식을 먹으려는 시도를 합니다.	1 2 3 4 5	예	아니오
11	아동은 특정 음식을 싫어하며 먹으려 하지 않습니다.	1 2 3 4 5	예	아니오
12	아동은 많이 씹어야 하는 음식(예: 부드럽거나 으깬 음식만 먹음)을 거부합니다.	1 2 3 4 5	예	아니오
13	아동은 매 식사마다 같은 음식을 선호합니다.	1 2 3 4 5	예	아니오
14	아동은 "바삭바삭한" 음식을 선호합니다(예 : 과자, 크래커).	1 2 3 4 5	예	아니오
15	아동은 다양한 음식을 받아들일 수 있고 좋아합니다.	1 2 3 4 5	예	아니오
16	아동은 음식을 특정한 방식으로 주는 것을 선호합니다.	1 2 3 4 5	예	아니오
17	아동은 단 음식만 선호합니다(예: 사탕, 설탕이 많은 시리얼).	1 2 3 4 5	예	아니오
18	아동은 특정한 방식으로 조리된 음식을 선호합니다(예: 주로 튀긴 음식, 차가운 시리얼, 생 야채를 먹습니다.).	1 2 3 4 5	예	아니오

고 있는지, 그러한 문제들이 응답자들에게 문제가 되는지 여부를 확인하여, 의료진, 치료사와 보호자의 치료 목표를 결정하는 데 도움을 제공한다.

아동의 문제 행동을 확인하고 평가하는 방법은 ① 문제 행동 빈도 확인, ② 문제 행동 지속 시간 확인으로 나누어 볼 수 있다. 빈도는 문제 행동의 시작과 끝을 구분하기 쉬운 행동인 경우, 지속 시간은 연속하여 오랫동안 일어나는 문제 행동의 경우에 적합한 방법이다. 빈도 측정법은 밥을 먹는 시간 전체(20~30분) 동안 문제 행동이 몇 번 일어났는지 측정할 수 있으며, 지속 시간 측정은 문제 행동의 전체 지속 시간을 기록하는 방법이다.

2. 행동 치료 방법

1) 강화(reinforcement)

문제 행동을 적응 행동으로 변화시키는 가장 일반적인 방법으로 적절한 행동에 대해 아동이 좋아하거나 원하는 강화물을 제공하는 방법을 말한다. 강화는 물질적 강화와 비물질적 강화, 일차적 강화와 이차적 강화, 정적 강화와 부적 강화로 나뉜다. 정적 강화는 행동 후 원하는 보상이나 결과를 얻게 되는 경우, 부적 강화는 싫은 활동이나 불편함에서 벗어나는 경우를 말한다.

강화물(reinforcer)은 주로 좋아하는 장난감이나 음식 제공, 동영상 시청 등 직접적이고 일차적인 강화와 칭찬, 사회적 관심, 스티커 제공 등 이차적인 강화로 이루어진다. 지각 장애가 있는 아동에게는 불빛이나 그네 등의 자극이 활용되기도 한다. 행동 초기에는 매번 강화물을 제공하지만 이후에는 아동이 익숙해지지 않도록 적당한 정도의 강화물만 제공하고 점진적으로 강화를 감소시키거나 지연, 비정기적으로 제공하여 목적 행동이 강화 없이 유지되는 일반화가 될 수 있도록 하는 것이 중요하다. 아동이 목표 행동 성공 시 제공하는 강화(보상)도 처음에는 매번 성공할 때마다 제공하였다면, 이후에는 더 높은 단계 과제를 성공하거나 비정기적으로 제공하고, 마지막에는 목표 행동을 완전히 수행한 경우에 강화를 제공하는 등 강화 제공도 체계적으로 변화시킨다.

치료에 사용되는 강화물은 아동의 행동을 이끌어 낼 만큼 필요한 것이기 때문에 아동이 쉽게 얻을 수 없는 것이어야 한다. 따라서 식사 시간에만 짧게 사용할 수 있도록 한다. 강화는 점진적으로 줄이거나 없애 외부적 보상 없이도 최종 행동이 나타날 수 있도록 하고, 아동은 어떤 적응 행동에 대해 강화를 받는지에 대해서 명확히 아는 것이 중요하다. 성공을 통한 긍정적인 경험이 많아질수록 먹는 것에 대한 긍정적인 경험과 동기가 증가하고 먹기 기술 역시 증가할 수 있다. 아동이 좋아하는 강화물은 직접 관찰, 선호도(강화물) 조사서, 보호자 면담 등을 통하여 파악할 수 있다.

2) 소거(extinction)

소거법은 아동이 문제 행동을 한 후 주위 사람들이 보였던 타이르기, 야단치기, 벌주기 등의 관심을 모두 중단하는 것으로 먹기에 문제를 일으키는 행동을 무시하는 방법이다. 예를 들어 아동이 관심을 끌거나 싫다는 표현을 하기 위하여 음식을 뱉거나 던진다면, 문제 행동에 싫어하는 표정 짓기, 던지지 말라고 말하기, 벌주기 등의 관심을 보이지 않아 그러한 행동으로 원하는 결과를 얻을 수 없다는 것을 알도록 한다. 소거는 추후에 소개되는 차등 보상법과 병행해서 사용하여 다른 적응 행동에 적절한 반응을 제공함으로써 적응 행동을 증가시키는 것이 바람직하다. 특히 관심을 끌거나 상황을 조절하기 위한 수단으로 먹기 문제 행동을 하는 경우에 효과적으로 적용할 수 있는 행동 치료 방법이다.

3) 차등 보상(differential reinforcement of other behavior)

차등 보상 치료법은 고치려고 하는 특정 문제 행동을 줄이고 도움이 되는 적응 행동 발현을 강화시킬 수 있는 다른 좋은 행동에 대해 집중적으로 칭찬해 주거나 보상해 주어 적응 행동을 증진시키고 상대적으로 문제 행동을 감소시키는 행동 치료 방법이다. 적절한 먹기 행동에 반응하고 부적절한 행동에 함께 반응하지 않으며 신체적 가이드(physical guide)와 함께 사용하여 적절한 섭식 반응을 이끌어내는 효과적인 방법이라고 할 수 있다. 예를 들어 손가락으로 물건 두드리기 등의 문제 행동 때문에 숟가락을 잡지 않아서 먹는 것이 어려운 아동의 경우, 아동의 물건 두드리기 행동이 아닌 다른 적응 행동(물건 잡기, 손가락으로 누르기 등)에 대해서 보상해 주고, 기능적으로 숟가락 사용으로 전환시키는 방법으로 문제 행동을 감소시키고 적절한 행동을 증진시킬 수 있다.

4) 회피 소거(escape extinction)

회피 소거는 아동이 먹는 상황을 피할 수 없는 상황으로 인식하게 하는 방법이다. 이러한 문제 행동의 예로는 식탁에서 일어나 다른 곳으로 자리 옮기기, 음식 반대쪽으로 고개 돌리기, 제시된 음식에 입 벌리지 않기 등이 있다. 기본적으로 이탈할 수 없는 환경의 식탁(보드판, 벨트 고정 등)에서 먹게 하여 문제 행동이 발생하지 않게 하도록 한다. 그럼에도 불구하고 음식을 먹지 않기 위해 식탁에서 일어난다면 자리를 뜨기 전에 즉시 자세를 고쳐 잡아 자리에 앉게 하거나, 자리를 뜬 제자리에 앉혀 물리적으로 먹는 공간에서 벗어날 수 없음을 알도록 한다.

음식을 먹지 않고 회피하는 행동에는 크게 신체적 가이드(physical guide)와 숟가락 치우지 않기(non-removal of spoon), 뱉은 음식 다시 먹기 방법을 많이 사용한다. 신체적 가이드는 아동의 음식 거부에 대한 추가적인 방법으로 치료사가 음식을 제공하지 않는 다른 쪽 팔로 아동의 머리를 조절하여 다른 방향으로 돌리지 못하게 하거나, 아동의 턱이나 아래턱 관절을 지긋이 고정하여 머리를 돌리는 회피 행동을 물리적으로 제한하는 방법이다. 숟가락 치우지 않기는 음식을 제공하였을 때 입을 벌리지 않는 아동에게 주로 사용하는 행동 치료 방법으로 아동이 적절하지 않은 행동을 무시하고 저지하면서 아동에게 제시한 음식을 아동이 입을 벌리고 씹거나 마실 때까지 숟가락을 입술에서 치우지 않아 아동으로 하여금 먹기를 피할 수 없게 하는 방법이다. 뱉은 음식 다시 먹기는 음식을 뱉는 것이 문제 행동인 아동에게 사용할 수 있는 방법이다. 음식을 뱉는 방법이 먹는 상황을 회피하는 수단이 될 수 없음을 알게 하는 것이 목적이다. 위생상의 문제로 뱉은 음식을 다시 먹는 것이 어렵다면, 같은 양의 음식을 다시 떠서 입 안에 넣는 방법으로 치료할 수 있다. 이러한 방법을 통해 아동이 먹는 행동을 피할 수 없는 상황으로 받아들여, 구강으로의 음식 섭취를 효과적으로 증진시킬 수 있다.

음식을 바로 삼키지 않고 입에 물고 있는 아이에게 효과적인 방법으로 음식물 바로 제공하기(chaser)가 있다. 음식물 바로 제공하기는 음식을 입에 물고 있는 아동에게 음식을 삼키고 다음 음식을 먹을 수 있게 하도록 적은 양의 물이나 음식을 바로 뒤이어 제공하는 것을 말한다. 음식을 먹기 싫어서 음식을 뱉는 경우 뱉은 음식을 다시 주는 것보다 덜 침해적인 방법이다.

5) 감각 용압법(stimulus fading)

용암법이란 도움이나 자극의 양을 서서히 줄여 목적 행동에 적응하도록 하는 방법을 말한다. 감각 용암법은 음식의 질감, 온도, 맛, 변화 등 감각 자극에 민감한 아동에게 다양한 음식을 제공할 때 효과적인 방법이다. 감각 용암법은 감각을 체계적으로 변화시키는 방법으로 음식의 맛, 향, 양, 질감, 온도 변화에 적응하지 못하거나 다양한 종류의 음식 먹기에 어려움이 있는 아동에게 현재 더 잘 먹고 있는 음식을 주로 제공하면서 변화시키려고 하는 자극을 포함시키는 방법이다.

예를 들어 새로운 음식을 먹지 않아서 다양한 음식을 제공해야 하는 경우에 선호하는 음식에 새로운 음식을 섞어서 제공하는 방법이다. 처음에는 좋아하는 음식 90%에 새로운 음식 10%를 섞어서 제공하고, 다음에는 좋아하는 음식 80%에 새로운 음식 20%를 섞어서 제공하면서 새로운 자극에 점진적으로 노출시키는 방법으로 새로운 음식 비율을 점차적으로 늘리고 마지막에는 목표한 음식을 감각 거부 없이 적응하도록 하는 행동 치료 방법이다.

6) 행동 형성(shaping)

치료는 아동의 현재 가능한 기능 수준에서 시작하는 것이 원칙으로 관찰 가능한 구체적인 목표 행동을 정하여 접근하는 것이 중요하다. 변화가 필요한 목표 행동을 한 번에 적응 행동으로 변화시키기 어렵다면 성공할 수 있는 수준의 행동으로 나누어 작은 노력에도 성공할 수 있는 기회를 제공하고 먹기에 대한 긍정적인 경험을 할 수 있게 한다. 예로는 처음부터 입으로 음식을 받아들이기 어려운 아동의 경우, 먹는 행동을 나누어 ① 입에 음식 대보기, ② 입 벌리기, ③ 5 mL 음식 먹기, ④ 다섯 번 음식 제시 중 한 번 먹기 순서로 성공할 수 있게 하는 방법이 있다. 또한 음식 양을 늘리거나, 음식 먹는 횟수 늘리기(다섯 번 중 세 번 먹기 성공하면 다섯 번 모두 먹기), 스스로 수저 잡기 등으로 단계적으로 접근하여 성공할 수 있도록 한다.

7) 행동 치료 적용 사례

경장 영양 아동의 음식 거부 실태와 튜브에서 구강 영역으로의 전환(tube weaning)에 관련된 38명의 선행 연구를 리뷰한 William의 연구에서는 장애 아동의 섭식 행동 증진을 위해 하나 이상의 행동 치료 방법이 사용되는 것을 확인되었다. 먹기 문제 행동 치료를 위해 많이 사용되는 치료 방법으로는 회피 소거(83.3%), 차등 보상(77.1%), 감각 용암법이 많이 사용되었다. 또한 한 가지 많이 방법이 아닌 다양한 방법의 행동 치료법을 동시에 사용하는 것이 효과적으로 많이 활용된 조합으로는 ① 회피 소거, 차등 보상 조합, ② 회피 소거, 차등 보상, 선행 자극 조작이 효과적이었다. 다양한 행동 치료법은 한 가지만 적용하는 것보다는 문제 행동에 따라서 강화, 회피 소거, 용암법, 행동 형성, 체계적 탈감각법을 복합적으로 활용하는 것이 효과적이다.

3. 제한점

행동 치료법이 먹기 문제 행동 감소, 음식 섭취 증가에 가장 효과적인 방법 중 하나라는 점은 분명하다. 그러나 아동에게 부정적인 영향을 미칠 수 있는 제한점이 존재한다. 행동 치료법의 제한점은 먹기 행동을 증진시키기 위한 규칙적이고 구조화된 환경 및 경험으로 인해 먹기에 대한 부정적인 경험이 생길 수 있고, 음식에 대한 즐거운 경험이 부족해질 수 있다. 또한 보호자는 아동의 음식에 대한 호불호 신호를 알아차리기 어려울 수 있고 아동에 대한 민감성이 저하되는 문제가 발생할 수 있어 먹기에 대한 부정적인 경험 및 심리적인 문제가 나타날 수 있어 아동의 행동 및 심리 상태를 잘 관찰하면서 접근하는 것이 중요하다.

VI. 심리적 접근법

섭식 환경에서 부정적인 경험을 할 수 있는 제한점이 있는 행동치료와 달리 먹는 상황에 긍정적으로 접근할 수 있도록 보호자-아동 간의 상호 작용, 감각 놀이, 먹기 놀이 등 심리적인 방법으로 섭식 문제가 있는 아동을 치료할 수 있다. 심리적 접근은 보호자와 아동 간의 상호 작용을 통한 먹기 증진에 관한 치료적 접근 및 다양한 먹기 활동 참여, 놀이 활동 등 강압적이지 않은 먹기 치료 접근, 도전 음식에 빈번한 노출,

먹기에 도움이 되는 분위기를 만들어 주는 방법 등이 있다.

1. 식사 시간 중 보호자-아동 상호작용

정상 발달 아동에 있어서 먹는 활동은 보호자와 아동 사이의 가장 이른 사회적 활동으로 가정에서의 먹기 활동은 상호적 의사소통을 가능하게 한다. 먹기 상황에서 보호자와 아동 간의 상호 작용을 통한 긍정적인 관계 유지는 아동의 영양 섭취 증가, 적절한 수준의 성장과 발달, 안녕에 긍정적인 연관성이 있어 먹기와 관련된 보호자와 아동의 상호작용은 이른 시기에 이루지는 것이 중요하다.

3~6세 아동의 보호자 104명을 대상으로 아동의 섭식 문제와 기질, 보호자의 식이 제한, 아동의 먹기 습관을 확인해 본 연구에서, 보호자의 보고를 통해 확인한 아동의 음식 회피 행동은 아동의 감정, 기질, 엄마의 고강도 음식 조절, 다양한 음식 제공, 아동의 행동 조절을 위해 강화물(음식 등)을 제공하는 요소들과 연관이 있었다. 아동의 감정 접근과 엄마의 식사 제한 조절 치료 이후에는 엄마의 먹기 수행 과정이 영향을 많이 주는 것으로 나타나 엄마와 아동과의 상호작용과 엄마의 적절한 먹이기 반응이 아동의 먹는 행동에 큰 영향을 주었다.

9~34개월의 섭식 문제가 있는 장애 아동, 섭식 문제가 아닌 다른 장애가 있는 아동, 정상 발달 아동군을 대상으로 가정에서의 엄마-아동 놀이 상황과 식사 중 사회적 행동(신체 접촉 패턴, 신체 접촉에 대한 반응, 근접 놀이 등)을 비교해 본 결과, 섭식 문제가 있는 아동은 다른 장애가 있거나 정상 발달을 하는 아동군에 비하여 덜 감정적이며 부정적인 접촉이 많았고 엄마의 접촉을 거부하는 행동이 더 많이 나타났다. 또한 아동은 엄마가 팔을 뻗으면 닿을 수 있는 거리 이상으로 멀리 있는 경우가 많으며, 식사 상황에서 회피(withdrawal) 행동이 더 많이 나타나 먹기 문제가 있는 아동에게서 친밀감, 신체 접촉 등의 상호 작용 어려움이 관찰되어 가정 내에서의 먹는 활동이 보호자와 아동과의 상호관계가 중요한 영향을 끼치는 것으로 볼 수 있다.

보호자와 아동의 먹기와 관련된 상호관계 문제는 발달, 아동의 편식, 자기 조절, 애착 관계 형성에 문제가 생길 수 있고 추후 지속적인 먹기 문제가 나타날 수 있는데, 상호작용을 배우게 되면 아이는 새로운 기술을 배울 기회가 더 많이 생기게 된다. 모델링(modeling)은 아동에게 바람직한 행동을 주변 어른이나 형제, 정상 발달 아동이 보여주어 적절한 행동을 학습하게 하는 방법으로 가정에서는 주로 보호자가 모델링의 대상이 된다. 아동은 무의식 중에서도 다른 사람의 행동을 따라하여 모방을 통해 학습하게 된다. 아동은 식사 시간에 일어나는 직접적인 경험을 통하여 언제, 어떻게, 무엇을 먹는지를 학습하게 되고 보호자는 아동들에게 이러한 경험을 시켜줄 수 있도록 시범을 보이며 긍정적인 경험을 제공해 줄 수 있다. 따라서, 보호자가 아동이 먹기를 원하는 음식을 같이 먹거나 아동이 음식을 먹는 식사 시간에 가족 구성원이 같이 식사를 하도록 한다.

식사 시간에 먹기와 관련되어 긍정적인 표현 및 환경을 증진시키고 부정적인 표현은 줄이도록 한다. 예를 들어 아동에게 먹는 것에 대해서 칭찬해주고, "이거 더 먹어볼까?" 등의 긍정적인 지시를 하고, "음식 던지지 마." 대신에 "음식을 그릇에 놓자."등의 표현을 사용할 수 있다. 또한 보호자가 먹기와 관련되어 즐겁고 불쾌하지 않은 표현을 사용하여 아동이 미리 음식이나 먹는 것에 대한 편견을 갖지 않도록 하는 것이 아동의 음식 섭취에 도움을 줄 수 있다.

2. 감각 행동 접근

보호자는 아동에게 새로운 음식을 반복하여 먹을 수 있도록 격려하거나 강요하기도 하여 아동의 먹는 행동에 영향을 줄 수 있다. 반복적인 맛보기는 새로운 음식을 좋아하는 것을 학습하게 되는 주요 과정으로 친숙하지 않은 새로운 음식을 반복적으로 노출하면 아동의 음식 섭취 향상에 긍정적인 영향을 줄 수 있다. 아동기는 직접 먹는 것을 배우고 새로운 음식을 시도하는데 있어서 질감에 많은 영향을 받게 된다. 감각에 예민한 아동은 감각 접근, 음식 단계적 제공(food chaining) 등의 방법들을 사용하여 맛, 향, 모양, 질감 등 먹기와 관련된 다양한 감각에 적응하고 익숙한 음식에서 새로운 음식으로 전환할 수 있도록 치료할 수 있다.

음식의 단계적 제공은 아동이 기존에 잘 먹던 음식이나 경험해 본 음식에서 새로운 음식 사이의 비슷한 점(맛, 질감, 온도)을 강조하여 먹는 범위를 확장시켜주는 방법이다. 예를 들면, 감자 튀김만 주로 먹는 아동에게 ① 감자 튀김의 형태를 바꾸어 제공, ② 감자 튀김에 허용 가능한 소스를 추가하여 제공, ③ 다른 형태의 감자에 소스를 올려서 제공, ④ 감자 요리에 허용 가능한 재료(고기 등) 섞어서 제공, ⑤ 마지막으로, 고기 파이를 먹을 수 있도록 하는 것이다. 아동이 이러한 반복적인 노출을 통해 감각적으로 적응하는 과정을 거쳐 먹으려는 의지를 가지게 되면 아동들의 음식 섭취를 향상시키는 데 도움을 준다.

조산, 튜브 영양, 감각 처리 문제, 자폐 범주성 장애 등 구강 감각 처리 문제가 있어 음식을 거부하는 아동들은 싫어하는 자극에 점진적으로 노출시켜 적응시키는 것이 중요하다. 방법으로는 음식, 재료와 같은 공간에 있기, 눈으로 보기, 냄새 맡기, 손으로 만지기, 입 대보기, 혀 대보기, 맛보기, 실제로 먹기 등 심리적으로 적응을 할 수 있도록 점진적으로 노출 시켜 음식에 적응하고 실제로 먹기 행동으로 나타날 수 있도록 할 수 있다.

이러한 감각 접근법에는 크게 감각통합치료(sensory integration therapy)와 단계적 구강 감각 접근(sequential oral sensory approach)가 많이 활용된다. 감각통합치료는 감각 처리 및 조절의 기초가 되는 촉각, 고유감각, 전정감각 조절을 기본으로 구강 감각, 미각, 후각 감각 등에 대한 접근을 한다. 구강 주변의 부드럽고 지긋이 누르는 자극, 관절 압박, 대동작 운동, 무게감 있는 조끼 착용 등을 활용하여 감각 예민성을 줄여줄 수 있다. 특히 지속적으로 감각을 추구하는 아동에게 촉각, 고유감각, 전정감각 활동을 제공하여 각성을 조절하고 식사 시간에 참여할 수 있는 준비를 시켜주는 것이 중요하다. 단계적 구강 감각 접근은 섭식 치료 참여 전 손, 얼굴 닦기, 식탁 닦고 준비하기, 거품 불기 등 사전 활동을 제공할 수 있다. 또한 음식은 눈으로 적응하기, 비직접적으로 상호작용, 냄새 맡기, 만지기, 맛보기, 먹기 등 단계적으로 접근시켜 음식 섭취와 수용도를 높일 수 있다.

3. 놀이 접근

음식과 관련된 놀이 활동하기, 농작물 기르기, 요리하기 등 음식과 관련된 활동에 참여하는 즐거운 활동이 아동에게 먹을 기회를 더 많이 제공하게 된다. 아동이 재료나 음식, 먹는 활동에 지속적이고 점진적으로 참여하는 것이 중요하고 반복적인 학습을 통해 적응할 수 있도록 한다.

놀이 활동은 탈감각 활동, 요리 활동, 인형 먹여주기, 식사 도구를 사용한 식사 시간 놀이, 자연스러운 일상생활 놀이 활동 참여 등 거부감을 줄이는 방법들이 활용된다. 이러한 과정을 통해 음식의 질감, 맛, 향 등을 탐색하고 적응할 수 있는 다양한 형태의 감각 놀이, 자극 놀이, 또한 음식에 대한 편견을 없애고 다양한 음식에 대한 개념을 알고 경험할 수 있는 음식 교육 등이 먹기를 거부하거나 까다로운 아이의 음식 섭취를 향상시키는 데 도움이 되는 것으로 보고되고 있다. 먹기와 관련된 요리 활동도 음식 먹기에 대한 즐거움을 향상시켜 까다로운 아이의 음식 섭취 향상에 긍정적인 영향을 미친다.

아동기의 섭식은 의학적, 기질적 문제, 구강 감각 및 운동, 인지, 심리 행동 등 다양한 요소에 의해 복합적으로 영향을 받기 때문에 그 문제를 파악하여 적절한 치료를 하는 것이 중요하다. 먹기와 관련된 아동의 문제 행동의 원인은 다양하기 때문에 행동 치료법과 보호자와의 상호 작용, 감각 적응, 먹기와 관련된 놀이 활동 참여 등의 심리적 접근을 활용하여 아동의 먹기 행동을 증진시킬 수 있는 하나 이상의 방법을 사용하여 치료하는 것이 효과적이다.

4. 기타

위에서 설명한 바와 같이 아동기 섭식 장애는 구강 감각, 구강 운동, 행동, 경험 등 그 원인이 다양하므로 치료법 역시 한 가지 방법만 사용되는 것이 아니라 다양한 방법이 함께 활용된다. 그 예로는 ① 감각통합 치료와 구강 운동치료, ② 감각통합 치료와 행동치료, ③ 기타 감각기반 치료와 행동치료, ④ 구강 감각, 구강 운동, 행동치료를 모두 병행하여 치료를 제공한다.

또한 일상생활에서 아동의 섭식과 밀접한 관련이 있는 보호자 교육을 통해 아동의 섭식 문제 증진에 도움을 줄 수 있다. 보호자 교육은 감각통합 치료, 행동 치료 모두 시행이 가능하며, 가정에서 강화, 회피 소거, 용암법, 숟가락 치우지 않기, 아동의 편식을 고려하지 않고 보호자가 원하는 방향으로 음식 준비하기 등 방법을 활용할 수 있다. 또한 가족 중심 접근으로 가족과 함께 식사에 참여하고, 보호자와 형제들의 식사 활동을 보고 배울 수 있는 환경을 제공한다.

참고문헌

1. 안효섭, 신희영, 홍창의 소아과학 제12판, 미래앤. 2020.
2. 양연미, 일본 연하장애 어린이의 치과적 접근, 대한장애인치과학회지. 2013;9(1):56-65.
3. 장기연, 김유진. 영유아와 아동의 먹기와 삼키기 작업치료 평가와 중재. 계축문화사; 2024.
4. 한국건강증진개발원. 영양만점 단계별 이유식. 2016.
5. Archer LA, Rosenbaum PL, Streiner DL. The children's eating behavior inventory: reliability and validity results. Journal of pediatric psychology. 1991;16:629-42.
6. Arvedson, Joan C, Brodsky. Pediatric swallowing and feeding: Assessment and management (3rd ed.). Plural Publishing. 2020
7. Cermak SA, Curtin C, Bandini LG. Food selectivity and sensory sensitivity in children with autism spectrum disorders. Journal of the American dietetic Association. 2010;110:238246.
8. Cole NC, An R, Lee SY. Donovan SM. Correlates of picky eating and food neophobia in young children: a systematic review and meta-analysis. Nutrition reviews. 2017;75:516-32.
9. Dovey TM, Staples PA, Gibson EL, Halford JC. Food neophobia and 'picky/fussy'eating in children: a review. Appetite. 2008;50:181-93.

10. Gosa MM, Carden HT, Jacks CC, Threadgill AY, Sidlovsky TC. Evidence to support treatment options for children with swallowing and feeding disorders: A systematic review. Journal of pediatric rehabilitation medicine. 2017;10:107-36.
11. Harding C, Faiman A, Wright J. Evaluation of an intensive desensitisation, oral tolerance therapy and hunger provocation program for children who have had prolonged periods of tube feeds. JBI Evidence Implementation. 2010;8:268-76.
12. Hendy HM, Seiverling L, Lukens CT, Williams KE. Brief assessment of mealtime behavior in children: Psychometrics and association with child characteristics and parent responses. Children's Health Care. 2013;42:1-14.
13. Min KC, Kim BK. Understanding Assessment for Feeding Disorders in Autistic Spectrum Disorders: A Literature Review. Therapeutic Science for Rehabilitation. 2024;13:9-25.
14. Min KC, Seo SM, Woo HS. Effect of oral motor facilitation technique on oral motor and feeding skills in children with cerebral palsy: a case study. BMC pediatrics. 2022;22:626.
15. Min KC, Seo SM, Woo HS. Oral-motor facilitation technique (OMFT): Part I-Theoretical Base and Basic Concept. Therapeutic Science for Rehabilitation. 2021;10:37-52.
16. Min KC, Shin JY, Kim EH. Feeding disorders in autistic spectrum disorders. The Journal of Korean Academy of Sensory Integration. 2023;21:79-102.
17. Morris SE, Klein MD. Pre-feeding Skills: A Comprehensive Resource for Mealtime Development. 2nd-ed. Tucsan: Therapyskillbuilders, 2000.
18. Powell FC, Farrow CV, Meyer C. Food avoidance in children. The influence of maternal feeding practices and behaviours. Appetite. 2011;57:683-92.
19. Reche-Olmedo L, Torres-Collado L, Compañ-Gabucio LM, Garcia-de-la-Hera M. The role of occupational therapy in managing food selectivity of children with autism spectrum disorder: A scoping review. Children. 2021;8:1024.
20. Seiverling L, Anderson K, Rogan C, Alaimo C, Argott P, Panora J. A comparison of a behavioral feeding intervention with and without pre-meal sensory integration therapy. Journal of autism and developmental disorders. 2018;48:3344-53.
21. Sharp WG, Jaquess DL, Morton JF, Herzinger CV. Pediatric feeding disorders: A quantitative synthesis of treatment outcomes. Clinical child and family psychology review. 2010;13:348-65.
22. Tuorila H, Mustonen S. Reluctant trying of an unfamiliar food induces negative affection for the food. Appetite. 2010;54:418-21.
23. Van der Horst, K. Overcoming picky eating. Eating enjoyment as a central aspect of children's eating behaviors. Appetite. 2012;58:567-74.
24. VanDahm K. Pediatric feeding disorders: Evaluation and treatment. Framingham, Massachussetts: Therapro. 2012.
25. Williams K, Seiverling L. Behavior analytic feeding interventions: Current state of the literature. Behavior Modification. 2023;47:983-1011.
26. Williams KE, Field DG, Seiverling L. Food refusal in children: A review of the literature. Research in developmental disabilities. 2010;31:625-33.

INDEX

ㄱ

ㄴ

ㄷ

ㄹ

ㅁ

ㅂ

ㅇ

ㅈ

A

B

C

D

E

F

O

P

R

S

T

U

V

W

X

Y

Z